Vom Griff zur Behandlung

Vom Griff zur Behandlung

Physiotherapie
grundsätzlich

Carolyn Kisner,
Lynn Allen Colby

übersetzt von
Ulrike Wehrstein

356 Abbildungen

2., unveränderte Auflage

Georg Thieme Verlag
Stuttgart · New York 2000

Die Deutsche Bibliothek –
CIP-Einheitsaufnahme

Kisner, Carolyn:
Vom Griff zur Behandlung :
Physiotherapie grundsätzlich /
Carolyn Kisner und Lynn Colby.
Dt. Übers. von Ulrike Wehrstein. –
2., unveränderte Aufl. – Stuttgart ;
New York : Thieme, 2000
Einheitssacht.: Therapeutic Exercise <dt.>
NE: Colby, Lynn Allen

Titel der Originalausgabe:
Therapeutic Exercise
Foundations and Techniques
Third Edition, 1996

Satz: Mitterweger Werksatz GmbH,
68723 Plankstadt

Druck: Gulde-Druck GmbH,
72070 Tübingen

ISBN 3-13-108742-0 2 3 4 5 6

Wichtiger Hinweis:
Wie jede Wissenschaft ist die Medizin ständigen Entwicklungen unterworfen. Forschung und klinische Erfahrungen erweitern unsere Kenntnisse, insbesondere was Behandlung und medikamentöse Therapie anbelangt. Soweit in diesem Werk eine Dosierung oder eine Applikation erwähnt wird, darf der Leser zwar darauf vertrauen, daß Autoren, Herausgeber und Verlag große Sorgfalt darauf verwandt haben, daß diese Angabe **dem Wissensstand bei Fertigstellung des Werkes** entspricht.

Für die Angaben über Dosierungsanweisungen und Applikationsformen kann vom Verlag jedoch keine Gewähr übernommen werden. **Jeder Benutzer ist angehalten,** durch sorgfältige Prüfung der Beipackzettel der verwendeten Präparate und gegebenenfalls; nach Konsultation eines Spezialisten festzustellen ob die dort gegebene Empfehlung für Dosierungen oder die Beachtung von Kontraindikationen gegenüber der Angabe in diesem Buch abweicht. Eine solche Prüfung ist besonders wichtig bei selten verwendeten Präparaten oder solchen, die neu auf den Markt gebracht worden sind. **Jede Dosierung oder Applikation erfolgt auf eigene Gefahr des Benutzers.** Autoren und Verlag appellieren an jeden Benutzer, ihm etwa auffallende Ungenauigkeiten dem Verlag mitzuteilen.

Vorwort zur deutschen Übersetzung

In Amerika hat dieses Buch seit mehr als 10 Jahren einen festen Platz in der physiotherapeutischen Literatur. Es freut mich sehr, daß es durch den Thieme Verlag ermöglicht wurde, die kürzlich erschienene 3. Auflage nun auch in deutscher Sprache herauszugeben. Das Buch stellt in verständlicher Weise die Grundlagen der Physiotherapie dar und erklärt, wie sich die Behandlungsprinzipien und -techniken daraus ableiten. Besonders möchte ich auf das 7. Kapitel hinweisen, das in kompakter Form Richtlinien für die Behandlung in den unterschiedlichen Krankheits- und Rehabilitationsstadien aufstellt.

An einigen Stellen habe ich Anmerkungen hinzugefügt, wenn die Vorgehensweise nicht ganz meinen Vorstellungen entsprach. Diese Anmerkungen erheben nicht den Anspruch der Vollständigkeit, sondern sollen den Leser ermutigen, sich kritisch mit den Übungen auseinanderzusetzen.

Im Anhang findet sich ein deutsches Literaturverzeichnis. Es ist bemerkenswert, wie die Autoren die neuesten Forschungsergebnisse berücksichtigen, die verschiedenen Konzepte gegenüberstellen und die Vertreter der unterschiedlichen Theorien namentlich erwähnen. Dadurch wird hervorgehoben, daß nicht nur die große praktische Erfahrung sondern besonders die wissenschaftlich fundierte Forschung unserer Arbeit neue Impulse verleiht.

Für die engagierte und geduldige Hilfe bei der Fertigstellung des Manuskripts möchte ich Frau Haarer-Becker vom Thieme Verlag herzlich danken.

Ich hoffe sehr, daß dies Buch vielen Kollegen eine Anregung sein kann und von Schülern gern als Leitfaden zur Hand genommen wird.

Bad Säckingen, August 1996

Ulrike Wehrstein

Anschriften

Autoren:

Carolyn Kisner, MS, PT
Assistant Professor
The Ohio State University
School of Allied Medical Professions
Physical Therapy Division
Columbus, Ohio

Lynn Allen Colby, MS, PT
Assistant Professor
The Ohio State University
School of Allied Medical Professions
Physical Therapy Division
Columbus, Ohio

Übersetzer:

Ulrike Wehrstein
Albert-Gersbach-Allee 1
79713 Bad Säckingen

Mitautoren:

Carolyn N. Burnett, MS, RT
Associate Professor Emeritus
Ohio State University
School of Allied Medical Professions
Physical Therapy Division
Columbus, Ohio

Terri M. Glenn, PhD, PT
Lecturer
Ohio State University
School of Allied Medical Professions
Physical Therapy Division
Columbus, Ohio

Cathy J. Konkler, BS, PT
Licking Rehabilitation Services, Inc.
Newark, Ohio

Vorwort zur dritten Auflage

In den letzten Jahren hat sich im Gesundheitssystem viel verändert. Obwohl der Schwerpunkt immer auf der Verbesserung von Funktionen lag, hatte die Notwendigkeit, die Effektivität der Behandlung bezüglich des funktionellen Ergebnisses zu dokumentieren, einen tiefgehenden Einfluß auf die Entscheidungsfindung der Therapeuten bei der Wahl der Therapie. Wir haben versucht, diese Entwicklung mit einzubeziehen, ohne das ursprüngliche Ziel und die Art der Präsentation zu verändern. Unser Ziel war es, eine Grundlage der Konzepte und Techniken zu schaffen, auf der ein individuell an den Patienten angepaßtes Übungsprogramm entworfen werden kann. Wir haben auch die Grundlagen-Informationen unter Berücksichtigung der neuesten Forschungen aktualisiert, besonders die Übungen und Behandlungen der unterschiedlichen orthopädischen Erkrankungen. Dabei wurde mehr Gewicht auf die Stabilisationsübungen für die funktionellen Aktivitäten gelegt. Abbildungen für Stabilisationsübungen und für Übungen in der geschlossenen Kette wurden hinzugefügt. Die Schwerpunkte der Veränderungen sind:

- In das einleitende Kapitel wurde die Definition der Einschränkungen, Behinderungen und Handikaps und die Notwendigkeit der Messung des funktionellen Ergebnisses, wie es sich in der Zusammenfassung der Befundaufnahme und der Befunddiskussion widerspiegelt, hinzugefügt.
- Das Kapitel über das aerobe Ausdauertraining wurde aus dem speziellen Teil in den allgemeinen Teil übernommen, um die Bedeutung des Konditionstrainings für die Gesamtverbesserung der funktionellen Fähigkeiten hervorzuheben.
- Die Hintergründe der Überlastungssyndrome wurden detaillierter dargestellt und um die Informationen über die häufigsten derartigen Syndrome in den entsprechenden Extremitäten- und Wirbelsäulenkapiteln erweitert.
- Die Konzepte und Beschreibungen funktioneller Übungen, z. B. Übungen in der geschlossenen Kette, plyometrische Übungen und Stabilisationsübungen, wurden erweitert, ohne die Notwendigkeit des selektiven Muskeltrainings und des Trainings mit Hilfe von schonenden Übungen in der offenen Kette aus den Augen zu verlieren.
- Die Extremitätenkapitel wurden umstrukturiert. Zuerst wird kurz die Kinesiologie wiederholt, woran sich eine Diskussion häufiger Erkrankungen und ihrer konservativen Behandlung anschließt. Es folgt eine Beschreibung der operativen Eingriffe und deren physiotherapeutischer Behandlung. Im letzten Abschnitt jedes Kapitels befinden sich Beschreibungen und Illustrationen von Übungen, die eingesetzt werden können, um die Behandlungsziele, die in den vorhergehenden Abschnitten genannt wurden, zu erreichen. Wir hoffen, daß diese Umstellung der Kapitel zu einer größeren Kontinuität des Textes beiträgt.
- Auch die Struktur der Wirbelsäulenkapitel wurde verändert. Der Wiederholung der Kinesiologie folgt jetzt die Behandlung der akuten Beschwerden, dann die subakute Heilungsphase und zuletzt die Behandlung der Haltungsprobleme. Die Prinzipien der Stabilisationsübungen wurden in die Darstellung der traditionellen Übungen integriert, um dem Leser die Ziele und den Wert der unterschiedlichen Übungen nahezubringen und es ihm zu erleichtern, ein Übungsprogramm für die funktionelle Rehabilitation des Patienten zu entwerfen. Diejenigen, die mit der ersten oder zweiten Auflage dieses Buches vertraut sind, werden bemerken, daß das Kapitel über Skoliose fehlt. Die wichtigsten Anteile wurden in das Kapitel 15 mit aufgenommen.

- Das Kapitel über die physiotherapeutische Therapie in der Geburtshilfe (Kapitel 17) wurde überarbeitet und erweitert. Es enthält jetzt auf der Grundlage der neuesten Forschungen Angaben über die Wirkung aeroben Trainings auf das ungeborene Kind sowie die aktuellen Aussagen des American College of Obstetricians and Gynecologists (amerikanische Hochschule der Gynäkologen und Geburtshelfer).
- In allen Kapiteln wurde der Text auf den Stand der neuesten Forschungen gebracht. Unser Ziel bleibt es, dem Schüler und dem erfahrenen Physiotherapeuten eine Grundlage zu geben, auf der sie ein kreatives und individuell angepaßtes therapeutisches Übungsprogramm entwerfen können. Wir hoffen, daß die Umstrukturierung und Aktualisierung des Inhalts der dritten Auflage auch weiterhin diese Absicht verfolgt.

Vorwort zur ersten Auflage

Therapeutische Übungen sind ein zentrales Werkzeug des Physiotherapeuten, um die Gesundheit des Bewegungsapparates, des Herz-Kreislauf-Systems oder der Atmung des Patienten wiederherzustellen oder zu verbessern. Jeder Therapeut benötigt grundlegende Kenntnisse und Techniken, um die häufigsten Beschwerden der Patienten zu behandeln. Zu diesen Grundlagen kombinieren sich die speziellen Interessen des Therapeuten und die Auseinandersetzung mit jedem einzelnen Patienten. Dieses Buch soll eine Grundlage der Behandlungsprinzipien und Techniken auf dem aktuellen Stand der Forschung darstellen. Es kann sowohl den Schüler im Unterricht und am Patienten als auch den erfahrenen Therapeuten in der Praxis begleiten. Das Buch umfaßt alle grundlegenden Methoden der Übungen für Gelenke, Muskulatur, andere Weichteile und die Herz-Kreislauf- und Lungenfunktion. In diesem Buch werden keine neuromuskulären Fazilitationstechniken besprochen, da es viele exzellente Bücher über die Behandlung neurologischer Erkrankungen gibt. Einige fortgeschrittene Techniken der Wirbelsäulenmobilisation und -manipulation sowie die Manipulation der Extremitätengelenke wurden nicht in dieses Buch aufgenommen. Unserer Meinung nach ist es notwendig, sich zunächst eine solide Grundlage in anderen Techniken zu erwerben, bevor man diese fortgeschrittenen Therapieformen erlernt.

Der Leser wird in diesem Buch dazu angeleitet, die Übungen nicht nach der Diagnose des Patienten auszuwählen, sondern aufgrund der Beschwerden und der Behandlungsziele. Dies Buch ist kein Rezeptbuch für Übungsprogramme bei bestimmten Erkrankungen, weil wir glauben, daß es nicht im Interesse des Patienten ist, nur zu lernen wie und nicht wann oder warum eine Technik angewendet wird. Damit der Leser eine nützliche Grundlage erhält, um zu lernen wie, wann und warum therapeutische Übungen angezeigt sind, ist dieses Buch dreigeteilt. Teil 1 beginnt mit dem ersten Kapitel, in dem das grundsätzliche Herangehen an den Befund und den Behandlungsaufbau dargestellt wird. Es wird eine vereinfachte Methode der Problemlösung verwendet, und die Ziele der physiotherapeutischen Behandlung werden zusammengefaßt. Die übrigen vier Kapitel befassen sich mit den Grundlagen und Behandlungstechniken Bewegen, Dehnen der Muskulatur und anderer Weichteile, Entspannen sowie der Mobilisation der peripheren Gelenke.

In Teil II wird erklärt, wann die Übungen zur Anwendung kommen. Das erste Kapitel dieses Teils behandelt die Prozesse, die bei der Verletzung und Heilung von Geweben ablaufen, sowie die typischen Beschwerden, die sich daraus ergeben. Die Behandlungsziele und der allgemeine Behandlungsaufbau der genannten Beschwerden werden herangezogen, um jedes Heilungsstadium zusammenzufassen. Gesondert behandelt werden die Krankheitsbilder rheumatoide Arthritis, Arthrose, Frakturen und die Behandlung im Anschluß an operative Eingriffe. Die Ziele und der Behandlungsaufbau können als Grundlage für die Entwicklung der Übungsprogramme für die speziellen Körperregionen dienen, die in den übrigen Kapiteln dieses Teils beschrieben werden.

Die übrigen Kapitel in Teil II sollen drei Ziele erreichen. Sie sollen kurz die Anatomie, die Gelenkmechanik und die Muskelfunktion jeder einzelnen Körperregion wiederholen. Dadurch kann der Leser sich die wichtigen Fakten dieses Körperabschnitts wieder ins Gedächtnis rufen, die notwendig sind, um ein Übungsprogramm zur Wiederherstellung der anatomischen und physiologischen Zusammenhänge zu entwerfen. Das zweite Ziel ist es, die unterschiedlichen Behandlungsmethoden in den Körperregionen darzustellen. Dies ist keine vollständige Aufzählung der unterschiedlichen Methoden, aber sie beinhaltet ausreichend Informationen, um dem Leser eine Grundlage zu geben. Die Informationen werden nicht in Form eines Protokolls (fertigen Übungsprogramms), sondern in Form einer Richtlinie, was bei der Entwicklung eines Übungsprogramms berücksichtigt werden muß, dargestellt. Der Zustand und die Reaktionen des Patienten auf die Befunderhebung sollten die entscheidenden Faktoren bei der Auswahl der Behandlungstechnik sein. In jedem Kapitel werden die Behandlungstechniken beschrieben, die für die entsprechende Körperregion spezifisch sind. Das dritte Ziel ist, die Behandlung im Anschluß an übliche operative Verfahren zu beschreiben. Als Hintergrundinformation werden die operativen Verfahren kurz dargestellt. Es wird auf viele Quellen verwiesen, die ein detaillierteres Studium der Verfahren ermöglichen. Der Schwerpunkt liegt jedoch auf der postoperativen Behandlung. Die Richtlinien, Vorsichtsmaßnahmen und die Steigerung der Behandlung werden erklärt.

Teil III beinhaltet die therapeutischen Prinzipien und Techniken in den Spezialgebieten der Physiotherapie und des aeroben Trainings. Im letzten Kapitel ist eine Methode beschrieben, mit deren Hilfe man Übungsprogramme analysieren kann.

Wir sind der Meinung, daß das integrative Konzept dieses Buches – das funktionelle Problem des Patienten durch einen fachmännischen Befund herausarbeiten, realistische Ziele auf der Grundlage des Befundes festlegen und dann einen Behandlungsplan zu entwerfen – die Gefahr verringert, festgelegte Behandlungsschemata zu verwenden. Dieser Aufbau ermöglicht dem Therapeuten, kreativ eine individuell auf den Patienten abgestimmte Behandlung zu entwerfen, die die Bedürfnisse jedes einzelnen Patienten berücksichtigt. Dieses Herangehen geht über die technische Behandlung hinaus und versetzt den Therapeuten in die Lage, ein denkender Mitarbeiter im Gesundheitssystem zu sein.

Inhaltsverzeichnis

I Allgemeine Konzepte und Techniken

II Anwendung der therapeutischen Techniken in speziellen Körperregionen

III Spezialgebiete der Physiotherapie

I Allgemeine Konzepte und Techniken

1 Einführung

Das übergeordnete Ziel jedes therapeutischen Übungsprogramms ist es, eine symptomfreie Bewegung und Funktion zu erhalten. Für einen effektiven Einsatz therapeutischer Übungen am Patienten muß der Therapeut die Prinzipien und Wirkungsweisen der Behandlung auf den Bewegungsapparat, das Herz-Kreislauf-System, die Atmung und das neuromuskuläre System kennen. Er muß in der Lage sein, einen funktionellen Befund zu erheben und Kenntnisse sowohl der anatomischen und kinesiologischen Verhältnisse des betreffenden Körperabschnitts als auch des Stadiums der Verletzung, der Krankheit oder des operativen Verfahrens besitzen. Der Therapeut sollte das Ausmaß der Einschränkung und den voraussichtlichen Heilungsverlauf abschätzen können sowie mögliche Komplikationen, Vorsichtsmaßnahmen und Kontraindikationen kennen. Um mit diesem Buch arbeiten zu können, sollte der Leser bereits Grundkenntnisse der Anatomie, Physiologie, medizinischen Kinesiologie und der Befundaufnahme (einschließlich Haltungsbefund, Gelenkmessung, Muskelfunktionstest, systematischer orthopädischer Befunderhebung und Tests zur Kontrolle des funktionellen Ergebnisses) besitzen. Außerdem sollte er sich mit der Pathologie, der Orthopädie und den Erkrankungen des Herz-Kreislauf-Systems auskennen.

Ziele

In diesem Kapitel lernt man:

1. die allgemeinen Methoden der Befundaufnahme und der Entwicklung eines Behandlungsprogramms, unter Berücksichtigung der Behandlungsziele, des Behandlungsaufbaus und des angestrebten funktionellen Ergebnisses, zu beherrschen,
2. die Ziele therapeutischer Übungen beschreiben und die dazugehörige Terminologie anwenden zu können.

Befundaufnahme und Entwicklung eines Behandlungsprogramms

Die Patientenbehandlung basiert auf dem funktionellen Problem des Patienten, das der Therapeut aus dem Befund herausarbeitet, wobei seine Entscheidungen aufgrund der Krankheitszeichen, Symptome und Einschränkungen des Patienten getroffen werden. Vereinfacht dargestellt ist es ein Rückkopplungskreislauf (Abb. 1.1) und ist vergleichbar mit den Modellen der klinischen Entscheidungsfindung. Eine umfassende Befunderhebung am Patienten ver-

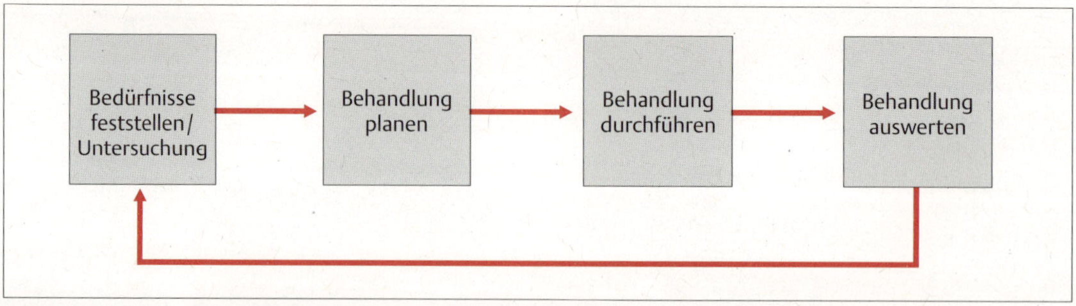

Abb. 1.**1** Einfacher Rückkopplungskreislauf zur Beschreibung der befundorientierten Methode der Patientenbehandlung

ringert die Gefahr, Faktoren zu übersehen, die am Krankheitsgeschehen beteiligt sind. Dadurch kann das funktionelle Problem des Patienten exakt definiert werden. Außerdem beeinflußt der Befund die Entscheidungen bezüglich des Behandlungsverlaufs. Dieses Kapitel umreißt die Befunderhebung bei orthopädischen und verwandten Krankheitsbildern. Für ein vertieftes Studium der Techniken und Methoden der Befunderhebung sei der Leser auf andere Quellen verwiesen. Desgleichen für weitere Angaben über die Rolle des Therapeuten in der Diagnostik und bei der Dokumentation des funktionellen Ergebnisses.

Bedürfnisse feststellen

Der erste Schritt auf dem Weg zur Therapie ist, die Bedürfnisse des Patienten festzustellen. Um im heutigen Gesundheitssystem eine möglichst kosteneffiziente und qualitativ hochwertige Therapie zu gewährleisten, ist es entscheidend, die Maßnahmen an den Schwächen und funktionellen Einschränkungen des Patienten zu messen sowie an den daraus resultierenden Behinderungen und Handikaps. Dies wird durch objektive Ergebniskontrollen erreicht, die durch meßbare Aktivitäten definiert sind. Eine **Schwäche** ist jeder Verlust oder jede Abweichung der psychischen, physischen oder anatomischen Struktur oder Funktion. Sie verändert oder vermindert die Fähigkeit des Patienten, eine Aktivität auszuführen. Eine Schwäche verursacht eine **funktionelle Einschränkung**, die die normale Funktion zwar behindert, jedoch nicht unmöglich macht. Eine **Körperbehinderung** ist das Unvermögen, normale Alltagsbewegungen (activities of daily living, ADL) auszuführen. Sowohl die Schwäche als auch die Körperbehinderung haben eine soziale Komponente, das **Handikap**, woraus dem Patienten in Beruf, Familie und Umwelt Nachteile entstehen. (Diese Begriffe werden im Abschnitt „Befunddiskussion", S. 8, noch detaillierter beschrieben.)

Die eingehende Auswertung der Befunde bildet die Grundlage für einen Maßstab, an dem der Erfolg der Therapie gemessen werden kann. Im folgenden Überblick werden Methoden zur Informationssammlung und der Erkennung von Schwächen, funktionellen Einschränkungen und Behinderungen bei orthopädischen Patienten dargestellt. Die Abhandlung von Handikaps sprengt den Rahmen dieses Buches.

Es gibt viele grundlegende Untersuchungstechniken und -systeme, um einen funktionellen Befund zu erheben. In den vergangenen Jahren wurde versucht, die Validität und die Reliabilität der unterschiedlichen Methoden zu dokumentieren. Es wäre sinnvoll, die unterschiedlichen Methoden auch auf ihre Validität bezüglich des funktionellen Ergebnisses zu untersuchen. Zusätzlich müssen bei der Interpretation des Befundes nicht nur die Bedürfnisse des Patienten, sondern auch die des Arbeitgebers und des Pflegepersonals mit einbezogen werden. Obwohl die Niederschrift des Befundes auf dem SOAP-Formular noch weit verbreitet ist, wird dies von vielen im Vergleich zur Dokumentation des funktionellen Ergebnisses als veraltet angesehen. Gleichgültig welches System eingesetzt wird, ist das Sammeln subjektiver Informationen und objektiver Daten die Voraussetzung, um den funktionellen Status des Patienten und die folgenden Veränderungen beschreiben zu können.

Subjektive Information (Anamnese)

Die Fragen sollten so gewählt werden, daß der Patient beschreibt:

1. Wie die Beschwerden eingesetzt haben oder durch welchen Mechanismus sie hervorgerufen wurden.
   a. Sind die Symptome neu (kürzlich entstanden), treten sie periodisch immer wieder auf oder nehmen sie schleichend zu?
   b. Befindet sich der Patient in einer Situation, in der die Beschwerden unterhalten werden?
2. Wie er die Symptome erlebt.
   a. Ort, Art und Qualität des Schmerzes oder der Symptome sollen festgestellt werden.
   b. Haben die Schmerzen und Symptome ein bekanntes Muster (segmentale

Verteilung, Nervenwurzelbefall oder nichtsegmentale Verteilung, durale Ausstrahlung, myofasziales Schmerzmuster, periphere Nervenschmerzen oder Durchblutungsbeschwerden)?
3. Wie sich die Symptome über eine Dauer von 24 Stunden im Alltag verhalten.
   a. Welche Bewegungen oder Körperstellungen verursachen oder beeinflussen den Schmerz?
   b. Wie schwerwiegend sind die Beschwerden, wie stark wird der Patient dadurch beeinträchtigt? Der Patient sollte seine funktionellen Einschränkungen oder Alltagsbewegungen, Aktivitäten im Beruf, Familienalltag oder in der Freizeit beschreiben.
   c. Wie irritabel sind die Beschwerden, d. h. wie leicht können die Symptome ausgelöst werden und wie lange bleiben sie bestehen?
4. Gab es schon früher ähnliche Schmerzen, wie wurden sie behandelt, und wie war der Erfolg der Behandlung.
5. Gab es noch andere Geschehnisse, die im Zusammenhang mit den jetzigen Beschwerden stehen, z. B. ärztliche oder operative Eingriffe.
6. Wie sein Allgemeinzustand ist, nimmt er Medikamente und sind Röntgenbilder gemacht worden. Es sollten die Dinge herausgefunden werden, die Kontraindikationen für bestimmte Befundtechniken sind oder die den Therapeuten dazu zwingen, bei der Untersuchung besondere Vorsicht walten zu lassen.

Objektive Daten (klinische Befundaufnahme)

Es werden systematisch Tests angewendet, mit deren Hilfe die Schwäche (beteiligte anatomische Struktur, physiologischer Status) und die funktionelle Einschränkung des Patienten genau festgelegt werden können.

1. Inspektion

Die Aktivitäten und Erscheinungsformen der Körperteile werden beobachtet und beurteilt.

a. Gebrauch von Hilfsmitteln.
b. Haltung; Form der Körperteile wie Konturveränderungen, Schwellung, Atrophie, Hypertrophie und Asymmetrien.
c. Hautveränderungen wie Narben und Verfärbungen.
d. Alltagsbewegungen (ADL) z. B. Gehen, Sitzen, Stehen, An- und Ausziehen sowie Gleichgewichtsreaktionen und Koordination.

   Aus diesem Teil der Inspektion sowie aus weiteren diagnostischen Tests können detailliertere Tests ausgesucht werden, um die funktionelle Einschränkung, die Behinderung oder das Handikap zu dokumentieren.

2. Provokationstest

Bei der Funktionsprüfung wird das Prinzip der selektiven Spannung eingesetzt, um die Symptome auszulösen und dadurch die Läsion einer inerten Struktur (Gelenkkapsel, Bänder, Schleimbeutel, Faszien, Dura mater oder Durascheide um die Nervenwurzeln) oder eines kontraktilen Elementes (Muskel mit Sehne und ihre Verbindungen) feststellen zu können. Außerdem werden Gelenktests angewendet, um Störungen der Gelenke nachzuweisen. Durch diese Tests kann man die Kräfte und Belastungen erkennen, die die Symptome des Patienten verursachen oder verringern, sowie das Stadium der Heilung feststellen. In vielen Fällen ist es auch möglich, das oder die Gewebe zu identifizieren, die für die Beschwerden verantwortlich sind, und die Schwächen festzustellen. Mit dieser Information sollte es möglich sein, den Zusammenhang zwischen den Belastungen des Gewebes und den funktionellen Verlusten des Patienten herzustellen. Die Verminderung und Kontrolle dieser Belastungen auf das betroffene Gewebe bilden die Grundlage für die Entwicklung eines angepaßten Übungsprogramms.

a. Aktives Bewegungsausmaß

Der Patient wird gebeten, die Körperteile, die Symptomen aufweisen oder auslösen, zu bewegen. Aufgrund der Qualität und des Ausmaßes der Bewegung kann der Therapeut erkennen, ob der Patient in der Lage und willens ist, diesen Körperabschnitt zu bewegen. Da bei der aktiven Bewegung kontraktile und inerte Strukturen gemeinsam belastet werden, ist es nicht möglich, spezifische Probleme isoliert zu betrachten. Jede Abnormalität, jedes Schmerzgefühl und jede Änderung in der Wahrnehmung werden notiert.

b. *Passives Bewegungsausmaß*
Die gleiche Bewegung, die der Patient aktiv durchgeführt hat, wird jetzt passiv wiederholt. Am Ende des verfügbaren Bewegungsausmaßes wird leichter Druck angewendet, um ein Gefühl für den Gewebswiderstand zu bekommen. Der leichte Druck wird **Überdruck** genannt, der Gewebswiderstand **Endgefühl**. Bei entspannter Muskulatur werden nur inerte Strukturen belastet. Es wird notiert, ob einer der Tests die Symptome des Patienten auslöst.
   - Das passive Bewegungsausmaß wird gemessen und mit dem aktiven Bewegungsausmaß verglichen. Bei Gelenkbeschwerden muß festgestellt werden, ob es sich um das für dieses Gelenk typische Gelenkmuster handelt. (Die Gelenkmuster werden für jedes periphere Gelenk einzeln aufgeführt; s. Kapitel 8–13.)
   - Das Endgefühl (s. o.) wird beschrieben. Es kann weich (durch Kompression oder Dehnung von Weichteilen), fest (durch Dehnung der Gelenkkapsel oder Bänder) oder hart (durch Knochenstopp) sein. Wird kein Endgefühl erreicht, weil der Patient die Bewegung vorher blokkiert (z. B. bei akutem Schmerz), so nennt man das ein leeres Endgefühl. Ist das gefundene Endgefühl für dieses Gelenk normal oder abnormal?
     Abnormale Endgefühle könnten sein:
     – Federnd (intraartikuläre Blockade z. B. durch einen gerissenen Meniskus oder Gelenkknorpel).
     – Muskuläre Schutzspannung (unbewußte Muskelanspannung als Schutz vor akutem Schmerz).
     – Muskelverspannung (anhaltende Muskelanspannung infolge Mangeldurchblutung oder metabolischer Veränderungen).
     – Muskelspastik (erhöhter Tonus und Dauerkontraktion des Muskels durch Veränderungen im Zentralnervensystem).
     – Jedes Endgefühl, das für das untersuchte Gelenk von der Norm abweicht oder an einer anderen Stelle des Bewegungsausmaßes auftritt als normal.
   - Es wird festgestellt, in welchem pathologischen Stadium sich das Gelenk befindet, indem man den Schmerz im Verhältnis zum Bewegungsausmaß betrachtet. Tritt der Schmerz innerhalb des Bewegungsausmaßes (akut), am Ende des Bewegungsausmaßes gemeinsam mit dem Endgefühl (subakut) oder erst nach dem Endgefühl beim Anwenden des Überdrucks (chronisch) auf?
   - Einteilung der **Stabilität** bzw. **Mobilität** des Gelenks

Ankylose	0
Hypomobilität:	
deutliche Einschränkung	1
leichte Einschränkung	2
physiologisch	3
Hypermobilität:	
leichte Überbeweglichkeit	4
starke Überbeweglichkeit	5
Instabilität	6

   - Gibt es einen **schmerzhaften Bogen** (painful arc), d. h. tritt Schmerz bei aktiver oder passiver Bewegung innerhalb des Bewegungsausmaßes auf? Das würde darauf hindeuten, daß schmerzempfindliche Strukturen während dieser Phase der Bewegung eingeklemmt werden. Werden schmerzempfindliche Strukturen am Ende des Bewegungsausmaßes eingeklemmt, so ist das kein schmerzhafter Bogen.

c. *Spezifische Gelenkuntersuchung* (Gelenkspiel)
Passive Tests, die eine Aussage darüber zulassen, ob das Gelenk oder die Gelenkkapsel betroffen sind, sollten immer vor den Muskeltests durchgeführt werden.
- Traktion:
Es wird dokumentiert, wie leicht sich die Gelenkflächen separieren lassen und ob sich die Schmerzen verändern.
- Kompression:
Es wird dokumentiert, wie sich der Schmerz beim Gegeneinanderdrükken der Gelenkflächen verhält. Bei Schmerzverstärkung kann auch die komprimierende Kraft der sich kontrahierenden Muskulatur zu Schmerzen führen. In diesem Fall ist nicht der Muskel die Ursache für den Schmerz, sondern das Gelenk.
- Gleiten:
Es wird dokumentiert, wie leicht die Gelenkflächen gegeneinander gleiten und ob Schmerzen auftreten?

d. *Widerstandstests*
Die Muskeln werden in der Gelenkmittelstellung isometrisch angespannt, um zu erfahren, ob in den kontraktilen Anteilen Schmerz oder Kraftminderung auftritt. Es wird in der Mittelstellung getestet, da die nichtkontraktilen gelenkumgebenden Strukturen in dieser Stellung nur minimaler Bewegung und Belastung ausgesetzt sind. Um einen groben Überblick zu erhalten, werden erst Muskelgruppen getestet. Bei Auffälligkeiten werden dann einzelne Muskeln isoliert getestet.
- Eine starke, aber schmerzhafte Kontraktion läßt auf ein Problem innerhalb der kontraktilen Einheiten schließen (vorausgesetzt, daß eine Gelenkbeteiligung ausgeschlossen wurde). Es wird entlang der gesamten Muskel-Sehnen-Einheit palpiert, um den Ort der Verletzung festzustellen.
- Eine schwache, schmerzlose Kontraktion läßt auf einen Riß des gesamten Muskels, einen Nichtgebrauch des Muskels oder auf eine neurologische Störung schließen. Einem Muskelriß wird ein Unfall vorhergegangen sein. Durch Nichtgebrauch atrophiert der Muskel und es sind meist ganze Muskelgruppen betroffen. Bei einer neurologischen Störung werden in der Regel im Gebiet der Nervenwurzel, des Plexus oder des peripheren Nervs weitere Schwächen oder Sensibilitätsausfälle zu beobachten sein.
- Eine schwache und schmerzhafte Kontraktion weist auf einen ernsthaften Vorgang, wie eine frische Verletzung, Fraktur oder Entzündung hin. Gibt es Anhaltspunkte in der Anamnese?

Die Muskelkraft wird mit einem manuellen oder maschinellen Testwert dokumentiert.

e. *Weitere Muskeltests*
- Die Dehnbarkeit der zwei- und mehrgelenkigen Muskeln wird getestet.
- Die Dysbalancen von Kraft und Dehnbarkeit antagonistischer Muskeln werden in Beziehung gesetzt.
- Die Muskulatur wird auf Kraft, Koordination und stabilisierende Funktion hin untersucht.

3. Palpation
Es werden die Strukturen palpiert, die als Ursache für die Beschwerden verantwortlich sein könnten. Die Palpation wird am besten nach den Provokationstests durchgeführt, um nicht falsche Ergebnisse durch eine vorherige manuelle Irritation der Gewebe zu provozieren. Palpiert werden:
a. Haut und Unterhaut (Temperatur, Ödeme und Beschaffenheit).
b. Muskeln, Sehnen und Anheftungen (Tonus, Berührungsempfindlichkeit, Triggerpunkte und Kontrakturen).
c. Sehnenscheiden und Schleimbeutel (Berührungsempfindlichkeit, Beschaffenheit, Krepitation).

d. Gelenke (Erguß, Berührungsempfindlichkeit, veränderte Gelenkstellung und -form und angrenzende Strukturen, z. B. Bänder).
e. Nerven und Blutgefäße (Neurinom, Puls).

4. Neurologische Tests

Jeder Hinweis auf Muskelschwäche oder Änderung der Sensibilität leitet direkt eine genaue neurologische Untersuchung ein. Es werden spezifische Tests durchgeführt, um die Beteiligung von Nerven, Nervenwurzeln oder des Zentralnervensystems zu erkennen.

a. *Kennmuskeln*
Kraft und Reflexaktivität von Kennmuskeln der spinalen Segmente und der peripheren Nerven werden getestet.

b. *Motorik*
Defizite des Gleichgewichts, der Koordination und der Bewegungskontrolle werden gesucht.

c. *Sensibilität*
Es werden Unterschiede in der Wahrnehmung der Temperatur, von oberflächlichem und tiefem Druck, der Zwei-Punkt-Diskrimination, der Stereognose und der Tiefensensibilität mit Beeinträchtigungen der Kontrolle des Zentralnervensystems, des Rükkenmarks oder der peripheren Nerven in Beziehung gesetzt. Bei einer Störung des Zentralnervensystems wird die Körperwahrnehmung der Extremitäten und des Rumpfes sowie das Bewußtsein für Abstände und für die vertikale Ausrichtung getestet.

d. *Nervenstamm*
Die Schmerzentstehung bei Kompression oder Dehnung des Nervs bzw. des Nervenplexus wird beobachtet.

e. *Hirnnerventests* (wenn angebracht)

f. *Kortikale Integrationsleistungen und Kontrolle* (wenn angezeigt)
Es wird auf abnormale assoziierte Reaktionen, Synergien, Synkinesien, posturale Reaktibilität oder Schutzreflexe hin untersucht.

5. Zusätzliche Tests

a. Spezifische Tests für das Gewebe im betroffenen Gebiet werden durchgeführt, um eine Beteiligung dieser Strukturen festzustellen.
b. Der kardiovaskuläre Status wird ermittelt mit Messungen der Ausdauer und der Durchblutungssituation.
c. Die Lungenkapazität wird ermittelt durch Auskultation, Atemmuster, -frequenz und -rhythmus, die Fähigkeit produktiv zu husten, Vitalkapazität und Flow sowie Brustkorbbeweglichkeit.
d. Befunde anderer Berufsgruppen des Gesundheitswesens können nötig sein, um die Ursachen für ausstrahlende bzw. übertragene Schmerzen und innere Erkrankungen festzustellen.

Beachte: Bisher wurde der allgemeine orthopädische Befundverlauf beschrieben, um die beteiligten anatomischen Strukturen und das Stadium der Beschwerden zu identifizieren. Zusätzlich dazu sollten Tests durchgeführt werden, um eingeschränkte Bewegungsabläufe zu dokumentieren, die die Ausübung des Berufs, die Haushaltsführung sowie die sozialen und Freizeitbeschäftigungen beeinträchtigen.

6. Spezielle Tests zur Dokumentation der funktionellen Einschränkung, der Behinderung oder des Handikaps

Standardisierte und durchgehend zu überprüfende Tests sollten entsprechend der Beschwerden des Patienten eingesetzt werden, z. B.:

a. Beobachtung des Gangbilds auf ebenem und unebenem Untergrund mit wechselnden Richtungen.
b. Beobachtung von Bewegungsabläufen wie Bücken, In-die-Hocke-Gehen, Knien und Vornüberneigen.
c. Beobachten von Bewegungsabläufen wie Greifen, Heranreichen, Ziehen, Schieben und Gegenstände Vom-Boden-Aufheben und In-unterschied-

liche-Höhen-Heben von Gegenständen.

d. Beobachten von Bewegungsabläufen wie Werfen, Rennen, Treppensteigen oder Vom-Stuhl-Aufstehen.

Beachte: Eine große Auswahl an Tests ist entwickelt worden, um die Alltagsbewegungen, die funktionelle Unabhängigkeit, die Selbständigkeit und die Stärke der Behinderung einzuordnen. Einige von ihnen wurden auf Validität und Reliabilität hin untersucht. Der Therapeut muß verantwortlich und vorsichtig beim Gebrauch von standardisierten Tests vorgehen, um bei der Dokumentation der Patientenbehandlung Glaubwürdigkeit zu erreichen. Es würde an dieser Stelle zu weit führen, alle möglichen Tests und deren Anwendung darzustellen.

Befunddiskussion

Sind alle objektiven und subjektiven Daten der Gewebe und funktionellen Fähigkeiten des Patienten gesammelt, so werden sie zusammengefaßt, um eine Gesamtbewertung des Patienten und seines funktionellen Problems vorzunehmen.

1. **Die Diagnose und die Schwäche werden benannt.**

   a. Der Begriff **Diagnose** wird in der Medizin angewendet, um eine Krankheit oder einen pathologischen Befund mit den dazugehörigen Symptomen in Verbindung zu bringen. Nicht alle körperlichen Einschränkungen sind Folge einer Krankheit, dennoch wird der Begriff eingesetzt, um die Einschränkung zu benennen. Mit der Diagnosestellung ist gleichzeitig eine Einschätzung der Ursache und des Verlaufs der Beschwerden des Patienten verbunden.

   b. Eine **Schwäche** vermindert oder verändert die Fähigkeit des Patienten, eine Aufgabe zu bewältigen oder eine Handlung auszuführen. Von der Weltgesundheitsorganisation (WHO) sind die Schwächen in Kategorien nach anatomischer, physiologischer und psychologischer Struktur eingeteilt worden (International Classification of Impairments, Disabilities, and Handicaps, ICIDH;). In einigen Fällen wird auch die Schwäche zur Diagnose gemacht.

   c. Im Bereich der physikalischen Therapie wird die Rolle der Physiotherapeuten bei der Diagnosestellung (physiotherapeutische Diagnose) zur Zeit diskutiert und neu definiert. Die Autoren dieses Textes sind der Meinung, daß die Physiotherapeuten über das nötige Fachwissen verfügen, um Schwächen des Bewegungsapparates und des neuromuskulären Systems zu erkennen und zu definieren. Aus diesem Grund unterstützen wir die Rolle der Physiotherapeuten bei der Diagnostik struktureller und funktioneller Einschränkungen, die die anatomischen Strukturen betreffen. Momentan gibt es kein allgemeingültiges Modell, das den Gebrauch und die möglichen Interpretationen der Terminologie umfaßt. Zur Zeit der Drucklegung hat eine Projektgruppe den Vorschlag gemacht, die ICIDH zu ändern. Es sollen Definitionen und Einteilungen auch der Schwächen, die im Bereich der medizinischen Hilfsberufe auftauchen und im Originaldokument nicht differenziert wurden, hinzugefügt werden. Um den Text einheitlich zu gestalten, haben die Autoren ein allgemeines Schema erstellt, das dem Leser als Anhalt dienen kann (Tab. 1.**1**). In diesem Text umfaßt der Begriff Diagnose sowohl die medizinischen als auch die allgemeingültigen Kategorien der Diagnostik, die in einigen Quellen Schwächen, primäre Dysfunktionen oder physiotherapeutische Diagnosen genannt werden. Der Begriff Schwäche umfaßt hier die Liste der Beschwerden, damit in Beziehung stehende Dysfunktionen oder Schwächen, verbunden mit der Diagnose oder dem diagnostischen Kriterium.

2. **Die funktionelle Einschränkung bzw. die Behinderung wird benannt.** Die funktionellen Einschränkungen oder

Tabelle 1.**1** Gegenüberstellung der Einteilung der Einschränkungen, Behinderungen und Handikaps (ICIDH) durch die WHO, der Terminologie in der physiotherapeutischen Literatur und Beispielen aus der Orthopädie

ICIDH	Vorschlag der Anwendung	Beispiel aus der Orthopädie
Krankheit: Ein pathologischer Prozeß mit einem charakteristischen Symptomenkomplex	**Ärztliche Diagnose:** Sie bezieht sich auf einen aktiven pathologischen Befund, der ausgelöst wird durch ein Trauma, eine Krankheit, Stoffwechsel Dysbalance oder Infektion	Tendinitis, Bursitis, rheumatoide Arthritis, Fraktur, operativer Eingriff, Osteoporose
Schwäche: Jeder Verlust oder jede Abnormalität der psychologischen, physiologischen oder anatomischen Struktur oder Funktion. Sie weist organische Dysfunktionen auf.	**Diagnostische Kategorien:** Kategorien primärer Dysfunktionen, die von der Person, die den Befund erhebt, im Rahmen ihres Wissens und ihrer Berufsausübung benannt werden; Sie können auch Schwächen genannt werden.	Überlastungssyndrom, Einklemmungssyndrom, posturales oder Haltungssyndrom, Arthritis bzw. Gelenkeinschränkungen
	Schwäche: Dysfunktionen oder Beschwerden, die mit der diagnostischen Kategorie oder der ärztlichen Diagnose in Zusammenhang stehen und von der befunderhebenden Person benannt werden.	Ruheschmerz, Bewegungsschmerz, Berührungsschmerz, neurologische Symptome, muskuläre Dysbalance, schwache Muskulatur, eingeschränktes Bewegungsausmaß (Muskel oder Gelenk), verminderte Ausdauer, schlechte Stabilisation, schlechte Koordination
Behinderung: Jede Einschränkung oder jeder Verlust von Fähigkeiten bei der Durchführung von Aktivitäten. Behinderungen werden durch körperliche, seelische, geistige und soziale Schwächen ausgelöst.	**Funktionelle Einschränkung:** Durch eine Schwäche verursachte Einschränkung, eine verminderte Fähigkeit, die gewohnte Rolle auszufüllen oder Alltagsbewegungen durchzuführen. Die Funktion wird behindert aber nicht verhindert. Symptome bei speziellen Aktivitäten. **Behinderung** Unfähigkeit der Ausführung spezieller Aktivitäten	Gehen, Stehen, Vorbeugen, Bükken, Knien, Hocken, Heben, Tragen, Reichen, Autofahren, Fahrradfahren, verrichten leichter Hausarbeit, Sport, Hobbies, sich wiederholende oder lang anhaltende Aktivitäten.
Handikap: Eine Benachteiligung des Menschen, die ihn daran hindert, seine normale Rolle in der Gesellschaft zu erfüllen.	**Handikap**	Auf dem Arbeitsmarkt nicht vermittelbar, benötigt Hilfe bei der Verrichtung von Alltagsbewegungen (ADL)

Behinderungen, die mit der Schwäche in Zusammenhang stehen und durch physiotherapeutische Behandlung beeinflußbar sind, sollten besonders benannt werden.

a. Eine **Behinderung** ist „die Beschränkung oder Unfähigkeit, ein normales Ausmaß an Alltagsbewegungen auszuführen". Die Weltgesundheitsorganisation unterscheidet körperliche, geistige, soziale und seelische Behinderungen.
b. Guccione schlägt vor, die **funktionelle Einschränkung** (wie von Nagi beschrieben) als neue Kategorie einzurichten. In diese Kategorie fallen Behinderungen, die nicht im eigentlichen Sinne behindern, sondern nur bei be-

stimmten Aktivitäten in Erscheinung treten. Der Begriff funktionelle Einschränkung ist besonders im Hinblick auf orthopädische Patienten angemessener als der Begriff Behinderung, da er nicht so bedrohlich auf die Patienten wirkt. (Heerkens u. Mitarb. empfehlen, Behinderung in Basisfähigkeiten und komplexe Fähigkeiten zu unterteilen und den Begriff Behinderung durch Vermögen zu ersetzen, wenn eine positive Einteilung gewünscht wird.)

3. **Handikaps werden benannt.**
   Ein Handikap ist die soziale Komponente einer Schwäche oder Behinderung, die die Einsatzfähigkeit des Patienten in Beruf, Familie und Umwelt einschränkt oder verhindert. Die meisten Krankheitszustände, die in diesem Buch beschrieben werden, beinhalten keine Handikaps.
4. **Überweisungen**
   Schwächen, Einschränkungen und Behinderungen, die durch Physiotherapie nicht zu beeinflussen sind, werden aufgezählt und anderen Spezialisten überwiesen.

Behandlungsplan erstellen

Nachdem die Bedürfnisse des Patienten festgestellt und ausgewertet sind, werden nun Entscheidungen zur Therapie gefällt. Es werden Ziele festgelegt und ein Behandlungsplan erstellt.

Beeinflussende Faktoren

1. Schwächen, funktionelle Einschränkungen, Behinderungen.
2. Der psychologische Status, wie die Anpassung des Patienten an die Beschwerden, Motivation und Persönlichkeitsstruktur, sowie die Fähigkeit zu lernen und zu verstehen.
3. Die sozioökonomischen und kulturellen Reaktionen und Erwartungen.
4. Die Pflege im Haus oder anderswo, physische und emotionale Umwelt, Reaktionen der Familie, Kooperation und Verantwortlichkeit.
5. Die beruflichen Pläne und Ziele des Patienten und des Arbeitgebers.
6. Ethische Überlegungen und Möglichkeiten.

Fernziele und funktionelles Ergebnis

1. Die sogenannten Fern- oder Rehabilitationsziele beziehen sich darauf, inwieweit am Ende der Rehabilitation oder am Ende einer Phase der Therapie die funktionellen Einschränkungen und Behinderungen von der Behandlung beeinflußt worden sind. Sie liefern eine Aussage darüber, ob der Patient in der Lage sein wird, seinen Beruf oder andere Aktivitäten wieder auszuüben. Und wenn ja, auf welchem Niveau er damit beginnen kann.
2. Jedes Ziel sollte meßbar und auf die angewendeten Tests zugeschnitten sein, sowie eine Angabe über den Zeitraum enthalten, in dem das Ziel zu erreichen ist.

Nahziele

1. Diese werden häufig als meßbare Verhaltensweisen bezeichnet, die die beschriebenen Schwächen betreffen.
2. Sie spiegeln die verschiedenen Anteile der Fähigkeiten wider, die zum Erreichen des funktionellen Ergebnisses nötig sind, z. B. Erweiterung des Bewegungsausmaßes, proximale Stabilisierung, bessere Ausdauerleistung oder Gleichgewichtsschulung.
3. Ihre Schwierigkeit und Komplexität steigert sich in dem Maß, in dem der Patient dem funktionellen Ergebnis näherkommt.

Behandlungsablauf

1. Mit welchem Therapieansatz wird man am ehesten die Ziele erreichen? Welche Möglichkeiten gibt es für den Patienten in der gegebenen Situation?
2. Mit welchen therapeutischen Techniken und Behandlungsformen kann der Plan erfüllt und die Ziele erreicht werden?
3. Mit welchen Befundtechniken können der Verlauf und das Ergebnis dokumentiert werden?
4. Wie lange wird die Behandlung dauern, wann erfolgt die Entlassung? Welche alternativen Institutionen kommen für eine Behandlung in Frage?

Beachte: Im Verlauf dieses Lehrbuches werden häufig Therapieziele und Behandlungspläne aufgelistet, jedoch in allgemeiner Formulierung ohne meßbare Ergebnisse, Zeitangaben und Tests, da sie sich auf eine Vielfalt von Informationen beziehen. Der Therapeut sollte diese Listen als Leitfaden benutzen und die Ziele für jeden Patienten individuell anpassen.

Plandurchführung

1. Ist der Behandlungsplan erstellt, so werden die gewählten Techniken angewendet, um die Ziele zu erreichen.
2. Der Patient (bzw. das Pflegepersonal) sollte in den Umgang mit den Schwächen sowohl in einem Hausaufgabenprogramm als auch bei der Anpassung des Haushalts, der Arbeitsstelle oder der Freizeitgestaltung mit einbezogen werden, um die Faktoren zu vermindern oder auszuschalten, die zu einem Anhalten der Beschwerden beitragen könnten.

Planauswertung

Die Behandlungstechniken sollten häufig auf ihre Effektivität hin überprüft werden, um gegebenenfalls die Techniken oder sogar den Behandlungsplan zu modifizieren.

1. Der Ausgangsbefund sollte in Intervallen mit dem aktuellen Befund verglichen werden.
2. Der Therapeut muß erkennen, wann ein Ziel erreicht worden ist, oder wenn es modifiziert oder durch eine veränderte Situation des Patienten neu formuliert werden muß.

Hausaufgaben

Ein Hausaufgabenprogramm für den Patienten dient der Erweiterung und Übertragung der Therapie in den Alltag.

1. Die häusliche und berufliche Situation des Patienten sollte möglichst früh ausgelotet werden, um eventuellen Hilfsmittelbedarf zu erkennen oder andere Anpassungen vorzunehmen. Auch die sozialen und ökonomischen Möglichkeiten des Patienten müssen in Betracht gezogen werden, damit von vornherein die Compliance des Patienten abgeschätzt werden kann.
2. Wer könnte und würde mit dem Patienten zu Hause arbeiten, falls angezeigt?
   a. Diese Person sollte frühzeitig in das Übungsprogramm mit einbezogen werden, um den Übergang zum Zu-Hause-Üben zu erleichtern.
   b. Die Person sollte angeleitet und zu einem späteren Zeitpunkt ein Wiederholungstermin eingeplant werden. Es sollte genügend Zeit zur Verfügung stehen, um Fragen beantworten zu können.
3. Vor der Entlassung kann ein Besuch zu Hause, in der Schule oder an der Arbeitsstelle empfehlenswert sein, wenn Schwierigkeiten mit der Anpassung oder der Mitarbeit erwartet werden.
4. Die Motivation und die Compliance sind zwei Faktoren, die schwierig zu kontrollieren sind. Im folgenden sind einige Dinge beschrieben, die den Patienten beeinflussen könnten.
   a. Der Patient sollte über seinen Befund informiert und bei der Formulierung realistischer Ziele mit einbezogen werden. Das hilft ihm, den Behandlungsplan als seinen Weg zu akzeptieren, und schafft ein Bewußtsein für die Verhütung einer erneuten Erkrankung. Es wäre unrealistisch, ein Hausprogramm erst am Entlassungstag einzuüben und dann zu erwarten, daß es korrekt durchgeführt wird. Das Hausprogramm sollte mit der ersten Behandlung beginnen und im Verlauf der Therapie zusammen mit den Fortschritten des Patienten gesteigert werden.
   b. Die Hausaufgaben sollten mit Begeisterung an den Patienten weitergegeben werden; offene Gespräche und Verlaufskontrollen sollten enthalten sein.
   c. Dem Patienten sollten einfache Zeichnungen und Erklärungen der Übungen mitgegeben werden sowie Angaben über Dauer, Wiederholungszahl und Häufigkeit der Übungen, auch Informationen darüber, wie die Übungen zu steigern sind. Es sollte nur die ge-

ringste Anzahl von Übungen aufgegeben werden, die zum Erreichen des Zieles notwendig ist. Lange und ermüdende Routinen sollten vermieden werden.

d. Mit der Familie und dem Patienten sollte abgestimmt werden, wann die Übungen in den Tagesablauf passen. Es kann nötig sein, die Übungen zu unterschiedlichen Zeitpunkten des Tages zu absolvieren.
e. Der Patient sollte Anhaltspunkte erhalten haben, um seine Fortschritte zu kontrollieren.
f. Der Patient sollte in sinnvollen Abständen wieder einbestellt werden, um das Übungsprogramm zu kontrollieren und eventuell an die Fortschritte des Patienten anzupassen. Wenn möglich, sollte ein Termin festgelegt werden, an dem die Therapie vollständig abgeschlossen ist.

5. Eine Kopie des Hausprogramms sollte in der Akte des Patienten aufbewahrt werden.

Ziele therapeutischer Übungen

Nachdem der Befund aufgenommen und die Schwächen, funktionellen Einschränkungen, Behinderungen und möglichen Handikaps definiert wurden, werden die Behandlungsziele und das funktionelle Ergebnis abgesteckt und der Behandlungsplan aufgestellt. Der Therapeut muß daraufhin entscheiden, welche Art der therapeutischen Übungen am besten geeignet ist, um das gewünschte funktionelle Ergebnis zu erreichen.

Ziele therapeutischer Übungen sind unter anderem, Dysfunktionen vorzubeugen sowie den Normalzustand zu entwickeln, wiederherzustellen, zu verbessern oder zu erhalten. Gesichtspunkte der Ziele sind:

- Kraft,
- Ausdauer und kardiovaskuläre Belastbarkeit,
- Mobilität und Flexibilität,
- Stabilität,
- Entspannungsfähigkeit,
- Koordination, Gleichgewicht und funktionelle Fähigkeiten.

Es ist bekannt, daß der menschliche Körper und die individuellen Organsysteme auf die auf sie wirkenden Kräfte und Belastungen reagieren und sich entsprechend entwickeln. Die Erdanziehung ist eine konstante Kraft, die das neuromuskuläre, das Skelett- und das Kreislaufsystem beeinflußt. Das Gesetz von Wolff besagt, daß sich im Wachstum befindliches Knochengewebe den Kräften anpaßt, die auf es einwirken. Bei der menschlichen Entwicklung tragen die Gravitationsbelastungen zum Wachstum des Skelettsystems bei, besonders gewichtstragende und gegen die Schwerkraft gerichtete Kräfte. Jede Muskelkontraktion übt auf den Knochen eine Belastung aus und hat dadurch Einfluß auf seine Form und Dichte. Auch das neuromuskuläre und das Herz-Kreislauf-System bilden Kraft und Ausdauer aus, wenn durch Bewegungen im alltäglichen Leben Kräfte auf sie einwirken.

Die Abwesenheit normaler Belastung auf die Organsysteme kann zu Degeneration, Schwächung, Deformität und Verletzung führen. Die fehlende Körpergewichtsbelastung bei langer Bettruhe und die Abwesenheit des Muskelzuges am Knochen (z. B. bei einer schlaffen Lähmung) führt zu Osteoporose und Muskelatrophie. Lang andauernde Inaktivität bewirkt außerdem eine mangelhafte Effizienz der Atmung und des Kreislaufsystems.

Unphysiologische Belastungen, wie der übermäßige Muskelzug einer Spastik, rufen im unreifen Skelettsystem Deformitäten hervor. Wiederholte übermäßige Beanspruchung der Muskulatur oder des Skelettsystems können Schmerz und Dysfunktion auslösen.

Durch therapeutische Übungen wird der Körper kontrolliert Kräften und Belastungen ausgesetzt, die positiv aufeinander aufbauen und auf den Organismus abgestimmt sind, um die gesamten Funktionen des einzelnen so zu verbessern, daß er den Anforderungen des täglichen Lebens gewachsen ist.

Um den Patienten ohne zusätzliche Gewebstraumatisierung bis zum gewünschten funktionellen Ergebnis zu bringen, muß das betroffene Körpersystem durch ein angemessenes Behandlungsprogramm geleitet werden, das die Dysfunktion auf der Stufe ihrer Einschränkung bzw. dem Funktionsverlust anspricht. Besteht die funktionelle Einschränkung zum Beispiel in einer Unfähigkeit, mit über den Kopf erhobenen Armen zu arbeiten, so muß durch Untersuchung und Befunddiskussion herausgefunden werden, ob die Schwäche ein vermindertes Bewegungsausmaß, zu geringe Kraft, mangelhafte proximale Stabilisierung, fehlende Koordination der antagonistischen Muskulatur oder schlechte Ausdauer ist. Auf dem Weg zum funktionellen Ergebnis werden zunächst die verschiedenen Komponenten der angestrebten Aktivität geschult. Später können Techniken zum Wiedererlernen sicherer Überkopfarbeit in das Übungsprogramm mit einbezogen werden. Die Nahziele werden diesen Ablauf widerspiegeln.

Ein wichtiger Umstand, der die Effektivität eines jeden Übungsprogramms beeinflußt, ist die Information des Patienten und seine aktive Miteinbeziehung in den Behandlungsplan. Anhaltende funktionelle Verbesserung und Prävention weiterer Verletzungen können nur erreicht werden, wenn der Patient die Ziele des Behandlungsplans versteht und die Anleitungen und Ratschläge des Therapeuten in alle Bereiche des täglichen Lebens überträgt.

Kraft

Ein Hauptgesichtspunkt, der durch die Anwendung von therapeutischen Übungen erreicht werden kann, ist die Entwicklung, Verbesserung und Erhaltung von Kraft, d. h. die Fähigkeit eines Muskels oder einer Muskelgruppe, Spannung und eine resultierende Kraft zu erzeugen, entweder dynamisch oder statisch, entsprechend den äußeren Anforderungen.

Im Verlauf des Wachstums und der Entwicklung bilden Kinder und Erwachsene normale Muskelkraft für die täglichen Anforderungen aus. Normale Kraft kann adäquate, typische oder durchschnittliche Kraft eines einzelnen Muskels, einer einzelnen Person oder einer Bevölkerungsgruppe bedeuten. Bei der manuellen Muskelfunktionsprüfung ist die normale Muskelkraft ein Standard. Die normale Muskelkraft ist definiert als das Ausmaß an Kraft eines Muskels, das ihm erlaubt, sich gegen die Schwerkraft zu kontrahieren und gegen einen maximalen Widerstand zu halten.

Zieht sich der Muskel zusammen und entwickelt Spannung, so wird von dem Muskel eine Kraft ausgeübt. Wie groß die resultierende Kraft des Muskels ist, hängt von einer Vielzahl biomechanischer, physiologischer und neuromuskulärer Faktoren ab.

Die Kraft beeinflussende Faktoren eines normalen Muskels

1. Querschnitt des Muskels: Je größer der Querschnitt, um so größer die Kraft.
2. Das Verhältnis zwischen Länge und Spannung des Muskels während der Kontraktion: Ein Muskel kann in der mittleren Dehnstellung am meisten Spannung erzeugen.
3. Rekrutierung motorischer Einheiten: Je mehr motorische Einheiten arbeiten, um so größer die Kraft.
4. Art der Muskelkontraktion: Ein Muskel kann am meisten Kraft erzeugen, wenn er sich exzentrisch gegen einen Widerstand kontrahiert. Etwas weniger Kraft wird erzeugt bei der isometrischen Kontraktion und am wenigsten Kraft entsteht bei der konzentrischen Anspannung gegen eine Last.
5. Verteilung der Fasertypen: Die Merkmale der verschiedenen Muskelfasertypen tragen zu einer Anzahl unterschiedlicher Kontraktionseigenschaften bei, wie Kraft, Ausdauer, Leistung, Geschwindigkeit und Ermüdbarkeit. Typ-II-A- und -B-Fasern (fast-twich) haben die Fähigkeit, große Kraft zu entwickeln, sie ermüden jedoch schnell. Typ-I-Fasern (slow-twich) entwickeln langsamer und weniger Spannung als die Typ-II-Fasern, dafür ermüden sie nicht so schnell.
6. Energiereserven und Durchblutung: Ein Muskel benötigt eine ausreichende Energiereserve, um sich zu kontrahieren, Spannung zu erzeugen und der Ermü-

dung zu widerstehen. Der in einem Muskel vorherrschende Fasertyp und eine angepaßte Blutversorgung, die dem Muskel Sauerstoff und Nährstoffe zuführt, beeinflussen die Fähigkeit, Spannung zu erzeugen und der Ermüdung zu widerstehen.

7. Kontraktionsgeschwindigkeit: Bei der langsamen Kontraktion werden größere Drehmomente erzeugt, vermutlich wegen der Möglichkeit, mehr Einheiten zu rekrutieren.
8. Motivation des Patienten: Der Patient kann nur mit größter willentlicher Anstrengung die maximale Kraft entwikkeln.

Steigerung der Kraft durch Veränderungen im neuromuskulären System

1. Hypertrophie

Das Kraftpotential eines Muskels ist direkt proportional zum Durchmesser seiner Muskelfasern. Der Durchmesser einer Muskelfaser steht in Beziehung zur Muskelmasse. Durch spezifische Kraftübungen kann die Größe der Muskelfaser erhöht werden, das nennt man Hypertrophie. Die Ursachen für eine Hypertrophie sind komplex, sie beinhalten:

a. eine Erhöhung des Proteingehaltes in der Muskelfaser,
b. eine bessere Kapillarisierung sowie
c. eine biochemische Veränderungen in der Muskelfaser.

Bei einer Vergrößerung der Muskelkraft konnte gezeigt werden, daß sich die Typ-II-Fasern vergrößern und damit die primäre Ursache der Hypertrophie sind.

Trotz geringer Beweise nimmt man an, daß sich die Kraft auch durch Übungen vergrößern läßt, die eine Hyperplasie herbeiführen. Hyperplasie ist die Vermehrung der Anzahl der Muskelfasern. Dies könnte durch die Längsspaltung von Muskelfasern geschehen. Dieser Vorgang konnte an Labortieren nachgewiesen werden, die längere Zeit Übungen gegen hohen Widerstand ausgesetzt waren. Allerdings waren diese Ergebnisse schwer reproduzierbar und wurden noch nie am gesunden Menschen beobachtet. Die aufgetretene Faserspaltung könnte ein Resultat der Gewebepräparation für die Analyse sein und keine biologische Veränderung der Muskelfaser.

2. Rekrutierung

Ein anderer wichtiger Faktor bei der Kraftsteigerung ist die vermehrte Rekrutierung motorischer Einheiten während der Übung. Je größer die Anzahl der beteiligten motorischen Einheiten, um so größer ist die resultierende Kraft. Der erste Kraftzuwachs am Beginn eines Kräftigungsprogramms ist das Ergebnis motorischen Lernens, was zu neuralen Anpassungsvorgängen führt, wie größerer Rekrutierung und der Synchronisation der motorischen Einheiten. Es konnte gezeigt werden, daß Muskelkraft auch ohne Hypertrophie vergrößert werden kann. Die schnellen Kräftigungserfolge zu Beginn eines Kraftübungsprogramms sind wahrscheinlich auf eine vermehrte Rekrutierung motorischer Einheiten zurückzuführen und nicht auf Hypertrophie.

Kraftänderungen in nicht kontraktilem Gewebe

Durch ein sich steigerndes therapeutisches Übungsprogramm kann auch die Kraft nicht kontraktiler Gewebe wie Knochen, Sehnen und Bänder verbessert werden. Steigert der Muskel seine Kraft, um sich den wachsenden Ansprüchen anzupassen, scheint es auch zu einer Kräftigung der Sehne am muskulotendinösen Übergang und am Sehnen-Knochen-Übergang zu kommen. Auch das Knochengewebe wird im Rahmen eines Kräftigungsprogramms verstärkt.

Richtlinien für Kräftigungsübungen

Prinzip der Überlast

Um die Kraft zu vergrößern, muß der Muskel so belastet werden, daß seine metabolische Kapazität überstiegen wird. Dadurch wird Hypertrophie und höhere Rekrutierung induziert, was zu einer Kräftigung des Muskels führt.

Die Fähigkeit eines Muskels, größere Spannung zu erzeugen, kann sowohl durch

Übungen hoher Intensität und niedriger Wiederholungszahl als auch durch Übungen niedriger Intensität und hoher Wiederholungszahl erreicht werden. In beiden Fällen muß der Muskel bis zur Ermüdung trainiert werden, um eine Kräftigung zu erreichen.

In Kapitel 3 werden verschiedene Variationen von Kräftigungsprogrammen erläutert.

Ausdauer und kardiovaskuläre Belastbarkeit

Sowohl muskuläre Ausdauer als auch die Ausdauer des Gesamtorganismus kann durch therapeutische Übungen verbessert und aufrechterhalten werden. Besonders für Alltagsbewegungen ist Ausdauer unbedingt notwendig. Alltagsbelastungen sind oft häufig wiederholte Aktivitäten oder das Tätigsein auf einer erhöhten Aktivitätsstufe, wie z. B. beim Treppensteigen oder Wandern. Beide Arten der Ausdauer beziehen sich auf Tätigkeiten, die über eine längere Zeit ausgeführt werden müssen.

Arten der Ausdauer

Die Ausdauer eines Muskels oder einer Muskelgruppe und die Ausdauer des Gesamtorganismus werden hier getrennt definiert, obwohl sie besonders im Hinblick auf das Herz-Kreislauf-System und die Atmung in Wechselbeziehung stehen.

1. **Muskuläre Ausdauer**
   Die muskuläre Ausdauer ist die Fähigkeit eines Muskels, sich über ein längeres Zeitintervall wiederholt zu kontrahieren, eine Spannung aufzubauen und beizubehalten und der Ermüdung lange zu widerstehen. Steigert sich die Ausdauer, so ist der Muskel in der Lage, eine größere Anzahl von Kontraktionen durchzuführen oder eine Last eine längere Zeit zu halten.
2. **Ausdauer des Gesamtorganismus**
   Die Ausdauer des Gesamtorganismus ist die Fähigkeit eines Individuums, eine niedrige Belastung lange Zeit durchzuhalten, wie z. B. beim Gehen, Dauerlaufen oder Klettern. Ausdauertraining, auch aerobes oder Konditionstraining genannt, wird zur Leistungssteigerung des Herz-Kreislauf-Systems und der Atmung eingesetzt.

Veränderungen in der Muskulatur, dem Herz-Kreislauf-System und der Lunge, die zur Verbesserung der Ausdauer führen

1. **Sofortige Änderungen während der Übungen:**
   a. Erhöhung der Durchblutung des Muskels durch erhöhten Sauerstoffbedarf.
   b. Steigerung der Herzfrequenz.
   c. Erhöhung des arteriellen Blutdrucks bei stark belastenden Übungen. Die Blutdrucksteigerung kommt durch eine Erhöhung des Herzschlagvolumens, der Herzfrequenz und des peripheren Widerstandes des Gefäßsystems zustande.
   d. Erhöhung des Sauerstoffbedarfs und -verbrauchs.
   e. Erhöhung der Atemfrequenz und Vertiefung der Atmung; Aktivierung der Atemhilfsmuskulatur.
2. **Langzeitänderungen (Anpassungsvorgänge des Organismus):**
   a. Muskuläre Veränderungen:
   Die Vaskularisation der Muskulatur, d. h. die Dichte des Kapillarbettes, nimmt zu. Bei Ausdauerleistungen des Muskels wird die benötigte Energie aerob hergestellt. Für diesen Vorgang wird Sauerstoff verbraucht. Durch die Erweiterung des Kapillarbettes und damit erhöhter Blutzufuhr kann mehr Sauerstoff zum Muskelgewebe gelangen. Diese Anpassungsvorgänge in Typ-I- und -II-Muskelfasern bewirken eine gesteigerte Ausdauer.
   b. Veränderungen an Herz und Gefäßen:
      - Durch Steigerung des Herzminutenvolumens wird die Herzarbeit effektiver.
      - Die Ruheherzfrequenz nimmt ab. Während der Belastung nimmt die Herzfrequenz zwar wieder zu, sie kehrt jedoch nach der Belastung schneller zum Ruhepuls zurück.

> *Beachte:* Die Reservekapazität des Herzens (die Differenz zwischen der potentiellen Arbeitsleistung und der momenta-

nen Anforderung) nimmt im Alter und bei Herz- und Lungenerkrankungen ab. Deswegen variiert die Anwendbarkeit und der Verlauf der Ausdauerübungen stark zwischen jungen Menschen und Herz- oder Lungenerkrankten (siehe Kapitel 4).

Richtlinien für Konditionstraining

1. Muskuläre Ausdauer
Aktive Übungen gegen einen mittleren Widerstand und mit vielen Wiederholungen bis zur Ermüdung des Muskels steigern die Ausdauer des Muskels. Die Ausdauerleistung des Muskels wird auch durch Kräftigungsübungen gefördert.

2. Allgemeine Ausdauer
Die Ausdauerleistung eines Individuums hängt von der Effektivität des Sauerstofftransports und der optimalen Sauerstoffaufnahme ab. Übungen, die das Sauerstofftransportsystem belasten, erhöhen Ausdauer, aerobe Kapazität und ganz allgemein die kardiopulmonale Leistungsfähigkeit. Konditionstraining und Programme zur kardialen Rehabilitation sind auf diese Ziele ausgerichtet. Häufig folgen solche Programme diesen allgemeinen Richtlinien:

a. Große Muskelgruppen werden durch Übungen, wie Gehen, Laufen, Schwimmen und Radfahren angesprochen.
b. Die Übungsdauer wird auf 15–45 Minuten oder sogar länger ausgedehnt.
c. Die Häufigkeit der Trainingsabschnitte variiert (jeden 2. Tag, fünf Tage in der Woche usw.), eine ausreichende Ruhephase ist dabei sehr wichtig.
d. Details zum Konditionstraining finden sich im Kapitel 4.

Mobilität und Flexibilität

Neben Kraft und Ausdauer ist die Mobilität der Gelenke und der kontraktilen und nicht kontraktilen Weichteile für die Durchführung physiologischer Bewegungen notwendig. Bei den Alltagsbewegungen eines Menschen mit physiologischer neuromuskulärer Kontrolle werden Gelenke und Weichteile ununterbrochen innerhalb der physiologischen Ausmaße gedehnt und/oder verkürzt, dadurch wird die normale Mobilität und Flexibilität der Gewebe aufrechterhalten. Ist die normale Beweglichkeit der Körperteile in irgendeiner Weise eingeschränkt, versteifen bzw. verkürzen sich Gelenke und Weichteile. Die Mobilität der Weichteile und Gelenke kann auch durch Verletzungen beeinträchtigt werden, die Schmerz, Schwäche oder Entzündung verursachen. Verkürzungen sollten möglichst vermieden werden. Treten sie dennoch auf, werden mobilisierende Übungen eingesetzt, um die alte Länge der Strukturen wiederherzustellen.

Weichteilmobilität und -flexibilität

Weichteile sind Muskeln, Bindegewebe und Haut.

1. Muskulatur
Ein Muskel hat kontraktile und elastische Anteile. Dadurch kann er sich aktiv verkürzen, nach der Kontraktion wieder entspannen und passiv gedehnt werden. Wird ein Muskel für eine gewisse Zeit immobilisiert, so verliert er seine Flexibilität und verkürzt sich auf die Länge, in der er während dieser Zeit gehalten wurde. Dies nennt man häufig eine **Kontraktur**.
Um in der Therapie die volle Flexibilität des Muskels wiederherzustellen, sollte man sich die neurophysiologischen Eigenschaften eines Muskels vor Augen führen, wie z. B. die Funktion der Muskelspindel, des Golgi-Sehnen-Organs und den Vorgang der Entspannung sowie die passiven elastischen Eigenschaften. Bei der Dehnung verkürzter Muskulatur kommen aktive und passive Techniken zur Anwendung.

2. Bindegewebe
Normales Bindegewebe besteht hauptsächlich aus einem Netzwerk von Kollagen und Grundsubstanz. Obwohl es träge ist und keine kontraktilen Eigenschaften besitzt, verlängert es sich langsam bei einer anhaltenden Dehnung und verkürzt sich bei Immobilisation.
Narbengewebe ist eine dichtere Form des Bindegewebes, das sich bildet, wenn verletztes Weichteilgewebe im Heilungsprozeß ruhiggestellt wird. Narbengewebe läßt sich nicht dehnen und hat keine elastischen Eigenschaften.

Wenn möglich, sollte eine längere Immobilisation der Weichteile vermieden werden, um der Bildung von fibrotischem Gewebe und Kontrakturen vorzubeugen. Um die Mobilität des Bindegewebes zu erhalten, wendet man passive Techniken an.

3. **Haut**
   Für die normale Bewegung muß auch die Mobilität der Haut erhalten werden. Die Geschmeidigkeit der Haut erlaubt ihr, der Dehnung durch aktive und passive Bewegungen des Körpers nachzugeben. Auch Haut kann eine Straffheit entwikkeln, die die Bewegungen einschränkt, wenn sich nach schweren Verbrennungen, Einschnitten oder Fleischwunden Narbengewebe bildet. Narben geben bei Dehnung nur schwer nach, deswegen sollte möglichst frühzeitig nach Verletzungen wieder bewegt werden.

Gelenkmobilität

Für jede physiologische Bewegung ist eine einwandfreie Gelenkbeweglichkeit nötig. Um das Rollgleiten zwischen den Gelenkflächen zu ermöglichen, muß die Gelenkkapsel eine gewisse Schlaffheit aufweisen.

Jede Einschränkung der Kapsel oder eine Fehlstellung der Gelenkflächen zueinander verhindert eine physiologische Bewegung. Zur Wiederherstellung der Gelenkmobilität können allgemeine oder spezielle Gelenktechniken angewendet werden.

Mobilisationsübungen

1. **Passive Dehnung**
   Bei der passiven Dehnung wird der Dehnreiz entgegen der Verkürzung ausgeübt. Dies kann manuell, mechanisch oder durch eine Dehnlagerung erreicht werden.
2. **Aktive Inhibition**
   Die aktive Inhibition ist eine reflektorische Hemmung des Muskels mit nachfolgender Dehnung. Ihr liegen neurologische Prinzipien zur Spannungsminderung und Verlängerung der kontraktilen Elemente zugrunde.
3. **Flexibilitätsübungen**
   Ein allgemeiner Ausdruck für Übungen, die eine Person ohne Hilfe eines Therapeuten ausübt, um Weichteile aktiv oder passiv zu dehnen.
4. **Gelenkmobilisation**
   Passive Traktion und/oder Gleiten der Gelenkflächen gegeneinander zur Erhaltung oder Wiederherstellung des Gelenkspiels. Das Gelenkspiel wird in der Regel durch eine angepaßt lockere Kapsel ermöglicht, so daß die physiologische Roll-Gleit-Bewegung des Gelenks erfolgen kann.

Richtlinien zur Verbesserung der Mobilität

Spezifische Vorgehensweisen und Techniken zur Dehnung und Gelenkmobilisation werden in den Kapiteln 5 und 6 besprochen.

Stabilisierung

Allgemeine Diskussion

Stabilisierung ist die synergistische Koordination des neuromuskulären Systems, um eine sichere Basis für eine übergelagerte funktionelle Bewegung oder Aktivität zu schaffen. Stabilisierung wird meistens in den proximalen Körperabschnitten wie Rumpf, Becken und Schultergürtel benötigt, als Grundlage für die effektive Stellung und Bewegung der Arme, Hände, Beine und Füße. Eine gute Stabilisierung umfaßt ausreichende Mobilität für eine richtige Stellung, angemessene Kraft, um die Position zu halten und ausreichende Ausdauer und Koordination, um die Position beizubehalten oder Positionsänderungen vornehmen zu können, während der distale Körperabschnitt der kinematischen Kette die Aktivität durchführt.

Häufig werden Störungen im Bewegungsapparat von Schwächen in einem Teil der kinematischen Kette begleitet, die ihrerseits eine unzureichende Stabilisierung bewirken und damit Überlastungen einzelner Strukturen hervorrufen.

Richtlinien zur Verbesserung der Stabilisierung

1. Durch Stabilisationsübungen kann der Patient lernen, während der Ausführung funktioneller Aktivitäten proximale Kör-

perabschnitte zu kontrollieren und in einer optimalen Ausrichtung zu halten.
2. Man kann lernen, statische und dynamische Kraft in der stabilisierenden Muskulatur zu entwickeln und zu unterscheiden. Übungen in der geschlossenen kinematischen Kette unter Belastung mit abgestuften Gewichten stimulieren die Kokontraktion der antagonistischen Muskelgruppen. Der Begriff **rhythmische Stabilisation** beschreibt im allgemeinen Übungen, die dazu ausgelegt sind, die Stabilisierung proximaler muskelgeführter Gelenke zu verbessern. Dann werden Bewegungen des gesamten Körperabschnitts in einer Ebene mit dem Augenmerk auf die proximale Stabilisierung hinzugenommen.
3. Nimmt die Kontrolle der Bewegungen in einer Ebene zu, so können nun diagonale Bewegungen ausgeführt werden, unter Erhaltung der proximalen Stabilisierung.
4. Die Ausdauer der stabilisierenden Muskulatur wird durch wiederholte kontrollierte Belastungen trainiert.
5. Nun werden Komponenten funktioneller Aktivitäten und dann die gesamten funktionellen Aktivitäten mit der angemessenen proximalen Stabilisierung geübt.
6. Weitere Informationen zu Stabilisierungsübungen finden sich in den Kapiteln 3 und 15.

Entspannung

Entspannung ist das bewußte Bemühen, die Spannung in der Muskulatur herabzusetzen. Durch therapeutische Übungen kann der einzelne lernen, Spannungen in der Muskulatur wahrzunehmen, zu kontrollieren und zu lösen.

Lang anhaltende Muskelspannung kann Schmerzen verursachen, die ihrerseits zu Muskelverkrampfung führen und wiederum Schmerzen verursachen. Spannungskopfschmerz und Muskelschmerzen in der Gegend der Halswirbelsäule sind oft mit lang anhaltender Muskelverkrampfung verbunden. Patienten mit schweren Lungenerkrankungen empfinden häufig eine starke Spannung in der oberen Rumpfmuskulatur, die sie daran hindert, tief und effektiv zu atmen. Schmerzen während der Geburt werden häufig durch Muskelverspannung und die mangelnde Entspannungsfähigkeit der Gebärenden verstärkt. All diese Probleme können durch Entspannungsübungen vermindert werden.

Therapeutische Grundlagen der Entspannungsübungen

1. Nach einer aktiven Anspannung eines Skelettmuskels findet eine reflektorische Entspannung statt. Je stärker die Anspannung, um so größer ist die nachfolgende Entspannung. Zusätzlich wird durch die Muskelkontraktion der Antagonist reflektorisch gehemmt (Sherringtons Gesetz der reziproken Innervation, auch Antagonistenhemmung genannt).
2. Die Muskelspannung kann auch durch bewußte Gedanken beeinflußt werden, wie durch Biofeedback und in der transzendentalen Meditation gezeigt wurde. Entspannungsübungen gründen auf dem therapeutischen Nutzen dieser reflektorischen und bewußten Vorgänge. Sie werden einzeln und in Kombination angewendet.

Richtlinien der Entspannungsübungen

1. Der Patient wird in eine bequeme Ausgangsstellung gebracht, in der alle Körperteile gut unterstützt sind. Er wird angeleitet, seine Muskulatur nach und nach anzuspannen und wieder zu entspannen.
2. Dieser Vorgang wird häufig mit Atemtechniken verbunden, um die Entspannung zu verstärken. Spezifische Vorgehensweisen werden in Kapitel 5 und Kapitel 15 umrissen.

Koordination, Gleichgewicht und funktionelle Fähigkeiten

Allgemeines

Die Koordination, das Gleichgewicht und der Erwerb von funktionellen Fähigkeiten sind äußerst komplexe Aspekte der Motorik. **Koordination** bedeutet, die Muskeln zur richtigen Zeit mit der richtigen Intensität und in der richtigen Reihenfolge einzusetzen. Um Bewegungsmuster einzuleiten, zu steuern und abzustufen, ist eine umfassende Organisation innerhalb des Zentralnervensystems (ZNS) notwendig. Koordination ist die Grundlage für eine geschmeidige und effektive Bewegung, die sowohl willkürlich als auch unwillkürlich (automatisch) ausgeführt werden kann. Das **Gleichgewicht** bezeichnet die Fähigkeit, den Körperschwerpunkt über der Unterstützungsfläche zu halten, meist in einer aufrechten Position. Das Gleichgewicht ist ein dynamisches Phänomen, das eine Kombination von Mobilität und Stabilität beinhaltet. Es ist notwendig, um eine Position im Raum zu halten oder sich koordiniert und kontrolliert zu bewegen. **Funktionelle Fähigkeiten** sind unterschiedliche motorische Aktivitäten, die es ermöglichen, selbständig in allen Bereichen des Alltags zurechtzukommen.

Koordination, Gleichgewicht und funktionelle Fähigkeiten sind alle von den Wahrnehmungssystemen des Körpers abhängig, insbesondere von der Somatosensorik und der Propriozeption. Koordination und Gleichgewicht sind die Grundlage, um funktionelle Aktivitäten erlernen und durchführen zu können. Hat ein Patient eine Verletzung des Bewegungsapparates oder des neuromuskulären Systems und entwickelt darausfolgend Schwächen, wie Kraftverlust, mangelnde Beweglichkeit der Weichteile oder den Verlust der Ausdauer, dann können auch Gleichgewicht, Koordination und schließlich die funktionellen Fähigkeiten beeinträchtigt sein, was zu Behinderungen und Handikaps führen kann.

Übungen zur Schulung von Koordination, Gleichgewicht und funktionellen Fähigkeiten

Der Erwerb funktioneller Fähigkeiten hängt von einer normalen Motorik ab, in Verbindung mit der Fähigkeit, funktionelle Aktivitäten lernen zu können. Um einen Patienten auf das optimale Niveau funktioneller Fähigkeiten zu bringen, muß die Anwendung therapeutischer Übungen mit den Prinzipien des motorischen Lernens verbunden werden. Koordinations-, Gleichgewichts- und Geschicklichkeitstraining sowie Grundübungen zur Verbesserung der Mobilität, Stabilisierung und Kraft werden angewandt, um dem Patienten zu helfen, die funktionellen Fähigkeiten wiederzuerlangen, die von ihm, seiner Familie oder seinem Therapeuten angestrebt werden.

1. Das Erlernen oder Wiedererlernen funktioneller Fähigkeiten beinhaltet die ständige Wiederholung einfacher und komplexer funktioneller Aktivitäten und den Einsatz von Wahrnehmungsreizen (taktil, visuell oder propriozeptiv), um die Motorik zu optimieren, sowie das Weglassen von Wahrnehmungsreizen, um die Aufgabenlösung und das motorische Lernen zu verbessern.
2. Die Bewegungen werden zunächst einfach achsengerecht, später dann in komplexeren diagonalen oder kombinierten Mustern durchgeführt.
3. In der Regel wird zuerst die proximale Stabilisierung beübt und danach die distale Mobilität.
4. Simulierte und später spezifische funktionelle Aktivitäten werden geübt und dabei von einfach bis komplex gesteigert.
5. So wie sich die Qualität der Bewegungen verbessert, muß auch die Geschwindigkeit und der zeitgerechte Einsatz der Bewegung trainiert werden. Zuerst werden simulierte Aktivitäten geübt, bevor man zu den optimalen funktionellen Aktivitäten zurückkehrt.

Beachte: Isolierte Übungen zur Kräftigung oder Ausdauer sollten immer eine Komponente einer gewünschten funktionellen Aktivität enthalten.

Zusammenfassung

In diesem Kapitel wurde ein grober Überblick über die Erstellung eines patientenorientierten Übungsprogramms gegeben. Als Grundlage wurde eine vereinfachte Darstellung eines Problemlösungsprozesses gewählt, anhand dessen auch Befundaufnahme und Befunddiskussion dargestellt wurden. Der Leser sollte, bevor er dieses Buch benutzt und die Techniken und Übungen am Patienten erprobt, genaue Kenntnisse der Methoden der Befunderhebung haben.

Es wurden auch die allgemeinen Ziele erörtert, die durch das weite Feld der therapeutischen Übungen erreicht werden können. In den folgenden Kapiteln dieses Buches wird jedes einzelne Ziel noch einmal aufgegriffen, erweitert und detailliert erklärt.

2 Bewegungsausmaß und Bewegungsübungen

Die Bewegung eines Körperteils kommt zustande, indem Knochen durch Muskel- oder äußere Kräfte in den sie verbindenden Gelenken gegeneinander bewegt werden. Sowohl die Struktur der Gelenke als auch die Unversehrtheit und Flexibilität der umgebenden Weichteile beeinflußt das Ausmaß der Bewegung zwischen zwei Knochen. Die insgesamt mögliche Bewegung wird **Bewegungsausmaß** oder **Bewegungsbahn** genannt. Die Bewegung eines Körperteils durch sein Bewegungsausmaß wirkt auf alle Strukturen der Umgebung: Muskeln, Gelenkflächen, Kapseln, Bänder, Faszien, Gefäße und Nerven. Aktivitäten im Bewegungsausmaß werden am besten durch das Gelenkbewegungsausmaß und die Bewegungsbahn der Muskulatur ausgedrückt. Um die Bewegungen der Gelenke zu beschreiben, werden die Begriffe Flexion, Extension, Abduktion, Adduktion und Rotation benutzt. Das Bewegungsausmaß der Gelenke wird mit einem Goniometer gemessen und in der Neutral-Null-Methode (in Grad) dokumentiert. Die Bewegungsbahn der Muskeln steht in Zusammenhang mit ihrer maximalen Verkürzung.

Die maximale Verkürzung oder **funktionelle Exkursion** ist der Weg, um den sich ein Muskel nach maximaler Dehnung verkürzen kann. In einigen Fällen ist die funktionelle Exkursion direkt vom Bewegungsausmaß des überbrückten Gelenkes beeinflußt; dies gilt für eingelenkige Muskeln (Muskeln, die nur ein Gelenk überbrücken und ihren Ansatz und Ursprung an den im Gelenk artikulierenden benachbarten Knochen haben). Die Bewegungsbahn des M. brachialis wird beispielsweise vom Bewegungsausmaß des Ellenbogengelenks begrenzt. Für zwei- oder mehrgelenkige Muskeln (Muskeln, die zwei oder mehr Gelenke überbrücken) gilt: Ihr mögliches Bewegungsausmaß überschreitet die Grenzen jedes einzelnen von ihnen überkreuzten Gelenkes. Ein zweigelenkiger Muskel am Ellenbogengelenk ist z. B. der M. biceps brachii. Kontrahiert er sich, so bewegt er den Ellenbogen in Flexion, den Unterarm in Supination und gleichzeitig die Schulter in Flexion. Dabei zieht er sich so weit zusammen, bis keine weitere Verkürzung seiner Fasern möglich ist; dies nennt man auch **aktive Insuffizienz**. Die aktive Insuffizienz ist das Ende der inneren Bewegungsbahn des Muskels. Um den Muskel vollständig zu dehnen, muß das Ellenbogengelenk extendiert, der Unterarm proniert und das Schultergelenk extendiert werden. Die Stellung, in der der Muskel vollständig gedehnt ist, wird **passive Insuffizienz** genannt. Zwei- und mehrgelenkige Muskeln arbeiten am besten in ihrer mittleren Dehnstellung, da dort die optimale Überlappung der kontraktilen Filamente gegeben ist.

Um das normale Bewegungsausmaß zu erhalten, müssen die Körperteile in regelmäßigen Abständen durch ihre Bewegungsbahn bewegt werden. Dies gilt sowohl für das Gelenk als auch für die Muskulatur. Viele Faktoren können zur Verringerung des Bewegungsausmaßes beitragen, so z. B. systemische Gelenk- und Muskelerkrankungen oder neurologische Erkrankungen, operative oder traumatische Geschehen, Inaktivität oder Immobilisation aus unterschiedlichen Gründen.

Therapeutisch wird das Bewegen angewendet, um die existierende Mobilität der Gelenke und Weichteile zu erhalten sowie Kontrakturen und ihren Folgen vorzubeugen.

Ziele

In diesem Kapitel lernt der Leser:

1. das Bewegungsausmaß und die beeinflussenden Faktoren zu beschreiben,
2. das passive, aktive und aktiv-assistive Bewegungsausmaß zu definieren,
3. Anwendungsmöglichkeiten und Ziele für das passive und aktive Bewegen sowie die

dazugehörigen Grenzen und Kontraindikationen zu nennen,
4. Techniken zur Erhaltung der Beweglichkeit (achsengerecht oder kombiniert) zu beschreiben und anzuwenden,
5. Eigenübungen für den Patienten einzusetzen und Hilfsmittel zu verwenden,
6. die Vorteile und die Anwendbarkeit von Bewegungsschienen darzustellen.

Definitionen der Bewegungsübungen

Passives Bewegen

Dabei handelt es sich um Bewegungen innerhalb des freien Bewegungsausmaßes, die ausschließlich durch *äußere Kräfte* ausgelöst werden; es gibt keine bewußte Muskelkontraktion. Als äußere Kraft kann wirken: Schwerkraft, Bewegungsschiene, ein anderer Mensch oder eine anderere Extremität des Patienten. Passives Bewegen und passives Dehnen sind keine Synonyme (s. Abschnitt „passives Dehnen", S. 131).

Aktives Bewegen

Darunter verstehen wir Bewegungen innerhalb des freien Bewegungsausmaßes, die durch eine aktive Kontraktion eines das Gelenk überbrückenden *Muskels* ausgelöst werden.

Aktiv-assistives Bewegen

Unter diesem Begriff verstehen wir aktives Bewegen mit zusätzlicher Hilfe einer äußeren Kraft, entweder durch ein Hilfsmittel oder manuell.

Indikationen und Ziele des Bewegens

Passives Bewegen

1. Ist ein Patient nicht in der Lage oder ist es ihm nicht erlaubt, sich oder einzelne Körperteile zu bewegen, so wird das passive Bewegen benutzt, um die Folgen der Immobilisation zu verringern. Durch passives Bewegen wird:
   a. die Gelenk- und Weichteilintegrität erhalten,
   b. der Kontrakturbildung und ihren Folgen vorgebeugt,
   c. die mechanische Elastizität der Muskulatur erhalten,
   d. eine bessere Durchblutung und Gefäßmotilität gewährleistet,
   e. die Synovialbewegung und Diffusion zur Ernährung des Gelenkknorpels erhöht,
   f. Schmerz verringert oder verhindert,
   g. der Heilungsprozeß nach Verletzung oder Operation gefördert und
   h. dazu beitragen, das Bewegungsgefühl des Patienten zu erhalten.
2. Für die Befunderhebung inerter Strukturen (s. Kapitel. 1, S. 4) benutzt der Therapeut das passive Bewegen. Es wird das Endgefühl, die Gelenkstabilität und die Weichteilelastizität beurteilt.
3. Bei der Einübung einer neuen aktiven Bewegung kann der Therapeut durch passives Bewegen dem Patienten den Bewegungsablauf demonstrieren.
4. Passives Bewegen wird häufig als vorbereitende Technik für eine passive Dehnung benutzt. Techniken zur Erweiterung des Bewegungsausmaßes werden in den Kapiteln 5 und 6 beschrieben.

Aktives und aktiv-assistives Bewegen

1. Ist ein Patient in der Lage, seine Muskulatur anzuspannen und seine Körperteile mit oder ohne Hilfe zu bewegen, und gibt es keine Kontraindikationen, wird die Technik des aktiven Bewegens angewendet. Durch das aktive Bewegen werden:
   a. die gleichen Ziele erreicht wie beim passiven Bewegen mit dem zusätzlichen Nutzen der Muskelkontraktion,
   b. die physiologische Elastizität und Kontraktibilität der beteiligten Muskulatur erhalten,
   c. weiterhin propriozeptive Impulse aus der kontrahierten Muskulatur empfangen,
   d. Reize zur Erhaltung des Knochen- und Gelenkgewebes gesetzt,
   e. die Durchblutung gesteigert und einer Thrombose vorgebeugt sowie
   f. die Koordination geschult und die funktionelle Bewegung gebahnt.

2. Aktiv-assistives Bewegen kann dazu benutzt werden, schwache Muskulatur (2 und 3 im Muskelfunktionstest) kontrolliert zu belasten und schonend aufzutrainieren.
3. Wird das Ergebnis genau überprüft und mit vielen Wiederholungen gearbeitet, kann das aktiv-assistive Bewegen innerhalb eines Ausdauertrainings zur Verbesserung der kardiopulmonalen Belastbarkeit eingesetzt werden (s. Kapitel 4, S. 95).

Besonderheiten

1. Ist ein Körperabschnitt eine Zeitlang ruhiggestellt, wird das Bewegen auf die angrenzenden Körperabschnitte angewendet, um:
   a. diese Gebiete in einem möglichst normalen Zustand zu erhalten und
   b. auf neue Aktivitäten, wie z. B. das Gehen an Stützen, vorzubereiten.
2. Muß ein Patient Bettruhe halten, so wird das Bewegen dazu eingesetzt, Komplikationen, die infolge von verminderter Durchblutung, Knochenentmineralisierung sowie geringerer Herz-Kreislauf- und Atemaktivität entstehen, zu verringern.

Grenzen des Bewegens

Passives Bewegen

1. Ein absolut passives und entspanntes Bewegen der innervierten Muskulatur eines wachen Patienten ist nicht möglich.
2. Passives Bewegen kann *nicht* die Muskelatrophie verhindern, Kraft oder Ausdauer erhöhen oder die Durchblutung in ähnlichem Maß steigern wie eine aktive Übung.

Aktives Bewegen

1. Bereits kräftige Muskeln werden ihre Kraft nicht erhalten oder steigern können (s. Kapitel 3, S. 50).
2. Nur in den ausgeübten Bewegungsmustern wird sich Koordination oder Geschicklichkeit verbessern.

Vorsichtsmaßnahmen und Kontraindikationen des Bewegens

1. Aktives und passives Bewegen ist kontraindiziert, wenn die Bewegung den Heilungsprozeß in irgendeiner Weise beeinträchtigen könnte. Allerdings führt die vollständige Immobilisation zu Verklebungen und Kontrakturbildung, verminderter Durchblutung und einer verlängerten Rehabilitationszeit. Angesichts der Forschungen von Salter und anderen zeigte sich, daß frühzeitiges passives Bewegen im schmerzfreien Ausmaß die Heilung und die Rehabilitation vieler Weichteil- und Gelenkschäden fördert („Vorteile der kontinuierlichen passiven Bewegung", S. 47). Früher hielt man das Bewegen nach akuten Rupturen, Frakturen und Operationen kontraindiziert. Seit die Vorteile des Bewegens bekannt sind, wird es kontrolliert angewendet, so daß der Patient es vertragen kann. Es ist unbedingt erforderlich, daß sich der Therapeut des Nutzes und des möglichen Schadens des Bewegens bewußt ist und daß er beim Üben mit dem Ausmaß und der Geschwindigkeit der Bewegung und der Toleranz des Patienten innerhalb des therapeutischen Bereichs bleibt. Dies gilt besonders während der Frühphase der Rehabilitation. Jede zusätzliche Verletzung des Körperabschnitts ist kontraindiziert. Wenn zuviel oder falsch bewegt wird, nehmen Schmerz und Entzündungszeichen (Schwellung, Rötung, Überwärmung) zu. (Wann die verschiedenen Methoden des therapeutischen Bewegens sinnvoll angewendet werden, ist in Kapitel 7 näher erläutert.)
2. In der Regel wird Bewegen und Gehen in der Nähe des Bettes zur Frühmobilisation nach Myokardinfarkt, Bypassoperation oder perkutaner transluminaler coronarer Angioplastik (PTCA) angewendet. Nach diesen Eingriffen ist die genaue Beobachtung einer wahrnehmbaren Erschöpfung und die Kontrolle des Blutdrucks dringend notwendig. Befindet sich der Patient in einem lebensbedrohlichen Zustand, kann passives Bewegen

der großen Gelenke sowie aktives Bewegen der Fuß- und Sprunggelenke zur Vermeidung einer venösen Stase und Thrombusbildung eingesetzt werden. Individuell an den Zustand des Patienten angepaßte Aktivitäten können vorsichtig begonnen und langsam gesteigert werden.

3. Bewegen ist nicht das gleiche wie Dehnen. Zu Vorsichtsmaßnahmen und Kontraindikationen des aktiven und passiven Dehnens s. Kapitel 5 und 6.

Verfahren zur Anwendung des Bewegens

1. Basierend auf dem Befund des Patienten werden die Therapieziele festgelegt, und es wird entschieden, ob diese Ziele mit aktiver, passiver oder aktiv-assistiver Bewegung erreicht werden können.
2. Der Patient wird in einer bequemen Ausgangsstellung gelagert, die es dem Therapeuten ermöglicht, den betreffenden Körperabschnitt im Bewegungsausmaß zu bewegen. Der Patient sollte sich in einer physiologischen Körperstellung befinden.
3. Der Körperabschnitt wird von einengender Bekleidung, Decken, Schienen und Verbänden befreit und der Patient soweit nötig zugedeckt.
4. Die Ausgangsstellung des Therapeuten sollte ihm eine gute Körperhaltung und Beweglichkeit ermöglichen.
5. Zur optimalen Kontrolle der Bewegung werden die Extremitäten an den Gelenken unterstützt. Wenn die Gelenke schmerzen, muß der Griff so abgewandelt werden, daß noch eine ausreichende Sicherung und Kontrolle des Körperabschnitts möglich ist.
6. Gebiete mit schlechtem strukturellen Halt, wie hypermobile Gelenke, Frakturlinien und gelähmte Bereiche, müssen gesondert unterstützt werden.
7. Der Körperabschnitt wird endgradig durch das schmerzfreie Bewegungsausmaß geführt; es wird nicht über das zur Verfügung stehende Ausmaß hinaus bewegt. Forciert man die weitere Bewegung, wird das Bewegen zur Dehntechnik (vgl. Kapitel 5).
8. Die Bewegungen sollen fließend und rhythmisch durchgeführt werden mit 5 bis 10 Wiederholungen. Die Anzahl der Wiederholungen richtet sich nach den Therapiezielen sowie nach der Kondition und Reaktion des Patienten.
9. Beinhaltet der Therapieplan die Anwendung des passiven Bewegens, sind folgende Punkte zu beachten:
   a. Die bewegende Kraft muß von außen kommen; die Bewegung kann vom Therapeuten oder von einer Bewegungsschiene ausgeführt werden. Der Patient kann auch lernen, den entsprechenden Körperabschnitt mit einer gesunden Extremität zu bewegen.
   b. Die Muskeln des betroffenen Körperabschnitts dürfen keinen aktiven Widerstand und keine aktive Hilfe ausüben, sonst wird daraus eine aktive Übung.
   c. Die Bewegung muß innerhalb des freien Bewegungsausmaßes, das ohne Kraftanwendung und Schmerz erreichbar sein soll, durchgeführt werden.
10. Beinhaltet der Therapieplan die Anwendung aktiver oder aktiv-assistiver Bewegungen, ist auf folgendes zu achten:
    a. Die Bewegung wird passiv eingeübt und dann aktiv vom Patienten nachvollzogen. Die Hände des Therapeuten sollten so plaziert sein, daß der Patient jederzeit geführt oder daß ihm geholfen werden kann.
    b. Es wird nur soviel Unterstützung gegeben, wie für eine flüssige Bewegung nötig ist. Bei einer Schwäche ist Hilfe oft nur am Anfang und Ende des Bewegungsausmaßes erforderlich.
    c. Es wird nur im freien Bewegungsausmaß bewegt.
11. Die Techniken des Bewegens können nach verschiedenen Systemen durchgeführt werden:
    a. Es wird in den anatomischen Körperebenen (frontal, sagittal, transversal) bewegt, wobei man von achsengerechtem Bewegen spricht.

b. Die Bewegung erfolgt in Richtung der Muskeldehnung (entgegen der Richtung des Muskelzugs),
c. in kombinierten Mustern (kombinierte Bewegungen, die mehrere Ebenen der Bewegung einschließen) und
d. in funktionellen Mustern (Alltagsbewegungen).

12. Der Patient sollte während und nach der Durchführung der Übung genau beobachtet werden. Es werden Veränderungen der Vitalzeichen, der Temperatur und Farbe des bewegten Körperabschnitts, des Schmerzes, des Bewegungsausmaßes und der Bewegungsqualität beobachtet.
13. Die beobachteten und gemessenen Reaktionen auf die Therapie werden dokumentiert.
14. Die therapeutischen Übungen werden je nach Bedarf verändert oder in der Dosierung gesteigert.

Techniken des achsengerechten Bewegens

Für die folgenden Beschreibungen wird in der Regel die Rückenlage des Patienten als Ausgangsstellung gewählt. Alternative Ausgangsstellungen sind für viele Bewegungen denkbar und für einige sogar notwendig. Für eine möglichst effektive Behandlung sollte man zunächst alle Übungen nacheinander ausführen lassen, die in ein und derselben Ausgangsstellung erfolgen, erst dann sollte der Patient die Position wechseln, so daß er sich während der Therapie möglichst wenig umlagern muß. Individuelle Körperformen und äußere Umstände können eine andere Grifftechnik des Therapeuten erfordern. Der Therapeut sollte auf eine gute Körperhaltung achten, während der Patient eine optimale Stabilisation und Bewegung erfährt, mit dem vorrangigen Ziel, Verletzungen der betroffenen Strukturen zu vermeiden.

Beachte: Die proximale Hand ist die Hand des Therapeuten, die der Körpermitte näher ist; die distale Hand ist die Hand, die der Peripherie näher ist. Vereinfachend sind die antagonistischen Bewegungen zusammen aufgeführt.

Obere Extremität

Schulter: Flexion und Extension

(Abb. 2.**1 a** u. **b**)

Grifftechnik und Bewegungsausführung

Die distale Hand ergreift den Arm des Patienten unter dem Ellenbogen. Die proximale Hand kreuzt die andere und ergreift Handgelenk und Handfläche des Patienten. Nun wird die Schulter durch das freie Bewegungsausmaß geführt und wieder abgelegt.

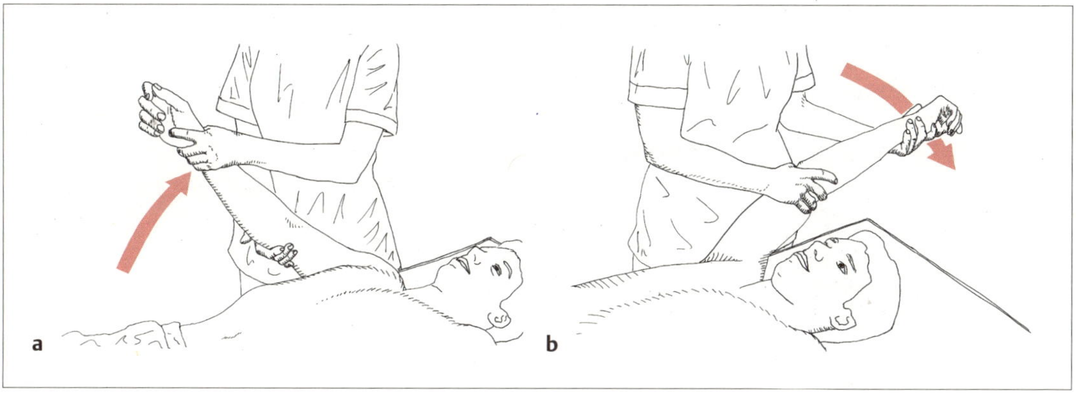

Abb. 2.**1** Grifftechnik
a Am Beginn des Bewegungsausmaßes **b** Am Ende des Bewegungsausmaßes

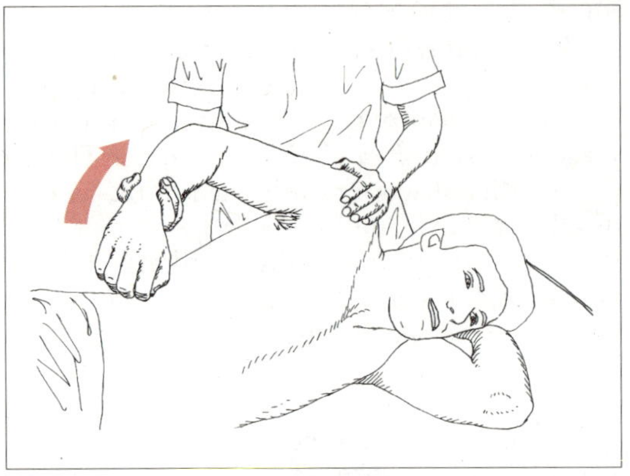

Abb. 2.**2** Endgradige Extension der Schulter aus der Seitlage

> *Beachte:* Ein physiologischer Bewegungsablauf kann nur dann stattfinden, wenn die Skapula frei beweglich ist, um sich bei der Schulterflexion nach außen drehen zu können. Will man nur im Glenohumeralgelenk bewegen, so muß die Skapula fixiert werden, wie in Kapitel 5, S. 142, beschrieben.

Schulter: endgradige Extension (Abb. 2.**2**)

Grifftechnik
Für eine Extension über die Nullstellung hinaus muß der Patient entweder in Rükkenlage ganz am Rand der Behandlungsbank, in Bauch- oder Seitlage gelagert sein.

Schulter: Abduktion und Adduktion (Abb. 2.**3**)

Grifftechnik und Bewegungsausführung
Es wird die gleiche Grifftechnik angewandt wie bei der Flexion, die Armbewegung geht jedoch zur Seite heraus, dabei kann der Ellenbogen gebeugt werden.

Schulter: Innen- und Außenrotation (Abb. 2.**4**)

Ausgangsstellung des Armes
Wenn möglich wird die Schulter in 90° Abduktion, der Ellenbogen in 90° Flexion und der Unterarm in Nullstellung gehalten. Rotationen können auch mit der Schulter in Nullstellung ausgeführt werden, dabei ist jedoch keine vollständige Innenrotation möglich.

Grifftechnik und Bewegungsausführung
Der Therapeut ergreift Hand und Handgelenk des Patienten, wobei sein Zeigefinger zwischen Daumen und Zeigefinger des Patienten liegt. Zur Stabilisation werden der Daumen und die restlichen Finger um das Handgelenk gelegt. Die andere Hand des

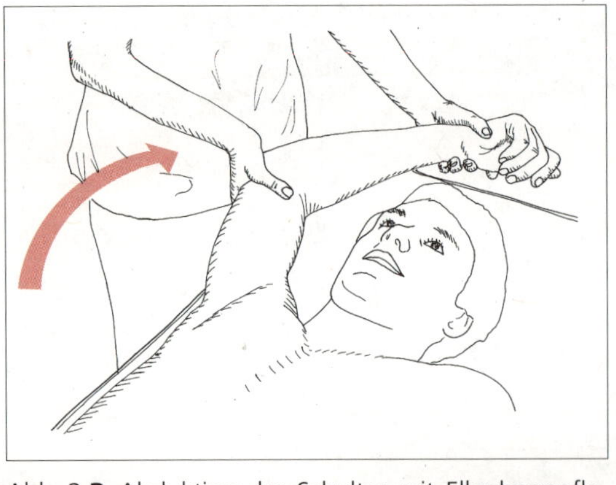

Abb. 2.**3** Abduktion der Schulter mit Ellenbogenflexion

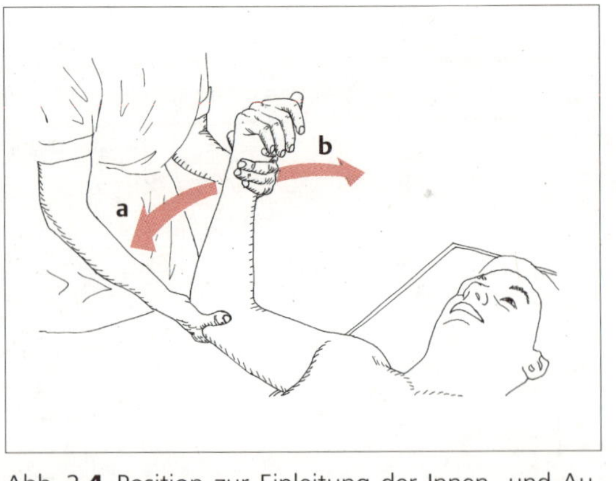

Abb. 2.**4** Position zur Einleitung der Innen- und Außenrotation des Schultergelenks
a Innenrotation
b Außenrotation

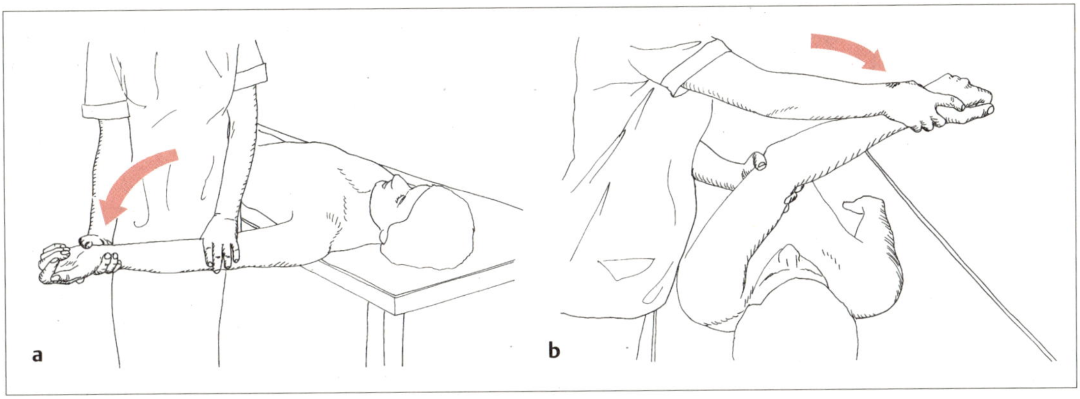

Abb. 2.**5**
a Transversale Abduktion der Schulter
b Adduktion der Schulter

Therapeuten stabilisiert das Ellenbogengelenk. Der Humerus wird durch eine kraniokaudale Bewegung des Unterarms, ähnlich einer Speichenbewegung an einem Rad, gedreht.

Schulter: transversale Abduktion und transversale Adduktion (Abb. 2.**5 a** u. **b**)

Ausgangsstellung des Arms
Um die transversale Abduktion endgradig durchzuführen, muß der Patient ganz an der Kante der Behandlungsbank liegen. Zu Beginn liegt der Arm in 90° Flexion oder Abduktion.

Grifftechnik und Bewegungsdurchführung
Die Grifftechnik entspricht der der Flexion. Der Therapeut steht jetzt direkt vor der Bank mit dem Gesicht zum Patienten. Der Arm wird zunächst nach außen und dann, den Patienten überkreuzend, zur gegenüberliegenden Schulter geführt.

Skapula: Elevation/Depression, Protraktion/Retraktion und Innen-/Außenrotation

Ausgangsstellung des Patienten
Bauchlage, der Arm seitlich abgelegt (Abb. 2.**6**) oder Seitlage, dem Therapeuten zugewandt, der Arm liegt über dem distalen Arm des Therapeuten (s. Abb. 5.**23**).

Grifftechnik und Bewegungsausführung
Die proximale Hand liegt auf dem Akromion, die distale Hand ergreift den Angulus inferior scapulae. Bei der Elevation/Depression und Protraktion/Retraktion findet eine Mitbewegung des Schlüsselbeins statt, während die Bewegung von der proximalen Hand geführt wird. Für die Rotationen führt die distale Hand die Bewegung.

Ellenbogen: Flexion und Extension (Abb. 2.**7**)

Grifftechnik und Bewegungsdurchführung
Die Grifftechnik ist die gleiche wie bei der Schulterflexion, jedoch findet jetzt die Bewegung im Ellenbogengelenk statt.

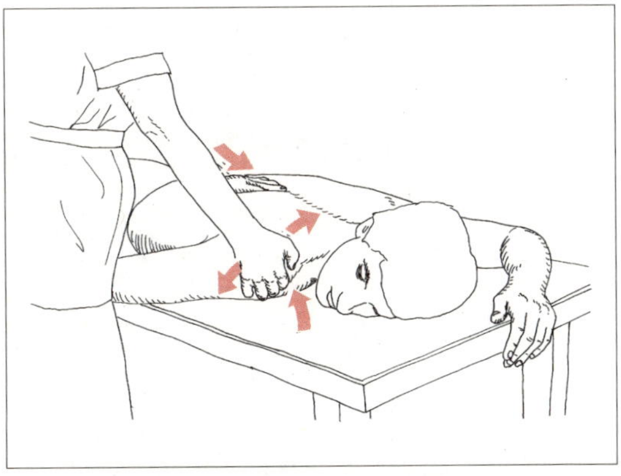

Abb. 2.**6** Schulterblattbewegungen aus Bauchlage

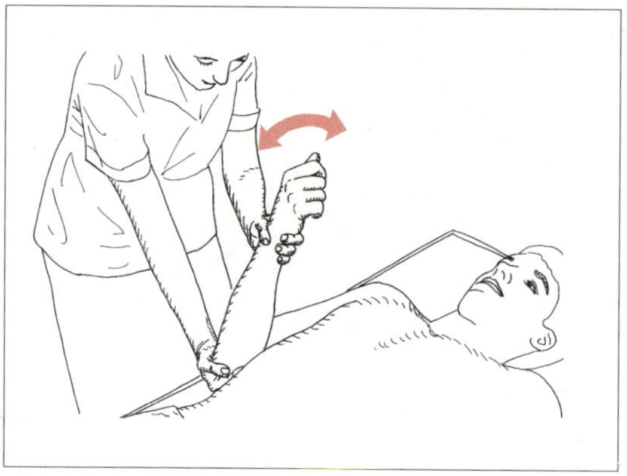

Abb. 2.**7** Ellenbogenbewegung mit supiniertem Unterarm

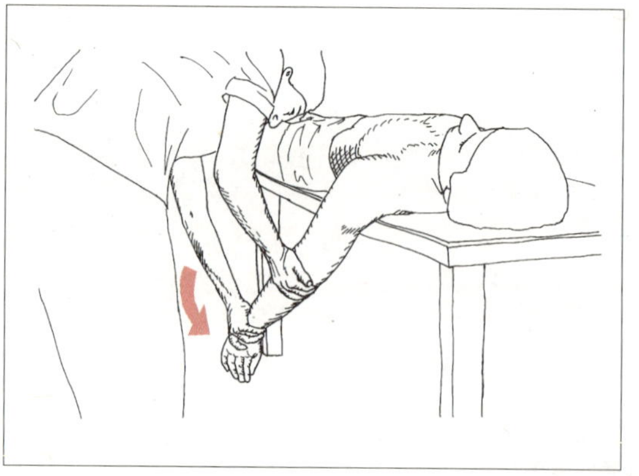

Abb. 2.**8** Äußere Bewegungsbahn des M. biceps brachii.

Beachte: Die Pronation und Supination wird mit der Hand am Handgelenk kontrolliert. Die Ellenbogenflexion sollte sowohl in Pronation als auch in Supination durchgeführt werden. Bei der Ellenbogenextension muß darauf geachtet werden, daß die Schulter nicht protrahiert wird, da dies ein eingeschränktes Bewegungsausmaß verbergen kann und gleichzeitig ein unphysiologisches Bewegungsmuster eingeübt wird.

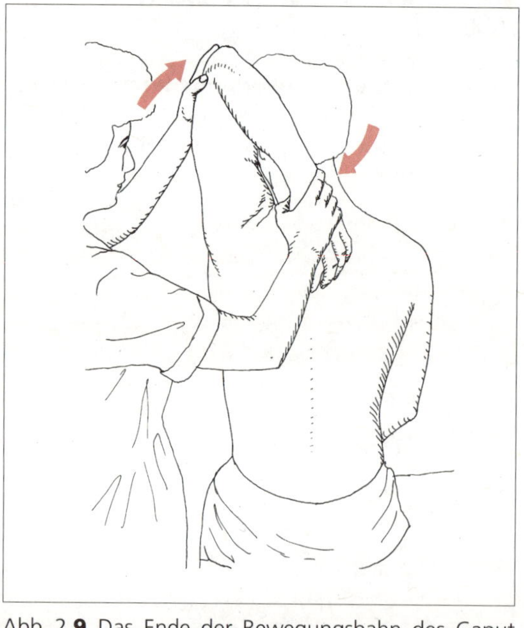

Abb. 2.**9** Das Ende der Bewegungsbahn des Caput longum m. tricipitis brachii

Bewegen unter Berücksichtigung zweigelenkiger Muskulatur über Schulter und Ellenbogen

1. M. biceps brachii (Abb. 2.**8**)

Ausgangsstellung des Patienten

Rückenlage, die Schulter liegt an der Kante der Behandlungsbank, so daß sie über die Nullstellung hinaus extendiert werden kann.

Grifftechnik und Bewegungsausführung

Zuerst wird der Unterarm proniert und der Ellenbogen extendiert, dabei wird der Ellenbogen zur Stabilisation von dorsal gehalten. Dann wird das Schultergelenk des Patienten extendiert bzw. hyperextendiert, bis der Patient ein Dehngefühl an der Ventralseite des Arms angibt. Jetzt ist die verfügbare Länge des Muskels erreicht.

2. Caput longum m. tricipitis brachii (Abb. 2.**9**)

Ausgangsstellung des Patienten

Wenn der Muskel nicht oder nur wenig verkürzt ist, so muß der Patient sitzen oder stehen, damit die ganze Bewegungsbahn ausgeschöpft werden kann. Ist der Muskel jedoch deutlich eingeschränkt, so kann man auch aus der Rückenlage heraus bewegen.

Grifftechnik und Bewegungsdurchführung
Zunächst wird das Ellenbogengelenk des Patienten endgradig flektiert, wobei der Therapeut eine Hand am distalen Unterarm plaziert. Mit der anderen Hand unter dem Olekranon wird der Oberarm angehoben und dadurch die Schulter flektiert. Am Ende der Bewegungsbahn spürt der Patient ein Dehngefühl an der Dorsalseite des Oberarms.

Unterarm: Pronation und Supination (Abb. 2.**10**)

Grifftechnik und Bewegungsdurchführung
Das Handgelenk des Patienten wird stabilisiert, indem der Zeigefinger des Therapeuten die Hand unterstützt und seine restlichen Finger mit dem Daumen das Handgelenk und den distalen Unterarm umfassen. Die andere Hand hält den Ellenbogen. Bei der Umwendbewegung dreht sich der Radius im distalen Radioulnargelenk um die Ulna. Die Bewegung wird von der Hand am distalen Unterarm geführt.

Alternative Grifftechnik
Der distale Unterarm des Patienten wird zwischen den beiden Handflächen des Therapeuten gehalten.

Beachte: Pronation und Supination sollten sowohl in Ellenbogenflexion als auch in Ellenbogenextension ausgeführt werden.

Achtung: Die Bewegung darf nicht durch eine Drehung der Hand eingeleitet werden, da die Gefahr besteht, das Handgelenk zu verletzen. Das Ausmaß der Pro- und Supination sollte durch die Bewegung des Radius um die Ulna kontrolliert werden.

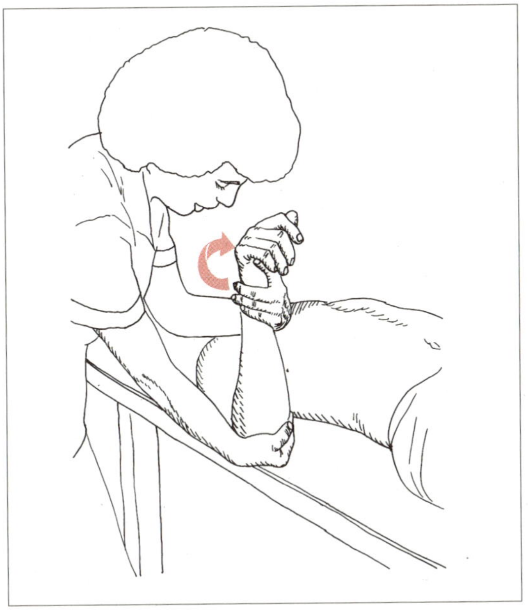

Abb. 2.**10** Pronation des Unterarms

Handgelenk: Flexion (Palmarflexion) und Extension (Dorsalflexion), Radialduktion und Ulnarduktion (Abb. 2.**11**)

Grifftechnik und Bewegungsausführung
Bei allen Handgelenksbewegungen wird die Hand des Patienten distal des Handgelenks gehalten, während die andere Hand des Therapeuten den Unterarm stabilisiert.

Beachte: Die extrinsische Fingermuskulatur kann die Handgelenksbeweglichkeit einschränken, wenn sie unter Spannung gerät. Um eine endgradige Handgelenksbewegung zu erreichen, müssen sich die Finger frei mitbewegen können.

Hand: Bewegen der Handwölbung (Karpometakarpal- und Intermetakarpalgelenke) (Abb. 2.**12**)

Grifftechnik und Bewegungsausführung
Der Therapeut steht bzw. sitzt der Hand des Patienten gegenüber. Die Finger des Therapeuten liegen in der Handfläche und die

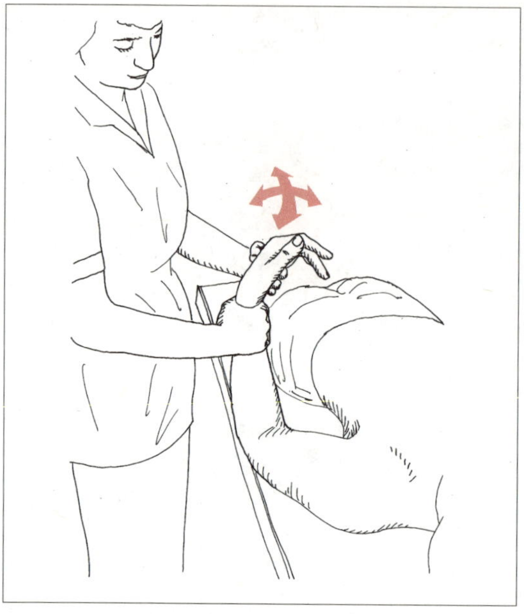

Abb. 2.**11** Bewegen des Handgelenks

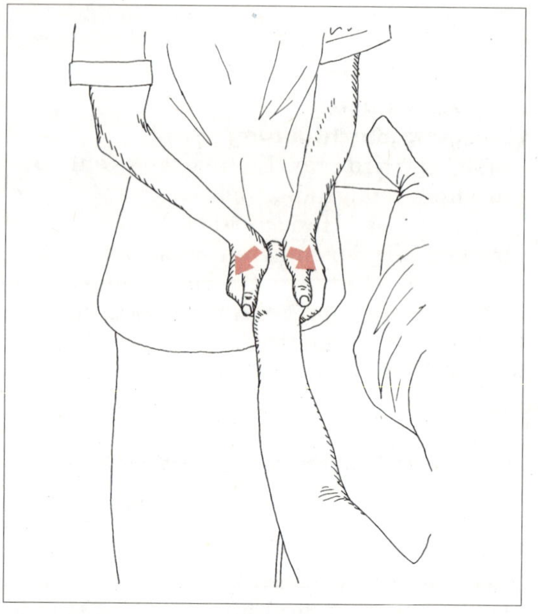

Abb. 2.**12** Bewegen der Handwölbung

Daumen auf dem Handrücken. Nun werden die Mittelhandknochen in ihren Gelenken gegeneinander rotiert, um so den Hohlhandbogen zu verstärken. Danach werden sie in die entgegengesetzte Richtung bewegt, um den Hohlhandbogen abzuflachen.

Beachte: Die Bewegung des Karpometakarpalgelenks in die Extension und Abduktion ist besonders wichtig für die funktionellen Bewegungen der Hand. Um den Raum des Schwimmhäutchens zu erhalten, sollte dieses Gelenk isoliert in Flexion/Extension und Adduktion/Abduktion bewegt werden. Dies ist unter „Daumen und Fingergelenke", S. 31, noch genauer beschrieben.

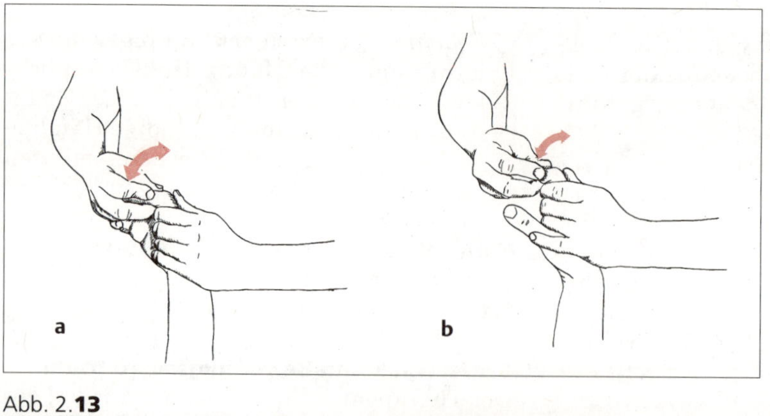

Abb. 2.**13**
a Bewegen des Metakarpophalangealgelenks des Daumens
b Bewegen des Interphalangealgelenks eines Langfingers

Daumen und Fingergelenke: Flexion/ Extension und Abduktion/Adduktion der Metakarpophalangealgelenke der Finger (Abb. 2.**13 a** u. **b**)

Grifftechnik und Bewegungsausführung

Jedes Gelenk der Hand kann einzeln bewegt werden, indem der proximale Gelenkpartner von Zeigefinger und Daumen der einen Hand des Therapeuten fixiert und der distale Gelenkpartner mit Zeigefinger und Daumen der anderen Hand bewegt wird. Je nach Ausgangsstellung des Patienten können Unterarm und Hand des zu bewegenden Armes auf dem Bett, der Behandlungsbank oder am Körper des Therapeuten fixiert werden.

Alternative Methode

Bei guter Stabilisation können auch mehrere Gelenke gleichzeitig bewegt werden, z. B. sollen alle Metakarpophalangealgelenke vom Zeige- bis zum Kleinfinger bewegt werden, fixiert man alle Mittelhandknochen mit einer Hand und bewegt die proximalen Phalangen mit der anderen.

Beachte: Um endgradig bewegen zu können, darf die extrinsische Fingermuskulatur nicht unter Spannung geraten. Tritt Spannung in der extrinsischen Muskulatur auf, kann sie durch eine veränderte Handgelenksposition beseitigt werden.

Bewegen unter Berücksichtigung der extrinsischen Muskulatur des Handgelenks und der Hand

Allgemeine Technik

Der Muskel wird nur über jeweils ein Gelenk verlängert, dann wird dieses Gelenk fixiert und der Muskel über das nächste Gelenk verlängert, bis der Muskel seine vollständige Länge erreicht hat. Um die Kompression in den kleinen Gelenken der Finger möglichst gering zu halten, beginnt man mit dem am weitesten distal gelegenen Gelenk.

1. Mm. flexor digitorum profundus et superficialis (Abb. 2.**14 a**)

Grifftechnik und Bewegungsausführung

Nacheinander werden von distal nach proximal fortschreitend die distalen und proximalen Interphalangeal- und die Metakarpo-

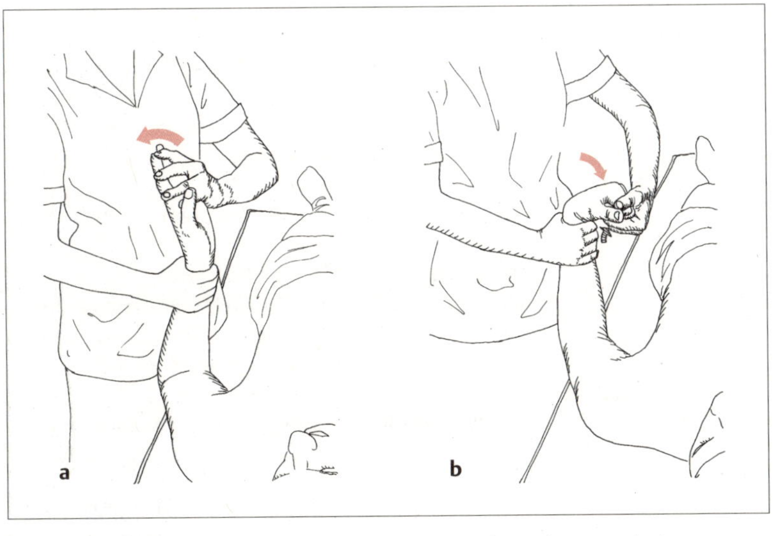

Abb. 2.**14** Äußere Bewegungsbahn der extrinsischen Fingermuskeln
a Fingerflexoren
b Fingerextensoren

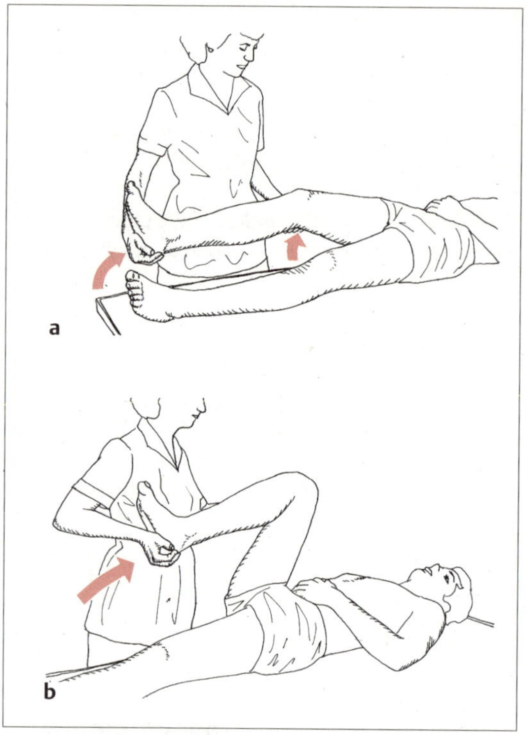

Abb. 2.**15** Gemeinsame Hüft- und Knieflexion
a Beginn der Bewegung
b Ende der Bewegung

phalangealgelenke extendiert und dann fixiert. Sind alle Fingergelenke fixiert, wird das Handgelenk in Extension bewegt. Empfindet der Patient ein Dehngefühl im Unterarm oder in der Handfläche, so hat der Muskel das Ende seiner Bewegungsbahn erreicht.

2. M. extensor digitorum (Abb. 2.**14 b**)

Grifftechnik und Bewegungsausführung
Nacheinander werden von distal nach proximal fortschreitend die distalen und proximalen Interphalangeal- und die Metakarpophalangealgelenke flektiert und dann fixiert. Sind alle Fingergelenke fixiert, wird das Handgelenk langsam in Flexion bewegt. Empfindet der Patient ein Dehngefühl am Handrücken oder an der Dorsalseite des Unterarms, so hat der Muskel das Ende seiner Bewegungsbahn erreicht.

Untere Extremität

Hüfte und Knie: gemeinsame Flexion und Extension (Abb. 2.**15 a** u. **b**)

Grifftechnik und Bewegungsausführung
Die proximale Hand unterstützt das Knie des Patienten in der Kniekehle. Die distale Hand greift unter die Ferse. Mit zunehmender Kniebeugung rutscht die proximale Hand an die Seite des distalen Oberschenkels.

Beachte: Für die endgradige Flexion der Hüfte muß auch das Knie gebeugt werden, um die passive Insuffizienz der ischiokruralen Muskulatur zu verhindern. Das gleiche gilt für den M. rectus femoris bei der Kniebeugung.

Hüfte: Endgradige Extension (Abb. 2.**16**)

Ausgangsstellung des Patienten
Hat der Patient eine annähernd physiologische Hüftbeweglichkeit, so muß er in Bauch- oder Seitlage gelagert werden.

Grifftechnik und Bewegungsausführung
In der Bauchlage wird die distale Hand unter dem Oberschenkel des Patienten gelegt, die proximale Hand stabilisiert das Becken. In der Seitlage wird mit der distalen Hand der Oberschenkel von unten gehalten, wobei die Handfläche auf der Vorderseite des

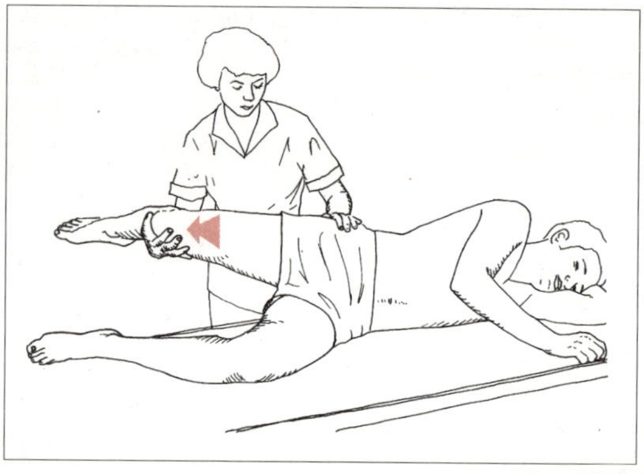

Abb. 2.**16** Grifftechnik bei der endgradigen Hüftextension aus der Seitlage

Oberschenkels direkt oberhalb des Kniegelenks zu liegen kommt. Die proximale Hand stabilisiert das Becken.

Beachte: Hält man das Kniegelenk in endgradiger Flexion, kann bei der Extension der Hüfte die passive Insuffizienz des M. rectus femoris das Ausmaß einschränken (s. u. „M. rectus femoris").

Bewegen unter Berücksichtigung der zweigelenkigen Muskeln über Hüfte und Knie

1. Ischiokrurale Muskulatur (Abb. 2.17)

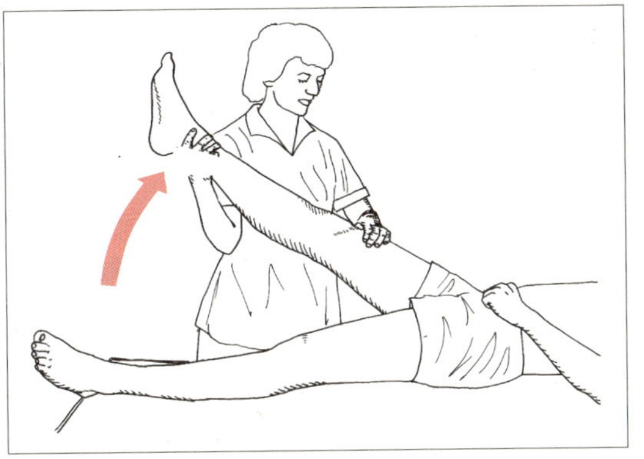

Abb. 2.**17** Die Bewegungsbahn der ischiokruralen Muskulatur

Grifftechnik und Bewegungsausführung
Die distale Hand liegt unter der Ferse des Patienten, die proximale Hand oberhalb des Kniegelenks. Das Knie wird in Extension fixiert, während die Hüfte gebeugt wird.

Variation
Ist die ischiokrurale Muskulatur derartig verkürzt, daß das Knie in der Ausgangsstellung nicht gestreckt werden kann, so erreicht man das Ende der Bewegungsbahn, indem das Knie soweit wie möglich extendiert wird, ohne die Hüfte zu flektieren.

Alternative Grifftechnik
Wenn das Knie gut unterstützt werden muß, bettet man das Bein des Patienten auf den Unterarm, so daß der Ellenbogen unter dem Unterschenkel gebeugt wird und die Hand auf der Ventralseite des Oberschenkels zu liegen kommt. Die andere Hand kann da, wo es nötig ist, stabilisieren oder unterstützen.

2. M. rectus femoris

Ausgangsstellung des Patienten und Bewegungsausführung
Der Patient liegt in Rückenlage, der Unterschenkel hängt seitlich über die Kante der Behandlungsbank herunter. Nun flektiert man das Knie so weit, bis der Patient ein Dehngefühl an der Ventralseite des Oberschenkels hat. Jetzt ist das Ende der Bewegungsbahn erreicht.

Alternative Ausgangsstellung und Bewegungsausführung
Der Patient liegt in Bauchlage. Das Knie wird so weit gebeugt, bis der Patient ein Dehngefühl auf der Ventralseite des Oberschenkels hat (s. Abb. 5.**18**). Ist der Patient sehr beweglich, so muß die Hüfte, im Anschluß an die endgradige Knieflexion, extendiert werden (s. Abb. 2.**16** und 5.**15**; mit dem Unterschied, daß das Knie zuerst vollständig flektiert und dann erst die Hüfte extendiert wird).

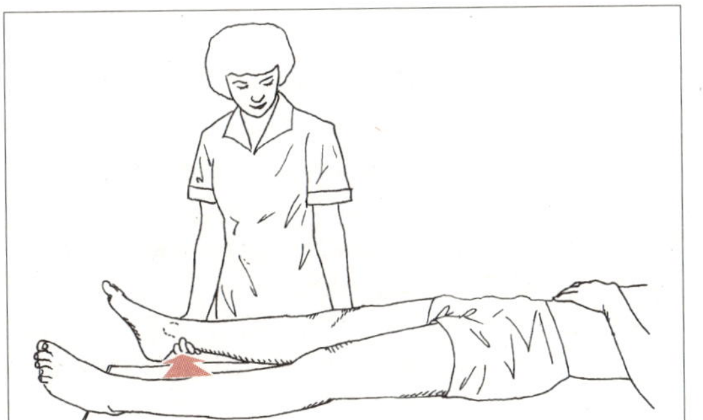

Abb. 2.**18** Abduktion der Hüfte, dabei wird auf die Extension der Hüfte und die Nullstellung bezüglich der Rotation geachtet.

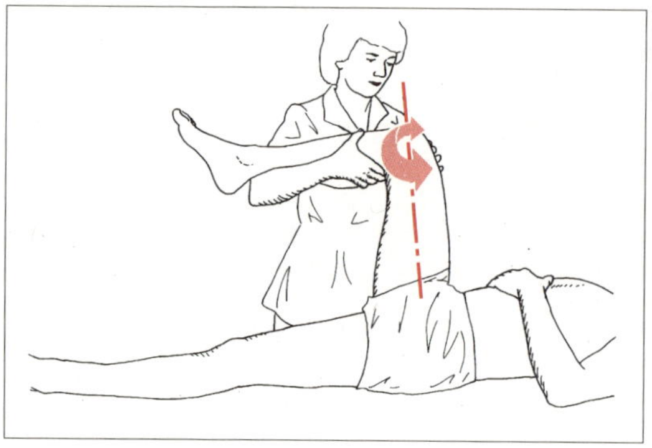

Abb. 2.**19** Rotation der Hüfte aus 90° Hüftflexion

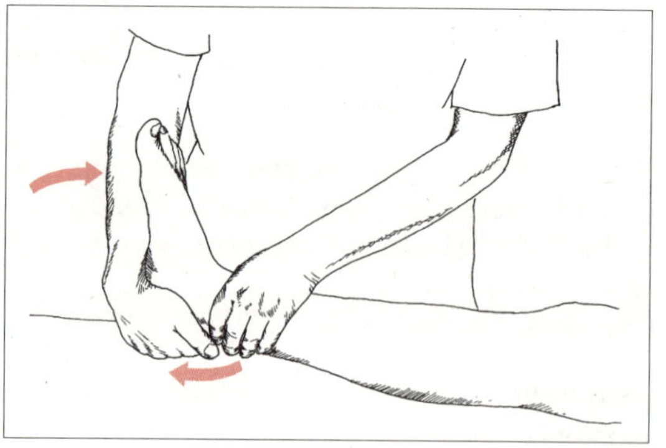

Abb. 2.**20** Dorsalextension des oberen Sprunggelenks.

Hüfte: Ab- und Adduktion (Abb. 2.**18**)

Grifftechnik und Bewegungsausführung
Das Bein des Patienten wird mit der proximalen Hand unter dem Knie und der distalen Hand unter der Fessel unterstützt. Hüfte und Knie des Patienten müssen in Extension gehalten werden, während Ab- und Adduktion durchgeführt werden. Für die endgradige Adduktion muß das gegenüberliegende Bein in einer geringen Abduktion gelagert werden.

Hüfte: Innenrotation und Außenrotation (Abb. 2.**19**)

Grifftechnik und Bewegungsausführung (Hüfte und Knie in Extension)
Der Oberschenkel des Patienten wird mit der proximalen Hand direkt proximal des Kniegelenks und der Unterschenkel mit der distalen Hand direkt proximal der Fessel von ventral umfaßt. Das gesamte Bein wird nach innen und außen gedreht.

Grifftechnik und Bewegungsausführung (Hüfte und Knie in Flexion)
Hüfte und Knie des Patienten werden um 90° gebeugt, das Knie wird mit der proximalen Hand unterstützt. Der Unterschenkel liegt so auf dem distalen Anteil des Unterarms, daß die distale Hand die Wade proximal und gelenknah greifen kann. Das Bein wird wie ein Pendel bewegt, so daß der Femur in der Hüftgelenkpfanne rotiert; diese Grifftechnik unterstützt das Knie bis zu einem gewissen Grad. Es sollte dennoch mit Vorsicht vorgegangen werden, insbesondere bei einer Instabilität des Kniegelenks.

Oberes Sprunggelenk: Dorsalextension (Abb. 2.**20**)

Grifftechnik und Bewegungsausführung
Die proximale Hand umgreift die Malleoli von ventral. Die Ferse wird von der distalen Hand umfaßt, wobei der Unterarm an der Fußsohle liegt. Der Kalkaneus wird mit Daumen und Fingern der distalen Hand nach distal gezogen, und der Unterarm schiebt den Vorfuß nach kranial.

> *Beachte:* Wenn das Kniegelenk gebeugt ist, erreicht man das volle Bewegungsausmaß des oberen Sprunggelenks. Ist das Knie gestreckt, so endet die Bewegung am Ende der Bewegungsbahn des M. gastrocnemius, bevor die Beweglichkeit des Gelenks ausgeschöpft ist. Man setzt beide Kniepositionen ein, damit sowohl das Gelenk als auch der Muskel endgradig bewegt werden.

Oberes Sprunggelenk: Plantarflexion

Grifftechnik und Bewegungsausführung
Die distale Hand befindet sich unter der Ferse. Die proximale Hand liegt auf dem Fußrücken und drückt ihn in Plantarflexion.

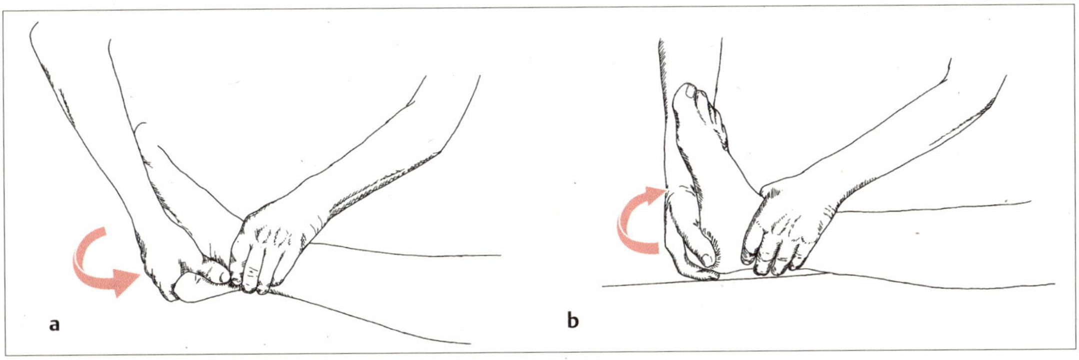

Abb. 2.**21** Endstellungen) des unteren Sprunggelenks **a** Inversion **b** Eversion

Beachte: Bei bettlägerigen Patienten wird der Fuß durch das Gewicht der Bettdecke und den Zug der Plantarflexoren automatisch in eine Spitzfußstellung gebracht, so daß man die Plantarflexion in der Regel nicht zu beüben braucht.

Unteres Sprunggelenk: Inversion und Eversion (Abb. 2.**21 a** u. **b**)

Grifftechnik und Bewegungsausführung
Der Daumen wird medial, die Finger lateral des Gelenks seitlich der Ferse angelegt. Die Ferse wird nach innen und außen gedreht.

Beachte: Die Supination des Vorfußes kann mit der Inversion und die Pronation des Vorfußes mit der Eversion kombiniert werden.

Articulatio tarsi transversa (Chopartsches Gelenk): Pro- und Supination (Abb. 2.**22**)

Grifftechnik und Bewegungsausführung
Talus und Kalkaneus werden mit der proximalen Hand fixiert. Die distale Hand umfaßt das Os naviculare und das Os cuboideum. Der Fußinnenrand wird angehoben und abgesenkt.

Zehengelenke: Flexion/Extension und Ab-/Adduktion (Metatarsophalangeal- und Interphalangealgelenke) (Abb. 2.**23**)

Grifftechnik und Bewegungsausführung
Die eine Hand fixiert den proximalen, die andere Hand bewegt den distalen Gelenkpartner (vgl. „Fingergelenke“, S. 31).

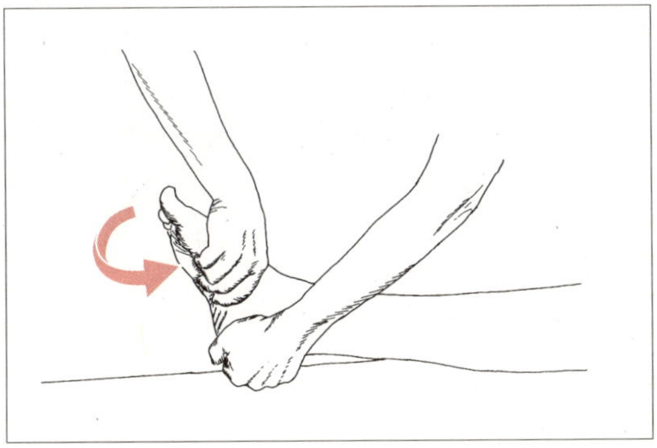

Abb. 2.**22** Endstellung der Supination im Chopartschen Gelenk

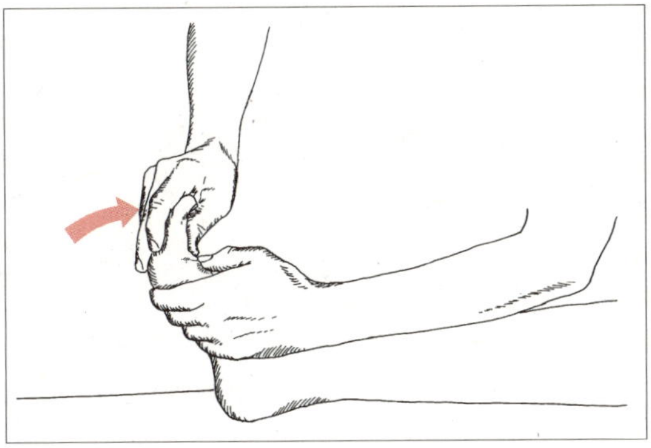

Abb. 2.**23** Extension des Metatarsophalangealgelenks der Großzehe

Alternative Methode
Mehrere Gelenke können gleichzeitig bewegt werden, wenn man darauf achtet, keine Strukturen zu überlasten.

Halswirbelsäule

Ausgangsstellung des Therapeuten und Grifftechnik
Der Therapeut steht am Kopfende der Behandlungsbank und hält den Kopf des Patienten mit beiden Händen sicher unter der Okzipitalregion (Abb. 2.**24**).

Flexion

Bewegungsausführung
Der Kopf wird wie zur Nickbewegung gehoben.

Extension

Bewegungsausführung
Der Kopf wird vorsichtig nach hinten geneigt.

Beachte: Liegt der Patient in Rückenlage, so muß der Kopf im Überhang gehalten werden. Die Extension kann man auch aus der Bauchlage oder im Sitzen durchführen.

Lateralflexion

Bewegungsausführung
Das Ohr wird zur Schulter bewegt, dabei muß darauf geachtet werden, daß sich die Halswirbelsäule in Flexions- und Extensionsnullstellung befindet.

Rotation (Abb. 2.**25**)

Bewegungsdurchführung
Der Kopf wird von einer Seite zur anderen gedreht.

Lendenwirbelsäule

Flexion (Abb. 2.**26**)

Grifftechnik und Bewegungsausführung
Der Patient liegt in Rückenlage mit angestellten Beinen. Der Therapeut greift unter

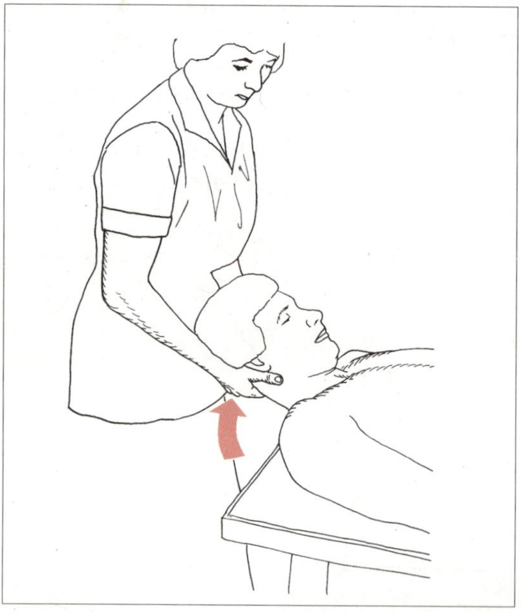

Abb. 2.**24** Grifftechnik für die Bewegungen der Halswirbelsäule; hier wird die Flexion gezeigt.

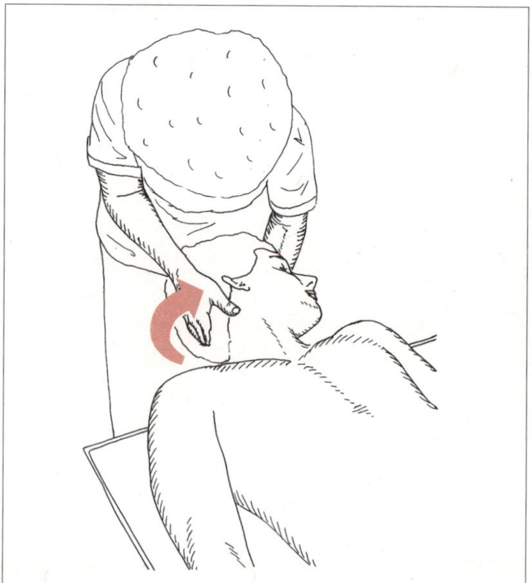

Abb. 2.**25** Grifftechnik und Endstellung der Halswirbelsäulenrotation nach links

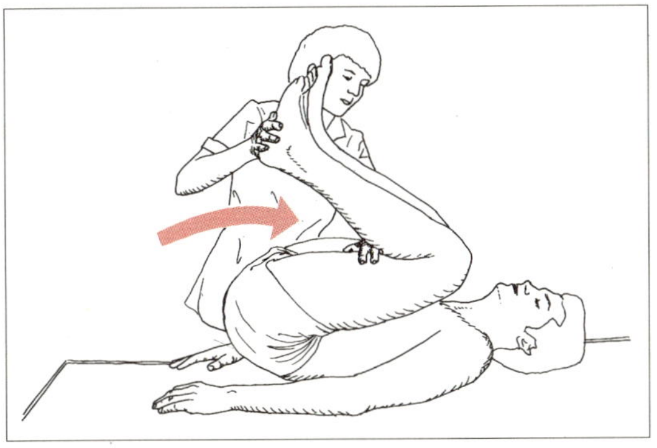

Abb. 2.**26** Die Flexion der Lendenwirbelsäule wird durch eine weiterlaufende Bewegung der Hüftbeugung und maximale Beckenaufrichtung erreicht.

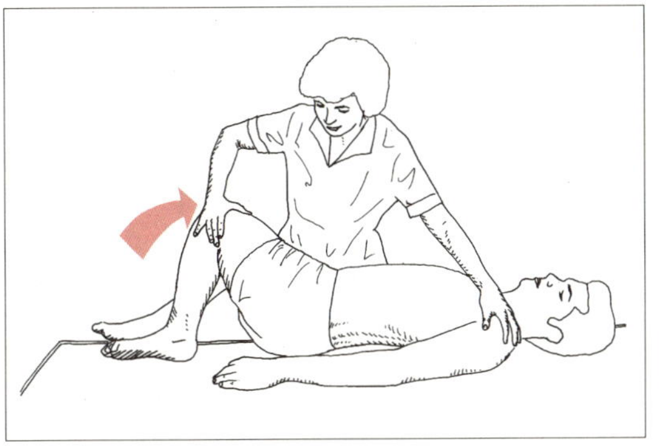

Abb. 2.**27** Eine Rotation der Lendenwirbelsäule entsteht, wenn der Thorax fixiert wird und das Becken auf einer Seite von der Unterlage abhebt.

beide Knie und führt sie zur Brust des Patienten. Sind die Hüften endgradig gebeugt, beginnt das Becken nach hinten zu rotieren. Als weiterlaufende Bewegung flektiert sich die Lendenwirbelsäule. Ein größeres Bewegungsausmaß wird erreicht, wenn man mit der distalen Hand unter das Sakrum greift und es anhebt.

Extension

Ausgangsstellung des Patienten
Der Patient befindet sich in Bauchlage.

Grifftechnik und Bewegungsausführung
Beide Hände greifen unter die Oberschenkel und heben diese an, bis das Becken nach ventral kippt und sich weiterlaufend die Lendenwirbelsäule extendiert.

Rotation (Abb. 2.**27**)

Ausgangsstellung des Patienten
Der Patient befindet sich in Rückenlage mit angestellten Beinen.

Grifftechnik und Bewegungsausführung
Beide Knie des Patienten werden soweit zu einer Seite nach unten außen bewegt, bis das Becken auf der gegenüberliegenden Seite von der Unterlage abhebt; die proximale Hand fixiert den Brustkorb. Dasselbe erfolgt zur anderen Seite.

Techniken des Bewegens in kombinierten Bewegungsmustern

Durch die Kombination mehrerer Gelenkbewegungen aus unterschiedlichen Bewegungsebenen heraus läßt sich das Bewegen wirkungsvoll und rationell anwenden. Die folgenden Beispiele der Bewegungsmuster sind zum Teil den Mustern der propriozeptiven neuromuskulären Fazilitation (PNF) ähnlich. Benutzt man derartige Bewegungsmuster für das Bewegen, kann leicht zur Bewegungsbahnung übergegangen werden. Für die Erklärung und Steigerung der PNF-Techniken sei der Leser auf andere Texte hingewiesen. Der Therapeut kann auch andere Bewegungsmuster entwickeln, wenn er das gewünschte funktionelle Ergebnis berücksichtigt.

Obere Extremität

1. Die Ausgangsstellung des Patienten ist Rückenlage oder Sitz. Das Schultergelenk befindet sich in Extension, Abduktion und Innenrotation, der Unterarm in Pronation. Während der Flexion bewegt sich die Schulter gleichzeitig in Adduktion, Außenrotation und der Unterarm in Supination. Dann wird der Arm in die Ausgangsstellung zurückgeführt.
2. Es wird wie unter 1. begonnen, jedoch mit der Schulter in Adduktion statt Abduktion. Während der Schulterflexion erfolgt

gleichzeitig eine Abduktion, Außenrotation und Supination des Unterarms. Dann wird der Arm in die Ausgangsstellung zurückgeführt.

3. Die beschriebenen Bewegungsmuster können mit gebeugtem und gestrecktem Ellenbogen durchgeführt werden. Der Ellenbogen kann auch während der Armbewegung von der Beugung in die Streckung gebracht werden oder umgekehrt.

Untere Extremität

1. Der Patient liegt in Rückenlage. Das Hüftgelenk befindet sich in Extension, Abduktion und Innenrotation. Während der Flexion wird das Hüftgelenk gleichzeitig adduziert und nach außen rotiert. Dann wird das Bein in die Ausgangsstellung zurückgeführt.
2. Das Hüftgelenk wird aus der Extension, Adduktion und Außenrotation in die Flexion, Abduktion und Innenrotation geführt. Dann wird das Bein in die Ausgangsstellung zurückgebracht.

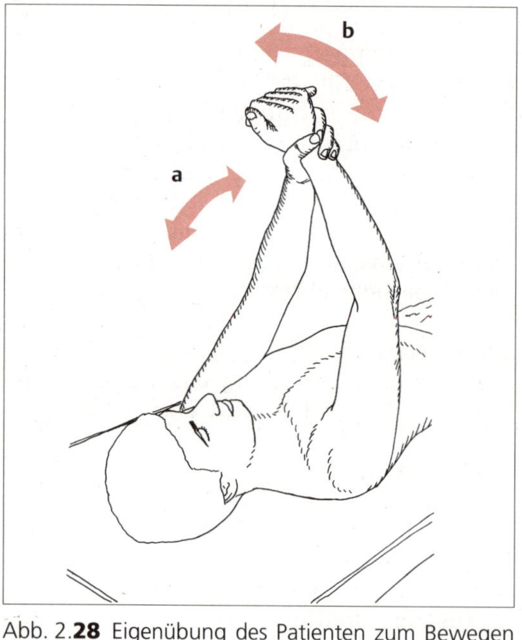

Abb. 2.**28** Eigenübung des Patienten zum Bewegen der Schulter
a Flexion/Extension
b Transversale Ab-/Adduktion

3. Die beschriebenen Bewegungsmuster können mit gebeugtem und gestrecktem Kniegelenk durchgeführt werden. Das Kniegelenk kann auch während der Übung aus der Streckung in die Beugung oder umgekehrt gebracht werden.

Techniken des Bewegens mit Eigenübungen und Hilfsmitteln

Eigenübungen

Patienten mit einer einseitigen Schwäche oder Lähmung können angeleitet werden, ihre gesunde Extremität zum Bewegen der betroffenen Extremität einzusetzen.

Ober- und Unterarm

Der Patient wird angeleitet, mit der gesunden Extremität auf die andere Seite hinüberzugreifen und den betroffenen Arm am Handgelenk zu fassen. Mit dem Griff werden Hand und Handgelenk stabilisiert.

1. Schulter: Flexion und Extension

Der Patient hebt den betroffenen Arm über seinen Kopf und kehrt wieder zur Ausgangsstellung zurück (Abb. 2.**28 a**).

2. Schulter: horizontale Ab- und Adduktion

Der Patient führt den betroffenen Arm aus 90° Flexion über seinen Körper auf Schulterhöhe zur gesunden Seite und wieder zurück zur betroffenen Seite (Abb. 2.**28 b**).

3. Schulter: Rotation

Aus 90° Schulterabduktion und 90° Ellenbogenflexion wird der Unterarm in kraniokaudaler Richtung bewegt, wodurch eine Schulterrotation zustande kommt (Abb. 2.**29**).

4. Ellenbogen: Flexion und Extension

Der Patient beugt den Ellenbogen des betroffenen Arms, bis sich seine Hand nahe der Schulter befindet und dann zurück in die Streckung, bis der Arm neben dem Körper liegt.

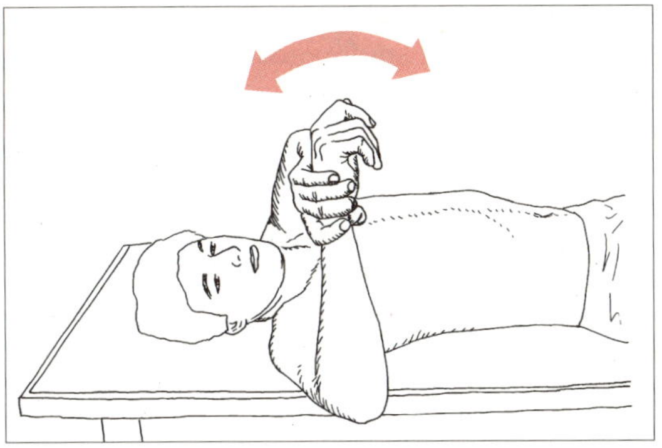

Abb. 2.**29** Ausgangsstellung des Patienten für die Eigenübung zum Bewegen der Schulter in Innen- und Außenrotation

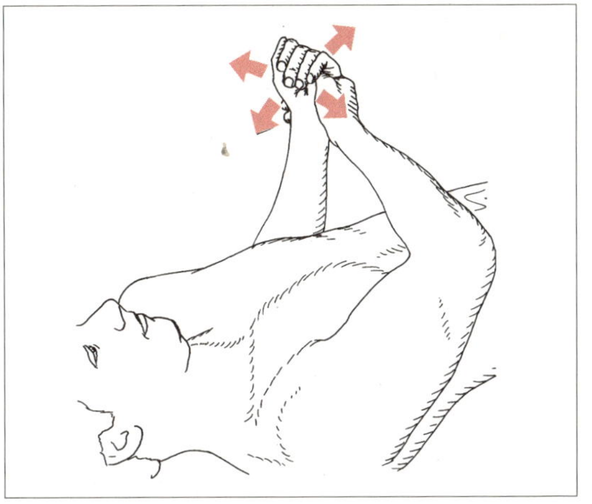

Abb. 2.**30** Der Patient bewegt sein Handgelenk selbständig.

5. Unterarm: Pro- und Supination

Der Unterarm des Patienten liegt auf dem Rumpf, während er den Radius um die Ulna dreht. Der Patient muß gut angeleitet werden, damit er nicht die Hand verdreht und das Handgelenk überlastet, sondern die Rotation an den Unterarmknochen einleitet.

Hand und Handgelenk

Der Daumen der gesunden Hand greift in die Handfläche, die Finger der gesunden Hand greifen auf den Handrücken der betroffenen Hand.

1. Handgelenk: Flexion/Extension und Radial-/Ulnarduktion (Abb. 2.**30**)

Der Patient bewegt sein Handgelenk in alle Richtungen, ohne Druck auf seine Finger auszuüben.

2. Finger: Flexion und Extension (Abb. 2.**31**)

Der Patient streckt die Finger der betroffenen Hand mit dem palmarseitig gelegenen gesunden Daumen. Die Finger der gesunden Hand liegen auf der Dorsalseite, um die Beugung der betroffenen Finger auszuführen.

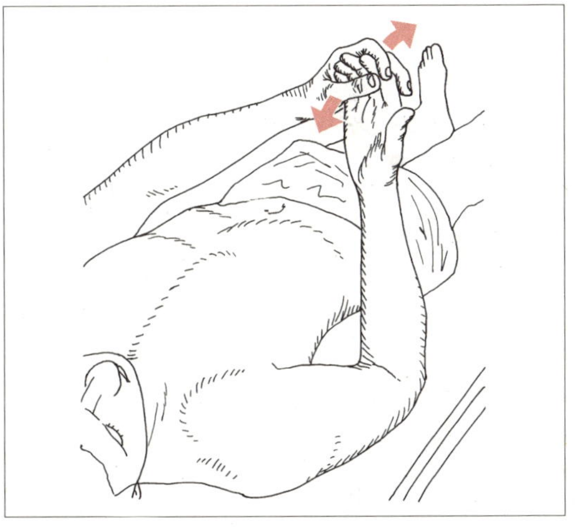

Abb. 2.**31** Eigenübung zum Bewegen der Fingergelenke

3. Daumen: Flexion mit Opposition und Extension mit Reposition (Abb. 2.**32**)

Der Patient legt die Finger der gesunden Hand um die Radialkante des Thenars der betroffenen Hand und den gesunden Daumen auf die Palmarseite des betroffenen Daumens, um ihn zu strecken. Für die Flexion und Opposition des Daumens wird die gesunde Hand um die Dorsalseite des betroffenen Daumens gelegt; sie drückt den

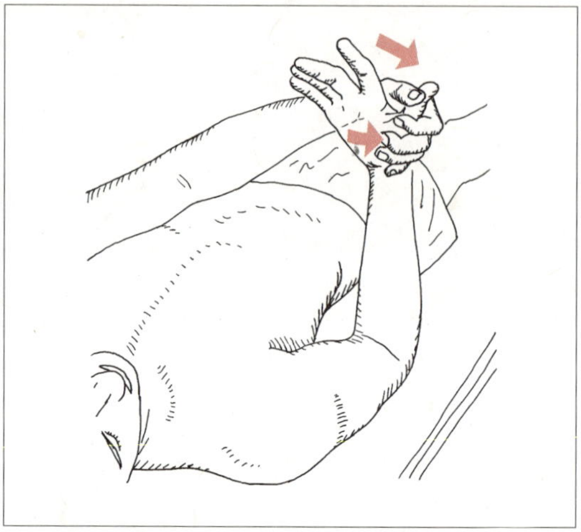

Abb. 2.**32** Eigenübung für die Daumenextension und Reposition

Daumen und den dazugehörigen Mittelhandknochen in Richtung Kleinfinger.

Hüfte und Knie

1. Hüfte und Knie: Flexion (Abb. 2.**33**)
In Rückenlage soll der Patient sein gesundes Bein unter das betroffene Knie schieben. Der Patient wird angeleitet, mit seinem gesunden Fuß das betroffene Bein anzuheben, um die Bewegung einzuleiten. Ist das Knie hoch genug, kann er es mit seiner gesunden Hand greifen und endgradig in die Beugung bewegen.

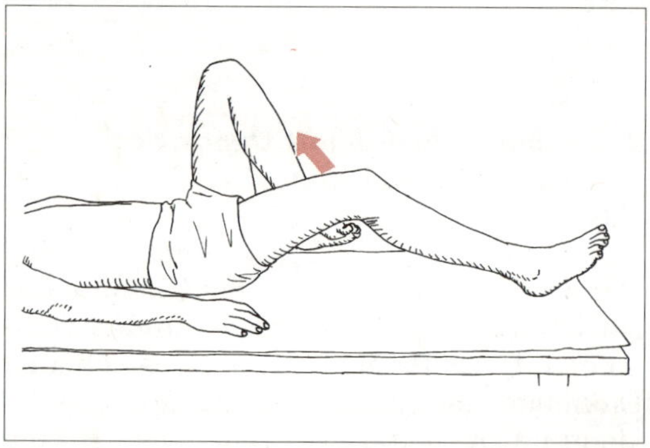

Abb. 2.**33** Bewegungseinleitung der Hüftflexion bei der Eigenübung des Patienten

2. Hüfte: Abduktion und Adduktion
Der Patient soll seinen gesunden Fuß unter die Fessel des betroffenen Fußes schieben und das betroffene Bein nach innen und außen bewegen.

Sprunggelenke und Zehen (Abb. 2.**34**)
Der Patient sitzt und schlägt sein betroffenes Bein so über das gesunde, daß der Unterschenkel auf dem gesunden Knie liegt. Die gesunde Hand kann nun die Fuß- und Sprunggelenke in alle Freiheitsgrade bewegen.

Übungen mit dem Stab
Verfügt ein Patient über bewußte Muskelkontrolle in der betroffenen oberen Extremität, bedarf aber der Führung oder Motivation, um Schulter oder Ellenbogen endgradig zu bewegen, so kann er sich mit einem Stab (oder einem ähnlichen Gerät) helfen.

Ausgangsstellung des Patienten
Die Wahl der Ausgangsstellung richtet sich nach dem Zustand des Patienten. Für maximalen Schutz können die meisten Techniken in der Rückenlage ausgeführt werden.

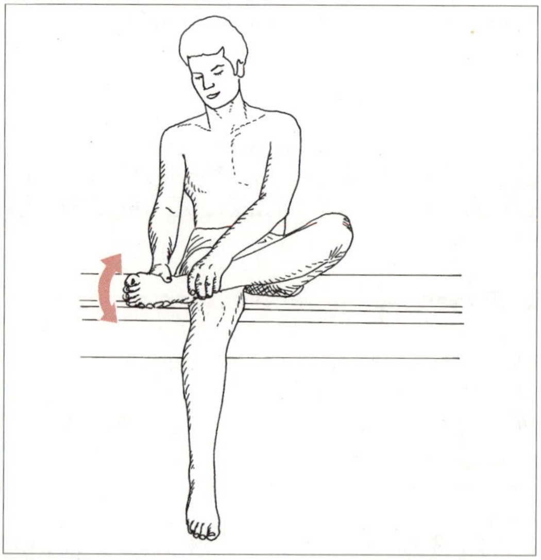

Abb. 2.**34** Ausgangsstellung und Grifftechnik des Patienten beim selbständigen Bewegen der Sprunggelenke

In Sitz und Stand ist eine größere Kontrolle erforderlich.

Vorgehen
Anfangs führt der Therapeut jede der gewünschten Bewegungen aus, um sicherzustellen, daß keine Ausweichbewegungen auftreten. Dann greift der Patient den Stab mit beiden Händen; die gesunde Extremität führt die betroffene. Als Ausgangsstellung wählt man Stand, Sitz oder Rückenlage.

Schulter: Flexion (Abb. 2.**35**)
Der Stab wird vom Patienten in Schulterbreite gegriffen und nach vorne oben im freien Bewegungsausmaß bewegt, wobei die Ellenbogen möglichst gestreckt bleiben. Es sollte eine flüssige skapulohumerale Bewegung entstehen und weder eine Elevation des Schulterblattes noch eine Rotation des Rumpfes auftreten.

Schulter: horizontale Ab- und Adduktion
Der Stab wird bis 90° Flexion angehoben (Abb. 2.**35**). Mit gestreckten Ellenbogen schiebt und zieht der Patient den Stab vor seiner Brust nach rechts und links im freien Bewegungsausmaß. Es darf keine Rumpfrotation auftreten.

Schulter: Innen- und Außenrotation
(Abb. 2.**36**)
Die Schultern des Patienten werden um 90° abduziert und der Ellenbogen um 90° gebeugt. Für die Außenrotation wird der Stab über den Kopf bewegt, für die Innenrotation zur Hüfte abgesenkt.

Alternative Ausgangsstellung
Der betroffene Arm des Patienten hängt seitlich am Rumpf, der Ellenbogen wird um 90° flektiert. Nun wird der Stab vor dem Körper nach rechts und links bewegt, wobei eine Rotation im Schultergelenk entsteht, wenn der Ellenbogen am Rumpf gehalten und keine Ellenbogenflexion oder -extension erlaubt wird.

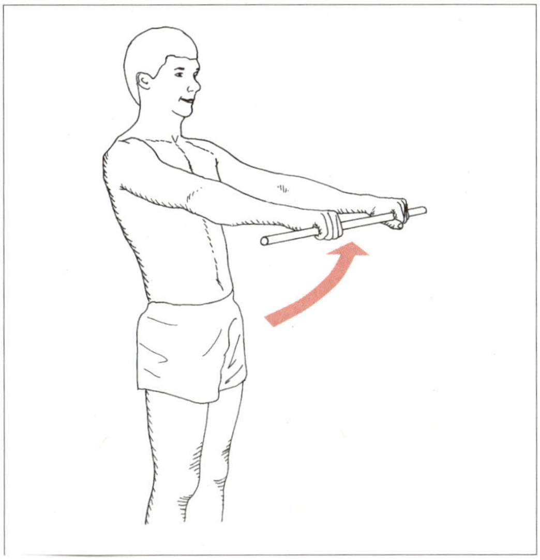

Abb. 2.**35** Der Patient benutzt einen Stab für die Eigenübung der Schulterflexion.

Ellenbogen: Flexion und Extension
Der Patient greift den Stab schulterbreit, die Unterarme können proniert oder supiniert sein. Der Patient wird angeleitet, die Ellenbogen zu beugen und zu strecken.

Schulter: Endgradige Extension
Der Patient kann in Bauchlage liegen oder sitzen. Er greift den Stab schulterbreit hin-

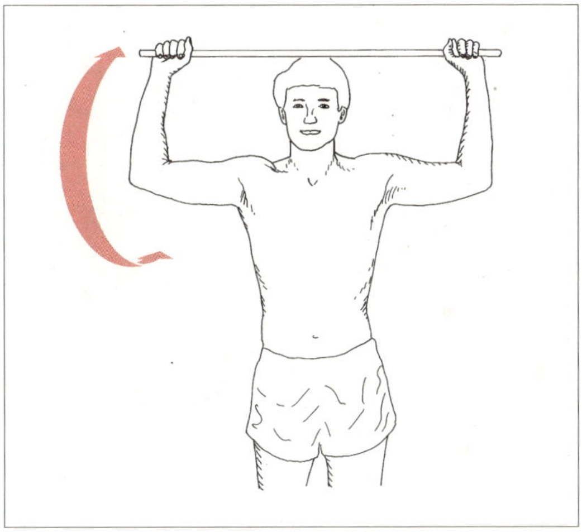

Abb. 2.**36** Der Patient benutzt einen Stab für die Eigenübung der Schulterrotation.

ter seinem Rücken und bewegt ihn vom Rumpf weg nach hinten. Es darf keine Rumpfbeugung entstehen.

Variationen und Kombinationen der Übungen mit dem Stab

Beispiel: Der Patient greift den Stab hinter seinem Rücken (s. „endgradige Schulterextension", S. 41) und fährt mit ihm den Rükken entlang nach kranial. Die Schulterblätter heben vom Rumpf ab, die Schulter wird innenrotiert und der Ellenbogen flektiert.

Übungen mit der Fingerleiter

Auf der Fingerleiter kann der Patient sein Bewegungsausmaß objektivieren und dadurch besser motiviert werden (auch an der Sprossenwand oder direkt an der Wand denkbar).

> *Achtung:* Der Patient muß sehr gut angeleitet werden, damit keine Ausweichbewegungen, wie Lateralflexion des Rumpfes, Schulterblattelevation oder Zehenstand, entstehen.

Schulter: Flexion

Der Patient steht eine Armlänge entfernt, mit dem Gesicht zur Fingerleiter. Der Zeige- oder Mittelfinger wird auf eine Stufe der Leiter gelegt. Die Flexion entsteht, indem der Patient mit den Fingern Stufe für Stufe die Leiter erklimmt.

Schulter: Abduktion (Abb. 2.**37**)
Der Patient steht seitlich, eine Armlänge entfernt, mit der betroffenen Schulter zur Fingerleiter. Der Patient muß für die Abduktion mit Elevation das Schultergelenk nach außen rotieren.

Übungen mit Rollzügen

Bei guter Anleitung können Rollzüge sehr effektiv für das Bewegen einer betroffenen Extremität eingesetzt werden.

Einstellung der Rollzüge

Zwei Rollzüge werden etwa schulterbreit an der Decke oder an einer Stange befestigt. Ein Seil mit Griffen an jedem Ende wird über die Rollzüge gezogen. Als Ausgangsstellung wählt man Sitz, Stand oder Rük-

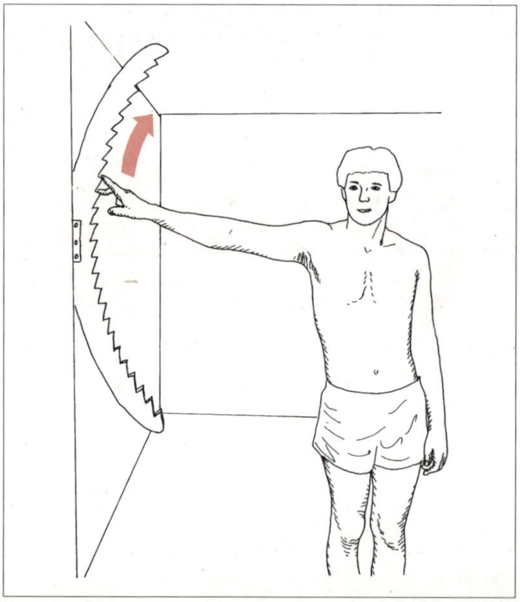

Abb. 2.**37** Schulterabduktion mit der Fingerleiter

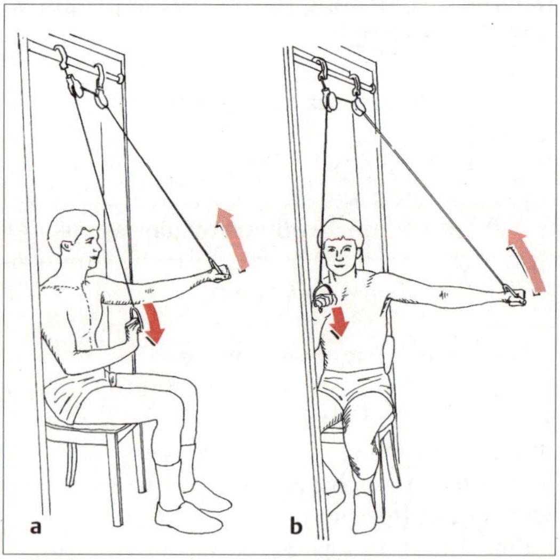

Abb. 2.**38** Schulterbewegungen mit Hilfe eines Rollzugs
a Schulterflexion
b Schulterabduktion

kenlage mit den Schultergelenken direkt unter den Rollzügen.

Schulter: Flexion (Abb. 2.**38 a**) ***und Abduktion*** (Abb. 2.**38 b**)
Der Patient hält in jeder Hand einen Griff und zieht mit der gesunden Hand das Seil nach unten, wodurch der betroffene Arm nach oben gezogen wird. Der Patient kann den betroffenen Arm nach vorn oben in die Flexion oder nach seitlich oben in die Abduktion ziehen. Der betroffene Ellenbogen sollte möglichst in Extension gehalten werden; es darf keine Skapulaelevation oder Rumpfseitneigung entstehen. Der Patient sollte zu einer flüssigen Bewegungsausführung angeleitet werden.

Achtung: Eine fehlerhafte Durchführung der Übungen mit dem Rollzug kann zu einer Kompression des Humerus gegen das Akromion führen. Durch diese wiederholte Kompression entsteht Schmerz, und die Schulterfunktion kann eingeschränkt werden. Bei für diese Übung geeigneten Patienten muß die Anleitung sehr ausführlich sein. Ist eine korrekte Ausführung nicht möglich, so dürfen die Übungen nicht eingesetzt werden. Treten während oder nach den Übungen Schmerzen auf oder nimmt die Beweglichkeit ab, so muß die Übung sofort abgebrochen werden (s. Kapitel 8).

Schulter: Innen- und Außenrotation (Abb. 2.**39**)
Der Patient bringt seinen Arm in 90° Abduktion und 90° Ellenbogenflexion. Ist die Ausgangsstellung Sitz oder Rückenlage, kann der Arm entsprechend unterlagert werden. Der Patient hebt den betroffenen Unterarm mit Hilfe des Rollzuges an (Außenrotation) oder senkt ihn ab (Innenrotation).

Ellenbogen: Flexion
Der Patient fixiert den betroffenen Oberarm seitlich am Rumpf und beugt und streckt mit Hilfe des Rollzuges seinen Ellenbogen.

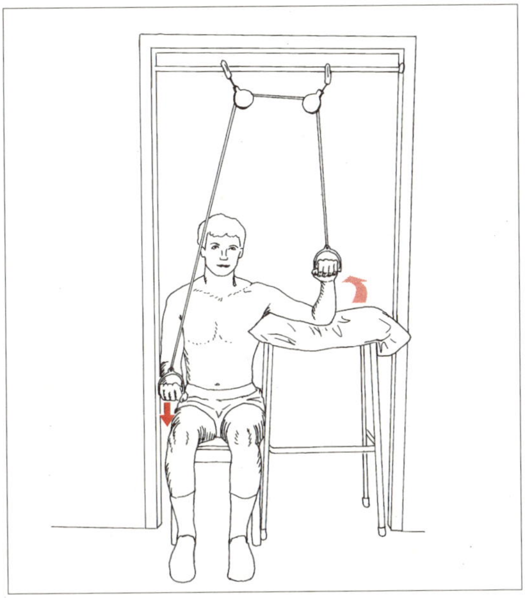

Abb. 2.**39** Ausgangsstellung für die Schulterrotation mit Hilfe der Rollzüge

Übungen mit dem Rollbrett
Das Rollbrett wird normalerweise als Hilfsmittel nach operativen Eingriffen an der Hüfte eingesetzt; bei guter Anleitung kann es sehr nützlich sein. Sagt man dem Patienten jedoch nur, er solle sein Bein möglichst oft bewegen, so wird er voraussichtlich die Bewegung schlecht ausführen und schnell das Interesse verlieren.

Durchführung
Der Fuß des Patienten wird auf ein Brett gestellt, dann wird an seinem Fuß ein Rollschuh befestigt. Ist kein Rollschuh vorhanden, kann auch ein Handtuch benutzt werden, das zur Verminderung der Reibung mit Puder bestreut ist.

Hüfte: Ab- und Adduktion

Ausgangsstellung des Patienten
Der Patient liegt in Rückenlage. Seine Zehen sollten zur Decke zeigen, damit die Hüfte in Rotationsnullstellung bleibt. Nun bewegt der Patient sein Bein von einer Seite zur anderen, ohne es zu verdrehen.

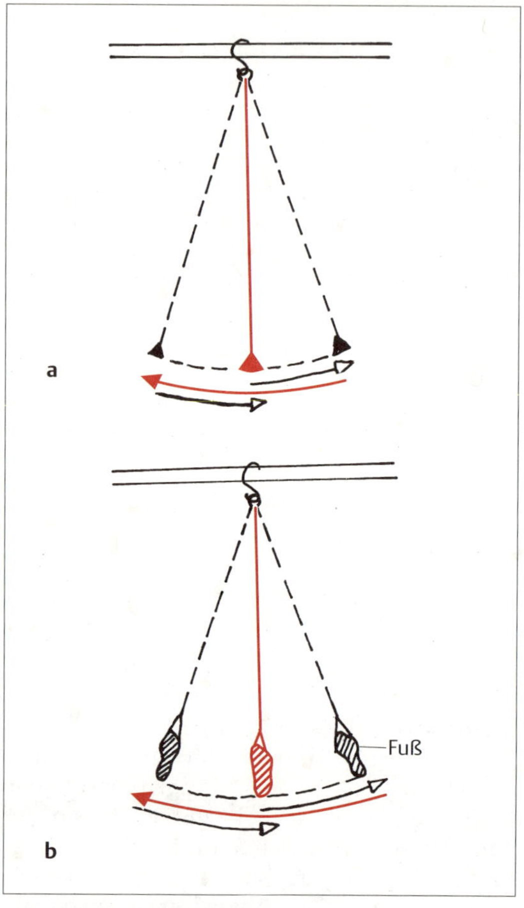

Abb. 2.**40** Vertikale Fixation (nach Hollis)
a Pendelbewegung
b Wird das Seil über dem Schwerpunkt der Extremität befestigt, so entsteht eine Pendelbewegung des Fußes.

Hüfte: Flexion und Extension

Ausgangsstellung des Patienten

Der Patient liegt in Rückenlage und zieht sein Bein zu sich heran, wobei auch das Knie gebeugt wird. Danach werden Knie und Hüfte wieder gestreckt. Die Hüfte sollte während der Übung weder rotiert noch ab- oder adduziert werden.

Alternative Ausgangsstellung

Der Patient liegt in der Seitlage mit dem betroffenen Bein oben. Das Brett wird zwischen die Beine gelegt und kann, wenn nötig, mit Kissen unterstützt werden.

Beachte: Nach einer Hüftoperation darf die Hüfte nicht in Adduktion fallen.

Übungen im Schlingentisch

Die Schlingentischaufhängung wird benutzt, um das Körperteil ohne den Widerstand der Reibung zu bewegen. Der Körperteil wird in eine Schlinge gelegt, die mit einem Seil an einem bestimmten Punkt über dem Körperabschnitt angebracht ist.

Zwei Arten der Aufhängung

1. Vertikale Aufhängung

Die Aufhängung des Körperteils liegt über seinem Schwerpunkt. Das Körperteil kann sich nun wie ein Pendel auf einem Kreisbogen bewegen (Abb. 2.**40**). Die entstehende Bewegung ist meist klein, deswegen wird diese Aufhängung eher zur Unterstützung eingesetzt.

2. Axiale Aufhängung

Die Aufhängung aller Seilzüge, die den Körperteil halten, liegt über dem Gelenk, in dem die Bewegung stattfindet (Abb. 2.**41**). Der Körperteil wird sich auf einer Ebene parallel zum Boden bewegen. Diese Art der Aufhängung ermöglicht die maximale Beweglichkeit eines Gelenkes.

Vorteile des Schlingentisches beim Bewegen

1. Der Patient kann sich aktiv beteiligen und lernt so, die passende Muskulatur für die gewünschte Bewegung zu aktivieren.
2. Die Entspannung wird durch den sicheren Halt und die flüssige, rhythmische Bewegung gefördert.
3. Die stabilisierende Muskulatur wird wenig belastet, da der Körperteil gut unterstützt ist.
4. Modifikationen des Systems sind möglich, um verschiedene Stufen des Übungswiderstandes anzubringen.
5. Nach der Anleitung kann der Patient seine Übungen unabhängig vom Therapeuten ausführen.

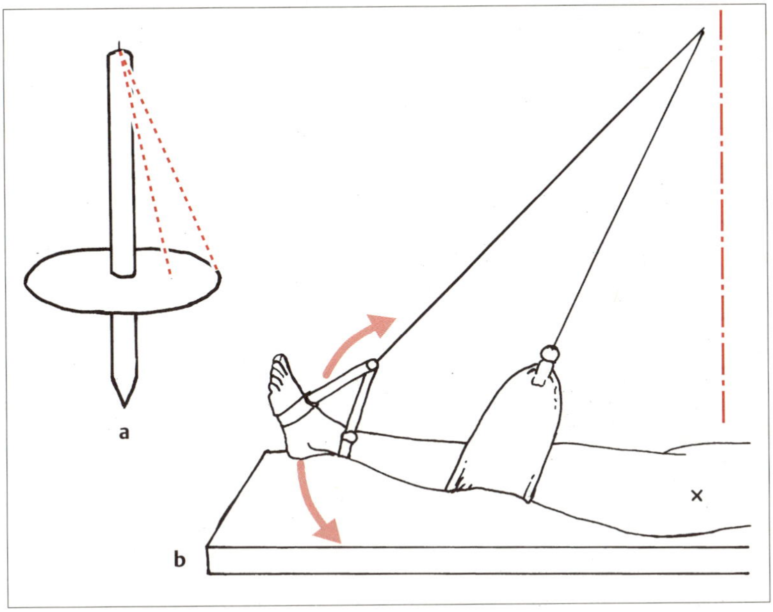

Abb. 2.**41** Axiale Fixation (nach Hollis)
a Steckt man einen Bleistift durch einen Papierkreis, so kann man zeigen, daß das Papier sich parallel zur Unterlage bewegt, wenn der Bleistift auf seiner Spitze hin- und herbewegt wird.
b Befestigt man alle Seile über dem Gelenk, so bewegt sich die Extremität parallel zur Unterlage.

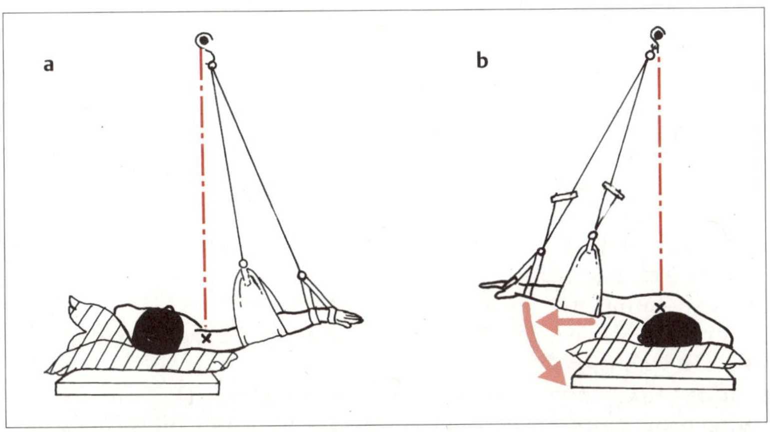

Abb. 2.**42** Axiale Aufhängung der Schulter (·· axiale Linie). Diese Ausgangsstellung kann auch für Skapulaprotraktion und -retraktion benutzt werden (nach Hollis).
a Abduktion und Adduktion aus Rückenlage **b** Abduktion und Adduktion aus Bauchlage

Beispiele für aktives Bewegen mit axialer Aufhängung im Schlingentisch

Eine ausführliche Beschreibung der Schlingentischaufhängungen kann man in der unter 8–12 angegebenen Literatur erfahren.

1. Schulter: Abduktion und Adduktion mit axialer Aufhängung (Abb. 2.**42**).

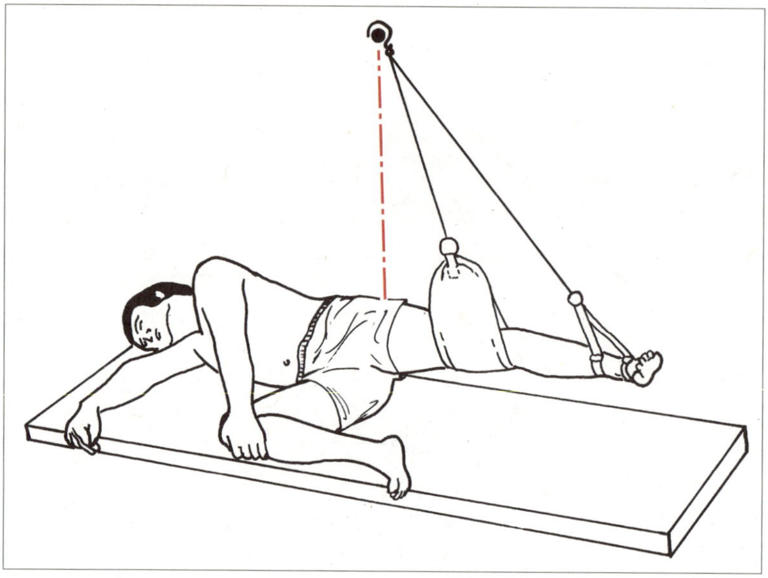

Abb. 2.**43** Axiale Aufhängung der Hüfte (·· axiale Linie): Flexion und Extension (nach Hollis).

2. Hüfte: Flexion und Extension mit axialer Aufhängung (Abb. 2.**43**).

Reziproke Übungsgeräte

Dieses Hilfsmittel ermöglicht durch den Einsatz der Kraft des gesunden Beines eine Flexion und Extension des betroffenen Beines. Es ist ein mobiles Gerät und kann am Bett, Rollstuhl oder Stuhl des Patienten befestigt werden. Das Ausmaß der Bewegung kann über die Pedallänge und die Entfernung zwischen Pedal und Patienten eingestellt werden. Ein reziprokes Übungsgerät hat noch zusätzliche Vorteile, da es auch zur Bahnung reziproker Bewegungsmuster, zum Ausdauertraining und zur Einleitung eines Kräftigungsprogramms verwendet werden kann (s. „Reziproke Übungsgeräte mit Widerstand", S. 89, und Abb. **3.28**).

Anwendung von Hilfsmitteln

Die Vielfalt der Einsatzmöglichkeiten von Hilfsmitteln beim assistiven Bewegen ist nahezu unendlich; sie wird nur durch die Phantasie und die Fähigkeiten des Therapeuten begrenzt. Werden Hilfsmittel eingesetzt, sollten folgende Dinge bedacht werden:

1. Wird durch diese Bewegung das Ziel erreicht?
2. Ist ausreichende Stabilisation vorhanden und wurde exakt genug angeleitet, um Ausweichbewegungen zu vermeiden?
3. Sind alle Gefahren für den Patienten durch fehlerhafte Ausrüstung und ungenaue Instruktionen gebannt?

Bewegungsschienen (CPM: continuous passive motion)

Im Gegensatz zur intermittierenden passiven Bewegung wird die kontinuierliche passive Bewegung über längere Zeiträume nicht unterbrochen. In der Regel wird diese kontinuierliche Bewegung von einer Bewegungsschiene ausgeübt, die das gewünschte Gelenk innerhalb eines definierten Bewegungsausmaßes für bis zu 24 Stunden am Tag und manchmal länger als 7 Tage hintereinander bewegt. Die Bewegung ist passiv, so daß sie nicht durch die Muskelermüdung beeinflußt wird. Da ein Mensch nicht in der

Lage ist, eine solche definierte Bewegung längere Zeit durchzuführen, wird eine Maschine eingesetzt. Diese Behandlungstechnik geht zurück auf die Forschungsarbeit von Robert Salter.

Vorteile der kontinuierlichen passiven Bewegung (CPM)

1. CPM verringert die negativen Effekte der Gelenkruhigstellung bei Krankheitsbildern wie Arthritis, Kontrakturen und intraartikulären Frakturen. Sie vermindert die Häufigkeit postoperativer Komplikationen und beschleunigt den Heilungsprozeß und die Rückkehr des Bewegungsausmaßes nach einer Vielzahl operativer Eingriffe.
2. CPM kann auch:
   a. Gewebsverklebungen vorbeugen und Kontrakturbildung vermindern,
   b. postoperative Schmerzen verringern,
   c. die Durchblutung und damit die Ernährungssituation der Extremität verbessern,
   d. den Synovialfluß im Gelenk erhöhen,
   e. die Erguß- und Ödembildung im Gelenk vermindern und dadurch die Wundheilung verbessern,
   f. die Geschwindigkeit der intraartikulären Knorpelheilung und Regeneration erhöhen sowie
   g. eine schnellere Rückkehr des Bewegungsausmaßes bewirken.

Vorgehen

Eine Vielzahl von Protokollen wurde aufgrund unterschiedlicher Erfahrungen einzelner Operateure entwickelt. Zeit, Dauer und Bewegungsausmaß der einzelnen Anwendung müssen je nach Reaktion des Patienten, operativem Vorgehen und dem Krankheitsbild verändert werden.

1. Die Bewegungsschiene kann direkt nach der Operation angelegt werden, während der Patient noch anästhesiert ist, auf jeden Fall aber innerhalb der ersten drei Tage nach der Operation, falls Verbände das frühere Bewegen verhindern.
2. Die Größe und Position des Bewegungsausmaßes ist festgelegt, 20°–30° Bewegungsausschlag können direkt nach einer Operation eingestellt werden. Das Ausmaß wird dann täglich oder in angemessenen Zeitintervallen verändert, um das Bewegungsausmaß bis zur Toleranzgrenze des Patienten zu steigern.
3. Die Geschwindigkeit der Bewegung ist festgelegt, 1–2 Bewegungszyklen pro Minute werden am besten toleriert.
4. Es werden unterschiedliche Zeitintervalle, die auf der Bewegungsschiene verbracht werden sollen, beschrieben. Sie liegen zwischen 3mal täglich eine Stunde und 24 Stunden am Stück. Täglich vergrößerte Zeitintervalle auf der Bewegungsschiene führen zu einer kürzeren Verweildauer im Krankenhaus, weniger postoperativen Komplikationen und einem größeren Bewegungsumfang bei Entlassung. Es wurde jedoch kein signifikanter Unterschied zwischen der Dauer von fünf Stunden und 20 Stunden pro Tag gefunden.
5. Physiotherapeutische Behandlungen finden in der Regel statt, wenn der Patient nicht auf der Bewegungsschiene ist.
6. Die minimale Anwendungsdauer beträgt normalerweise eine Woche oder solange, bis ein zufriedenstellender Bewegungsumfang erreicht ist. Das therapeutische Übungsprogramm mit aktiven Übungen wird so lange fortgesetzt, bis die funktionellen Ziele erreicht sind.

Ausrüstung (Abb. 2.44)

Mittlerweile gibt es mehrere Firmen, die Bewegungsschienen herstellen. Diese sind so konzipiert, daß sie verstellbar, leicht zu bedienen, vielseitig und tragbar sind. Es gibt sogar einige, die batteriebetrieben sind, so daß der Patient sie auch während seiner täglichen Aktivitäten mit sich herumtragen kann. Die Batterien, die bis zu 8 Stunden halten, werden dann nachts aufgeladen. Es gibt schon für annähernd jedes periphere Gelenk Bewegungsschienen.

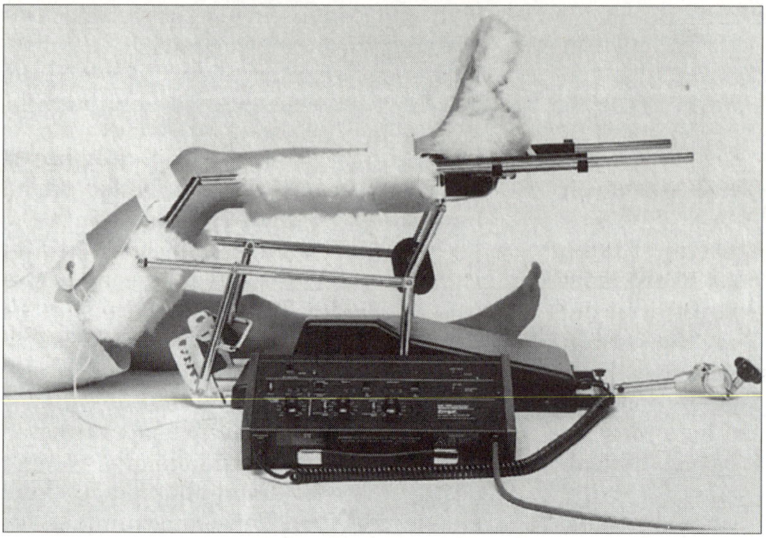

Abb. 2.**44** CM-100-Motorschiene (Empi, St. Paul/MN, USA)

Techniken des Bewegens in funktionellen Mustern

Für das Üben in funktionellen Mustern muß zunächst festgelegt werden, welches Bewegungsmuster gewünscht wird. Dann wird die betroffene Extremität im gewählten Muster mit manueller, mechanischer oder eigener Hilfe des Patienten bewegt. Funktionelle Muster sind vorteilhaft bei der Unterweisung in Alltagsbewegungen und auch beim Unterrichten von Blinden.

Zusammenfassung

In diesem Kapitel wurden die Vorteile, Grenzen, Indikationen, Kontraindikationen und Techniken des passiven und aktiven Bewegens beschrieben. Als Techniken wurden manuelles achsengerechtes Bewegen und manuelles Bewegen in kombinierten Mustern sowie Eigenübungen, Übungen mit Hilfsmitteln und Bewegungsschienen dargestellt.

3 Resistive Übungen

Setzt man einem Muskel bei der Kontraktion Widerstand entgegen, so wird seine Kraft nach einiger Zeit des Trainings zunehmen. Wird die Belastung kontinuierlich gesteigert, können im Muskel Adaptationsvorgänge ausgelöst werden. Die Muskelfasern hypertrophieren, und es findet eine stärkere Rekrutierung von motorischen Einheiten statt. Wird die Kraft des Muskels größer, so verbessert sich auch die kardiovaskuläre Reaktion des Muskels und damit die Muskelausdauer und die Muskelleistung.

Viele Faktoren, wie mangelhafter Gebrauch, Krankheit und Immobilisation können zu Muskelschwäche führen. Die therapeutische Anwendung von Widerstand in einem Übungsprogramm ist ein fester Bestandteil des Behandlungsaufbaus, wenn das Ziel der Behandlung Kräftigung, Verbesserung der Ausdauer und allgemeine körperliche Funktionsverbesserung ist.

Bei der Ausarbeitung eines Kräftigungsprogramms, sollte der Therapeut immer das allgemeine Fitneßniveau des Patienten, die Art der Verletzung oder Erkrankung, das Stadium der Rekonvaleszenz und an erster Stelle das angestrebte funktionelle Ergebnis berücksichtigen.

Ziele

In diesem Kapitel lernt der Leser:

1. die Widerstandsübungen zu definieren,
2. die Ziele und Indikationen der resistiven Übungen und den Unterschied zwischen Kraft, Ausdauer und Leistung zu beschreiben,
3. die Vorsichtsmaßnahmen und Kontraindikationen von Widerstandsübungen kennen,
4. die isometrischen, isotonischen und isokinetischen Kraftübungen zu unterscheiden,
5. die Ähnlichkeiten und Unterschiede zwischen manuellem Widerstand und dem Widerstand durch Geräte oder Maschinen zu erklären,
6. die Prinzipien der Anwendung manueller Widerstandsübungen kennen,
7. die Techniken manueller Widerstandsübungen in den anatomischen Körperebenen anzuwenden,
8. die Übungen mit Hilfsmitteln oder mit maschinellem Widerstand zu definieren,
9. die spezifischen Sequenzen von Widerstandsübungen kennen,
10. die unterschiedlichen Variablen eines resistiven Übungsprogramms zu beschreiben,
11. die Art und Anwendung verschiedener Hilfsmittel und Maschinen, die bei Widerstandsübungen zur Anwendung kommen, kennen.

Definition resistiver Übungen

Widerstandsübungen sind jede Form von aktiven Übungen, bei denen der statischen oder dynamischen Muskelkontraktion ein äußerer Widerstand entgegengesetzt wird. Die äußere Kraft kann manuell oder mit Hilfe von Geräten ausgeübt werden.

Manuelle Widerstandsübungen

Manuelle Widerstandsübungen sind aktive Übungen, bei denen der Widerstand von Therapeuten oder anderem medizinischen Personal ausgeübt wird. Obwohl die Größe des angelegten Widerstandes nicht quantitativ festgelegt werden kann, ist diese Technik besonders in der Frühphase der Therapie, wenn der Muskel noch schwach ist und nur sehr geringen bis mittleren Widerstand überwinden kann, von großem Nutzen. Sie ist auch dann angebracht, wenn die Gelenkbewegung genau kontrolliert werden muß. Das Ausmaß des ausgeübten Widerstandes wird nur von den individuellen Kräften des Therapeuten begrenzt.

Widerstandsübungen mit Hilfsmitteln

Widerstandsübungen mit Hilfsmitteln sind aktive Übungen, bei denen der Widerstand durch Hilfsmittel oder maschinell ausgeübt wird. Das Ausmaß des angelegten Widerstandes kann quantitativ erfaßt und gesteigert werden. Maschineller Widerstand wird häufig in spezifischen Sequenzen angewendet. Die Anwendung von Hilfsmitteln ist auch dann angezeigt, wenn der erforderliche Widerstand die Kraft des Therapeuten übersteigt.

Ziele und Indikationen der resistiven Übungen

Das generelle Ziel der Widerstandsübungen ist, die allgemeine körperliche Funktion zu verbessern. Die spezifischen Ziele sind:

Verbesserung der Kraft

1. Die Begriffe Muskelstärke und Muskelkraft beziehen sich auf die mechanische Kraft eines sich kontrahierenden Muskels und sind der Größe seiner Spannung direkt proportional.
2. Um den Muskel zu kräftigen, muß seiner Kontraktion eine Belastung oder ein Widerstand entgegengesetzt werden, so daß er durch die sich ausbildende Hypertrophie und gesteigerte Rekrutierung von Muskelfasern höhere Spannungen entwickeln kann (s. Kapitel 1, S. 13).
3. Krafttraining wurde folgendermaßen definiert: Ein Muskel oder eine Muskelgruppe hebt, senkt oder kontrolliert eine schwere Last mit wenigen Wiederholungen. Widerstandsübung ist ein weiterer Begriff, der diesen Vorgang beschreibt. Es konnte gezeigt werden, daß Krafttraining selektive Hypertrophie der Typ-II-Muskelfasern bewirkt.

Verbesserung der Ausdauer

1. Ausdauer ist die Fähigkeit eines Muskels, Übungen niedriger Intensität mit vielen Wiederholungen lange Zeit auszuüben.
2. Die muskuläre Ausdauer kann durch Übungen mit geringem Widerstand und vielen Wiederholungen gesteigert werden.
3. Es konnte nachgewiesen werden, daß die meisten Übungsprogramme zur Kräftigung der Muskulatur auch die Ausdauer verbessern.
4. In manchen stationären Situationen ist es eher angebracht, ein Übungsprogramm zu verwenden, das die Ausdauer der Muskulatur steigert als die Kraft. Besonders in der Nachbehandlung vieler akuter oder chronischer Knieverletzungen zeigte sich, daß dynamische Übungen mit geringem Widerstand und vielen Wiederholungen für den Patienten angenehmer sind und weniger Gelenkirritationen hervorrufen als dynamische Übungen gegen hohen Widerstand.
5. Auch die Ausdauer des Gesamtorganismus kann durch Übungen niedriger Intensität und langer Dauer gesteigert werden. Dies wird eingehend in Kapitel 4, S. 94 ff., behandelt.

Verbesserung der Leistung

1. Leistung ist ein weiteres Maß für die Muskelfunktion. Sie steht in Beziehung zu Kraft und Geschwindigkeit und ist definiert als Arbeit pro Zeiteinheit (Kraft × Weg/Zeit). Eine äquivalente Definition ist Kraft × Beschleunigung.
2. Die Geschwindigkeit, in der sich ein Muskel in seiner Bewegungsbahn kontrahiert und Kraft entwickelt sowie das Verhältnis zwischen Geschwindigkeit und Kraft, sind beides Faktoren, die die Leistung beeinflussen.
3. Die Leistung kann entweder durch eine Erhöhung der zu leistenden Arbeit gesteigert werden oder indem man die Zeit, in der die Kraft erzeugt werden soll, verkürzt. Obgleich die Leistung von Kraft und Geschwindigkeit abhängt, wird die Geschwindigkeit als Variable in Programmen zur Steigerung der Leistung am häufigsten manipuliert. Je höher die Intensität der Übungen und je geringer die Zeit zur Kraftentstehung ist, um so größer ist die Muskelleistung.
4. Einige Autoren sind der Meinung, daß es nicht richtig ist, den Begriff Leistung al-

lein auf die Explosivkraft zu beschränken. Sie nennen das Training mit hohen Gewichten über kurze Zeit **anaerobe Leistung**, und das Training mit geringen Gewichten über lange Zeit **aerobe Leistung** (die Begriffe aerobe Leistung und Ausdauer werden oft synonym verwendet).

a. Diese Unterscheidung wird aus folgendem Grund gemacht.
   - Typ-II-(phasische) Muskelfasern können innerhalb kurzer Zeit eine große Spannung aufbauen. Sie sind auf anaerobe metabolische Aktivität eingerichtet und tendieren dazu schnell zu ermüden.
   - Typ-I-(tonische) Muskelfasern entwickeln nur eine geringe Spannung, können diese aber lange Zeit halten. Sie sind auf aerobe metabolische Aktivität eingerichtet und ermüden nur sehr langsam.

b. Muskeln sind aus phasischen und tonischen Fasern zusammengesetzt.
   Einige Muskeln bestehen überwiegend aus tonischen Fasern andere überwiegend aus phasischen.
   Das führt zu einer Unterscheidung und Spezialisierung der Muskeln. Die posturale Muskulatur besteht z. B. zum größten Teil aus tonischen Typ-I-Fasern, da sie durch eine Kontraktion niedriger Intensität den Körper dauerhaft gegen die Schwerkraft aufrecht halten oder ihn gegen häufig wiederkehrende Belastungen stabilisieren muß. Ein hoher Anteil von Typ-II-Fasern wird in Muskeln gefunden, die kurzzeitig große Spannung entwickeln müssen, um z. B. den gesamten Körper gegen die Schwerkraft zu bewegen (beim Treppensteigen oder Gehen an Stützen).

5. Übungsprogramme mit Widerstandsübungen können so gestaltet sein, daß sie selektiv die verschiedenen Fasertypen ansprechen, indem Intensität und Geschwindigkeit der Übungen variiert werden.

Es ist keine Frage, daß Kraft, Ausdauer und Leistung untereinander in Beziehung stehen und durch Widerstandsübungen verbessert werden können. Wichtig ist, daß der Therapeut den Status des Patienten genau analysiert und ein Übungsprogramm entwirft, das den speziellen Bedürfnissen des Patienten angepaßt ist.

Vorsichtsmaßnahmen und Kontraindikationen der resistiven Übungen

Obwohl Widerstandsübungen häufig die Basis eines Trainingsprogramms zur Verbesserung der funktionellen Fähigkeiten des Patienten bilden, müssen einige Vorsichtsmaßnahmen und Kontraindikationen vom Therapeuten bedacht werden, bevor und während er ein Programm mit resistiven Übungen auswählt und anwendet.

Vorsichtsmaßnahmen

Kardiovaskuläre Vorsichtsmaßnahmen

1. Das **Pressen** oder auch Valsalva Manöver sollte während der Übungen unter allen Umständen vermieden werden. Der Versuch gegen die geschlossene Glottis auszuatmen wird Pressen genannt. Es kann auftreten, wenn sich eine Person außerordentlich und lange anstrengt.
2. Beschreibung des Preßvorgangs:
   a. Tiefe Einatmung
   b. Schluß der Glottis
   c. Kontraktion der Bauchmuskulatur
   d. Das Ansteigen des intrathorakalen und intraabdominellen Drucks führt zu einem verminderten venösen Rückstrom zum Herzen. Dieser verursacht ein geringeres Herzauswurfvolumen, was seinerseits einen kurzfristigen arteriellen Blutdruckabfall zur Folge hat. Der Blutdruckabfall löst ein Ansteigen der Herzfrequenz aus.
   e. Wird die Glottis jetzt geöffnet und ausgeatmet, so wird der Blutdruck auf 200 mmHg oder mehr ansteigen. Dies ist auf den schnellen venösen Rückfluß zurückzuführen, der eine kraftvolle Kontraktion des Herzmuskels auslöst.
3. Bedeutung des Pressens bei den Übungen:

Während der Übungen sollte das Pressen vermieden werden, um unphysiologische Belastungen vom kardiovaskulären System und von der Rumpfwand fernzuhalten, insbesondere bei Risikopatienten. Dazu gehören:
- Patienten mit einer kardiovaskulären Anamnese (Myokardinfarkt, zerebrovaskulärer Unfall oder Hypertonus),
- geriatrische Patienten und
- Patienten mit Hernien oder Operationen im Bereich der Rumpfwand.

4. Vorbeugende Maßnahmen gegen das Pressen während der Übungen:
   a. Der Patient muß auf die Gefahr des Luftanhaltens während der Übungen aufmerksam gemacht werden.
   b. Er soll während der Übungsdurchführung ausatmen.
   c. Er wird gebeten, während der Übungen laut zu zählen oder gleichmäßig zu atmen.

Beachte: Meist tritt das Pressen auf, wenn ein Patient isometrische oder sehr anstrengende Widerstandsübungen durchführt. Bei isometrischen Übungen steigt der Blutdruck proportional zum Prozentsatz der ausgeübten maximalen Kraft des Patienten. Macht ein Patient dynamische Übungen mit maximalem Einsatz und mit steigender Geschwindigkeit, so wird der Blutdruckanstieg bei allen Geschwindigkeiten gleich sein, obwohl die Kraft bei zunehmender Geschwindigkeit nachläßt. Patienten mit einer kardiovaskulären Anamnese sollten sehr genau beobachtet werden und müssen vielleicht ganz auf isometrische und schwere resistive Übungen verzichten.

Ermüdung

Die Ermüdung ist ein komplexes Phänomen, das die funktionelle Leistungsfähigkeit beeinträchtigt und in einem therapeutischen Übungsprogramm berücksichtigt werden sollte. Es gibt unterschiedliche Arten der Ermüdung:

1. Die **lokale Muskelermüdung** ist die verminderte Reaktion eines Muskels auf einen sich wiederholenden Reiz. Es handelt sich um eine physiologische Antwort der Muskulatur, die durch eine Verminderung der kraftproduzierenden Kapazität des neuromuskulären Systems gekennzeichnet ist und mit einer Erniedrigung der Potentialsamplitude der motorischen Einheiten in Verbindung steht.
   a. Lokale Muskelermüdung kann während statischer oder dynamischer Muskelkontraktion auftreten, oder immer dann, wenn Übungen hoher oder niedriger Intensität eine längere Zeit ausgeführt werden.
   b. Die verminderte Reaktion der Muskulatur wird durch eine Kombination von Faktoren verursacht. Unter anderem durch:
      - die Störung des muskeleigenen kontraktilen Mechanismus aufgrund eines verminderten Energievorrats, insuffizienter Sauerstoffversorgung oder erhöhter Milchsäureansammlung,
      - die inhibitorischen (schützenden) Einflüsse des Zentralnervensystems und
      - eine verringerte Übertragung der Impulse an der motorischen Endplatte, besonders bei Typ-II-Fasern.
   c. Muskelermüdung zeigt sich durch eine Verminderung des Drehmomentes und ist verbunden mit einem unangenehmen Gefühl, Schmerz oder Spasmus innerhalb des Muskels. Ist der Muskel ermüdet, so wird seine Reaktion langsamer oder das ausgeführte Bewegungsausmaß geringer sein.
2. Die **allgemeine Muskelermüdung** (Ermüdung des gesamten Körpers) ist die verminderte Reaktion einer Person während lang andauernder physischer Aktivität.
   Allgemeine Ermüdung bei Übungen niedriger Dosierung aber langer Dauer hat ihre Ursache in:
   a. einer Verminderung des Blutzuckerspiegels,
   b. einer Verringerung der Glykogenspeicher in Muskel und Leber und
   c. einem Absinken des Blut-Kaliumspiegels, besonders bei älteren Menschen.

Dies sind wichtige Überlegungen für die Erarbeitung von Ausdauer- und Konditionstrainingsprogrammen. Sie werden in Kapitel 4, S. 94, eingehender behandelt.

3. Ermüdung, die mit **spezifischen Krankheitsbildern** vergesellschaftet ist.
   a. Eine Ermüdung kann bei bestimmten Krankheiten, die mit neuromuskulären oder kardiopulmonalen Dysfunktionen verbunden sind, schneller oder in vorhersehbaren Intervallen auftreten.
      - Multiple Sklerose: Die Patienten erwachen gewöhnlich ausgeruht und bewältigen mühelos den frühen Morgen. Nachmittags ermüden sie zunehmend und werden schwächer mit einem Ermüdungshöhepunkt in der Mitte des Nachmittags. Gegen Abend läßt die Müdigkeit nach und die Patienten werden wieder kräftiger.
      - Herzerkrankungen, periphere Gefäßdysfunktionen und Lungenerkrankungen: All diese Patienten haben Defizite im Transportsystem des Sauerstoffs. Sie ermüden schneller und benötigen längere Erholungspausen im Anschluß an die Ermüdung.
   b. Der Therapeut muß sich der verschiedenen Ermüdungsmuster bewußt sein, die bei den unterschiedlichen Erkrankungen auftreten können und das Übungsprogramm entsprechend ausrichten.

Erholung nach der Ermüdung

In jedem Übungsprogramm mit resistiven Übungen muß eine ausreichend lange Erholungsphase nach der Ermüdung einkalkuliert werden. Nach anstrengenden Übungen benötigt der Körper Zeit, um seine Energien wieder auf den Stand zu Beginn der Übungen zu bringen. Nach einer schwierigen Übung dauert die Erholung auf 90 % – 95 % der vorherigen Kapazität normalerweise 3–4 Minuten, wobei die größte Erholung während der ersten Minute stattfindet.

1. Veränderungen im Muskel während der Erholung:
   a. Die Energiereserven werden wieder aufgefüllt,
   b. die Milchsäure wird in etwa einer Stunde nach den Übungen aus Muskel und Blut entfernt,
   c. die Sauerstoffreserven im Muskel werden wieder aufgefüllt und
   d. das verbrauchte Glykogen wird innerhalb einiger Tage wieder ersetzt.
2. Wird während der Erholungsphase ein leichtes Übungsprogramm durchgeführt, so erholt sich der Körper schneller, als wenn er vollständig ruhen würde.
3. Nur wenn der Patient nach der Ermüdung durch die Übungseinheit ausreichend Zeit bekommt, um sich zu erholen, wird eine langfristige Verbesserung der physischen Leistungsfähigkeit (Kraft, Leistung und Ausdauer) erreicht.

Erschöpfung/Überlastung

1. Resistive Übungen müssen bei Patienten mit bestimmten neuromuskulären Erkrankungen sehr vorsichtig gesteigert werden, um eine totale Erschöpfung zu vermeiden.
2. Die Erschöpfung ist ein Zustand, der als Folge von Übungen vorübergehende oder dauerhafte Verschlechterung der Kraft zur Folge hat. Dieser Zustand kann sowohl bei gesunden Menschen als auch bei Patienten mit neuromuskulären Erkrankungen auftreten. Einfach ausgedrückt, es trifft nicht immer zu, daß, wenn wenig Übung gut ist, viel Übung besser sein muß.
3. Ermüdung und Erschöpfung sind keine Synonyme. Wegen des unangenehmen Gefühls, das die Ermüdung bei Patienten mit intaktem neuromuskulären System begleitet, werden Übungen selten bis zur Erschöpfung ausgeführt. Es kommt jedoch gelegentlich auch bei Gesunden zu einem Verlust von Muskelfasern, wenn sie sehr hart trainieren und ihre Ernährung oder ihre Fettreserven nicht den angestiegenen Energiebedürfnissen des Körpers angepaßt haben, die durch die Übungen zustande kommen. Der Kör-

per gewinnt seine Energie dann aus dem Eiweißabbau im Muskel.

4. Ein durch Erschöpfung bedingter fortschreitender Kraftverlust wurde bei Patienten mit nicht progredienten Erkrankungen des dritten Motoneurons beobachtet, die an einem hochdosierten Kräftigungsprogramm teilgenommen haben.
5. Dieser Zustand konnte auch bei Labortieren hervorgerufen werden. Eine Studie zeigte, daß anstrengende Übungen kurz nach einer peripheren Nervenschädigung die Rückkehr der funktionellen Muskelkraft verzögern. Es wurde angenommen, daß dies am exzessiven Proteinabbau im denervierten Muskel liegt.
6. Eine Erschöpfung kann vermieden werden, wenn Intensität, Dauer und Steigerung der Übungen vorsichtig dosiert werden und der Patient genau beobachtet wird.
7. Eine genaue und regelmäßige Befundung der Kraft des Patienten wird dem Therapeuten darüber Aufschluß geben, ob sich die Kraft durch das Übungsprogramm verbessert.

Ausweichbewegungen

1. Wird einem Muskel bei der Kontraktion während der Übung zuviel Widerstand entgegengesetzt, können Ausweichbewegungen entstehen.
2. Sind Muskeln schwach durch Ermüdung, Lähmung oder Schmerz, so wird der Patient mit allen ihm zur Verfügung stehenden Mitteln die gewünschte Bewegung, die normalerweise von den geschwächten Muskeln ermöglicht wird, auszuführen versuchen. Ist z. B. der M. deltoideus oder der M. supraspinatus schwach oder ist die Schulterabduktion schmerzhaft, so wird der Patient seine Skapula elevieren und seinen Rumpf zur Gegenseite lateralflektieren. So hat es den Anschein, als abduziere der Patient den Arm.
3. Um Ausweichbewegungen in einem Übungsprogramm zu vermeiden, muß der Widerstand dem Patienten angemessen und eine ausreichende Stabilisation möglich sein. Diese kann auch durch den Therapeuten oder Hilfsmittel gewährleistet werden. Spezifische Stabilisationstechniken werden später in diesem Kapitel besprochen.

Osteoporose

1. Die Osteoporose ist ein Verlust der Knochenmasse der durch eine Dysbalance zwischen Knochenabbau und Knochenaufbau zustande kommt. Zusätzlich zur Verminderung der Knochenmasse tritt auch eine Verschmälerung der Kortikalis und eine Zunahme des Knochenmarksraumes ein.
2. Diese Veränderungen machen den Knochen leicht empfänglich für pathologische Frakturen. Bei einer **pathologischen Fraktur** ist der Knochen so durch eine Krankheit geschwächt, daß er bereits bei geringsten Belastungen auf das Skelettsystem bricht. Am häufigsten treten pathologische Frakturen an den Wirbeln, Handgelenken, Rippen und am Becken auf.
3. Es gibt Faktoren, die das Risiko, an Osteoporose zu erkranken, erhöhen:
   a. Bei Patienten mit Erkrankungen des neuromuskulären Systems oder des Bewegungsapparates ist sie oft eine Folge längerer Immobilisation, Bettruhe oder der Unfähigkeit, eine Extremität zu belasten.
      - Patienten mit schlaffen Lähmungen, aufgrund von neuromuskulären Erkrankungen oder Traumen des Rückenmarks, entwickeln schnell eine Knochenatrophie als Resultat von fehlendem Muskelzug und Belastung.
      - Patienten mit lang anhaltenden Gelenkentzündungen entwickeln Osteoporose in unmittelbarer Nähe der betroffenen Gelenke. Dies kann an der Immobilisation, dem eingeschränkten Gebrauch oder der verminderten Belastung liegen, die durch die Gelenkschmerzen und die Entzündung oder durch eine lang andauernde systemische Steroidtherapie verursacht werden.

b. Obwohl Männer und Frauen während des physiologischen Alterungsprozesses Knochenmasse verlieren, tritt die Osteoporose am häufigsten und stärksten bei weißen Frauen nach der Menopause ein und scheint direkt mit dem Absinken des Östrogenspiegels in Beziehung zu stehen.
c. Die Ernährungssituation, insbesondere eine zu geringe Aufnahme von Kalzium, erhöht das Risiko der Osteoporose.
d. Ein erhöhtes Risiko, eine Osteoporose zu entwickeln, haben auch Personen mit sitzendem Lebensstil und fehlender regelmäßiger Körperertüchtigung.

4. Anpassung eines Übungsprogramms an Patienten mit Osteoporose:
   a. Der Schwerpunkt sollte auf Ausdauertraining und Kräftigungsübungen mit niedriger Intensität liegen. Widerstände sollten nur sehr vorsichtig eingeführt werden.
   b. Übungen der tragenden Gelenke mit niedriger Intensität sollten in das Übungsprogramm mitaufgenommen werden. Schleudernde Bewegungen sollten vermieden werden.

Durch Übungen hervorgerufener Muskelschmerz

1. **Muskelkater** sind Muskelschmerzen, die nach oder während anstrengender und bis zur Erschöpfung durchgeführten Übungen auftreten.
   a. Ermüdet der Muskel bei anaeroben Übungen wegen eines Mangels an Sauerstoff, eines unzureichenden Blutzuflusses und einer passageren Ansammlung von Metaboliten (Milchsäure, Kalium etc.) im übenden Muskel, so tritt Muskelschmerz auf.
   b. Der Muskelschmerz, der während intensiver Übungen auftritt, ist vorübergehend und verschwindet meist schnell, wenn der Muskel wieder ausreichend mit Blut und Sauerstoff versorgt wird. Eine angemessene „cooldown" Phase mit Übungen niedriger Intensität kann dem Prozeß förderlich sein.
2. **Verspäteter Muskelkater**/delayed onset muscle soreness (**DOMS**)
   Beim verspäteten Muskelkater tritt Muskelempfindlichkeit und zeitweilige Steifheit oft erst 12 bis 24 Stunden nach anstrengenden und ungewohnten Übungen oder jeder anderen Form der Muskelüberlastung auf. Diese Symptome steigern sich zunehmend und haben ihren Höhepunkt ca. 24 bis 48 Stunden nach der Belastung. Dieses Gefühl der Empfindlichkeit und Steifheit wird vermutlich durch die nicht myelinisierten afferenten Fasern der Gruppe IV übertragen. Sie sind verantwortlich für den diffusen Muskelschmerz. Der Schmerz kann am gesamten Muskelbauch und dem Muskel-Sehnen-Übergang empfunden werden.
   a. Die möglichen Ursachen dieses verspäteten Muskelschmerzes sind über Jahre hinweg untersucht worden. Bis jetzt konnte die Ursache jedoch nicht endgültig geklärt werden.
      - Eine der ersten Theorien skandinavischer Forscher besagte, daß die Anhäufung von Milchsäure sowohl für den sofortigen als auch für den verspäteten Muskelschmerz verantwortlich ist. Diese Theorie wurde jedoch kürzlich und auch schon früher widerlegt. Andere Studien bewiesen, daß man nur eine Stunde Erholung im Anschluß an das Üben bis zur Erschöpfung benötigt, um fast die gesamte Milchsäure aus Skelettmuskel und Blut zu entfernen.
      - 1961 postulierte deVries die Muskelspasmustheorie als Ursache für den verspäteten Muskelschmerz. Sie besagt, daß aufgrund einer Ischämie und der Ansammlung von Stoffwechselendprodukten Schmerzen entstehen, die beim Trainieren eine Muskelverspannung hervorrufen. Diese schmerzhafte Muskelverspannung verursacht wiederum die DOMS-Beschwerden. So kommt es zu einem reflektorischen Schmerz-Verspannungskreislauf, der noch einige Tage nach dem Training an-

hält. Diese Theorie konnte durch spätere Forschungsarbeiten nicht unterstützt werden, da in Muskeln mit DOMS keine erhöhte EMG-Aktivität und damit auch kein Spasmus nachgewiesen werden konnte.

- Obwohl die Forschungen nach der Ätiologie von DOMS noch nicht abgeschlossen sind, besagen die neuesten Forschungsergebnisse, daß der verspätete Muskelschmerz durch kontraktionsinduzierte Mikrotraumen des Muskel- und/oder des Bindegewebes ausgelöst wird. Dadurch degenerieren und nekrotisieren die Gewebe. Diese Nekrose kann noch mehrere Tage nach der Belastung nachgewiesen werden und geht mit Entzündung und Ödembildung einher.

b. Es wurde oft berichtet, daß der verspätete Muskelschmerz häufiger und stärker nach exzentrischer Muskelarbeit auftritt als nach konzentrischer. Es könnte sein, daß bei einer Verlängerung des Muskels gegen Widerstand mehr Gewebe zerrissen wird als bei einer Verkürzung gegen Widerstand, da bei der exzentrischen Muskelarbeit weniger Muskelfasern angespannt werden, um die Belastung zu kontrollieren, und das Bindegewebe einen Teil der Belastung absorbiert. Außerdem ist hinreichend bekannt, daß bei der maximalen exzentrischen Muskelanspannung ein größeres Drehmoment erzeugt werden kann, als bei der maximalen konzentrischen Kontraktion. Bei Untersuchungen, die konzentrische und exzentrische Übungen gegenüberstellten, wurde häufig nicht darauf geachtet, daß die gleiche Übungsintensität (d.h. das gleiche Drehmoment) erreicht wurde. Heutzutage, da man das entstehende Drehmoment mit isokinetischen Trainingsmaschinen genau kontrollieren kann, findet man keine Unterschiede zwischen exzentrischer und konzentrischer Muskelkontraktion hinsichtlich der Entstehung von DOMS.

c. Die Muskelfunktionen, insbesondere Kraft und Dehnbarkeit, werden durch den verspäteten Muskelschmerz nachteilig beeinflußt.
   - Die Flexibilität und das Bewegungsausmaß des Gelenks sind durch die Empfindlichkeit und Steifheit der betroffenen Muskulatur eingeschränkt.
   - Es kann sogar zu einem Kraftverlust kommen, der mit dem Auftreten der Schmerzen beginnt und bis zu mehreren Wochen nach dem Abklingen der DOMS Beschwerden anhalten kann.
   - Es ist fraglich, ob diese vorübergehenden Einschränkungen direkt durch die Muskelschmerzen ausgelöst werden oder durch die Beschädigung von Muskel- und Bindegewebe, die zu Entzündung, Ödemen, Auseinanderreißen von kontraktilen Einheiten oder neurologischer Inhibition führen kann.

d. Die Vorbeugung gegen und die Behandlung der verspäteten Muskelschmerzen war nur wenig erfolgreich. Nach einer langen Zeit der Inaktivität ist es sehr schwer, zu Beginn eines Übungsprogramms DOMS vorzubeugen. Die einzige effektive Methode der Prävention scheint zu sein, einige Tage vor Einsetzen des Trainingsprogramms leichte Übungen durchzuführen. Die praktisch tätigen Physiotherapeuten glauben, daß das Ausmaß der Beschwerden durch allmähliche Steigerung der Intensität und Dauer der Übungen, durch intensives Aufwärmen, „cool-down" und durch Dehnen der belasteten Muskulatur vor und nach den Übungen verringert werden kann. Obwohl diese Techniken im allgemeinen angewendet werden, finden sich in der Literatur wenig Beweise für ihre Effizienz. Es wird immer noch nach effektiven Methoden der Vorbeugung gesucht. Leichte Übungen mit hoher Geschwindigkeit scheinen den Muskelschmerz während der Übung zu verringern und könnten auch eine schnellere und nachhaltige Erleichterung der Beschwerden bewirken. Der Einsatz von TENS-Geräten (**t**ranscutane **e**lektrische **N**erven **S**timulation mit niederfrequenten Strömen langer Impulsdauer) oder Wärmeanwendungen linderte in Untersuchungen die DOMS Beschwerden oder hatte keinen Einfluß auf sie. Örtlich angewendete Salicylat Salben, die einen schmerzlindernden Effekt haben, verminderten das Ausmaß der Beschwerden und brachten eine schnellere Erleichterung der Beschwerden.

Kontraindikationen

Entzündung

Dynamische Widerstandsübungen sind bei geschwollenen oder entzündeten Gelenken und Muskeln kontraindiziert. Der Gebrauch von Widerständen kann zu einer vermehrten Schwellung und größerem Schaden für Muskeln und Gelenke führen. Isometrische Übungen niedriger Intensität können bei einer Entzündung angewendet werden, sofern sie keine Schmerzen verursachen.

Schmerz

Empfindet ein Patient starken Muskel- oder Gelenkschmerz während der Übungen oder länger als 24 Stunden danach, sollte die Übung ganz entfallen oder zumindest deutlich reduziert werden. Der Therapeut muß in diesem Fall einen genauen Befund der Schmerzursache erheben.

Arten der resistiven Übungen

Es kann gegen statische und dynamische Muskelkontraktion Widerstand gegeben werden. Widerstandsübungen können isotonisch (mit konzentrischer oder exzentrischer Muskelanspannung), isokinetisch und isometrisch angewendet werden. In jedem Fall ist das übergeordnete Ziel durch Verbesserung der Muskelkraft, -ausdauer und -leistung, die funktionellen Leistungen und Fähigkeiten zu steigern. Vor der Auswahl einer besonderen Art der Übung, muß der Therapeut das Konzept der Spezifik des Trainings beachten und die Übertragbarkeit der Übungen auf den Alltag bedenken.

Spezifik und Transfer des Trainings

Spezifik des Trainings

Die Spezifik des Trainings ist ein Prinzip, das daran erinnert, daß die Anpassungsfähigkeit des Trainings sich präzise nach der angewendeten Trainingsmethode richtet. Wenn möglich sollten die Übungen eines Trainingsprogramms die angestrebte Funktion imitieren. Ist für die gewünschte funktionelle Aktivität zum Beispiel größere muskuläre Kraft nötig, so sollten sich Intensität und Dauer des Trainingsprogramms auf die Verbesserung der Kraft ausgerichtet sein. Die Spezifik des Trainings bezieht sich außerdem auf die Art und Geschwindigkeit der Übung sowie auf die Ausgangsstellung des Patienten während der Übung. Ist beispielsweise Treppensteigen das gewünschte funktionelle Ergebnis, dann sollten die Übungen konzentrisch und exzentrisch in der geschlossenen kinematischen Kette durchgeführt und bis zur gewünschten Geschwindigkeit und Bewegungskontrolle gesteigert werden. Man nimmt an, daß morphologische Veränderungen innerhalb der Muskulatur, motorisches Lernen und neurologische Anpassungsvorgänge an den Trainingsstimulus Grundlage der Spezifik des Trainings sind.

Transfer des Trainings

Die Übertragung von Trainingseffekten von einer Übung auf die andere wurde ebenfalls schon beobachtet. Diese Phänomen nennt man Transfer des Trainings, Irradiation (Overflow) oder Kreuztraining. Dieser Trainingstransfer ist nur in geringem Ausmaß bezüglich der Trainingsgeschwindigkeit, der Art der Übung, der Kontraktionsstärke und des Bewegungsausmaßes möglich. Bei Widerstandsübungen nimmt man an, daß eine Irradiation von der trainierten auf die nicht trainierte Extremität stattfindet. Ein Transfer des Trainings liegt zum Beispiel dann vor, wenn sich durch exzentrische Übungen die konzentrische Kraft des Muskels steigert und umgekehrt. Es konnte auch gezeigt werden, daß ein Kräftigungsprogramm zumindest in geringem Umfang die Ausdauer verbessern kann. Ebenso kann Krafttraining bei einer bestimmten Geschwindigkeit auch die Kraft bei anderen Übungsgeschwindigkeiten erhöhen. In allen Fällen ist die Verbesserung durch Irradiation jedoch ungleich geringer als bei der Spezifik des Trainings. Zusammengefaßt unterstützen die meisten Untersuchungen die Notwendigkeit, ein Trainingsprogramm möglichst ähnlich der erwünschten funktionellen Aktivität zu gestalten. So viele Variablen wie möglich sollten den Voraussetzungen und Erfordernissen der funktionellen Aktivität entsprechen.

Isotonische Übungen

Isotonische Widerstandsübungen sind dynamische Übungen, die gegen konstante oder variable Last ausgeführt werden, während sich der Muskel innerhalb seiner Bewegungsbahn verlängert oder verkürzt. Mit isotonischen Übungen können dynamische Kraft, Ausdauer und Leistung trainiert werden.

Manueller Widerstand oder Widerstand mit Hilfsmitteln

Isotonische Übungen können, je nach Bedürfnis und Möglichkeit des Patienten, gegen den Widerstand des Therapeuten oder von Hilfsmitteln ausgeübt werden. Beide Arten der Widerstandsübungen werden in diesem Kapitel ausführlich behandelt.

Konstanter oder variabler Widerstand?

1. Früher wurden isotonische Widerstandsübungen gegen eine konstante Last durchgeführt (z. B. mit Gewichten).
2. Wörtlich genommen bedeutet isotonisch konstante oder gleiche Spannung. In Wirklichkeit variiert die Spannung, die ein Muskel bei dynamischer Anspannung gegen ein konstantes Gewicht produziert ständig, während er sich innerhalb seiner Bewegungsbahn verlängert oder verkürzt. Seine maximale Spannung entwickelt der Muskel bei der Anspannung gegen ein konstantes Gewicht nur an einer Stelle der Bewegungsbahn. Das Gewicht, das gehoben oder gesenkt werden soll, kann niemals schwerer sein als dasjenige, das der Muskel an seiner schwächsten Stelle bewältigen kann.
3. **Übungen gegen variablen Widerstand:**
   a. Werden isotonische Übungen mit Apparaten durchgeführt, die den Widerstand variieren können (pneumatische, hydraulische Systeme oder Eagle bzw. Nautilus), so wird der Muskel, bei seinem Weg durch die Bewegungsbahn, mit unterschiedlichen Widerständen konfrontiert, so daß er an allen Punkten der Bewegungsbahn optimal belastet wird.
   b. Gibt der Therapeut bei isotonischen Übungen manuellen Widerstand, so kann er ihn den unterschiedlichen Kraftverhältnissen des Muskels bei seinem Weg durch die Bewegungsbahn individuell anpassen.

Konzentrischer oder exzentrischer Widerstand?

1. Isotonische Widerstandsübungen können sowohl konzentrisch als auch exzentrisch ausgeführt werden. Der Widerstand kann während der Muskelverkürzung oder der Muskelverlängerung angelegt werden.
2. Die meisten isotonischen Übungsprogramme enthalten sowohl konzentrische als auch exzentrische Übungen. Beide Arten haben ihre individuellen Vorteile abhängig von der Kraft und de funktionellen Bedürfnissen des Patienten.
3. Obwohl bei einer maximalen konzentrischen Kontraktion weniger Kraft entwickelt wird als bei einer exzentrischen Kontraktion, scheint der Zuwachs an übertragbarer Kraft gleich zu sein.
4. Um die gleiche Last zu kontrollieren, muß im Vergleich zur exzentrischen Kontraktion bei der konzentrischen Kontraktion eine größere Anzahl an motorischen Einheiten rekrutiert werden, dadurch ist

die exzentrische Übung mechanisch effizienter als die konzentrische.

5. Wird isotonisches Krafttraining konzentrisch durchgeführt, so steigert sich vornehmlich die konzentrische Muskelkraft. Exzentrisches Training verbessert vor allem die exzentrische Muskelkraft. Trotz der Behauptung einiger Forscher, daß durch konzentrische Übungen zu einem geringen Grad auch die exzentrische Kraft zunimmt, wird in den meisten Quellen angenommen, daß die Übertragung von einer Kontraktionsart zu anderen zu vernachlässigen ist.
6. Die Geschwindigkeit mit der eine konzentrische oder exzentrische Übung durchgeführt wird, hat direkten Einfluß auf die Kapazität der neuromuskulären Einheit Kraft zu erzeugen. Bei langsamer Geschwindigkeit kann eine exzentrische Kontraktion mehr Kraft erzeugen als eine konzentrische. Bei Zunahme der Übungsgeschwindigkeit nimmt die konzentrische Kontraktionskraft drastisch ab, die exzentrische Muskelkraft nimmt zunächst etwas zu und bleibt dann gleich oder nimmt etwas ab. In einem Übungsprogramm mit schweren Lasten werden isotonische Übungen in der Regel langsam durchgeführt, um die Wucht besser kontrollieren zu können und Verletzungen vorzubeugen. Weitere Informationen über Trainingsgeschwindigkeiten und ihre Auswirkungen auf die Kontraktionsart werden im Abschnitt über isokinetische Übungen in diesem Kapitel, S. 60, besprochen.
7. Ausführliche Informationen über exzentrischen Übungen und ihre Beziehung zu isotonischem und isokinetischem Training werden später in diesem Abschnitt besprochen, S. 61.

Offene kinematische Kette oder geschlossene kinematische Kette?

1. Übungen in der offenen Kette

Übungen in der offenen Kette sind Bewegungen in der offenen kinematischen Kette, wobei der distale Körperabschnitt (Fuß oder Hand) sich frei im Raum bewegt. Wenn der Arm zum Beispiel ein in der Hand gehaltenes Gewicht hochhebt, so handelt es sich um eine Bewegung der offenen Kette. Früher wurden alle Widerstandsübungen in der offenen Kette ausgeführt. Übungen in der offenen Kette können dynamisch (konzentrisch oder exzentrisch) oder statisch ausgeführt werden. Ist die Körpergewichtsbelastung des Körperabschnitts kontraindiziert, können nur Übungen in der offenen Kette durchgeführt werden. Soll der Patient auf funktionelle Belastungen in der geschlossenen kinematischen Kette vorbereitet werden, wie zum Beispiel Laufen, Treppensteigen und Springen, so sind Übungen der offenen Kette nicht das richtige Mittel.

Derselbe Muskel hat unterschiedliche Funktionen, je nachdem, ob er in der offenen oder der geschlossenen Kette arbeitet. Der M. tibialis posterior zum Beispiel invertiert und plantarflektiert den Fuß und die Sprunggelenke, wenn er in der offenen Kette arbeitet. In der Standphase des Gangs beim Bodenkontakt des Fußes ist die Funktion des M. tibialis posterior in der geschlossenen Kette, das untere Sprunggelenk zu bremsen, den Fuß zu supinieren und den Unterschenkel nach außen zu rotieren. Aus diesem Grund müssen Übungen in der geschlossenen Kette immer Bestandteil eines Rehabilitationsprogramms sein.

2. Übungen in der geschlossenen kinematischen Kette

Übungen der geschlossenen Kette sind Bewegungen in der geschlossenen kinematischen Kette, wobei sich der Körper über einen fixierten distalen Körperabschnitt bewegt. Ein Beispiel für eine Bewegung in der geschlossenen Kette ist das Treppensteigen, wenn der Fuß, der das Körpergewicht trägt, Bodenkontakt hat und der Körper angehoben oder abgesenkt wird. Die gleiche Situation gibt es für die obere Extremität bei der Liegestütze.

Übungen in der geschlossenen Kette werden in funktionellen Ausgangsstellungen mit Gewichtsbelastung durchgeführt. Sie können konzentrische, exzentrische und isometrische Muskelarbeit beinhalten.

Bei diesen Übungen werden nicht nur die Muskeln belastet, sondern auch die Knochen, Gelenke und nichtkontraktile Weichteile wie Bänder, Sehnen und Gelenkkapseln. Da die Übungen in der geschlossenen Kette unter Belastung durchgeführt werden, werden bestimmte Mechanorezeptoren in und um die Gelenke herum effektiver gereizt, als in der offenen Kette, wodurch die Kokontraktion der Muskeln stimuliert wird und zur Gelenkstabilisierung beiträgt. Zusätzlich zur Verbesserung der Muskelkraft, -leistung und -ausdauer werden durch Übungen in der geschlossenen Kette auch das Gleichgewicht, die Koordination und die Geschicklichkeit bei der Ausübung funktioneller Bewegungen unter Belastung geschult. Ist die Körpergewichtsbelastung kontraindiziert, so dürfen keine Übungen in der geschlossenen Kette durchgeführt werden.
Sobald die Teilbelastung freigegeben ist, kann mit Übungen in der geschlossenen Kette begonnen werden. Obwohl man die Übungen in der geschlossenen Kette normalerweise mit der unteren Extremität in Verbindung bringt, sind sie auch für die Funktionsverbesserung der oberen Extremität, insbesondere bei der Stabilisierung des Schultergürtels, von großer Bedeutung. Der Widerstand bei diesen Übungen kann manuell, durch Geräte oder einfach durch das Körpergewicht des Patienten ausgeübt werden.

Isokinetische Übungen

Isokinetische Übungen sind dynamische Übungen, bei denen die Geschwindigkeit der Verkürzung bzw. Verlängerung des Muskels durch ein Hilfsmittel kontrolliert wird. Der Ausdruck „isokinetisch" bedeutet, daß die Bewegung mit konstanter (gleichbleibender) Geschwindigkeit durchgeführt wird. Die Muskelkraft, die sonst zur Beschleunigung der Extremität gebraucht wird, wird zum Widerstand.

1. Da die Geschwindigkeit der Extremitätenbewegung konstant ist, variiert der Widerstand der isokinetische Übungsmaschine. Aus diesem Grund werden isokinetischen Übungen auch als **akkommodierende Widerstandsübungen** bezeichnet. Der Widerstand der isokinetischen Übungen paßt sich der Fähigkeit des Muskels, Spannung zu erzeugen, an und belastet so den Muskel innerhalb des gesamten Bewegungsausmaß seinen Kapazitäten entsprechend. Bei guter Motivation und optimalem Einsatz des Patienten arbeitet und kontrahiert sich der Muskel maximal an allen Punkten der Bewegungsbahn. Aus diesem Grund sind viele Forscher der Meinung, daß die Kräftigung eines Muskels mit isokinetischen Übungen effektiver ist als mit isotonischen.
2. Als die isokinetischen Übungsgeräte entwickelt wurden, konnte auf ihnen nur konzentrisch trainiert werden. Neue Technologien haben jetzt auch exzentrische isokinetische Geräte ermöglicht. Dadurch kann das isokinetische Training je nach gewünschtem funktionellen Ergebnis konzentrisch oder exzentrisch durchgeführt werden.
3. Bei der isokinetischen Übung wird die Geschwindigkeit der Bewegung kontrolliert. Mögliche Übungsgeschwindigkeiten reichen von sehr langsam (15° bis 30°/s) bis sehr schnell (300° bis 400°/s). Bei konzentrischem Training sinkt die Kapazität des Muskels, Spannung zu erzeugen, wenn sich die Geschwindigkeit der Übung erhöht. Früher wurde angenommen, daß sich bei der exzentrischen Muskelarbeit mit der Geschwindigkeit auch die Spannungsfähigkeit des Muskels erhöht. Diese Annahme konnte allerdings von Untersuchungen, die sich auf exzentrische isokinetische Übungen konzentrierten, nicht durchgehend bestätigt werden. In einigen Versuchen zeigte sich bei steigender Übungsgeschwindigkeit auch steigende Muskelspannung, jedoch nur bis zu einem bestimmten Punkt, dann blieb die Spannung trotz höherer Geschwindigkeit gleich. Bei anderen Untersuchungen hatte die Übungsgeschwindigkeit keinen Einfluß auf die Fähigkeit des Muskels, Spannung zu erzeugen.

Der Erfolg des Trainings ist in der Regel geschwindigkeitsspezifisch. D.h., daß die Muskelkräftigung sich bei der Bewegungsgeschwindigkeit bemerkbar macht, bei der geübt wurde. Eine weitere Diskussion der Spezifik der Trainingsgeschwindigkeit bei isokinetischen Übungen folgt später in diesem Kapitel, S. 76.

4. Im Gegensatz zu isotonischen Übungen, die in der Regel mit langsamer Geschwindigkeit durchgeführt werden, um die Wucht zu kontrollieren und Verletzungen vorzubeugen, können isokinetische Übungen auch mit hohen Geschwindigkeiten ohne Gefahr für den Patienten ausgeführt werden. Während der isokinetischen Übungen muß der Patient nicht die Wucht eines beschleunigten Gewichts kontrollieren, die den Muskel schädigen könnte.
5. Es konnte bewiesen werden, daß isokinetische Übungen eine effektive Methode sind, um Muskelkraft, -leistung und -ausdauer zu steigern. Isokinetische Übungsgeräte ermöglichen dem Patienten, mit maximalem Einsatz und optimal belasteter Muskulatur bei hohen Geschwindigkeiten sicher zu trainieren. Auch die Ausdauer kann an isokinetischen Übungsgeräten trainiert werden, wenn mit submaximaler Belastung und vielen Wiederholungen bei verschiedenen Geschwindigkeiten geübt wird.

Exzentrische Übungen

1. Seit man mehr über die Vorteile der exzentrischen Übungen weiß, werden sie verstärkt in Übungsprogrammen zur Rehabilitation eingesetzt. Wie schon vorher in diesem Kapitel erwähnt, kann man exzentrische Übungen sowohl isokinetisch als auch isotonisch durchführen. Eine exzentrische Übung ist eine Art der dynamischen Muskelbelastung, bei der der Muskel Spannung erzeugt, während er von einer äußeren Kraft verlängert wird. Exzentrische Muskelkontraktionen beinhalten negative Arbeit, sie sind ein Teil vieler funktioneller Aktivitäten, wie Treppabsteigen und Kontrolle oder Verlangsamung der Extremitätenbewegung bei plötzlichen Änderungen der Bewegungsrichtung oder des Impulses. Zusätzlich ermöglichen exzentrische Muskelkontraktionen auch eine gewisse Stoßdämpfung bei funktionellen Aktivitäten in der geschlossenen Kette.
2. Einige Unterschiede zwischen der exzentrischen und der konzentrischen Muskelkontraktion wurden bereits bei den isotonischen Übungen beschrieben. Zusätzlich zu der Fähigkeit, größere Kraft zu erzeugen als die konzentrische Kontraktion, kann durch die exzentrische Kontraktion bei der Arbeit gegen eine maximale Belastung mehr Spannung erzeugt werden, als durch eine isometrische Kontraktion. Diese Eigenschaften haben jedoch keinen Einfluß auf das Ergebnis der Trainingsprogramme. Die Muskulatur wird mit isotonischen, konzentrischen und exzentrischen Übungen jeweils gleich gut trainiert.
3. Es konnte gezeigt werden, daß die exzentrische Muskelkontraktion effizienter ist, als die konzentrische, da sie weniger motorische Einheiten benötigt, um die gleiche Last zu kontrollieren. Es ist also weniger anstrengend, eine Last exzentrisch zu kontrollieren als konzentrisch. Deshalb ist es zu Beginn eines Trainingsprogramms bei freigegebener Gelenkbewegung, aber sehr schwacher Muskulatur einfacher für den Patienten, exzentrische Übungen zu bewältigen. Am Anfang könnte der Widerstand der Schwerkraft schon ausreichen und der Patient lernt, das Gewicht des betroffenen Körperabschnitts gegen die Schwerkraft langsam abzusenken. Später können auch leichte Gewichte (Hanteln) eingesetzt werden, um die Muskelfunktion zu verbessern.
4. Im fortgeschrittenen Stadium der Rehabilitation ermöglichen die exzentrischen Übungen dem Patienten auch große Lasten in das Kräftigungsprogramm miteinzubeziehen. Da die größte Spannung durch exzentrische Kontraktion erzeugt wird, kann durch sie auch die größte Last kontrolliert werden. Nach der Rückkehr zu funktionellen Aktivitäten kann der Patient durch exzentrische Übungen

hoher Geschwindigkeit in Form von Stretch-Verkürzungs-Übungen gegen eine große Last auf Leistungssport oder berufsbezogene Aktivitäten, die exzentrische Muskelkontrolle beim Abbremsen oder bei schnellen Richtungsänderungen während der Bewegung verlangen, vorbereitet werden.

5. Exzentrische Muskelkontraktionen verbrauchen weniger Sauerstoff und geringere Energiereserven als konzentrische Kontraktionen bei gleicher Belastung. Beim Ausdauertraining werden die Muskeln mit exzentrischen Übungen nicht so schnell ermüden. Daher können bessere Trainingsergebnisse erzielt werden, wenn verstärkt exzentrische Übungen ausgeführt werden, wie Bergabrennen oder exzentrische isokinetische Übungen hoher Geschwindigkeit.
6. Bezüglich der exzentrischen Übungen geht die Diskussion um die Spezifik bzw. den Transfer des Trainings weiter. Wie schon erwähnt, fördern exzentrische isotonische Übungen eine sehr spezifische Kontraktionsart. Das bedeutet, daß exzentrisches Training besonders die exzentrische Muskelkraft verbessert. Über die Spezifik des exzentrischen isokinetischen Trainings gibt es bisher nur sehr eingeschränkte Informationen, da es erst seit kurzer Zeit Geräte gibt, die ein derartiges Training ermöglichen. Die bisherigen Untersuchungen kamen zu widersprüchlichen Ergebnissen und waren nicht überzeugend.

Vorsichtsmaßnahmen bei exzentrischen Übungen:

1. Werden exzentrische Übungen mit maximalem Einsatz durchgeführt, so kann es zu übermäßiger Belastung des Herz-Kreislauf-Systems kommen. Deshalb sollte während der Übungen gleichmäßig geatmet werden. Besonders vorsichtig sollte man bei Patienten mit kardiologischer Anamnese, mit Bluthochdruck und bei älteren Patienten sein.
2. Im Vergleich zu konzentrischen Übungen wurde bei exzentrischen Übungen gegen maximalen Widerstand von einem verstärkten Auftreten des verspäteten Muskelschmerzes berichtet. Eine Erklärung könnte sein, daß es bei einem Muskel, der sich gegen Widerstand verlängert, eher zu Mikrotraumen der Muskelfasern und des Bindegewebes kommt, als wenn er sich verkürzt. Es wird bei der exzentrischen Kontraktion auch ein größerer Widerstand benötigt, um den Muskel zu überlasten, als bei der konzentrischen Kontraktion. Das könnte auch zu größerem Gewebeschaden führen. Aus diesen Gründen sollte man in der Frühphase der Rehabilitation auf exzentrische Übungen gegen maximalen Widerstand verzichten. Submaximale Gewichte für konzentrische Übungen überlasten die Muskeln nicht in der exzentrischen Phase. Die Studien, bei denen von starkem Auftreten von DOMS gesprochen wurde, befaßten sich alle mit exzentrischen Übungen langsamer Geschwindigkeit und maximaler Belastung. Es könnte sein, daß exzentrische isokinetische Übungen hoher Geschwindigkeit nicht so schädlich für die Weichteile sind, wie exzentrische Übungen niedriger Geschwindigkeit. Auf diesem Gebiet wurde bis jetzt jedoch sehr wenig geforscht.

Isometrische Übungen

Isometrische Widerstandsübungen sind statische Übungen, bei denen sich der Muskel ohne nennenswerte Änderung der Muskellänge und ohne entstehende Gelenkbewegung kontrahiert. Obwohl keine physikalische (äußere) Arbeit (Kraft × Weg) verrichtet wird, produziert der Muskel hohe Spannung und Kraft. Wenn Anpassungsvorgänge ablaufen und Kraft und Ausdauer verbessert werden sollen, muß die isometrische Kontraktion gegen Widerstand mindestens 6 Sekunden gehalten werden. Dann hat der Muskel Zeit, seine maximale Spannung zu entwickeln und metabolische Veränderungen beginnen sich einzustellen.

Unterschiedliche Formen und Intensitäten isometrischer Übungen werden in den verschiedenen Heilungsstadien eingesetzt, um den sich ändernden Zielen und den erwünschten funktionellen Ergebnissen zu entsprechen. Diese Übungsformen beinhalten Anspannungsübungen, isometrische Widerstandsübungen und Stabilisationsübungen.

Anspannungsübungen

Anspannungsübungen beinhalten isometrische Übungen niedriger Intensität gegen sehr geringen oder gar keinen Widerstand. Sie werden zur Muskelentspannung, Durchblutungsförderung, Verminderung des Muskelschmerzes und des Muskelspasmus in der Frühphase der Rehabilitation im Anschluß an Weichteilverletzungen eingesetzt. Die Beweglichkeit der Muskelfasern gegeneinander wird während der Heilung erhalten. Am häufigsten werden Anspannungsübungen mit dem M. glutaeus maximus und dem M. quadriceps femoris angeleitet. Weil die Anspannungsübungen gegen sehr geringen Widerstand ausgeführt werden, sind sie nicht geeignet, die Kraft zu steigern. Sie können jedoch in der Frühphase die Atrophie verlangsamen, wenn zum Schutz des Gewebes noch Immobilisation notwendig ist.

Isometrische Übungen

Isometrische Übungen gegen Widerstand werden dann eingesetzt, wenn gekräftigt werden soll, eine Gelenkbewegung jedoch kontraindiziert oder schmerzhaft ist.

1. Um eine optimale Kräftigung zu erzielen, sollte man ein Trainingsgewicht wählen, das 60 % – 80 % des maximal bewegten Gewichts des Muskels entspricht.
2. Die Ausgangslänge des Muskels bei der Kontraktion steht in direktem Zusammenhang mit der Größe der Spannung, die an dieser Stelle der Bewegungsbahn erzeugt werden kann. Aus diesem Grund wird der Widerstand, gegen den der Patient in unterschiedlichen Gelenkstellungen arbeiten muß, variieren.
3. Da keine Gelenkbewegung stattfindet, wird der Muskel auch nur in der Gelenkstellung gekräftigt, in der geübt wird. Um den Muskel in seiner gesamten Bewegungsbahn zu kräftigen, müssen die Übungen in verschiedenen Gelenkstellungen durchgeführt werden.

Stabilisationsübungen

Gelenkstabilisation und die posturale Stabilität können durch die Anwendung isometrischer Übungen erreicht werden. **Stabilisation** wird durch die Aktivierung der Kokontraktion, d. h., gemeinsame Kontraktion der antagonistischen Muskeln des proximalen Gelenks, herbeigeführt. Kokontraktion kann in Positionen, in denen gegen die Schwerkraft gehalten werden muß, oder bei Anspannung gegen isometrischen Widerstand in der Mittelstellung, geübt werden.

1. **Stabilisationsübungen** werden in der Regel in der geschlossenen kinematischen Kette in Ausgangsstellungen unter Schwerkrafteinfluß angewendet.
2. Der Schwerpunkt liegt auf der Kontrolle der Rumpf- und proximalen Extremitätenmuskulatur. Es muß in vielen unterschiedlichen Ausgangsstellungen gegen die Schwerkraft oder manuellen Widerstand gehalten werden.
3. **Rhythmische Stabilisation** und **dynamische Stabilisationsübungen** (s. Kapitel 8, 11, 15) sind isometrische Übungen zur Ausbildung der Stabilität der Gelenke und des Rumpfes.

Vorsichtsmaßnahmen bei isometrischen Übungen

Ähnlich wie bei den exzentrischen Übungen kommt es auch bei isometrischen Übungen gegen Widerstand zu einem Blutdruckanstieg. Die Höhe des Blutdruckanstiegs ist vom Alter des Patienten und seiner Anamnese abhängig. In jedem Fall sollte eine rhythmische Atmung bei der Durchführung der Übungen angewendet werden. Isometrische Übungen können bei Patienten mit einer kardiologischen oder einer zerebrovaskulären Anamnese kontraindiziert sein.

Übungen gegen manuellen Widerstand

Definition

Bei Übungen gegen manuellen Widerstand hält der Therapeutgegen eine statische oder dynamische Muskelkontraktion.

1. Ist Gelenkbewegung erlaubt, so wird in der Regel über das gesamte Bewegungsausmaß Widerstand gegeben, während sich der Muskel verkürzt. Kontrollierter Widerstand kann auch gegen die exzentrische oder statische Muskelanspannung gegeben werden.
2. Die Übungen können achsengerecht, in den PNF-Mustern oder in kombinierten Mustern, die eine funktionelle Aktivität simulieren, ausgeführt werden.
3. Ein Muskel kann auch einzeln gekräftigt werden, indem man den Widerstand entsprechend der Muskelfunktion setzt, wie bei den Muskelfunktionstests beschrieben.

Prinzipien der Anwendung von Übungen gegen manuellen Widerstand

Vor Übungsbeginn

1. Das Bewegungsausmaß, die Kraft und die funktionellen Einschränkungen des Patienten werden befundet. Muskelfunktionstests helfen dem Therapeuten, einen qualitativen und quantitativen Basiswert festzustellen, an dem die Fortschritte des Patienten gemessen werden können. Außerdem kann anhand der Tests festgestellt werden, welcher Widerstand bzw. welche Übung für den Patienten in Frage kommt.
2. Der Behandlungsplan und der Übungsablauf werden dem Patienten erklärt.
3. Analog zum Durchbewegen (s. Kapitel 2), wird der Patient in eine bequeme Ausgangsstellung gebracht. Der Therapeut nimmt eine sinnvolle Ausgangsstellung ein, aus der heraus er die gesamte Übung begleiten und seinen Körper optimal einsetzen kann. Es sollte sichergestellt werden, daß dar betroffene Körperteil nicht durch einengende Kleidung an der Bewegung gehindert wird.
4. Die Bewegung wird zunächst zu Demonstrationszwecken passiv vom Therapeuten durchgeführt.
5. Es muß dem Patienten erklärt werden, daß er die Übung mit maximalem Einsatz aber trotzdem schmerzfrei durchführen soll.
6. Es sollte sichergestellt werden, daß der Patient trotz maximalen Einsatzes nicht preßt.

Während der Übung

1. Der Ort, an dem der Widerstand angelegt wird, sollte genau bedacht sein. Der Widerstand wird in der Regel am distalen Ende des Körperabschnitts angelegt, an dem der zu kräftigende Muskel inseriert. Ein distaler Widerstand erzeugt das größte äußere Drehmoment und kostet den Therapeuten am wenigsten Kraft. Um den M. deltoideus zu kräftigen, wird der Widerstand z. B. am distalen Humerus angelegt, während der Patient seine Schulter flektiert (Abb. 3.**1**).
   a. Der Ort, an dem der Widerstand angelegt wird, variiert je nach Kraft des Patienten und des Therapeuten und in Abhängigkeit von der Stabilität des Körperabschnitts.
   b. Der Widerstand kann auch über ein dazwischenliegendes Gelenk gegeben werden, vorausgesetzt, das Gelenk ist stabil und schmerzfrei sowie mit ausreichend stabilisierender Muskulatur ausgestattet.
2. Die Richtung des Widerstandes muß festgelegt werden. Der Widerstand wird in die der gewünschten Bewegung entgegengesetzte Richtung ausgeübt (Abb. 3.**1**).
3. Es wird für die nötige Stabilisierung gesorgt. Zur Vermeidung von Ausweichbewegungen bei der Kräftigung, muß eine angemessene Fixation durch den Therapeuten oder mit Hilfe von Gurten etc. angebracht werden. Die Fixation wird in der Regel am proximalen Insertionspunkt des zu kräftigenden Muskels angelegt. Bei der Kräftigung des M. biceps brachii wird z. B. ventral an der Schulter fixiert, während Widerstand gegen die Ellenbogenbeugung gegeben wird (Abb. 3.**2**).
4. Ein angemessener Widerstand wird angelegt.
   Zunächst sollte der Patient die Bewegung gegen einen submaximalen Widerstand ausüben, um ein Gefühl für die Bewegung zu bekommen. Zur Kräftigung

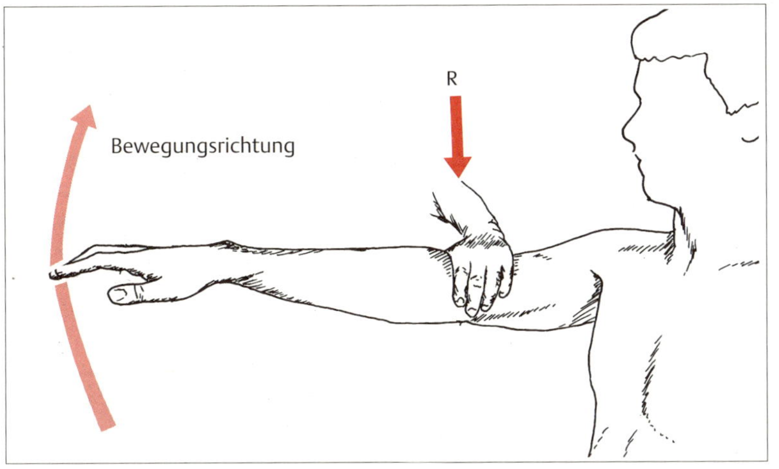

Abb. 3.**1** Der Widerstand (R) wird am distalen Ende des zu kräftigenden Körperteils und der Bewegungsrichtung entgegengesetzt ausgeübt.

sollte die gewünschte Antwort des Patienten ein maximaler schmerzfreier Einsatz sein. Bei einer dynamischen Übung gegen Widerstand, sollte die Bewegung flüssig ohne Zittern ausgeführt werden. Der angelegte Widerstand sollte an allen Stellen der Bewegungsbahn den Fähigkeiten des Muskels entsprechen. Der Widerstand sollte einschleichend auf- und abgebaut werden, um unkontrollierte Bewegungen zu vermeiden.

5. Bei folgenden Komplikationen muß der Ort, an dem der Widerstand gesetzt wird, revidiert oder der Widerstand vermindert werden.
   a. Der Patient ist nicht in der Lage, die Bewegung vollständig auszuführen.
   b. Der Patient empfindet Schmerzen an der Stelle, an der der Widerstand gegeben wird.
   c. Es entsteht ein Muskelzittern.
   d. Es entstehen Ausweichbewegungen.
6. Es werden die passenden verbalen Kommandos gegeben.
   a. Dem Patienten werden einfache verbale Kommandos gegeben, die keine medizinische Fachterminologie enthalten, z. B.: „ Beugen Sie den Ellenbogen." und nicht „Flektieren Sie den Ellenbogen."
   b. Es werden unterschiedliche Kommandos gebraucht, um exzentrische, konzentrische oder isometrische Kontraktionen anzuleiten.

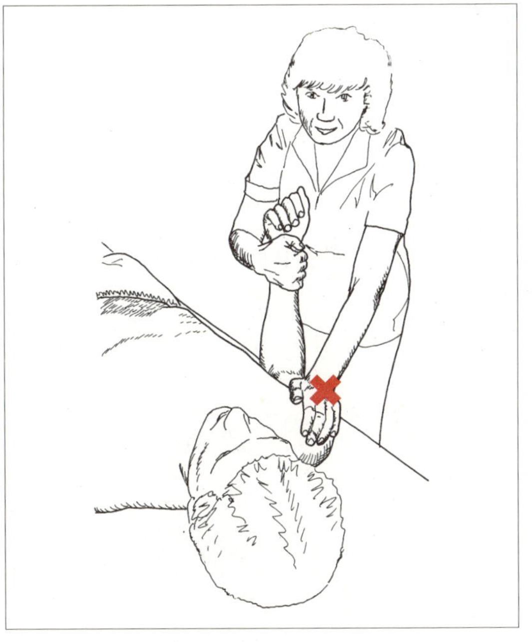

Abb. 3.**2** Es wird an der proximalen Insertion des zu kräftigenden Muskels fixiert. Hier wird am proximalen Humerus fixiert, während gegen die Ellenbogenflektion Widerstand gegeben wird.

- Isometrische Kontraktion: „Halten!", „Lassen Sie sich nicht wegdrücken!", „Passen Sie sich meinem Widerstand an."
- Konzentrische Kontraktion: „Ziehen!", „Drücken!"
- Exzentrische Kontraktion: „Lassen Sie sich langsam von mir wegdrücken."

c. Das verbale Kommando sollte mit dem manuellen Widerstand zeitlich gut koordiniert sein, insbesondere bei reziproken Bewegungen.

7. Die Anzahl der Wiederholungen wird festgelegt.
   In der Regel werden 8 bis 10 Wiederholungen einer spezifischen Bewegung den Patienten an den Punkt der Muskelermüdung bringen. Weitere Wiederholungen können nach einer ausreichenden Ruhepause ausgeführt werden.

Techniken manueller Widerstandsübungen

Übereinstimmend mit Kapitel 2 werden hier die meisten Übungen aus der Ausgangsstellung Rückenlage beschrieben und illustriert. Abhängig von der Größe und Kraft des Therapeuten können Variationen der Grifftechnik und der Ausgangsstellung des Therapeuten nötig sein. Alternative Ausgangsstellungen werden gegebenenfalls aufgeführt. Auf allen Abbildungen wird die Richtung des Widerstandes (R) durch einen dicken roten Pfeil angezeigt.

Entgegengesetzten Bewegungen, wie Flexion/Extension oder Abduktion/Adduktion, wird häufig im Wechsel Widerstand gegeben, wenn eine Kräftigung von Agonist und Antagonist erwünscht ist. Widerstand gegen reziproke Bewegungsmuster schult die Fähigkeit des Patienten, die Bewegungsrichtung flüssig und schnell zu ändern, eine neuromuskuläre Fähigkeit, die für viele funktionelle Aktivitäten wichtig ist. Die Umkehr der Bewegungsrichtung setzt die Kontrolle der bewegenden und der stabilisierenden Muskulatur voraus. Es verbindet konzentrische und exzentrische Kontraktionen, um den Impuls zu verringern und einen kontrollierten Übergang von der einen zur anderen Bewegungsrichtung zu ermöglichen.

In diesem Kapitel werden manuelle Widerstandsübungen für die obere und untere Extremität beschrieben, und sie werden alle in der offenen kinematischen Kette durchgeführt. Weiter Kräftigungsübungen für die Extremitäten finden sich in Kapitel 8 bis 13. Dort sind auch viele Beispiele und Illustrationen von resistiven exzentrischen Übungen, Übungen in der geschlossenen Kette und in funktionellen Mustern aufgeführt. Widerstandsübungen für die Wirbelsäule werden im Kapitel 15 beschrieben.

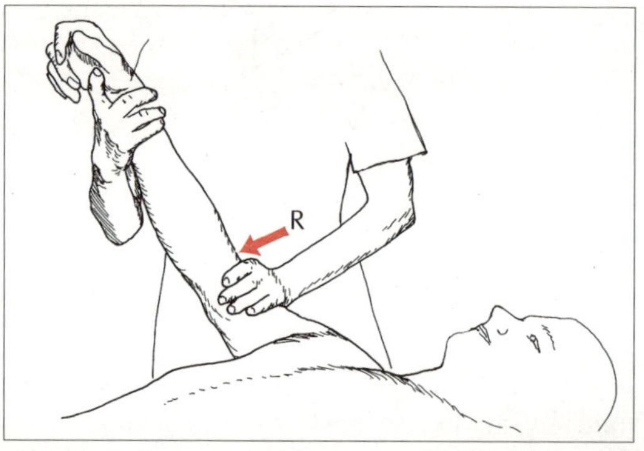

Abb. 3.**3** Widerstand gegen die Flexion der Schulter

Obere Extremität

Schulter: Flexion (Abb. 3.**3**)

1. Der Widerstand wird an der Ventralfläche des distalen Oberarms gegeben oder bei schmerzfreiem und stabilem Ellenbogengelenk am distalen Unterarm.
2. Schulterblatt und Rumpf werden durch die Behandlungsbank fixiert.

Schulter: Extension bis zur Nullstellung

Widerstand: Wird an der Dorsalseite des distalen Oberarms oder am distalen Unterarm gegeben.

Fixation: Das Schulterblatt wird durch den Behandlungstisch fixiert.

Schulter: Extension bis zur Endstellung

Ausgangsstellungen des Patienten: Rückenlage an der Kante der Behandlungsbank, Bauchlage oder Seitlage, so daß die Extension endgradig durchgeführt werden kann.
Widerstand: Wird wie bei der Extension (2.) gegeben.
Fixation: In der Rückenlage wird die Ventralseite der Schulter fixiert. In der Seitlage müssen sowohl der Rumpf als auch das Schulterblatt fixiert werden. Dies kann in der Regel durch eine Plazierung des Patienten an der Bankkante geschehen, indem der Therapeut den Patienten mit dem eigenen Rumpf fixiert. Liegt der Patient in Bauchlage, muß die Skapula manuell fixiert werden.

Schulter: Abduktion und Adduktion

Widerstand: Wird am distalen Oberarm gegeben dabei hat der Patient den Ellenbogen 90° flektiert. Gegen die Abduktion (Abb. 3.**4**) wird der Widerstand an der Lateralseite, gegen die Adduktion an der Medialseite des Oberarms gegeben.
Fixation: Das Schulterblatt wird am Akromion fixiert (auf Abb. 3.**4** nicht dargestellt), um einer Elevation vorzubeugen.

Schulter: Innenrotation und Außenrotation

Ausgangsstellung des Patienten: Der Ellenbogen wird 90° gebeugt und die Schulter 90° abduziert.
Widerstand: Wird gegen die Innenrotation (Abb. 3.**5**) und die Außenrotation am distalen Unterarm gegeben.
Fixation: Bei der Innenrotation wird die Ventralseite der Schulter fixiert. Bei der Außenrotation werden Rücken und Schulterblatt durch die Behandlungsbank fixiert.

Schulter: transversale Abduktion und Adduktion

Ausgangsstellung des Patienten: Schulter und Ellenbogen werden 90° flektiert und die Schulter in Rotationsnullstellung gebracht. Will man der horizontalen Abduktion zwischen 0° und 45° Widerstand leisten, so muß der Patient ganz am Rand der Bank in Rückenlage, Seitlage oder Bauchlage liegen.

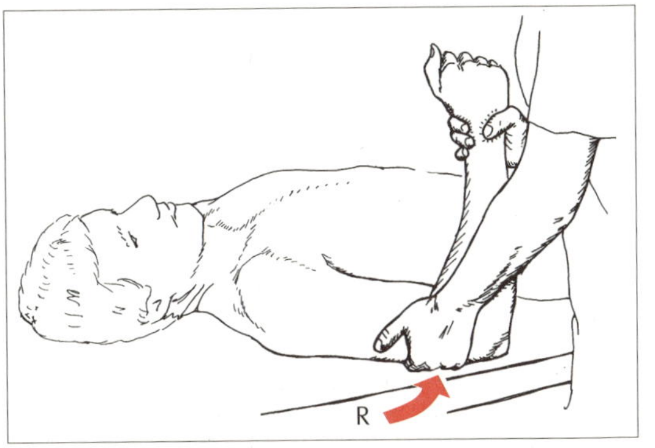

Abb. 3.**4** Widerstand gegen die Abduktion der Schulter

Widerstand: Wird gegen die transversale Ab- und Adduktion am distalen Ende des Humerus direkt proximal des Ellenbogengelenk gegeben.
Fixation: Bei der transversalen Adduktion wird an der Ventralseite der Schulter fixiert. Bei der transversalen Abduktion ist die Fixation von Schulterblatt und Rumpf durch die Behandlungsbank gegeben.

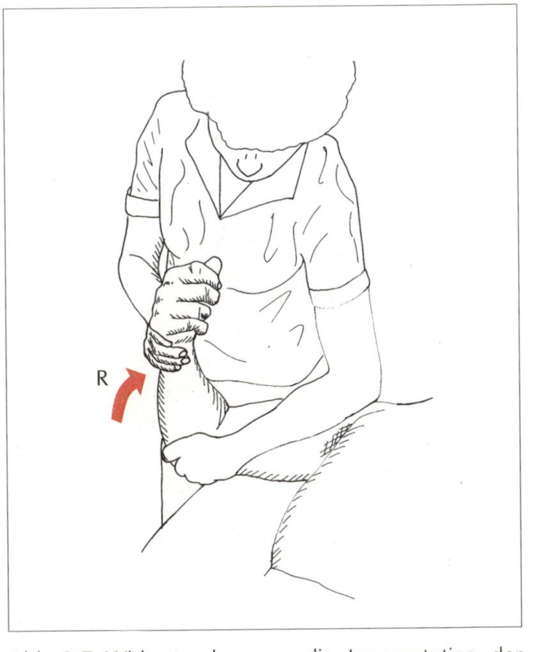

Abb. 3.**5** Widerstand gegen die Innenrotation der Schulter

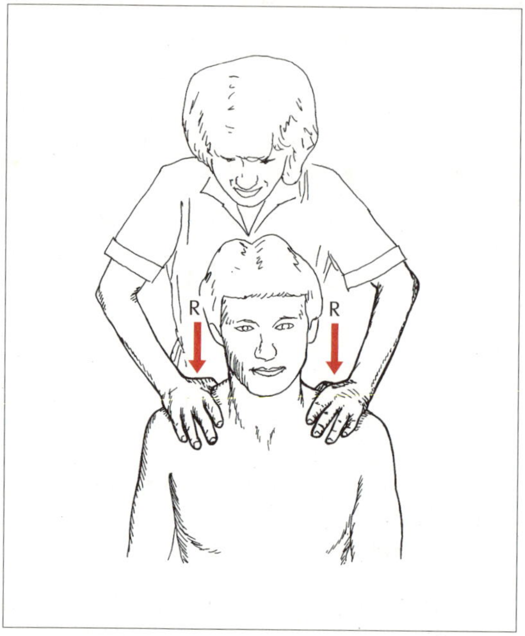

Abb. 3.**6** Beidseitiger Widerstand gegen die Elevation des Schultergürtels

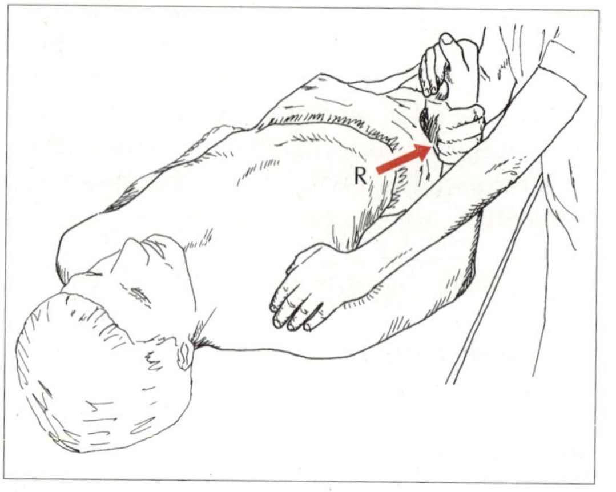

Abb. 3.**7** Widerstand gegen die Flexion des Unterarms mit proximaler Fixation

Schulterblatt: Elevation und Depression

Ausgangsstellung des Patienten: Sitz.
Widerstand: Wird bei der Elevation (Abb. 3.**6**) an der Kranialseite des Schultergürtels direkt oberhalb der Klavikula angelegt.
Bewegungsausführung: Um der Schulterblattdepression Widerstand zu geben, soll der Patient versuchen, mit der Hand seine Füße zu erreichen; dabei schiebt er in die Hand des Therapeuten. Hat der Patient ausreichend Kraft, so kann die Übung in der geschlossenen Kette gemacht werden; dazu sitzt er auf der Kante eines niedrigen Tisches. Der Therapeut kann jetzt das Körpergewicht des Patienten mit beiden Händen anheben.

Schulterblatt: Protraktion und Retraktion

Widerstand: Wird am ventralen Anteil der Schulter am Humeruskopf gegen die Protraktion und am dorsalen Anteil der Schulter gegen die Retraktion gegeben. Es kann auch direkt an der Skapula Widerstand gegeben werden, wenn der Patient sitzt oder auf der dem Therapeuten zugewandten Seite liegt (s. Abb. 8.**13 a** und **b**, S. 264).
Fixation: Der Rumpf wird fixiert, um eine Rotation zu vermeiden.

Ellenbogen: Flexion und Extension

Ausgangsstellung des Patienten und Widerstand: Der Unterarm kann in Pronation, Supination und Nullstellung gehalten werden, um die verschiedenen Beuger (Mm. brachialis, brachioradialis und biceps brachii) einzeln zu kräftigen. Für die Kräftigung der Ellenbogenflexoren wird an der Ventralfläche des distalen Unterarms Widerstand gegeben (Abb. 3.**7**). Um die Ellenbogenextensoren zu kräftigen, wird der Patient in Rücken- oder Bauchlage (Abb. 3.**8**) gelagert, der Widerstand wird am distalen Unterarm angelegt.
Fixation: Bei beiden Bewegungen wird am proximalen Teil des Humerus fixiert.

Unterarm: Pronation und Supination

(Abb. 3.**9**)
Ausgangsstellung des Patienten und Widerstand: Bei 90° gebeugtem Ellenbogen wird der Widerstand am distalen Radius gegeben.
Fixation: Es kann erforderlich sein, den Humerus zu fixieren, um eine Mitbewegung der Schulter auszuschließen.

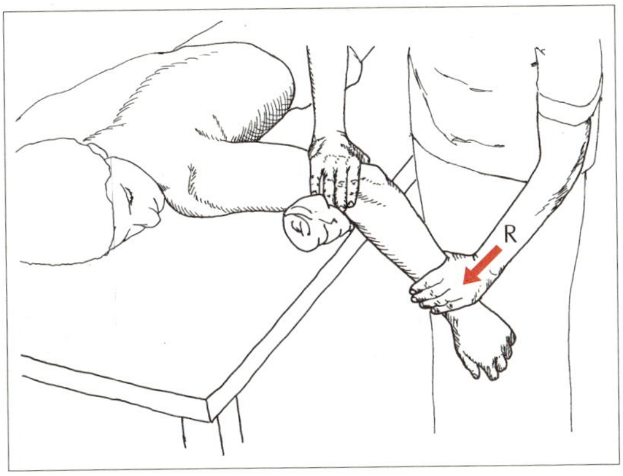

Abb. 3.**8** Widerstand gegen die Extension des Ellenbogens

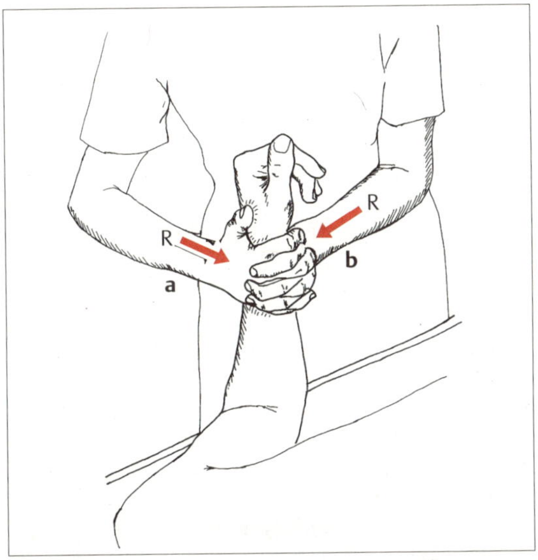

Abb. 3.**9**
a Widerstand gegen die Pronation des Unterarms
b Widerstand gegen die Supination des Unterarms

Handgelenk: Flexion und Extension (Abb. 3.**10**)
Widerstand: Wird gegen die Extension an der dorsalen und gegen die Flexion an der palmaren Handseite in Höhe der Mittelhandknochen gegeben.
Fixation: Fixiert wird die Volar- bzw. Dorsalseite des distalen Unterarms.

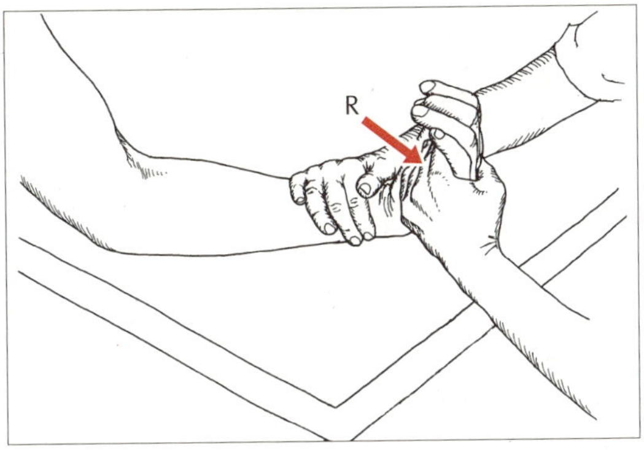

Abb. 3.**10** Widerstand gegen die Flexion des Handgelenks mit Fixation des Unterarms

Handgelenk: Radial- und Ulnardeviation
Widerstand: Wird im Wechsel am zweiten und fünften Mittelhandknochen gegeben, um gegen die Radial- bzw. Ulnardeviation zu halten.
Fixation: Fixiert wird am distalen Unterarm.

Bewegungen der Finger (Abb. 3.**11**) ***und des Daumens*** (Abb. 3.**12**)
Widerstand: Wird direkt distal des Gelenks angelegt, das sich bewegt. Es wird immer nur gegen eine Gelenkbewegung Widerstand geleistet.

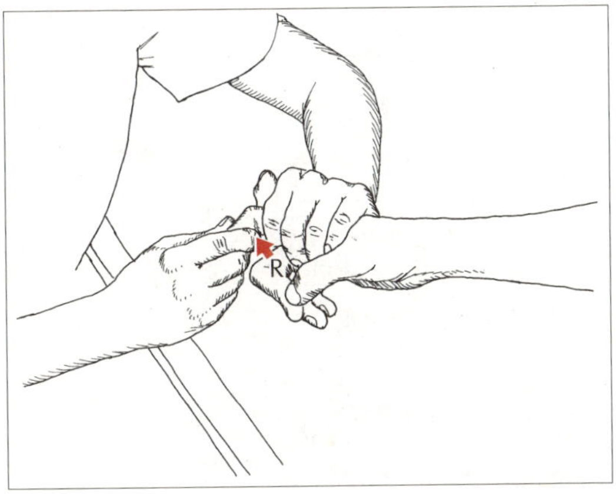

Abb. 3.**11** Widerstand gegen die Flexion des proximalen Interphalangealgelenks (PIP) des Zeigefingers mit Fixation des Metakarpophalangeal- (MCP) und des distalen Interphalangealgelenks (DIP)

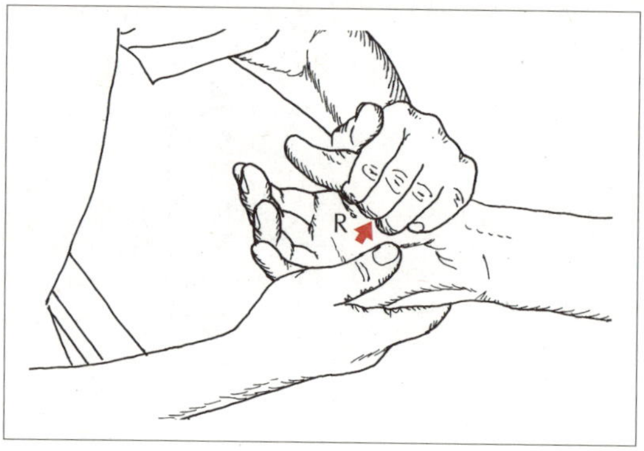

Abb. 3.**12** Widerstand gegen die Opposition des Daumens

Fixation: Fixiert werden die der Bewegung proximal und distal angrenzenden Gelenke.

Untere Extremität

Hüftgelenk: Flexion mit Knieflexion (Abb. 3.13)

Widerstand: Wird gegen die Flexion des Hüftgelenks an der Ventralseite des distalen Oberschenkels gegeben. Gleichzeitig kann auch gegen die Kniebeugung am dorsalen Unterschenkel direkt oberhalb der Ferse Widerstand gegeben werden.
Fixation: Das Becken und die Lendenwirbelsäule werden fixiert, indem das Bein der Gegenseite gestreckt gehalten wird.

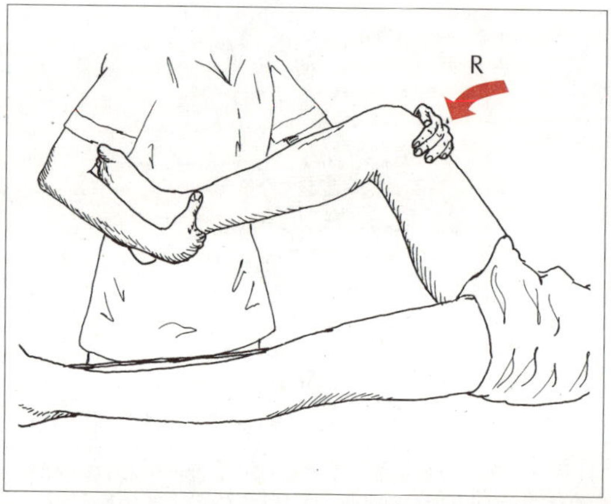

Abb. 3.**13** Widerstand gegen die Flexion des Hüftgelenks mit Kniebeugung

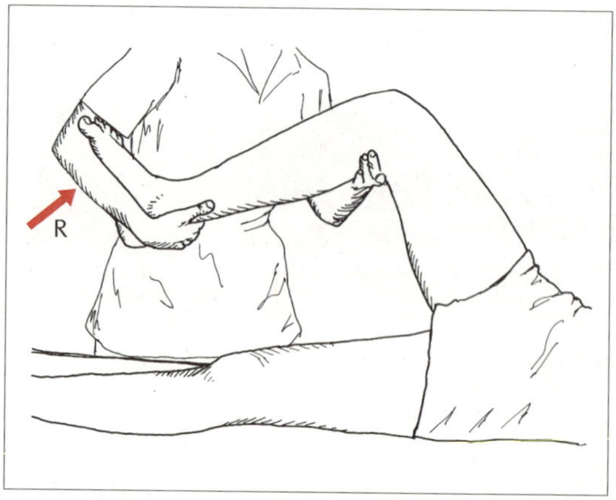

Abb. 3.**14** Widerstand gegen die Hüft- und Kniestrekkung bis zur Nullstellung. Eine Hand liegt in der Kniekehle, um eine Hyperextension des Knies zu vermeiden.

Vorsicht: Rotiert das Becken bei gestrecktem gegenseitigem Hüftgelenk nach vorn und vergrößert sich die lumbale Lordose während der Widerstand gegeben wird, so sollte der Patient das gegenseitige Hüftgelenk beugen und das Bein anstellen. Dadurch wird die LWS geschont.

Hüftgelenk: Extension bis zur Nullstellung (Abb. 3.14)

Widerstand: Wird mit der einen Hand an der Dorsalseite des distalen Oberschenkels und mit der anderen Hand an der dorsalen und plantaren Fläche der Ferse geleistet.
Fixation: LWS und Becken werden durch die Unterlage fixiert.

Hüftgelenk: Extension bis zur Endstellung (Abb. 3.15)

Ausgangsstellung des Patienten: Bauchlage.
Widerstand: Wird an der Dorsalseite des distalen Oberschenkels gegeben.
Fixation: Die Dorsalseite des Beckens wird fixiert, um eine Mitbewegung der Lendenwirbelsäule zu vermeiden.

Hüftgelenke: Abduktion und Adduktion (Abb. 3.16)

Widerstand: Wird gegen die Abduktion an der lateralen, gegen die Adduktion an der

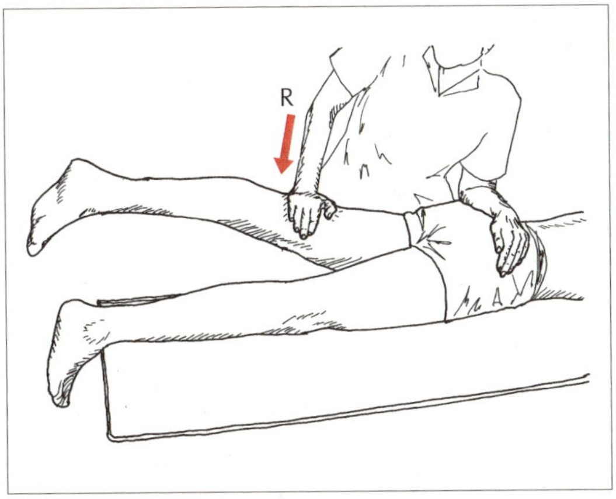

Abb. 3.**15** Widerstand gegen die endgradige Extension des Hüftgelenks mit fixiertem Becken

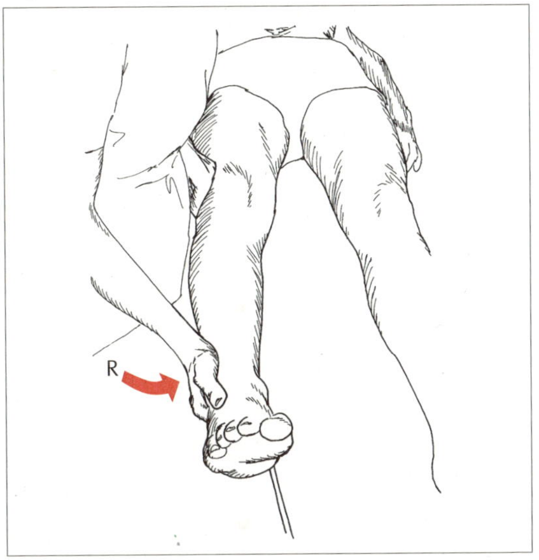

Abb. 3.**16** Widerstand gegen die Abduktion des Hüftgelenks

medialen Seite des distalen Oberschenkels gegeben. Bei schmerzfreiem und stabilem Kniegelenk kann der Widerstand auch lateral bzw. medial der Malleoli angelegt werden.
Fixation: Fixiert wird folgendermaßen:

a. Das Becken gegen eine Ausweichbewegung nach kranial bei der Abduktion, ausgelöst z. B. durch den M. quadratus lumborum.
b. Der Oberschenkel gegen eine Außenrotation damit in Nullstellung geübt wird.

Hüftgelenk: Innen- und Außenrotation

1. *Ausgangsstellung des Patienten:* Rückenlage, Knie- und Hüftgelenk in Extension.
   Widerstand: Wird gegen die Außenrotation an der lateralen, gegen die Innenrotation an der medialen Seite des distalen Oberschenkels gegeben.
   Fixation: Das Becken wird fixiert.
2. *Ausgangsstellung des Patienten:* Rückenlage, Knie- und Hüftgelenk in Flexion (Abb. 3.**17**).
   Widerstand: Wird gegen die Außenrotation an der medialen, gegen die Innenrotation an der lateralen Seite des Unterschenkels direkt oberhalb der Malleoli gegeben.
   Fixation: Das Becken wird an der Ventralseite fixiert, während der Oberschenkel in 90° Flexion unterstützt wird.
3. *Ausgangsstellung des Patienten:* Bauchlage, Hüftgelenk gestreckt, Knie 90° gebeugt (Abb. 3.**18**)
   Widerstand: Wird an der medialen und lateralen Seite des Unterschenkels gegeben.

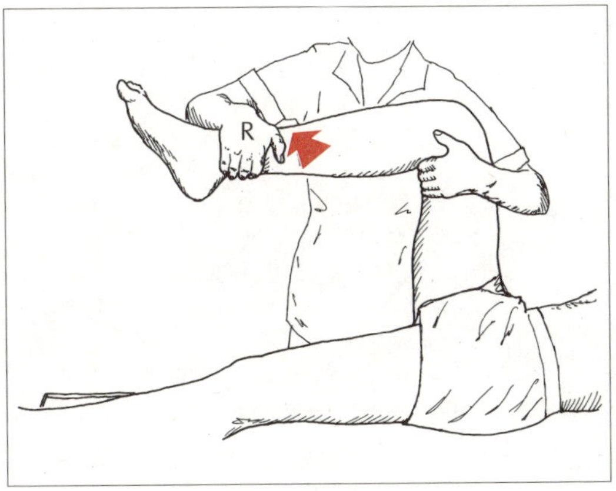

Abb. 3.**17** Widerstand gegen die Außenrotation des Hüftgelenks aus Rückenlage.

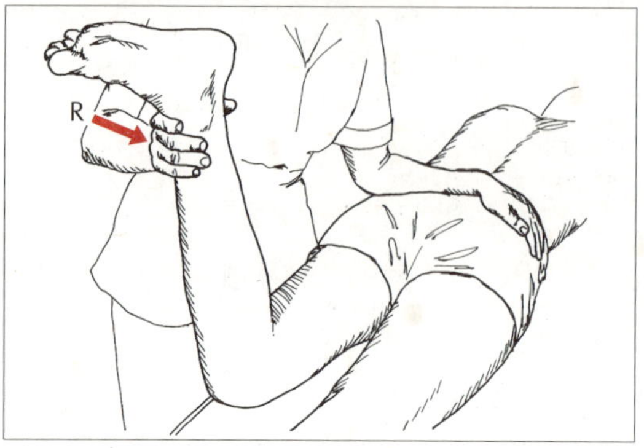

Abb. 3.**18** Widerstand gegen die Innenrotation des Hüftgelenks aus Bauchlage.

Fixation: Das Becken wird durch Druck auf das Gesäß fixiert.

Knie: Flexion

1. Widerstand gegen die Kniebeugung kann gemeinsam mit der Hüftbeugung ausgeführt werden (s. Abb 3.**13**).
2. *Ausgangsstellung des Patienten:* Bauchlage, Hüfte in Extension (Abb. 3.**19**).
   Widerstand: Wird an der dorsalen Seite des Unterschenkels direkt oberhalb der Ferse gegeben.
   Fixation: Das Becken wird durch Druck auf das Gesäß fixiert.
   Alternative Ausgangsstellung des Patienten: Sitz an der Kante der Behandlungsbank, Hüfte und Knie gebeugt, Rumpf stabilisiert.

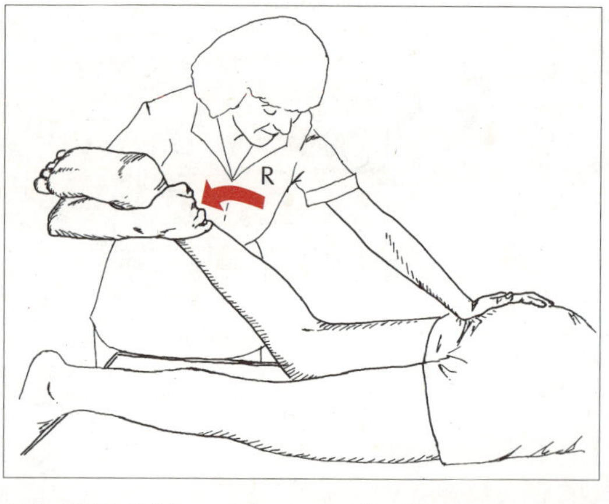

Abb. 3.**19** Widerstand gegen die Flexion des Knies mit fixiertem Becken

Knie: Extension

Ausgangsstellung des Patienten: Liegt der Patient in Rückenlage, so muß die Hüfte abduziert werden, damit das Knie gebeugt und der Unterschenkel über die Bankkante nach unten hängen kann. Diese Ausgangsstellung eignet sich nicht für Patienten mit Verkürzungen im Bereich des M. rectus femoris oder M. iliopsoas, da sie einer Beckenkippung ausweichen werden und dadurch die Lendenwirbelsäule stark belastet wird.

Liegt der Patient in Bauchlage, so sollte man ihm ein gerolltes Handtuch proximal der Patella unter den Oberschenkel legen, um den Gleitvorgang der Patella nicht zu behindern.

Widerstand: Wird an der Tibiavorderkante gegeben.

Fixation: Femur und Becken müssen fixiert werden.

Alternative Ausgangsstellung des Patienten: Häufig wird die Kräftigung der Kniestrekkung im Sitzen durchgeführt. Dabei sollte die ausreichende Stabilisation des Rumpfes beachtet werden, um eine optimale Leistung zu erhalten.

Oberes Sprunggelenk: Dorsalextension und Plantarflektion

(Abb. 3.**20 a** und **b**)

Widerstand: Wird gegen die Dorsalextension (Abb. 3.**20 a**) am Fußrücken, gegen die Plantarflektion (Abb. 3.**20 b**) an der Fußsohle gegeben.

Fixation: Der Unterschenkel wird fixiert.

Unteres Sprunggelenk: Inversion und Eversion

Widerstand: Wird gegen die Inversion am medialen Rand von Metatarsale I, gegen die Eversion am lateralen Rand von Metatarsale V gegeben.

Fixation: Der Unterschenkel wird fixiert.

Zehen: Flexion und Extension

Widerstand: Wird an den Dorsal- bzw. Plantarflächen der Zehen gegeben, während der Patient die Zehen beugt und streckt.

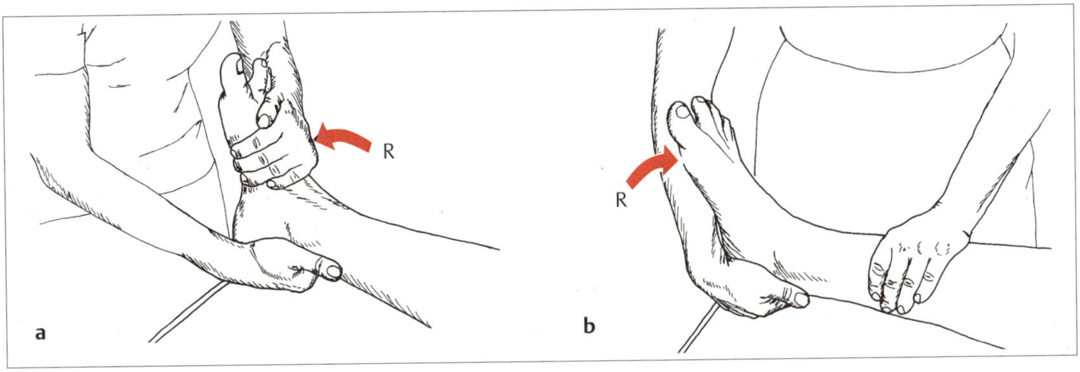

Abb. 3.**20**
a Widerstand gegen die Dorsalflektion des oberen Sprunggelenks
b Widerstand gegen die Plantarflektion des oberen Sprunggelenks

Fixation: Fixiert werden sollten die Gelenke, die direkt proximal und distal der bewegten Gelenke liegen.

Zusammenfassung der manuellen Widerstandsübungen

Die beschriebenen Anwendungsmethoden und Techniken der manuellen Widerstandsübungen sollten vom Therapeuten so variiert werden, daß sie den Möglichkeiten und Bedürfnissen des Patienten entsprechen. Je nach Körpergröße und Kraft des Therapeuten und des Patienten muß auch die Grifftechnik und Ausgangsstellung des Therapeuten variiert werden. Das Kräftigungsprogramm kann durch geschickte Kombination von Übungen mit Geräten und manuellem Widerstand abwechslungsreicher und interessanter gestaltet werden.

Modifikationen der manuellen Widerstandsübungen

1. Die Anwendungstechniken und Methoden der beschriebenen manuellen Widerstandsübungen können modifiziert werden, um den unterschiedlichen Zielen und Bedürfnissen des Patienten zu genügen.
2. Obwohl in den beschriebenen Übungen der Widerstand gegen die konzentrische Kontraktion gegeben wird, kann für das funktionelle Ergebnis der Widerstand gegen eine exzentrische Kontraktion besser oder gleich gut geeignet sein.
3. Jede der beschriebenen Übungen kann auch isometrisch durchgeführt werden, wobei der Widerstand zur Steigerung der statischen Muskelkraft an vielen Punkten der Bewegungsbahn gegeben wird.
4. Isometrische Übungen werden häufig eingesetzt, um eine Stabilisierung des Rumpfes und der proximalen Muskelgruppen von Becken und Schultergürtel durch Kokontraktionen zu erreichen. **Rhythmische Stabilisation** ist eine isometrische Übungstechnik, wobei der Widerstand erst auf der einen, dann auf der anderen Seite eines proximalen Gelenks gegeben wird, um eine simultane Kontraktion der Muskelgruppen auf beiden Seiten des Gelenks zu fazilitieren. Rhythmische Stabilisation kann in der offenen und in der geschlossenen Kette trainiert werden. Während der Stabilisierung sollten die Hände des Therapeuten die ganze Zeit den Kontakt zum Patienten halten. Es muß ein fließender Übergang von einer Muskelkontraktion zu anderen entstehen ohne eine deutliche Entspannungsphase oder Gelenkbewegung.
5. Manuelle Widerstandsübungen können auch in diagonalen Mustern (PNF-Patterns) durchgeführt werden. Das Üben in diagonalen Mustern stärkt mehrere Muskelgruppen gleichzeitig und kann den Patienten oft besser auf funktionelle Aktivitäten vorbereiten als achsengerechte Kräftigung.

Widerstandsübungen mit Hilfsmitteln

Definition

Bei Widerstandsübungen mit Hilfsmitteln wird der Widerstand (die Übungslast) durch ein Gerät ausgeübt. Verschiedene Ausdrükke werden für diese Art der Widerstandsübungen gebraucht. Unter anderem sind es: Das **Üben mit steigendem Widerstand** (Progressive Resistive Exercise, PRE), aktives Widerstandstraining, Training mit Überlast und das **Training gegen eine Last**.

Widerstandsübungen mit Geräten werden in der Rehabilitation und in Konditionsprogrammen eingesetzt, um die Kraft, Ausdauer und Leistung der Muskulatur zu verbessern. Die Muskelfunktion verbessert sich, indem der Muskel durch Steigerung der Widerstände oder Erhöhung der Anzahl der Wiederholungen zunehmend stärker belastet wird. Hat der Muskel sich an die neue, höhere Belastung adaptiert, so wird das Programm wiederum gesteigert.

Anstelle des manuellen Widerstandes können Geräte eingesetzt werden, um den Patienten vom Therapeuten unabhängig zu machen, oder wenn der Therapeut die Kraft des Patienten nicht mehr kontrollieren kann.

Variablen der Widerstandsübungen mit Hilfsmitteln

Je nach Ziel des Übungsprogramms können verschiedene Variablen eingebaut werden. Es wurde bisher keine optimale Kombination der unterschiedlichen Variablen für ein möglichst effizientes Training ermittelt. Die Komponenten des funktionellen Ergebnisses diktieren die Kombination von Variablen, die in das Übungsprogramm miteinbezogen werden. Zu den möglichen Variablen gehören: Übungslast, Anzahl der Wiederholungen pro Serie, Anzahl der Serien und Trainingshäufigkeit. Weitere Variablen sind die Art der Übung, die Übungsgeschwindigkeit, das Bewegungsausmaß und die Ausgangsstellung des Patienten oder der Extremität.

Übungsintensität und Anzahl der Wiederholungen

1. Die **Intensität** der Übungen richtet sich danach wie stark ein Muskel oder eine Muskelgruppe belastet wird. Es entsteht eine maximale oder eine submaximale Muskelkontraktion. Die Ziele des Übungsprogramms, das Stadium der Heilung und der Zustand des Patienten sowie sein Fitneßniveau müssen vom Therapeuten berücksichtigt werden, wenn er festlegt, ob mit maximaler oder submaximaler Belastung gearbeitet werden soll.
   a. Dynamische oder statische submaximale Belastung ist in der Regel indiziert, wenn das Ziel der Therapie Ausdauerverbesserung ist oder der Patient sich in der Frühphase der Weichteilheilung befindet und das verletzte Gewebe noch geschont werden muß. Submaximale Belastung ist auch dann angezeigt, wenn isokinetische Übungen mit langsamer Geschwindigkeit durchgeführt werden, um die Kompression in den Gelenken möglichst gering zu halten.
   b. In der Spätphase der Rehabilitation, wenn das funktionelle Niveau der Kraft oder Ausdauer wiedererreicht werden soll, sollte mit maximaler Belastung trainiert werden.

> *Vorsicht:* Mit der Steigerung der Übungsintensität steigt auch die kardiovakuläre Belastung. Der Patient sollte häufig daran erinnert werden, daß er bei jeder Übungswiederholung gleichmäßig atmen soll, um das Risiko einer kardiopulmonalen Überbelastung möglichst klein zu halten.

2. Die **Übungsbelastung** bezieht sich auf die Größe des angewendeten Widerstandes. Ein Weg, den Muskel zunehmend zu belasten, liegt in der stufenweisen Erhöhung des Widerstandes. Im allgemeinen wird dies bei Übungsprogrammen zur Kräftigung der Muskulatur durch die Steigerung der Gewichte, die gehoben, gehalten oder gesenkt werden sollen, erreicht.

a. Zu Beginn eines Übungsprogramms gilt es, die Anfangsbelastung festzulegen. Eine frühe Methode von DeLorme stützt sich auf das **Repetitionsmaximum** (RM). Das Repetitionsmaximum ist das Gewicht, das eine Person mit einer festgelegten Häufigkeit gerade noch innerhalb des erwünschten Bewegungsausmaßes bewegen kann. Bei DeLorme waren 10 RM Bemessungsgrundlage für die Steigerung der Muskelkraft. D.h., er stellte fest, welches maximale Gewicht von einer Person 10mal im gewünschten Bewegungsausmaß bewegt werden konnte. Andere Forscher haben als Grundlage zur Kräftigung 6 RM oder 15 RM vorgeschlagen.

b. Heutzutage können isokinetische Dynamometer und Myometer die Muskelkraft sehr viel genauer messen. Die Ermittlung des Repetitionsmaximums ist jedoch weiterhin ein guter Weg, um zu Beginn eines Übungsprogramms den Widerstand festzulegen.

c. Im fortgeschrittenen Stadium der Rehabilitation kann man das Körpergewicht des Patienten als Grundlage für die Bestimmung des Anfangswiderstandes heranzieht. Abhängig von der Muskelgruppe, die trainiert werden soll, nimmt man einen bestimmten Prozentsatz des Körpergewichts als Widerstand.
   - Bankdrücken: 30 % des Körpergewichts,
   - Beinstreckung: 10 % -15 % des Körpergewichts, 20 % des Körpergewichts,
   - Beintrainer (leg press): 50 % des Körpergewichts.

3. Eine weitere Variable resistiver Übungsprogramme ist die **Anzahl der Wiederholungen**, die durch die Festlegung der Intensität des Trainings bestimmt wird. Wenn die Wiederholungsanzahl kontinuierlich erhöht wird, wird der Muskel zunehmend gefordert und adaptiert an die neue Belastung. In Übungsprogrammen zur Verbesserung der Ausdauer wird meist ein konstantes Gewicht bewegt und die Anzahl der Wiederholungen gesteigert.
4. In einigen Übungsprogrammen wird sowohl der Widerstand als auch die Anzahl der Wiederholungen erhöht, um Kraft und Ausdauer zu verbessern. Es gibt keine Angaben darüber welche Staffelung der Gewichtserhöhung bzw. Steigerung der Wiederholungsanzahl am effektivsten ist.
5. Das Training zur Verbesserung der Ausdauer beinhaltet in der Regel Übungen submaximaler Belastung und großer Wiederholungszahl. Es können 3 bis 5 Serien mit 40 bis 50 Wiederholungen gegen leichten Widerstand durchgeführt werden. Ausdauertraining kann auch zeitabhängig betrieben werden. Hierbei wird statt der Wiederholungszahl die Trainingsdauer erhöht. Der Patient übt einfach eine längere Zeit und versucht, in diesem Zeitraum möglichst viele Wiederholungen zu schaffen.

Serie und Häufigkeit der Übungsausführung

1. Eine **Serie** gibt Auskunft darüber, wie häufig ein Repetitionsmaximum während einer Übungseinheit ausgeführt wird. Normalerweise werden innerhalb einer Übungseinheit mehrere Serien eines bestimmten RM ausgeführt mit Pausen nach jeder Serie.
   - Es gibt viele Kombinationsmöglichkeiten mit Serien und Wiederholungsanzahl, um effektiv Kraft und Ausdauer zu trainieren. Kraft wurde z. B. mit 3 Serien à 6 RM, 2 Serien à 12 RM und 6 Serien à 3 RM und vielen anderen Variationen gesteigert.
   - Die Kraft konnte sogar gesteigert werden, wenn 1 RM benutzt wurde. Obwohl 1 RM in der klinischen Situation nicht praktikabel ist, werden sich Muskelkraft und -ausdauer verbessern, solange das Prinzip der Überlast angewendet wird.
   - Bei den isokinetischen Übungen wurde keine optimale Häufigkeit der Serien festgelegt. Eine Serie kann die Anzahl der Übungen bei einer bestimmten

Trainingsgeschwindigkeit sein. Wie bei den isotonischen Übungen wird auch hier die Anzahl der Serien hoch sein, wenn die Anzahl der Übungswiederholungen pro Serie niedrig ist.

2. Die **Übungshäufigkeit** oder Frequenz ist die Anzahl der Übungseinheiten an einem Tag oder in einer Woche. Die meisten Übungsprogramme werden alle zwei Tage oder 4- bis 5mal pro Woche ausgeführt. Zwischen den Übungseinheiten muß ausreichend Zeit sein, während der sich der Muskel bzw. der gesamte Organismus erholen kann.

Dauer des Übungsprogramms

Die Dauer des Übungsprogramms ist die Anzahl von Tagen, Wochen und Monaten, die ein Übungsprogramm durchgeführt werden sollte. Man benötigt eine Mindestdauer von 6 Monaten, um eine deutliche Verbesserung der Kraft zu erreichen.

Geschwindigkeit der Übungsdurchführung

1. Die Kontraktionsgeschwindigkeit eines Muskels beeinflußt deutlich die Größe der erzeugten Spannung. Je höher die Geschwindigkeit der Kontraktion, um so niedriger wird die erzeugte Spannung. Hat der Muskel nicht genügend Zeit, um seine Spitzenspannung aufzubauen, so vermindert sich auch die EMG-(Elektromyogram-)Aktivität und das Drehmoment. Wie schon vorher berichtet wurde, gibt es widersprüchliche Aussagen über das Verhältnis zwischen Krafterzeugung und Übungsgeschwindigkeit bei exzentrischen Übungen. Einige Studien behaupten, daß mit der Steigerung der Übungsgeschwindigkeit zunächst auch die Fähigkeit zunimmt, Kraft zu erzeugen. Steigert man die Geschwindigkeit weiter, so bleibt die produzierte Kraft erst gleich und fällt dann sehr schnell ab. Der erste Anstieg der Fähigkeit, Kraft zu erzeugen, könnte auf einen Schutzreflex des Muskels gegen Überbelastung zurückzuführen sein.
2. Bei isotonischen Widerstandsübungen kann der Patient allein seine Übungsgeschwindigkeit bestimmen. Meist werden sie jedoch mit niedriger Geschwindigkeit ausgeführt, um den Patienten vor einer zu hohen Beschleunigung des Gewichts zu schützen und seine Sicherheit zu gewährleisten.
3. Geschwindigkeitsspezifisches isokinetisches Training
   a. Isokinetische Übungsgeräte passen den Widerstand an die Extremitätenbewegung im gesamten Bewegungsausmaß an. Die Übungsgeschwindigkeit kann von sehr langsam (15°/s) bis sehr schnell (500°/s) eingestellt werden. Obwohl die maximale Geschwindigkeit der meisten isokinetischen Übungsgeräte nicht an die tatsächlichen Bewegungshöchstgeschwindigkeiten einiger funktioneller Aktivitäten oder Sportarten heranreicht, kann mit isokinetischem Training eine Grundlage für dynamische Kraft und Leistung gelegt werden, wie sie für schnelle funktionelle Aktivitäten benötigt wird.
   b. Viele Untersuchungen haben sich mit der Frage beschäftigt, in welcher Beziehung die Spezifik des Trainings zur Übungsgeschwindigkeit steht. In den frühen 70er Jahren wurde die Spezifik der Übungsgeschwindigkeit von Moffroid eingeführt. Es wurde berichtet, daß der Kraftzuwachs bei den Aktivitäten am größten war, die die gleiche Geschwindigkeit hatten, wie die Übung. Bei anderen Bewegungsgeschwindigkeiten gab es auch Kraftzuwachs, wenn auch deutlich geringer. Obwohl spätere Studien den physiologischen Overflow bis zu einem geringen Maße bestätigten, ist man heute der Meinung, daß die Übungen in einer der funktionellen Aktivität ähnlichen Geschwindigkeit durchgeführt werden sollten. Die meisten funktionellen Aktivitäten, wie Gehen und eine Last Anheben, finden bei mittlerer bis schneller Bewegungsgeschwindigkeit statt. Deshalb ist das isokinetische Training bei mittleren bis schnellen Geschwindigkeiten wohl die beste Vorbereitung

auf funktionelle Aktivitäten. Wird innerhalb eines Übungsprogramms mit unterschiedlichen Geschwindigkeiten gearbeitet, so bezeichnet man es **Training des Geschwindigkeitsspektrums** (velocity spectrum training).

c. Die Übungsgeschwindigkeit in einem isokinetischen Übungsprogramm sollte vergleichbar sein mit der Geschwindigkeit der Bewegung bei einer bestimmten funktionellen Aktivität.

Die Art der Übungen

1. Die **Art der Übung** bezieht sich auf die Art der Muskelkontraktion, dynamisch oder statisch, exzentrisch oder konzentrisch, die von der Übung gefordert wird. Welche Art der Muskelkontraktion man für eine Übung auswählt hängt von der Verletzung, dem Stadium der Heilung, dem Zustand der Gelenke und ihrer Toleranz gegenüber Kompressionskräften oder Bewegungen, den Zielen des Übungsprogramms und nicht zuletzt vom erwünschten funktionellen Ergebnis ab.
   a. Übereinstimmend mit dem Konzept der Spezifik der Übungen, möchte der Therapeut eine Form der Widerstandsübungen für den Patienten aussuchen, die auf dessen funktionelle Bedürfnisse abgestimmt ist. Wird für eine spezifische funktionelle Aktivität statische Kraft gefordert, so sollte die Mehrheit der Kräftigungsübungen mit isometrischer Muskelkontraktion ausgeführt werden. Ist jedoch dynamische Kraft gefordert, so sollten exzentrische und konzentrische Übungen im Programm enthalten sein.
   b. In der Frühphase der Rehabilitation nach einer Verletzung des Bewegungsapparates kann mit isometrischen Übungen begonnen werden, wenn die Extremität immobilisiert ist oder der Patient dynamische Widerstandsübungen nicht toleriert.
   c. Exzentrische Übungen bieten sich an, wenn eine dynamische Aktivität gegen Widerstand gewünscht wird, aber die Muskulatur noch zu wenig Spannung produziert. Anfangs können die exzentrischen Übungen gegen manuellen Widerstand ausgeführt werden, wenn die Gelenkbewegung noch genau kontrolliert werden muß.
   d. Ist in der Frühphase eine konzentrische Muskelkontraktion schmerzhaft, kann eine exzentrische Übung angenehmer sein.
   e. Macht der Patient Fortschritte, wird eine Kombination exzentrischer und konzentrischer Übungen ausgeführt, da man für die meisten funktionellen Aktivitäten eine Kombination aus konzentrischer und exzentrischer Kraft benötigt.
2. Die meisten Geräte, mit denen Widerstand gegeben werden kann (z. B. Rollzugapparate), üben automatisch die konzentrische und die exzentrische Muskelkontraktion (Abb. 3.**26**).
   Wird ein Gewicht gegen die Schwerkraft angehoben, so entsteht eine konzentrische Muskelaktivität. Wird ein Gewicht heruntergelassen, so muß es durch exzentrische Aktivität der gleichen Muskulatur gegen die Schwerkraft gebremst werden.
3. Isokinetische Übungen können konzentrisch und exzentrisch mit submaximalem und später mit maximalem Widerstand ausgeführt werden.

Bewegungsausmaß: endgradig oder kurz?

Widerstandsübungen können durch das gesamte Bewegungsausmaß (endgradig) oder durch ein begrenztes Bewegungsausmaß (kurz) ausgeführt werden. Nach der operativen Rekonstruktion des vorderen Kreuzbandes ist in der frühen und mittleren Phase der Rehabilitation die endgradige Knieextension häufig kontraindiziert. Deswegen werden die Übungen nur in einem begrenzten Bewegungsausmaß durchgeführt. Erst später werden die Übungen allmählich auf das volle Bewegungsausmaß ausgedehnt, um auf die funktionellen Aktivitäten vorzubereiten.

Übungen in einem begrenzten Bewegungsausmaß sind auch dann angezeigt, wenn der Patient in einem Teil des Bewegungsausmaßes Schmerz empfindet. Beim retropatellaren Schmerzsyndrom kann der Patient zur konzentrischen und exzentrischen Kräftigung des Quadrizeps Kniebeugen von der vollen Streckung bis ca. 60° machen. In diesem limitierten Bewegungsausmaß treten keine hohen Kompressionskräfte zwischen der Patella und dem Femur auf, die den retropatellaren Schmerz verursachen könnten.

Ausgangsstellung des Patienten – offene oder geschlossene Kette?

Die Ausgangsstellung des Patienten bei der Kräftigung einer bestimmten Muskelgruppe beeinflußt sowohl die Fähigkeit der Muskeln, Spannung zu erzeugen, als auch die Größe des Gewichts, das der Patient kontrollieren kann und die Übertragung der Übung auf funktionelle Aktivitäten.

1. Bei Widerstandsübungen kann sich der distale Körperabschnitt frei im Raum bewegen (Übungen in der offenen Kette), er ist in der Belastungssituation am Boden fixiert oder bewegt sich mit Kontakt zum Boden (Übungen in der geschlossenen Kette).
2. Der Therapeut sollte sich auch Gedanken darüber machen, ob die Kraft für eine spezifische funktionelle Aktivität in einer offenen oder geschlossenen kinematischen Kette benötigt wird, und entsprechend trainieren. Werden zum Beispiel die Hüft- und Knieextensoren gekräftigt, indem das Körpergewicht vom Patienten eine Stufe hochgestemmt werden muß (geschlossene Kette), so wird die Übertragung auf die Alltagsbewegung Treppensteigen besser sein, als wenn der Patient die gleichen Muskeln mit freien Gewichten trainiert (offene Kette).
3. Wird der gleiche Muskel in unterschiedlichen Ausgangsstellungen und aus unterschiedlicher Dehnstellung trainiert, wird er aufgrund des variierenden Längen-Spannungs-Verhältnisses unterschiedlich hohe Spannung erzeugen. Seine Spitzenspannung kann ein Muskel bei einer Kontraktion in mittlerer Dehnstellung erreichen.
4. Die Richtlinien für die Steigerung der Intensität, Art, Geschwindigkeit sowie Anzahl der Übungen und Serien sind für die Übungen in der geschlossenen und offenen Kette gleich.
5. Einige zusätzliche Dinge müssen bei den Übungen in der geschlossenen Kette bedacht werden.
   a. Solange noch keine Belastung erlaubt ist, können keine Übungen in der geschlossenen Kette geübt werden. Für die Teilbelastung können die Übungen angepaßt und später zur Vollbelastung gesteigert werden. Die Übungen für die untere Extremität können zum Beispiel im Wasser durchgeführt werden, um das Körpergewicht zu reduzieren. Der Prozentsatz des Körpergewichts, der auf die betroffene Extremität wirkt, kann durch Gurte, die von der Decke hängen, kontrolliert werden. Nun kann der Patient funktionelle Bewegungen wie Gehen oder Laufen unter Teilbelastung üben. Übungen in der geschlossenen Kette für die Sprunggelenke können auch im Sitzen durchgeführt werden.
   b. Übungen in der geschlossenen Kette werden zunächst beidseitig (beide Hände oder Füße werden gleichzeitig belastet) angeleitet und später zur einseitigen Belastung gesteigert.
   c. Zu Beginn der Übungen reicht das Körpergewicht als Widerstand aus. Zur Steigerung der Intensität können dann Hilfsmittel eingesetzt werden.
   d. Es ist sicherer und einfacher, die Übungen auf festem Untergrund zu beginnen, bevor man auf instabile Unterlagen wie die Weichbodenmatte oder das Schaukelbrett übergeht.
   e. Die Übungen sollten zuerst stehend beherrscht werden, bevor sie in der Fortbewegung geübt werden.
   f. Schließlich werden die Übungen in der offenen und der geschlossenen Kette in unterschiedlichen Ausgangsstellungen mit der Intensität, Geschwindigkeit und Dauer der entsprechenden funktionellen Aktivität in das Übungsprogramm integriert.

Spezifische Übungsmethoden

Durch Forschungen an vielen Arten der Widerstandsübungen wurden unterschiedliche Übungsabläufe entwickelt. Hintergrund aller Forschungen war es, die effektivste Methode zur Steigerung der Muskelkraft, -ausdauer und -leistung zu entwickeln. Die optimale Intensität, Übungsanzahl, Anzahl der Serien und Übungshäufigkeit muß noch herausgefunden werden. Aufgrund der vielen möglichen Variationen der Parameter eines Übungsprogramms ist es schwierig, die einzelnen Methoden zu vergleichen und das beste zu bestimmen. Im folgenden wird ein Überblick über die verschiedenen Methoden von Widerstandsübungen mit Geräten gegeben.

Isotonische Methoden

DeLorme-Technik

Ursprünglich wurde diese Art des Übens schwere Widerstandsübungen genannt, aber DeLorme hat später den Ausdruck PRE (s. S. 74 „**Übungen mit steigendem Widerstand**") geprägt, um seine Methode der Kräftigungsübungen zu beschreiben.

Vorgehen

1. 10 RM werden bestimmt.
2. Der Patient trainiert folgendermaßen:
   10 Wiederholungen mit der ½ der 10 RM,
   10 Wiederholungen mit ¾ der 10 RM,
   10 Wiederholungen mit den vollen 10 RM.
   Der Patient führt alle 3 Serien von kurzen Pausen unterbrochen in einer Übungseinheit durch.

Dieses Verfahren beinhaltet eine Aufwärmphase, weil der Patient zunächst nur die Hälfte und dann ¾ der 10 RM bewältigen muß. Die 10 RM werden wöchentlich mit der Verbesserung der Kraft erhöht.

Oxford-Technik

Die Oxford-Technik ist die Umkehrung der DeLorme Technik. Sie wurde entwickelt, um der zunehmenden Muskelermüdung während der Übungen Rechnung zu tragen.

Vorgehen

1. 10 RM werden bestimmt.
2. Der Patient trainiert folgendermaßen:
   10 Wiederholungen von 10 RM,
   10 Wiederholungen von ¾ der 10 RM,
   10 Wiederholungen von ½ der 10 RM.

Diese Methode versucht den nachteiligen Effekt der Ermüdung gering zu halten.

Ein allgemeines unspezifisches Aufwärmtraining sollte vor der Durchführung dieser Serien absolviert werden.

Dapre-Technik, PRE mit täglicher Anpassung

Die Dapre-Technik wurde von Knight entwickelt, um objektiv feststellen zu können, wann und um wieviel der Widerstand während eines Übungsprogramms erhöht werden soll.

Vorgehen:

1. Ein initiales Arbeitsgewicht wird festgestellt. (Knight schlägt 6 RM vor.)
2. Der Patient trainiert folgendermaßen:
   1. Serie: 10 Wiederholungen des ½ Arbeitsgewichts,
   2. Serie: 6 Wiederholungen von ¾ des Arbeitsgewichts,
   3. Serie: So viele Wiederholungen wie möglich mit dem vollen Arbeitsgewicht,
   4. Serie: So viele Wiederholungen wie möglich mit dem angepaßten Arbeitsgewicht.

Das angepaßte Arbeitsgewicht basiert auf der Anzahl der möglichen Wiederholungen mit dem vollen Arbeitsgewicht in der 3. Serie. Die Anzahl der Wiederholungen in der 4. Serie wird benutzt, um das Arbeitsgewicht für den nächsten Tag festzulegen (Tab. 3.**1**).

Knight betont, daß die ideale Anzahl der Wiederholungen, wenn der Patient so viele Wiederholungen wie möglich durchführen soll, 5 bis 7 Wiederholungen beträgt.

Das Dapre-System beseitigt die willkürliche Festlegung des neuen Gewichts von Tag zu Tag.

Die Technik kann sowohl mit freien Gewichten als auch mit Trainingsgeräten angewendet werden.

Zirkeltraining

Eine andere Methode des Krafttrainings ist das Zirkeltraining. Es werden mehrere Übungen zur Verbesserung der Kondition

Tabelle 3.1 Richtlinien für die Anpassung des Arbeitsgewichts

Anzahl der möglichen Wiederholungen in der 3. Serie	Anpassung des Arbeitsgewichts in der 4. Serie	Anpassung des Arbeitsgewichts am nächsten Tag
0–2	vermindern um 2,5–5 kg	vermindern um 2,5–5 kg
3–4	vermindern um 0–2,5 kg	gleiches Gewicht
5–6	gleiches Gewicht	2,5–5 kg mehr
7–10	2,5–5 kg mehr	2,5–7,5 kg mehr
11	5–7,5 kg mehr	5–10 kg mehr

in einer festgelegten Reihenfolge durchgeführt. Die Übungen können mit freien Gewichten oder mit Trainingsmaschinen (z. B. Universal, Nautilus, Eagle) ausgeführt werden.

Ein Zirkeltraining könnte 8 bis 10 RM dieser Übungen beinhalten:

- Bankdrücken,
- Quadrizepstraining (leg press),
- Bauchmuskeltraining (sit ups),
- Schultergürteltraining,
- Kniebeugen,
- Bauchmuskeltraining (curls).

Zwischen den Serien werden Pausen von 30 Sekunden bis eine Minute eingelegt.

In der Fachliteratur über Trainingslehre und Sportmedizin finden sich viele Beispiele für unterschiedliche Zirkel.

Plyometrisches Training

1. Übungen hoher Intensität und hoher Geschwindigkeit heben die Entwicklung muskulärer Leistung und Koordination hervor. Die Ausübung von Explosivkraft in funktionellen Mustern ist häufig angezeigt, wenn der Patient zu seinen anspruchsvollen beruflichen, sportlichen oder Freizeitaktivitäten zurückkehren möchte.
2. **Plyometrisches Training**, Stretch-Verkürzungsübungen, sind ähnlich wie isotonische Übungen, die Geschwindigkeit, Kraft und funktionelle Aktivitäten miteinander verbinden. Diese Art der Übungen wird erst in den späten Rehabilitationsstadien eingesetzt, vorzugsweise bei jungen aktiven Personen, die bei einer spezifischen Aktivität ein hohes Niveau körperlicher Leistung erreichen müssen.
3. „Plyometrisch" bedeutet eine schnelle, kraftvolle Bewegung, der eine unbelastete Gegenbewegung vorangegangen ist, so daß ein Stretch-Verkürzungs-Zyklus im Muskel entsteht. Die exzentrische Bewegung belastet und dehnt den Muskel und wird von einer schnellen konzentrischen Kontraktion gefolgt. Zum Beispiel: Ein Patient steht auf einer niedrigen Plattform oder auf einem Hocker, er springt von dem Hocker herunter und sofort wieder hinauf (s. Abb. 12.**12**). Das Herunterspringen und Landen auf dem Boden erzeugt eine exzentrische Kontraktion des Quadrizeps (Stretch-Phase). Das Wiederhinaufspringen auf den Hocker erzeugt eine schnelle konzentrische Kontraktion des Quadrizeps (Verkürzungsphase). Selbstverständlich werden diese Übungen auch für die obere Extremität eingesetzt. Es wird angenommen, daß der Stretch-Verkürzungs-Zyklus die Propriozeptoren des Muskels stimuliert, die Erregbarkeit der neuromuskulären Rezeptoren erhöht und dadurch die Reaktionsgeschwindigkeit des neuromuskulären Systems verbessert. Aus diesem Grund wird die Methode auch neuromuskuläres Reaktionstraining genannt.
4. Anwendung plyometrischer Übungen:
   a. Vor Beginn des plyometrischen Trainings muß der Patient gute Kraft und Ausdauer der Muskulatur besitzen, die trainiert werden soll.

b. Das Übungsprogramm sollte auf einer spezifischen funktionellen Aktivität fußen und Bewegungsabläufe dieser Aktivität imitieren.
c. Eine Aufwärmphase sollte jeder Übung vorausgehen.
d. Die Übungen sollten so schnell wie möglich durchgeführt werden. Die Geschwindigkeit des Dehnreizes ist wichtiger als die Dauer, da die schnelle Dehnung den monosynaptischen Reflex fazilitiert. Bei einer Sprungübung sollte zum Beispiel darauf geachtet werden, daß die Zeit am Boden zwischen der exzentrischen und der konzentrischen Kontraktion möglichst gering ist.
e. Übungen der oberen und unteren Extremität sollten zunächst beidseitig durchgeführt und dann zum einseitigen Üben gesteigert werden.
f. Der Widerstand kann erhöht werden, um das Training zu erschweren. Bei Übungen für die obere Extremität können elastische Bänder oder Medizinbälle den zusätzlichen Widerstand erzeugen. Auch für die untere Extremität können Gewichte hinzugenommen werden, oder die Höhe der Plattform wird vorsichtig vergrößert.
g. Schließlich kann auch noch die Anzahl der Übungen und Serien erhöht werden, um die gewünschte Muskelgruppe zunehmend zu belasten.

Vorsicht: Plyometrisches Training sollte nur in der Spätphase der Rehabilitation eingesetzt werden, wenn der Patient Stauchung und Schwungkräfte vertragen kann.

Isometrische Systeme

Kurze wiederholte isometrische Übungen

In den 50er Jahren propagierten Hettinger und Muller isometrische Übungen als eine alternative Methode des Krafttrainings, welche sie dem PRE-Training vorzogen. Innerhalb von sechs Wochen wurde Kräftigung erzielt, wenn die Patienten eine einzige isometrische Kontraktion gegen maximalen Widerstand 5- bis 6mal in der Woche ausübten. Jede einzelne Kontraktion wurde 5 bis 6 Sekunden gehalten. Obwohl die Ergebnisse dieser Studie sehr fraglich sind, war ihr hauptsächliches Verdienst, das Interesse an isometrischen Übungsmethoden geweckt zu haben.

Die wiederholten kurzen isometrischen Übungen (brief repeditive isometric exercise, BRIME) sind eine Verfeinerung der ersten Untersuchungen über isometrische Übungen. Bis zu 20 maximale Kontraktionen à 6 Sekunden wurden täglich ausgeführt. Nach jeder Kontraktion sollten 20 Sekunden Pause eingelegt und während der Übungen gleichmäßig geatmet werden, um einer Erhöhung des Blutdrucks entgegen zu wirken. Die Methode mit den Wiederholungen stellte sich als effektiver heraus, als die einzelne maximale Kontraktion. Darüber hinaus hielt die Motivation des Übenden länger an. Viele Variationen der BRIME-Methode sind bisher untersucht und für effektiv befunden worden.

Einsatz isometrischer Übungen in Rehabilitation und Konditionstraining heute

1. Die frühen Studien dokumentieren, daß die isometrischen Übungen eine effektive Methode zur Verbesserung der Muskelkraft sein können, wenn der Muskel wiederholt belastet wird.
2. Isometrische Übungen können auch die Ausdauer verbessern der Effekt ist jedoch gering. Die dynamischen Methoden (isotonische und isokinetische Übungen) sind effektiver bei der Verbesserung der Muskelausdauer.
3. Ist das Ziel der Übungen die Kraft im gesamten Bewegungsausmaß zu verbessern, so müssen die isometrischen Übungen in vielen unterschiedlichen Gelenkstellungen ausgeführt werden. Die Kraftsteigerung tritt nur in der beübten oder einer direkt benachbarten Gelenkstellung ein. Der physiologische Overflow findet nur 20° um die Übungsposition herum statt (10° in jede Richtung).
   - Isometrische Übungen in verschiedenen Gelenkstellungen sind angezeigt,

wenn das Bewegungsausmaß freigegeben ist, die Gelenkbewegung jedoch immer noch schmerzhaft oder wegen einer chronischen Entzündung nicht ratsam ist. An jedem Punkt des Bewegungsausmaßes sollte der Widerstand langsam gesteigert werden, um sicherzustellen, daß die Muskelkontraktion schmerzfrei ist und der Muskel für eine Kräftigung ausreichend belastet wird.

- Der Widerstand kann auch mit Hilfsmitteln gegeben werden. Der Patient benutzt zum Beispiel einen unverrückbaren Gegenstand oder ein isokinetisches Übungsgerät in unterschiedlichen Gelenkstellungen, das auf 0°/s eingestellt wird, als Widerstand.
- Der Widerstand sollte mindestens alle 20° über das gesamte Bewegungsausmaß gegeben werden.
- Obwohl man nicht entscheiden kann, welches das beste isometrische Übungsprogramm ist, schlägt Davies 10 Serien mit 10 Wiederholungen einer 10-Sekunden-Kontraktion alle 10° des Bewegungsausmaßes vor. (Eine Kontraktionsdauer von 10 Sekunden ist einer von 6 Sekunden vorzuziehen, 2 Sekunden Spannungsaufbau, 6 Sekunden halten und 2 Sekunden Spannungsabfall.)

Isokinetische Systeme

Geschwindigkeitsspektrum Rehabilitation

Die meisten Übungsprogramme zur Verbesserung von Kraft, Ausdauer oder Leistung an einem isokinetischen Trainingsgerät werden in langsamem, mittlerem und schnellem Tempo durchgeführt.

> *Beachte:* Die meisten Richtlinien für Training im Geschwindigkeitsspektrum beziehen sich auf konzentrisches isokinetisches Training. Die Prinzipien können auch auf das exzentrische Training übertragen werden, es gibt jedoch erst wenig Literatur über die Anwendung und Effektivität.

1. In der Regel wird ein Minimum von drei unterschiedlichen Geschwindigkeiten für ein Training ausgewählt. Eine übliche Serie könnte Training bei 60°, 120° und 180°/s sein oder 60°, 150° und 240°/s. In der Regel werden 6–10 Wiederholungen bei jeder Übungsgeschwindigkeit durchgeführt, mit einer kurzen Pause nach jeder Serie. Es können auch mehrere Serien bei gleichbleibender Geschwindigkeit durchgeführt werden. Es ist bisher noch keine optimale Kombination von Wiederholungen und Serien herausgefunden worden.
2. Der Trainingseffekt scheint nur im Bereich von 15°/s um die Trainingsgeschwindigkeit herum übertragen zu werden. Deswegen wählen einige Therapeuten Trainingsprogramme mit 8 bis 10 verschiedenen Trainingsgeschwindigkeiten.
3. In der Anfangsphase eines isokinetischen Übungsprogramms bietet es sich an mit submaximalen Übungen in langsamer oder mittlerer Geschwindigkeit zu beginnen, so daß der Patient ein Gefühl für das Gerät bekommt und seine Muskulatur schont. Macht der Patient Fortschritte, so kann er mit maximalem Einsatz in mittlerer Geschwindigkeit trainieren. Das Training bei langsamer Geschwindigkeit wird für gewöhnlich beendet, wenn der Patient mit maximalem Einsatz zu arbeiten beginnt.
4. In der Spätphase des Trainings ist es aus verschiedenen Gründen gut, maximal bei hoher Geschwindigkeit zu trainieren.
   a. Da die Extremitätenbewegungen während spezifischer funktioneller Aktivitäten wie z. B. beim Gehen und Laufen mit hoher Geschwindigkeit stattfinden, wird der Patient durch Übungen mit hohen Geschwindigkeiten besser auf diese Aktivitäten vorbereitet.
   b. Bei höherer Übungsgeschwindigkeit produziert der Muskel ein geringeres Drehmoment und es entsteht weniger Kompression in den Gelenken.
   c. Isokinetisches Hochgeschwindigkeitstraining erhöht auch die muskuläre Ausdauer. Der Muskel wird zunehmend belastet, indem bei jeder Trai-

ningseinheit die Übungsdauer verlängert wird.
5. Die Spezifik des Trainings bezieht sich auch auf die Geschwindigkeit. Es ist wichtig eine Übungsgeschwindigkeit zu wählen, die der funktionellen Aktivität am nächsten kommt.

Exzentrisches isokinetisches Training

Mit den meisten isokinetischen Übungsgeräten kann man mittlerweile auch exzentrisch üben. Richtlinien zur Anwendung und Zusammenstellung eines Trainingsprogramms sind jedoch nur in geringem Umfang vorhanden.

1. In der Regel wird das exzentrische isokinetische Training erst in der Spätphase der Rehabilitation eingesetzt. Es wird z. B. empfohlen, daß nach einer arthroskopischen Akromioplastik oder einer Rotatorenmanschetten-Operation erst mit den exzentrischen Übungen begonnen werden soll, wenn der Patient 80 % seines aktiven Bewegungsumfangs wiedererlangt hat.
2. Exzentrische Übungen werden normalerweise bei geringerer Geschwindigkeit durchgeführt als konzentrische. Der Durchschnittspatient sollte mit einer Geschwindigkeit zwischen 60° und 120°/s und der Sportler mit 180°/s und mehr trainiert werden. Da die Geräte wie Roboter funktionieren, könnte eine unerwartete Bewegung des Kraftarms der Maschine gegen die betroffene Extremität eine Verletzung hervorrufen.
3. Der Patient wird angeleitet, mit submaximaler Intensität zu arbeiten, um zu verhindern, daß übermäßige Drehmomente entstehen. Außerdem soll Üben mit submaximaler Intensität die Auswirkungen des verspäteten Muskelschmerzes minimieren.
4. Es wurden Protokolle für den Einsatz der exzentrischen isokinetischen Übungen bei spezifischen Krankheitsbildern, insbesondere an Knie und Schulter, entwickelt. Viele dieser Protokolle, die von den Herstellern empfohlen werden und in der klinischen Situation entwickelt wurden, sind noch nicht veröffentlicht oder überprüft worden.
5. Die Prinzipien des Geschwindigkeitsspektrum-Trainings werden auf das exzentrische Training übertragen. Es wird empfohlen, bei 4 bis 5 langsamen bis mittleren Geschwindigkeiten (60°, 90°, 120° und 150°/s) 3 Serien mit 20 Wiederholungen pro Serie zu arbeiten.

Einsatz von Hilfsmitteln bei Widerstandsübungen

Es gibt eine große Auswahl an Geräten, die für Widerstandsübungen eingesetzt werden können. Ein einfaches Gewicht kann für das Üben eines Patienten zu Hause ausreichend sein, während bei einem anderen Patienten eine spezialisierte isokinetische Kraftmaschine zum Erreichen des Therapieziels nötig ist.

Der maschinelle Widerstand hat im Vergleich zum manuellen Widerstand einige Vorteile. Bei der Anwendung von Trainingsgeräten kann der Therapeut einen quantitativen Befund der Kraft erstellen, bevor das Übungsprogramm begonnen wird und die Fortschritte im Verlauf der Therapie können objektiv gemessen werden. Die Patienten sind meist leichter zu motivieren, weil sie ihre Fortschritte selbst erkennen können und das Übungsprogramm auch bei eingeschränkter Kraft des Patienten abwechslungsreich gestaltet werden kann. Außerdem ist das Ausmaß des Widerstandes nicht von den individuellen Kräften des Therapeuten begrenzt.

Insbesondere für den Einsatz bei Widerstandsübungen sind heute viele unterschiedliche Geräte auf dem Markt. Welche Geräte man für die Therapie benutzt, richtet sich hauptsächlich nach den Fähigkeiten und Bedürfnissen des Patienten und nach den Möglichkeiten der Einrichtung, diese Geräte zur Verfügung zu stellen bzw. des Patienten, sich diese Geräte anzuschaffen oder auszuleihen.

Allgemeine Richtlinien für den Einsatz von Hilfsmitteln

Um Hilfsmittel in einem Übungsprogramm mit Widerstand sicher und effektiv einzusetzen, muß der Therapeut folgende Dinge beachten:

1. Vor dem Einsatz von Geräten muß ein genauer Befund des Patienten erstellt werden, mit Angaben über die Kraft, das Bewegungsausmaß, den Schmerz, eventuelle Knochen- oder Gelenkdeformitäten und Hautverletzungen.
2. Es wird die günstigste Übung zur Kräftigung der gewünschten Muskelgruppe und das dafür passende Hilfsmittel ausgewählt.
3. Bei der Anwendung der Hilfsmittel müssen alle Sicherheitsvorkehrungen beachtet werden.
   a. Alle Schnallen, Riemen und andere Befestigungen müssen sicher geschlossen und am Patienten angelegt sein, bevor die Übung begonnen wird.
   b. Zur Schmerzfreiheit und Bequemlichkeit des Patienten sollten Polster angebracht werden, besonders dort, wo der Knochen direkt unter der Haut liegt.
   c. Die gesamte Bewegung soll ohne Ausweichbewegungen und Fehlbelastungen durchgeführt werden. Zu diesem Zweck sollten, wenn nötig, die entsprechenden Körperteile fixiert oder unterstützt werden.
   d. Ist das Bewegungsausmaß nicht vollständig freigegeben, so muß die Übung so aufgebaut sein, daß der Patient nur im erlaubten Ausmaß bewegen kann.
   e. Ist die Übung beendet, wird das Gerät ausgeschaltet und in gutem Zustand für den nächsten Einsatz hinterlassen. Beschädigte oder gefährliche Geräte dürfen nicht für den weiteren Gebrauch zurückgelassen werden.
4. Der Patient wird während der Übungsausführung beobachtet und nach der Übungseinheit befundet, um festzustellen, wie er das Trainingsprogramm vertragen hat. Die Beobachtungen und die objektiven Daten werden notiert.

Hilfsmittel für isotonische Widerstandsübungen

Freie Gewichte

Freie Gewichte sind genormte Gewichte, die in der Hand gehalten oder an den Extremitäten befestigt werden können. z. B.:

1. Hanteln mit langer Stange,
2. Hanteln mit kurzem Griff (Abb. 3.**21**),
3. Gewichtsmanschetten (Abb. 3.**22**),
4. Sandsäcke,
5. Gewichtsschuhe.

Die Auswahl an verfügbaren freien Gewichten ist groß. Der Therapeut muß für seine Abteilung die Geräte heraussuchen, die möglichst vielen Patienten von Nutzen sind. Hanteln, Gewichtsmanschetten und Sandsäcke haben ein festgelegtes Gewicht, so daß man eine ganze Serie aufsteigender Gewichte benötigt, um das passende Ge-

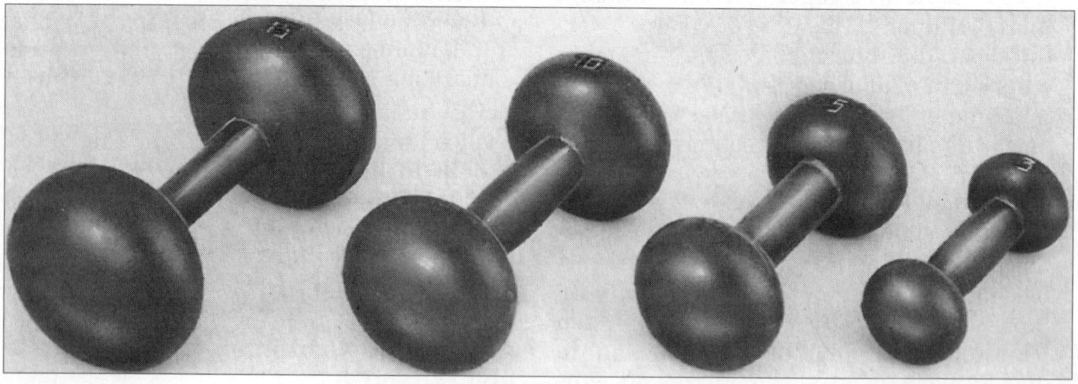

Abb. 3.**21** Genormte Hanteln mit kurzem Griff. (Mit freundlicher Genehmigung der J. A. Preston Corporation, Clifton, NJ.)

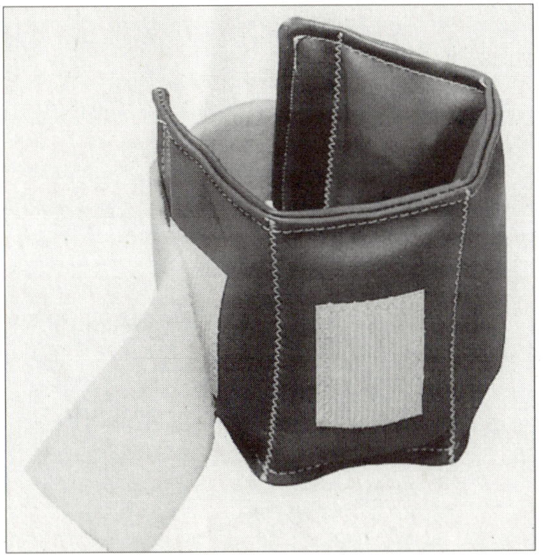

Abb. 3.**22** Gewichtsmanschette „The Cuff" mit Klettverschluß. (Mit freundlicher Genehmigung der Dipsters Corporation, Scarsdale, NY.)

wicht für den Patienten zu haben und mit dessen Fortschritten steigern zu können. Die verstellbaren Gewichte haben dagegen den Nachteil, daß man einige Zeit benötigt, um sie zusammenzubauen und für den Patienten einzustellen. Bei der Kräftigung eines bestimmten Muskels wird der Patient mit freien Gewichten nicht so große Widerstände überwinden können, wie bei isotonischen Übungsgeräten, da die Gewichte sich in alle Richtungen bewegen lassen und der Patient auch noch die Bewegungsebene kontrollieren muß. Hierfür benötigt er stabilisierende Muskelkraft und es verringert sich das Gewicht, das der Patient bewältigen kann.

Elastische Hilfsmittel

Elastische Materialien als Widerstände wie das Theraband oder Deuserband sind in unterschiedlichen Stärken erhältlich. Je dikker das elastische Material, um so größer ist der Widerstand. Die Bänder können je nach Bedarf in unterschiedlich lange Stükke geschnitten werden. Ein Ende wird an einem festen Gegenstand befestigt, das andere Ende hält der Patient oder schlingt es um sein Bein oder seinen Rumpf (s. Abb. 8.**24 a**, 12.**10**, 15.**20**). Der elastische Widerstand kann für Übungen in der offenen und in der geschlossenen Kette eingesetzt werden (s. Abb. 12.**11** und 13.**4**). Der größte Nachteil des elastischen Materials ist, daß sein Widerstand sich mit zunehmender Dehnung erhöht. Der einzelne ist oft nicht in der Lage, die gewünschte Bewegung endgradig durchzuführen, da die Muskeln in der Regel am Ende des Bewegungsausmaßes am wenigsten Kraft haben, gerade dort, wo das elastische Material ihnen am meisten Widerstand entgegensetzt.

Zugapparate

Frei stehende oder an der Wand befestigte Rollzugapparate (mit Federn oder Gewichten) mit festgelegtem oder variablem Widerstand können für die Kräftigung der oberen oder der unteren Extremität sowie für den Rumpf eingesetzt werden (Abb. 3.**23**).

1. Feste oder auswechselbare Gewichte sind erhältlich. Sie sind meist in Abstufungen von 2,5 bis 5 kg aufeinandergesteckt und können leicht mit einem Stift eingestellt werden.
2. Der Patient kann verschiedene Ausgangsstellungen einnehmen und somit unterschiedliche Muskelgruppen erreichen. Es kann auch aus dem Rollstuhl heraus gearbeitet werden oder aus Bauchlage von der Trage.
3. Freistehende Geräte mit verschiedenen Übungsmöglichkeiten erlauben dem Patienten unterschiedliche Muskelgruppen zu trainieren, indem er von einer Übung zur nächsten wechselt. Es können auch mehrere Patienten gleichzeitig trainieren.

Beachte: Beim Einsatz von freien Gewichten, elastischem Widerstand oder Zuggeräten zur Kräftigung werden die Muskeln meist exzentrisch und konzentrisch belastet. Hält der Patient zum Beispiel ein Gewicht, um seine Ellenbogenbeuger zu kräftigen (Abb. 3.**24**), werden seine Muskeln im Wechsel konzentrisch und exzentrisch belastet, während er das Gewicht anhebt und absenkt. Dies muß bei

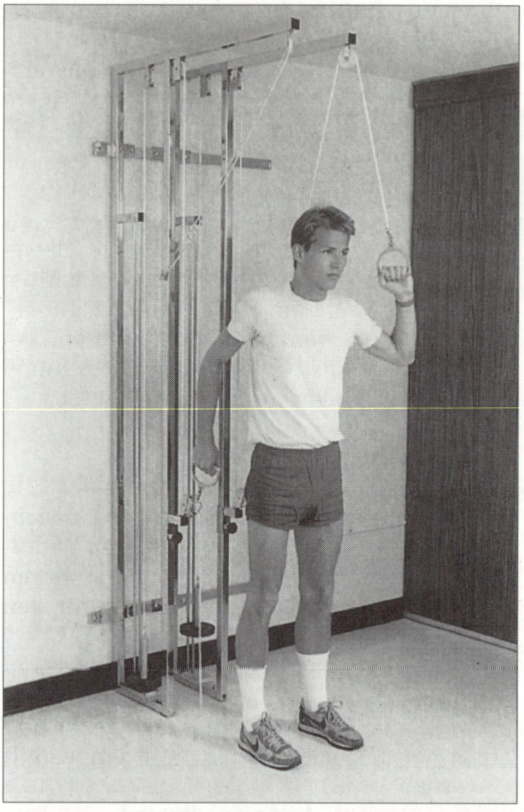

Abb. 3.**23** Verstellbarer Rollzugapparat mit Wandbefestigung. Er kann für die Kräftigung unterschiedlicher Muskegruppen verwendet werden. (Mit freundlicher Genehmigung der J.A. Preston Corporation, Clifton, NJ.)

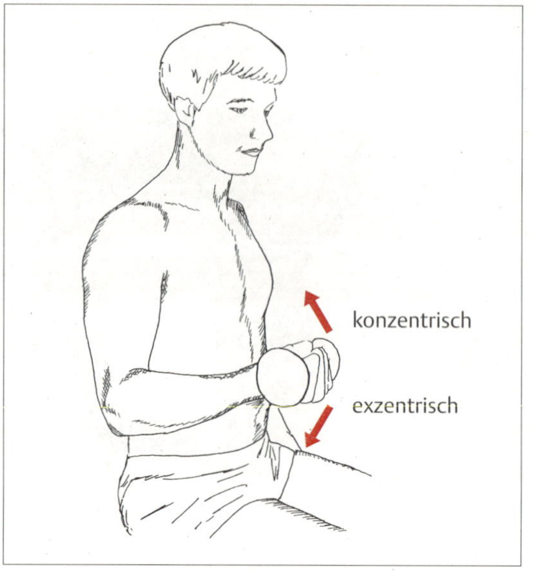

Abb. 3.**24** Der Patient kräftigt seine Ellenbogenbeuger konzentrisch und exzentrisch, während er das Gewicht anhebt und absenkt.

der Festlegung der Anzahl der Wiederholungen und bei der Analyse der Ermüdung und des Muskelkaters des Patienten bedacht werden.

Isotonische Hebelarmgeräte

1. Übungsgeräte wie die N-K-Einheit (Abb. 3.**25**) geben konstanten Widerstand mit Hilfe eines hydraulischen Reibungswiderstandes oder mit auswechselbaren Gewichten.
2. Diese Geräte sind meist zur Kräftigung der Kniegelenksmuskulatur entwickelt worden, können aber auch für die Hüft- oder Schultermuskulatur eingesetzt werden.

Knieflexion und -extension gegen Widerstand werden im Sitz oder aus der Bauchlage ausgeführt. Die Hüftflexion oder -extension gegen Widerstand wird im Liegen oder Stehen geübt.

Hilfsmittel mit variablem Widerstand

1. Einige Geräte wie zum Beispiel Eagle (Abb. 3.**26**), Nautilus oder Universal DVR sind dafür ausgelegt, der konzentrischen und exzentrischen Muskelkontraktion variablen Widerstand entgegenzusetzen.
   Durch eine Nockenwelle wird bei gleichem Gewicht die auf den Muskel ausgeübte Kraft variiert, um die unterschiedlichen Drehmomente des Muskels bei der Verkürzung nachzuahmen. Wie gut diese Ausführung den akkommodierenden Widerstand über das gesamte Bewegungsausmaß ausübt, bleibt zu diskutieren.
2. Außer dem Nockenwellensystem gibt es noch Systeme, die mit variablen, druckgesteuerten Widerständen ausgerüstet sind (z. B.: Hydra-Gym, Keiser Cam II). Anders als bei den Nockenwellengeräten, die dem gleichen Muskel im Wechsel ex-

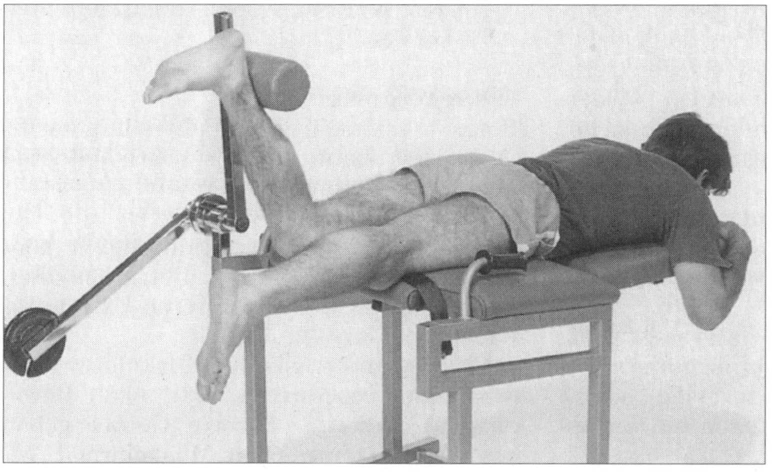

Abb. 3.**25** N-K-Übungsgerät mit Hebelarm und auswechselbaren Gewichten. (Mit freundlicher Genehmigung der N-K Products Company, Inc., Soquel, CA.)

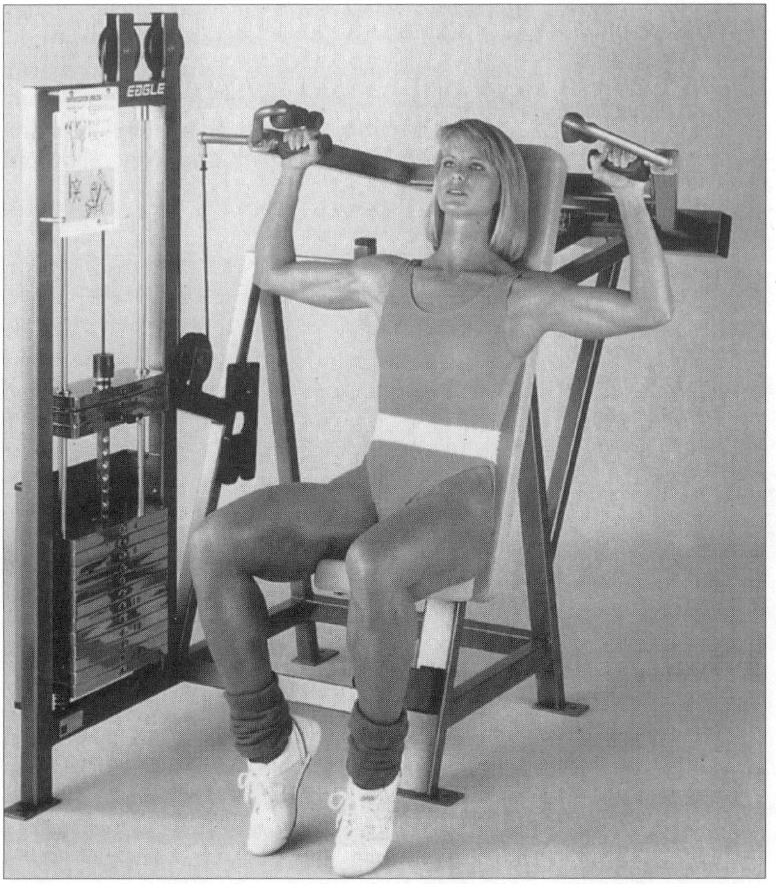

Abb. 3.**26** Die Cybex (R)/Eagle-Fitneß-System-Schulterpresse sorgt für variablen Widerstand in der Bewegungsbahn. (Mit freundlicher Genehmigung der Cybex, Division of Lumex, Ronkonkoma, NY.)

zentrischen und konzentrischen Widerstand entgegensetzen, geben die hydraulisch und pneumatisch gesteuerten Geräte reziproken konzentrischen Widerstand. Diese Geräte können auch sicher bei hohen Bewegungsgeschwindigkeiten eingesetzt werden.

3. Der Vorteil der Geräte mit variablem Widerstand liegt darin, daß der Muskel an allen Punkten seiner Bewegungsbahn optimal belastet wird.
Die Auswahl bei diesen Geräten ist groß. Allerdings ist jedes Gerät nur für eine bestimmte Muskelgruppe ausgelegt, so daß man viel Platz benötigt, um ein umfassendes Kräftigungsprogramm anbieten zu können.

Fahrradergometer

Beim stationären Fahrradergometer (Abb. 3.**27**) kann der Schwierigkeitsgrad über einen Reibungswiderstand eingestellt werden. Die gefahrene Strecke, die Geschwindigkeit und die Übungsdauer können variiert werden. Es gibt Ergometer, die der oberen und der unteren Extremität Widerstand leisten.

Das Ergometer gibt der Muskulatur während einer repeditiven, reziproken Bewegung Widerstand. Passive Geräte geben nur der konzentrischen Muskelarbeit Widerstand, während der Patient zieht oder drückt. Motorgetriebene Ergometer können auf exzentrischen oder konzentrischen Widerstand eingestellt werden. Das Üben mit dem Fahrrad ist besonders dann angezeigt, wenn eine Übung niedriger Intensität und mit häufigen Wiederholungen zur Steigerung der muskulären Ausdauer oder der Ausdauer des kardiovaskulären Systems angestrebt wird.

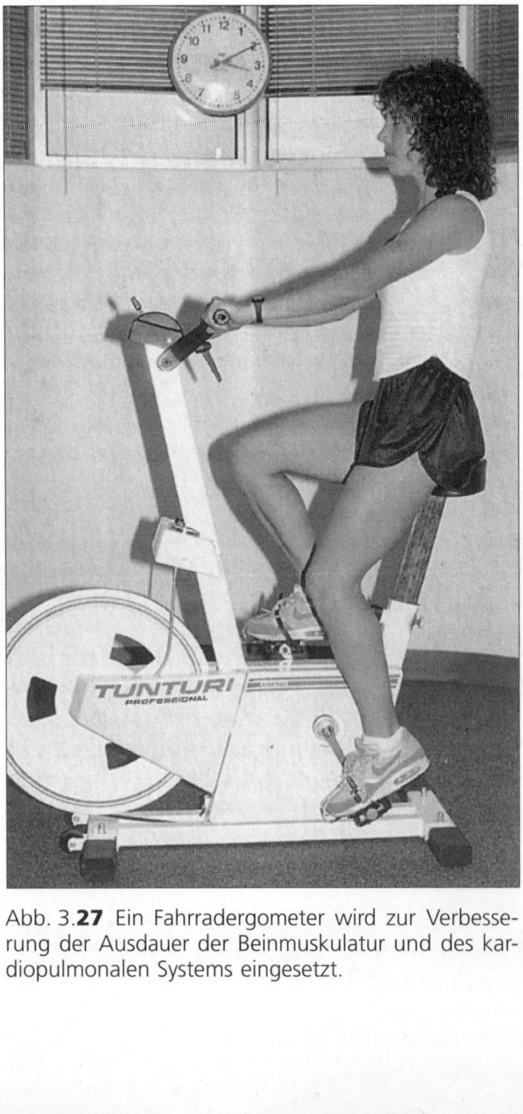

Abb. 3.**27** Ein Fahrradergometer wird zur Verbesserung der Ausdauer der Beinmuskulatur und des kardiopulmonalen Systems eingesetzt.

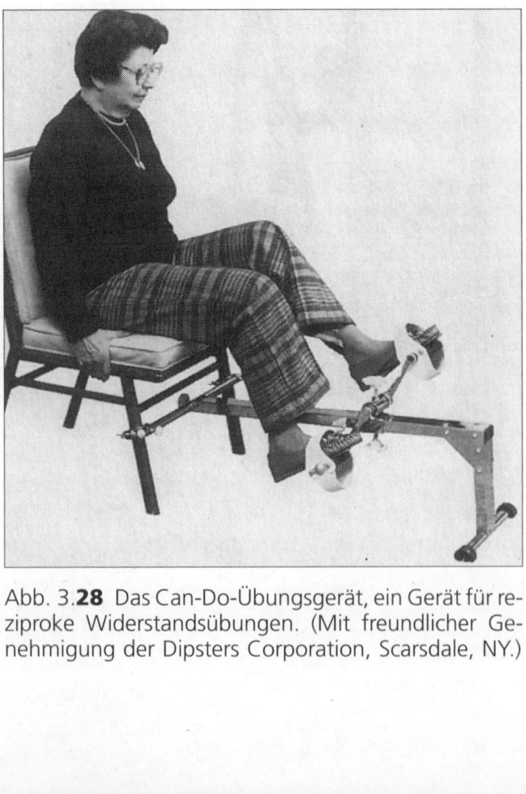

Abb. 3.**28** Das Can-Do-Übungsgerät, ein Gerät für reziproke Widerstandsübungen. (Mit freundlicher Genehmigung der Dipsters Corporation, Scarsdale, NY.)

Reziproke Übungsgeräte mit Widerstand

Reziproke Übungsgeräte (Abb. 3.**28**) werden zum Training der Ausdauer der unteren Extremität, der Kraft, der Koordination oder der kardiopulmonalen Leistungsfähigkeit eingesetzt. Viele dieser Geräte können an der Wand befestigt werden. Andere sind an einem stabilen Stuhl oder an einem Rollstuhl befestigt, so daß sie besonders für die Patienten geeignet sind, die auf einem Standfahrrad nicht sicher trainieren können.

Auch bei diesen Geräten kann der Widerstand leicht oder stark eingestellt werden.

Geräte für Widerstand in der geschlossenen Kette

Obwohl Übungen in der geschlossenen Kette mit dem Körpergewicht als Widerstand effektiv durchgeführt werden können, gibt es einige isotonische Übungsgeräte, die speziell dafür entwickelt wurden oder die gut anzupassen sind.

1. Elastisches Material
2. Schaukelbrett/Sportkreisel
   Das Schaukelbrett und der Sportkreisel werden für die Schulung des propriozeptiven Systems der unteren Extremität eingesetzt (z. B. BAPS, Biomechanical Ankle Platform System; s. Abb. 13.**7**). Auf den Geräten können auch Gewichte angebracht werden, um die Übungen schwieriger zu gestalten.
3. Treppensteiggeräte (Stepper)
   Der StairMaster ist ein Beispiel für ein Treppensteiggerät, das dem Patienten ermöglicht, gegen variablen Widerstand zu trainieren, um die Übungen zu erschweren.
4. Rollbrett/Slidingboard (Abb. 3.**29**)
   Der ProFitter besteht aus einer beweglichen Plattform, die sich auf einer elliptischen Unterlage gegen verstellbaren Widerstand von einer Seite zur anderen bewegt. Obwohl es meist in der Ausgangsstellung Stand für die Rehabilitation der unteren Extremität eingesetzt wird, kann man es auch für die obere Extremität oder die Rumpfstabilisation verwenden.

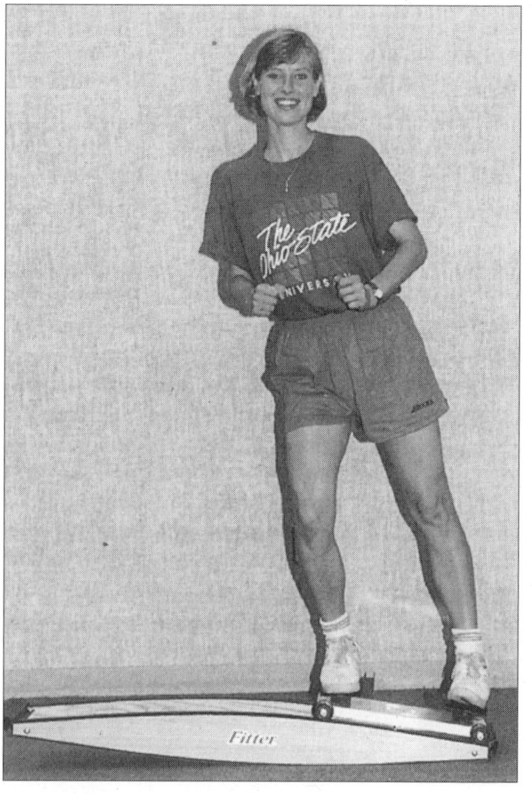

Abb. 3.**29** Der ProFitter setzt der Beinmuskulatur Widerstand in der geschlossenen Kette entgegen und kann so auf funktionelle Aktivitäten vorbereitet werden.

Isotonische Übungsgeräte – Überlegungen

1. Durch Übungsgeräte mit einem konstanten Widerstand (freie Gewichte, Rollzugsysteme, elastische Materialien) wird der Muskel in der Ausgangsstellung nur an einer Stelle der Bewegungsbahn optimal trainiert. Das Gewicht, das angehoben oder abgesenkt wird, kann nicht schwerer sein, als die Kraft des Muskels an seiner schwächsten Stelle erlaubt. Dadurch wird der Patient bei isotonischen Übungen gegen einen konstanten Widerstand nur in einem begrenzten Bewegungsausmaß optimal trainiert.
2. Werden freie Gewichte benutzt, so kann man die Stelle, an der die maximale Gewichtsbelastung auftritt, variieren, indem man die Ausgangsposition des Pa-

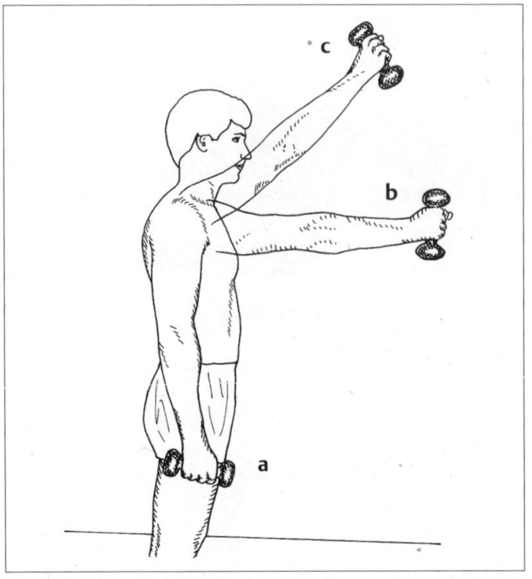

Abb. 3.**30** Der Patient steht und hebt ein Gewicht.
a In der Nullstellung entsteht kein äußeres Drehmoment.
b Bei 90°-Flexion entsteht das maximale äußere Drehmoment.
c Das Drehmoment nimmt wieder ab, wenn der Arm von 90° bis 180°-Flexion bewegt wird.

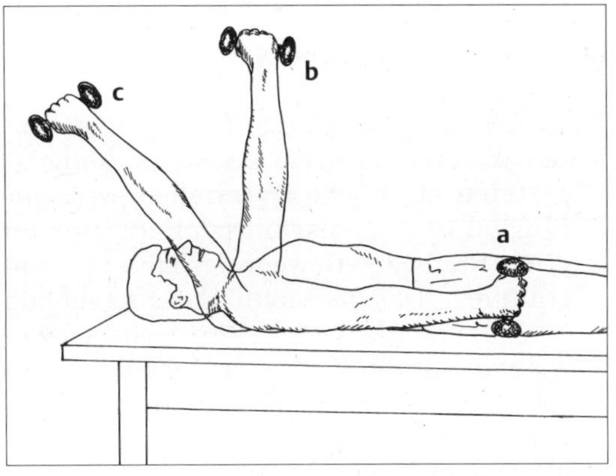

Abb. 3.**31** Der Patient liegt in Rückenlage und hebt ein Gewicht.
a Das maximale äußere Drehmoment entsteht in der Nullstellung.
b Bei 90°-Schulterflexion entsteht kein Drehmoment.
c Zwischen 90° und 180°-Flexion arbeiten die Schulterflexoren exzentrisch gegen Widerstand.

tienten oder die Richtung des Widerstandes im Verhältnis zur Schwerkraft verändert (äußeres Drehmoment). Die Schulterflexion kann mit einem Gewicht in der Hand sowohl im Stehen als auch in Rückenlage durchgeführt werden. Deswegen muß der Therapeut feststellen, an welcher Stelle des Bewegungsausmaßes der Patient Kraft benötigt, so daß er dementsprechend die optimale Ausgangsstellung für die Übung wählen kann.

a. Ausgangsstellung: **Stand** (Abb. 3.**30**)
   Der maximale Widerstand wird empfunden und das maximale äußere Drehmoment entsteht, wenn die Schulter 90° flektiert ist. Kein Drehmoment ist vorhanden, wenn die Schulter in Nullstellung ist. Das Drehmoment nimmt wieder ab, wenn der Patient das Gewicht von 90°–180° in die Flexion weiterbewegt.
b. Ausgangsstellung: **Rückenlage** (Abb. 3.**31**)
   Der größte Widerstand wird empfunden und das größte Drehmoment entsteht, wenn der Arm in Nullstellung ist. Kein Drehmoment ist vorhanden, wenn die Schulter in 90° Flexion ist. Die Beugemuskulatur der Schulter ist zwischen 90° und 180° Flexion nicht aktiv, statt dessen arbeiten die Schulterextensoren exzentrisch, um das Gewicht gegen die Schwerkraft zu bremsen.

3. Rollzugapparate üben den größten Widerstand aus, wenn der Seilzug im rechten Winkel zum bewegenden Knochen steht (größtes äußeres Drehmoment).
4. Bei elastischen Materialien ist der größte Widerstand an der Stelle, an der das Material im rechten Winkel zum bewegenden Knochen steht. Der Therapeut sollte feststellen, wo in der Bewegungsbahn der größte Widerstand gewünscht wird und das Material entsprechend befestigen. Befindet sich das Material in einem spitzen Winkel zum Knochen, so ist der resultierende Widerstand sehr klein, die Kompressionswirkung auf die Gelenke jedoch sehr hoch.

5. Die Übungen mit variablem und mit konstantem Widerstand sollten immer langsam durchgeführt werden, um die Sicherheit des Patienten zu gewährleisten und um Impuls und Beschleunigung niedrig zu halten. Eine Ausnahme bilden die Geräte mit pneumatischem Widerstand. Sie können auch sicher bei hohen Trainingsgeschwindigkeiten betrieben werden.
6. Weder konstante noch variable Rollzugapparate können auf einen schmerzhaften Bogen des Patienten eingestellt werden. Nur Geräte mit einem variablen pneumatischen Widerstand oder isokinetische Geräte haben diese Möglichkeit.

Isometrische Übungsgeräte

Viele Geräte, die für dynamische Übungen konzipiert sind lassen sich auch für isometrische Übungen einsetzen.

Bei freien Gewichten und Rollzugapparaten entsteht eine isometrische Übung, wenn ein Patient versucht, ein Gewicht zu bewegen, das seine Muskelkraft übersteigt.

Isokinetische Geräte werden auf die Geschwindigkeit von 0°/s eingestellt und bieten somit in verschiedenen Gelenkstellungen isometrischen Widerstand.

Viele isometrische Übungen lassen sich jedoch ohne Geräte ausführen, z. B. können die Schulterflexoren, -abduktoren und -rotatoren isometrisch beübt werden, indem der Patient den Arm gegen eine Wand drückt (s. Abb. 8.**13 a**, **b** und **c**).

Isokinetische Übungsgeräte

Ein isokinetisches Übungsgerät gibt die Übungsgeschwindigkeit vor. Sie kann vom Patienten nicht überschritten werden gleichgültig wie stark er den Hebelarm bewegt. Der Widerstand wird proportional zur Kraft des Patienten eingestellt, die dieser am Gerät produziert. Dadurch kontrahiert sich der Muskel in der gesamten Bewegungsbahn mit seiner maximalen Kapazität.

Isokinetische Trainings- und Testgeräte

Weil sich die Palette der angebotenen Geräte täglich vergrößert und sich die Eigenschaften und Qualitäten ständig ändern, sind die von den Herstellern herausgegebenen Broschüren oder die Demonstrationen auf Fortbildungsveranstaltungen die beste Quelle für Auskünfte über die Geräte. Einige Maschinen lassen sich sowohl für das Training als auch für die Befundaufnahme einsetzen. Einige davon sind: Cybex II+ (Abb. 3.**32**), KIN/COM, Brodex, Lido und Merac. Es gibt Geräte, die ausschließlich für das Testen oder Trainieren der Rumpfmuskulatur ausgelegt sind (Abb. 3.**33**). Andere isokinetische Maschinen wie das Orthotron II (UBE) und der Upper Body Exerciser (Abb. 3.**34**) sind nur für das Training

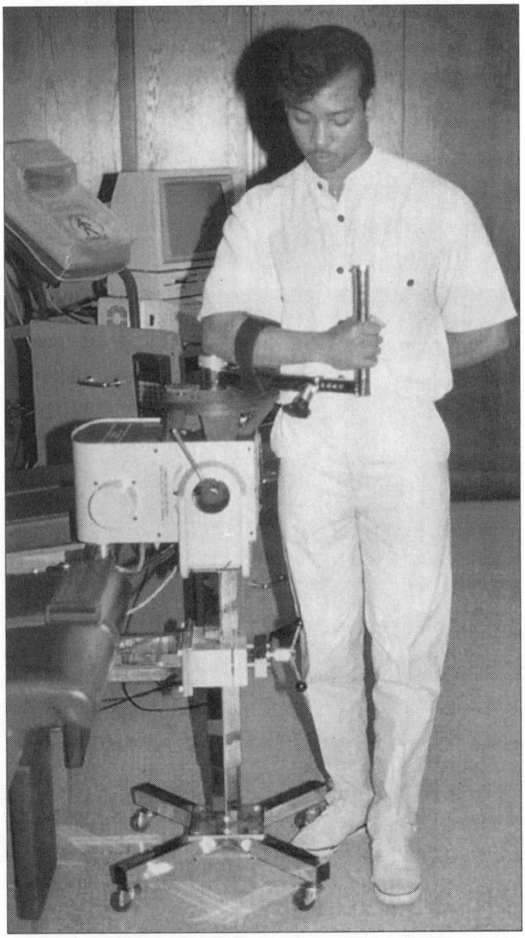

Abb. 3.**32** Das Cybex II+ Gerät kann zum Testen und Training der Extremitätenmuskulatur eingesetzt werden.

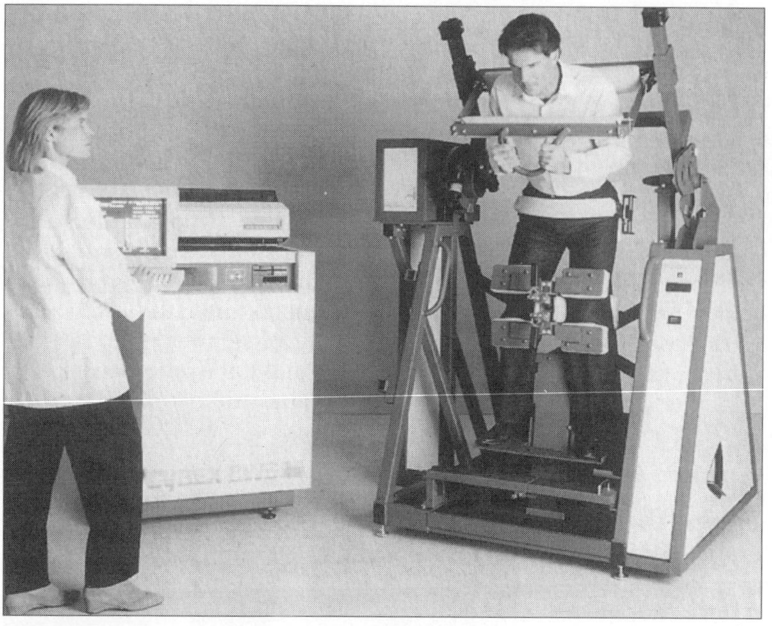

Abb. 3.**33** Mit der Cybex Back-to-Work Clinic kann Befund und Rehabilitation des Rückens betrieben werden. (Mit freundlicher Genehmigung der Cybex, Division of Lumex, Ronkonkoma, NY.)

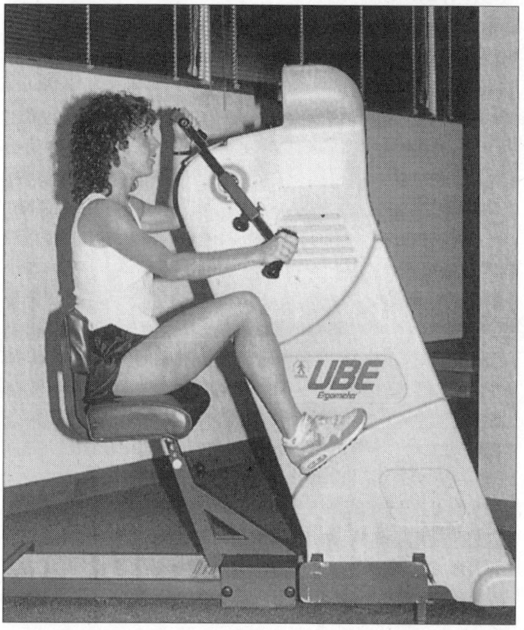

Abb. 3.**34** Der Upper Body Exerciser (UBE) wird für das Kraft- und Ausdauertraining der oberen Extremität eingesetzt.

entwickelt worden. Jedes dieser Systeme hat seine individuellen Vorteile und Möglichkeiten.

Auf isokinetischen Trainingsgeräten können sowohl konzentrische als auch exzentrische Übungen trainiert werden. Einige Maschinen besitzen ausschließlich einen konzentrischen Übungsgang, während andere beide Gänge besitzen. Die Geschwindigkeit läßt sich von 0°/s bis zu 500° oder sogar 1000°/s steigern. Die Übungen können im gesamten oder nur in Teilen des Bewegungsausmaßes ausgeführt werden. Dies kann über einen Computer oder einen anderen Mechanismus eingestellt werden.

Vorteile und Nachteile der isokinetischen Übungsgeräte

Vorteile:

1. Mit isokinetischen Geräten kann an allen Punkten des Bewegungsausmaßes ein optimaler Widerstand ausgeübt werden.
2. Es kann bei hoher und niedriger Trainingsgeschwindigkeit sicher und effektiv geübt werden.

3. Die Geräte können auf einen schmerzhaften Bogen eingestellt werden.
4. Die Übungen können auch dann weitergeführt werden, wenn der Patient ermüdet.
5. Es kann wiederholt konzentrische und exzentrische Arbeit der gleichen Muskelgruppe geleistet werden.
6. Übungen in reziproken Mustern können ausgeführt werden. Eine Muskelgruppe arbeitet, während sich der Antagonist entspannt, eine auftretende Muskelischämie kann dadurch vermindert werden.
7. Durch den Computer können dem Patienten visuelle oder auditive Reize als Feedback gegeben werden, so daß er zuverlässig submaximale oder maximale Muskelarbeit leistet.

Nachteile:

1. Die Geräte sind sehr groß und teuer.
2. Soll der Patient verschiedene Muskelgruppen trainieren, benötigt der Therapeut Zeit zum Einstellen und Helfen an der Maschine.
3. Die Geräte können nicht für ein Hausaufgabenprogramm verwendet werde.

Zusammenfassung

Das Kapitel über die Widerstandsübungen beinhaltete Definitionen des manuellen Widerstandes und des Widerstandes mit Hilfsmitteln sowie der isotonischen, isometrischen und isokinetischen Übungen. Die Ziele und Indikationen der Widerstandsübungen wurden dargestellt und die Konzepte von Kraft, Ausdauer und Leistung erklärt. Weitere Faktoren, die man beim Einsatz von Widerstandsübungen bedenken muß, wie konzentrische, exzentrische Muskelaktivität oder Übungen in der geschlossenen bzw. offenen kinematischen Kette sowie Vorsichtsmaßnahmen wurden beschrieben. Beachtet werden müssen Ermüdung, Erholungszeiten, Überlastung, kardiovaskuläre Befunde, Muskelkater, Ausweichbewegungen und Osteoporose. Kontraindikationen sind akute Entzündungen und starker Schmerz. Die Prinzipien der manuellen Widerstandsübungen und das Anlegen des Widerstandes und der Fixation wurden erklärt.

Der Einsatz von Hilfsmitteln mit seinen Variationsmöglichkeiten wurde beschrieben. Diese Variationen beinhalten Intensität und Art der Übungen, Anzahl der Wiederholungen, Serien, Häufigkeit, Dauer und Geschwindigkeit der Übungsausführung. Es wurden verschiedene Trainingsmethoden vorgestellt und miteinander verglichen. Schließlich wurde ein Überblick über die Hilfsmittel und Geräte gegeben. Vor- und Nachteile verschiedener Geräte wurden für den Gebrauch bei isotonischen, isometrischen und isokinetischen Übungen dargestellt.

4 Prinzipien des Ausdauertrainings

Carolyn N. Burnett, MS, PT ·
Terri M. Glenn, PhD, PT

Es gibt viel Literatur über das Ausdauertraining von Sportlern, gesunden, jungen Menschen und Herzpatienten. Aber es gibt kaum Informationen über die Verbesserung der Fitneß von Patienten mit chronischen Krankheiten und Behinderungen. In diesem Kapitel wird die Information aus anerkannten Quellen benutzt, um zu demonstrieren, daß in der Physiotherapie sowohl mit Gesunden als auch mit Patienten Ausdauertraining durchgeführt werden kann. Zusätzlich werden die grundlegenden respiratorischen und kardiovaskulären Parameter der unterschiedlichen Altersgruppen dargestellt, so daß der Therapeut mit allen Altersgruppen arbeiten kann.

Ziele

In diesem Kapitel lernt der Leser:

1. die Begriffe Fitneß, Kondition, Ausdauer, Adaptation, Herzzeitvolumen, maximaler Sauerstoffverbrauch (Vo_2 max), arteriovenöse Sauerstoffdifferenz (A – Vo_2), Trainingsreizschwelle, Metabolisches Äquivalent (MET), Telemetrie und Effizienz zu definieren,
2. das Fitneß oder Ausdauerniveau des Patienten zu bestimmen,
3. die Faktoren zu beschreiben, die den Sauerstofftransport beeinflussen,
4. die Veränderungen, die mit dem Verlust der Kondition einhergehen und ihre Hintergründe zu benennen,
5. die drei Energiesysteme zu charakterisieren,
6. den Energieverbrauch zu bestimmen,
7. Übungen hohen und niedrigen Niveaus anhand des Energieverbrauchs zu differenzieren,
8. die Belastungs- und Fitneßtest zu unterscheiden,
9. den maximalen Sauerstoffverbrauch zu bestimmen,
10. die Signale und Symptome, die zum Abbruch eines Tests oder einer Übung führen, zu beschreiben,
11. die Intensität, Dauer und Häufigkeit eines Übungsprogramms unter Berücksichtigung der Richtlinien zu bestimmen,
12. die maximale Herzfrequenz für eine Person eines bestimmten Alters zu errechnen und den sichersten Weg, die Zielherzfrequenz einer Person mit abweichenden körperlichen Fähigkeiten festzustellen, ausgehend von der maximalen Herzfrequenz oder der Reserveherzfrequenz,
13. das Prinzip der Überlast in Ausdauer- und Konditionstraining anzuwenden,
14. Übungsprogramme hohen und niedrigen Schwierigkeitsgrads (Charakteristika, Aktivitäten und Energieverbrauch) zu unterscheiden,
15. die speziellen Überlegungen bei der Entwicklung eines Trainingsprogramms zu beachten,
16. die kardiovaskulären und biochemischen Veränderungen, die beim Ausdauertraining auftreten und die Mechanismen für ihr Auftreten, zu beschreiben,
17. die kardiovaskulären und respiratorischen Parameter sowie den maximalen Sauerstoffverbrauch von verschiedenen Altersgruppen zu benennen.

Definitionen

Fitneß

Fitneß ist ein allgemeiner Begriff, der die Fähigkeit beschreibt körperliche Arbeit zu leisten. Für die körperliche Arbeit benötigt man ein intaktes kardiorespiratorisches System, muskuläre Kraft, Ausdauer und Flexibilität des Bewegungsapparates (Abb. **4.1**). Bei der Beschreibung von Fitneß wird auch die optimale Körperstruktur mit einbezogen:

1. Um körperlich fit zu werden, muß man regelmäßig körperliche Aktivitäten durchführen, bei denen große Muskelgruppen eingesetzt und das Herz-Kreislauf-System sowie die Atmung gefordert werden. Solche Aktivitäten sind zum Beispiel: Gehen, Fahrradfahren, Laufen und Training mit Gewichten.
2. Der Grad der Fitneß wird durch den Energieverbrauch bei einer Serie körperlicher Aktivität auf einer Skala von schlecht bis sehr gut beschrieben. Dieser Einteilung liegt meist die direkte oder indirekte Messung des maximalen Sauerstoffverbrauchs (Vo_2 max) zugrunde.
   a. Der Sauerstoffverbrauch wird durch Alter, Geschlecht, Vererbung, Inaktivität und Krankheit beeinflußt.
   b. Es gibt verschiedene Methoden, den Sauerstoffverbrauch zu bemessen:
      - Fahrradergometertests (YMCA Fahrradergometertest, Astrand-Rhyming-Test),
      - der 3-minütige Treppensteigtest bietet sich für eine große Anzahl von Testpersonen an,
      - Langstreckenläufe werden zur Beurteilung von aktiven Personen eingesetzt (1,5 Meilen Test, 12 Minuten Lauftest) und
      - inaktive oder ältere Personen können mit dem 1 Meilen Spaziergang und dem Rockport Fitneß Gehtest beurteilt werden.

> Das Gesundheitsministerium der USA (US Department of Health and Human Services) hat sich für die Behandlung und Vorbeugung von Erkrankungen der Bevölkerung für das nächste Jahrhundert Ziele gesteckt. In der Veröffentlichung „Healthy People 2000" wurden die folgenden Ziele für die Fitneß des kardiorespiratorischen Systems und des Bewegungsapparates formuliert:
> Im nächsten Jahrhundert sollen mindestens 20 % der Erwachsenen über 18 Jahren und mindestens 75 % der 6- bis 17jährigen 3 oder mehr Tage pro Woche für mindestens 20 Minuten an einem Trainingsprogramm zur Erhaltung und Verbesserung der kardiorespiratorischen Fitneß teilnehmen.
> Mindestens 40 % der über 6jährigen Amerikaner sollten regelmäßig körperlich aktiv sein und damit ihre Muskelkraft, -ausdauer und -flexibilität verbessern und erhalten.

Abb. 4.**1** Fitneßziele für die Nation (USA)

Maximaler Sauerstoffverbrauch

Der maximale Sauerstoffverbrauch ist ein Maß für die Fähigkeit des Körpers, Sauerstoff auszuschöpfen. In der Regel wird er während der Durchführung einer Übungsserie gemessen, bei der große Muskelgruppen arbeiten müssen (z. B. Schwimmen, Gehen, Laufen). Es ist die maximale Menge an Sauerstoff, die bei größt möglicher Anstrengung pro Minute verbraucht wird. Der Sauerstoffverbrauch wird normalerweise im Verhältnis zum Körpergewicht angegeben, Milliliter Sauerstoff pro Kilogramm Körpergewicht (ml/kg min). Der maximale Sauerstoffverbrauch ist abhängig vom Sauerstofftransport, der Sauerstoffbindungskapazität des Blutes, der Herzfunktion, der Fähigkeit, Sauerstoff zu entziehen, und dem oxidativen Potential der Muskulatur. Mathematisch wird das mit dem Prinzip von Fick ausgedrückt:

$Vo_2 = Q \times A - Vo_2$

maximaler Sauerstoffverbrauch = Herzzeitvolumen × arteriovenöse Sauerstoffdifferenz

Herzzeitvolumen (Q) = Herzfrequenz × Schlagvolumen

arteriovenöse Sauerstoffdifferenz ($A - Vo_2$) = arterieller Sauerstoff – venöser Sauerstoff

Ausdauer

Die Ausdauer (ein Maß für die Fitneß) ist die Fähigkeit, lange Zeit Arbeit zu leisten und der Ermüdung zu widerstehen. Sie umfaßt die muskuläre und kardiovaskuläre Ausdauer. Muskuläre Ausdauer ist die Fähigkeit einer einzelnen Muskelgruppe, lange Zeit hintereinander Kontraktionen durchzuführen. Die kardiovaskuläre Ausdauer ist die Fähigkeit, lange Zeit dynamische Aktivitäten mit großen Muskelgruppen auszuführen (lange Zeit gehen, schwimmen oder radfahren).

Konditionstraining (aerobes Ausdauertraining)

Beim aeroben Ausdauertraining wird mit Hilfe eines Übungsprogramms die Energiekapazität der Muskulatur vergrößert.

1. Das Training ist abhängig von der ausreichenden Intensität, Dauer und Häufigkeit der Übungen.

2. Das Training löst kardiovaskuläre und/oder muskuläre Anpassungsvorgänge aus und spiegelt sich in der Ausdauer der Person wider.
3. Das Training für eine besondere Sportart unterliegt dem Prinzip der Spezifik des Trainings. D.h., daß sich der Übende nur in der Funktion, die trainiert wird, verbessert und nicht in anderen Funktionen. Trainiert man zum Beispiel schwimmen, dann kann man schneller schwimmen, aber nicht schneller laufen.

Adaptation

Das Herz-Kreislauf-System und die trainierte Muskulatur wird sich nach einiger Zeit an die Trainingsreize anpassen, adaptieren. Veränderungen können frühestens nach 10 bis 12 Wochen gemessen werden.

1. Adaptation bedeutet eine Vielfalt von neurologischen, physikalischen sowie biochemischen Veränderungen im Herz-Kreislauf-System und in der Muskulatur. Dadurch arbeiten die Systeme effizienter und ihre Funktion verbessert sich.
2. Die Adaptation ist abhängig von:
   - der Fähigkeit des Organismus, sich zu verändern; Personen mit niedrigem Fitneßniveau haben ein größeres Potential zur Verbesserung als Personen mit hohem Fitneßniveau, und von
   - der Schwelle des Traininigsreizes (der Reiz der eine Reaktion auf das Training hervorruft). Die Schwelle ist variabel; je höher die Fitneß zu Beginn des Trainings, um so größer muß die Intensität der Übungen sein, um Veränderungen auszulösen.

Myokardialer Sauerstoffverbrauch

Der myokardiale Sauerstoffverbrauch (mVo_2) ist ein Maß für die Menge an Sauerstoff, die der Herzmuskel verbraucht.

1. Der Sauerstoffbedarf wird bestimmt durch die Herzfrequenz, den Blutdruck, die Kontraktilität der Herzmuskulatur und die Afterload (Nachlast). Die Nachlast wird durch die Wandspannung des linken Ventrikels und den zentralen Aortendruck bestimmt. Der zentrale Aortendruck ist der Druck, den der Ventrikel aufbauen muß, um die Aortenklappe zu Beginn der Systole zu öffnen. Die Ventrikelspannung ist abhängig von der Größe des Ventrikels und seiner Wandstärke.
2. Die Fähigkeit, den Herzmuskel mit Sauerstoff zu versorgen, hängt vom arteriellen Sauerstoffgehalt, der Hämoglobin-/Sauerstoffdissoziation und der koronaren Durchblutung ab. Die koronare Durchblutung wird vom diastolischen Aortendruck, der Dauer der Diastole, dem Widerstand der Koronararterien und der kollateralen Durchblutung bestimmt.
3. Beim Gesunden wird das Gleichgewicht zwischen koronarer Blutversorgung und Bedarf auch bei maximaler Belastung gehalten. Ist der Bedarf an Sauerstoff größer als die Versorgung, entsteht eine Ischämie in der Herzmuskulatur.
4. Da der Herzmuskel in Ruhe dem Blut 70 % – 75 % des Sauerstoffs entzieht, kann bei einer höheren Belastung der Bedarf an Sauerstoff nur durch eine verstärkte Durchblutung gedeckt werden.

Konditionsabbau

Der Konditionsabbau tritt bei langer Bettruhe ein und seine Auswirkungen können häufig an Patienten beobachtet werden, die eine langwierige Erkrankung hatten. Es kommt schnell zu einer Verminderung des maximalen Sauerstoffverbrauchs, des Herzzeitvolumens und der Muskelkraft. Diese Symptome treten, wenn auch in geringerem Ausmaß, auch bei Personen auf, die ohne begleitende Erkrankung Bettruhe halten mußten, bei alten Menschen und bei

↓ Muskelmasse
↓ Kraft
↓ kardivaskuläre Funktion
↓ Gesamtblutvolumen
↓ Plasmavolumen
↓ Herzvolumen
↓ orthostatische Toleranz
↓ Übungstoleranz
↓ Knochendichte

Abb. 4.**2** Konditionsverlust durch Bettruhe (American College of Sports Medicine: Resource Manual for Guidelines for Exercise Testing and Prescription, 2nd ed. Lea and Febinger, Philadelphia, 1993)

Personen, die fast ausschließlich sitzen (Abb. 4.2).

Energiesysteme, Energieverbrauch und Effizienz

Energiesysteme

Energiesysteme sind Stoffwechselvorgänge, die aus einer Vielzahl biochemischer Reaktionen bestehen, wobei Adenosintriphosphat (ATP), Kohlendioxid und Wasser entstehen. Die Zelle benutzt die Energie, die bei der Umwandlung von ATP in Adenosindiphosphat (ADP) und Phosphat (P) entsteht, um eigene Stoffwechselvorgänge auszuführen. Muskelzellen setzen die so gewonnene Energie ein, um Aktin-Myosin-Brücken bei der Kontraktion herzustellen. Es gibt drei wichtige Energiesysteme. Die Intensität und Dauer der Aktivität bestimmen, wann und in welchem Ausmaß die einzelnen Stoffwechselsysteme eingesetzt werden.

Kreatinphosphat oder ATP-PC-System

Das ATP-PC-(Adenosintriphosphat-Kreatinphosphat-)System hat folgende Charakteristika:

- Kreatinphosphat und ATP werden in der Muskelzelle gelagert.
- Kreatinphosphat ist eine chemische Energiequelle.
- Es wird kein Sauerstoff benötigt.
- Der Vorrat an ATP-PC wird erneuert, wenn der Muskel in Ruhe ist.
- Die maximale Kapazität des Systems ist sehr klein (0,7 mol ATP).
- Die maximale Leistung des Systems ist groß (3,7 mol ATP/min).
- Das System stellt die Energie für kurze, schnelle (explosive) Aktivitäten bereit.
- Es ist die vorherrschende Energiequelle während der ersten 30 Sekunden bei Übungen hoher Intensität.

Anaerobe Glykolyse

Die anaerobe Glykolyse hat folgende Charakteristika:

- Glykogen (Glukose) ist eine Energiequellen aus der Nahrung.
- Es wird kein Sauerstoff benötigt.
- ATP wird in der Muskelzelle resynthetisiert.
- Milchsäure wird produziert.
- Die maximale Kapazität ist mittel (1,2 mol ATP).
- Die maximale Leistung ist mittel (1,6 mol ATP/min).
- Das System stellt die Energie für Aktivitäten mittlerer Intensität und kurzer Dauer bereit.
- Es ist die vorherrschende Energiequelle zwischen der 30sten und 90sten Sekunde der Übung.

Aerobes System

Das aerobe System hat folgende Charakteristika:

- Glykogen, Fette und Eiweiß sind die Energiequelle.
- Es wird Sauerstoff benötigt.
- ATP wird in den Mitochondrien der Muskelzelle resynthetisiert. Die Fähigkeit, Sauerstoff und andere Substrate zu verstoffwechseln, hängt von der Anzahl und Konzentration der Mitochondrien in der Zelle ab.
- Die maximale Kapazität ist groß (90 mol ATP).
- Die maximale Leistung des Systems ist klein (1,0 mol ATP/min).
- Dieses Energiesystem ist nach der zweiten Minute der Übung das vorherrschende.

Rekrutierung motorischer Einheiten

Die Rekrutierung der motorischen Einheiten hängt vom Ausmaß der zu leistenden Arbeit ab. Während der Übung werden die Fasern selektiv angesprochen.

1. Die langsamen Muskelfasern (Typ I) sind durch eine langsame kontraktile Antwort gekennzeichnet. Sie enthalten viel Myoglobin und viele Mitochondrien, haben eine hohe oxidative und geringe anaerobe Kapazität und werden für Ausdaueraktivitäten rekrutiert. Sie werden von kleinen Neuronen mit niedriger Aktivierungsschwelle versorgt und vorzugsweise für Übungen niedriger Intensität eingesetzt.

2. Die schnellen Muskelfasern (Typ IIb) sind durch eine schnelle kontraktile Antwort gekennzeichnet. Sie haben einen niedrigen Myoglobingehalt und wenige Mitochondrien. Sie haben eine hohe glykolytische Kapazität und werden für Aktivitäten mit hoher Leistung rekrutiert.
3. Die schnellen Fasern (Typ IIa) haben Eigenschaften von Typ-I- und Typ-IIb-Fasern und werden sowohl für aerobe als auch für anaerobe Aktivitäten rekrutiert.

Funktionelle Konsequenzen

1. Plötzliche Belastungen hoher Intensität (Sekunden) verbessern die Muskelkraft und führen zu einer Verstärkung von Sehnen und Bändern. ATP wird durch das Kreatinphosphatase-System bereitgestellt.
2. Intensive Aktivität (1–2 Minuten) mit Wiederholung nach 4 Minuten Pause oder leichte Übungen schulen die aerobe Leistung. ATP wird durch das Kreatinphosphatsystem und durch die anaerobe Glykolyse bereitgestellt.
3. Aktivitäten, die die großen Muskelgruppen submaximal belasten (3–5 Minuten mit Wiederholung nach einer Pause) oder leichte Übungen gleicher Dauer können aerobe Leistung und Ausdauer schulen. ATP wird durch das Kreatinphosphatsystem, die anaerobe Glykolyse und das aerobe System zur Verfügung gestellt.
4. Aktivitäten submaximaler Intensität, die 30 Minuten und länger ausgeführt werden, belasten das aerobe System stark und verbessern die Ausdauer.

Energieverbrauch

Bei der Verrichtung körperlicher Arbeit wird Energie verbraucht. Die Arbeit kann je nach Energieverbrauch in leichte und schwere Aktivitäten eingeteilt werden. Die meisten Verrichtungen des täglichen Lebens sind leichte Aktivitäten, da sie wenig Leistung benötigen, aber über eine lange Zeit ausgeübt werden. Für die Ausführung schwerer Arbeit benötigt man meist Energie aus den aeroben und anaeroben Systemen.

1. Der Energieverbrauch kann leicht mit einem tragbaren, offenen Spirometer oder per Telemetrie ermittelt werden.
   a. Bei der Spirometrie im offenen Respirationssystem muß der Patient durch ein Ventil ein- und ausatmen. Die Ausatemluft wird durch einen Gasanalysator geblasen, der das Volumen und den Gehalt an Sauerstoff und Kohlendioxid analysiert. Dies geschieht automatisch Atemzug für Atemzug. Der Energieverbrauch wird dann aus der verbrauchten Sauerstoffmenge errechnet.
   b. Bei der Telemetrie (physiologische Radiotransmission) kann sich der Proband frei bewegen. Die Herzfrequenz des Probanden wird an ein Gerät übertragen, das ein Elektrokardiogramm erstellt. Die Herzfrequenz ist direkt proportional zur geleisteten Arbeit und dadurch zur Menge des pro Minute verbrauchten Sauerstoffs.
2. Der Energieverbrauch wird aus der Menge des benötigten Sauerstoffs errechnet. Der Energieverbrauch wird in Kilokalorien oder METs angegeben (Abb. 4.**3**).
   a. Kilokalorien sind ein Maß für den Energiewert der Nahrung. Es ist definiert als die Menge Energie, die benötigt wird, um ein Kilo Wasser um 1° Celsius zu erwärmen. Eine Kilokalorie (kcal) kann auch in Sauerstoffäquivalenten angegeben werden. Fünf Kilo-

Aktivität für einen durchschnittlichen Mann (65 kg)	kcal/min	ml O_2/min	MET	Watt
leichte Arbeit z. B. Spazierengehen	2,0–4,9	6,1–15,2	1,6–3,9	8–20
schwere Arbeit z. B. Jogging 8,0 km/h	7,5–9,9	23,0–30,6	6,0–7,9	30–40

Der Durchschnittsmensch verbraucht bei den normalen täglichen Verrichtungen 1800 kcal – 3000 kcal/d.
Sportler mit intensivem Trainingspensum verbrauchen mehr als 10000 kcal/d.

Abb. 4.**3** Energieverbrach pro Tag (Wilmor und Costrill)

kalorien entsprechen etwa einem Liter verbrauchtem Sauerstoff (5 kcal = 1 Liter O_2).

b. Ein MET ist definiert durch die Menge Sauerstoff (ml), die pro Kilogramm Körpergewicht und Minute verbraucht wird (ml/kg min). Es entspricht etwa 3,5 ml/kg min.
c. Aktivitäten werden je nach Energieverbrauch bzw. Sauerstoffverbrauch eingeteilt in leichte und schwere Aktivitäten.

3. Der Energieverbrauch für die meisten Arbeiten in der Industrie beträgt weniger als der dreifache Energieverbrauch in Ruhe (Grundumsatz).
4. Der Energieverbrauch bestimmter körperlicher Aktivitäten kann abhängig vom Können, der Geschwindigkeit und dem Fitneßniveau variieren.

Effizienz

Effizienz wird in der Regel durch einen Prozentsatz ausgedrückt:

$$\text{Prozent Effizienz} = \frac{\text{brauchbares Arbeitsergebnis} \times 100}{\text{Energieverbrauch oder Arbeitseinsatz}}$$

1. Das Arbeitsergebnis ist gleich Kraft mal Weg ($W = F \times s$). Es kann in Leistungseinheiten oder in Arbeitseinheiten pro Zeit angegeben werden ($P = W/t$).
   - Auf dem Laufband entspricht die Arbeit dem Gewicht der Person mal dem vertikalen Weg, den die Person gehoben wird, während sie das Laufband hinaufgeht.
   - Auf dem Fahrradergometer entspricht die Arbeit dem zurückgelegten Weg (Umfang des Antriebsrads mal Anzahl der Umdrehungen) mal dem eingestellten Widerstand.
2. Der Arbeitseinsatz entspricht der verbrauchten Energie und wird durch den Nettosauerstoffverbrauch pro Zeiteinheit ausgedrückt.
   Bei Ausdauerübungen wird der Sauerstoffverbrauch unter Grundumsatzbedingungen pro Zeiteinheit (Vo_2-Wert) vom Sauerstoffverbrauch während 1 Minute der Übung bei Erreichen des dynamischen Gleichgewichts abgezogen. Das dynamische Gleichgewicht wird innerhalb von 3–4 Minuten nach Beginn der Übung erreicht. Während dieser Zeit bleibt Vo_2 konstant. Der Nettosauerstoffverbrauch wird mit der Zeit (min) multipliziert, die die Übung gebraucht hat.
3. Je höher der Nettosauerstoffverbrauch, um so niedriger die Effizienz beim Durchführen der Aktivität.
4. Die Effizienz großer Muskelaktivitäten beträgt in der Regel 20 % – 25 %.

Physiologische Antwort auf Ausdauerübungen

Die rapide Zunahme des Energiebedarfs während der Übungen bedarf einer ebenso schnellen Anpassung des Kreislaufs, um der gesteigerten Nachfrage nach Sauerstoff und Nährstoffen zu begegnen, die Stoffwechselendprodukte (z. B. CO_2 und Milchsäure) abzutransportieren und die überschüssige Wärme zu verteilen. Die Veränderung der Stoffwechsellage wird durch eine koordinierte Aktivität aller Körpersysteme gewährleistet; neuromuskulär, kardiovas-

Die Temperatur, Luftfeuchtigkeit und Höhe der Umgebung kann die physiologische Antwort des Körpers auf ein Übungsprogramm beeinflussen; genauso wie die Veränderungen im Tagesverlauf (Biorhythmus) und Veränderungen aufgrund des weiblichen Zykluses. Die Forscher versuchen, diese Faktoren so genau wie möglich zu kontrollieren, wenn sie die Reaktionen auf Übungsprogramme untersuchen.

Abb. 4.**4** Faktoren, die die physiologische Reaktion des Körpers auf Übungen beeinflussen.

kulär, metabolisch und hormonell (Abb. 4.4). Der Sauerstofftransport und seine Verwendung durch die Mitochondrien des sich kontrahierenden Muskels ist abhängig von der ausreichenden Blutzirkulation in Verbindung mit der Zellatmung.

Kreislaufreaktion auf Übungen

1. **Die Pressorenreaktion bei Übungen**
   Bei der Stimulation kleiner myelinisierter und nicht myelinisierter Fasern in den Skelettmuskeln kommt es auch zu einer Reaktion des sympathischen Nervensystems (SNS). Die zentrale Verschaltung ist unbekannt. Die Reaktion des SNS beinhaltet eine generalisierte periphere Vasokonstriktion, eine stärkere Herzmuskelkontraktilität, eine höhere Herzfrequenz und einen Blutdruckanstieg. Dadurch wird das Herzzeitvolumen größer und anders im Kreislauf verteilt.
2. **Reaktionen am Herzen**
   Die Frequenz der Depolarisation des Sinusknotens nimmt zu, und die Herzfrequenz steigert sich; dabei kommt es zu einer gesteigerten Vagus- und SNS-Stimulation.
   Die Kraftentwicklung der Herzmuskelfasern steigert sich als direkte ionotrope Reaktion auf die gesteigerte Kontraktilität.
3. **Reaktionen in der Peripherie**
   Durch die generalisierte Vasokonstriktion wird durch Shunts die Durchblutung der nicht arbeitenden Muskulatur, der Niere, Leber, Milz und Eingeweide, zugunsten der arbeitenden Muskulatur gedrosselt. Der Widerstand des arteriellen Gefäßnetzes der arbeitenden Muskulatur wird aufgrund von Metaboliten (Mg^{2+}, Ca^{2+}, ADP, PCO_2) unabhängig von der autonomen Innervation geringer. Die Venen der arbeitenden und der nicht arbeitenden Muskulatur bleiben konstringiert. Insgesamt ergibt sich so eine Nettoverminderung des peripheren Gefäßwiderstandes.
4. **Das Herzzeitvolumen** steigt durch:
   - Verstärkung der Kontraktilität des Herzmuskels,
   - Erhöhung der Herzfrequenz,
   - Steigerung der Durchblutung im arbeitenden Muskel,
   - stärkere Konstriktion der Kapazitätsgefäße der gesamten venösen Seite des Kreislaufs, wodurch der periphere venöse Blutdruck steigt, und
   - durch eine Nettoverminderung des peripheren Gefäßwiderstandes.
5. Durch das größere Herzzeitvolumen erhöht sich der **systolische Blutdruck**.

Reaktion der Atmung auf Übungen

1. Schon während der ersten zwei Atemzüge wird der Gasaustausch verbessert. Während der Übungen sinkt die venöse Sauerstoffsättigung, Pco_2 und H^+ steigen an. Es kommt zu einem Anstieg der Körpertemperatur und des Adrenalinspiegels sowie zu einer vermehrten Stimulation der Gelenk- und Muskelrezeptoren. Jede dieser Veränderungen für sich allein und im Zusammenspiel mit anderen kann die Atmung beeinflussen. Zudem können auch Pressorrezeptorenreflexe, Schutzreflexe, Schmerz, Emotionen und willkürliche Kontrolle zu einer verstärkten Atmung beitragen.
2. Durch die höhere Atemfrequenz und das vergrößerte Atemzugvolumen ensteht ein größeres Atemminutenvolumen.
3. Die alveoläre Belüftung, wichtig für den Gasaustausch durch die Alveolarmembran, kann bei anstrengenden Übungen auf das 10- bis 20fache ansteigen, um den zusätzlichen Sauerstoff zu liefern und das überschüssige Kohlendioxid abzuatmen.

Reaktionen, die dem Muskel zusätzlichen Sauerstoff liefern

1. Die gesteigerte Durchblutung des arbeitenden Muskels (s. o.) liefert zusätzlichen Sauerstoff.
2. Durch verschiedene Vorgänge wird jedem Liter Blut ein höherer Anteil an Sauerstoff entzogen.
   - Durch den vermehrten Sauerstoffkonsum der arbeitenden Muskulatur entsteht eine Verminderung des Sauerstoffpartialdrucks (Po_2). Dadurch wird dem Hämoglobin weiterer Sauerstoff entzogen.

- Wegen der höheren Kohlendioxidproduktion entsteht eine Azidose im Gewebe und die Temperatur steigt. Aufgrund dieser beiden Effekte kann unabhängig vom Partialdruck dem Hämoglobin mehr Sauerstoff entzogen werden.
- Durch die in der Muskulatur ablaufende Glykolyse entsteht mehr 2,3-Diphosphoglyzerat in den roten Blutkörperchen, was wiederum den Sauerstoffentzug aus dem Hämoglobin fördert.

3. Faktoren, die bestimmen, wieviel Sauerstoff verbraucht wird:
   - Durchblutung der Muskulatur,
   - Verteilung der Muskelfaser,
   - Anzahl der Mitochondrien und
   - Anwesenheit von oxidativen Mitochondrial-Enzymen in der Muskelfaser.

   Die oxidative Kapazität der Muskulatur kann an der Differenz zwischen dem Sauerstoffgehalt des arteriellen und des venösen Blutes (A-Vo_2) abgelesen werden.

Tests als Grundlage des Übungsprogramms

Tests zur Festlegung des Fitneßniveaus von gesunden Personen sollten deutlich getrennt werden von der Testung Rekonvaleszenter, von Herzpatienten oder von Personen, die symptomfrei, aber 35 Jahre oder älter sind. Gleichgültig, welcher Test angewendet wird, richtet sich die Bewertung nach der maximalen oder submaximalen bzw. symptomlimitierten Sauerstoffaufnahme (Vo_2 max). Die Sauerstoffaufnahme einer Person reflektiert das Vermögen, Sauerstoff zu transportieren und zu verwerten. An dieser Stelle sei der Leser auf die folgenden Quellen verwiesen: American College of Sports Medicine: *Guidelines for Excercise Testing and Prescription,* 4th ed (Lea & Febinger, Philadelphia, 1991), und American College of Sports Medicine: *Resource Manual for Guidelines for Excercise Testing and Prescription,* 2nd ed.(Lea & Febinger, Philadelphia, 1993).

Fitneßtests für Gesunde

1. Feldtests zur Festlegung der kardiovaskulären Fitneß beinhalten die Zeit, die benötigt wird, um 1,5 Meilen zu laufen, oder die Distanz, die in 12 Minuten zurückgelegt werden kann. Diese korrelieren sehr gut mit der maximalen Sauerstoffaufnahme, aber ihr Einsatz bleibt beschränkt auf Personen jungen oder mittleren Alters, die genau voruntersucht wurden und schon seit einiger Zeit joggen.
2. Der Mehrphasentest kann eine direkte Messung der maximalen Sauerstoffaufnahme ermöglichen. Der Test besteht in der Regel aus vier bis sechs Phasen auf dem Laufband, bei denen nach und nach die Geschwindigkeit oder die Steigung erhöht wird. Jede Phase dauert 3–6 Minuten. Während des Tests wird ein EKG abgeleitet. Die maximale Sauerstoffaufnahme ist erreicht, wenn der Sauerstoffverbrauch trotz höherer Belastung gleichbleibt.

Belastungstests für Rekonvaleszente und Risikopatienten

Personen, die einem Belastungstest unterzogen werden, sollten vorher eingehend untersucht werden und vor, während und nach dem Test genau beobachtet und mit einem EKG überwacht werden (Abb. 4.**5**). Sie sollten auch eine Einverständniserklärung unterschreiben.

1. Die Prinzipien des Belastungstests:
   a. Die Belastung wird verändert, indem die Geschwindigkeit und/oder die Steigung des Laufbands bzw. der Widerstand am Fahrradergometer erhöht wird.
   b. Es wird mit einer für die betreffende Person niedrigen Belastung begonnen.
   c. Jede Belastungsstufe wird 2–6 Minuten beibehalten.
   d. Der Test wird abgebrochen, wenn Symptome oder eine definierte Veränderung im EKG auftreten.
   e. Wenn möglich, sollte der maximale Sauerstoffverbrauch des Probanden gemessen werden.

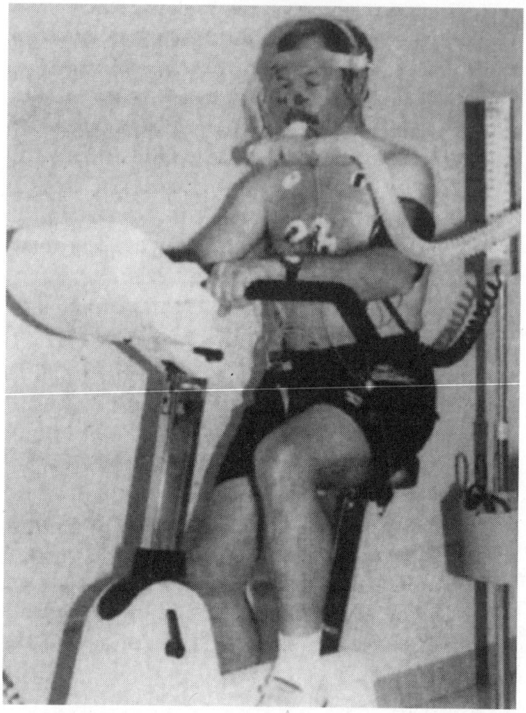

Abb. 4.**5** Lage der Elektroden beim „12-Lead exercise"-EKG, daß zur Bestimmung der Herzfrequenz und des Herzrhythmus beim Belastungstest eingesetzt wird.

2. Zusätzlich zur Einstufung des Übungsniveaus und der Verordnung kann ein Belastungstest auch für folgende Dinge eingesetzt werden:
   a. Hilfe bei der Diagnosestellung einer manifesten oder latenten Herzerkrankung.
   b. Die funktionelle kardiovaskuläre Kapazität kann festgestellt werden, als Hilfe bei der Befreiung von schweren beruflichen Tätigkeiten oder Übungsprogrammen.
   c. Die körperliche Leistungsfähigkeit kann in kg m/min oder die funktionelle Kapazität in METs angegeben werden.
   d. Es können Reaktionen auf ein bestimmtes Übungs- oder Präventivprogramm festgestellt werden.
   e. Er kann bei der Auswahl der richtigen Behandlungsmethode bei Herzkrankheiten helfen.
   f. Die Motivation der Patienten, an einem Übungsprogramm teilzunehmen oder es fortzusetzen, kann gesteigert werden.
   g. In der Praxis wird er auch dazu verwendet, um zu prüfen, ob es sich bei Patienten mit Brustbeschwerden eventuell um eine Herzsymptomatik handelt. Darüber hinaus kann auch die funktionelle Kapazität chronisch Kranker ermittelt werden.
3. Vorsichtsmaßnahmen für den Belastungstest und die Übungsprogramme:
   a. Der Puls muß beobachtet werden, um eventuelle pathologische Steigerungen zu erkennen.
   b. Der Blutdruck nimmt bei der Übung ca. 7–10 mmHg pro MET der körperlichen Belastung zu. Der systolische Blutdruck sollte 220–240 mmHg, der diastolische Blutdruck 120 mmHg nicht überschreiten.
   c. Die Atemfrequenz und die Atemtiefe nehmen während der Übungen zu. Die Ausatmung sollte nicht aktiv erfolgen, und der Patient sollte nicht das Gefühl von Kurzatmigkeit haben.
   d. Durch die gesteigerte Durchblutung, um den Bedürfnissen der Muskulatur zu entsprechen und die überschüssige Wärme abzuleiten, färben sich Nase, Wangen und Ohrläppchen rot und sind bei Berührung warm und feucht.
4. Der Test wird bei Auftreten folgender Bedingungen abgebrochen:
   a. zunehmende Angina pectoris Beschwerden,
   b. ein deutlicher Abfall des systolischen Blutdrucks trotz einer Erhöhung der Belastung,
   c. Auftreten von Schwindel, Desorientiertheit, Blässe, Übelkeit, Zyanose oder Insuffizienz der peripheren Durchblutung,
   d. pathologische EKG Veränderungen inklusive einer ST-Strecken Absenkung um mehr als 4 mm,
   e. starker Blutdruckanstieg und
   f. der Wunsch des Probanden, den Test zu beenden.

Mehrphasentest

Jede der 4–6 Phasen dauert ca. 3–6 Minuten. Die verschiedenen Protokolle unterscheiden sich in der Anzahl der Phasen, der Übungsintensität, dem eingesetzten Gerät (Fahrradergometer oder Laufbandergometer), der Dauer der einzelnen Phasen, den Faktoren, die zur Beendigung der Übungen führen, der Ausgangsstellung, der belasteten Muskelgruppe und der Art der Anstrengung (Abb. 4.**6**).

Für den Mehrphasentest wurden Protokolle entwickelt. Das populärste Laufband-Protokoll ist das Bruce Protokoll. Die Geschwindigkeit und die Steigung des Laufbandes werden alle 3 Minuten erhöht. Die Geschwindigkeit wird von 1,7–5,0 mph, die Anfangssteigung von 10 % auf bis zu 18 % während der 5 Phasen gesteigert.

Herr Schmidt ist ein 55jähriger Mann mit überwiegend sitzender Lebensführung, der seit längerem unter Belastung Brustbeschwerden bekommt. Er wurde einem Belastungstest unterzogen, um seine Angina pectoris besser beurteilen zu können. Er nimmt zur Zeit keine Medikamente. Er ist seit 20 Jahren Raucher.

Ruhe-EKG: normal
Ruhe-Herzfrequenz: 75 Schläge/min
altersabhängige maximale Herzfrequenz: 165 Schläge/min
Ruhe-Blutdruck: 128/86
Ruhe-Atemfrequenz: 20 Atemzüge/min
Laufband: Bruce-Protokoll

Stufe	Herzfrequenz	Blutdruck	Kommentar
1	80		
	84		
	85	138/88	keine Beschwerden
2	88		
	90		
	88	142/90	keine Beschwerden
3	98		
	100		
	102	156/91	Müdigkeit in den Beinen
4	114		
	116		
	122	161/90	minimale Brustschmerzen
5	133		
	135		
	137	174/89	starke Brustschmerzen; Test beendet

Schlußfolgerung: Der Belastungstest wurde wegen starker Brustbeschwerden und einem Abfall der ST-Strecke um 4 mm im EKG abgebrochen. Die symptomlimitierte maximale Herzfrequenz betrug 137 Schläge/min. Der maximale Sauerstoffverbrauch lag bei 32 ml/kg min.

Abb. 4.**6** Fallbeispiel eines Belastungstests

Determinanten eines Übungsprogramms

Ebenso wie der Fitneßtest vom Belastungstest unterschieden wird, differenziert man auch ein Trainingsprogramm für Gesunde von einem verordneten Übungsprogramm für Herzkranke.

Effektives Ausdauertraining muß bei jedem Teilnehmerkreis eine Konditions- oder kardiovaskuläre Reaktion hervorrufen. Die Auslösung einer kardiovaskulären Antwort ist von 3 wichtigen Elementen abhängig: Intensität, Dauer und Häufigkeit.

Intensität

Die Festlegung der richtigen Übungsintensität basiert auf dem Prinzip der Überlast und der Spezifik.

1. Das **Prinzip der Überlast**
   Bei der Überlast handelt es sich um eine Belastung auf den Organismus, die größer ist als die durchschnittliche Alltagsbelastung. Um die kardiovaskuläre und muskuläre Ausdauer zu verbessern, muß eine Überlast auf das System wirken. Die Übungsbelastung muß höher sein als die **Trainingsreizschwelle** (der Reiz, der eine konditionelle Reaktion hervorruft), um eine Adaptation auszulösen.
2. Wurde die Adaptation erreicht, muß die Übungsintensität wiederum erhöht werden, um eine weitere Verbesserung hervorzurufen.
3. Die Trainingsreizschwelle ist variabel, je nach Grad der Gesundheit, Aktivitätsniveau, Alter und Geschlecht der zu trainierenden Person.
4. Je höher das Fitneßniveau zu Beginn ist, um so höher muß der Trainingsreiz sein, um eine Veränderung auszulösen.
5. Eine konditionelle Reaktion erfolgt in der Regel bei 70 % – 85 % der maximalen Herzfrequenz (60 % – 80 % Vo_2).
   a. Bei jungen gesunden Personen sind 70 % der maximalen Herzfrequenz der niedrigste Reiz für die konditionelle Verbesserung.
   b. 85 % – 95 % der maximalen Herzfrequenz sind in der Regel nötig, um bei einem Sportler eine Reaktion auszulösen.
   c. Die Übungen müssen nicht ermüdend sein, um einen Trainingserfolg zu erzielen.
6. Die Festlegung der maximalen und der Trainingsherzfrequenz ist die Grundlage zur Bestimmung der Ausgangsintensität eines Übungsprogramms.
   a. Bei jungen und gesunden Personen kann die **maximale Herzfrequenz** direkt durch einen Mehrphasentest mit maximaler Belastung bestimmt werden. Sie kann auch von einer durch submaximale Belastung erreichten Herzfrequenz extrapoliert oder weniger genau errechnet werden (220 minus Lebensalter).
   b. Die **Trainingsherzfrequenz** ist ein definierter Prozentsatz der maximalen Herzfrequenz, der sich nach dem Fitneßniveau des Patienten richtet. Er wird mit der Formel nach Karvonen bestimmt, die auf der **Reserveherzfrequenz** (heart rate reserve, HRR), der Differenz zwischen der **Ruheherzfrequenz** (HR_{Ruhe}) und der maximalen Herzfrequenz(HR_{max}), beruht. Die Trainingsherzfrequenz ist ein Prozentsatz der HRR plus die Ruheherzfrequenz und liegt bei Anwendung der Formel höher, als wenn man nur die maximale Herzfrequenz zugrunde legt:
   Trainingsherzfrequenz =
   $HR_{Ruhe} + 60\,\% - 70\,\%\,(HR_{max} - HR_{Ruhe})$
7. Die Trainingsherzfrequenz bei koronaren Risikopatienten, Herzpatienten, Patienten mit chronischen Krankheiten und älteren Personen wird idealerweise aus dem Ergebnis des Belastungstests ermittelt:
   a. Die maximale Herzfrequenz muß auf anderem Weg ermittelt werden als bei jungen gesunden Personen.
      - Nimmt man an, daß der Patient eine normale maximale Herzfrequenz hat, wird die Formel 220 minus Lebensalter bei der Verordnung von Übungen zu großen Fehlern führen.

- Eine durch Beschwerden eingeschränkte maximale Herzfrequenz wird als maximal eingestuft. Es sollte niemals im Verlauf der Übungen über die Herzfrequenz hinaus trainiert werden, die beim Belastungstest als maximale Herzfrequenz festgelegt wurde.
- Herzpatienten können befundabhängig schon mit 40 % – 60 % ihrer maximalen Herzfrequenz als Traingsherzfrequenz beginnen.

8. Eine kurze Zeit bei einer hohen Intensität zu trainieren, scheint die maximale Sauerstoffaufnahme mehr zu steigern, als mit mittlerer Intensität eine längere Zeit zu üben. Je näher das Trainingsniveau der maximalen Grenze kommt, um so höher wird das Risiko einer kardiovaskulären Komplikation und/oder einer Verletzung des Bewegungsapparates.
9. Je höher die Intensität und je länger das Trainingsintervall, um so schneller kommt es zu Trainingserfolgen.
10. Der maximale Sauerstoffverbrauch ist das beste Maß für die Übungsintensität. Die aerobe Kapazität und die Herzfrequenz sind direkt proportional, deshalb ist die maximale Herzfrequenz eine Funktion der Intensität.
11. Das **Prinzip der Spezifik** der Übungen bezieht sich auf die von der Belastung abhängigen Adaptationsvorgänge des Stoffwechsels und der physiologischen Systeme. Es gibt damit keine Überschneidung zwischen den Trainingserfolgen für Kraft-Leistungs-Aktivitäten und den Trainingserfolgen der Ausdauer-Aktivitäten. Die Übungsbelastung und die Pausen werden so gewählt, daß das Training zu folgenden Ergebnissen führt:
    a. Muskelkraft ohne deutliche Steigerung des gesamten Sauerstoffverbrauchs.
    b. Ausdauertraining ohne Wirkung auf das anaerobe System.
    c. Anaerobes Training ohne Wirkung auf das aerobe System.
12. Sogar innerhalb der Ausdauersportarten scheint es keine Überschneidungen des Trainings zu geben. Übt man die Ausdauer beim Schwimmen, verbessert sich der maximale Sauerstoffverbrauch beim Laufen nicht.

Dauer

1. Die optimale Übungsdauer für ein Herz-Kreislauf-Training ist abhängig von der Gesamtarbeit, der Übungsintensität, der Frequenz und dem Fitneßniveau zu Beginn der Übungen.
2. Im allgemeinen ist die Adaptationszeit an den Trainingsreiz um so kürzer, je höher die Trainingsintensität ist; je niedriger die Intensität, um so länger dauert die Anpassung.
3. Das Training bei 70 % der maximalen Herzfrequenz über eine Dauer von 20–30 Minuten ist in der Regel optimal. Ist die Intensität unter der Herzfrequenzschwelle, kann eine 45 minütige Übungsdauer die erforderliche Überlast bedeuten. Bei Übungen hoher Intensität reicht eine Übungsdauer von 10–15 Minuten aus. Für einen untrainierten Patienten können täglich 3 Übungseinheiten zu je 5 Minuten schon ein adäquater Reiz sein.
4. Übungseinheiten von über 45 Minuten erhöhen das Risiko einer Komplikation am Bewegungsapparat.

Häufigkeit

1. Wie bei der Dauer gibt es auch keine eindeutigen Informationen über die effektivste Trainingshäufigkeit. Die variable Häufigkeit ist auch nicht so ausschlaggebend, wie die variable Intensität und Dauer.
2. Die Frequenz variiert je nach Gesundheitszustand und Alter des Patienten. In der Regel liegt die optimale Trainingshäufigkeit bei 3- bis 4mal pro Woche. Bei niedriger Intensität kann ein häufigeres Training von Nutzen sein. Wird nur 2mal pro Woche trainiert, so wird es nicht zwangsläufig zu Veränderungen im Herz-Kreislauf-System kommen, es reicht jedoch häufig für ältere Personen und Rekonvaleszente aus.
3. Ist die Trainingsfrequenz größer als der optimale Bereich, so steigt das Risiko einer Verletzung des Bewegungsapparates.

4. Für Personen mit einem guten Gesundheitszustand scheint das mindestens 3malige Trainieren pro Woche mit einer Dauer von 30–45 Minuten (2000 kcal/Woche) vor einer Herzerkrankung zu schützen.

Trainingsart

1. Viele Aktivitäten geben einen ausreichenden Reiz zur Verbesserung der kardiorespiratorischen Fitneß. Ein ausschlaggebender Faktor ist, daß die Übungen große Muskelgruppen ansprechen und in einer rhythmischen aeroben Weise ausgeführt werden. Der Umfang der Veränderungen kann jedoch durch die Art der Übungen beeinflußt werden.
2. Für bestimmte Ausdaueraktivitäten, wie Radfahren oder Schwimmen, muß die Überlast die Muskeln betreffen, die an der Aktivität beteiligt sind, und zusätzlich das kardiorespiratorische System (Prinzip der Spezifik). Wird eine Ausdauerleistung der oberen Extremität für die Aktivität benötigt, so müssen die Übungen auf die obere Extremität zugeschnitten sein. Die trainierte Muskulatur entwickelt eine größere oxidative Kapazität und wird stärker durchblutet. Die bessere Durchblutung ist zurückzuführen auf die erhöhte Mikrozirkulation und die effektivere Verteilung des Herzzeitvolumens.
3. Der Trainingserfolg kann optimiert werden, wenn die persönlichen Stärken und Bedürfnisse der Teilnehmer bei der Programmplanung mit berücksichtigt werden. Das Können des einzelnen sowie der unterschiedliche Ehrgeiz, die Aggressivität und die Unterschiede der Umweltbedingungen müssen mit in Betracht gezogen werden.

Das Prinzip der Umkehrbarkeit

Die Erfolge des Trainings sind vorübergehend und reversibel.

1. Der Verlust der Trainingserfolge geschieht rasch, wenn das Training beendet wird. Nur zwei Wochen nach Beendigung des Trainings kann ein deutlicher Rückgang der Arbeitsfähigkeit nachgewiesen werden, und die Verbesserungen können nach wenigen Monaten verloren sein. Ein ähnlicher Vorgang ist bei Patienten zu beobachten, die durch Krankheit oder Behinderung Bettruhe halten müssen. Sie verlieren einen großen Teil ihrer Kondition, so daß sie nicht mehr in der Lage sind, die Alltagsaktivitäten (ADL) zu bewältigen.
2. Die Häufigkeit und Dauer des Trainings zur Konditionserhaltung liegen deutlich unter dem Aufwand zur Steigerung der Ausdauer.

Übungsprogramm

Ein sinnvoll gestaltetes Übungsprogramm kann zu einem höheren Fitneßniveau für den Gesunden, einem langsameren Verlust der funktionellen Kapazität bei Älteren sowie einem schnelleren Konditionsaufbau nach Krankheit oder bei chronisch Kranken führen. Ein Übungsprogramm besteht aus drei Komponenten:

- Aufwärmphase,
- Übungsphase und
- Abwärmphase (cool-down).

Aufwärmphase

Physiologisch gesehen besteht ein freies Intervall zwischen dem Beginn körperlicher Aktivität und den Anpassungen des Körpers an die Belastung.

1. Sinn der Aufwärmphase ist es, die vielen Anpassungsvorgänge, die der Körper bewältigen muß, zu beschleunigen.
   a. Erhöhung der Muskeltemperatur; die höhere Temperatur steigert die Effizienz der Muskelkontraktion durch eine Verminderung der Muskelviskosität und eine Steigerung der Nervenleitgeschwindigkeit. Bei höherer Muskeltemperatur kann dem Hämoglobin leichter Sauerstoff entzogen werden, um dem gestiegenen Bedarf des Muskels zu begegnen.
   b. Dilatation der zuvor konstringierten Kapillaren und eine stärkere Durchblutung; dadurch vergrößert sich das Sauerstoffangebot an den aktiven Muskel,

und es verringert sich das Sauerstoffdefizit und die Bildung von Milchsäure.
c. Anpassung der Empfindlichkeit des Atemzentrums an die unterschiedlichen Übungsreize.
d. Steigerung des venösen Rückstroms; dies wird nötig durch die Verschiebung von Blutvolumen aus der Peripherie in das Zentrum.
2. Die Aufwärmphase verringert oder verhindert:
   a. die Anfälligkeit des Bewegungsapparats für Verletzungen durch eine Steigerung der Flexibilität und
   b. das Auftreten von ischämischen EKG-Veränderungen oder Arrhythmien.
3. Die Übungen in der Aufwärmphase müssen sich allmählich steigern und ausreichend sein, um die Muskel- und Kerntemperatur zu erhöhen, ohne daß Energiereserven verbraucht werden und der Übende ermüdet. Charakteristika dieser Phase sind:
   a. 10 Minuten Gesamtkörperbewegungen, wie Freiübungen, Stretching und langsames Laufen, und
   b. das Erreichen einer Herzfrequenz, die innerhalb eines Bereichs von 20 Schlägen um die Zielherzfrequenz liegt.

Phase der Ausdauerübungen

In der Phase der Ausdauerübungen wird die Kondition aufgebaut. Das Beachten der variablen Intensität, Dauer, Häufigkeit und Art der Übungen, wie vorher beschrieben, wird einen Einfluß auf die Effektivität des Programms haben. Entscheidend bei der Auswahl einer bestimmten Trainingsmethode ist, eine ausreichend hohe Intensität zu erhalten, um das Schlagvolumen und das Herzminutenvolumen zu erhöhen sowie die lokale Durchblutung und den Stoffwechsel innerhalb der gewünschten Muskelgruppe anzuregen. Die Übungsdosierung sollte innerhalb der Toleranzen des Patienten liegen, hoch genug, um Veränderungen hervorzurufen, niedrig genug, so daß es nicht zu Beschwerden kommt.

In einem Ausdauerprogramm werden submaximale, rhythmische, wiederholte, dynamische Übungen betont.

Es gibt vier Trainingsmethoden, die das aerobe System ansprechen: kontinuierliches Training, Intervalltraining, Zirkeltraining und Intervallzirkeltraining.

Kontinuierliches Training

1. Während der ganzen Übungseinheit wird ein submaximaler Energiebedarf beibehalten.
2. Ist das dynamische Gleichgewicht (steady state) erreicht, so wird die Energie durch aerobe Energiesysteme bereitgestellt, und es werden hauptsächlich die langsamen Muskelfasern (slow twich) beansprucht.
3. Die Aktivitäten können nun 20–60 Minuten fortgesetzt werden, ohne das Sauerstofftransportsystem zu erschöpfen.
4. Die zu leistende Arbeit wird parallel zu den Trainingserfolgen kontinuierlich gesteigert; eine Überlast kann auch erreicht werden, indem die Dauer des Trainings verlängert wird.
5. Beim Gesunden ist die kontinuierliche Trainingsmethode die effektivste zur Steigerung der Ausdauer.

Intervalltraining

Bei dieser Methode werden die Übungen von Pausen unterbrochen. Intervalltraining wird für weniger belastend gehalten als kontinuierliches Training. Beim Gesunden werden durch Intervalltraining eher die Kraft und die Leistung verbessert als die Ausdauer.

1. Die Pause kann eine Ruhepause (passive Erholung) oder eine aktive Pause (aktive Erholung) sein. Sie kann von einigen Sekunden bis zu mehreren Minuten andauern. In einer aktiven Pause wird die Übung fortgeführt jedoch mit niedrigerer Intensität als in der Übungsphase. Während der Pause wird ein Teil der ATP-Vorräte im Muskel und der an das Myoglobin gebundene Sauerstoff durch die aeroben Energiesysteme erneuert. Es kommt zu einer Steigerung des maximalen Sauerstoffverbrauchs.
2. Je länger die Übungsphase, um so stärker wird das aerobe System belastet. Bei kurzen Übungsphasen ist die Dauer

der Pausen ausschlaggebend dafür, ob das aerobe System gefordert wird oder nicht. Es bietet sich ein Verhältnis Übung:Pause von 1:1 bis 1:5 an. Nach einer Pause, die 1,5mal so lang ist wie die Übungsphase, wird die nächste Übung vor der vollständigen Erholung begonnen, dadurch wird das aerobe System belastet. Bei längeren Übungsphasen ist die Dauer der Pausen nicht so wichtig.

3. Eine hoher Prozentsatz schwerer Arbeit kann durch Intervall- oder intermittierende Arbeit geleistet werden, wenn ein angemessenes Verhältnis zwischen Arbeitsphasen und Pausen besteht. Die Arbeit, die insgesamt geleistet werden kann, ist beim Intervalltraining höher als beim kontinuierlichen Training.

Zirkeltraining

Beim Zirkeltraining gibt es viele verschiedene Aktivitäten. Im Anschluß an die letzte Übung wird mit der ersten wieder begonnen und die Übungsabfolge nochmals durchlaufen. Die Abfolge wird mehrmals hintereinander durchgeführt.

1. Es können verschiedene Übungen für große und kleine Muskelgruppen sowie mit statischer oder dynamischer Muskelarbeit verwendet werden.
2. Durch das Zirkeltraining können Kraft und Ausdauer trainiert werden, wenn das aerobe und das anaerobe Energiesystem belastet werden.

Intervallzirkeltraining

1. Die Kombination von Zirkeltraining und Intervalltraining ist effektiv, da es zu einem Zusammenspiel zwischen der aeroben und anaeroben ATP-Produktion kommt.
2. Zusätzlich zu der Belastung beider Energiesysteme aufgrund der unterschiedlichen Übungen kommt es durch die Pause zu einem verzögerten Einsetzen der Glykolyse und der Produktion von Milchsäure vor der Verfügbarkeit von Sauerstoff zur ATP-Produktion.

Abwärmphase

Es ist wichtig, nach den Übungen eine „cool-down"-Phase folgen zu lassen.

1. Die Ansammlung des Blutes in den Extremitäten wird verhindert, indem die Muskeln weiter eingesetzt werden und somit der venöse Abfluß gewährleistet ist.
2. Eine Ohnmacht wird verhindert, indem der Rückstrom des Blutes zum Herzen und ins Gehirn gesteigert wird während das Herzzeitvolumen und der venöse Rückstrom absinken.
3. Die Erholungszeit wird verkürzt, indem die Stoffwechselendprodukte oxidiert und die Energievorräte erneuert werden.
4. Einer myokardiale Ischämie, Arrhythmien oder anderen kardiovaskulären Komplikationen wird vorgebeugt.
5. Die Eigenschaften der Abwärmphase sind ähnlich denen der Aufwärmphase. Übungen, die den ganzen Körper miteinbeziehen werden 5–8 Minuten lang durchgeführt.

Physiologische Veränderungen durch Training

Durch ein Ausdauertraining verändern sich das Herz-Kreislauf-System, die Atmung und der Muskelstoffwechsel. Diese Veränderungen zeigen sich in Ruhe und während der Aktivität. Es ist wichtig festzuhalten, daß die folgenden Veränderungen nicht durch ein einzelnes Trainingsprogramm verursacht werden können.

Veränderungen des Herz-Kreislauf-Systems

Veränderungen in Ruhe

1. Bei einigen Menschen tritt eine Verminderung des Ruhepulses auf durch:
   a. eine Verminderung des Sympathikotonus mit einer Absenkung des Adrenalin- und Noradrenalinspiegels,
   b. eine Verminderung der Schlagfrequenz der Vorhöfe als Folge biochemischer Veränderungen im Muskel und der abweichenden Spiegel an Adrenalin, Noradrenalin und Azetylcholin in den Vorhöfen und

c. eine Erhöhung des Vagotonus als Reaktion auf die Abnahme des Sympathikotonus.
2. Bei einigen Menschen tritt eine Verminderung des Blutdrucks auf:
   a. Der periphere Gefäßwiderstand nimmt ab.
   b. Der systolischen Blutdruck sinkt am stärksten.
   c. Besonders Hochdruckpatienten reagieren auf diese Art.
3. Das Blutvolumen und das Hämoglobin nehmen zu, was zu einer besseren Sauerstoffversorgung führt.

Veränderungen während der Übung

1. Eine Verminderung des Trainingspulses (s. o.).
2. Ein vergrößertes Schlagvolumen durch eine gesteigerte Kontraktilität und ein größeres ventrikuläres Volumen.
3. Ein größeres Herzzeitvolumen durch das vergrößerte Schlagvolumen. Diese Veränderung tritt nur bei Übungen mit maximaler Intensität auf, nicht bei Übungen submaximaler Intensität. Das Ausmaß der Veränderungen ist direkt proportional zur Erhöhung des Schlagvolumens und zur Größe der Herzfrequenzsenkung.
4. Ein verstärkter Sauerstoffentzug durch den arbeitenden Muskel aufgrund von biochemischen und enzymatischen Veränderungen im Muskel.
5. Eine Vergrößerung der maximalen Sauerstoffaufnahme (Vo_2 max).
   a. Eine größere maximale Sauerstoffaufnahme führt zu einer größeren Arbeitskapazität.
   b. Durch das größere Herzzeitvolumen wird der arbeitende Muskel besser mit Sauerstoff versorgt.
   c. Da der Muskel dem Blut mehr Sauerstoff entziehen kann, kommt es zu einer stärkeren Ausschöpfung des verfügbaren Sauerstoffs.
6. Eine verminderte Durchblutung pro Kilo der arbeitenden Muskulatur. Dies tritt ein, obwohl Blut aus der restlichen Peripherie zum arbeitenden Muskel geleitet wird. Durch die bessere Sauerstoffausschöpfung wird diese Veränderung kompensiert.
7. Ein verminderter myokardialer Sauerstoffverbrauch (Herzfrequenz × systolischer Blutdruck) bei jeder Übungsintensität durch einen geringeren Puls mit oder ohne Blutdruckabsenkung. Der myokardiale Sauerstoffverbrauch kann beim Gesunden ohne einen Verlust der Effizienz bei einer bestimmten Arbeitsbelastung deutlich gesenkt werden.

Veränderungen der Atmung

Durch ein Ausdauertraining verändert sich die Ruheatmung und die Atmung während der Aktivität.

Veränderungen in Ruhe

1. Der Patient hat in Ruhe ein größeres Lungenvolumen durch bessere Lungenfunktion ohne Änderung des Atemzugvolumens und
2. eine größere Diffusionskapazität durch ein größeres Lungenvolumen und eine größere Kapillaroberfläche der Alveolen.

Veränderungen während der Aktivität

1. Der Patient hat während der Aktivität eine größere Diffusionskapazität (s. o.); die maximale Ventilationskapazität bleibt unverändert,
2. für den gleichen Sauerstoffverbrauch muß weniger Luft ventiliert werden; die maximale Diffusionskapazität bleibt unverändert,
3. ein größeres Atemminutenvolumen und
4. eine größere Ventilationseffizienz.

Stoffwechselveränderungen

Diese Veränderungen können in Ruhe und bei Übungen im Anschluß an ein Ausdauertraining beobachtet werden.

Veränderungen in Ruhe

1. Es entsteht eine Muskelhypertrophie und eine stärkere Kapillarisierung,
2. eine größere Anzahl und Größe der Mitochondrien, wodurch die Fähigkeit, aerob ATP zu produzieren, verbessert wird und

3. ein höherer Myoglobingehalt im Muskel, dadurch wird der Sauerstofftransport und wahrscheinlich auch die Sauerstoffdiffusion zu den Mitochondrien beschleunigt.

Veränderungen während der Übung

1. Bei submaximaler Übungsintensität wird weniger Glykogen aus dem Muskel abgebaut. Dies geschieht durch die verbesserte Fähigkeit, Fett zu mobilisieren und zu oxidieren (mehr Enzyme für diese Vorgänge), und wird auch Glykogeneinsparung genannt.
2. Ein niedrigerer Milchsäurespiegel im Blut bei submaximaler Übungsintensität. Die Gründe hierfür sind noch ungeklärt, es scheint aber nicht mit der verminderten Hypoxie in der Muskulatur zusammenzuhängen.
3. Eine geringere Abhängigkeit von Kreatinphosphat und ATP in der Skelettmuskulatur.
4. Kohlendioxid kann leichter oxidiert werden durch ein höheres oxidatives Potential der Mitochondrien und größere Glykogenvorräte in der Muskulatur.

> *Beachte:* Eine beeinträchtigte Gesundheit kann die Stoffwechselanpassung an die Übungen beeinflussen.

Veränderungen in anderen Körpersystemen

1. Verminderung des Fettgewebes im Körper.
2. Senkung der Blutspiegel für Cholesterin und Triglyzeride.
3. Verbesserte Hitzeakklimatisierung.
4. Größere Festigkeit der Knochen, Bänder und Sehnen.

Aerobes Ausdauertraining für Herzpatienten

Die Prinzipien des aeroben Ausdauertrainings wurden in der Physiotherapie vor allen Dingen bei der Behandlung von Herzinfarktpatienten und Patienten nach Bypassoperation angewendet.

In den vergangenen 10–15 Jahren hat sich die Behandlung dieser Patienten grundlegend geändert. Diese Veränderungen sind unter anderem ein verkürzter Krankenhausaufenthalt, eine beschleunigte Steigerung der Aktivitäten des Patienten im Anschluß an einen Herzinfarkt oder einen chirurgischen Eingriff am Herzen und ein Einstieg in ein Übungsprogramm auf der Grundlage eines Belastungstests noch vor der Entlassung aus der Klinik. Ein aerobes Ausdauertraining ist neben der Beeinflussung der Risikofaktoren der Hauptbestandteil der kardiologischen Rehabilitation.

Stationäre Phase (Phase I)

Diese Phase des Übungsprogramms beginnt in der Klinik, wenn sich der kardiovaskuläre Zustand des Patienten stabilisiert hat. Da sich die Länge des Krankenhausaufenthaltes in den letzten Jahren stark verkürzt hat, dauert diese Phase oft nur 3–5 Tage. Früher umfaßte sie häufig einen Zeitraum von 1–2 Wochen und wurde Phase I des kardiologischen Rehabilitationsprogramms genannt.

Der Sinn dieser ersten Phase ist:

a. die Patienten über die Risikofaktoren zu unterrichten und eine Änderung entsprechender Gewohnheiten (Eßverhalten, Rauchen) für die Zukunft zu bewirken.
b. Die Selbständigkeit soll gefördert und der Patient vom Sitzen zum Stehen gebracht werden, um einen Konditionsverlust zu vermeiden (1–3 Tage nach einer Operation bzw. einem Infarkt).
c. Das Herz-Kreislauf-System soll orthostatischer Belastung ausgesetzt werden (3–5 Tage nach einer Operation bzw. einem Infarkt). Hierfür geht der Patient unter Aufsicht. Beim Gehen wird das EKG beobachtet und vom Therapeuten manuell die Herz- und Atemfrequenz sowie der Blutdruck überprüft.
d. Der Patient und seine Familie werden auf die weiterführende Rehabilitation und auf das Leben zu Hause nach einem Herzinfarkt vorbereitet.

Ambulante Phase (Phase II)

Diese Phase wird entsprechend der Diagnose vor der Entlassung aus der Klinik oder 6–8 Wochen nach der Entlassung eingeleitet. Bei einem späteren Beginn der zweiten Phase soll in der Regel der Herzmuskulatur noch mehr Zeit zur Heilung gegeben und die Reaktion des Patienten auf eine neue ärztliche Therapie beobachtet werden. Die Patienten werden per Telemetrie überwacht, um die Reaktion der Herzfrequenz, des Herzrhythmus, des Blutdrucks und der Atmung auf die Übungen festzustellen. Diese Programme dauern in der Regel 8–12 Wochen (Abb. 4.**7**).

1. Der Sinn dieser Phase ist:
   a. die Trainingskapazität des Patienten vorsichtig und schrittweise zu erhöhen, so daß sich die Muskulatur und das Herz-Kreislauf-System daran anpassen können,
   b. die Herzfunktion zu verbessern und die kardiale Verausgabung bei der Arbeit zu verringern; dadurch kann das Auftreten von Angina-pectoris-Beschwerden oder einer Veränderung der ST-Strecke bei Patienten mit koronarer Herzkrankheit (KHK) verschoben oder beseitigt werden,
   c. günstige Stoffwechselveränderungen zu bewirken,
   d. die Auswirkungen der Medikamente auf die verschiedenen Aktivitätsniveaus festzustellen,
   e. Angst und Depression zu lindern und
   f. den Patienten auf ein Eigenübungsprogramm einzustellen.
2. Ein symptomlimitierter Belastungstest wird 6–12 Wochen nach der Entlassung aus der Klinik durchgeführt. In einigen Fällen kann das auch schon früher (2–4 Wochen nach der Entlassung) geschehen.
3. Das Übungsprogramm ist vorwiegend aerob. In der Regel basiert das Übungsprogramm bei Patienten mit einer funktionellen Kapazität über 5 METs auf dem Ergebnis des Belastungstests.
   a. Die Trainingsintensität am Anfang der Übungen kann 40–50 % der maximalen Herzfrequenz oder 40 % – 70 % der funktionellen Kapazität betragen. Die Intensität ist abhängig von der Diagnose, dem Alter und dem vorherigen Fitneßniveau des Patienten. Mit dem Erfolg des Trainingsprogramms wird auch die Intensität gesteigert.
   b. Die Dauer des Trainingsprogramms kann zu Beginn auf 10–15 Minuten begrenzt sein. Sie wird bei Verbesserung des Zustands des Patienten auf 30–60 Minuten gesteigert. Jede Einheit beinhaltet in der Regel 8- bis 10 minütige Aufwärm- und Abwärmphasen.
   c. Die Patienten nehmen meist an 3 Übungseinheiten pro Woche teil.
   d. Als Trainingsart wird meist das kontinuierliche Training großer Muskelgruppen angewendet, wie Gehen oder Ergometerfahren. Bei diesen Aktivitäten ist auch eine Monitorüberwachung möglich.
   e. Am häufigsten kommt bei Patienten in der Phase II das Intervallzirkeltraining zur Anwendung. Der Patient kann jede Übung mit einer festgelegten Belastung durchführen, vergleichbar mit einer kontinuierlichen Bela-

> Herr Schmidt wurde zur weiteren Diagnostik überwiesen, um die Ursache seiner Brustschmerzen festzustellen. Es wird eine Eingefäßerkrankung des Herzens diagnostiziert. Er wird in eine kardiologische Rehabilitation überwiesen.
> **Medikation:** Nitroglyzerin bei Bedarf, um die Angina-pectoris-Beschwerden zu lindern
> Herr Schmidt wird die kardiologische Rehabilitation 3mal pro Woche über einen Zeitraum von 8–12 Wochen besuchen, um sein Fitneßniveau zu verbessern. Außerdem nimmt er an einer Rauchentwöhnung teil. Er wird zur Ernährungsberatung gehen, um weniger Fett und Cholesterin mit der Nahrung aufzunehmen.
> **Übungsverordnung:** Herr Schmidt wird unterhalb der Belastung trainieren, die zu Beschwerden führt. Die Übungsintensität wird zu Beginn auf 60 % – 65 % seiner maximalen Herzfrequenz, oder auf 50 % seines maximalen Sauerstoffverbrauchs festgelegt. Er wird 3mal wöchentlich 20–40 Minuten trainieren; je nachdem, wie er es verträgt.

Abb. 4.**7** Fallbeispiel einer Überweisung zur kardiologischen Rehabilitation

stung auf dem Fahrradergometer. Das Ergebnis ist, daß der Patient
- mehr körperliche Arbeit leisten und
- mit höherer Intensität trainieren kann; dadurch kann sich seine Fitneß in kürzerer Zeit verbessern,
- den Milchsäurespiegel und die Sauerstoffschuld auf einem niedrigen Niveau halten kann und
- sich während der Übungen nicht so schnell erschöpft fühlt.

f. In der ambulanten Phase kann auch gering dosiertes Training mit Gewichten begonnen werden, vorausgesetzt, der Patient hat an einem Belastungstest teilgenommen. Die Widerstandsübungen sollten keine ischämischen Beschwerden mit Anstieg der Herzfrequenz und des Blutdrucks auslösen. Aus diesem Grund sollten während der Übungen Blutdruck und Puls in regelmäßigen Abständen gemessen werden. Das Anfangsgewicht sollte ca. 40 % der 1 RM Belastung entsprechen.

g. Die Übungsbelastung kann gesteigert werden, wenn bei 3 aufeinanderfolgenden Trainingseinheiten der maximal erreichte Puls unter der Zielherzfrequenz liegt. (Es wird jeden zweiten Tag trainiert.)

Ambulante Phase (Phase III)

Diese Phase der kardiologischen Rehabilitation beinhaltet ein beaufsichtigtes Konditionstraining. Der Puls und der Herzrhythmus werden nicht mehr per Telemetrie überwacht. Die Teilnehmer werden dazu angehalten, ihren Puls selbständig zu überprüfen. Der Blutdruck wird von einer anwesenden Fachperson gemessen.

1. Das Ziel dieser Phase ist, das Fitneßniveau, das in Phase II erreicht wurde, zu erhalten oder weiter zu steigern.
2. Freizeitaktivitäten zur Erhaltung der Fitneß können sein:
   a. Schwimmen, wobei beide Arme und Beine eingesetzt werden. Es muß beachtet werden, daß beim Schwimmen die ischämischen Beschwerden nicht so gut wahrgenommen werden, insbesondere bei schlechter Schwimmtechnik.
   b. Wandern auf der Ebene.
3. Aktivitäten, die einer Belastung von 8 METs entsprechen sind:
   a. Joggen (ca. 8 km/h),
   b. Radfahren (ca. 19 km/h) und
   c. sportliches Abfahrtsskifahren.

Besonderheiten

Es gibt Besonderheiten bei einigen Übungsmethoden und Patientenbedürfnissen, die bei der Ausarbeitung eines Trainingsprogramms für Herzpatienten berücksichtigt werden müssen.

1. Übungen mit den Armen führen zu anderen Reaktionen als Übungen mit den Beinen.
   a. Armübungen haben eine geringere mechanische Effizienz (Verhältnis zwischen der geleisteten äußeren Arbeit und der verbrauchten Energie).
   b. Die Sauerstoffaufnahme bei der gleichen Belastung ist bei Armübungen deutlich höher.
   c. Die myokardiale Effizienz ist bei Armübungen höher.
   d. Der myokardiale Sauerstoffverbrauch (Herzfrequenz × systolischer Blutdruck) ist bei Armübungen höher.
2. Herzpatienten können mit den Armen 35 % weniger Arbeit leisten als mit den Beinen, bevor Beschwerden auftreten.

Anpassungsvorgänge

Anpassungsvorgänge durch Ausdauertraining bei Herzpatienten sind:

1. eine erhöhte myokardiale Kapazität, aerobe Arbeit zu leisten,
2. eine gesteigerte funktionelle Kapazität durch Ausweitung der arteriovenösen Sauerstoffdifferenz,
3. ein erhöhtes Schlagvolumen nach 6–12 Monaten Training mit hoher Intensität,
4. ein geringerer Sauerstoffbedarf des Herzmuskels,
5. eine verbesserte myokardiale Versorgung bei niedrigerem Puls und einer verlängerten Diastole,
6. eine größere Toleranz gegenüber körperlicher Arbeit, bevor Angina-pectoris-Beschwerden auftreten,

7. ein geringerer Puls bei vergleichbarer Belastung und daraus folgend eine höhere Reserveherzfrequenz. Werden Muskeln eingesetzt, die für die physiologische Aktivität nicht notwendig sind, so wird der Puls kaum niedriger sein sowie
8. eine verbesserte psychologische Orientierung und nach einiger Zeit eine Wirkung auf die Ergebnisse für Depression, Hysterie, Hypochondrie und Psychoasthenie bei dem Minnesota Mehrphasen Persönlichkeitsinventar.

Beachte: Um kardiovaskulären Komplikationen vorzubeugen oder sie zu verhindern, müssen die Patienten mit Bedacht ausgewählt und in regelmäßigen Abständen wiederbefundet werden. Die Übungen während der gesamten Trainingseinheit müssen medizinisch überwacht werden, und es sollte regelmäßig mit dem Arzt gesprochen werden. Die Patienten müssen genau über die unterschiedlichen nachteiligen Symptome unterrichtet sein. Die Anzahl der Patienten pro Gruppe sollte 30 nicht überschreiten. Außerdem sollte über die Compliance der Patienten während des Übungsprogramms Buch geführt werden.

Allgemeine praktische Anwendung der Ausdauerübungen

Chronische Krankheiten und Konditionsverlust

Patienten mit schlechter Kondition, Alte und chronisch Kranke eingeschlossen können große Einschränkungen ihrer kardiologischen und pulmonalen Reserve haben, was sie in der Bewältigung ihres Alltags stark behindern kann.

1. Es ist wichtig die Zusammenhänge der Veränderungen, die durch einen Konditionsverlust ausgelöst werden, zu verstehen.
   a. Die Kapazität, Arbeit zu leisten, wird geringer, als Folge einer verminderten maximalen Sauerstoffaufnahme und einer geringeren Fähigkeit zur Sauerstoffausschöpfung sowie eines kleineren Herzzeitvolumens. Dies bedeutet die größte Einschränkung.
   b. Es zirkuliert deutlich weniger Blut (bis zu 800 ml). Dadurch kommt es bei einigen Menschen beim ersten Aufstehen zu Schwindel, orthostatischem Blutdruckabfall, Tachykardie oder einer Synkope.
   c. Es sind weniger Plasma und rote Blutkörperchen vorhanden, was zu einem erhöhten Thromboserisiko und zu einer verzögerten Heilung führt.
   d. Aufgrund der Abnahme der Muskelmasse, kommt es zu einem Kraftverlust, der dem Patienten erschwert, Aktivitäten mit großen Muskelgruppen durchzuführen, wie Gehen an Stützen oder Treppensteigen.
   e. Fehlt die Gewichtsbelastung, kommt es zu einer Entmineralisierung der Knochen und damit zu einer erhöhten renalen Kalziumausscheidung und zu Knochenschwund. Es erhöht sich das Risiko für Frakturen und Osteoporose.
2. Mit Hilfe eines Übungsprogramms können die negativen Folgen für die Atmung, das Herz-Kreislauf-System und den Stoffwechsel wieder behoben werden.
   a. Die Herzfrequenz und die Kalziumausscheidung vermindern sich bei jeder Übungsbelastung.
   b. Das Schlagvolumen in Ruhe und während der Übung, das Herzzeitvolumen während der Übung, das Gesamtherzvolumen, das Lungenvolumen, die Vitalkapazität, die maximale Sauerstoffaufnahme, das zirkulierende Blutvolumen, das Plasmavolumen, die Anzahl der roten Blutkörperchen und die Muskelmasse erhöhen sich.
   c. Es findet eine Umkehr der negativen Protein- und Stickstoffbilanz statt.
   d. Es bildet sich ein höherer Spiegel an mitochondrialen Enzymen und größere Energievorräte.
   e. Bei Aktivität wird weniger auf die anaeroben Energiesysteme zurückgegriffen.

Behinderung, funktionelle Einschränkung und Konditionsverlust

Menschen mit einer Körperbehinderung oder einer funktionellen Einschränkung sollten nicht von einem Übungsprogramm zur Verbesserung der Ausdauer ausgeschlossen werden. Das gilt auch für Patienten im Rollstuhl, Patienten mit Hemiplegie, Paraplegie, Amputation oder mit orthopädischen Problemen, wie einer Arthrodese.

1. Der Belastungstest muß an die Körperbehinderung angepaßt werden, indem ein „Rollstuhllaufband" oder ein Ergometer für die obere Extremität (Handkurbel) eingesetzt wird.
2. Die Übungen könnten stärker auf das Training der oberen Extremität oder den Umgang mit dem Rollstuhl zugeschnitten sein.
3. Es ist wichtig, daran zu denken, daß für ein verändertes Gangbild ein höherer Energiebedarf besteht und daß die Fortbewegung mit dem Rollstuhl nicht so effektiv ist, wie der Gang ohne Einschränkungen.

Beschwerden, Ziele und Behandlungsplan

Die Ziele eines Ausdauertrainingsprogramms beziehen sich auf das initiale Fitneßniveau des Patienten und auf dessen besondere objektiven Bedürfnisse. Die allgemeinen Ziele sind, den Konditionsverlust und seine negativen Folgen auszugleichen und die kardiovaskuläre und muskuläre Fitneß des Patienten zu verbessern.

Klinik/Befund

1. Größere Anfälligkeit für Thrombose, Pneumonie, Atelektasen und Frakturen.
2. Tachykardie, Schwindel und orthostatischer Blutdruckabfall beim Übergang vom Sitzen zum Stehen.
3. Muskelkraftverlust mit Schwierigkeiten beim Treppensteigen und Kurzatmigkeit.
4. Eine geringere Kapazität, Arbeit zu leisten, mit verminderter Gehstrecke und Belastungstoleranz.
5. Eine ausgeprägtere Reaktion der Herzfrequenz und des Blutdrucks auf diverse Aktivitäten.
6. Niedrigere Toleranz gegenüber Herzfrequenz- und Blutdruckspitzenwerten. Auftreten von Angina pectoris oder anderen ischämischen Beschwerden bei geringer Übungsbelastung.

Nahziele

1. Prävention von Thrombose, Pneumonie, Atelektasen und Frakturen.
2. Verminderung der orthostatischen hypotensiven Reaktion.
3. Fähigkeit, ohne Kurzatmigkeit Treppen zu steigen.
4. Verlängerung der Gehstrecke und Belastungen ohne Ermüdung und Beschwerden zu bewältigen.
5. Verminderung der Herzfrequenz und der Blutdruckwerte bei einem festgelegten Aktivitätsniveau.
6. Verbesserung der Toleranz gegenüber Herzfrequenz- und Blutdruckspitzenwerten ohne Auftreten von Angina pectoris oder anderen ischämischen Beschwerden.

Fernziele

1. Verbesserte Funktion der Atmung, des Herz-Kreislauf-Systems und des Stoffwechselsystems bei unterschiedlichen Belastungen.
2. Fähigkeit, ausgewählte Aktivitäten mit einer angemessenen Herzfrequenz und einem angemessenen Blutdruck auszuführen.

Behandlungsverlauf in der Phase der Rekonvaleszenz

1. Die Trainingsherzfrequenz wird festgelegt, d. h. die Anzahl von Schlägen über der Ruheherzfrequenz, die erreicht werden kann, ohne den Patienten zu gefährden.
2. Ein Reihe von Aktivitäten wird für den Patienten zusammengestellt, bei dem die Herz-Kreislauf-Reaktion nicht über der Trainingsherzfrequenz liegt.
3. Der Patient wird mit deutlich formulierten schriftlichen Anleitungen für die Übungen versorgt, die er alleine durchführen soll.

4. Der Patient wird über Symptome bei der Anstrengung, Vorsichtsmaßnahmen beim Training, die Kontrolle der Herzfrequenz und, falls nötig, über Verhaltensänderungen bezüglich der Risikofaktoren informiert.

Behandlungsverlauf in der Phase der Wiedereingliederung in den Alltag

1. Es wird ein Mehrphasentest mit EKG-Überwachung durchgeführt. Abbruchkriterium ist das Auftreten von Beschwerden.
2. Es wird die Trainingsreizschwelle festgelegt, bei der es zu den gewünschten Reaktionen kommt, und als Trainingsherzfrequenz benutzt.
3. Die Intensität, Dauer und Häufigkeit der Übungen werden bestimmt, bei denen die Trainingsherzfrequenz erreicht wird und eine Verbesserung der Kondition erfolgt.
4. Die Trainingsmethode wird auf der Grundlage der Fähigkeiten und Interessen des Patienten festgelegt.
5. Das Übungsprogramm wird begonnen, und der Patient bekommt deutlich formulierte schriftliche Anweisungen über Einzelheiten des Programms.
6. Der Patient wird über folgende Dinge informiert:
   a. Belastungszeichen und die Notwendigkeit, bei ihrem Auftreten die Übungen abzuändern oder zu unterbrechen sowie den zuständigen Therapeuten zu informieren.
   b. Kontrolle der Herzfrequenz in Ruhe, während und nach den Übungen.
   c. Die Notwendigkeit die Übungen im vom Therapeuten vorgegebenen Rahmen durchzuführen.
   d. Die Notwendigkeit, der Langzeitüberprüfung des Übungsprogramms, so daß es in sicheren Grenzen gesteigert werden kann.
   e. Die Bedeutung der Verhaltensänderung bezüglich der Risikofaktoren.

Altersunterschiede

Die Unterschiede in Ausdauer und körperlicher Belastbarkeit sind zwischen Kindern und Erwachsenen jungen, mittleren und hohen Alters sehr deutlich. Im folgenden werden für die verschiedenen Altersgruppen einige Faktoren vergleichend gegenübergestellt: Maximale Sauerstoffaufnahme und die sie beeinflussenden Faktoren, Blutdruck, Atemfrequenz, Vitalkapazität und Atemstoßvolumen.

Kinder

Im Alter zwischen 5 und 15 Jahren kommt es zu einer Verdreifachung des Körpergewichts, des Lungenvolumens und der maximalen Sauerstoffaufnahme.

Herzfrequenz

1. Die Ruheherzfrequenz liegt in der Kindheit im Durchschnitt über 125 (126 bei Mädchen, 135 bei Jungen).
2. Die Ruheherzfrequenz wird niedriger, je älter die Kinder werden, und erreicht in der Pubertät ein Plateau.
3. Die maximale Herzfrequenz ist altersabhängig (220 minus Lebensalter).

Schlagvolumen

1. Das Schlagvolumen steht in enger Verbindung mit der Körpergröße.
2. Kinder zwischen 5 und 16 Jahren haben ein Schlagvolumen von 30–40 ml.

Herzzeitvolumen

1. Das Herzzeitvolumen ist größenabhängig.
2. Das Herzzeitvolumen nimmt mit dem Schlagvolumen zu.
3. Das Verhältnis zwischen der Steigerung des Herzzeitvolumen und einer Steigerung im Sauerstoffverbrauch bleibt das ganze Leben lang konstant.

Arteriovenöse Sauerstoffdifferenz

1. Kinder können eine größere arteriovenöse Sauerstoffdifferenz tolerieren als Erwachsene.
2. Die größere arteriovenöse Sauerstoffdifferenz gleicht das niedrigere Schlagvolumen aus.

Maximale Sauerstoffaufnahme

1. Die maximale Sauerstoffaufnahme nimmt bis zum Alter von 20 Jahren zu.
2. Vor der Pubertät gibt es keinen deutlichen Unterschied in der aeroben Kapazität zwischen Jungen und Mädchen.
3. Das Verhältnis zwischen Herzzeitvolumen und Sauerstoffverbrauch ist für Kinder und Erwachsene gleich.
4. Die Ausdauerzeiten nehmen bis zum Alter von 17/18 Jahren zu.

Blutdruck

1. Der systolische Blutdruck steigt von 40 mmHg bei der Geburt auf 80 mmHg im Alter von einem Monat bis zu 100 mmHg einige Jahre vor der Pubertät. Während der Pubertät erreicht der systolische Blutdruck den der Erwachsenen.
2. Der diastolische Blutdruck erhöht sich von 55 mmHg auf 70 mmHg im Alter zwischen 4 und 14. Dann ändert er sich nur noch wenig bis zum Erwachsenenalter.

Atmung

1. Die Atemfrequenz sinkt vom Kleinkindalter von 30 Atemzügen/Minute bis zum Alter von 17/18 Jahren auf 16 Atemzüge/Minute.
2. Die Vitalkapazität und das Atemstoßvolumen korrelieren mit der Körpergröße. Der größere Zuwachs bei den Jungen im Verhältnis zu den Mädchen in der Pubertät könnte auf eine Zunahme des Lungengewebes zurückzuführen sein.

Muskelmasse und Kraft

1. Die Muskelmasse nimmt in der Jugend zu, primär durch eine Faserhypertrophie und Sarkomerbildung. Die Sarkomere bilden sich am Muskel-Sehnen-Übergang, um dem gesteigerten Bedarf an Länge durch das Größenwachstum zu begegnen.
2. Bei Mädchen erreicht die Muskelmasse ihren Spitzenwert im Alter zwischen 16 und 20 Jahren, während der Spitzenwert bei Jungen zwischen 18 und 25 Jahren erreicht wird.
3. Die Kraftzunahme hängt zusammen mit der Muskelmassenzunahme und einer neuralen Reifung.

Anaerobe Fähigkeiten

1. Bei Kindern gibt es im allgemeinen eine eingeschränkte anaerobe Kapazität. Dies könnte auf eine geringe Menge an Phosphofruktokinase, einem Enzym der Glykolyse, zurückzuführen sein.
2. Kinder produzieren weniger Milchsäure, wenn sie anaerob arbeiten, was eine Folge der begrenzten Glykolysekapazität sein könnte.

Junge Erwachsene

Die meisten Daten von den physiologischen Parametern gibt es für Erwachsene jungen und mittleren Alters, wenig für Kinder und Alte.

Herzfrequenz

1. Im Alter von 17/18 Jahren erreicht die Ruheherzfrequenz eine Höhe von 60–65 Schlägen pro Minute (75 bei einem sitzenden jungen Mann mit sitzendem Lebenswandel).
2. Die maximale Herzfrequenz ist altersabhängig (190 beim untrainierten Mann).

Schlagvolumen

1. Ein Erwachsener hat ein Schlagvolumen zwischen 60 und 80 ml (75 ml bei einem untrainierten jungen Mann).
2. Bei maximaler Belastung steigt bei demselben untrainierten Mann das Schlagvolumen auf 100 ml in der Minute.

Herzzeitvolumen für einen untrainierten jungen Mann in Ruhe

1. Herzzeitvolumen = 75 Schläge/Minute × 75 ml = 5,6 l/min
2. Unter maximaler Belastung: Herzzeitvolumen = 190 Schläge/min × 100 ml = 19 l/min

Arteriovenöse Sauerstoffdifferenz

1. 25 % – 30 % Sauerstoff werden in Ruhe im Muskel oder in anderen Geweben dem Blut entzogen.
2. Bei einem jungen untrainierten Mann verdreifacht sie sich unter Belastung (von 5,2 auf 15,8 ml Sauerstoff/ml Blut).

Maximale Sauerstoffaufnahme

1. Der Unterschied in der maximalen Sauerstoffaufnahme (V_{O_2}) ist am größten beim Erwachsenen. Drückt man sie im Verhältnis zum Muskelgewicht aus, ist sie nur noch minimal.
2. Beim untrainierten jungen Mann beträgt die maximale Sauerstoffaufnahme 3000 ml/min (in Ruhe 300 ml/min).

Blutdruck

1. Der systolische Blutdruck ist im Durchschnitt 120 mmHg. Bei maximaler Belastung können Werte zwischen 190 und 240 mmHg erreicht werden.
2. Der diastolische Blutdruck ist im Durchschnitt 80 mmHg. Der diastolische Blutdruck verändert sich nur minimal unter Belastung.

Atmung

1. Die Atemfrequenz beträgt 12–15 Atemzüge in der Minute.
2. Ein Mann zwischen 20 und 30 Jahren hat eine Vitalkapazität von 4800 ml.
3. Die maximale bewußte Tiefatmung variiert sehr von Labor zu Labor und ist abhängig vom Alter und der Körperoberfläche.

Muskelmasse und Kraft

1. Die Muskelmasse nimmt während des Trainings durch Hypertrophie zu. Diese Hypertrophie kommt durch eine Zunahme der Myofibrillen, mehr Aktin und Myosin, Sarkoplasma und/oder Bindegewebe zustande.
2. Es gibt nur wenige Hinweise darauf, daß auch die Anzahl der Muskelfasern zunimmt, was Hyperplasie genannt wird.
3. Mit der Reifung des Nervensystems kann der Zuwachs der Kraft auch auf eine verstärkte Rekrutierung oder eine geringere autogene Inhibition durch die Golgi-Sehnen-Organe zurückzuführen sein.

Anaerobe Fähigkeiten

1. Ausdauertraining führt zur vermehrten Aktivität von Enzymen der Glykolyse und erhöht die Vorräte an ATP und Kreatinphosphat.
2. Anaerobes Training verbessert auch die Fähigkeit der Muskulatur, die H^+-Ionen abzupuffern, die bei der Produktion der Milchsäure entstehen. Dadurch kann der Muskel längere Zeit anaerobe Arbeit leisten.

Alte Menschen

Seit das Interesse an dieser Altersgruppe wächst, steigt auch die Zahl der zur Verfügung stehenden Daten und Informationen über die Reaktionen auf Belastung in der Literatur an.

Herzfrequenz

1. Die Ruheherzfrequenz ist nicht altersabhängig.
2. Die maximale Herzfrequenz ist altersabhängig und nimmt mit dem Alter ab (sehr allgemein: 220 minus Lebensalter). Die durchschnittliche maximale Herzfrequenz liegt bei Männern zwischen 20 und 29 Jahren bei 190 Schlägen pro Minute; bei Männern zwischen 60 und 69 Jahren bei 164 Schlägen pro Minute.
3. Der Anstieg der Herzfrequenz als Reaktion auf statische und maximale dynamische Arbeit ist im Alter nicht mehr so hoch.

Schlagvolumen

Das Schlagvolumen nimmt im Alter ab und bedingt ein vermindertes Herzzeitvolumen.

Herzzeitvolumen

Das Herzzeitvolumen verringert sich von durchschnittlich 7 auf 3,4 l/min vom Alter von 19–86 Jahren.

Arteriovenöse Sauerstoffdifferenz

Die arteriovenöse Sauerstoffdifferenz nimmt als Folge der verminderten Muskelmasse und einer niedrigeren Sauerstoffbindungskapazität ab.

Maximale Sauerstoffaufnahme

1. Nach der Einteilung der kardiorespiratorischen Fitneß ist bei gleichem Fitneßniveau bei Männern zwischen 60 und 69 Jahren im Vergleich zu Männern zwischen 20 und 29 Jahren die maximale Sauerstoffaufnahme geringer:

20–29 Jahre 31–37 ml/kg min
60–69 Jahre 18–23 ml/kg min

2. Bei untrainierten Männern nimmt die Sauerstoffaufnahme ca. 10 % pro Dekade ab. Der maximale Sauerstoffverbrauch nimmt von 47,7 ml/kg min im Alter von 25 Jahren bis 25,5 ml/kg min im Alter von 75 Jahren ab. Diese Abnahme ist nicht direkt aufs Alter zurückzuführen, da Sportler, die weiterhin trainieren, über den Zeitraum von 10 Jahren einen deutlich geringeren Abfall aufweisen.

Blutdruck

Der Blutdruck nimmt aufgrund eines höheren peripheren Widerstandes zu.

1. Der systolische Blutdruck im Alter ist durchschnittlich 150 mmHg.
2. Der diastolische Blutdruck ist im Alter durchschnittlich 90 mmHg.
3. Setzt man die Definition des Hypertonus auf 160/95, dann leiden 34 % der Frauen und 22 % der Männer zwischen 65 und 74 Jahren an Bluthochdruck. Setzt man die Grenze bei 150/95 mmHg dann leiden 25 % der 50jährigen und 70 % der 85- bis 95jährigen an Bluthochdruck.

Atmung

1. Die Atemfrequenz nimmt im Alter zu.
2. Die Vitalkapazität nimmt im Alter ab. Die Vitalkapazität der 60- bis 70jährigen liegt um 25 % niedriger als bei den 20- bis 30jährigen bei gleicher Oberfläche.
3. Das Atemstoßvolumen nimmt im Alter ab.

Muskelmasse und Kraft

1. In der Regel hängt der Kraftverlust im Alter mit einem Verlust der Muskelmasse und geringerer Aktivität zusammen.
2. Die Abnahme der Muskelmasse hängt mit der verminderten Proteinbiosynthese und einer geringeren Zahl an Muskelfasern vom schnellen Zuckungstyp ab.
3. Im Alter kann die Kraft auch durch eine langsamere Reaktion des Nervensystems vermindert sein. Dies könnte die Fähigkeit verringern, effektiv motorische Einheiten zu rekrutieren.
4. Wird während des Alterungsprozeßes weiter trainiert, so scheinen die Folgen der Alterung auf das muskuläre System abzunehmen.

Zusammenfassung

Die Themen dieses Kapitels waren Fitneß und Ausdauer. Es wurden Wege für Gesunde, Herzpatienten, Körperbehinderte und für durch Krankheit geschwächte Patienten aufgezeigt, bessere körperliche Leistung zu erbringen. Begriffe und Hintergründe von Fitneß, Ausdauer, Kondition, Konditionsverlust und Adaptation an Übungsbelastungen wurden diskutiert. Es wurde über die Energiebilanz bei unterschiedlichen körperlichen Aktivitäten gesprochen und über die Effizienz des Organismus. Der Unterschied zwischen einem Fitneßtest und einem Belastungstest wurde erklärt, wie auch die Entwicklung eines Trainingsprogramms und der Behandlungsverordnung. Die Veränderungen, die im Organismus durch das Training entstehen, und ihre Mechanismen wurden aufgezählt. Einige grundsätzliche Informationen zu den Parametern des Herz-Kreislauf-Systems und der Atmung wurden für die unterschiedlichen Altersgruppen aufgelistet.

5 Dehnung

Der physiologische Ablauf einer Bewegung ist in Qualität und Ausmaß von der Mobilität und Flexibilität der gelenkumgebenden Weichteile (Muskeln, Bindegewebe, Haut) sowie einer entsprechenden Gelenkbeweglichkeit abhängig. Eine schmerzfreie und uneingeschränkte Bewegung wird für viele Funktionen und Alltagsbewegungen, berufliche Aufgaben sowie Aktivitäten in der Freizeit gebraucht. Eine angemessene Beweglichkeit der Weichteile und der Gelenke ist die Voraussetzung, um Verletzungen vorzubeugen. Viele Ursachen können zu einer Verkürzung der gelenkumgebenden Weichteile und damit zu einem Verlust des vollen Bewegungsausmaßes führen. Dazu gehören lang andauernde Ruhigstellung, eingeschränkte Mobilität, Erkrankungen des Bindegewebes oder des neuromuskulären Systems, pathologische Veränderungen des Gewebes aufgrund eines Traumas und kongenitale sowie erworbene Knochendeformitäten.

Eine lang andauernde Ruhigstellung kann z. B. bei der Versorgung mit einem Gips oder einem Nagel nach einer Fraktur oder Operation notwendig werden. Ist ein Patient bettlägerig oder rollstuhlpflichtig, so ist seine Mobilität eingeschränkt, dies kann ebenfalls zu dauerhaften statischen und häufig fehlerhaften Gelenk- und Weichteilstellungen führen. Neuromuskuläre Erkrankungen oder Verletzungen können Lähmungen, Spastik, Schwäche, muskuläre Dysbalance und Schmerz auslösen, die es dem Patienten unmöglich machen, seine Gelenke endgradig zu bewegen. Erkrankungen des Bindegewebes (Kollagenosen) wie Sklerodermie, Dermatomyositis, Polymyositis und Gelenkerkrankungen wie rheumatoide Arthritis und Arthrose können die Ursache von Schmerz, Muskelspasmus, Entzündung und Schwäche sein sowie die Struktur des Bindegewebes verändern. Traumen, Entzündungen, Ödeme, Ischämie, Blutungen, operative Schnittführungen, Fleischwunden und Verbrennungen können zur Bildung von Narbengewebe führen, das das normale Gewebe ersetzt. Das Narbengewebe beeinträchtigt die normale Elastizität und Plastizität der Weichteile, was ein vermindertes Bewegungsausmaß zu Folge hat.

Sind die Weichteile längere Zeit verkürzt, so können die Muskeln Kraft einbüßen. Verliert der Muskel seine normale Elastizität, so ändert sich die Beziehung zwischen Muskellänge und Muskelspannung. Der Muskel kann bei einer Verkürzung nicht mehr seine maximale Spannung erzeugen, und es entsteht eine Muskelverkürzungsschwäche. Der Verlust der Flexibilität kann Schmerzen im Muskel, im Bindegewebe oder am Periost hervorrufen, was zu einem weiteren Verlust der Muskelkraft führt.

Das durch eine Weichteilverkürzung eingeschränkte Bewegungsausmaß kann mit passiver Dehnung, Entspannungstechniken und aktiver Inhibition behandelt werden. In diesem Kapitel werden Dehntechniken zur Therapie von Verkürzungen der kontraktilen und nichtkontraktilen Weichteile beschrieben. Ist das Gelenk die Ursache der Bewegungseinschränkung, so wird es mit Mobilisationstechniken und Manipulationen erweitert. Diese Techniken werden in Kapitel 6 behandelt.

Ziele

In diesem Kapitel lernt man:

1. spezifische Begriffe, die mit dem Dehnen in Beziehung stehen, zu definieren, z. B. Kontraktur, Verspannung, irreversible Kontraktur, Überdehnung und selektive Dehnung,
2. die Pathophysiologie und Klinik zu erkennen, die zu einer Einschränkung des Bewegungsausmaßes der Weichteile oder Gelenke führen kann,
3. die Eigenschaften kontraktiler und nichtkontraktiler Gewebe zu beschreiben, die

den Ablauf und den Erfolg einer Dehnung beeinflussen,
4. die unterschiedlichen therapeutischen Techniken zur Muskelverlängerung zu definieren und zu erklären, einschließlich der aktiven Inhibition und der passiven Dehnung,
5. die Indikationen, Ziele, Vorsichtsmaßnahmen und Kontraindikationen des Dehnens zu unterscheiden,
6. die richtige Vorgehensweise des Therapeuten bei der Vorbereitung und Durchführung einer Dehnung zu beschreiben,
7. die grundlegenden Prinzipien entspannender Übungen und deren Anwendung als Vorbereitung einer Dehnung kennen,
8. die korrekte Ausgangsstellung, Grifftechnik und Stabilisation zur Anwendung der Dehnungen an der oberen und unteren Extremität auszuüben,
9. die sinnvolle Anwendung aktiver Inhibition kennen.

Definition des Dehnens und verwandter Begriffe

Flexibilität

Flexibilität ist die Fähigkeit, ein einzelnes oder mehrere Gelenke hintereinander in einem uneingeschränkten, schmerzfreien Bewegungsausmaß zu bewegen. Sie ist abhängig von der Fähigkeit eines Muskels, sich zu entspannen und einer dehnenden Kraft nachzugeben. Die Gesamtflexibilität des einzelnenhängt von der Arthrokinematik der sich bewegenden Gelenke ab und der Möglichkeit der periartikulären Weichteile, sich zu deformieren. Der Begriff Flexibilität wird häufig speziell eingesetzt für die Fähigkeit der Muskel-Sehnen-Einheit, sich bei Bewegungen eines Körperabschnitts oder eines Gelenks durch das Bewegungsausmaß zu verlängern.

Dynamische Flexibilität bezieht sich auf das aktive Bewegungsausmaß eines Gelenks. Dieser Aspekt der Flexibilität ist abhängig davon, wie weit ein Gelenk durch Muskelkontraktion bewegt werden kann und wieviel Gewebewiderstand bei der aktiven Bewegung überwunden werden muß.

Passive Flexibilität bezieht sich auf das passive Bewegungsausmaß des Gelenks und ist abhängig von der Dehnbarkeit der Muskulatur und den gelenkumgebenden Weichteilen. Die passive Flexibilität ist eine Voraussetzung für dynamische Flexibilität, aber bedingt sie nicht.

Dehnung

Dehnung ist ein allgemeiner Begriff, der alle therapeutischen Maßnahmen beschreibt, die zur Dehnung von verkürzten Weichteilen und damit zur Vergrößerung des Bewegungsausmaßes benutzt werden.

1. **Passive Dehnung**
   Durch eine äußere Kraft wird das verkürzte Gewebe entweder manuell oder mit einem Hilfsmittel gedehnt, der Patient soll währenddessen entspannen.
2. **Aktive Dehnung**
   Der Patient nimmt hier aktiv an der Dehnung teil, indem er den Tonus in einem verspannten Muskel inhibiert.
3. **Übungen zur Flexibilität**
   Die Begriffe Dehnung und Flexibilitätsübungen werden häufig synonym eingesetzt.

Selektive Verkürzung

Sind im Befund Verkürzungen aufgefallen, die die Gesamtfunktionen des Patienten verbessern, so werden diese selektiven Verkürzungen nicht gedehnt. Man läßt also diese Verkürzung mit der daraus folgenden Gelenkbeweglichkeitseinschränkung zu.

Beispiele:

Bei Patienten mit Querschnittlähmung ist die Rumpfkontrolle besonders für das Sitzen notwendig. Ist jedoch das Hals- oder Brustmark geschädigt, so fehlt die aktive Kontrollmöglichkeit über die Rückenstrecker. Läßt man eine Verspannung der Rückenstrecker im unteren Rücken zu, so kann der Patient lernen, die kontrakte Muskeln für eine gewisse Rumpfstabilität im Sitzen zu nutzen. Es muß allerdings darauf geachtet werden, daß der Patient ausreichend Bewegungsfreiheit zum Anziehen und Umsetzen etc. behält. Eine zu starke Verkürzung der Rückenstrecker kann die Gesamtfunktion beeinträchtigen.

Läßt man eine leichte Kontraktur der langen Fingerflexoren zu, so kann ein Patient mit Querschnittlähmung, dem die Innervation der intrinsischen Handmuskulatur fehlt, den Faustschluß erlernen.

Überdehnung

Überdehnung ist Dehnung über das normale Bewegungsausmaß des Gelenks und der umgebenden Weichteile hinaus. Daraus resultiert eine Hypermobilität.

Eine Überdehnbarkeit wird schädlich, wenn das Gelenk durch Muskulatur und Ligamente unzureichend stabilisiert ist, so daß funktionelle Aktivitäten nicht ausgeführt werden können.

Für gesunde Menschen mit normaler Kraft und Stabilisation kann eine Überdehnung einzelner Muskelgruppen nötig sein, um besondere Sportarten, wie z. B. Gymnastik oder Ballett, auszuüben.

Kontraktur

Eine Kontraktur ist die Verkürzung von Muskulatur oder anderen das Gelenk umgebende Strukturen, die eine Beweglichkeitseinschränkung des Gelenks nach sich zieht.

Kontrakturen werden nach der verkürzten Muskulatur benannt.

Bei verkürzten Ellenbogenflexoren und dadurch eingeschränkter Ellenbogenextension, hat der Patient eine Beugekontraktur des Ellenbogengelenks. Bei eingeschränkter Hüftabduktion durch verkürzte Adduktoren, spricht man von einer Adduktionskontraktur des Hüftgelenks.

Die Begriffe Kontraktur und Kontraktion (der Prozeß der Spannungsentwicklung im Muskel) sind keine Synonyme und dürfen nicht für den gleichen Sachverhalt verwendet werden.

Es werden verschiedene Arten von Kontrakturen unterschieden:

Myostatische Kontraktur

Bei der myostatischen Kontraktur ist das Gewebe nicht pathologisch verändert. Die Muskel-Sehnen-Einheit hat sich zweckgebunden verkürzt, und es resultiert ein deutlich eingeschränktes Bewegungsausmaß.

Eine geringe passagere Kontraktur der ansonsten gesunden Muskel-Sehnen-Einheit wird oft als Verkürzung bezeichnet. In diesem Fall kann der verkürzte Muskel bis auf das letzte Ende seiner äußeren Bewegungsbahn gedehnt werden. Wer im Alltag nicht regelmäßig an einem Dehnprogramm teilnimmt, kann eine leichte myostatische Kontraktur oder Verkürzung entwickeln, besonders in den zweigelenkigen Muskeln wie der ischiokruralen Muskulatur, dem M. rectus femoris oder dem M. gastrocnemius.

Myostatische Kontrakturen können durch ein Dehnprogramm innerhalb kurzer Zeit wieder rückgängig gemacht werden.

Adhäsionen

Bewegung ist zur Erhaltung der Gewebegesundheit und Flexibilität notwendig. Durch einen Mangel an Bewegung bilden sich vermehrt Querverbindungen und Verklebungen zwischen den Fasern. Wird Gewebe in einer verkürzten Stellung längere Zeit ruhiggestellt, so verringert sich die Mobilität, weil sich durch den Umbau im Bindegewebe Kontrakturen bilden.

Narbenverklebung (narbige Verwachsung)

Narbengewebe entsteht als Reaktion auf Verletzungen oder entzündliche Prozesse im Gewebe. Die Fasern wachsen anfänglich in zufälliger Anordnung, verbinden sie sich nun untereinander und mit den umgebenden Fasern in ungeordnetem Muster, so wird das Narbengewebe die Bewegung einschränken, sofern es nicht entlang der Belastungslinien umgebaut wird.

Chronische Entzündungen durch ständige chemische oder mechanische Irritation führen zu vermehrter Ablagerung von Fasern und somit zu einer starken Narbenbildung und Bewegungseinschränkung.

Irreversible Kontraktur

Eine irreversible Kontraktur beruht auf einer pathologischen Veränderung des Gewebes. Die Dehnbarkeit der Weichteile geht dauerhaft verloren, indem dehnfähiges Gewebe durch knöchernes oder fibrotisches

Gewebe ersetzt wird. Solche Kontrakturen können nur operativ gelöst werden.

Pseudomyostatische Kontraktur
Eine Bewegungseinschränkung kann auch durch einen vom Zentralnervensystem ausgehenden Hypertonus verursacht sein. Der Muskel befindet sich in einer unangemessenen Dauerkontraktion, die eine deutliche Bewegungseinschränkung bewirkt.

Eigenschaften der Weichteile, die die Dehnbarkeit beeinflussen

Zu den Weichteilen, die eine Bewegungseinschränkung auslösen, gehören Muskeln, Bindegewebe und Haut. Jede Struktur hat einzigartige Qualitäten, die ihre Dehnbarkeit, also die Fähigkeit verlängert zu werden, beeinflussen. Werden diese Weichteile gedehnt, wird die Geschwindigkeit, die Intensität und die Dauer der Dehnung für die Reaktion der unterschiedlichen Weichteile ausschlaggebend sein. Sowohl die mechanischen Eigenschaften der kontraktilen und nichtkontraktilen Gewebe als auch die neurophysiologischen Eigenschaften des kontraktilen Gewebes beeinflussen die Weichteildehnung.

Wird Weichteilgewebe gedehnt, so entstehen elastische oder plastische Veränderungen. **Elastizität** ist die Eigenschaft der Weichteile, nach einer passiven Dehnung wieder zur Ruhelänge zurückzukehren. **Plastizität** ist die Tendenz der Weichteile, nach einer Dehnung eine neue, größere Länge anzunehmen. Sowohl kontraktile als auch nichtkontraktile Gewebe besitzen plastische und elastische Eigenschaften.

Mechanische Eigenschaften kontraktiler Gewebe

Muskulatur besteht hauptsächlich aus kontraktilem Gewebe. Sie ist jedoch mit nichtkontraktilem Gewebe verbunden und wird auch von ihm durchdrungen (z. B. Sehnen und Faszien). Das bindegewebige Gerüst und nicht die kontraktilen Anteile sind die primäre Ursache des Widerstands gegen die passive Verlängerung.

Kontraktile Elemente der Muskulatur (Abb. 5.**1**)
Ein einzelner Muskel besteht aus vielen Muskelfasern, eine Muskelfaser wiederum aus vielen Muskelfibrillen. Eine Muskelfibrille setzt sich aus vielen Sarkomeren zusammen, welche in Serie hintereinander geschaltet sind. Das Sarkomer ist die kontraktile Einheit der Myofibrille und besteht aus sich überlappenden Brückenverbindungen von Aktin und Myosin. Das Sarkomer ermöglicht die An- und Entspannung. Kontrahiert sich der Muskel, so gleiten die Aktin-Myosin-Filamente ineinander, und der Muskel verkürzt sich. Entspannt sich der Muskel, gleiten die Brückenbindungen etwas auseinander, und der Muskel kehrt in seine Ausgangslänge zurück (Abb. 5.**2**).

Die mechanische Antwort der kontraktilen Elemente auf Dehnung
1. Wird der Muskel passiv gedehnt, so entsteht eine Verlängerung in den in Serie liegenden elastischen Komponenten, und die Spannung steigt stark an. Wird ein bestimmter Punkt beim Auseinandergleiten der Filamente überschritten, kommt es zu einer Unterbrechung der Brückenbindungen, und es resultiert eine abrupte Verlängerung der Sarkomere. Wird die Dehnung gelöst, so kehrt jedes Sarkomer in seine Ruhelänge zurück (Abb. 5.**2**). Die Tendenz des Muskels, nach einer kurzen Dehnung in seine Ruhelänge zurückzukehren, bezeichnet man als Elastizität.
2. Nach längerer Ruhigstellung vermindert sich der Eiweiß- und Mitochondriengehalt der Muskulatur, es folgt daraus folgt Atrophie und Schwäche.
3. Stellt man einen Muskel über längere Zeit in einer gedehnten Stellung ruhig, so wird sich die Anzahl der in Serie geschalteten Sarkomere vergrößern. Dadurch wird eine dauerhaftere (plastische) Muskelverlängerung hervorgerufen. Der Muskel paßt seine Länge an, um eine möglichst große funktionelle Überlappung der Aktin- und Myosinfilamente zu erhalten.

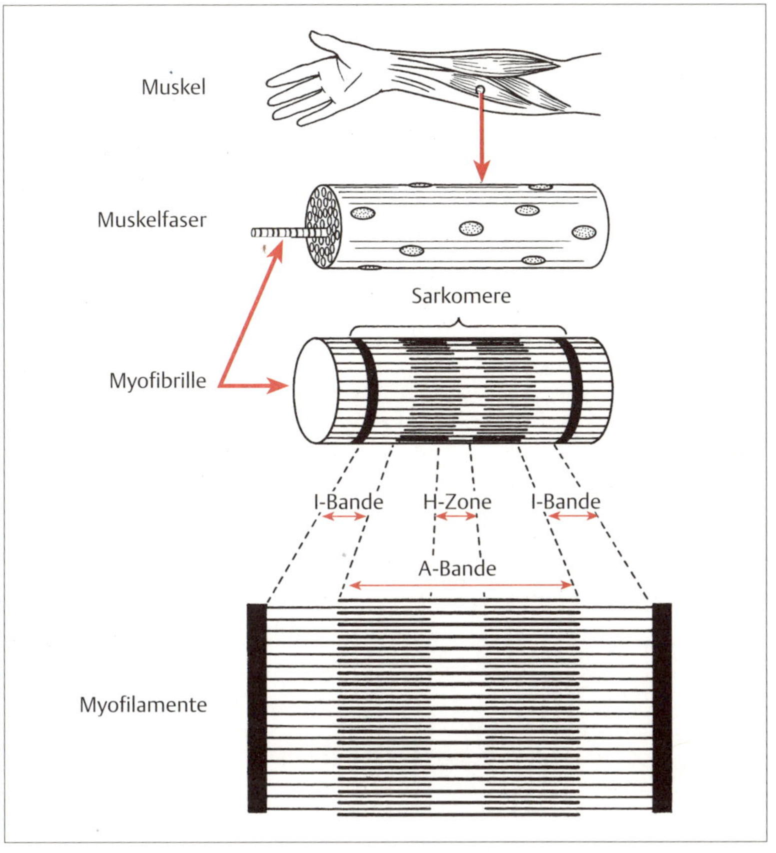

Abb. 5.**1** Aufbau der Skelettmuskulatur

4. Ein Muskel, der in einer verkürzten Stellung immobilisiert wird, bildet verstärkt Bindegewebe aus, um sich vor einer Dehnung zu schützen. Zudem vermindert sich die Anzahl der Sarkomere.
5. Die Adaptation der Sarkomere an eine verlängerte oder verkürzte Stellung ist vorübergehend, wenn der Muskel nach der Immobilisation wieder in seine normale Position zurückkehren kann.

Neurophysiologische Eigenschaften des kontraktilen Gewebes

Muskelspindel (Abb. 5.**3**)
Die Muskelspindel ist das wichtigste sensible Organ des Muskels und besteht aus mikroskopischen intrafusalen Fasern, die den extrafusalen Fasern parallel geschaltet

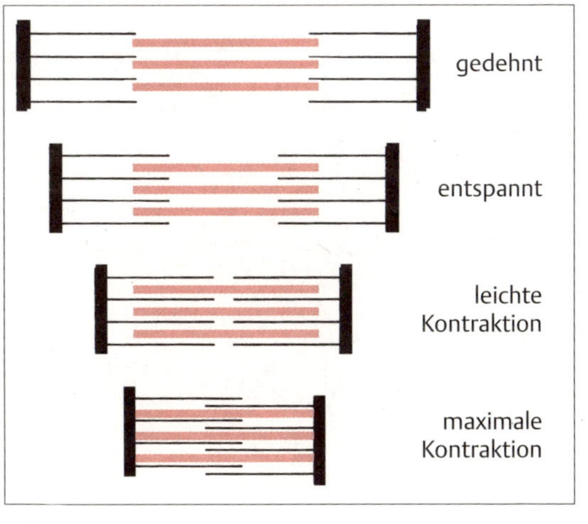

Abb. 5.**2** Dehnung und Verkürzung eines Sarkomers, der kontraktilen Einheit des Muskels

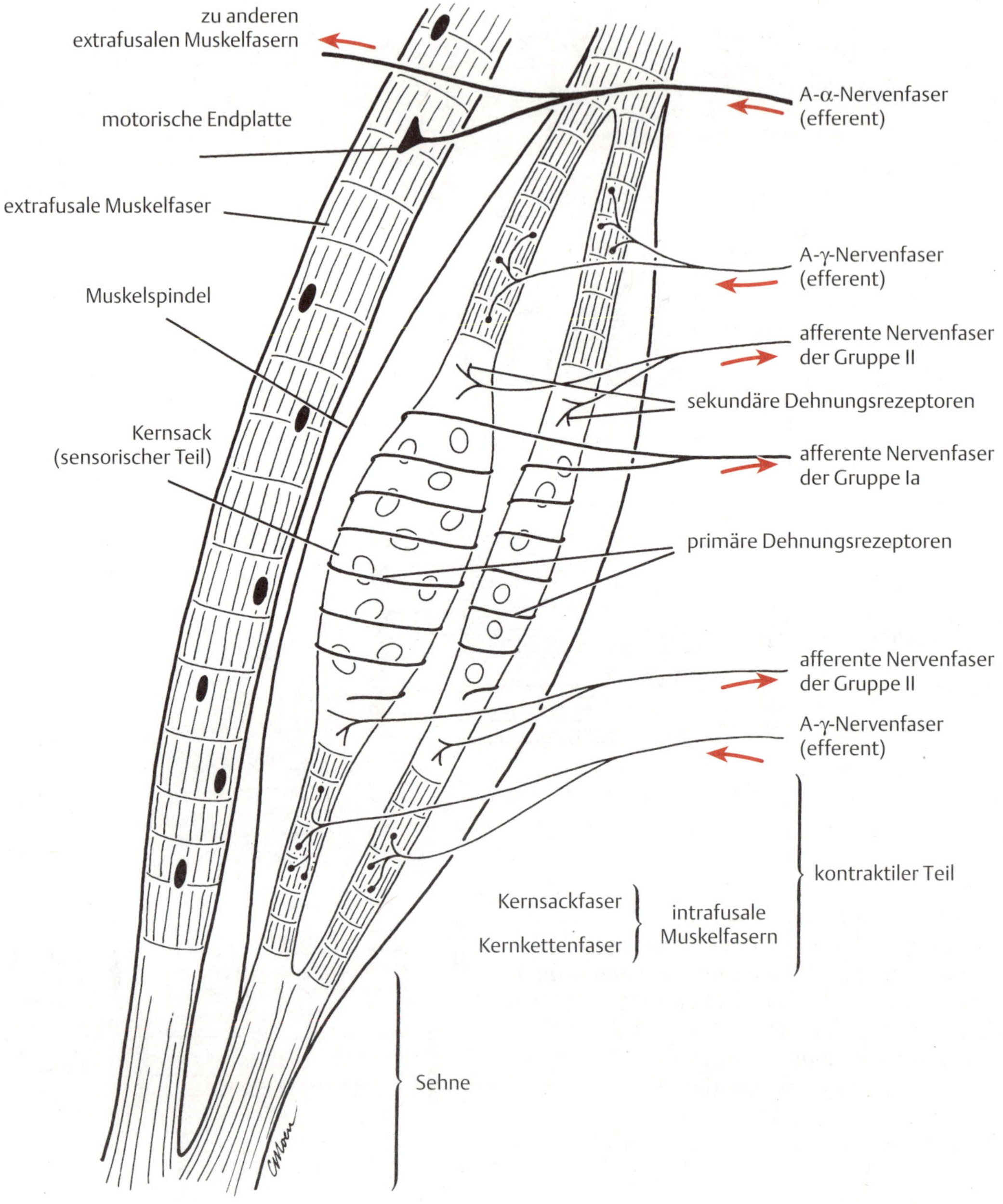

Abb. 5.**3** Die Muskelspindel. Die Abbildung zeigt intrafusale und extrafusale Muskelfasern. Die Muskelspindel fungiert als Dehnungsrezeptor. (Aus Lehmkuhl, L.D. Smith, L.K. : Brunnstrom's Clinical Kinesiology, 4th ed. Davies, Philadelphia 1983; mit freundlicher Genehmigung.)

sind. Die Muskelspindel überwacht die Geschwindigkeit und die Dauer einer Dehnung sowie die Längenveränderungen des Muskels, ihre Fasern nehmen wahr, wie schnell der Muskel gedehnt wird. Primäre (Typ Ia) und sekundäre (Typ II) afferente Fasern leiten die Informationen der Muskelspindel an α- bzw. χ-Motoneurone weiter, die die Kontraktion der extra- und intrafusalen Muskelfasern auslösen.

Golgi-Sehnen-Organ

Das Golgi-Sehnen-Organ (Golgi tendon organ = GTO) befindet sich in der Nähe der Verbindungsstelle von Muskel und Sehne und ist um die Enden der extrafusalen Fasern des Muskels gewickelt; es nimmt die Spannung wahr, die in einem Muskel durch passive Dehnung oder aktive Kontraktion entsteht.

1. Das GTO ist ein Schutzmechanismus des Muskels, der die Kontraktion inhibiert. Es besitzt eine niedrige Schwelle nach einer aktiven Kontraktion (es feuert bei geringer Kontraktion) und eine hohe Schwelle bei passiver Dehnung.
2. Entwickelt sich eine übermäßige Spannung im Muskel, feuert das GTO. Es inhibiert die α-Motoneurone und vermindert so die Muskelspannung. Während der Dehnung entscheidet die Spannung der Sehne, ob die Sarkomere verlängert werden.

Die neurophysiologische Antwort eines Muskels auf eine Dehnung

1. Wird ein Muskel sehr schnell gedehnt, so stimuliert die primäre afferente Faser das α-Motoneuron im Rückenmark, welches die extrafusalen Fasern zur Kontraktion anregt. Daraufhin steigt die Spannung im Muskel. Dies nennt man den **monosynaptischen Dehnungsreflex**. Dehnungen, die mit zu hoher Geschwindigkeit durchgeführt werden, können die Spannung in dem zu dehnenden Muskel noch erhöhen.
2. Wird der Muskel langsam gedehnt, so wird das GTO feuern und den Muskel entspannen, so daß sich die Sarkomere verlängern können.

Mechanische Eigenschaften nichtkontraktiler Weichteile

Der menschliche Körper ist mit nichtkontraktilem Gewebe durchsetzt, das in verschiedenen Bindegewebssystemen organisiert ist. Bänder, Sehnen, Gelenkkapseln, Faszien und nichtkontraktile Weichteile innerhalb der Muskulatur und Haut haben jedoch alle Eigenschaften, die zur Ausbildung von Verklebungen und Kontrakturen führen und dadurch die Beweglichkeit der Gelenke einschränken können. Wird aus diesem Grund eine Dehnung notwendig, sollte der Therapeut sich der Reaktion der nichtkontraktilen Weichteile auf unterschiedliche Intensität und Dauer der Dehnung bewußt sein und auch dessen, daß der Umbau der grundlegenden inneren Architektur der Weichteile der einzige Weg ist, ihre Flexibilität zu verbessern.

Materialstärke

Die Materialstärke jedes einzelnen Gewebes ergibt sich aus der Fähigkeit, einer Belastung oder Beanspruchung zu widerstehen.

1. **Belastung** ist Kraft pro Fläche. Die mechanische Belastung ist die gewebsinterne Reaktion bzw. der gewebsinterne Widerstand gegen eine äußere Last. Es gibt drei Arten der Belastung:
   - **a. Zug**. Dabei handelt es sich um eine Kraft, die rechtwinklig zum Querschnitt des Gewebes und vom Gewebe weg wirkt. Eine Zugbelastung ist eine dehnende Kraft.
   - **b. Druck** (Kompression). Hier wirkt eine Kraft rechtwinklig zum Querschnitt des Gewebes und auf das Gewebe zu. Kompressionsbelastungen treten in Gelenken, bei der Muskelkontraktion und bei Gewichtsbelastungen eines Gelenks auf.
   - **c. Scher-** oder Biegebeanspruchung. Diese Kraft wirkt parallel zum Querschnitt des Gewebes.
2. **Beanspruchung** ist das Ausmaß der Gewebeformveränderung (Deformation), das unter der Einwirkung von Belastung entsteht.

3. **Spannungs-Dehnung-Kurve**
(Belastungs-Deformations-Kurve)
(Abb. 5.4)

a. Elastischer Bereich:
Zu Beginn ist die Deformation der Belastung direkt proportional (lineare Elastizität). Bei höherer Belastung reicht die nichtlineare Elastizität bis zur Elastizitätsgrenze. Das Gewebe kehrt nach der Belastung wieder in seine Ursprungsform zurück.

b. Elastizitätsgrenze:
Jenseits dieser Grenze kehrt das Gewebe nach der Belastung nicht mehr in seine Ursprungsform zurück.

c. Plastischer Bereich:
Hierbei handelt es sich um den Bereich zwischen der Elastizitäts- und der Festigkeitsgrenze.

d. Fließbelastung:
Wir verstehen darunter die Last, die eine dauerhafte Deformation hervorruft (jede Belastung jenseits der Elastizitätsgrenze). Wird die Fließgrenze erreicht, so folgt ein Nachgeben des Gewebes mit dauerhafter Deformation, und das Gewebe befindet sich im plastischen Bereich der Belastungs-Deformations-Kurve. Die Deformation kann durch eine einzige Last oder die Summation vieler unterschwelliger Belastungen entstehen.

e. Maximale Materialstärke:
Sie entspricht der größten Belastung, der das Gewebe noch widerstehen kann. Jenseits dieser Belastung nimmt die Deformation auch ohne stärkere Belastung zu.

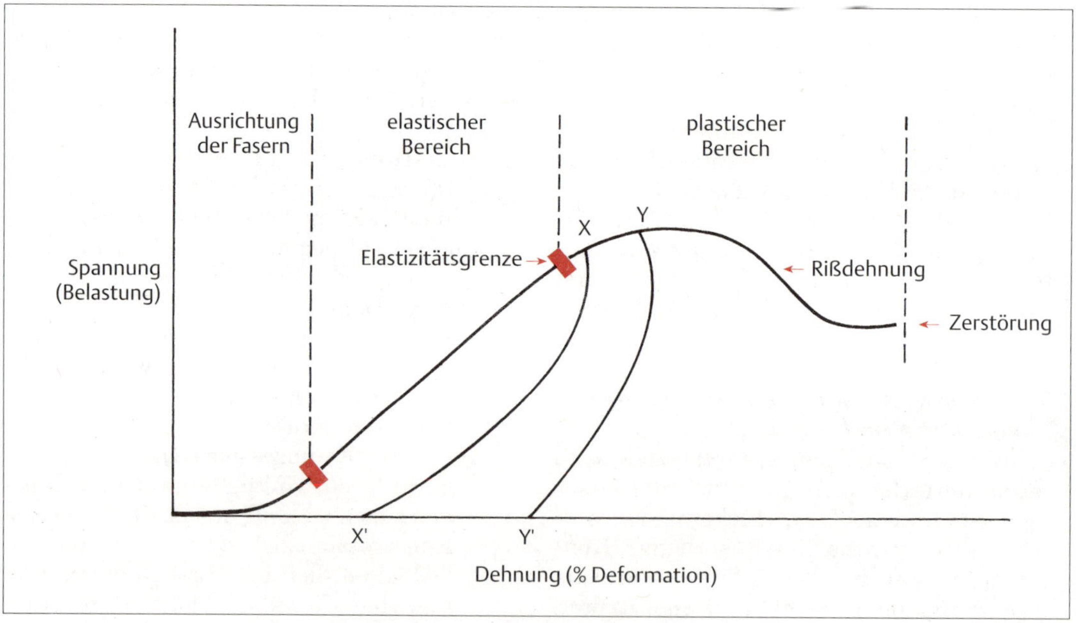

Abb. 5.**4** Spannungs-Dehnungs-Kurve. Unter Belastung richten sich die gewellt liegenden Kollagenfasern zunächst parallel aus (lineare Elastizität). Bei weiterer Belastung tritt eine reversible Deformation im elastischen Bereich auf. Ist die Elastizitätsgrenze erreicht, so beginnt das Nachgeben der Kollagenfasern und es entsteht eine dauerhafte Verformung im plastischen Bereich. Es wird Wärme abgegeben (Hysterese) und nach der Dehnung wird eine neue Länge erreicht. Die Länge(X) unter der Belastung ergibt nach der Entlastung die Länge (X'). Die abgegebene Wärme wird durch die Fläche unter der Kurve zwischen den zwei Punkten ausgedrückt (Hystereseschleife) (Y zu Y' repräsentiert die zusätzliche Länge infolge stärkerer Belastung mit größerer Wärmeproduktion). Rißdehnung ist der Bereich, in dem das Gewebe schon deutlich geschwächt ist und nur noch eine geringe Belastung für eine Deformation notwendig ist. Die vollständige Zerstörung erfolgt schnell, sogar bei geringen Belastungen.

f. **Rißdehnung:**
Es handelt sich hier um den Bereich einer deutlichen Schwächung des Gewebes. Schon eine geringe Belastung ruft eine permanente Deformation hervor und das Gewebe reißt leicht.

g. **Rißbelastung:**
Darunter ist die Belastung zu verstehen, bei der das Gewebe zerrissen wird.

h. **Zerstörung:**
Dabei handelt es sich um die Auflösung der Gewebeeinheit.

4. Einflüsse auf die Spannungs-Dehnungs-Kurve:

a. **Elastizitätskraft:**
Wir verstehen darunter die Fähigkeit des Gewebes, während der Arbeit innerhalb des elastischen Bereichs Energie zu absorbieren. Die Energie wird bei der Entlastung, also wenn das Gewebe wieder in seine Ursprungsform zurückgekehrt ist, abgegeben.

b. **Plastische Kraft:**
Es handelt sich hierbei um die Fähigkeit des Gewebes, innerhalb des plastischen Bereichs Energie zu absorbieren, ohne zerstört zu werden.

c. **Kriechen** (Creep):
Wird das Gewebe eine längere Zeit einer konstanten Belastung ausgesetzt, so verlängert es sich. Am Ende steht die dauerhafte Deformation oder Zerstörung des Gewebes. Dieser Vorgang richtet sich nach der Viskosität des Gewebes und ist somit zeitabhängig. Die Deformation geschieht in Abhängigkeit von der Stärke und Häufigkeit der Belastung. Das Kriechen tritt bei niedriger Last innerhalb des elastischen Bereichs gewöhnlich über einen langen Zeitraum ein. Je größer die Last, um so schneller das Kriechen. Die Kriechgeschwindigkeit ist nicht proportional zur Belastung. Eine geringe Last kann durch lange Einwirkdauer mehr Deformation hervorrufen als eine große Last, die nur kurz wirkt. Eine höhere Gewebstemperatur verstärkt das Kriechen und damit die Dehnbarkeit des Gewebes.

d. **Strukturelle Steifheit:**
Gewebe mit einer größeren strukturellen Steifheit zeigen bei der Spannungs-Dehnungs-Kurve einen steileren Anstieg im elastischen Bereich, was bedeutet, daß bei größerer Belastung geringere Verformung stattfindet. Kontrakturen und Narbengewebe weisen große strukturelle Steifigkeit auf, was wahrscheinlich auf eine verstärkte Bindung zwischen den kollagenen Fasern und der umgebenden Matrix zurückzuführen ist.

e. **Wärmeproduktion:**
Bei der Belastung wird Energie in Form von Wärme abgegeben. Sie wird im plastischen Bereich durch die Fläche unter der Kurve ausgedrückt (Hystereseschleife). Je stärker das Gewebe erwärmt wird, um so stärker verformt es sich.

f. **Ermüdung:**
Eine wiederholte Belastung des Gewebes mit einer niedrigeren Belastung als die Fließgrenze kann zur Zerstörung führen. Je größer die Belastung, um so weniger Wiederholungen werden bis zur Zerstörung des Gewebes benötigt. Es gibt jedoch eine Mindestlast, unterhalb derer auch eine unendliche Anzahl von Wiederholungen nicht zur Zerstörung führt. Diese Mindestbelastung wird **Ausdauergrenze** genannt.
Beispiele für die Ermüdung sind Ermüdungsfrakturen und Überlastungssyndrome. Biologische Gewebe besitzen die Fähigkeit, sich nach wiederholter Belastung selbständig zu reparieren. Voraussetzung jedoch ist, daß die Belastung nicht zu hoch ist und bis zur nächsten Belastung ausreichend Zeit gegeben wird.

Zusammensetzung des Bindegewebes

Das Bindegewebe ist aus drei verschiedenen Fasertypen und der Grundsubstanz zusammengesetzt.

1. Die **Kollagenfasern** widerstehen der Zugbeanspruchung und sind verantwortlich für die Kraft und Festigkeit des Ge-

webes. Sie bestehen aus Tropokollagenkristallen, die die Bausteine der Mikrofibrillen bilden. Jede Ebene der Faserkonstruktion hat ihre eigene Organisation und Dimension (Abb. 5.**5**). Es gibt fünf verschiedene Kollagenklassen; die Fasern der Sehnen und Bänder bestehen überwiegend aus Typ-I-Kollagen, welches sehr widerstandsfähig gegenüber Zugbelastungen ist. Bei der Ausbildung und Reifung sind die Kollagenfasern zunächst durch instabile Wasserstoffbrükken verbunden, die später durch stabile kovalente Bindungen ersetzt werden. Je widerstandsfähiger die Bindungen sind, um so höher ist die mechanische Stabilität des Gewebes.

2. **Elastische Fasern** sind für die Dehnungseigenschaften des Gewebes verantwortlich. Sie sind bei geringer Belastung sehr dehnfähig und reißen plötzlich ohne Verformung bei höheren Belastungen. Gewebe mit einem hohen Anteil elastischer Fasern sind sehr flexibel.
3. **Retikuläre Fasern** geben dem Gewebe Masse.
4. Die **Grundsubstanz** ist ein Gel, das viel Wasser enthält. Es vermindert die Reibung, transportiert Nährstoffe und Metabolite und verhindert die überschießende

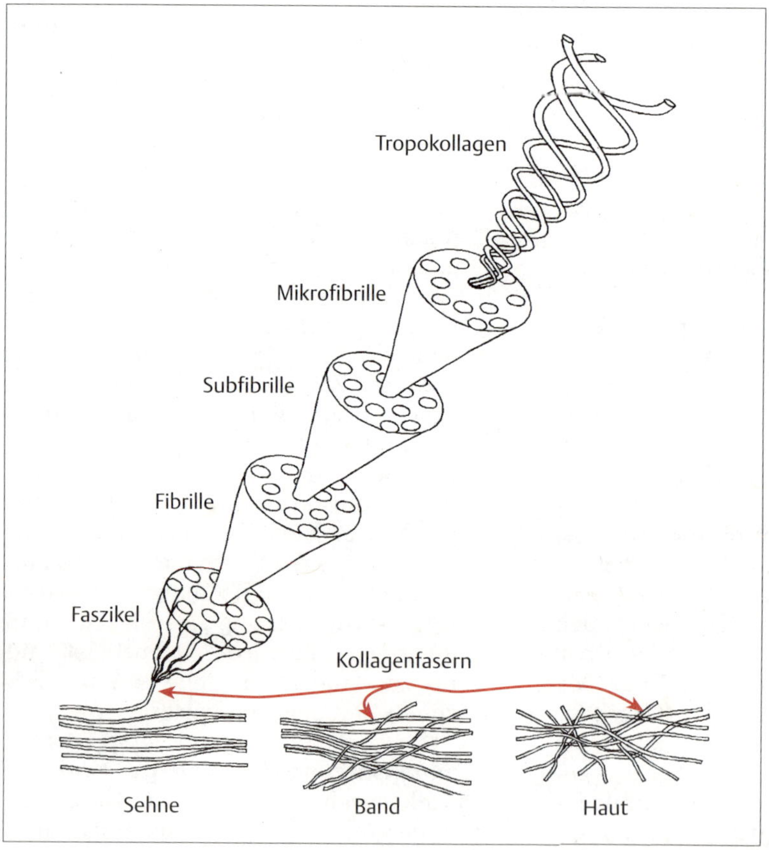

Abb. 5.**5** Die Kollagenfasern bestehen aus zusammengesetzten Tropokollagenkristallen. Die Anordnung der Fasern im Bindegewebe steht in Verbundung mit der Funktion des Gewebes. Eine parallele Anordnung der Kollagenfasern findet man in Geweben, die höheren Zugkräften widerstehen müssen (Sehnen) als die Gewebe, in denen die Fasern eher zufällig angeordnet sind (Haut).

Bildung von Brückenbindungen zwischen den Fasern, indem sie den Abstand zwischen den Fasern aufrechterhält.

Mechanische Eigenschaften nichtkontraktiler Gewebe

Die mechanischen Eigenschaften der verschiedenen nichtkontraktilen Gewebe werden durch die unterschiedliche Zusammensetzung aus kollagenen, elastischen und retikulären Fasern bestimmt. Kollagen ist das strukturelle Element, das am meisten Zugbelastung absorbieren kann. Kollagen verlängert sich schnell bei geringer Belastung (die wellenförmigen Fasern richten sich parallel aus), wird die Spannung größer, so nimmt die Steifigkeit zu. Die Fasern setzen der deformierenden Kraft, die die Brückenbindungen zwischen den Fibrillen und Molekülen zu zerstören beginnt, großen Widerstand entgegen. Ist jedoch eine wesentliche Anzahl der Bindungen zerstört, so geben die Fasern nach. Gewebe mit einem hohen Anteil an Kollagen sind widerstandsfähiger als andere, Kollagen ist 5mal stärker als Elastin.

1. In Sehnen sind die kollagenen Fasern parallel angeordnet und können den größten Zugbeanspruchungen widerstehen.
2. In der Haut sind die kollagenen Fasern zufällig angeordnet und widerstehen einer Zugbeanspruchung am wenigsten.
3. In Bändern, Gelenkkapseln und Faszien variieren die kollagenen Fasern zwischen den beiden Extremen. Bänder, die den meisten Gelenkbelastungen ausgesetzt sind, haben die meisten parallel angeordneten Kollagenfasern, mehr Brückenverbindungen und einen größeren Querschnitt.

Interpretation der Spannungs-Dehnungs-Kurve

1. In Ruhe liegen die Kollagenfasern wellenförmig nebeneinander, so daß sie sich bei Belastung zunächst parallel ausrichten. Es wird wenig Kraft benötigt, um die Fasern in diesem Bereich zu verlängern. Hier finden auch die meisten funktionellen Aktivitäten statt. Bei Belastung in diesem Bereich werden eventuell vorhandene schlaffe Anteile in der dreidimensionalen makroskopischen Matrix des kollagenen Gewebes gestrafft.
2. Wird am Ende des physiologischen Bewegungsausmaßes ein Dehnreiz gesetzt, so kommt das Gewebe in den plastischen Bereich der Kurve (lineare Verformung). Die Fasern richten sich aus; die Verbindungen zwischen den Fasern und der Grundsubstanz werden beansprucht, es bilden sich erst Mikrodefekte der Brükkenbindungen und dann wird Wasser aus der Grundsubstanz entfernt. Wird die Belastung nicht aufrechterhalten, so kann sich das Gewebe von dieser Verformung ohne bleibende Schäden erholen.
3. Bleibt die Belastung erhalten, gelangt das Gewebe an die Elastizitätsgrenze. Bei Überschreiten werden die Brückenbindungen zwischen den Fibrillen und später auch zwischen den Kollagenfasern zerstört. Wärme entsteht, die vom Gewebe absorbiert wird, und es resultiert eine dauerhafte Verformung. Wegen der kristallinen Struktur des Kollagens dehnen sich die einzelnen Kollagenfasern nicht, sondern reißen. Im plastischen Bereich ist der Längenzuwachs auf das Zerreißen der Fasern zurückzuführen.
4. Wird der Punkt der maximalen Materialstärke erreicht, kommt es ohne vermehrte Belastung zu verstärkter Beanspruchung. Bei Erreichen der Rißdehnung wird das Gewebe schnell zerstört. Der Therapeut muß wissen, wie sich das Gewebe bei der Rißdehnung anfühlt, da es sehr bald danach zu einer kompletten Ruptur kommt, wenn die Belastung anhält. Die maximale Verformung unter Zug, die eine Kollagenfaser aushält, ehe sie reißt, lag im Experiment bei 7 % – 8 %; ein Ligament als Ganzes konnte die Beanspruchung von 20 % – 40 % aushalten.
5. Benutzt man das Prinzip des Kriechens, so ermöglichen geringe Lasten über einen großen Zeitraum einen allmählichen Umbau der Kollagenbrückenverbindungen und eine Umverteilung des Wassers in den umgebenden Geweben. Durch eine

Temperatursteigerung des Gewebes wird sich das Kriechen verstärken. Auch beim Kriechen gibt es eine vollständige Wiederherstellung des Ausgangszustandes, allerdings tritt dieser nicht so schnell wieder ein wie bei einer einzelnen Beanspruchung. Eine geringe Last über längere Zeit angewendet wird von den Patienten besser toleriert und ermöglicht einen Umbau der Kollagenfasern. Die Reaktion der Patienten definiert die Zeit, die eine bestimmte Last beibehalten wird. 15–20 Minuten einer anhaltenden Dehnung niedriger Intensität, die an 5 aufeinanderfolgenden Tagen ausgeübt wurde, konnte die Länge der ischiokruralen Muskulatur vergrößern.

6. Zyklische Belastungen oder wiederholte submaximale Belastungen verstärken die Wärmeproduktion und die Effekte der Adaptation des Gewebes an eine neue Länge. Starring u. Mitarb. konnten eine Verlängerung der ischiokruralen Muskulatur auslösen, indem sie an 5 aufeinanderfolgenden Tagen 15 Minuten lang 10-Sekunden-Dehnungen mit 8-Sekunden-Pause abwechselten.
7. Das Gewebe kann durch einen einzigen maximalen Reiz (akuter Riß bei einem Unfall oder einer Manipulation, die den Punkt der maximalen Materialstärke überschreitet) oder durch viele aufeinanderfolgende Reize (Ermüdungs- oder Belastungsriß durch wiederholte Beanspruchung) zum Reißen gebracht werden.
8. Die Heilung und die Adaptation ermöglichen biologischen Geweben, auf wiederholte Lasten zu reagieren, wenn ausreichend Zeit zwischen die Belastungsphasen eingefügt wird. Dies ist sowohl für die Verbesserung der Flexibilität als auch der Widerstandsfähigkeit gegenüber Zugbelastungen wichtig.
   a. Wird nicht ausreichend Zeit zur Heilung oder zum Umbau gegeben, so kommt es zum Versagen des Gewebes, wie z. B. bei Überlastungssyndromen und Ermüdungsfrakturen.
   b. Intensive Dehnübungen werden in der Regel nicht täglich angewendet, um dem Körper Zeit für die Heilung zu geben. Tritt eine ausgeprägte Entzündung aufgrund von Mikrorupturen auf, so kann das zu einer vermehrten Bildung von Narbengewebe führen und damit zu einer weiteren Beweglichkeitseinschränkung.
   c. Je älter die Patienten sind, um so größere Vorsicht ist geboten, da die Elastizität des Kollagens und die Durchblutung des Gewebes mit dem Alter abnimmt, was zu einer größeren Verletzungsgefahr mit langsamerer Heilung führen kann.

Kollagenveränderungen, die die Spannungs-Dehnungs-Kurve beeinflussen

1. **Auswirkungen der Immobilisation:** Es entsteht eine Schwächung des Gewebes infolge des Kollagenumbaus und schwacher Brückenbindungen zwischen den neuen unbelasteten Fasern. Die neuen noch ungeordneten Fasern neigen zu verstärkter Brückenbildung, und somit zu Adhäsionen führt. Die Fähigkeit der Grundsubstanz den Abstand zwischen den Fasern zu garantieren und gleiten zu ermöglichen vermindert sich. Die Rückbildung geht langsam vor sich. Nach einer 8wöchigen Immobilisation des vorderen Kreuzbandes bei Affen gaben die Bänder schon bei 61 % der maximalen Belastung nach. Nach 5wöchigem Training gaben sie bei 79 % nach, nach 12monatigem Training bei 91 %. Ebenso trat nach der Ruhigstellung eine verminderte Energieabsorption und eine gesteigerte Compliance vor dem Reißen auf. Die Wiederherstellung folgte dem gleichen 5- bzw. 12-Monats-Schema.
2. **Auswirkungen der Inaktivität** (Verminderung der normalen Aktivität): Es tritt eine Verminderung der Größe und Anzahl der Kollagenfasern auf, wodurch das Gewebes geschwächt wird. Proportional steigert sich die Anzahl der elastischen Fasern, was zu einer verstärkten Compliance führt. Zur Rehabilitation benötigt man etwa fünf Monate regelmäßiger Belastung.

3. **Auswirkungen des Alters auf das Kollagen:**
   Die Widerstandskraft gegen Zugbelastungen und die Elastizität nehmen ab und die Anpassungsfähigkeit an Belastungen wird geringer. Es kommt leichter zu Überlastungssyndromen, Ermüdungsverletzungen und Rissen durch Dehnung.
4. **Auswirkungen durch Steroideinnahme:**
   Es entstehen lang anhaltende nachteilige Auswirkungen auf die mechanischen Eigenschaften des Kollagens mit einer Verminderung der Widerstandskraft gegen Zugbelastungen. In der Umgebung der Injektionsstelle kommt es zu einem Untergang der Fibrozyten, der erst nach 15 Wochen wieder ausgeglichen ist.

Wenn der Therapeut die Eigenschaften der kontraktilen und nichtkontraktilen Gewebe kennt sowie die Auswirkung der Immobilisation und der Dehnung auf sie, wird er leichter eine schonende und effektive Dehntechnik für den Patienten auswählen können.

Therapeutische Techniken der Weichteildehnung

Es gibt 3 grundlegende Methoden der Dehnung kontraktiler und nichtkontraktiler Anteile der Muskel-Sehnen-Einheit: 1. die passive Dehnung manuell oder mit Hilfsmitteln, 2. die aktive Inhibition und 3. die Eigendehnung der Muskulatur. Die Eigendehnung kann passive Dehnung oder aktive Inhibition oder beides beinhalten. Jeder Dehntechnik sollte eine Aufwärmung des betroffenen Gewebes durch leichte aktive Übungen oder therapeutische Wärmeanwendung vorausgehen. Weichteile geben der Dehnung leichter nach, wenn sie erwärmt sind.

Passive Dehnung

Passive Dehntechniken werden durch die Art der angewendeten Dehnung, die Dauer der Dehnung und die Intensität unterschieden. Sowohl kontraktile als auch nichtkontraktile Gewebe können mit der passiven Dehnung verlängert werden.

Manuelle passive Dehnung

1. Der Therapeut wendet eine äußere Kraft an und kontrolliert die Richtung, Geschwindigkeit, Dauer und Intensität der Dehnung der Weichteile, die für die Kontraktur bzw. Einschränkung des Bewegungsausmaßes verantwortlich sind. Das Gewebe wird über die Ruhelänge hinaus gedehnt.
2. Diese Technik darf nicht mit dem passiven Bewegen verwechselt werden. Passive Dehnung bewegt die Strukturen über das freie Bewegungsausmaß hinaus, während das passive Bewegen nur innerhalb des freien Bewegungsausmaßes stattfindet (s. Kapitel 2, S. 22 ff.).
3. Der Patient sollte während der passiven Dehnung so entspannt wie möglich sein.
4. Die Dehnung sollt nicht weniger als 6 Sekunden, besser jedoch 15–30 Sekunden gehalten und in der Behandlungseinheit mehrmals wiederholt werden. Die manuelle passive Dehnung gilt als kurzfristige Dehnung.
   a. Es wurde bisher nicht ermittelt, wieviele Sekunden die Dehnung anhalten soll, um am effektivsten zu sein.
   b. In einer Studie wurde der Hüftabduktor bei Gesunden 15 Sekunden, 45 Sekunden und 2 Minuten lang gedehnt. Die Dehnung über 15 Sekunden war genauso wirksam wie die Dehnung über 2 Minuten. In einer anderen Studie wurde täglich die ischiokrurale Muskelgruppe 15, 30 oder 60 Sekunden gedehnt. Es stellte sich heraus, daß eine Dehnung von 30 oder 60 Sekunden das Bewegungsausmaß mehr erweiterten, als eine von 15 Sekunden Dauer. Zwischen den Dehnungen über 30 und 60 Sekunden konnte kein deutlicher Unterschied festgestellt werden.
5. Intensität und Dauer der Dehnung sind von der Toleranz des Patienten und der Kraft und Ausdauer des Therapeuten abhängig. Eine manuelle Dehnung mit niedriger Intensität und langer Dauer wird vom Patienten am ehesten toleriert

und führt zu einer schnellen Verbesserung, ohne die geschwächten Gewebe einer übermäßigen Belastung auszusetzen und ihre Integrität zu gefährden.

6. Gehaltene oder ballistische Dehnung?
   a. Wird eine manuelle Dehnung richtig durchgeführt, so muß die Dehnung sehr langsam und vorsichtig erfolgen. Die Dehnung wird 15 Sekunden, 30 Sekunden oder länger gehalten. Eine langsame, gehaltene Dehnung löst nicht so leicht den Dehnreflex oder eine Spannungssteigerung in der gedehnten Muskulatur aus. Sie wird auch **statische Dehnung** genannt.
   b. Eine **ballistische Dehnung** zeichnet sich durch hohe Intensität und kurze Dauer aus (federndes Dehnen). Sie entsteht häufig, wenn der Patient aktiv federt, indem er die Muskelgruppe, die der zu dehnenden gegenüberliegt, auch unter Einsatz von Körpergewicht und Schwung kontrahiert, um daraus die Kraft für die Dehnung zu erhalten. Obwohl die ballistische Dehnung auch das Bewegungsausmaß vergrößern kann, gilt sie wegen der geringen Kontrolle und der Gefahr, geschwächtes Gewebe zu zerreißen, als unsicher. Besonders gefährdet durch ballistischer Dehnung sind alte und untrainierte Menschen sowie Personen, die lange immobilisiert waren oder sich von einem Unfall erholen. Die ballistische Dehnung verlängert die Muskelspindel sehr schnell und fazilitiert den Dehnungsreflex, woraus eine Erhöhung des Muskeltonus im zu dehnenden Muskel resultiert. Die Muskulatur ist bei einer ballistischen Dehnung anfälliger für Mikrotraumen als bei einer gehaltenen Dehnung.
   c. Es konnte nachgewiesen werden, daß die Spannung, die bei einer ballistischen Dehnung im Muskel entsteht, doppelt so hoch ist wie bei einer gehaltenen Dehnung mit niedriger Intensität.
7. Vergleicht man die manuelle passive Dehntechnik mit der lang anhaltenden Dehnung durch Hilfsmittel über 20 Minuten oder mehr, so ist es eine relativ kurze Dehnung. Normalerweise dehnen Therapeuten am Bewegungsende manuell 15–30 Sekunden. Wird dieser Vorgang 8mal wiederholt, so kommt es zu einer Gesamtdehnungszeit von 2–4 Minuten. Einige Forscher nehmen an, daß die Erfolge im Bewegungsausmaß vorübergehend sind und sich auf ein zeitweiliges Nachgeben der Sarkomere (elastische Veränderungen in der Aktin-Myosin-Überlappung) oder auf eine Erholung des Bindegewebes nach einer Kriechreaktion (Rückfluß des Wassers und Ausrichtung der Brückenbindungen) zurückführen lassen.

Lang anhaltende passive Dehnung mit Hilfsmitteln

1. Eine äußere Kraft niedriger Intensität (2,5–7,5 Kg oder 5 % – 10 % des Körpergewichts) wird mit Hilfsmitteln über eine längere Zeit auf verkürztes Gewebe ausgeübt.
2. Die Dehnung kann durch die Ausgangsstellung des Patienten, Gewichtstraktion und Rollzugapparate, mit dynamischen oder Gipsschienen erhalten werden.
3. Diese Langzeitdehnung kann über 20, 30 Minuten oder sogar über mehrere Stunden ausgeübt werden.
   a. Beim Einsatz der Hilfsmittel mit niedriger Intensität für eine Langzeitdehnung hat sich gezeigt, daß eine Dauer von mindestens 20 Minuten nötig ist, um effektiv zu sein und das Bewegungsausmaß zu erweitern. Bohannon hat die Effektivität einer 8 minütigen und einer 20 minütigen Dehnung der ischiokruralen Muskulatur mit einem Rollzugsystem (Elgin Exercise Unit) gegenübergestellt. Die 8 minütige Dehnung ergab eine geringe Verbesserung der Flexibilität der Muskulatur, die innerhalb von 24 Stunden wieder verschwand. Um das Bewegungsausmaß dauerhafter zu erweitern, empfahl er eine mindestens 20 minütige Dehnung. Deutliche Verbesserungen des Bewegungsausmaßes wurden bei gesunden Personen mit verkürzter

Muskulatur der unteren Extremität festgestellt, die nur 10 Minuten lang mit Hilfsmitteln gedehnt wurden.

b. Bohannon u. Larkin setzten bei Patienten mit neurologischen Erkrankungen 30 Minuten täglich ein Stehbrett ein, um die Dorsalextension des oberen Sprunggelenks zu erweitern.

c. Eine Langzeitdehnung niedriger Intensität mit Erweiterung des Bewegungsausmaßes kann auch durch eine dynamische Schiene erreicht werden (z.B. Dynasplint, Abb. 5.**6**). Die Schiene wird 8–10 Stunden angelegt. Solche Schienen sind für den Ellenbogen, das Handgelenk, das Knie und das Sprunggelenk erhältlich.

4. Patienten mit einer seit langer Zeit bestehenden bilateralen Flexionskontraktur der Kniegelenke konnte innerhalb von 4 Wochen effektiver mit einer Langzeitdehnung niedriger Intensität (täglich eine Stunde 2,5–6 kg Kraft) geholfen werden als mit einer manuellen passiven Dehnung. Die Patienten empfanden die Dehnung durch Hilfsmittel auch als angenehmer im Vergleich zur manuellen Dehnung.

5. Plastische Veränderungen in kontraktilen und nichtkontraktilen Geweben könnten die Ursache für Langzeitverbesserungen der Flexibilität sein.
   a. Werden Muskeln über mehrere Wochen in einer Dehnstellung gehalten, so nimmt die Anzahl der Sarkomere in Serie zu.
   b. Wird nichtkontraktiles Bindegewebe lange Zeit mit niedriger Intensität gedehnt, so ergeben sich plastische Veränderungen, und das Gewebe nimmt an Länge zu.

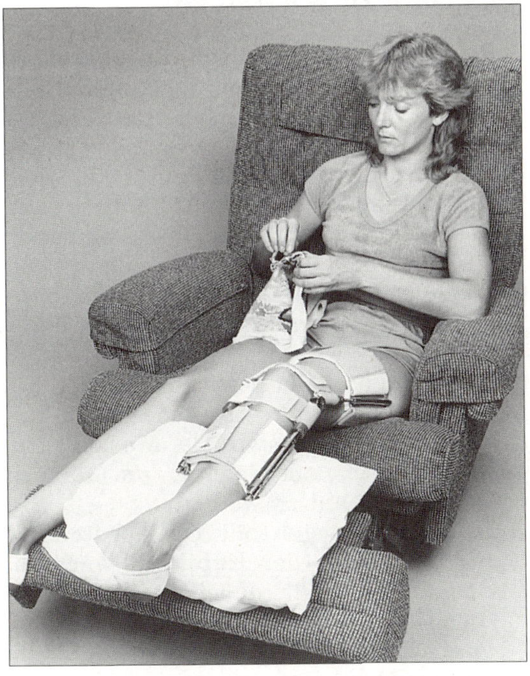

Abb. 5.**6** Das Dynasplint System übt eine Langzeitdehnung auf die Weichteile aus, um eine Flexionskontraktur des Kniegelenks zu reduzieren. (Mit Genehmigung der Dynasplint Systems. Baltimore, MD.)

Beachte: Der Begriff „bleibende Verlängerung" bedeutet, daß die Längenänderung auch nach Entfernen des Dehnreizes anhält. Um diese Längenänderung tatsächlich dauerhaft zu erhalten, muß das neue Bewegungsausmaß regelmäßig ausgeschöpft werden.

Intermittierendes Dehnen mit Hilfsmitteln

Passive Dehnung mit Hilfsmitteln kann auch intermittierend angewendet werden (z.B. mit Apparaten wie dem Autorange, Valley City, ND). Die Intensität der Dehnung, die Länge jedes Dehnungszyklus und die Anzahl der Zyklen in der Minute können am Gerät eingestellt werden. Starring u. Mitarb. prägten den Begriff der zyklischen Dehnung, um einen wiederholten Dehnreiz durch ein Gerät zu beschreiben. Sie verglichen zyklische Dehnung endgradigen Dehnreizen von 10 Sekunden Dauer mit einer anhaltenden Dehnung durch ein Gerät. Die Intensität des Dehnreizes war so gewählt, daß der Patient sie noch tolerieren und während der Dehnung entspannt bleiben konnte. Es wurde die ischiokrurale Muskulatur gesunder Personen 15 Minuten täglich an 5 aufeinanderfolgenden Tagen gedehnt. Mit beiden Methoden wurde eine deutliche Verbesserung der Dehnbarkeit erreicht. Eine Woche nach Beendigung der

Dehnung lag bei beiden Gruppen noch die verbesserte Flexibilität vor. Obwohl beide Dehnmethoden gleich effektiv waren, berichteten die Versuchspersonen, daß die zyklische Dehnung angenehmer und besser zu ertragen sei. Aus diesem Grund setzen sich die meisten Autoren für eine zyklische Dehnung ein.

Diese Studie der zyklischen und anhaltenden Dehnung unterstützt die Bedeutung der Anwendung lang anhaltender Dehnungen bei verkürzter Muskulatur und Bindegewebe, um plastische Verformungen und Verlängerungen der Weichteile zu erreichen. Ein langer Dehnreiz ist eher in der Lage, eine Verbesserung des Bewegungsausmaßes zu erreichen. Eine Langzeitdehnung scheint durchweg effizienter zu sein als passive manuelle Dehntechniken, da sie aus praktischen Gründen viel länger angewendet werden können als die manuellen Dehnungen.

Aktive Inhibition

Die aktive Inhibition ist eine Technik, bei der der Patient vor einer Dehnung seine Muskulatur durch einen Reflexmechanismus entspannt. Ist ein Muskel inhibiert (entspannt), so setzt er seiner Dehnung nur minimalen Widerstand entgegen. Die aktive Inhibition entspannt nur die kontraktilen Anteile eines Muskels, nicht das Bindegewebe. Diese Art der Dehnung läßt sich nur durchführen, wenn der zu dehnende Muskel normal innerviert ist und der bewußten Kontrolle des Patienten unterliegt. Bei Patienten mit ausgeprägter Schwäche, Spastik oder Lähmung durch neuromuskuläre Dysfunktion kann diese Technik nicht angewendet werden.

Seit vielen Jahren werden Techniken der aktiven Inhibition, von denen die meisten angepaßte Techniken aus der propriozeptiven neuromuskulären Fazilitation sind, von Therapeuten zusätzlich zu der oder statt der passiven Dehnung eingesetzt. Inhibitionstechniken vergrößern die Muskellänge durch Dehnung und Entspannung der kontraktilen Anteile des Muskels. Man nimmt an, daß das Nachgeben der Sarkomere leichter entsteht, wenn der Muskel entspannt ist und der Dehnung weniger Widerstand (Spannung) entgegengesetzt wird. Ein Vorteil der Inhibitionstechniken ist, daß sie für den Patienten angenehmer sind als die traditionellen passiven manuellen Kurzzeitdehnungen mit hoher Intensität. Ein Nachteil der aktiven Inhibition ist, daß sie primär die elastischen Strukturen des Muskels beeinflußt und weniger bleibende Änderungen der Flexibilität der Weichteile bewirkt als die Langzeitdehnungen.

Es gibt mehrere Techniken der aktiven Inhibition, die erst zur Entspannung und dann zur Dehnung der Muskulatur eingesetzt werden können. Sie heißen 1. postisometrische Relaxation, PIR (hold-relax), 2. PIR mit Agonistenanspannung (hold-relax with agonist contraction), 3. Antagonistenhemmung, AGH (agonist contraction). Im klassischen PNF werden diese Techniken in diagonalen Mustern ausgeführt. In diesem Kapitel werden die Techniken bei achsengerechter Anwendung beschrieben.

Postisometrische Inhibition (hold-relax)

1. Bei der **postisometrischen Relaxation** spannt der Patient den Muskel am Ende der Bewegungsbahn isometrisch an, bevor er passiv gedehnt wird. Die Theorie der Technik ist, daß der Muskel nach einer Anspannung durch die **autogene Hemmung** entspannt ist, ehe er passiv gedehnt wird. Das Golgi-Sehnen-Organ kann feuern und dadurch den Tonus des Muskels herabsetzen, so daß er leichter gedehnt werden kann.
2. Eine Variation der postisometrischen Relaxation ist „contract-relax". Nach der passiven Dehnung wird der Muskel aktiv konzentrisch angespannt, um danach wieder gedehnt zu werden.
3. In der Praxis stehende Therapeuten haben sowohl in der Klinik als auch im Sport festgestellt, daß beide Techniken für die passive Dehnung der Muskulatur angenehmer sind als die reine manuelle passive Dehnung.
4. Therapeuten in der Praxis haben angenommen, daß eine Anspannung vor der Dehnung eine reflexartige Entspannung

mit verminderter EMG-Aktivität im verkürzten Muskel hervorruft. Einige Forscher haben diese Annahme verworfen, während andere sie unterstützten. In zwei Studien wurde sogar eine Erhöhung der EMG-Aktivität im zu dehnenden Muskel nach der Anspannung beobachtet. Dies zeigte an, daß der Muskel nicht ausreichend entspannt war; in keiner anderen Studie konnte eine Erhöhung der EMG-Aktivität bei der Anwendung der postisometrischen Relaxation nachgewiesen werden.
5. Offensichtlich muß die Effektivität der postisometrischen Relaxation genau beobachtet und ihr Nutzen für jeden einzelnen Patienten abgewogen werden.

PIR in Verbindung mit der chirurgischen Dehntechnik (hold-relax with agonist contraction)

1. Eine Variation der PIR-Technik ist, an die postisometrische Relaxation eine konzentrische Anspannung des Antagonisten des zu dehnenden Muskels anzuschließen. Während sich der Antagonist verkürzt, wird der Agonist verlängert. Diese Technik verbindet die autogene mit der reziproken Inhibition, um einen Muskel zu dehnen.
2. In einer Studie wurde gezeigt, daß bei dieser Verbindung der Techniken die Dorsalextension des Sprunggelenks effektiver erweitert werden konnte als mit der PIR allein. Beide Techniken erreichten eine deutlichere Verbesserung des Bewegungsausmaßes als die manuelle statische Dehnung. In einer anderen Studie konnte kein signifikanter Unterschied zwischen der Anwendung der PIR allein oder in Kombination mit der chirurgischen Dehntechnik festgestellt werden.

Antagonistenhemmung oder chirurgische Dehntechnik (agonist contraction)

1. Eine weitere Inhibitionstechnik ist die Antagonistenhemmung. Der Agonist ist der dem verkürzten Muskel gegenüberliegende Muskel, der Antagonist ist der verkürzte Muskel. Bei dieser Technik spannt der Patient den Agonisten aktiv gegen Widerstand an. Dies verursacht eine reziproke Hemmung des verkürzten Muskels, so daß sich die Extremität leichter bewegt.
2. Therapeuten haben herausgefunden, daß man mit dieser Methode effektiv Muskeln dehnen kann, besonders wenn der verkürzte Muskel schmerzhaft ist oder sich in der Frühphase der Heilung befindet. Die Methode zeigt am wenigsten Wirkung bei annähernd normalem Bewegungsausmaß.

Autodehnung

Die Autodehnung kann der Patient selbständig durchführen. Er kann seine Verkürzungen selbst dehnen, indem er sein Körpergewicht einsetzt, und er kann zusätzlich die aktive Inhibition zur Dehnung einsetzen. Die Autodehnungen ermöglichen dem Patienten, selbständig sein Bewegungsausmaß zu erhalten oder das in der Therapie erreichte Ausmaß noch zu vergrößern. Die Richtlinien für Intensität und Dauer der Dehnung entsprechen denen der manuellen Dehnung durch den Therapeuten und der Dehnung mit Hilfsmitteln.

Autodehnungstechniken sind ein wichtiger Bestandteil der Hausaufgabenprogramme und der Langzeitbehandlung vieler Beschwerden am Bewegungsapparat oder des neuromuskulären Systems. Die Schulung des Patienten, damit er die Eigendehnungen korrekt zu Hause ausführen kann, ist ein wichtiger Faktor bei der Prävention der Wiederverletzung oder einer zukünftigen Dysfunktion. Spezielle Autodehnungen werden in diesem Kapitel nicht besprochen oder abgebildet. Abbildungen und Erklärungen der Autodehnungen können in den Kapiteln 8 bis 13 und 15 gefunden werden, die sich mit den Übungen für die obere und untere Extremität sowie für den Rumpf beschäftigen.

Indikationen und Ziele der Dehnung

Indikationen

1. Einschränkung des Bewegungsausmaßes durch Kontrakturen, Adhäsionen und Bildung von Narbengewebe, die zu einer Verkürzung von Muskulatur, Bindegewebe und Haut führen.
2. Wenn Einschränkungen zu strukturellen (Skelett-) Deformitäten führen, die sonst verhindert werden könnten.
3. Kontrakturen, die die Alltagsbewegungen oder die Pflege des Patienten behindern.
4. Bei einer Muskelschwäche, die einer Verkürzung gegenüberliegt, muß zuerst die Verkürzung gedehnt werden, ehe der Muskel effektiv gekräftigt werden kann.

Ziele

1. Das übergreifende Ziel der Dehnung ist es, ein normales Bewegungsausmaß und die Mobilität der gelenkumgebenden Weichteile wiederherzustellen oder wieder zu erlangen.
2. Spezifische Ziele sind:
   a. irreversible Kontrakturen zu verhindern,
   b. in Verbindung mit einem Kräftigungsprogramm die allgemeine Flexibilität eines Körperteils zu verbessern und
   c. das Risiko der muskulotendinösen Verletzungen bei spezifischen Körperaktivitäten und beim Sport zu verringern.

Verfahren zur Anwendung der passiven Dehnung

Befunderhebung

1. Es werden die funktionellen Probleme definiert, die das Ergebnis der Bewegungseinschränkung sind.
2. Es wird festgestellt, ob eine Weichteil- oder Gelenkeinschränkung die Ursache des verminderten Bewegungsausmaßes ist. Entsprechend dem Befund wird entweder eine Technik zur Gelenkmobilisation, zur Weichteildehnung oder eine Kombination beider Techniken ausgewählt. Das Gelenk muß immer auf ein physiologisches Gleitverhalten hin untersucht werden. Liegt ein unphysiologisches Gleitverhalten vor, so muß dieses zunächst beseitigt werden, bevor eine Dehntechnik zur Anwendung kommt.
3. Im betroffenen Gebiet werden Muskelfunktionstests durchgeführt, und es muß realistisch eingeschätzt werden, welchen Wert eine Dehnung der verkürzten Strukturen hat. Der Patient muß über ausreichend Kraft verfügen, um das erweiterte Bewegungsausmaß kontrollieren zu können.

Vorbereitung der Dehnung

1. Es wird die beste Dehntechnik oder eine Alternative zur Dehnung herausgesucht, um das Bewegungsausmaß zu verbessern.
2. Dem Patienten werden die Ziele der Dehnung erklärt.
3. Der Patient wird bequem und stabil gelagert, um die optimale Behandlungsebene für die Dehnung zu erhalten. Die Dehnungsrichtung ist der Verkürzung entgegengesetzt.
4. Dem Patienten wird das Vorgehen erklärt; man sollte sich versichern, daß der Patient auch alles richtig verstanden hat.
5. Das behandelte Gebiet wird von einschränkender Bekleidung, Bandagen und Schienen befreit.
6. Dem Patienten wird erklärt, daß er während der Dehnung so entspannt wie möglich sein sollte und die Dehnung möglichst nah an seiner Toleranzgrenze stattfinden sollte.
7. Es werden vor der Dehnung Entspannungstechniken angewendet, wenn es nötig ist. Für genauere Informationen siehe Abschnitt „Entspannung und Inhibition", S. 138.
8. Die zu dehnenden Weichteile werden mit Wärme behandelt. Erwärmt man verkürzte Weichteile, steigert sich die Dehnfähigkeit und das Risiko einer Verletzung sinkt.

Anwendung der Dehnung

1. Die Extremität wird langsam durch das freie Bewegungsausmaß bis zur Einschränkung geführt.
2. Es wird proximal und distal des Gelenks, in dem Bewegung stattfinden soll, gehalten. Der Griff sollte fest, aber dem Patienten nicht unangenehm sein. An Stellen, an denen nur wenig subkutanes Gewebe ist – z. B. über einem Knochenvorsprung oder bei eingeschränkter Sensibilität – kann ein Polster benutzt werden. Die Kraft des Therapeuten sollte immer auf einer möglichst breiten Fläche (Handfläche) auf den Patienten wirken.
3. Das proximale Segment wird gut fixiert (manuell oder mit Hilfsmitteln), und das distale Segment wird bewegt.
   a. Für die Dehnung eines mehrgelenkigen Muskels kann entweder das proximale oder das distale Segment, an dem der Muskel ansetzt, fixiert werden.
   b. Zunächst wird der Muskel nur über ein Gelenk gedehnt. Später, zum Erreichen der optimalen Weichteillänge, wird über alle Gelenke gleichzeitig gedehnt.
   c. Um die Kompression in den kleinen Gelenken möglichst gering zu halten, dehnt man zunächst über die kleinen Gelenke und schreitet dann nach proximal fort.
4. Um eine Gelenkkompression während der Dehnung zu verhindern, wird das sich bewegende Gelenk in einer Pikkolotraktion (Stufe 1) gehalten.
5. Die Kraft der Dehnung wird langsam, vorsichtig und konstant ausgeübt. Das Gelenk wird an die Einschränkung herangeführt und dann nur ein wenig darüber hinaus bewegt.
   a. Die Kraft muß groß genug sein, die verkürzten Strukturen unter Zug zu setzen, aber sie darf keine Schmerzen oder Verletzungen hervorrufen.
   b. Ballistisches Dehnen wird vermieden. Am Ende des Bewegungsausmaßes wird nicht gefedert. Dies würde den Dehnreflex fazilitieren und eine reflektorische Kontraktion des gedehnten Muskels hervorrufen. Ballistische Dehnungen sind sehr oft die Ursachen von Verletzungen.
   c. In der Dehnstellung sollte der Patient ein Ziehen oder eine Straffheit des gedehnten Gewebes spüren, aber keinen Schmerz.
6. Die Dehnstellung wird mindestens 15–30 Sekunden oder länger gehalten.
   a. Während der Dehnung sollte die Spannung im Gewebe langsam nachlassen.
   b. Läßt die Spannung nach, wird die Extremität bzw. das Gelenk etwas weiter in die Richtung der Dehnung bewegt.
7. Die Dehnung wird langsam gelöst.
8. Dem Patienten und dem Therapeuten wird eine kurze Erholung erlaubt, dann wird die Dehnung wiederholt.

Beachte: Es sollte nicht versucht werden, in einer oder zwei Behandlungseinheiten das volle Bewegungsausmaß zu erreichen. Die Verbesserung der Flexibilität ist ein langsamer stufenweiser Prozeß. Die Behandlung kann einige Wochen andauern, bis man deutliche Fortschritte sieht.

Im Anschluß an die Dehnung

1. Die gedehnten Weichteile werden mit einer Kälteanwendung behandelt, man läßt sie in einer gedehnten Stellung kühlen. Dadurch werden die Muskelschmerzen nach der Dehnung vermindert, die von den durch die Dehnung ausgelösten Mikrotraumen verursacht sein können. Das Kühlen in gedehnter Stellung fördert den Erhalt des neuen Bewegungsausmaßes.
2. Der Patient soll aktive Übungen innerhalb des erreichten Bewegungsausmaßes ausführen.
3. Im neuen Bewegungsausmaß soll ein Kräftegleichgewicht der antagonistischen Muskulatur entstehen, so daß sich mit der Flexibilität auch die Kontrolle und die Stabilisierung verbessern.

Entspannung und Inhibition

Entspannungs- und Inhibitionstechniken werden seit Jahren von verschiedenen Berufsgruppen eingesetzt, um Schmerz, Muskelspannung sowie damit verbundene physische und psychische Dysfunktionen wie Spannungskopfschmerz, Bluthochdruck und Atembeschwerden zu lindern.

Aktive Inhibitionstechniken sind reflektorische Entspannungsmethoden, die der Therapeut zur Hemmung der Muskulatur vor einer Dehnung einsetzt. Der Hintergrund dieser Techniken wurde in Abschnitt „aktive Inhibition", s. S. 134, besprochen. Das Vorgehen bei der Anwendung dieser Techniken wird unten erläutert.

Es wird auch ein Überblick über andere Methoden zur Förderung der Entspannung und Dehnfähigkeit der Weichteile in diesem Abschnitt gegeben.

Aktive Inhibitionstechniken und ihre Durchführung

Postisometrische Relaxation (PIR)

1. *Durchführung:*
   a. In der Ausgangsstellung ist der Muskel in einer angenehmen, aber gedehnten Position.
   b. Der Patient wird gebeten, den Muskel 5–10 Sekunden gegen einen kräftigen Widerstand isometrisch anzuspannen, bis der Muskel zu ermüden beginnt.
   c. Jetzt soll der Patient bewußt entspannen.
   d. Der Therapeut dehnt den Muskel, indem er die Extremität passiv durch das erreichte Bewegungsausmaß bewegt.
   e. Dieser Ablauf wird nach einer kurzen Pause von einigen Sekunden wiederholt. Während der Pause sollte sich der Muskel in einer angenehmen aber gedehnten Stellung befinden.
2. *Vorsichtsmaßnahmen:*
   a. Die isometrische Kontraktion des Muskels darf nicht schmerzhaft sein.
   b. Der Patient muß den Muskel vor der Dehnung nicht maximal isometrisch kontrahieren. Eine submaximale Kontraktion, die eine längere Zeit gehalten wird, hemmt den verkürzten Muskel ausreichend. Im Anschluß an eine maximale Kontraktion kommt es eher zu Problemen bei einer anhaltenden Spannung in der zu dehnenden Muskulatur. Eine längere submaximale Kontraktion läßt sich auch bei kräftigen Patienten vom Therapeuten besser kontrollieren.
3. *Beispiel:* Verkürzte Plantarflexoren im oberen Sprunggelenk.
   a. Das obere Sprunggelenk wird bis zu einer angenehmen Stellung dorsalflektiert, um die verkürzten Muskeln zu dehnen.
   b. Die Hände des Therapeuten liegen an der Fußsohle des Patienten.
   c. Der Patient soll die Plantarflexoren 5–10 Sekunden gegen den Widerstand des Therapeuten isometrisch anspannen.
   d. Der Patient soll sich entspannen; der Therapeut bewegt den Fuß weiter in die Dorsalextension und damit in die Dehnstellung der Flexoren.

Postisometrische Inhibition in Verbindung mit der chirurgischen Dehntechnik

1. *Durchführung:*
   a. Es wird wie unter „postisometrische Relaxation" begonnen.
   b. Nachdem der Patient den verkürzten Muskel entspannt hat, wird er aufgefordert, eine konzentrische Kontraktion der gegenüberliegenden Muskulatur (Agonisten) durchzuführen. Der Patient bewegt seine Extremität selbständig durch das erweiterte Bewegungsausmaß.
2. *Vorsichtsmaßnahmen:* Siehe postisometrische Relaxation.
3. *Beispiel:* Verkürzte Plantarflexoren im oberen Sprunggelenk.
   a. Es wird wie unter „postisometrische Relaxation" vorgegangen.
   b. Nachdem der Patient seinen verkürzten Muskel entspannt hat, soll er den Fuß weiter in die Dorsalextension bewegen.

Antagonistenhemmung (AGH) oder chirurgische Dehntechnik

1. *Durchführung:*
   a. Der Muskel wird passiv bis zu einer angenehmen Position gedehnt.
   b. Der Patient wird gebeten, eine kurze konzentrische Kontraktion des Muskels durchzuführen, der dem zu dehnenden gegenüberliegt (Agonist).
   c. Der Therapeut setzt der Kontraktion einen leichten Widerstand entgegen, so daß noch eine Gelenkbewegung entstehen kann.
   d. Der verkürzte Muskel wird sich als Folge der reziproken Hemmung entspannen, während sich das Gelenk bewegt.
2. *Vorsichtsmaßnahmen:*
   a. Dem arbeitenden Muskel soll kein übermäßiger Widerstand entgegengesetzt werden. Es könnte sonst zu einer Spannungsübertragung auf den verkürzten Muskel kommen statt zu einer Hemmung; die Gelenkbeweglichkeit kann eingeschränkt werden oder es können Schmerzen auftreten.
   b. Diese Methode wird oft eingesetzt, wenn ein Muskelspasmus die Gelenkbeweglichkeit einschränkt. Diese Art der aktiven Inhibition ist sehr nützlich, wenn der Patient nicht in der Lage ist, den verkürzten Muskel schmerzfrei zu kontrahieren, wie es bei der PIR gefordert wird.
3. *Beispiel:* Schmerz und verkürzte Plantarflexoren des oberen Sprunggelenks.
   a. Das obere Sprunggelenk des Patienten wird in eine bequeme Position gebracht.
   b. Es wird leichter Widerstand am Fußrücken gegeben, während der Patient seine Dorsalextensoren dynamisch kontrahiert. Eine Gelenkbewegung in Richtung der Dorsalextension wird zugelassen, wobei eine Entspannung und Dehnung der Plantarflexoren zustande kommt.

Lokale Entspannung

Wärme

Das Weichteilgewebe kann durch oberflächliche und tiefe Wärmeanwendungen erhitzt werden. Die Erwärmung vor oder während der Dehnung verbessert die Dehnbarkeit der kontraktilen und nichtkontraktilen Weichteile. Das Bindegewebe der Muskulatur gibt leichter nach und die Sensibilität der Golgi-Sehnen-Organe steigt (es kommt schneller zu einer Entladung der GTOs und somit zu einer früheren Inhibition der Muskelspannung). Die Muskulatur ist insgesamt entspannter, und der Therapeut benötigt weniger Kraft und Zeit zur Dehnung. Ein anderer positiver Effekt ist, daß die Dehnung für den Patienten angenehmer wird. Insgesamt vermindert sich das Risiko der Mikrotraumatisierung, wodurch der verspätete Muskelschmerz („DOMS", s. S. 55) seltener auftritt. Das Gewebe kann auch durch Übungen niedriger Intensität, die die Durchblutung erhöhen, erwärmt werden.

Trotz unterschiedlicher Forschungsergebnisse können ein kurzer Spaziergang, nicht ermüdendes Radfahren auf einem Ergometer oder einige Minuten leichter Übungen eingesetzt werden, um die intramuskuläre Temperatur vor der Dehnung zu erhöhen.

Obwohl Stretching oft zum Aufwärmen vor heftigem Training eingesetzt wird, sollte man nicht vergessen, daß auch vor der Dehnung eine angemessene Erwärmung stattfinden sollte. Man kann darüber diskutieren, ob diese Erwärmung vor oder während der Dehnung erfolgen soll.

Der alleinige Einsatz von Wärme ohne Dehnung bringt keine lang anhaltende Verbesserung der Muskelflexibilität. Durch die Kombination von Wärme und Dehnübungen werden die besten Langzeitverbesserungen der Flexibilität erreicht.

> *Beachte:* Die Kälteanwendung vor der Dehnung wurde bei Patienten mit Spastik oder Rigidität aufgrund einer zentralen motorischen Störung befürwortet, um den Muskeltonus und die Sensibilität zu

vermindern. Der Einsatz von Kälte direkt im Anschluß an eine Weichteilverletzung kann effektiv den Schmerz und den Muskelspasmus verringern. Hat jedoch die Heilung und Vernarbung begonnen, macht Kälte das Gewebe schlechter dehnbar und anfälliger für Mikrotraumatisierung bei der Dehnung. Die Kühlung der Weichteile nach der Dehnung in einer gedehnten Position unterstützt eine anhaltende Verbesserung der Weichteillänge und vermindert das Auftreten der Muskelschmerzen nach der Dehnung.

Der Autor schlägt vor, Kälte in den ersten 24–48 Stunden nach einer Verletzung anzuwenden, um Schwellung, Muskelspasmus und Schmerzen niedrig zu halten. Wenn jedoch eine Dehnung angezeigt ist, sollten die Weichteile vor oder während der Dehnung erwärmt werden. Nach der Dehnung kann dann wieder Kälte in gedehnter Stellung angewendet werden, um das erweiterte Bewegungsausmaß zu erhalten und die Schmerzen zu vermindern.

Massage

Es ist sehr gut dokumentiert, daß Massage, insbesondere die tiefe Massage, zur Steigerung der lokalen Durchblutung und zur Verminderung von Muskelspasmen und Steifheit eingesetzt werden kann. Vor einer Massage wird häufig Wärme angewendet, um die Dehnfähigkeit des Gewebes noch zu erhöhen.

Biofeedback

Bei guter Anleitung können Patienten mit der Hilfe von Biofeedback ihre Muskelspannung beobachten und reduzieren. Durch eine visuelle oder akustische Rückkopplung kann der Patient lernen, Muskelentspannung zu empfinden. Biofeedback ist nur ein Hilfsmittel, das dem Patienten den Vorgang der Entspannung erklärt und womit er seine Entspannungsfähigkeit trainieren kann. Durch die Reduzierung der Muskelspannung wird Schmerz vermindert und die Flexibilität der Muskulatur erhöht.

Gelenktraktion oder Oszillieren

1. Eine Pikkolotraktion zur Separation der Gelenkflächen vor oder in Verbindung mit einer Gelenkmobilisation oder Muskeldehnung kann zur Reduktion von Gelenkschmerzen und Muskelspasmus um das Gelenk herum eingesetzt werden (s. Kapitel 6, S. 160 ff.).
2. Codman befürwortete die Pendelbewegungen eines Gelenks zur Entspannung und Mobilitätssteigerung der Extremität, wobei das Eigengewicht der Extremität eingesetzt wurde, um die Gelenkflächen zu separieren (Abb. **8.1**). Das Gelenk kann noch weiter unter Zug gesetzt werden, wenn man zusätzlich 0,5 oder 1 kg Gewicht an die Extremität hängt.

Allgemeine Entspannung

1. Es empfiehlt sich zusätzlich zu einem Dehnprogramm allgemeine Entspannungstechniken anzuwenden. Der Patient kann dadurch lernen, seinen ganzen Körper oder nur eine einzelne Extremität zu entspannen, so kann z. B. ein erhöhter Muskeltonus normalisiert werden. Einige Techniken, beispielsweise das autogene Training von Schulz, eröffnen die Möglichkeit fortschreitender bewußter Kontrolle und Entspannung des Muskeltonus und des gesamten Körpers. Andere Techniken, z. B. die progressive Relaxation nach Jacobsen, gehen systematisch von distal nach proximal vor, wobei zunächst die Muskulatur angespannt wird und dann die Entspannung folgt.
2. Durchführung eines progressiven Entspannungstrainings:
   a. Der Patient wird in einer ruhigen Umgebung bequem gelagert. Er sollte keine beengende Kleidung tragen.
   b. Der Patient sollte tief und entspannt atmen.
   c. Der Patient wird aufgefordert, die distale Muskulatur der Hände oder Füße einige Sekunden anzuspannen. Dann soll er sie bewußt wieder entspannen.
   d. Der Entspannung wird nachgespürt. Empfindet der Patient die beübte Hand bzw. den Fuß schwerer? Ent-

steht ein Wärmegefühl in der entspannten Muskulatur?

e. Die Übungen werden weiter proximal fortgesetzt. Der Patient soll wiederum seine Muskulatur aktiv anspannen, bewußt entspannen und der Entspannung nachspüren.

f. Schließlich wird der Patient dazu angeleitet, die gesamte Muskulatur einer Extremität anzuspannen und wieder zu entspannen. Der Patient sollte ein Wärme- und Schweregefühl in der Extremität und später im gesamten Körper spüren.

Merke: In einem Dehnungsprogramm kann jede Kombination lokaler und allgemeiner Entspannungstechniken angewendet werden, um eine maximale Muskelentspannung und damit das größte Potential an Muskelflexibilität zu erreichen.

Vorsichtsmaßnahmen und Kontraindikationen des Dehnens

Vorsichtsmaßnahmen

1. Ein Gelenk sollte nie passiv mit Kraft über sein normales Bewegungsausmaß hinaus bewegt werden. Das normale Bewegungsausmaß kann bei unterschiedlichen Personen stark variieren!
2. Frisch versorgte Frakturen müssen gut zwischen der Frakturlinie und dem bewegten Gelenk fixiert werden.
3. Besondere Vorsicht muß man bei Patienten mit Verdacht auf Osteoporose (infolge Krankheit, langer Bettruhe, Alter und langer Einnahme von Steroiden) walten lassen.
4. Eine starke Dehnung von Muskulatur und Bindegewebe nach langer Immobilisation sollte vermieden werden. Bindegewebe (Sehnen und Bänder) verlieren ihre Zugkraft nach langer Ruhigstellung.
   a. Kurze Dehnungen hoher Intensität neigen dazu, mehr Verletzungen und daraus resultierende Schwäche zu verursachen als Langzeitdehnungen mit niedriger Intensität.
   b. Ein Dehnprogramm sollte in ein Kräftigungsprogramm eingebettet werden, damit der Patient ein Gleichgewicht zwischen Flexibilität und Kraft erhält.
5. Hat ein Patient nach der Dehnung länger als 24 Stunden Gelenk- oder Muskelschmerzen, so wurde bei der Dehnung zu viel Kraft eingesetzt. Dies löst einen entzündlichen Prozeß aus, der zu einer vermehrten Bildung von Narbengewebe führt. Die Patienten sollten nach einer Behandlung nicht mehr als eine leichte Empfindlichkeit der behandelten Gewebe zurückbehalten.
6. Ödematöses Gewebe sollte nicht gedehnt werden, da es verletzungsanfälliger ist. Eine nachhaltige Irritation ödematösen Gewebes führt in der Regel zu einer Schmerzverstärkung und zu stärkeren Ödemen.
7. Eine Überdehnung schwacher Muskulatur sollte vermieden werden, besonders dann, wenn es sich um Antischwerkraftmuskulatur handelt.

Kontraindikationen

1. Knöchernes Endgefühl des Gelenks.
2. Frische Fraktur.
3. Jedes Anzeichen einer akuten Entzündung oder einer Infektion im verkürzten Gewebe oder in seiner Umgebung.
4. Scharfer, plötzlich auftretender Schmerz bei der Gelenkbewegung oder bei der Muskeldehnung.
5. Hämatom oder andere Zeichen einer Gewebsverletzung.
6. Wenn die Gelenkstabilisierung durch Kontrakturen oder verkürzte Weichteile an Stelle einer physiologischen strukturellen Stabilität und Muskelkraft gewährleistet wird.
7. Bessere funktionelle Möglichkeiten durch Kontrakturen oder verkürzte Weichteile, insbesondere bei Patienten mit Lähmungen oder ausgedehnten Muskelschwächen.

Dehnen in den anatomischen Ebenen

Wie schon unter „Bewegen" in Kapitel 2, werden die folgenden Techniken in der Ausgangsstellung Rückenlage beschrieben. Alternative oder abweichende Ausgangsstellungen werden bei den entsprechenden Übungen angegeben.

Um eine effektive Dehnung durch den Therapeuten durchzuführen, ist eine gute Fixation des Patienten und ausreichende Kraft sowie gute Körperkontrolle des Therapeuten notwendig. Bei entsprechender Konstitution des Therapeuten und des Patienten kommen alternative Grifftechniken und Ausgangsstellungen zur Anwendung.

Die Erklärungen der Dehntechniken werden mit der zu erweiternden Bewegungsrichtung überschrieben und es wird die zu dehnende Muskelgruppe benannt. Jedem Abschnitt werden die Besonderheiten des Gelenks vorausgeschickt, über das gedehnt wird.

Die passiven Langzeitdehnungen mit Hilfsmitteln werden aus den gleichen Ausgangsstellungen und mit den gleichen Fixationen durchgeführt wie die manuelle Dehnung durch den Therapeuten. Die Dehnung wird nur mit einer geringeren Intensität und über einen längere Zeitraum ausgeübt. Die dehnende Kraft wird nicht durch die Kraft des Therapeuten, sondern durch ein Rollzugsystem ausgeübt. Die Fixation des Patienten geschieht mit Gurten oder Gegengewichten.

Die Techniken der Autodehnungen, die der Patient ohne fremde Hilfe ausführen kann, werden nicht in diesem Kapitel beschrieben. Die Techniken für die Extremitäten sind bei den jeweiligen Gelenken in Kapitel 8 bis 13 aufgeführt. Die Autodehnungen der zervikalen, lumbalen und thorakalen Wirbelsäulenabschnitte finden sich im Kapitel 15.

Obere Extremität

Schulter: Besonderheiten

Viele Muskeln, die an der Schulterbewegung beteiligt sind, naben ihren Ursprung an der Skapula und nicht am Thorax. Deswegen ist es bei den meisten Dehnungen des Schultergelenks notwendig, die Skapula zu fixieren, um einer Überdehnung der Skapulafixatoren vorzubeugen.

Zur Wiederholung:

- Wird die Skapula fixiert und ist eine Abduktion und Außenrotation nicht möglich, so kann das Schultergelenk nur um 120° flektiert und abduziert werden.
- Bei fixierter Skapula muß der Humerus außenrotiert werden, um ein volles Bewegungsausmaß zu erhalten.
- Die Muskeln sind am häufigsten von einer Verkürzung betroffen, die eine volle Flexion, Abduktion und Außenrotation der Schulter nicht zulassen. Die Muskulatur, die die Adduktion und die Extension zur Nullstellung verhindert, ist selten verkürzt.

1. **Erweiterung der Schulterflexion** (Dehnung der Schulterextensoren) (Abb. 5.**7**)
   Grifftechnik: Der dorsale Anteil des distalen Humerus wird direkt oberhalb des Ellenbogens gegriffen.
   Fixation: Sie erfolgt am lateralen Rand der Skapula zur Dehnung des M. teres major oder am lateralen Thorax und dem Oberrand des Beckens zur Dehnung des M. latissimus dorsi.
   Bewegungsdurchführung: Der Arm des Patienten wird in die endgradige Flexion bewegt, um die Schulterextensoren zu dehnen.
2. **Erweiterung der endgradigen Schulterextension** (Dehnung der Schulterflexoren) (Abb. 5.**7**)
   Ausgangsstellung des Patienten: Bauchlage.
   Grifftechnik: Am distalen Anteil des Humerus des Patienten wird gegriffen, wobei der Unterarm unterstützt wird.
   Fixation: Die Facies dorsalis der Skapula wird fixiert, um Ausweichbewegungen zu verhindern.
   Bewegungsdurchführung: Der Arm des Patienten wird in endgradige Hyperextension bewegt, um die Schulterflexoren zu dehnen.
3. **Erweiterung der Schulterabduktion** (Dehnung der Schulteradduktoren) (Abb. 5.**8**)

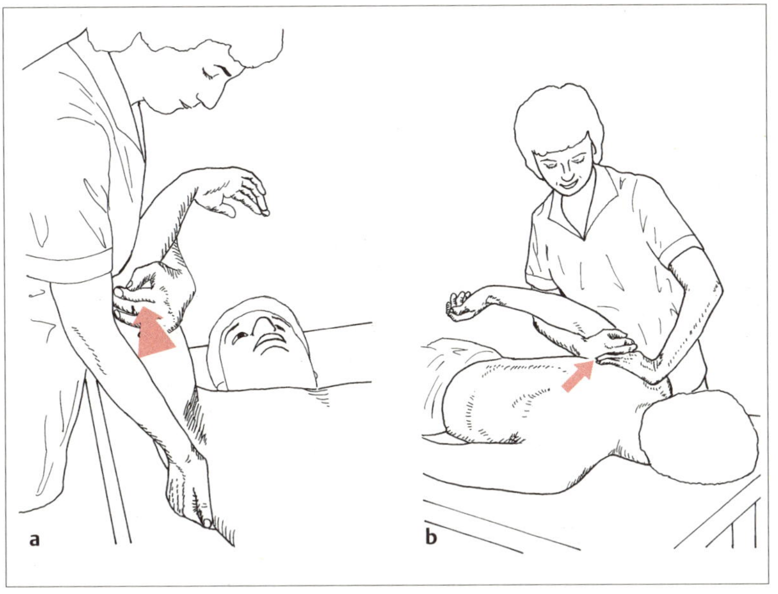

Abb. 5.**7**
a Grifftechnik und Fixation der Skapula bei der Dehntechnik zur Erweiterung der Schulterflexion
b Grifftechnik und Skapulafixation bei der Dehntechnik zur Erweiterung der endgradigen Schulterextension

Grifftechnik: Bei einem um 90° flektierten Ellenbogen wird am distalen Anteil des Humerus gegriffen.
Fixation: Der Margo lateralis der Skapula wird fixiert.
Bewegung: Der Arm des Patienten wird in endgradige Abduktion bewegt, um die Schulteradduktoren zu dehnen.

4. **Erweiterung der Schulteradduktion** (Dehnung der Schulterabduktoren)
Eine eingeschränkte Adduktion ist nur äußerst selten zu beobachten, meist kann der Patient seinen Arm in der Nullstellung neben dem Körper hängen lassen. Sogar nach langer Ruhigstellung des Schultergelenks in einer Thoraxabduktionsschiene werden die Schulterabduktoren in der aufrechten Position von der Schwerkraft, gedehnt und der Arm kann in der Nullstellung hängen.
5. **Erweiterung der Schulteraußenrotation** (Dehnung der Innenrotatoren) (Abb. 5.**9**)
Grifftechnik: Die Schulter wird um 90° abduziert und der Ellenbogen um 90°

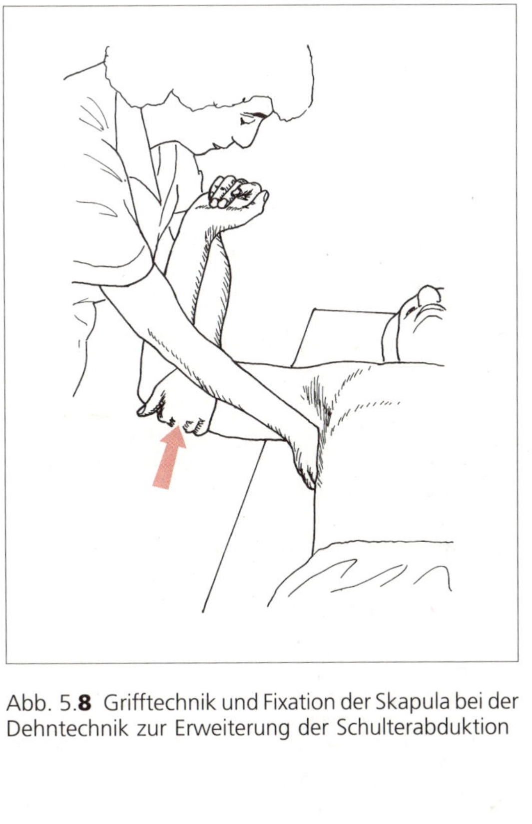

Abb. 5.**8** Grifftechnik und Fixation der Skapula bei der Dehntechnik zur Erweiterung der Schulterabduktion

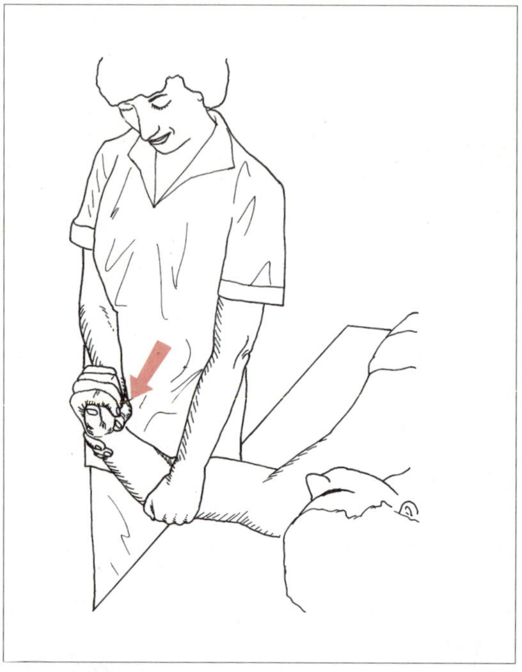

Abb. 5.**9** Grifftechnik und Stabilisation der Schulter bei der Dehntechnik zu Erweiterung der Schulteraußenrotation

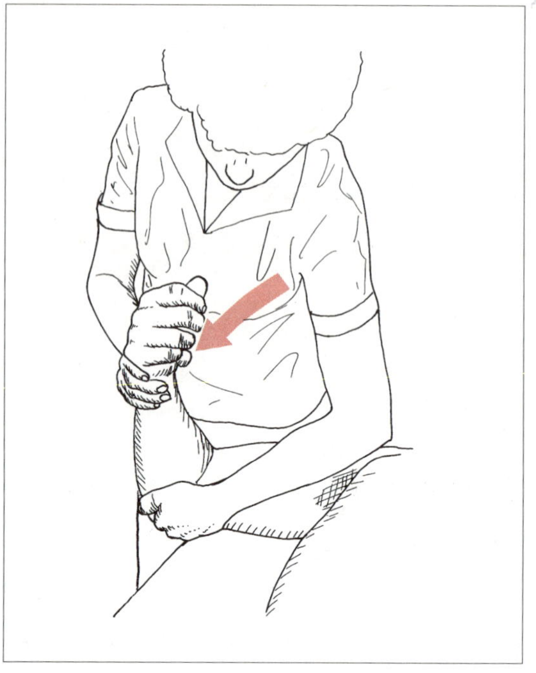

Abb. 5.**10** Grifftechnik und Stabilisation der Schulter bei der Dehntechnik zur Erweiterung der Innenrotation der Schulter

flektiert, dann wird der distale Unterarm gegriffen.
Fixation: Die Skapula wird durch die Unterlage fixiert.
Bewegung: Der Unterarm des Patienten wird auf die Unterlage zu bewegt, dadurch wird die Schulter nach außen rotiert, und die Innenrotatoren werden vollständig gedehnt.

Beachte: Für die Dehnung der Innen- und Außenrotatoren wird der Dehnimpuls über das Ellenbogengelenk übertragen. Deshalb muß vorher sichergestellt werden, daß das Ellenbogengelenk schmerzfrei und stabil ist.

6. **Erweiterung der Schulterinnenrotation** (Dehnung der Außenrotatoren) (Abb. 5.**10**)
Grifftechnik: Siehe Schulteraußenrotation.
Fixation: Der ventrale Anteil der Schulter wird stabilisiert.
Bewegung: Der Arm des Patienten wird in die Innenrotation bewegt, um die Außenrotatoren zu dehnen.
7. **Erweiterung der transversalen Abduktion** (Dehnung des M. pectoralis)
Ausgangsstellung des Patienten: Um eine endgradige transversale Abduktion der Schulter zu erreichen, muß der Patient ganz an der Kante der Behandlungsbank gelagert werden. Wie beim passiven Bewegen (Abb. **2.5 a**) wird mit der Schulter in einer 90° -Abduktion begonnen. Der Ellenbogen kann um 90° flektiert sein.
Grifftechnik: Es wird an der Ventralseite des distalen Anteils des Humerus gegriffen.
Fixation: Der ventrale Anteil der Schulter wird stabilisiert.
Bewegungsdurchführung: Der Arm des Patienten wird endgradig in die Abduktion bewegt, um die Transversaladduktoren zu dehnen.

Beachte: Meist sind die Transversaladduktoren beidseits verkürzt. Die Dehntechnik kann in diesem Fall auch bilateral angewendet werden. Die Dehnung kann mit Hilfe einer Raumecke oder eines Stabes durchgeführt werden (Abb. 8.**18**, 8.**19** und 8.**20**).

8. **Skapulamobilisation**
   Für eine physiologische Schultermobilität, muß das Schulterblatt endgradig beweglich sein. Die Skapulamobilisationstechniken werden in Kapitel 6, s. S. 174 beschrieben.

Ellenbogen und Unterarm: Besonderheiten

Einige Muskeln, die den Ellenbogen überkreuzen, wie der M. biceps brachii und der M. brachioradialis, wirken auch pro- bzw. supinatorisch auf den Unterarm. Aus diesem Grund sollte eine Dehnung der Ellenbogenflexoren und -extensoren sowohl in Pronation als auch in Supination des Unterarms durchgeführt werden.

Vorsicht: Eine zu starke Dehnung der Ellenbogenflexoren kann zu einer inneren Verletzung dieser Muskeln führen. Besonders bei Kindern kann dadurch eine Myositis ossificans entstehen. Deswegen sollte bei der passiven Dehnung sehr vorsichtig vorgegangen und der Einsatz von aktiven Inhibitionstechniken erwägt werden.

1. **Erweiterung der Ellenbogenflexion** (Dehnung der Ellenbogenextensoren) (Abb. 2.**7**)
   Grifftechnik: Der distale Unterarm wird proximal vom Handgelenk gegriffen.
   Fixation: Der Humerus wird fixiert.
   Bewegungsdurchführung: Der Ellenbogen des Patienten wird soweit gebeugt, daß die Extensorenmuskulatur sich am Beginn ihrer Dehnstellung befindet.
2. **Erweiterung der Ellenbogenextension** (Dehnung der Ellenbogenflexoren) (Abb. 5.**11**)
   Grifftechnik: Der distale Unterarm wird gegriffen.

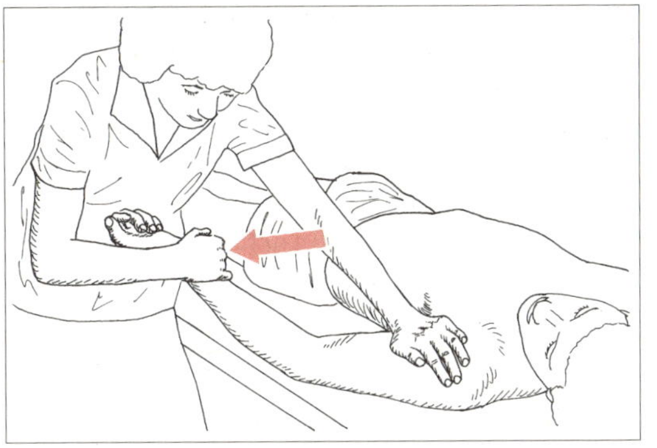

Abb. 5.**11** Grifftechnik und Fixation des Oberarms bei der Dehnung zur Erweiterung der Ellenbogenextension.

   Fixation: Die Ventralseite des proximalen Humerus wird fixiert.
   Bewegungsdurchführung: Der Ellenbogen wird, soweit wie möglich, gestreckt, um die Ellenbogenflexoren zu dehnen.

   Beachte: Diese Dehnung sollte in Pro- und Supination sowie in Nullstellung durchgeführt werden, um alle Flexoren zu dehnen.

3. **Erweiterung der Pro- und Supination des Unterarms** (Abb. 2.**10**)
   Grifftechnik: Der Humerus liegt auf der Unterlage auf, und der Ellenbogen wird um 90° gebeugt. Dann wird der distale Anteil des Unterarms gegriffen.
   Fixation: Der Humerus wird fixiert.
   Bewegungsdurchführung: Der Unterarm wird gerade so weit pro- bzw. supiniert, bis die Dehnung spürbar wird. Die Dehnung sollte auf den sich um die Ulna drehenden Radius ausgeübt werden. Auf keinen Fall darf das Handgelenk verdreht werden.
   Dieselbe Übung wird noch einmal mit gestrecktem Ellenbogen wiederholt. Der Humerus muß gegen eine Innen- oder Außenrotation der Schulter fixiert werden.

Handgelenk: Besonderheiten

Die extrinsische Muskulatur der Finger überbrückt das Handgelenk und kann dessen Beweglichkeit einschränken. Die Handgelenksbeweglichkeit wird von der Position des Unterarms und des Ellenbogengelenks beeinflußt, weil die Handgelenksflexoren und -extensoren proximal an den Humerusepikondylen ihren Ursprung haben.

Bei der Dehnung der Handgelenksmuskulatur sollte die Kraft der Dehnung proximal der Metakarpophalangealgelenke (MCP) angesetzt werden, und die Finger sollten entspannt sein.

Ausgangsstellung des Patienten: Es bietet sich an, den Patienten dem Therapeuten gegenüberzusetzen, so daß sein Unterarm auf einem Tisch abgelegt werden kann.

1. **Erweiterung der Handgelenksflexion** (Abb. 2.**11**)
   Grifftechnik: Der Unterarm wird supiniert und der Handrücken des Patienten gegriffen.
   Fixation: Der Unterarm wird fixiert.
   Bewegungsdurchführung: Um die Handgelenksextensoren zu dehnen, wird das Handgelenk flektiert, wobei eine passive Fingerextension zugelassen wird. Zur weiteren Dehnung der Extensoren wird der Ellenbogen des Patienten gestreckt.
   Alternative Ausgangsstellung: Der Unterarm kann auch in Mittelstellung gelagert und entlang der Ulna unterstützt werden.

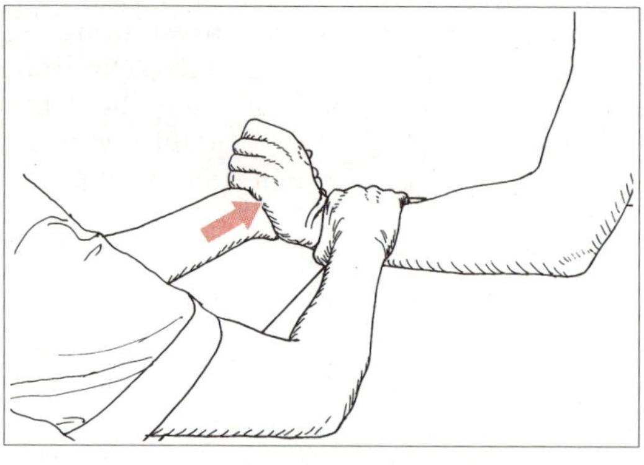

Abb. 5.**12** Grifftechnik und Fixation des Unterarms bei der Dehnung zur Erweiterung der Handgelenksextension

2. **Erweiterung der Handgelenksextension** (Abb. 5.**12**)
   Grifftechnik: Der Unterarm wird proniert und die Handfläche gegriffen.
   Fixation: Der Unterarm wird fixiert.
   Bewegungsdurchführung: Um die Handgelenksflexoren zu dehnen, wird das Handgelenk extendiert, wobei eine passive Fingerflexion zugelassen wird.
   Alternative Ausgangsstellung: Der Unterarm des Patienten liegt auf der Unterlage. Die Hand hängt über die Tischkante nach unten. Dann wird das Handgelenk passiv extendiert.
   Alternative Ausgangsstellung: Der Unterarm kann auch in Nullstellung gelagert sein und entlang der Ulna unterstützt werden.
3. **Erweiterung der Radialduktion**
   Grifftechnik: Die Unarkante der Hand wird am Metakarpale V gegriffen und das Handgelenk in der Nullstellung gehalten.
   Fixation: Der Unterarm wird fixiert.
   Bewegungsdurchführung: Das Handgelenk wird nach radial geführt, um die Ulnarabduktoren zu dehnen.
4. **Erweiterung der Ulnarduktion**
   Grifftechnik: Die Radialkante der Hand wird entlang dem Metakarpale II gegriffen (nicht am Daumen).
   Fixation: Der Unterarm wird fixiert.
   Bewegungsdurchführung: Das Handgelenk wird nach ulnar geführt, um die Radialadduktoren zu dehnen.

Finger: Besonderheiten

Die Komplexität der Gelenke und der mehrgelenkigen Muskulatur der Finger erfordert eine genaue Befundaufnahme, wo und durch welche Struktur die Bewegung eingeschränkt wird. Die Finger sollten immer einzeln und nicht zusammen gedehnt werden.

Wird die Beweglichkeit durch die extrinsische Muskulatur eingeschränkt, so dehnt man zunächst nur über ein Gelenk und fixiert die anderen. Dann wird über zwei Gelenke gleichzeitig gedehnt, bis die normale Länge wieder erreicht ist. Wie schon in Kapitel 2, s. S. 31, erwähnt wurde, sollte man zunächst mit dem am weitesten distal gelegenen Gelenk beginnen, um die Kompression in den kleinen Gelenken möglichst gering zu halten.

Wird die Sehne über mehrere Gelenke gedehnt, sollte in keinem der Gelenke eine Bewegung über das physiologische Maß hinaus entstehen (Hypermobilität). Dies ist besonders bei den MCP Gelenken zu beachten, wenn man den M. flexor digitorum profundus dehnt.

Die Schwimmhaut zwischen Metakarpale I und II ist für den funktionellen Einsatz der Hand absolut notwendig. Die Dehnung dieses Gebietes kann herbeigeführt werden, indem man die Köpfchen des Metakarpale I und II auseinander bewegt. Es sollte nicht von den Fingern her gezogen werden.

1. **Erweiterung der Flexion, Extension Adduktion und Abduktion der MCP Gelenke** (Abb. 2.**13 a**)
   Grifftechnik: Die proximale Phalanx wird mit Daumen und Zeigefinger gegriffen.
   Fixation: Der dazugehörige Mittelhandknochen wird mit Daumen und Zeigefinger der anderen Hand fixiert. Das Handgelenk wird in Nullstellung gehalten.
   Bewegungsdurchführung: Das MCP Gelenk wird in die gewünschte Richtung bewegt. In den PIP und DIP Gelenken wird eine passive Flexion bzw. Extension zugelassen.
2. **Erweiterung der Flexion und Extension in den PIP und DIP Gelenken** (Abb. 2.**13 b**)
   Grifftechnik: Die mittlere bzw. distale Phalanx wird mit Daumen und Zeigefinger gegriffen.
   Fixation: Die proximale bzw. distale Phalanx wird mit Daumen und Zeigefinger der anderen Hand fixiert.
   Bewegungsdurchführung: Das PIP- bzw. DIP-Gelenk wird zur Dehnung in die gewünschte Richtung bewegt.
3. **Dehnung spezifischer extrinsischer und intrinsischer Muskulatur der Hand**
   In Kapitel 2, s. S. 31, ist die Verlängerung der intrinsischen und extrinsischen Muskulatur bereits beschrieben worden. Um diese Muskeln über ihr freies Bewegungsausmaß hinaus zu dehnen, wird die gleiche Grifftechnik und Fixation angewendet wie beim passiven Durchbewegen. Der Unterschied in den Techniken besteht darin, daß der Therapeut bei der Dehnung über den Punkt hinaus weiterbewegt, an dem das Dehngefühl spürbar wird.

Die untere Extremität

Hüftgelenk: Besonderheiten

Da die Muskulatur der Hüftgelenke am Becken und an der Lendenwirbelsäule entspringt, muß bei der Dehnung der Hüftmuskulatur immer das Becken fixiert werden. Wird dies unterlassen, so wird die Kraft der Dehnung auf die Lendenwirbelsäule übertragen, und es entstehen unerwünschte Ausweichbewegungen.

1. **Erweiterung der Hüftflexion** mit Kniebeugung (Dehnung des M. glutaeus maximus) (Abb. 2.**15 b**)
   Grifftechnik: Hüftgelenk und Knie werden gleichzeitig gebeugt.
   Fixation: Der Oberschenkel der Gegenseite wird in Extension fixiert, um eine Aufrichtung des Beckens zu verhindern.
   Bewegungsdurchführung: Hüftgelenk und Knie des Patienten werden endgradig in die Flexion bewegt, um den eingelenkigen Hüftextensor zu dehnen.
2. **Erweiterung der Hüftflexion** mit gestrecktem Knie (Dehnung der ischiokruralen Muskulatur) (Abb. 5.**13 a**)
   Grifftechnik: Bei vollständig gestrecktem Knie wird der Unterschenkel mit Arm oder Schulter unterstützt.
   Fixation: Der Oberschenkel der Gegenseite wird auf der Ventralfläche mit der anderen Hand, einem Gurt oder von einer Hilfsperson fixiert.
   Bewegungsdurchführung: Mit maximal gestrecktem Knie wird nun das Hüftgelenk endgradig flektiert.
   Alternative Ausgangsstellung (Abb.5.**13 b**):
   a. Der Therapeut kann auf der Unterlage knien, die Ferse des Patienten auf seine Schulter legen und mit beiden Händen auf der Ventralseite des Ober-

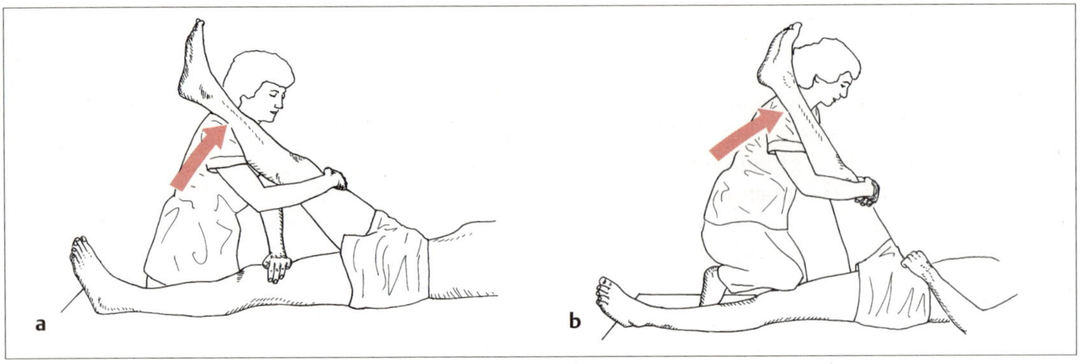

Abb. 5.**13** (**a** und **b**), Grifftechnik und Fixation des Beckens und der Lendenwirbelsäule bei der Dehnung zur Erweiterung der Hüftflexion mit gestrecktem Knie (Dehnung der ischiokruralen Muskulatur)

schenkels das Knie in Streckung halten.

b. Der gegenüberliegende Oberschenkel kann durch einen Gurt, ein Handtuch oder durch das Knie des Therapeuten in Extension fixiert werden.

3. **Erweiterung der Hüftextension** (Dehnung des M. iliopsoas) (Abb. 5.**14**)
Fixation: Das Becken wird fixiert, indem der Patient Hüftgelenk und Knie der Gegenseite an die Brust zieht. Diese Stellung wird gehalten, um eine Beckenkippung während der Dehnung zu vermeiden.
Grifftechnik und Ausgangsstellung des Patienten:
Der Patient liegt mit dem Gesäß an der Bankkante, so daß das zu dehnende Hüftgelenk im Überhang endgradig extendiert werden kann. Während das gegenüberliegende Hüftgelenk mit der einen Hand fixiert wird, wird das betroffene Hüftgelenk durch Druck der anderen Hand auf die Ventralfläche des Oberschenkels nach unten bis zur Nullstellung oder endgradig extendiert.
Alternative Ausgangsstellung: Der Patient liegt in Bauchlage (Abb. 5.**15**).
Grifftechnik: Der ventrale Anteil des distalen Femurs wird unterstützt und gehalten.
Fixation: Das Gesäß des Patienten wird fixiert, um eine weiterlaufende Bewegung zu verhindern.
Bewegungsdurchführung: Das Hüftgelenk wird endgradig extendiert, indem der Femur von der Unterlage abgehoben wird.

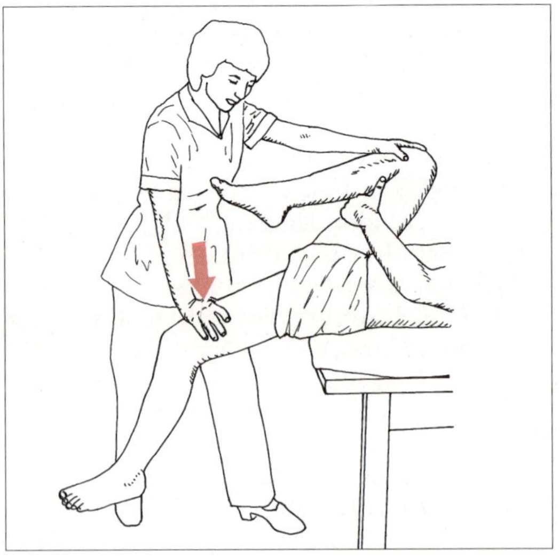

Abb. 5.**14** Grifftechnik und Fixation des Beckens bei der Erweiterung der endgradigen Extension des Hüftgelenks (Dehnung des Iliopsoas) aus der Ausgangsstellung Rückenlage

4. **Erweiterung der Hüftextension und der Knieflexion** (Dehnung des M. rectus femoris)
Ausgangsstellung des Patienten (Abb. 5.**14**): Der Patient beugt Hüftgelenk und Knie der Gegenseite, um das Becken zu fixieren.

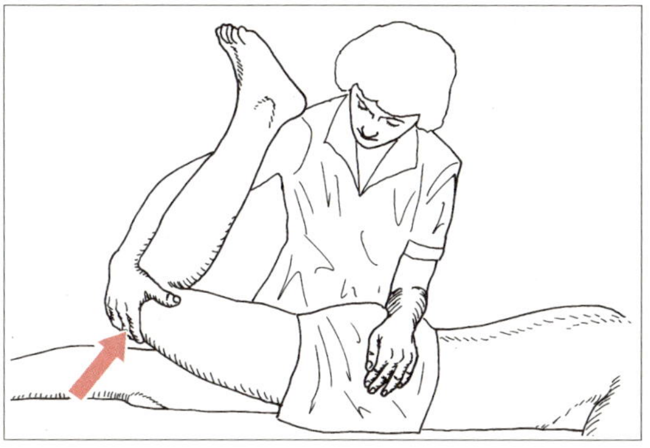

Abb. 5.**15** Grifftechnik und Fixation bei der Erweiterung der endgradigen Extension des Hüftgelenks aus der Ausgangsstellung Bauchlage

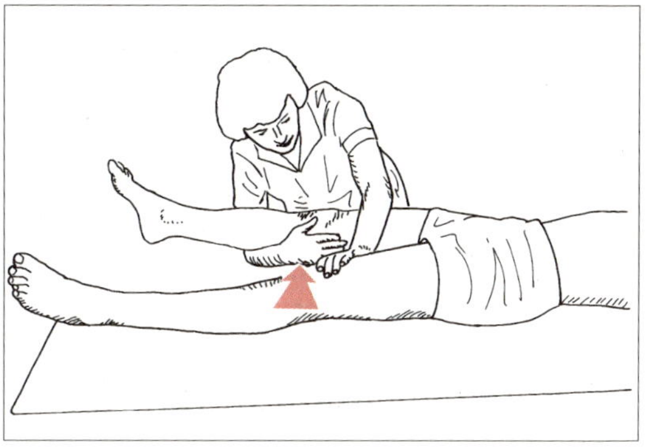

Abb. 5.**16** Grifftechnik und Fixation des Beins und des Beckens der Gegenseite bei der Erweiterung der Hüftabduktion

Grifftechnik: Bei endgradiger Extension des Hüftgelenks wird die Hand des Therapeuten auf den distalen Anteil der Tibia gelegt und das Knie so weit wie möglich gebeugt.

5. **Erweiterung der Hüftabduktion** (Dehnung der Adduktoren) (Abb. 5.**16**)
Grifftechnik: Der distale Anteil des Oberschenkels wird mit Unter- und Oberarm unterstützt.
Fixation: Das Becken kann durch Druck auf die Christa iliaca der Gegenseite fixiert werden oder durch eine leichte Abduktionsstellung des gegenseitigen Hüftgelenks.
Bewegungsdurchführung: Das Hüftgelenk wird so weit wie möglich abduziert, um die Adduktoren zu dehnen.

Beachte: Man darf die Griffe nur am medialen Malleolus ansetzen, wenn das Knie stabil und schmerzfrei ist. Allerdings kommt es auch dann zu einer großen Belastung für die medialen Kniegelenksstrukturen, so daß wir dieses Vorgehen nicht empfehlen.

6. **Erweiterung der Adduktion des Hüftgelenk** (Dehnung des M. tensor fasciae latae)
Alternative Ausgangsstellung (Abb. 5.**17**): Der Patient liegt in der Seitlage mit dem zu dehnenden Hüftgelenk oben. Das unten liegende Bein wird in Hüftgelenk und Knie gebeugt.
Grifftechnik: Das Hüftgelenk des Patienten wird in Nullstellung oder leichter Hyperextension gehalten. Die Hand liegt auf der Lateralseite des distalen Anteils des Femurs.
Fixation: Das Becken wird mit der anderen Hand auf der Christa iliaca fixiert.
Bewegungsdurchführung: Man läßt das Hüftgelenk des Patienten mit der Schwerkraft in die Adduktion absinken und gibt dann leichten Druck auf den distalen Femuranteil zur weiteren Adduktion im Hüftgelenk.

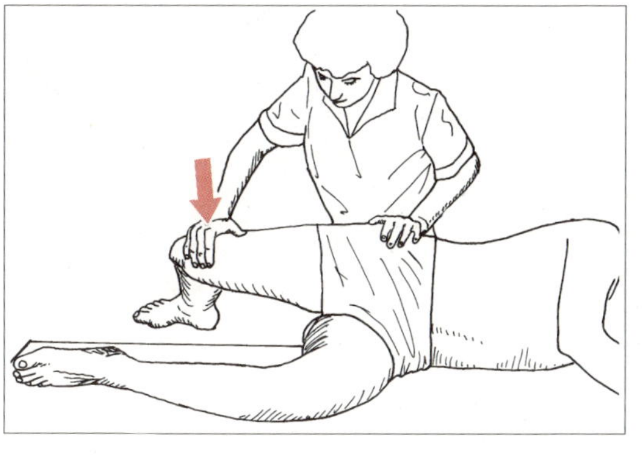

Abb. 5.**17** Ausgangsstellung Seitlage; Grifftechnik und Durchführung der Dehnung des Tractus iliotibialis

7. **Erweiterung der Außenrotation des Hüftgelenks** (Dehnung der Innenrotatoren)
   Alternative Ausgangsstellung (Abb. 5.**18**): Der Patient liegt in Bauchlage, die Hüftgelenke sind gestreckt und die Knie in um 90° gebeugt.
   Grifftechnik: Der distale Anteil der Tibia des zu dehnenden Beines wird gegriffen.
   Fixation: Das Becken wird durch Druck der anderen Hand auf das Gesäß fixiert.
   Bewegungsdurchführung: Das Hüftgelenk wird soweit wie möglich nach außen rotiert, indem am Malleolus lateralis Druck gegeben wird.

> *Beachte:* Hier wird die Dehnung an der Fessel angesetzt und somit durch das Kniegelenk übertragen. Die Hüftrotatoren dürfen nur mit dieser Methode gedehnt werden, wenn das Kniegelenk stabil und schmerzfrei ist.

8. **Erweiterung der Innenrotation des Hüftgelenks** (Dehnung der Außenrotatoren)
   Alternative Ausgangsstellung und Fixation (Abb. 5.**18**): Es wird genauso gelagert und fixiert wie bei der Erweiterung der Außenrotation.
   Grifftechnik: Es wird Druck am Malleolus medialis gegeben und die Hüftgelenk soweit wie möglich nach innen rotiert.

Kniegelenk: Besonderheiten

Die Dehnfähigkeit der Extensoren und Flexoren des Kniegelenks werden bei der Dehnung durch die Stellung der Hüftgelenke beeinflußt. Die Dehnbarkeit der ischiokruralen Muskulatur und des M. rectus femoris muß von den eingelenkigen Kniegelenksmuskeln gesondert befundet werden.

1. **Erweiterung der Knieflexion** (Dehnung der Knieextensoren)
   Alternative Ausgangsstellung: Der Patient liegt in Bauchlage (Abb. 5.**19**) Um bei der Dehnung eine Kompression der Patella gegen den Tisch zu vermeiden, sollte ein zusammengerolltes Handtuch unter den distalen Femur direkt oberhalb des Kniegelenks gelegt werden.
   Fixation: Das Becken wird durch Druck auf das Gesäß fixiert.
   Grifftechnik: Die Ventralseite der distalen Tibia wird gegriffen und das Knie gebeugt.

> *Vorsicht:* Eine zu starke Dehnung der Knieextensoren aus der Bauchlage kann zu einer Verletzung des Kniegelenks führen und ein Ödem verursachen.

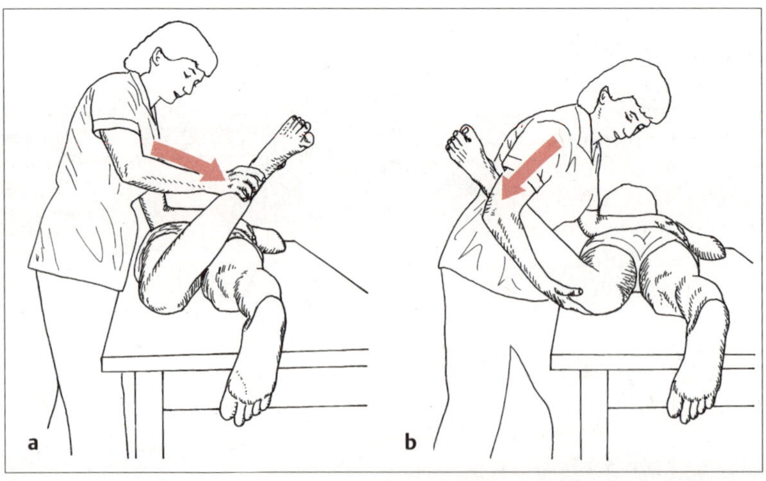

Abb. 5.**18** Grifftechnik und Fixation zur Erweiterung der Innen- und Außenrotation der Hüftgelenk aus der Bauchlage

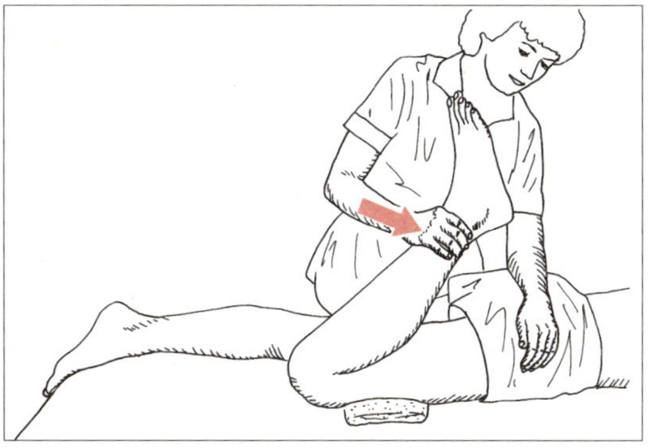

Abb. 5.**19** Grifftechnik und Fixation zur Erweiterung der Knieflexion (Dehnung des M. rectus femoris und M. quadriceps) aus der Bauchlage

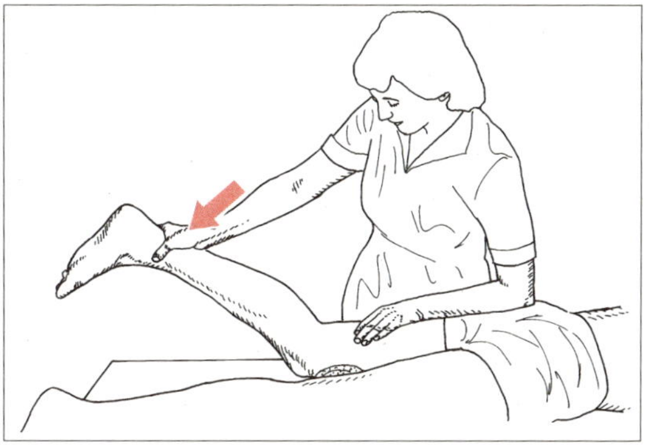

Abb. 5.**20** Grifftechnik und Fixation zur Erweiterung der Knieextension in der Mittelstellung aus der Bauchlage

Alternative Ausgangsstellung: Der Patient sitzt an der Tischkante (Hüftgelenk um 90° gebeugt, Kniegelenk soweit wie möglich gebeugt)
Fixation: Die Ventralseite des proximalen Femurs wird mit einer Hand fixiert.
Bewegungsdurchführung: Die Dehnung wird an der Ventralseite der distalen Tibia angesetzt und das Knie soweit wie möglich gebeugt.

Beachte: Diese Ausgangsstellung ist bei der Arbeit zwischen 0° und 100° Knieflexion nützlich. Die Bauchlage bietet sich an für die Erweiterung der Knieflexion zwischen 90° und 135°.

2. **Erweiterung der Knieextension** in der Mittelstellung (Dehnung der Knieflexoren)
Alternative Ausgangsstellung (Abb. 5.**20**): Der Patient liegt in Bauchlage mit einem zusammengerollten Handtuch unter dem Oberschenkel direkt oberhalb der Patella.
Grifftechnik und Fixation: Die distale Tibia wird mit einer Hand gegriffen und mit der anderen wird das Gesäß fixiert, um eine Hüftflexion zu vermeiden. Das Knie wird langsam gestreckt, um die Knieflexoren zu dehnen.

3. **Erweiterung der Endstreckung des Kniegelenks** (Abb. 5.**21**)
Grifftechnik: Die distale Tibia des zu dehnenden Kniegelenks wird gegriffen.
Fixation: Die Hand oder der Unterarm werden quer über die Vorderseite des Oberschenkels gelegt, um eine Hüftflexion während der Dehnung zu vermeiden.
Bewegungsdurchführung: Die Dehnung wird an der Dorsalseite der distalen Tibia angesetzt und das Knie gestreckt.

Sprunggelenke: Besonderheiten

Bei der Erweiterung der Beweglichkeit der Sprunggelenke sollte man sich die Beweglichkeit der einzelnen Gelenke (s. Kapitel 6, s. S. 192) und der sie umgebenden Weichteile genau vor Augen führen.

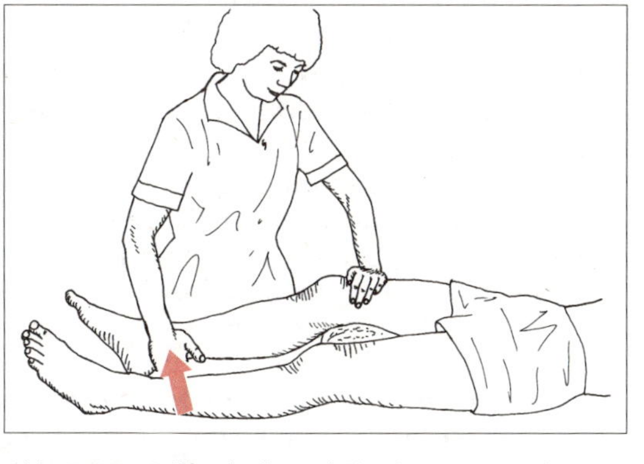

Abb. 5.**21**. Grifftechnik und Fixation zur Erweiterung der Endstreckung des Kniegelenks

1. **Erweiterung der Dorsalextension des oberen Sprunggelenks** mit Knieextension (Dehnung des M. gastrocnemius) (s. Abb. 2.**20**)
   Grifftechnik: Mit einer Hand wird der Kalkaneus gegriffen.
   Fixation: Mit der anderen Hand wird die Vorderseite der Tibia fixiert.
   Bewegungsdurchführung: Der Kalkaneus wird mit Daumen und Fingern nach kaudal geschoben und ein leichter Druck auf die Metatarsalköpfchen nach kranial gegeben.
2. **Erweiterung der Dorsalextension des oberen Sprunggelenks** mit Knieflexion (Dehnung des M. soleus)
   Grifftechnik, Fixation und Dehnung sind identisch mit der Dehnung des M. gastrocnemius. Um den zweigelenkigen M. gastrocnemius auszuschalten muß das Knie gebeugt sein.

Vorsicht: Es sollte vermieden werden, zu viel Druck auf die Metatarsalköpfchen zu geben und so das Längsgewölbe des Fußes abzuflachen. Eine Überdehnung der Strukturen des Längsgewölbes kann zu einem Tintenlöscherfuß führen.

3. **Erweiterung der Plantarflexion des oberen Sprunggelenks**
   Grifftechnik: Der dorsale Anteil der distalen Tibia wird mit der einen Hand unterstützt. Der Fuß wird an der Fußwurzel und am Mittelfuß gegriffen.
   Bewegungsdurchführung: Die Dehnung wird am Fußrücken angesetzt und der Fuß soweit wie möglich plantarflektiert.
4. **Erweiterung der Inversion und Eversion des unteren Sprunggelenks**
   Die Beweglichkeit im unteren Sprunggelenk (Articulatio subtalare) ist für das Gehen auf unebenem Untergrund sehr wichtig.
   a. Um die Bewegung in diesem Gelenk zu erweitern, wird der Kalkaneus gegriffen und nach medial und lateral gegen den fixierten Talus bewegt. (Abb. 2.**21 a** und **b**)
   b. Dehnung des M. tibialis anterior (Er invertiert und dorsalextendiert den Fuß.)
      - Der Vorfuß wird gegriffen.
      - Der Fuß wird in Plantarflexion und Eversion bewegt.
   c. Dehnung des M. tibialis posterior (Er invertiert und plantarflektiert den Fuß.)
      - Die Fußsohle wird gegriffen.
      - Der Fuß wird in Dorsalextension und Eversion bewegt.
   d. Dehnung der Mm. Perinei (Sie evertieren den Fuß.)
      - Die Fußwurzel wird gegriffen.
      - Der Fuß wird in Inversion bewegt.
5. **Erweiterung der Flexion und der Extension der Zehen** (Abb. 2.**23**)
   Bei einer verkürzten Muskulatur, die die Beweglichkeit der Zehen einschränkt, empfiehlt es sich, die Zehen einzeln zu dehnen und nicht alle zusammen. Mit einer Hand wird der Knochen proximal des eingeschränkten Gelenks fixiert, mit der anderen wird das Gelenk in die gewünschte Richtung bewegt.

Rumpf

Dehntechniken zur Erweiterung der Beweglichkeit in der Zervikal-, Thorakal- und Lumbalwirbelsäule wird in Kapitel 15 vorgestellt.

Zusammenfassung

In diesem Kapitel wurde ein Überblick über die Hintergründe, die Prinzipien und die Methoden der Anwendung von Dehntechniken gegeben. Die Ursachen der Weichteilverkürzung, verbunden mit Ruhigstellung, Verletzung und bestimmten Krankheiten, wurden wiederholt.

Es wurden die Eigenschaften kontraktiler und nichtkontraktiler Gewebe beschrieben sowie die Reaktion dieser Gewebe auf Dehnung. Die Indikationen und Ziele sowie die Kontraindikationen und Vorsichtsmaßnahmen bei der Dehnung wurden aufgezählt.

Verschiedene Methoden der aktiven Inhibition und der passiven Dehnung wurden erklärt. Durchführung und Technik der Entspannung, aktiver Inhibition und passiver Dehnung wurden detailliert behandelt. Besonderer Wert wurde auf die Ausgangsstellung des Patienten, die Fixation der Gelenke und die Grifftechnik des Therapeuten gelegt.

6 Periphere Gelenkmobilisation

Früher wurden bei Patienten mit eingeschränktem Bewegungsausmaß als therapeutische Maßnahme grundsätzlich passive Dehntechniken eingesetzt (s. Kapitel 5). Erst in den letzten 30 Jahren wurden Techniken entwickelt, die sich an die Ursache der Einschränkung wenden. Techniken, die für das die Dysfunktion verursachende Gewebe spezifisch sind, ermöglichen eine weitaus schonendere Behandlung. Sind kontraktile Strukturen die Ursache der Einschränkung, so werden Muskeldehnung und aktive Inhibition eingesezt. Wenn die Mobilität der Sehnen und Bänder verbessert werden muß, bieten sich Friktionsmassagetechniken an und bei Gelenkeinschränkungen kommen Gelenkmobilisations- und manipulationstechniken zur Anwendung. Diese ermöglichen eine schonende Dehnung oder Einrenkung der Gelenkstrukturen, wodurch die physiologische Gelenkmechanik wiederhergestellt werden kann.

Mit den Gelenkmobilisationen können Gelenkdysfunktionen, wie z. B. Steifheit, reversible Hypomobilität und Schmerz behandelt werden. Momentan gibt es in den Vereinigten Staaten verschiedene beliebte Schulen und Behandlungsmethoden. Die Physiotherapeuten versuchen die unterschiedlichen Herangehensweisen zu verbinden, um eine einheitlichere Behandlungsmethode zu entwickeln.

Um die Gelenkmobilisation effektiv in der Behandlung einzusetzen, muß der Therapeut sich mit der Anatomie, der Gelenkmechanik und den Pathologien des neuromuskulären Systems auskennen und die dazugehörigen Befundtechniken beherrschen. Er muß differenzieren können, wann Gelenktechniken und wann andere Dehnungen für die gezielte Behandlung in Frage kommen. Ein undifferenzierter Einsatz von Gelenkmobilisationstechniken bedeutet eine potentielle Gefährdung des Patienten.

Die Beherrschung von Befundtechniken und der Fähigkeit, die verschiedenen Strukturen, die eine Einschränkung und Schmerz hervorrufen können, zu unterscheiden, ist die Grundlage dieses Kapitels. Es wird vorausgesetzt, daß der Therapeut vor der Bearbeitung dieses Kapitels einen Kurs der orthopädischen Befunderhebung belegt hat und in der Lage ist, die für den Patienten indizierten und schonenden Techniken zur Behandlung der Einschränkungen auszuwählen. (Siehe Befundschema in Kapitel 1, S. 5, und Richtlinien in Kapitel 7, S. 203.) Der Leser wird auf verschiedene Quellen zum weiteren Studium der Befundtechniken verwiesen.

Bei klarer Indikation sind Gelenkmobilisationstechniken ein schonender und effektiver Weg, um das Gelenkspiel zu erhalten oder wiederherzustellen. Sie können auch zur Schmerzbehandlung eingesetzt werden.

Ziele

In diesem Kapitel werden folgende Inhalte vermittelt:

1. Definition der Terminologie der Gelenkmobilisation.
2. Zusammenfassung der grundlegenden Konzepte der Gelenkmobilisation.
3. Indikationen und Ziele der Gelenkmobilisation.
4. Grenzen der Gelenkmobilisation.
5. Kontraindikationen der Gelenkmobilisation.
6. Methoden der Gelenkmobilisation.
7. Anwendung einzelner grundlegender Techniken zur Mobilisation der Extremitätengelenke.

Definition der Gelenkmobilisation

Mobilisation

Eine Mobilisation ist eine passive Bewegung, die der Therapeut so langsam ausführt, daß der Patient die Möglichkeit hat, die Bewegung zu unterbrechen. Die Technik kann oszillierend angewendet oder gehalten werden, je nachdem, ob eine Schmerzlinderung oder eine Bewegungserweiterung gewünscht wird. Es können physiologische anguläre Bewegungen oder Zusatzbewegungen eingesetzt werden.

Physiologische anguläre Bewegungen

Hierunter versteht man Bewegungen, die der Patient bewußt ausführen kann, wie z. B. die traditionellen Bewegungen Flexion, Abduktion und Rotation. Um diese Knochenbewegungen zu beschreiben, wird auch der Begriff **Osteokinematik** gebraucht.

Zusatzbewegungen

Zusatzbewegungen sind Bewegungen innerhalb des Gelenks, die für eine physiologische Gelenkmechanik notwendig sind, jedoch vom Patienten nicht bewußt ausgeführt werden können.

1. Unwillkürliche Bewegungen (**Hilfsbewegungen**) sind Bewegungskomponenten, die aktive Bewegung begleiten, aber nicht willkürlich gesteuert werden können. Bewegungen, wie die Rotation der Skapula bei der Schulterflexion oder die Fibulabewegungen bei der Bewegung des oberen Sprunggelenks, sind solche Hilfsbewegungen.
2. Das **Gelenkspiel** beschreibt die Bewegungen innerhalb eines Gelenks und den Bewegungsspielraum der Gelenkkapsel, die die Knochenbewegung zulassen. Diese Bewegungen sind für einen physiologischen Bewegungsablauf notwendig und können passiv demonstriert, jedoch nicht vom Patienten willentlich ausgeführt werden. Dazu gehören Traktion, Kompression, Gleiten und Rotieren der Gelenkflächen (s. Abschnitt „Arthrokinematik", S. 156). Der Begriff Arthrokinematik wird für diese Bewegungen der Gelenkflächen innerhalb des Gelenks benutzt.

Beachte: Traktion und Gleiten der Gelenkflächen zur Verminderung von Schmerz und Wiederherstellung des Gelenkspiels sind die grundlegenden Techniken zur Gelenkmobilisation, die in diesem Kapitel beschrieben werden.

Manipulation und Narkosemobilisation

Bei der Manipulation bzw. Narkosemobilisation handelt es sich um eine passiv ausgeführte physiologische oder translatorische Bewegung, die mit einem Impuls bzw. am narkotisierten Patienten ausgelöst wird.

Manipulation

Unter Manipulation versteht man plötzliche Bewegung, die mit hoher Geschwindigkeit und kurzem Weg (niedriger Amplitude) ausgeführt wird, so daß der Patient sie nicht verhindern kann. Die Bewegung wird am Ende des pathologischen Bewegungsausmaßes ausgeführt und soll die Position der Knochen zueinander verändern, Adhäsionen lösen oder die Gelenkrezeptoren stimulieren. Das pathologische Bewegungsausmaß ist das Ende der freien Beweglichkeit bei einer Einschränkung. Die einzelnen Manipulationstechniken werden in diesem Buch nicht dargestellt (s. „Vorwort zur ersten Auflage").

Narkosemobilisation

Die Narkosemobilisation ist eine ärztliche Maßnahme am narkotisierten Patienten, um das volle Bewegungsausmaß durch Zerreißen von gelenkumgebenden wieder herzustellen. Die Technik kann ein starker schneller Impuls oder eine passive Dehnung bei einer translatorischen oder physiologischen Bewegung sein.

Grundlagen der Gelenkmobilisation

Gelenkformen

Die Art der Bewegung, die zwischen den Gelenkpartnern entstehen kann, ist von der Form der Gelenkflächen abhängig. Die Formen können als eiförmig (ovoid) oder sattelförmig (sellar) beschrieben werden.

Eiförmig

Bei einem eiförmigen Gelenk ist die eine Gelenkfläche konvex und die andere Gelenkfläche konkav (Abb. 6.**1 a**).

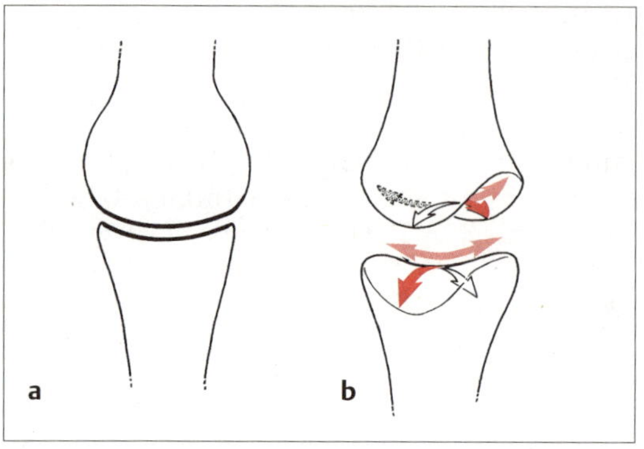

Abb. 6.**1**
a Bei eiförmigen Gelenken ist die eine Gelenkfläche konkav und die andere Gelenkfläche konvex.
b Bei sattelförmigen Gelenken ist die Gelenkfläche des einen Gelenkpartners in eine Richtung konvex in die andere Richtung konkav, beim anderen Gelenkpartner sind die Gelenkflächen gegengleich geformt.

Sattelförmig

Eine Gelenkfläche ist in die eine Richtung konkav und in die andere Richtung konvex; der Gelenkpartner ist jeweils gegengleich geformt; ähnlich wie bei einem Reiter, der der Form des Sattels ein ergänzender Gegensatz ist (Abb. **6.1 b**).

Bewegungsarten

So wie der knöcherne Hebel sich um seine Achse bewegt, so findet auch eine Bewegung der knöchernen Oberflächen der Gelenkpartner innerhalb des Gelenks statt.

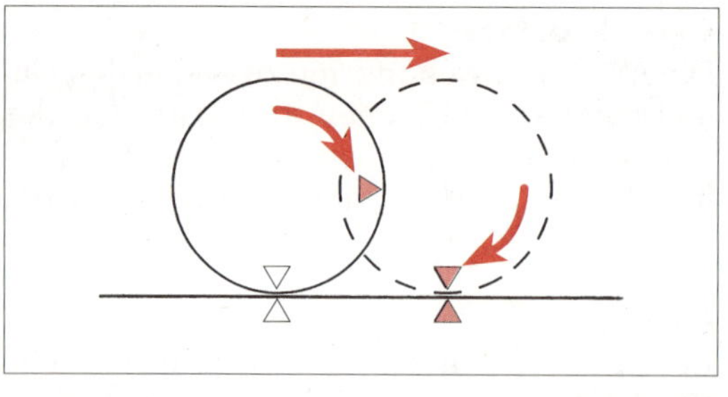

Abb. 6.**2** Schematische Darstellung von aufeinander rollenden Oberflächen. Andere Punkte auf der einen Fläche treffen andere Punkte auf der gegenüberliegenden Fläche.

Die Bewegung des knöchernen Hebels wird anguläre oder Winkelbewegung genannt und mit den Begriffen Flexion, Extension, Abduktion, Adduktion und Rotation beschrieben. Das Ausmaß der Bewegung kann mit einem Goniometer gemessen und in Grad angegeben werden.

Die Bewegungen der Gelenkflächen sind eine Kombination aus Rollen, Gleiten und Rotation (Spin). Diese translatorischen Bewegungen erlauben dem Knochen eine größere Winkelveränderung bei seiner angulären Bewegung. Die Gelenkkapsel muß weit genug sein bzw. genügend Gelenkspiel besitzen, um diese Bewegungen zu ermöglichen.

1. Rollen

Charakteristika von aufeinander rollenden Knochen (Abb. 6.**2**):

a. Die Oberflächen sind inkongruent.
b. Andere Punkte der einen Oberfläche treffen auf jeweils andere Punkte der gegenüberliegenden Oberfläche.
c. Aus dem Rollen resultiert eine anguläre Bewegung des Knochens.
d. Die Rollbewegung geht immer in die gleiche Richtung wie die Bewegung

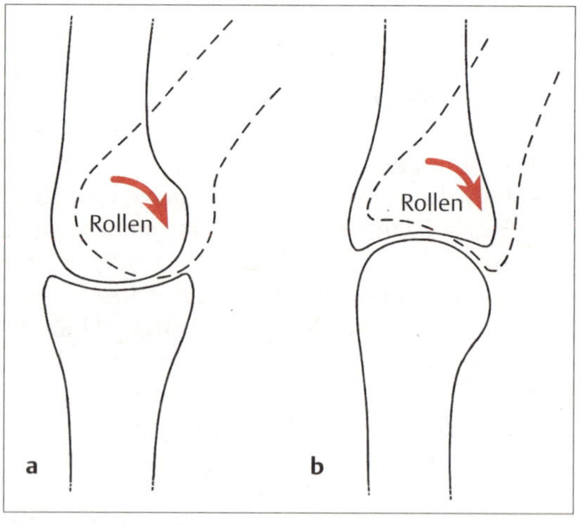

Abb. 6.**3** Die Rollbewegung geht immer in die gleiche Richtung wie die Bewegung des Hebels, gleichgültig ob es sich um den konvexen oder den konkaven Gelenkpartner handelt.
a konvexer Gelenkpartner
b konkaver Gelenkpartner

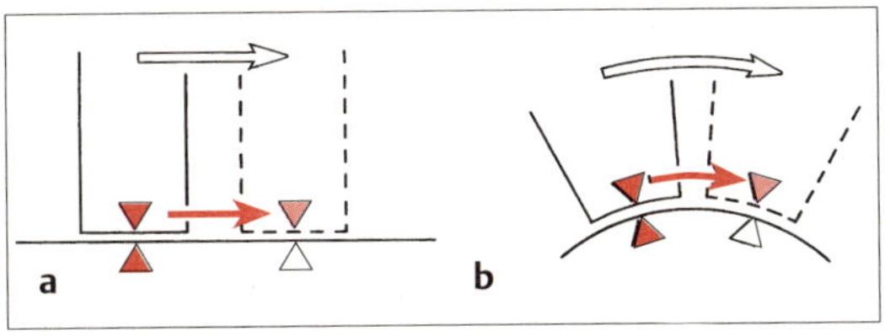

Abb. 6.**4** Schematische Darstellung von aufeinander gleitenden Flächen. Derselbe Punkt der einen Fläche trifft mit anderen Punkten der gegenüberliegenden Fläche aufeinander.
a flache Gelenkfläche
b gebogene Gelenkfläche

des Hebels (Abb. 6.**3 a** und **b**), gleichgültig ob es sich um den konvexen oder den konkaven Gelenkpartner handelt.

e. Wenn das Rollen isoliert geschieht, so entsteht an der Seite, in die gerollt wird, eine Kompression, auf der anderen Seite eine Separation der Gelenkpartner. Wird bei einer passiven Dehnung ausschließlich die anguläre Bewegung eingesetzt, so kommt es an einigen Stellen der Gelenkoberfläche zu einer starken Kompression, die das Gelenk traumatisieren kann.

f. Bei der physiologischen Gelenkbewegung gibt es kein isoliertes Rollen, sondern nur im Zusammenhang mit Gleiten und Rotation.

2. Gleiten

Charakteristika von aufeinander gleitenden Knochen:

a. Damit eine reine Gleitbewegung entstehen kann, müssen die Gelenkpartner kongruent sein, entweder flach (Abb. 6.**4 a**) oder gebogen (Abb. 6.**4 b**).

b. Derselbe Punkt der einen Fläche kommt mit anderen Punkten der gegenüberliegenden Fläche in Kontakt.

c. In Gelenken gibt es keine reinen Gleitbewegungen, da die Gelenkflächen nie vollständig kongruent sind.

d. Die Richtung der Gleitbewegung hängt davon ab, ob die sich bewegende Gelenkfläche konvex oder konkav ist. Das Gleiten geht entgegen der angulären Bewegung des Knochens, wenn die Gelenkfläche konvex ist (gegensinnig) (Abb. 6.**5 a**). Die konkave Gelenkfläche gleitet in die gleiche Richtung wie der Hebel (gleichsinnig) (Abb. 6.**5 b**).

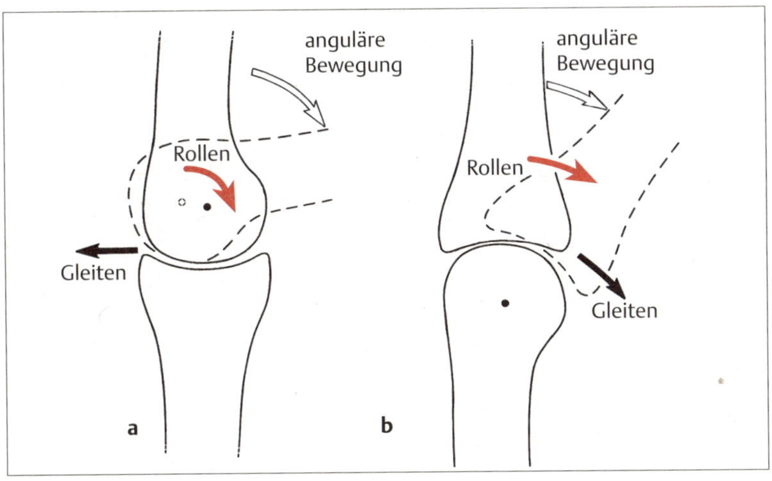

Abb. 6.**5** Schematische Darstellung der Konvex-konkav-Regel
a Ist die Gelenkoberfläche konvex, geht die Gleitbewegung in die entgegengesetzte Richtung der Hebelbewegung.
b Ist die Gelenkoberfläche konkav, geht die Gleitbewegung in die gleiche Richtung wie der Hebel.

Merke: Diese Beziehung zwischen der Gleitbewegung und der Form der Gelenkflächen wird als **Konvex-konkav-Regel** bezeichnet. Sie ist die Grundlage, auf der festgestellt wird in welche Richtung mittels der Gelenktechniken mobilisiert werden muß.

3. Rollgleiten

a. Je kongruenter die Gelenkflächen sind, um so mehr Gleiten findet bei der Bewegung statt.
b. Je inkongruenter die Gelenkflächen sind, um so mehr Rollen findet bei der Bewegung statt.
c. Kontrahiert sich die Muskulatur, um ein Gelenk zu bewegen, verursachen oder kontrollieren einige Muskeln die Gleitbewegung der Gelenkflächen. Das Kaudalgleiten des Humeruskopfes bei der Schulterabduktion wird beispielsweise von der Rotatorenmanschette ausgelöst; das Dorsalgleiten der Tibia bei der Knieflexion von der ischiokruralen Muskulatur. Gehen diese Funktionen verloren, so entsteht eine unphysiologischen Gelenkmechanik, die Mikrotraumatisierung und Gelenkdysfunktion auslösen kann.
d. Die Gelenkmobilisationstechniken, die in diesem Kapitel beschrieben werden, bedienen sich des Gleitens, um das Gelenkspiel wiederherzustellen und Hypomobilität zu beheben. Das Rollen (passives anguläres Dehnen) wird nicht eingesetzt, da es zu einer Gelenkkompression führt.

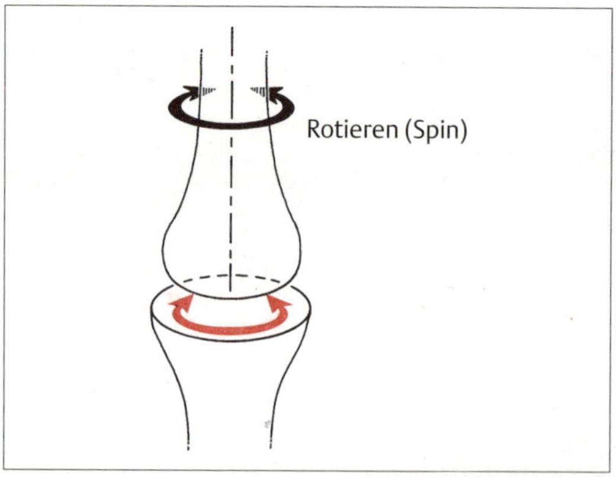

Abb. 6.**6** Schematische Darstellung der Rotation. Ein Segment rotiert um eine stationäre Achse.

Merke: Bewegt der Therapeut die Gelenkfläche in die Gleitrichtung, so wird die Technik translatorisches Gleiten oder Gleiten genannt. Gering dosiert wird es zur Schmerzbehandlung und hoch dosiert zur Kapseldehnung eingesetzt.

4. Rotation/Spin

Charakteristika von aufeinander rotierenden Kochen:

a. Es findet eine Rotation eines Segments um eine stationäre Achse statt (Abb. 6.**6**).
b. Ein Punkt auf der sich bewegenden Oberfläche beschreibt einen Kreisbogen bei der Knochenbewegung.
c. Diese Art der Rotation findet selten isoliert bei der Gelenkbewegung statt, sondern meist im Zusammenhang mit Rollen oder Gleiten.
d. Beispiele für eine Rotation in den Gelenken finden sich bei der Schulterflexion/-extension, der Hüftflexion/-extension und bei der Pro-/Supination im Radiohumeralgelenk (Abb. 6.**7**).

Gelenktechnik oder anguläres Dehnen ?

1. Passives anguläres Dehnen (Einsatz des knöchernen Hebels, um eine Gelenkkapsel zu dehnen) kann zu Schmerz und Verletzung des Gewebes führen, weil:
   a. der Einsatz eines Hebels die aufgewendete Kraft vervielfacht,
   b. die Kraft übermäßige Gelenkkompression erzeugt (Abb. 6.**3**) und
   c. das Rollen ohne Gleiten nicht der physiologischen Gelenkbewegung entspricht.
2. Die Gelenkmobilisationstechniken (Einsatz translatorischer Bewegungen, um die Gelenkkapsel zu dehnen), sind schonender und spezifischer, da:

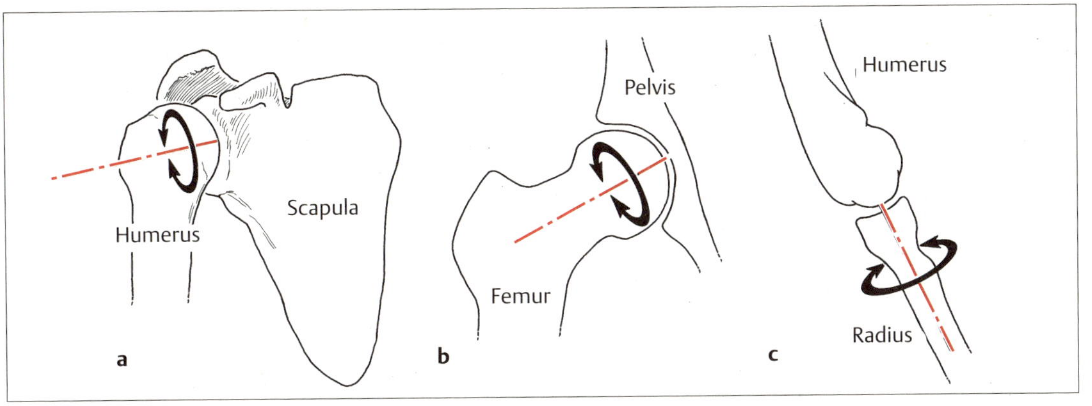

Abb. 6.**7** Beispiele einer Rotation im Gelenk:
a Humerus bei Flex-/Extension
b Femur bei Flex-/Extension; Radiusköpfchen bei Pro-/Supination

a. die Kraft gelenknah angesetzt wird und sich mit der Intensität nach der Pathologie richtet,
b. die Richtung der Kraft die physiologische Gelenkmechanik imitiert und es nicht zu einer Gelenkkompression kommt sowie
c. die Amplitude der Bewegung sehr klein, aber spezifisch auf das eingeschränkte Gewebe zugeschnitten ist.

Traktion und Kompression

Kompression

Kompression ist die Verkleinerung des Gelenkspalts.

1. Bei der Belastung mit dem Körpergewicht kommt es in den Extremitätengelenken und in der Wirbelsäule zu Kompression.
2. Kompression tritt auch bei der Muskelkontraktion auf; sie bewirkt eine Stabilisierung des Gelenks.
3. Rollt ein Knochen auf dem anderen (Abb. 6.**13**), so entsteht auf der Seite, zu der gerollt wird, eine Kompression.
4. Die physiologische intermittierende Kompression fördert die Bewegung der Synovialflüssigkeit und unterstützt damit die Knorpelgesundheit.
5. Unphysiologisch hohe Kompressionsbelastungen können zu Veränderungen und Zerstörung des Gelenkknorpels führen.

Traktion

Traktion ist die Distraktion oder Separation der Gelenkflächen.

1. Um eine Distraktion innerhalb des Gelenks zu erreichen, müssen die Gelenkflächen auseinandergezogen werden. Dabei handelt es sich nicht grundsätzlich um einen Zug in Verlängerung der Knochenlängsachse. Bei einer Traktion in Verlängerung des Humerusschafts entsteht beispielsweise keine Gelenktraktion, sondern ein Kaudalgleiten (Abb. 6.**8 a**). Traktion im Glenohumeralgelenk bedeutet, senkrecht zur Fossa glenoidalis zu ziehen (Abb. 6.**8 b**).
2. Um einer Verwechslung vorzubeugen, wird für das Ziehen in der Verlängerung des Knochens der Begriff **Longitudinaltraktion** verwendet. Für den Zug senkrecht zur konkaven Gelenkfläche werden die Begriffe **Distraktion, Gelenktraktion** oder **Gelenkseparation** eingesetzt.

Beachte: Gering dosiert wird die Distraktion zur Schmerzlinderung, hoch dosiert zur Dehnung der Gelenkkapsel eingesetzt.

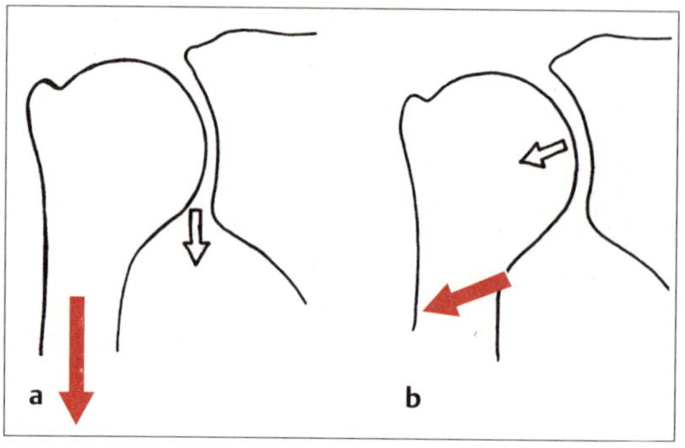

Abb. 6.**8**
a Traktion in Verlängerung des Humerusschafts erzeugt ein Kaudalgleiten der Gelenkflächen.
b Distraktion der Gelenkflächen des Glenohumeralgelenks entsteht, wenn die Gelenkpartner senkrecht zur Fossa glenoidalis auseinandergezogen werden.

Wirkungsweisen der Gelenkmobilisation

1. Sie stimuliert die biologische Aktivität durch die Bewegung der Synovialflüssigkeit. Dadurch wird der avaskuläre Gelenkknorpel und der intraartikuläre Faserknorpel der Menisci mit Nährstoffen versorgt. Dies ist eine wichtige Funktion, da schon kurze Zeit nach einer Immobilisation innerhalb des betroffenen Gelenks die Knorpelatrophie beginnt.
2. Sie erhält die Dehnbarkeit und die Zugkraft der Gewebe in und um das Gelenk. Mit der Immobilisation tritt eine fibrösfettige Proliferation auf, die intraartikuläre Verklebungen und biochemische Veränderungen der Gewebe von Sehnen, Bändern und Gelenkkapseln hervorruft. Dies führt zu Gelenkkontrakturen und einer Schwächung der Bänder.
3. Die afferenten Nervenimpulse aus den Gelenkrezeptoren übermitteln Informationen an das Zentralnervensystem, dadurch entsteht ein Bewußtsein für Stellung und Bewegung. Durch eine Gelenkdegeneration oder -verletzung verringert sich das propiozeptive Feedback, so daß die Gleichgewichtsreaktionen des Patienten beeinträchtigt sein können. Durch die Gelenkbewegung werden folgende Informationen an das Zentralnervensystem weitergeleitet:
   a. Stellungssinn und Bewegungsgeschwindigkeit (Typ-I-Rezeptoren; liegen oberflächlich in der Gelenkkapsel).
   b. Änderungen der Bewegungsgeschwindigkeit (Typ-II-Rezeptoren; liegen in den tiefen Schichten der Gelenkkapsel und in den Fettkörpern des Gelenks).
   c. Wahrnehmung der Bewegungsrichtung (Typ-I- und -III-Rezeptoren; Typ-III-Rezeptoren liegen in den Bändern des Gelenks).
   d. Regulierung des Muskeltonus (Typ-I, -II- und -III-Rezeptoren).
   e. Nozizeptive Impulse (Typ-IV-Rezeptoren; liegen in der Lamina fibrosa der Gelenkkapsel, in Bändern, Fettkörpern, im Periost und in der Wand der Blutgefäße).

Indikationen für die Gelenkmobilisation

Schmerz, muskuläre Schutzspannung und Spasmus

Schmerzhafte Gelenke, reflektorische muskuläre Schutzspannung und Muskelspasmus können mit sanften Techniken innerhalb des Gelenkspiels behandelt werden, um neurophysiologische und mechanische Veränderungen zu erzielen.

Neurophysiologischer Effekt

Durch oszillierende Bewegungen geringer Amplitude und leichte Traktionen können die Mechanorezeptoren stimuliert werden, die die Weiterleitung der nozizeptiven Impulse an höhere Zentren im Rückenmark oder im Hirnstamm inhibieren können.

Mechanischer Effekt

Leichtes Gleiten und Traktion verursachen Bewegungen der Synovialflüssigkeit, wodurch Nährstoffe zu den avaskulären Anteilen des hyalinen Knorpels (und zu den intraartikulären Faserknorpeln) transportiert werden. Sanfte Gelenktechniken unterstützen den Nährstoffaustausch und verhindern so die schmerzhaften und degenerativen Folgen einer Stase bei einem geschwollenen oder schmerzhaften Gelenk, das nicht bewegt werden kann.

Beachte: Die Gelenktechniken zur Behandlung von Schmerz, muskulärer Schutzspannung oder Muskelspasmus sollten keinen Dehnreiz auf die betroffenen Strukturen ausüben (s. „Kontraindikationen und Vorsichtsmaßnahmen", S. 161).

Reversible Gelenkhypomobilität

Die reversible Hypomobilität eines Gelenks kann mit fortschreitend stärkeren Gelenktechniken zur Dehnung der Gelenkkapsel behandelt werden. Dadurch werden die Gelenkkapsel und die das Gelenk umgebenden Bänder gedehnt. Um das verkürzte Gewebe zu dehnen, können gehaltene oder oszillierende Dehntechniken verwendet werden.

Progrediente Einschränkung

Bei Krankheiten, die eine fortschreitende Gelenkversteifung mit sich bringen, können Gelenktechniken dazu eingesetzt werden, die vorhandene Beweglichkeit zu erhalten oder die Progredienz zu verlangsamen. Die Dosierung der Traktion und des Gleitens richtet sich nach der Reaktion des Patienten und dem Stadium der Krankheit.

Funktionelle Immobilisation

Kann ein Patient sein Gelenk in funktioneller Hinsicht eine Zeit lang nicht bewegen, so kann das Gelenk mit Gelenktechniken behandelt werden, um die degenerativen und einschränkenden Folgen der Immobilisierung zu vermeiden. (Siehe „Grenzen der Gelenkmobilisationstechniken", S. 163, für die genaue Dosierung.)

Grenzen der Gelenkmobilisationstechniken

1. Mobilisationstechniken können nicht den Krankeitsverlauf der rheumathoiden Arthritis oder die entzündliche Reaktion auf ein Verletzung beeinflussen. In diesen Fällen ist das Ziel der Therapie die Schmerzen und die Folgen der mechanischen Einschränkung zu verringern sowie das verfügbare Gelenkspiel zu erhalten. (s. Kapitel 7, S. 215)
2. Der Erfolg ist vom Können des Therapeuten abhängig. Werden die Anweisungen genau befolgt und die Vorsichtsmaßnahmen eingehalten, so sind die Techniken, die in diesem Text beschrieben werden, relativ sicher. Werden die Techniken jedoch unreflektiert an Patienten ausprobiert, die nicht korrekt befundet und auf die Anwendbarkeit der Techniken hin untersucht wurden, oder werden die Techniken zu hoch dosiert, so können die Gelenke verletzt oder eine Hypomobilität ausgelöst werden.

Kontraindikationen und Vorsichtsmaßnahmen

Kontraindikationen

Die Kontraindikationen der Gelenkmobilisationstechniken sind Hypermobilität, ein Gelenkerguß oder eine Entzündung.

Hypermobilität

1. Bei einem Patienten mit einer potentiellen Nekrose der Bänder oder Gelenkkapsel sollten die Strukturen nicht gedehnt werden.
2. Patienten mit einer schmerzhaften Hypermobilität der Gelenke können von sanften Gelenktechniken (s. S. 163) profitieren, wenn sie innerhalb des vorhandenen Gelenkspiels stattfinden. Eine Dehnung darf nicht vorgenommen werden.

Gelenkerguß

Ein Gelenkerguß kann durch eine Krankheit oder eine Verletzung hervorgerufen werden. Ein schnelles Anschwellen des Gelenks wird meist durch eine Blutung in das Gelenk verursacht, z. B. bei der Hämophilie oder bei einer Verletzung. Das Blut muß durch einen ärztlichen Eingriff (Punktion) beseitigt werden, um zu verhindern, daß der Gelenkknorpel nekrotisiert. Bei langsamem Anschwellen des Gelenks (über mehr als 4 Stunden) handelt es sich meist um einen Erguß (übermäßige Ansammlung von Synovialflüssigkeit) oder ein Ödem, was durch ein leichtes Trauma, eine Irritation oder eine Erkrankung wie Arthritis hervorgerufen werden kann.

1. Ein geschwollenes Gelenk sollte niemals mobilisiert oder gedehnt werden. Die Kapsel ist bereits gedehnt, um die zusätzliche Flüssigkeit aufzunehmen. Die eingeschränkte Beweglichkeit kommt in diesem Fall durch die Flüssigkeit und durch die Schutzspannung der Muskulatur zustande nicht durch verkürzte Weichteile.
2. Durch sanft oszillierende Techniken, die die Gelenkkapsel weder belasten noch dehnen, kann die Übermittlung von Schmerzreizen blockiert werden, so daß der Schmerz nicht mehr wahrgenommen wird. Solche Techniken stimulieren auch den Flüssigkeitstransport und helfen, das vorhandene Bewegungsausmaß zu erhalten (s. S. 164).
3. Reagiert der Patient auf die sanften Techniken mit Schmerz oder Gelenkirritation, so wurde mit zuviel Kraft bei der Technik gearbeitet, oder die Technik sollte in diesem Stadium der Pathologie nicht angewendet werden.

Entzündung
Liegt eine Entzündung vor, so wird die Dehnung den Schmerz und die muskuläre Schutzspannung vergrößern, was zu einer Gewebeschädigung führen kann. Leichte oszillierende Bewegungen und Traktionen können vorübergehend die Schmerzen lindern. In Kapitel 7, S. 199, wird die Behandlung bei Entzündungen beschrieben.

Besondere Vorsichtsmaßnahmen für die Mobilisation

In fast allen Fällen sind Gelenkmobilisationstechniken sicherer als anguläres Dehnen, bei dem es häufig zu Gelenkkompression kommt. In den folgenden Fällen kann eine Mobilisation eingesetzt werden, aber nur unter besonderen Vorsichtsmaßnahmen und mit absoluter Rücksicht auf das Empfinden und die Reaktion des Patienten:

1. Malignität.
2. Röntgenologisch nachweisbare Knochenerkrankung.
3. Fraktur, die noch nicht geheilt ist.
   Hierbei kommt es auf die Lage der Frakturlinie und die Stabilisation an.
4. Starker Schmerz.
   Die Ursache des Schmerzes muß gefunden und die Therapie dementsprechend abgewandelt werden.
5. Hypermobilität in den angrenzenden Gelenken.
   Die angrenzenden Gelenke müssen so stabilisiert werden, daß die Kraft der Mobilisation nur auf das eingeschränkte Gelenk wirken kann.
6. Totalendoprothese des Gelenks.
   Gleittechniken sind verboten, wenn das Gelenk einen eingebauten Stopp besitzt.
7. Frisch gebildetes oder schwaches Bindegewebe, z. B. nach einer Verletzung, Operation, Inaktivität oder wenn der Patient bestimmte Medikamente einnimmt, wie z. B. Kortikosteroide.
   Sanfte Techniken innerhalb der Toleranz des Gewebes unterstützen die Ausrichtung der Fasern, kraftvolle Techniken sind jedoch destruktiv.
8. Systemische Erkrankungen des Bindegewebes, wie die rheumathoide Arthritis, bei denen die Krankheit das Bindegewebe schwächt.
   Sanfte Techniken können den eingeschränkten Geweben helfen, kraftvolle Techniken können zum Zerreißen des Gewebes oder zur Instabilität führen.
9. Alte Menschen mit schwachem Bindegewebe und verringerter Durchblutung.
   Sanfte Techniken innerhalb der Toleranz der Gewebe können zu einer verbesserten Beweglichkeit führen.

Anwendung der Gelenkmobilisationstechniken

Befund und Befunddiskussion
Leidet der Patient unter einer eingeschränkten oder schmerzhaften Bewegung, so wird durch den Befund herausgefunden, welche Strukturen dafür verantwortlich sind und in welchem Stadium der Pathologie sie sich befinden (s. Kapitel 1). Es wird festgestellt, ob das Ziel der Therapie

Schmerzlinderung oder Dehnung der eingeschränkten Gelenke bzw. Weichteile ist.

1. Bei der Befundaufnahme des Bewegungsausmaßes kann die Qualität des Schmerzes viel darüber aussagen, in welchem Stadium der Pathologie sich der Patient befindet und mit welcher Dosierung die Techniken anzuwenden sind. (Abb. 7.**2** und 7.**3**)
   a. Tritt der Schmerz vor dem Bewegungsende ein – wie der Schmerz durch muskuläre Schutzspannung nach einer akuten Verletzung oder während der floriden Phase einer Krankheit – können sanfte schmerzlindernde Gelenktechniken angewendet werden. Die gleichen Techniken erhalten auch das Gelenkspiel (s. „Grade und Dosierung der Bewegung", S. 163). Dehnende Techniken sind unter diesen Umständen kontraindiziert.
   b. Tritt der Schmerz am Bewegungsende auf – wie der Schmerz und die Einschränkung bei Gewebe im Heilungsprozeß – wird die Einschränkung mit Vorsicht behandelt. Es werden sanfte dehnende Techniken, die für das Gewebe spezifisch sind, angewendet, um das Bewegungsausmaß nach und nach zu verbessern, ohne dem Gewebe durch eine erneute Verletzung mehr Schmerz zuzufügen.
   c. Tritt der Schmerz erst nach dem Erreichen des Bewegungsendes ein – wie bei verkürzter Kapsel oder periartikulärem Gewebe – kann das eingeschränkte Gelenk mit Gelenkmobilisationstechniken kraftvoll gedehnt und das periartikuläre Gewebe mit den in Kapitel 5 beschriebenen Dehntechniken behandelt werden.
2. Die Gelenkkapsel schränkt die Bewegung ein und sollte auf Mobilisationstechniken ansprechen, wenn die folgenden Zeichen vorliegen:
   a. das passive Bewegungsausmaß ist im Sinne eines Kapselmusters eingeschränkt (die Muster werden für die periphere Gelenk im entsprechenden Abschnitt über die Gelenkprobleme in Kapitel 8 bis 13 beschrieben),
   b. es liegt ein festes Endgefühl vor, und
   c. es liegt ein eingeschränktes Gelenkspiel vor.
3. Ein verkürztes oder verklebtes Band ist die Ursache für die Bewegungseinschränkung, wenn das Gelenkspiel eingeschränkt ist und Schmerz bei Dehnung und Belastung der Fasern des Bandes auftritt. Verkürzte Bänder reagieren oft auf Gelenkmobilisationstechniken, wenn die Technik in ihrer Belastungsrichtung ausgeführt wird.
4. Eine Subluxation oder Dislokation eines Knochens auf dem anderen und lockere intraartikuläre Strukturen, die die Bewegung einschränken, können auf Gelenkmobilisationstechniken oder Manipulationen ansprechen. Einige einfache Manipulationen werden in diesem Kapitel beschrieben. Die meisten Manipulationstechniken jedoch sprengen den Rahmen dieses Textes.

Dosierung der Mobilisation

Es werden zwei unterschiedliche Systeme zur Einteilung der Dosierung der Mobilisation benutzt.

Einteilung der Oszillationstechniken

(Abb. 6.**9**)

1. Dosierungen

a. Grad I
   Rhythmische Oszillation kleiner Amplitude am Anfang des Bewegungsausmaßes.
b. Grad II
   Rhythmische Oszillation großer Amplitude innerhalb des Bewegungsausmaßes ohne das Bewegungsende zu erreichen.
c. Grad III
   Rhythmische Oszillation großer Amplitude bis zum Bewegungsende und in den Bereich des Gewebewiderstandes hinein.
d. Grad IV
   Rhythmische Oszillation kleiner Amplitude am Ende des Bewegungsausmaßes und in den Bereich des Gewebewiderstandes hinein.

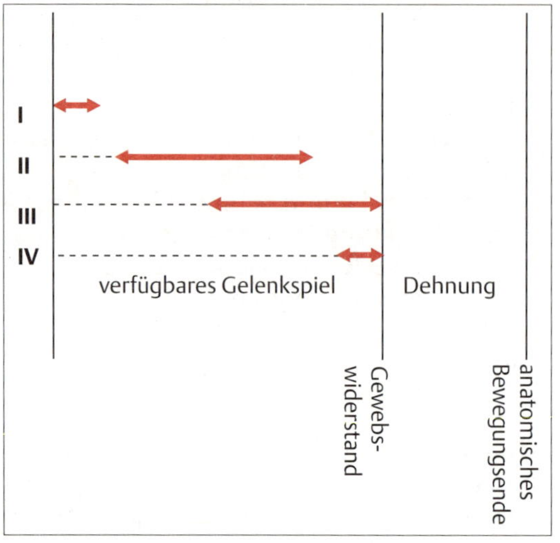

Abb. 6.**9** Schematische Darstellung der Einteilung der Oszillationstechniken. (Angepaßt aus Maitland, S. 29, mit freundlicher Genehmigung.)

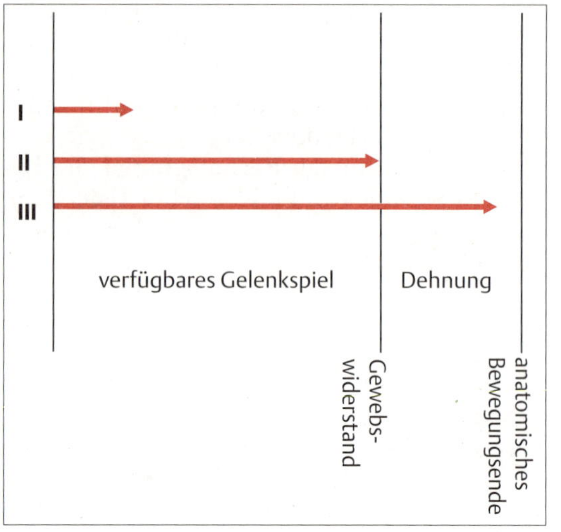

Abb. 6.**10** Schematische Darstellung der gehaltenen translatorischen Techniken des Gelenkspiels. (Angepaßt aus Kaltenborn, S. 25.)

e. Grad V
   Schnelle Manipulation mit kleiner Amplitude. Sie wird zum Lösen von Verklebungen am Ende des Bewegungsausmaßes eingesetzt. Die Manipulationstechniken benötigen großes Können und sprengen den Rahmen dieses Buches.

2. Anwendungen

a. Grad I und II werden hauptsächlich für Gelenke eingesetzt, die durch Schmerz eingeschränkt sind. Die Oszillationen können einen inhibierenden Effekt auf die Wahrnehmung des Schmerzes haben, indem sie die Weiterleitung der Schmerzimpulse auf Rückenmarks- oder Hirnstammebene blockieren. Diese Bewegungen üben keine Dehnung aus. Sie fördern den Fluß der Synovialflüssigkeit und damit die Ernährung des Knorpels.

b. Grad III und IV werden hauptsächlich zur Dehnung eingesetzt.

3. Techniken

Die Oszillationen können in den physiologischen (osteokinematischen) Bewegungen oder den Techniken des Gelenkspiels (arthrokinematisch) ausgeübt werden.

Gehaltene translatorische Techniken des Gelenkspiels (Abb. 6.**10**)

1. Dosierungen

a. Grad I (lösen)
   Distraktion kleiner Amplitude ohne Belastung auf die Kapsel. Die Distraktionskraft ist gleich der kohäsiven Kraft, der Muskelspannung und dem atmosphärischen Druck auf das Gelenk.

b. Grad II (straffen)
   Es wird so viel Traktion oder Gleiten ausgeübt, daß das periartikuläre Gewebe gestrafft wird. Kaltenborn nennt es: „Die Lose herausnehmen."

c. Grad III (dehnen)
   Es wird so viel Traktion oder Gleiten ausgeübt, daß die Gelenkkapsel und das periartikuläre Gewebe gedehnt werden.

2. Anwendungen

a. Grad I wird bei allen Gleitbewegungen und zur Schmerzlinderung eingesetzt.

b. Grad II wird für die Probebehandlung eingesetzt, um festzustellen wie empfindlich das Gelenk ist. Ist die Gelenkreaktion bekannt, wird die Dosierung dementsprechend erhöht oder erniedrigt.

c. Intermittierende Grad-II-Traktion kann zur Schmerzlinderung eingesetzt werden. Grad-II-Gleiten kann zur Erhaltung des Gelenkspiels eingesetzt werden, wenn eine Gelenkbewegung kontraindiziert ist.
d. Grad-III-Traktion und -Gleiten werden zur Dehnung der Gelenkstrukturen und zur Erweiterung des Gelenkspiels eingesetzt.

3. **Techniken**
Dieses Einteilungssystem beschreibt nur Techniken des Gelenkspiels, die die Gelenkflächen separieren oder aufeinander gleiten.

Vergleich

Gleichgültig welches Einteilungssystem angewendet wird, beziehen sich Grad I und II auf Techniken niedriger Intensität und dehnen somit weder die Gelenkkapsel noch das umgebende Gewebe. Der einzige Unterschied liegt darin, daß die gehaltene Grad-II-Technik die Lose herausnimmt und die Grad-II-Oszillation innerhalb der Lose der Gelenkkapsel bleibt. Oszillationen Grad III und IV und die gehaltene Grad-III-Dehntechnik sind in sofern ähnlich in der Intensität, daß sie alle am Bewegungsende eine Dehnung ausüben. Die Unterschiede liegen in der Geschwindigkeit oder dem Rhythmus der Wiederholungen der dehnenden Kraft.

1. Zur Klarheit und Einheitlichkeit wird auf die unterschiedlichen Dosierungssysteme folgendermaßen hingewiesen:
   a. Der Begriff „abgestufte Oszillation" bezieht sich auf die Dosierungen, die unter Oszillationen dargestellt wurden.
   b. Der Begriff „gehaltener Grad" bezieht sich auf die Dosierung, die unter gehaltene translatorische Techniken des Gelenkspiels dargestellt wurde.
2. Ob oszillierende oder gehaltene Techniken angewendet werden richtet sich nach der Reaktion des Patienten.
   a. Zur Schmerzbehandlung werden wahlweise Grad I und II der oszillierenden Technik oder langsame intermittierende Grad I und II der gehaltenen Traktion empfohlen. Die Reaktion des Patienten gibt die Intensität und Häufigkeit der Anwendung an.
   b. Ist das Gelenkspiel eingeschränkt und damit auch das funktionelle Bewegungsausmaß, so werden zyklisch angewendete, gehaltene Techniken empfohlen. Je länger der Dehnreiz gehalten werden kann, um so stärker wird das Kriechen (creep, s. S. 127) und die plastische Deformation des Bindegewebes.
   c. Zur Erhaltung des Bewegungsausmaßes durch Gelenktechniken können Grad-II-Oszillationen oder gehaltene Grad-II-Techniken angewendet werden.

Ausgangsstellung des Patienten

Der Patient und die zu behandelnde Extremität sollten so gelagert sein, daß der Patient sich entspannen kann. Es ist sinnvoll Techniken zur Entspannung oder Inhibition (s. Kapitel 5) vor oder während der Dehnung anzuwenden.

Gelenkeinstellung

Der Befund des Gelenkspiels und die Probebehandlung finden in der **Ruhestellung** des Gelenks statt. Das ist die Stellung, in der die Kapsel am meisten Lose aufweist. Hier ist die größte Traktion und das größte Gelenkspiel möglich (s. „Behandlungsablauf"). In einigen Fällen wird jedoch die Stellung benutzt, die am wenigsten schmerzhaft ist, die **aktuelle Ruhestellung**.

Fixation

Ein Gelenkpartner, in der Regel der proximale Knochen, wird fest aber dennoch für den Patienten angenehm fixiert. Die Fixation kann durch einen Gurt, den Therapeuten oder einen Assistenten, der den betreffenden Körperteil hält, angelegt werden. Eine korrekte Fixation verhindert eine ungewollte Belastung der umgebenden Strukturen und die Technik wird effektiver und spezifischer.

Behandlungsimpuls

Die Kraft der Behandlung sollte so gelenknah wie möglich wirken. Je größer die Kontaktfläche der Hände des Therapeuten zum Patienten ist, um so angenehmer ist die Behandlung. Statt der Daumenkuppe sollte zum Beispiel besser die Handfläche eingesetzt werden, um den Druck auszuüben.

Bewegungsrichtung

Die Mobilisation wird parallel oder senkrecht zur Behandlungsebene ausgeübt. Die **Behandlungsebene** wurde von Kaltenborn wie folgt beschrieben: Es ist die Ebene, die senkrecht auf einer Linie von der Rotationsachse zur Mitte der konkaven Gelenkfläche steht. Die Ebene liegt tangential zur konkaven Gelenkfläche und ihre Lage richtet sich somit stets nach der Stellung des konkaven Gelenkpartners (Abb. 6.**11**).

Traktionstechniken im Gelenk finden senkrecht zur Behandlungsebene statt. Der gesamte Knochen wird bewegt, so daß eine Separation der Gelenkflächen stattfindet.

Translatorisches Gleiten findet parallel zur Behandlungsebene statt. Es wird in die Richtung ausgeübt, in die die Gelenkfläche auch bei der gewünschten Bewegung physiologisch gleiten würde. Die Richtung wird mit der Konvex-konkav-Regel bestimmt (s. „Bewegungsarten", S. 156). Wird der konvexe Gelenkpartner bewegt, so ist die Behandlungsrichtung der Bewegungsrichtung entgegengesetzt. Wird der konkave Gelenkpartner bewegt, so sind Behandlungsrichtung und Bewegungsrichtung gleichsinnig (Abb. 6.**5 a** und **b**). Es wird immer der ganze Knochen bewegt, so daß die Gelenkflächen aufeinander gleiten. Der Knochen sollte nicht als Hebel eingesetzt werden und keinen Kreisbogen beschreiben, da sonst ein Rollen und damit eine Kompression der Gelenkflächen entsteht.

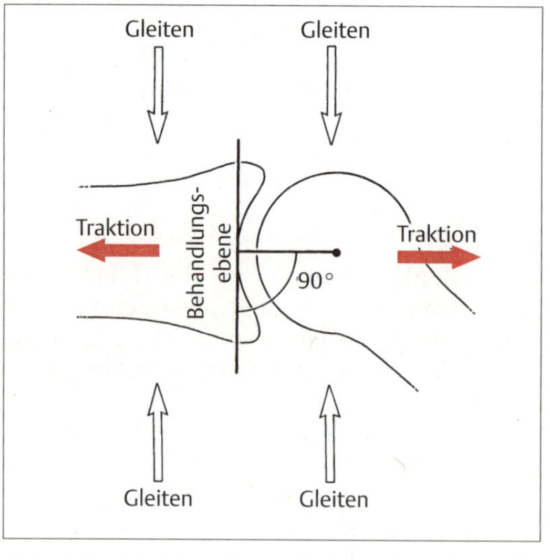

Abb. 6.**11** Die Behandlungsebene steht senkrecht auf einer Linie, die von der Rotationsachse zur Mitte der konkaven Gelenkfläche verläuft und liegt tangential zur konkaven Gelenkfläche. Traktion findet senkrecht und Gleiten parallel zur Behandlungsebene statt.

Behandlungsablauf (Abb. 6.**12**)

1. Die Probebehandlung ist für die Behandlungsziele Schmerzlinderung und Verbesserung des Gelenkspiels gleich. Der Sinn einer solchen Probebehandlung ist es, die Reaktivität des Gelenks vor der Weiterführung der Therapie zu erfahren. Es wird eine gehaltene Grad II Traktion aus der Ruhestellung oder der aktuellen Ruhestellung ausgeführt. Man beobachtet die direkte Reaktion des Gelenks bezüglich der Reizbarkeit und des Bewegungsausmaßes.
2. Am nächsten Tag wird das Gelenk untersucht und die Behandlung angepaßt:
   a. Sind mehr Schmerz und Empfindlichkeit aufgetreten, so wird die Behandlungsdosierung auf Grad-I-Oszillationen herabgesetzt.
   b. Ist das Gelenk gleich oder besser als am Vortag, so können folgende Behandlungen ausgeübt werden:
      - Ist das Ziel Erhaltung des Gelenkspiels, so wird die Probebehandlung wiederholt.
      - Ist das Ziel Verbesserung des Gelenkspiels, so wird auf gehaltene Grad-III-Traktionen oder -Gleiten übergegangen.
3. Zur Steigerung der Dehntechnik wird der Knochen ans Bewegungsende geführt, dann wird die gehaltene Technik Grad III ausgeführt. Eine weitere Steigerung kann erreicht werden, wenn der Knochen am Bewegungsende vor Anwendung der

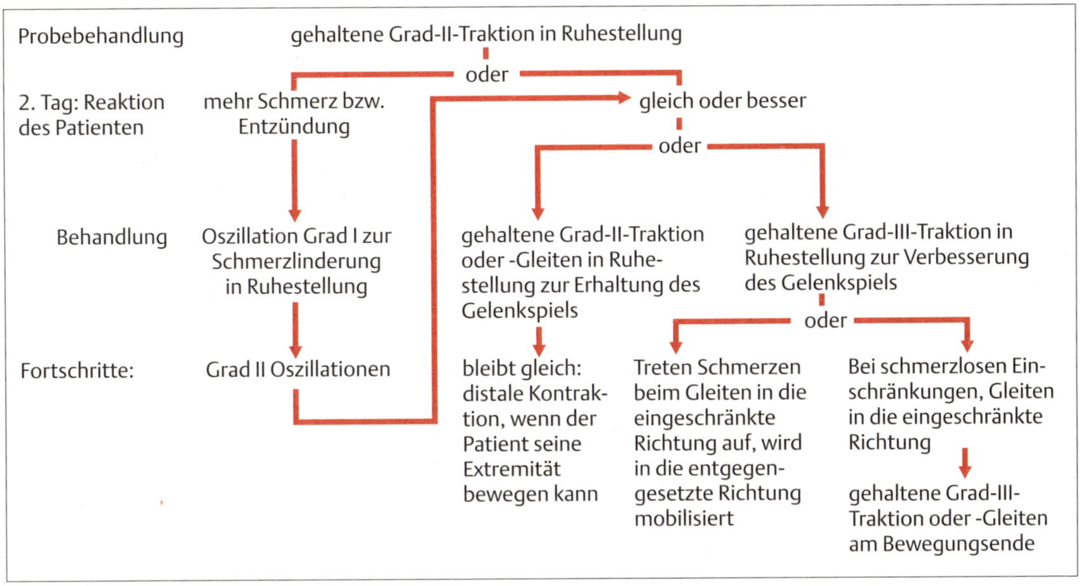

Abb. 6.**12** Einstieg in und Steigerung der Behandlung

Gelenktechnik noch leicht rotiert wird (ohne Abbildung).

4. Tips:
   a. Vor der Dehnung wird das periartikuläre Gewebe erwärmt. Wärmeanwendungen, Massage oder leichte Muskelkontraktionen erhöhen die Durchblutung und erwärmen das Gewebe.
   b. Entspannungstechniken und Oszillationen können die Schutzspannung der Muskulatur inhibieren und sollten, falls nötig, im Wechsel mit den Dehntechniken angewendet werden.
   c. Die gehaltenen Gleittechniken sollten mit einer Traktion Grad I (Pikkolotraktion) zusammen angewendet werden. Traktionen Grad II oder III sollten nicht mit Gleiten Grad III kombiniert werden, da das Gelenk sonst traumatisiert werden könnte.
   d. Ist das Gleiten in die eingeschränkte Richtung zu schmerzhaft, wird mit Gleiten in die schmerzfreie Richtung begonnen. Es wird erst in die eingeschränkte Richtung geglitten, wenn die Beweglichkeit etwas zugenommen hat und es nicht mehr so schmerzhaft ist.
   e. Bei der Anwendung einer Dehntechnik, wird der Knochen erst vorsichtig an die Einschränkung herangeführt; „die Lose herausgenommen". Erst wenn der Gewebewiderstand zu spüren ist, beginnt man dehnend zu mobilisieren.
5. Soll das Gelenkspiel durch Gleittechniken erhalten werden, weil die Bewegung des Körperabschnitts kontraindiziert ist, so werden Oszillationen oder gehaltene Techniken Grad II eingesetzt.

Geschwindigkeit, Rhythmus und Dauer des Behandlungsimpulses

Oszillationen

1. Grad I und IV sind in der Regel schnelle Oszillationen, ähnlich den manuellen Vibrationen.
2. Grad II und III sind 2–3 weiche regelmäßige Oszillationen pro Sekunde über einen Zeitraum von 1–2 Minuten.
3. Die Geschwindigkeit der Oszillationen wird unterschiedlichen Zielen angepaßt. Langsame Geschwindigkeit zur Entspannung von muskulärer Schutzspannung und hohe Geschwindigkeit bei kleiner Amplitude zur Schmerzlinderung.

Gehaltene Techniken

1. Bei schmerzhaften Gelenken werden mehrere Zyklen intermittierender Traktion angewendet. Jede Traktion dauert 7–10 Sekunden mit einigen Sekunden Pause dazwischen. Je nach Reaktion wird die Behandlung fortgesetzt oder abgebrochen.
2. Bei eingeschränkten Gelenken wird mindestens 6 Sekunden lang gedehnt, danach wird etwas zurückgegangen (Grad I oder II). Das Gleiche wird dann mit langsamen intermittierenden Behandlungsimpulsen in Intervallen von 3–4 Sekunden fortgesetzt.

Behandlungsschmerz

Eine Dehnung verursacht in der Regel Schmerz. Die Dehnungen sollten nur jeden zweiten Tag durchgeführt werden, damit der Schmerz sich legen kann und das Gewebe Zeit hat zu heilen. In der Zwischenzeit sollte der Patient sein neu gewonnenes Bewegungsausmaß benutzen. Ist der Schmerz nach 24 Stunden immer noch deutlich höher als am Anfang der Behandlung, so war die Dosierung der Technik (Dauer oder Impuls) zu hoch. Dauer und Impuls werden so lange vermindert, bis die Schmerzen unter Kontrolle sind.

Wiederbefund

Das Gelenk und das Bewegungsausmaß sollten nach jeder Behandlung und zu Beginn der nächsten Behandlung befundet werden. Die Veränderungen der Behandlung richten sich nach der Reaktion des Gelenks.

Gesamtprogramm

Mobilisationstechniken sind Teil eines Gesamtprogramms bei eingeschränkter Funktion. Sind Muskeln und Bindegewebe auch Verursacher des eingeschränkte Bewegungsausmaßes, so werden in der gleichen Behandlungseinheit Inhibitions- und Dehntechniken im Wechsel mit den Gelenkmobilisationstechniken angewendet. Die Therapie sollte auch Übungen zum Bewegungsausmaß, zur Kräftigung und funktionelle Techniken enthalten (s. Kapitel 8 bis 13).

Mobilisationstechniken der peripheren Gelenke

Die folgenden Gelenktechniken können, von Therapeuten mit wenig Erfahrung und solchen, die eine Grundlage in den Mobilisationstechniken erwerben wollen, angewendet werden. Diese Techniken sollten mit Hinblick auf die Dosierung, die Häufigkeit, die Behandlungssteigerung, die Vorsichtsmaßnahmen und die Kontraindikationen, die in den vorhergehenden Abschnitten beschrieben wurden, an den Patienten angepaßt werden.

> *Beachte:* Begriffe wie proximale, distale oder laterale Hand oder andere beschreibende Begriffe geben Auskunft darüber, daß der Therapeut die Hand einsetzen soll, die sich mehr proximal bzw. distal zum Patienten oder dessen Extremität befindet.

Schultergürtel (Abb. 6.**13**)

Articulatio glenohumeralis

Beim Schultergelenk artikuliert die konkave Fossa glenoidalis mit dem konkaven Humeruskopf.

Ruhestellung

Die Ruhestellung ist 55° Abduktion, 30° transversale Adduktion und so rotiert, daß sich der Unterarm in der Horizontalebene befindet.

Behandlungsebene

Die Behandlungsebene liegt tangential zur Fossa glenoidalis und bewegt sich mit der Skapula.

Fixation

Die Skapula wird mit Hilfe eines Gurtes oder eines Assistenten fixiert.

1. **Traktion** (Abb. 6.**14**)
   Indikation: Test; Probebehandlung (gehaltene Grad II); Schmerzlinderung (Grad-I- oder -II-Oszillationen); allgemeine Mobilisierung (gehaltene Grad III).
   Ausgangsstellung des Patienten: Rückenlage, das Gelenk befindet sich in Ruhe-

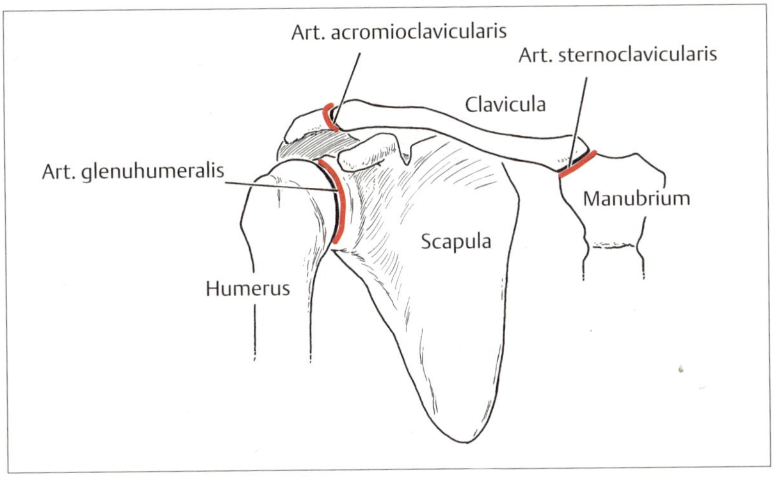

Abb. 6.**13** Knochen und Gelenke des Schultergürtels

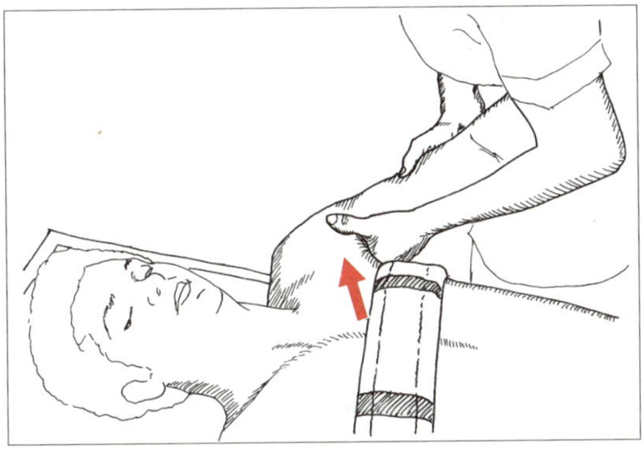

Abb. 6.**14** Traktion am Glenohumeralgelenk

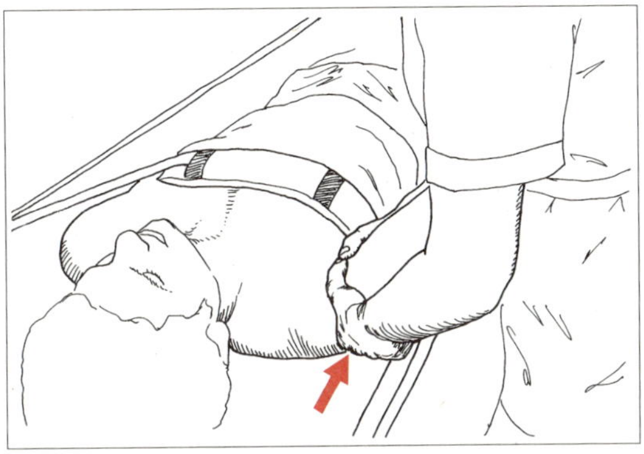

Abb. 6.**15** Kaudalgleiten am Glenohumeralgelenk

stellung, der Unterarm wird zwischen Rumpf und Ellenbogen des Therapeuten gehalten.

Grifftechnik: Die Hand, die der zu behandelnden Schulter am nächsten liegt, wird benutzt. (Wird z.B. die rechte Schulter behandelt, so nimmt man die rechte Hand.) Die Daumengabel wird gelenknah in die Achsel gelegt, so daß der Daumen nach ventral und die Finger nach dorsal zeigen. Die andere Hand hält den Humerus von lateral.

Mobilisationsrichtung: Mit der in der Achsel liegenden Hand wird der Humerus nach lateral bewegt.

Beachte: Der ganze Arm bewegt sich in einer translatorischen Bewegung von der Fossa glenoidalis weg. Die Traktionen können auch aus allen anderen Stellungen des Humerus ausgeübt werden (Abb. 6.**17** und 6.**19**). Der Therapeut muß sich der Rotationsstellung der Skapula bewußt sein, um die Traktion immer senkrecht zur Fossa glenoidalis auszuüben.

2. **Kaudalgleiten** (Abb. 6.**15**)
   Indikation: Abduktionserweiterung (gehaltene Grad III); Reposition des nach kranial luxierten Humeruskopfes.

Ausgangsstellung des Patienten: s. Traktion.
Grifftechnik: Eine Hand liegt in der Achsel des Patienten (s. Traktion), um die Pikkolotraktion auszuführen. Die Daumengabel der anderen Hand wird direkt distal des Akromions angelegt.
Mobilisationsrichtung: Die kraniale Hand gleitet den Humerus in kaudale Richtung.

3. **Kaudalgleiten:** Alternative
Grifftechnik: s. Traktion (Abb. 6.**14**).
Mobilisationsrichtung: Es wird mit der Hand mobilisiert, die um den Arm herum gelegt ist. Sie zieht nach kaudal während der Therapeut sich zurücklehnt.

Beachte: Diese Technik wird auch Longitudinaltraktion genannt.

4. **Kaudalgleiten:** Steigerung (Abb. 6.**16 a**)
Indikation: Abduktionserweiterung bei einer Beweglichkeit über 90°.
Ausgangsstellung des Patienten: Rückenlage, mit dem Arm bis zum Bewegungsende abduziert. Am Bewegungsende bei 90° und darüber sollte eine Außenrotation hinzugefügt werden.
Ausgangsstellung des Therapeuten und Grifftechnik: Der Therapeut steht mit Blickrichtung zum Fußende. Mit der distalen Hand wird der Arm gegen den Rumpf des Therapeuten gedrückt. Durch eine leichte Bewegung nach lateral entsteht eine Pikkolotraktion. Die Daumengabel der anderen Hand liegt distal des Akromions auf dem proximalen Humerus.
Mobilisationsrichtung: Die proximale Hand gleitet den Humerus nach kaudal.
Alternative Ausgangsstellung: Sitz (Abb. 6.**16 b**).

5. **Endgradige Abduktion** (Abb. 6.**17 a**)
Indikation: Abduktion über 90°.
Ausgangsstellung des Patienten: Rückenlage, mit dem Arm am Bewegungsende. Der Humerus wird dann so weit wie möglich außenrotiert.
Ausgangsstellung des Therapeuten und Grifftechnik: Wie unter 4. Der Therapeut paßt seine Körperhaltung so an, daß die mobilisierende Hand parallel zur Behandlungsebene steht.

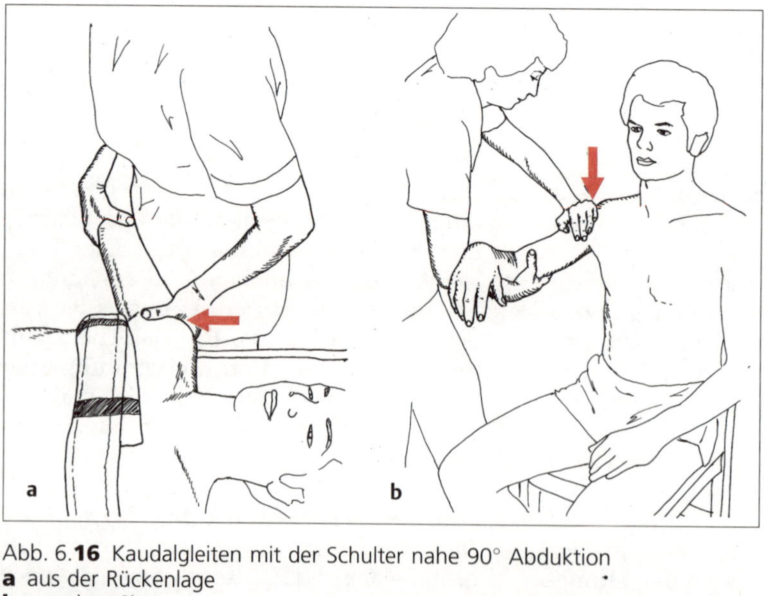

Abb. 6.**16** Kaudalgleiten mit der Schulter nahe 90° Abduktion
a aus der Rückenlage
b aus dem Sitz

Mobilisationsrichtung: Die proximale Hand des Therapeuten gleitet den Humeruskopf nach kaudal und ventral. Die Richtung der Mobilisation richtet sich nach dem Grad der Außenrotation und der Protraktion des Schulterblattes. Durch die Mobilisation wird der Humeruskopf gegen die kaudalen Falten der Gelenkkapsel gedrückt.
Alternative Ausgangsstellung: Sitz (Abb. 6.**17 b**).

6. **Dorsalgleiten** (Abb. 6.**18**)
Indikation: Flexionserweiterung; Innenrotationserweiterung.
Ausgangsstellung des Patienten: Bauchlage, mit dem Gelenk in Ruhestellung.
Ausgangsstellung des Therapeuten und Grifftechnik: Der Therapeut steht mit dem Rücken zum Patienten zwischen dessen Arm und Rumpf. Der Arm des Patienten wird vom Rumpf des Therapeuten unterstützt, während die distale Hand den distalen Humerus greift. Durch diese Ausgangsstellung wird eine Pikkolotraktion gewährleistet. Die Außenseite der proximalen Hand greift direkt distal den ventralen Gelenkspalt, die Finger zeigen dabei nach kranial. Die proximale Hand mobilisiert.
Mobilisationsrichtung: Der Humerus gleitet nach dorsal, wenn der gesamte Arm des Patienten durch eine Kniebeugung des Therapeuten bewegt wird.

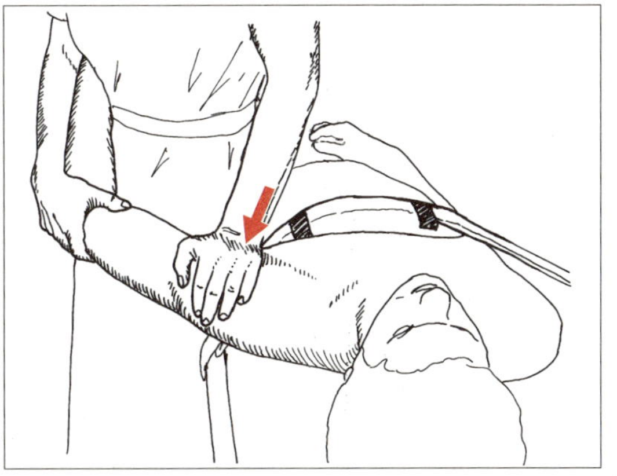

Abb. 6.**18** Dorsalgleiten im Glenohumeralgelenk

7. **Dorsalgleiten:** Steigerung (Abb. 6.**19**)
Indikation: Erweiterung des Dorsalgleitens bei einer Flexion um 90°; Erweiterung der horizontalen Abduktion.
Ausgangsstellung des Patienten: Rückenlage, mit dem Arm in 90° Flexion und Innenrotation und dem Ellenbogen in 90° Flexion. Der Arm kann auch in transversale Adduktion gebracht werden.

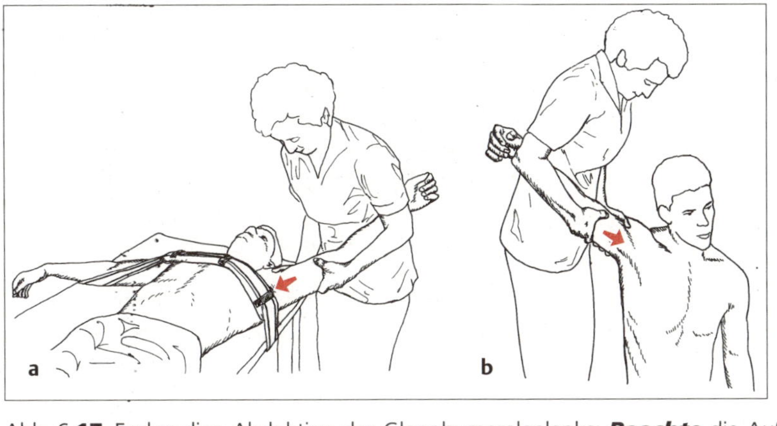

Abb. 6.**17** Endgradige Abduktion des Glenohumeralgelenks; ***Beachte*** die Außenrotation des Armes.
a Ausgangsstellung Rückenlage
b Sitz

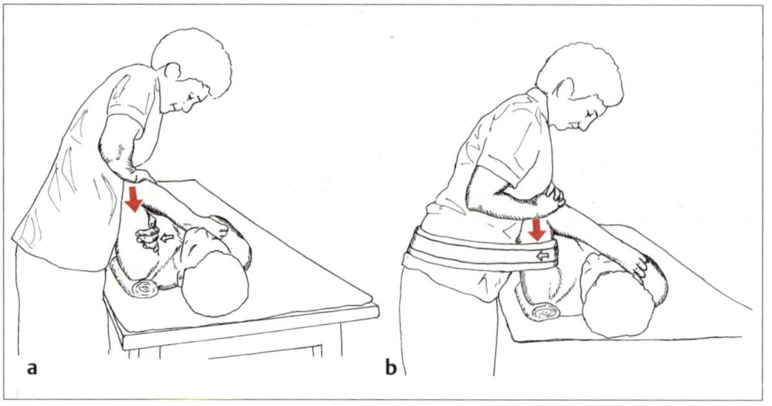

Abb. 6.**19** Dorsalgleiten (Steigerung) im Glenohumeralgelenk

Grifftechnik: Die Skapula wird unterlagert, um sie zu fixieren. Eine Hand wird um die mediale Fläche des Humerus gelegt, um eine Pikkolotraktion auszuüben. Die andere Hand umgreift den Ellenbogen des Patienten.
Mobilisationsrichtung: Der Humerus gleitet nach dorsal, indem über den Ellenbogen entlang der Humeruslängsachse Druck nach dorsal ausgeübt wird.

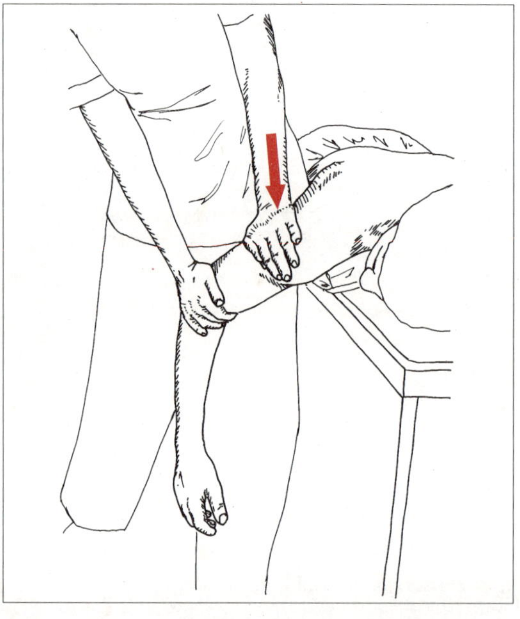

Abb. 6.**20** Ventralgleiten im Glenohumeralgelenk

8. Ventralgleiten (Abb. 6.**20**)
Indikation: Extensionserweiterung; Außenrotationserweiterung.
Ausgangsstellung des Patienten: Bauchlage, mit dem Gelenk in Ruhestellung. Der Arm hängt über die Seite der Behandlungsbank herunter und wird vom Oberschenkel des Therapeuten unterstützt. Das Akromion wird unterlagert.
Ausgangsstellung des Therapeuten und Grifftechnik: Der Therapeut steht seitlich zur Behandlungsbank mit Blickrichtung zum Kopfende. Das mediale Bein ist in Schrittstellung vorne. Die distale Hand hält den Arm des Patienten auf dem Oberschenkel. Durch das Gewicht des Armes des Patienten entsteht eine Pikkolotraktion. Die ulnare Kante der anderen Hand liegt direkt unterhalb des dorsalen Anteils des Akromions. Die Finger zeigen nach ventral. Diese Hand mobilisiert.
Mobilisationsrichtung: Es wird nach ventral und wenig nach medial mobilisiert. Der Therapeut beugt dabei beide Knie, um dadurch den gesamten Arm nach ventral zu bewegen.

Vorsicht: Der Arm darf nicht am Ellenbogen angehoben werden, da sonst eine anguläre Bewegung und damit die Gefahr einer ventralen Luxation entsteht.

9. **Ventralgleiten:** Steigerung
Indikation: Außenrotationserweiterung.

Vorsicht: Der Arm sollte nicht in 90° Abduktion geführt werden und dann während der Außenrotation das Ventralgleiten durchgeführt werden. Hierbei besteht die Gefahr einer ventralen Subluxation des Schultergelenks.

Techniken:
- Es wird die Technik der Elevationserweiterung eingesetzt (Abb. 6.**17**), da in dieser Technik die Außenrotation enthalten ist.
- Es wird eine Steigerung der Traktion eingesetzt; wobei mit der Schulter in Ruhestellung begonnen wird, dann der Humerus nach außen rotiert und eine Grad-III-Traktion senkrecht zur Fossa glenoidalis ausgeführt wird (Abb. 8.**7**).

Beachte: Für die volle Elevation des Humerus ist die volle Beweglichkeit der Klavikula in die Elevation und Rotation sowie eine Skapularotation und die Außenrotation des Humerus notwendig. Außerdem wird ein physiologisches Gelenkspiel in die jeweiligen Bewegungsrichtungen der beteiligten Gelenke benötigt. Die Mobilisation der Klavikula und der Skapula werden in den folgenden Abschnitten beschrieben.

Articulatio acromioclavicularis

1. **Ventralgleiten** (Abb. 6.**21**)
Indikation: Bewegungserweiterung des Gelenks.
Fixation: Die Skapula wird am Akromion fixiert.
Ausgangsstellung des Patienten: Sitz oder Bauchlage.
Grifftechnik: Der Therapeut steht hinter dem sitzenden Patienten und fixiert das Akromion mit den Fingern der distalen Hand. Der Daumen der anderen Hand liegt gelenknah an der Rückfläche der Klavikel. Liegt der Patient in Bauchlage,

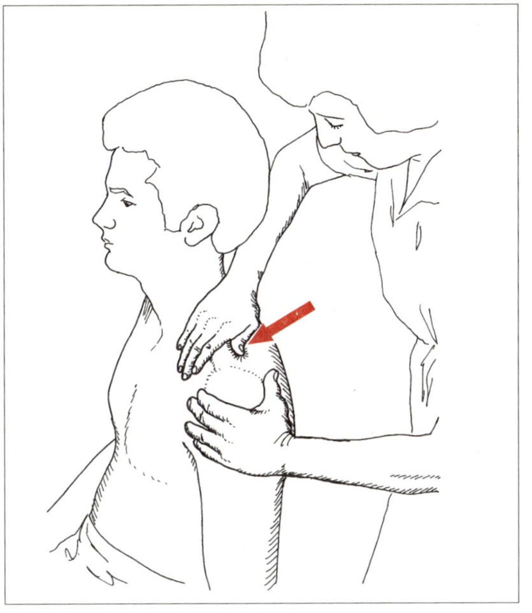

Abb. 6.**21** Ventralgleiten im Akromioklavikulargelenk

so wird das Akromion mit einem gerollten Handtuch unterlagert.
Mobilisationsrichtung: Der Daumen gleitet die Klavikel nach ventral.

Articulatio sternoclavicularis

Die Gelenkfläche der Klavikel ist bezüglich der Elevation/Depression konvex und bezüglich der Protraktion/Retraktion konkav.

Für alle Techniken gilt:

Ausgangsstellung des Patienten und Fixation:
Rückenlage. Das Sternum ist durch das Brustkorbgewicht fixiert.

1. **Dorsalgleiten** (Abb. 6.**22**)
Indikation: Retraktionserweiterung
Grifftechnik: Der Daumen wird auf die Ventralfläche der proximalen Klavikel gelegt; der Zeigefinger wird gebeugt und das Mittelglied zur Unterstützung entlang der Kaudalfläche der Klavikula des Daumens gelegt.
Mobilisationsrichtung: Der Daumen drückt in dorsale Richtung.

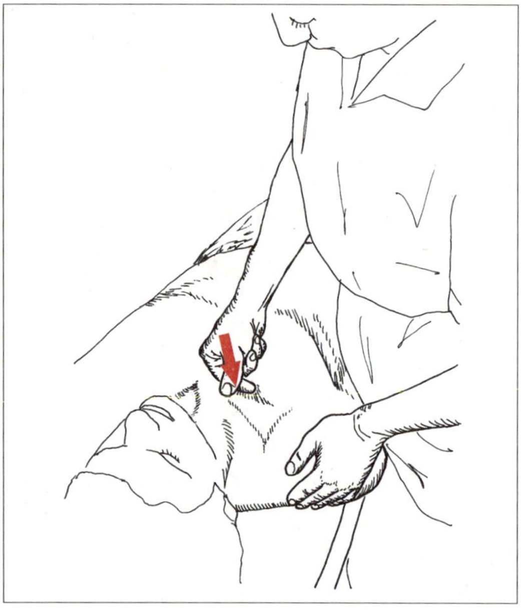

Abb. 6.**22** Dorsalgleiten des Sternoklavikulargelenks. Die gleiche Grifftechnik wird für das Kranialgleiten eingesetzt.

2. **Ventralgleiten** (Abb. 6.**23**)
   Indikation: Protraktionserweiterung.
   Grifftechnik: Der Daumen liegt kaudal und die Finger liegen kranial um die Klavikula.
   Mobilisationsrichtung: Daumen und Finger schieben die Klavikel nach ventral.

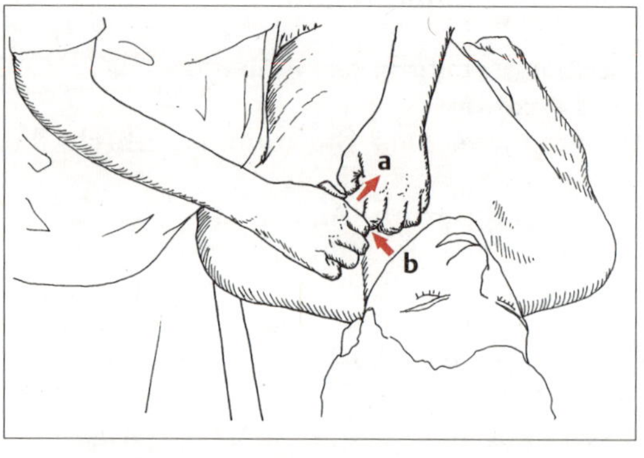

Abb. 6.**23** Ventralgleiten des Sternoklavikulargelenks. Die gleiche Grifftechnik wird für das Kaudalgleiten eingesetzt.

3. **Kaudalgleiten** (Abb. 6.**23**)
   Indikation: Elevationserweiterung.
   Grifftechnik: S. „Ventralgleiten".
   Mobilisationsrichtung: Die Klavikula wird mit den Fingern nach kaudal geschoben.
4. **Kranialgleiten** (Abb. 6.**22**)
   Indikation: Depressionserweiterung.
   Grifftechnik: S. „Dorsalgleiten".
   Mobilisationsrichtung: Der Zeigefinger drückt in kraniale Richtung.

Skapulothorakales Gelenk (Schulterblattmobilisation)

Das skapulothorakale Gelenk ist kein Gelenk im eigentlichen Sinne. Es bedarf der Mobilität der aufeinander gleitenden Weichteile, damit eine physiologische Schultergürtelmotorik möglich wird (Abb. 6.**24**).
Indikation: Erweiterung der Schulterblattbewegungen; Elevation, Depression, Protraktion, Retraktion, Rotation und „Flügeln". (Das „Flügeln" ist eine Zusatzbewegung, die auftritt, wenn man versucht die Hand hinter den Rücken zu legen und sich dabei der Margo medialis vom Thorax entfernt.)
Ausgangsstellung des Patienten: Bei geringer Beweglichkeit beginnt man in Bauchlage (Abb. **2.6**) und steigert dann zur Seitlage mit dem Gesicht zum Therapeuten. Der Oberarm des Patienten hängt dabei über den Unterarm des Therapeuten, so daß der Patient gut entspannen kann.
Grifftechnik: Die kraniale Hand liegt auf dem Akromion, um die Bewegungsrichtung zu kontrollieren. Die Finger der anderen Hand greifen unter den Margo medialis und den Angulus inferior der Skapula.
Mobilisationsrichtung: Die Skapula wird in die gewünschte Richtung bewegt, indem vom Angulus inferior bzw. vom Akromion aus geschoben wird.

Ellenbogen und Unterarm (Abb. 6.**25**)

Articulatio humeroulnaris

Im Articulatio humeroulnaris artikuliert die konvexe Trochlea humeri mit der konkaven Fossa olecrani.

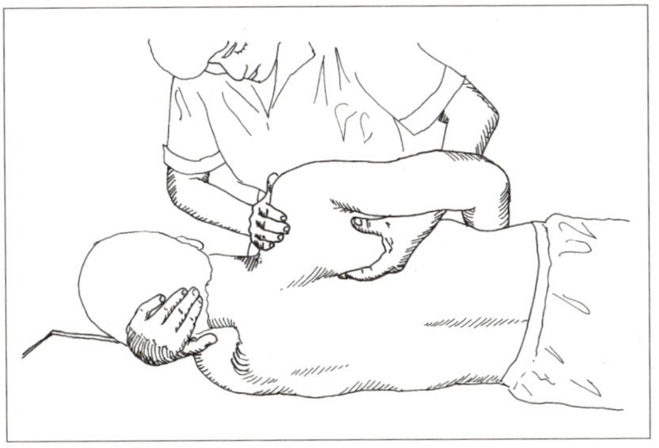

Abb. 6.**24** Skapulamobilisation

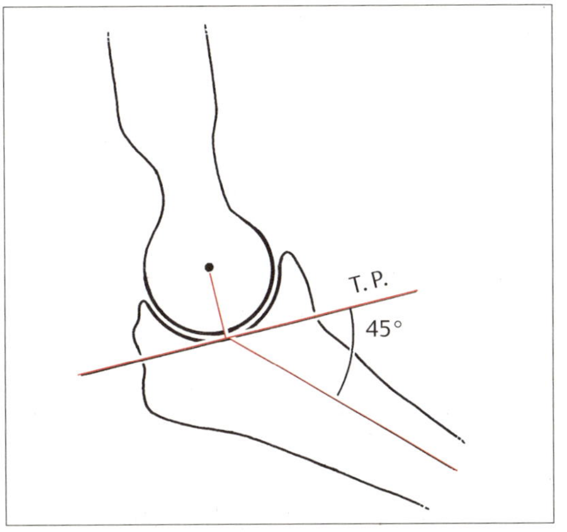

Abb. 6.**26** Seitenansicht des Articulatio humeroulnaris mit eingezeichneter Behandlungsebene

Ruhestellung

Die Ruhestellung befindet sich in 70° Ellenbogenflexion und 10° Supination.

Behandlungsebene

Die Behandlungsebene liegt tangential zur Fossa olecrani in einem 45° Winkel zur Längsachse der Ulna (Abb. 6.**26**).

Fixation

Der Humerus wird mit einem Gurt oder durch einen Assistenten auf der Behandlungsbank fixiert.

1. **Traktion** (Abb. 6.**27 a**)

   Indikation: Test; Probebehandlung (gehaltene Grad II); Schmerzlinderung (Oszillation Grad II oder III); Flexions- oder Extensionserweiterung.

   Ausgangsstellung des Patienten: Rückenlage, der Ellenbogen liegt über der Kante der Behandlungsbank oder wird proximal des Olekranons mit einem Handtuch unterlagert. Das Handgelenk lehnt gegen die Schulter des Therapeuten, so daß der Ellenbogen in Ruhestellung ist.

   Grifftechnik: Die Finger der proximalen Hand werden gelenknah über die Volarseite der Ulna gelegt. Die andere Hand

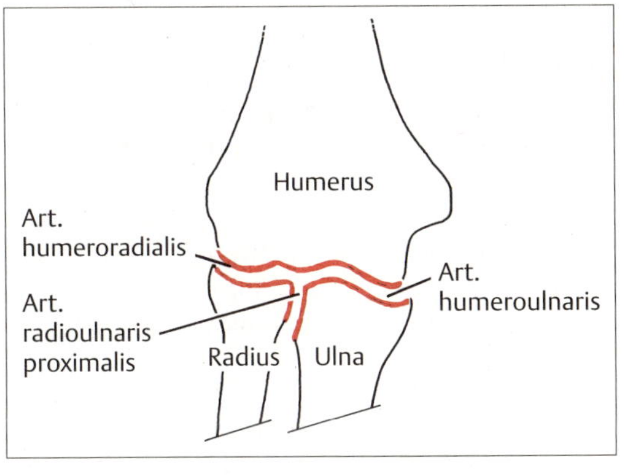

Abb. 6.**25** Knochen und Gelenke des Ellenbogens

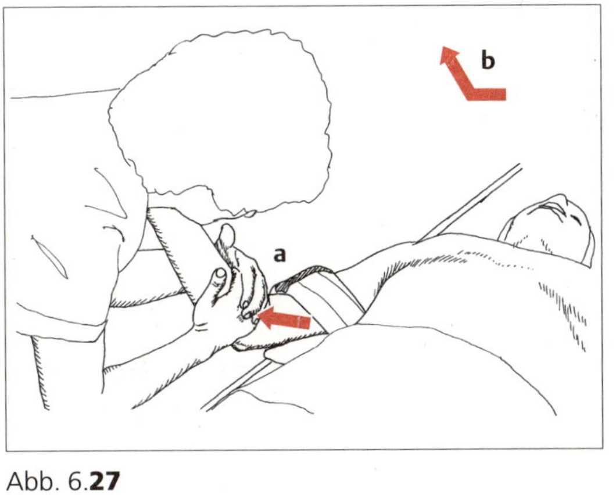

Abb. 6.**27**
a Traktion im Humeroulnargelenk
b Traktion mit gebogenem Gleiten im Humeroulnargelenk

liegt unterstützend auf der proximalen Hand.
Mobilisationsrichtung: Die Ulna wird in einem 45° Winkel zum Ulnaschaft auf die Ulna mobilisiert.

2. **Traktion:** Steigerung
Indikation: Flexions- oder Extensionserweiterung.
Ausgangsstellung des Patienten: Wie bei der Traktion (1.), jedoch wird das Gelenk ans Bewegungsende gebracht, bevor der Behandlungsimpuls gegeben wird.
Grifftechnik: Die Grifftechnik aus 1. wird so angepaßt, daß die Mobilisation optimal ausgeführt und der Unterarm gut fixiert werden kann.
Mobilisationsrichtung: Es wird in einem 45° Winkel zum Ulnaschaft mobilisiert, gleichgültig, in welcher Stellung sich das Gelenk befindet.
3. **Gebogenes Gleiten** (Abb. 6.**27 b**)
Indikation: Flexionserweiterung.
Ausgangsstellung des Patienten und Grifftechnik: s. „Traktion".
Mobilisationsrichtung: Die proximale Hand des Therapeuten beschreibt eine Bewegung im Bogen, wobei zuerst eine Pikkolotraktion wie unter 1. angelegt wird und dann in Verlängerung der Ulna gezogen wird (Gleiten).

Articulatio humeroradialis

Im Articulatio humeroulnaris artikuliert das konvexe Capitulum humeri mit dem konkaven Radiusköpfchen.

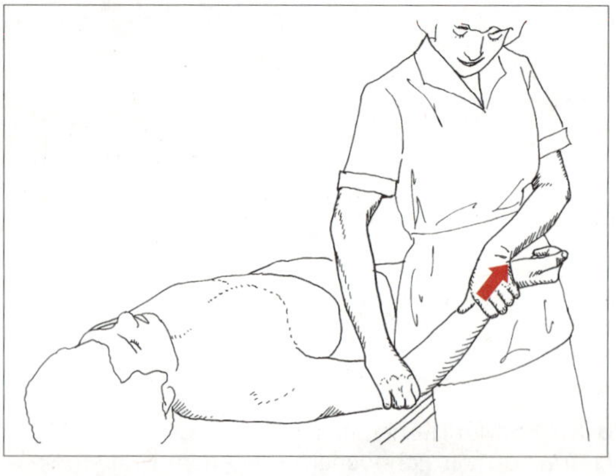

Abb. 6.**28** Traktion im Humeroradialgelenk

Ruhestellung

Die Ruhestellung befindet sich in Ellenbogenextension und Supination.

Behandlungsebene

Die Behandlungsebene liegt tangential zum konkaven Radiusköpfchen senkrecht auf der Radiuslängsachse.

Fixation

Der Humerus wird mit einer Hand fixiert.

1. **Traktion** (Abb. 6.**28**)
Indikation: Mobilisation des Radius; Korrektur eines „gestauchten Ellenbogens" (Subluxation des Radius nach proximal).
Ausgangsstellung des Patienten: Rückenlage oder Sitz; der Arm liegt auf der Behandlungsbank.
Ausgangsstellung des Therapeuten und Grifftechnik: Der Therapeut befindet sich an der Ulnarseite des Unterarms. Die proximale Hand fixiert den Humerus. Finger und Daumenballen der distalen Hand umfassen den distalen Radius. Es muß darauf geachtet werden, daß nicht die distale Ulna gegriffen wird.
Mobilisationsrichtung: Der Radius wird nach distal gezogen entlang der Radiuslängsachse (Longitudinaltraktion und Traktion des Gelenks sind hier identisch).
2. **Dorsal- und Volargleiten des Radius** (Abb. 6.**29**)
Indikation: Dorsalgleiten zur Extensionserweiterung; Volargleiten zur Flexionserweiterung.
Ausgangsstellung des Patienten: Rückenlage oder Sitz mit dem Ellenbogen in maximaler Supination und Extension.
Grifftechnik: Der Humerus wird von der Medialseite her fixiert. Die Handfläche der distalen Hand des Therapeuten wird auf die Volarfläche des Radius und die Finger des Therapeuten auf die Dorsalseite des Radiusköpfchens gelegt.
Mobilisationsrichtung: Der Radius wird mit der Handfläche nach dorsal geschoben oder mit den Fingern nach volar gezogen. Ist für das Volargleiten größerer Krafteinsatz erforderlich, so wird der Un-

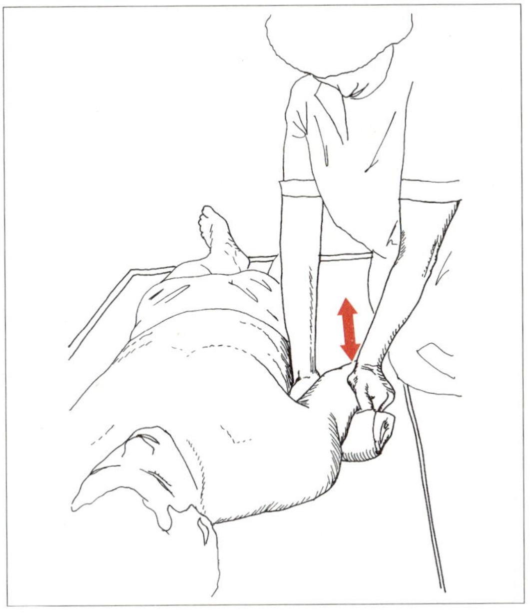

Abb. 6.**29** Dorsal- und Volargleiten im Humeroradialgelenk

terarm umgedreht und aus der angepaßten Körperstellung mit dem Handballen mobilisiert.

3. **Kompression** (Abb. 6.**30**)
   Indikation: Verminderung einer Subluxation des Ellenbogens nach distal.
   Ausgangsstellung des Patienten: Sitz oder Rückenlage.
   Grifftechnik: Der Therapeut benutzt die gleiche Hand wie der Patient und greift mit seinem Daumenballen den Daumenballen des Patienten. Der Humerus und die proximale Ulna werden gegen einen festen Gegenstand fixiert (Behandlungsbank oder andere Hand).
   Mobilisationsrichtung: Es wird entlang der Längsachse des Radius geschoben, indem auf den Daumenballen gedrückt wird, gleichzeitig wird der Unterarm supiniert.

Beachte: Um eine akute Subluxation wieder einzurenken, ist eine schnelle Bewegung (Manipulation) nötig.

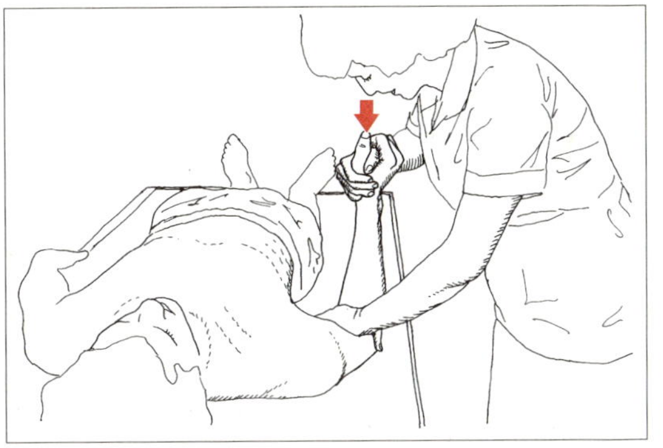

Abb. 6.**30** Kompression im Humeroradialgelenk

Articulatio radioulnaris proximalis

(Abb. 6.**31**)
Im Aticulatio radioulnaris proximalis artikuliert der konvexe Rand des Radiusköpfchens mit der konkaven Incisura radialis ulnae.

Ruhestellung

Die Ruhestellung befindet sich in 70° Ellenbogenflexion und 35° Supination.

Behandlungsebene

Die Behandlungsebene liegt tangential zur Inzisur der Ulna parallel zur Längsachse der Ulna.

Fixation

Die proximale Ulna wird fixiert.

Dorsalgleiten und Volargleiten

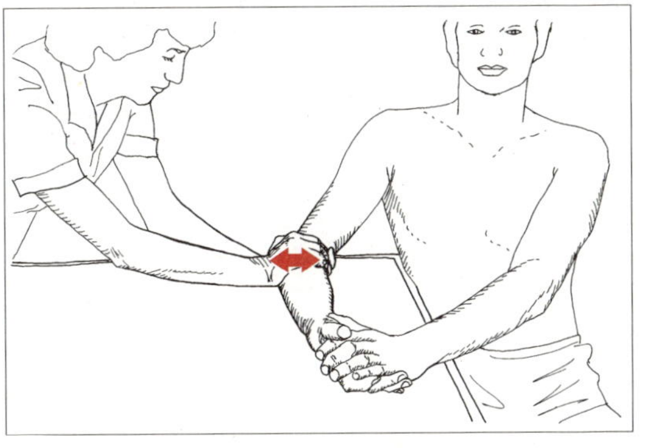

Abb. 6.**31** Dorsal- und Volargleiten im proximalen Radioulnargelenk

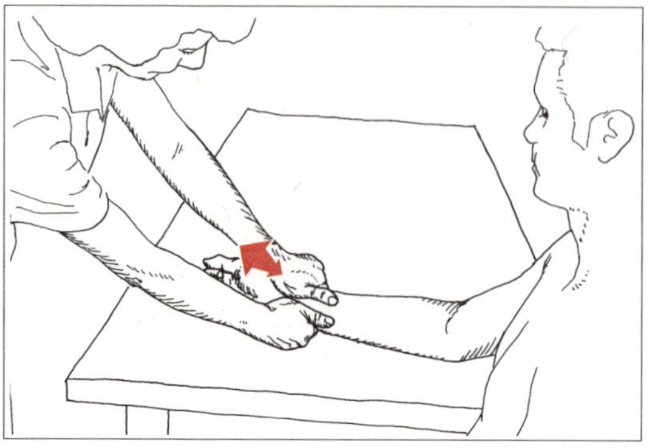

Abb. 6.**32** Dorsal- und Volargleiten im distalen Radioulnargelenk

Indikation: Dorsalgleiten zur Erweiterung der Pronation; Volargleiten zur Erweiterung der Supination.
Ausgangsstellung des Patienten: Rückenlage oder Sitz, mit Ellenbogen und Unterarm in Ruhestellung.
Grifftechnik: Die Ulna wird mit der proximalen Hand fixiert. Die andere Hand umfaßt das Radiusköpfchen, wobei die Finger auf der Volarseite und die Handfläche auf der Dorsalseite liegen.
Mobilisationsrichtung: Das Radiusköpfchen wird mit der Handfläche nach volar geschoben oder mit den Fingern nach dorsal gezogen. Ist für das Dorsalgleiten ein größerer Krafteinsatz nötig, stellt sich der Therapeut auf die andere Seite des Patienten, wechselt die Hände und drückt jetzt von der Volarseite her mit dem Handballen gegen das Radiusköpfchen.

Articulatio radioulnaris distalis (Abb. 6.32)

Im Artikulatio radioulnaris distalis die artikuliert konkave Incisura ulnaris des Radius mit der konvexen Circumferentia articularis der Ulna.

Ruhestellung

Die Ruhestellung befindet sich in 10° Supination.

Behandlungsebene

Die Behandlungsebene liegt tangential zur Inzisur am Radius parallel zur Radiuslängsachse.

Fixation

Es wird die distale Ulna fixiert.

Dorsalgleiten und Volargleiten

Indikation: Dorsalgleiten zur Supinationserweiterung; Volargleiten zur Pronationserweiterung.
Ausgangsstellung des Patienten: Sitz mit dem Arm auf der Behandlungsbank. Das Gelenk ist in Ruhestellung.
Grifftechnik: Die distale Ulna wird mit einer Hand fixiert, wobei die Finger des Therapeuten auf der Dorsalfläche und der Daumenballen auf der Volarfläche liegen. Genauso wird auch der distale Radius umfaßt.
Mobilisationsrichtung: Der distale Radius wird parallel zur Ulna nach dorsal oder volar geschoben.

Das Handgelenk und die Handwurzel (Abb. 6.33)

Articulatio radiocarpea

In der Artikulatio radiocarpea artikuliert der konkave distale Radius mit der konvexen proximalen Reihe der Handwurzelknochen (Skaphoid, Lunatum und Triquetrum).

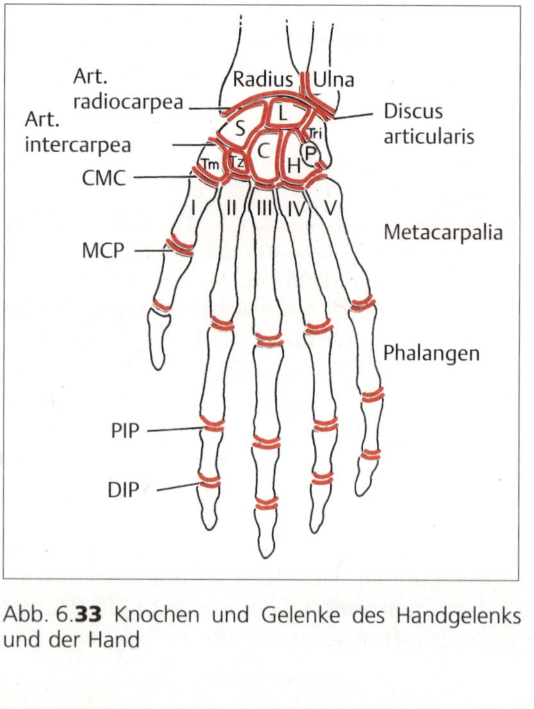

Abb. 6.**33** Knochen und Gelenke des Handgelenks und der Hand

Ruhestellung

Das Gelenk befindet sich in der Ruhestellung, wenn der Radius und der dritte Mittelhandknochen in einer Linie mit leichter Ulnardeviation stehen.

Behandlungsebene

Die Behandlungsebene liegt tangential zur Gelenkfläche des Radius und senkrecht zur Radiuslängsachse.

Fixation

Der distale Radius und die distale Ulna werden fixiert.

1. **Traktion** (Abb. 6.**34**)
   Indikation: Test; Probebehandlung; Schmerzlinderung; allgemeine Handgelenksmobilisation.
   Ausgangsstellung des Patienten: Sitz, der Unterarm liegt auf der Behandlungsbank und das Handgelenk hängt über die Kante herunter.
   Grifftechnik: Die proximale Hand greift um die Procc. styloidei von Radius und Ulna und fixiert die Unterarmknochen gegen die Behandlungsbank. Die andere Hand umgreift die distale Reihe der Handwurzelknochen.
   Mobilisationsrichtung: Die distale Hand zieht die Handwurzel nach distal.
2. **Gleiten:** allgemein
   Indikation: Dorsalgleiten zur Flexionserweiterung (Abb. 6.**35**); Volargleiten zur Extensionserweiterung (Abb. 6.**36**); Radialgleiten zur Erweiterung der Ulnardeviation; Ulnargleiten zur Erweiterung der Radialdeviation (Abb. 6.**37**).
   Ausgangsstellung des Patienten und Grifftechnik: Es wird wie bei derTraktion vorgegangen, jedoch wird für die Ulnar- und Radialdeviationserweiterung die Hand zur besseren Handhabung auf die Seite gedreht.
   Mobilisationsrichtung: Die Mobilisation wird mit der Hand ausgeführt, die um die Handwurzel liegt.

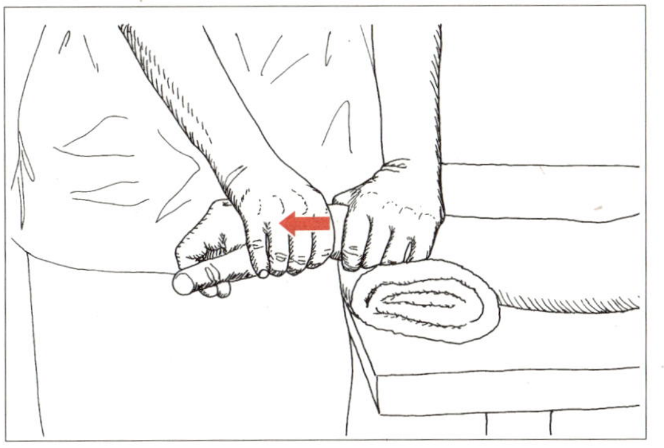

Abb. 6.**34** Traktion im Handgelenk (Articulatio radiocarpea)

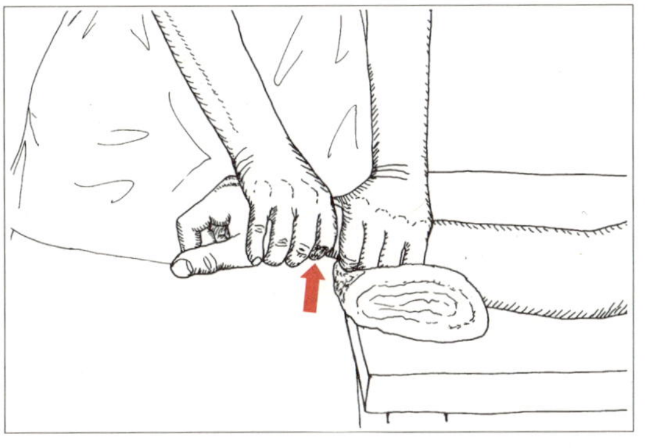

Abb. 6.**35** Dorsalgleiten im Handgelenk zur allgemeinen Mobilisation

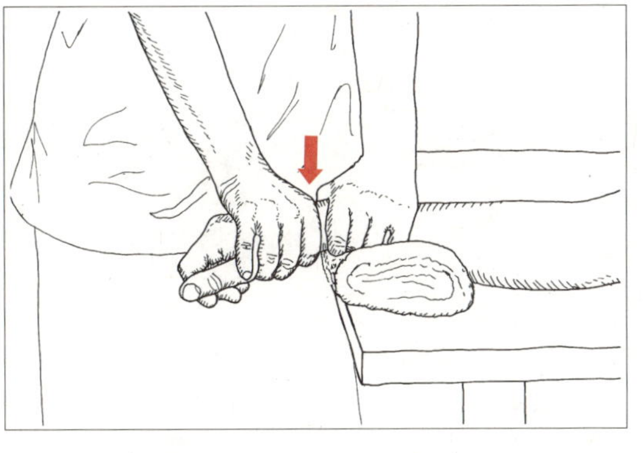

Abb. 6.**36** Volargleiten im Handgelenk zur allgemeinen Mobilisation

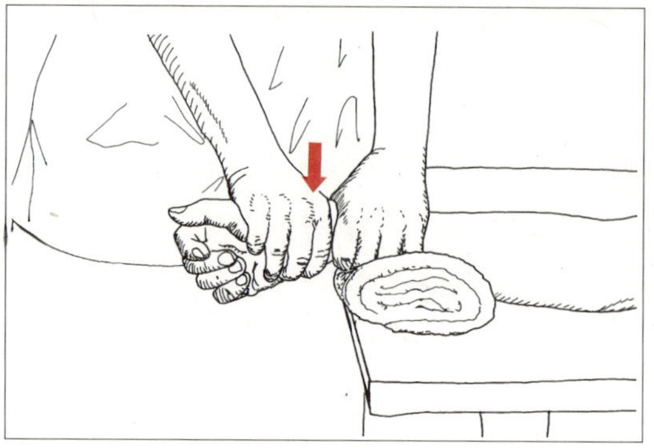

Abb. 6.**37** Ulnargleiten im Handgelenk zur allgemeinen Mobilisation

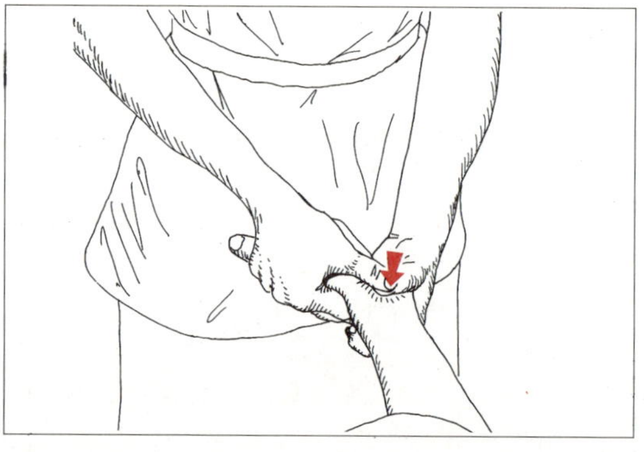

Abb. 6.**38** Fixation des distalen Knochens und Volargleiten des proximalen Knochens; hier abgebildet das Volargleiten des Radius gegen das fixierte Skaphoid und das Lunatum.

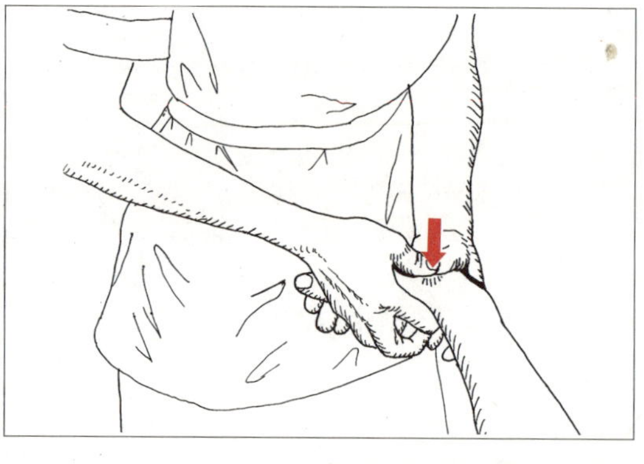

Abb. 6.**39** Fixation des proximalen Knochens und Volargleiten der distalen Knochen; hier abgebildet das Volargleiten von Skaphoid und Lunatum gegen den fixierten Radius.

Gleitbewegungen zwischen den Handwurzelknochen der proximalen Reihe und dem Radius bzw. der Ulna

Ausgangsstellung des Patienten: Sitz, die Hand wird vom Therapeuten gehalten, so daß der Ellenbogen frei herunter hängt. Das Armgewicht gewährleistet eine Pikkolotraktion, so daß der Therapeut nur noch die Gleitbewegungen durchführen muß.

Grifftechnik: Die Zeigefinger des Therapeuten liegen auf der Volarfläche des zu fixierenden Knochens, die Daumen liegen auf der Dorsalseite des zu mobilisierenden Knochens.

Fixation: Zur Flexionserweiterung wird der distale Knochen (Skaphoid oder Lunatum) fixiert (Abb. 6.**38**). Zur Extensionserweiterung wird der proximale Knochen (Radius) fixiert (Abb. 6.**39**).

Mobilisationsrichtung: In jedem Fall wird mit dem Daumen von der Dorsalseite der Knochen mobilisiert. Durch den Druck von dorsal wird weniger Druck auf die Nerven und Gefäße im Karpaltunnel und in der Loge de Guyon ausgeübt, und es kann mit größerem Krafteinsatz gearbeitet werden ohne daß Schmerzen auftreten.

1. **Skaphoid/Radius** und **Lunatum/Radius**
   Die Gelenkflächen von Skaphoid und Lunatum sind zum Radius konvex, der Radius ist konkav.
   Indikation: Zur Flexionserweiterung wird das Skaphoid bzw. das Lunatum fixiert und der Radius gleitet nach volar (Abb. 6.**38**). Zur Extensionserweiterung gleitet das Lunatum bzw. das Skaphoid nach volar gegen den fixierten Radius (Abb. 6.**39**).
2. **Gelenk zwischen Ulna, Meniskus und Triquetrum**
   Indikation: Einrenken des Meniskus, der die Bewegungen des Handgelenks und des Unterarm blockieren kann.

Gleitbewegungen in den Interkarpalgelenken

Ausgangsstellung des Patienten und Grifftechnik: s. „Gleitbewegungen zwischen Handwurzelknochen und Radius bzw. Ulna".

Fixation: In allen Fällen wird mit den übereinander gelegten Zeigefingern auf der Volarseite fixiert.

Mobilisationsrichtung: In allen Fällen wird mit den übereinander liegenden Daumen von der Dorsalseite her mobilisiert.

1. **Gleitbewegungen zur Extensionserweiterung**
   Der Knochen mit der konkaven Gelenkfläche wird fixiert, dann wird der Behandlungsimpuls auf die Dorsalseite des Knochens mit der konvexen Gelenkfläche ausgeübt. Der Impuls geht in volare Richtung.
   Beispiele:
   a. Um die Extension und die Radialduktion im Gelenk zwischen Trapezium und Trapezoideum bzw. Skaphoideum zu erweitern, wird das Skaphoid mit den Daumen nach volar geschoben, während die Einheit aus Trapezium und Trapezoideum mit den Zeigefingern stabilisiert wird.
   b. Um die Extension im Gelenk zwischen Kapitatum und Lunatum zu erweitern, wird das Kapitatum nach volar geschoben, während das Lunatum mit den Zeigefingern fixiert wird.
2. **Gleitbewegungen zur Flexionserweiterung**
   Der Knochen mit der konvexen Gelenkfläche wird fixiert, dann wird von der Dorsalseite des Knochens mit der konkaven Gelenkfläche her in volare Richtung mobilisiert.
   Beispiele:
   a. Um die Flexion im Gelenk zwischen Trapezium und Trapezoideum bzw. Skaphoideum zu erweitern, wird die Einheit aus Trapezium und Trapezoideum mit den Daumen nach volar bewegt, während das Skaphoid mit den Zeigefingern stabilisiert wird.
   b. Um die Flexion im Gelenk zwischen dem Kapitatum und dem Lunatum zu erweitern, wird das Lunatum mit den Daumen nach volar bewegt, während das Kapitatum mit den Zeigefingern fixiert wird.

Hand- und Fingergelenke

Articulationes carpometacarpeae et intermetacarpeae digiti II – V

1. **Traktion** (Abb. 6.**40**)
   Indikation: Allgemeine Mobilisation der Hand.
   Fixation und Grifftechnik: Der betreffende Handwurzelknochen wird mit der einen Hand fixiert; der Daumen greift dorsal und der Zeigefinger volar. Die andere Hand umfaßt den Mittelhandknochen gelenknah mit dem Daumen dorsal und dem Zeigefinger volar.
   Mobilisationsrichtung: Es wird eine Longitudinaltraktion der Metakarpalia ausgeübt, um die Gelenkflächen zu separieren.
2. **Volargleiten**
   Indikation: Mobilitätsverbesserung der Handwölbung.
   Fixation und Grifftechnik: S. „Traktion"
   Mobilisationsrichtung: Der Daumen auf der Dorsalseite des Mittelhandknochens gleitet den proximalen Anteil des Knochens nach volar.

Weitere Techniken zur Beweglichkeit der Hand s. Kapitel 2, S. 29.

Articulatio carpometacarpeae pollicis

Das Karpometakarpalgelenk des Daumens ist ein Sattelgelenk. Bezüglich der Abduktion/Adduktion ist das Trapezium konkav und der Mittelhandknochen konvex; bezüglich der Flexion/Extension ist das Trape-

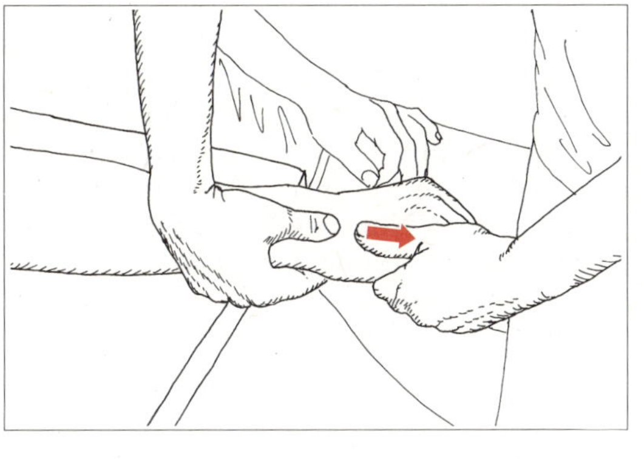

Abb. 6.**40** Traktion in den Karpometakarpalgelenken

zium konvex und der Mittelhandknochen konkav.

Ruhestellung

Die Ruhestellung befindet sich in der Mittelstellung zwischen Flexion/Extension und Abduktion/Adduktion.

Fixation

Mit der proximalen Hand wird das Trapezium fixiert.

Behandlungsebene

Sie liegt für die Abduktion/Adduktion in der Gelenkfläche des Trapeziums und für die Flexion/Extension in der Gelenkfläche des proximalen Mittelhandknochens.

1. **Traktion**
   Indikation: Test; Probebehandlung; Schmerzlinderung; allgemeine Mobilisation.
   Ausgangsstellung des Patienten: Der Unterarm und die Hand liegen auf der Behandlungsbank.
   Grifftechnik: Der Mittelhandknochen wird mit den Fingern gelenknah umfaßt (ähnlich wie Abb. 6.**41 a**).
   Mobilisationsrichtung: Es wird eine Longitudinaltraktion des Mittelhandknochens ausgeführt, um die Gelenkflächen zu separieren.
2. **Gleiten** (Abb. 6.**41**)
   Indikation: Zur Flexionserweiterung wird Ulnargleiten, zur Extensionserweiterung Radialgleiten, zur Abduktionserweiterung Dorsalgleiten und zur Adduktionserweiterung Volargleiten angewendet.
   Ausgangsstellung des Patienten und Grifftechnik: S. „Traktion". Die Handfläche des Therapeuten, die den Mittelhandknochen hält, liegt der Gleitrichtung gegenüber. (In Abb. 6.**41** liegt die Handfläche für das Ulnargleiten auf der Radialseite des Mittelhandknochens.)
   Bewegungsimpuls: Die Mobilisation geht von der Handfläche aus und gleitet den Mittelhandknochen in die entsprechende Richtung.

Articulationes metacarpophalangeae et interphalangeae digitorum

In allen Gelenken ist die proximale Gelenkfläche konvex und die distale Gelenkfläche konkav.

Aus diesem Grund gelten die beschriebenen Techniken für alle Gelenke.

Ruhestellung

Die Ruhestellung befindet sich in einer leichten Flexion.

Behandlungsebene

Die Behandlungsebene liegt tangential zur distalen Gelenkfläche.

Fixation

Der Unterarm und die Hand liegen auf der Behandlungsbank. Der proximale Gelenkpartner wird mit einer Hand gelenknah fixiert.

1. **Traktion** (Abb. 6.**42**)
   Indikation: Test; Probebehandlung; Schmerzlinderung; allgemeine Mobilisation.
   Grifftechnik: Mit der proximalen Hand des Therapeuten wird der proximale Gelenkpartner fixiert. Daumen und Finger der anderen Hand umfassen den distalen Gelenkpartner gelenknah.
   Mobilisationsrichtung: Es wird eine Longitudinaltraktion des distalen Fingerglieds angewendet, um die Gelenkflächen zu separieren.
2. **Gleiten**
   Indikation: zur Flexionserweiterung wird Volargleiten (Abb. 6.**43**), zur Extensionserweiterung Dorsalgleiten, zur Abduktionserweiterung Radialgleiten und zur Adduktionserweiterung Ulnargleiten angewendet.
   Mobilisationsrichtung: Der Impuls wird gelenknah vom Daumen auf den distalen Gelenkpartner ausgeübt.
3. **Rotation** (Abb. 6.**44**)
   Indikation: Zur Verbesserung der endgradigen Bewegung.
   Mobilisationsrichtung: Zunächst wird der distale auf dem proximalen Gelenkpartner gedreht, dann wird eine Traktion angelegt.

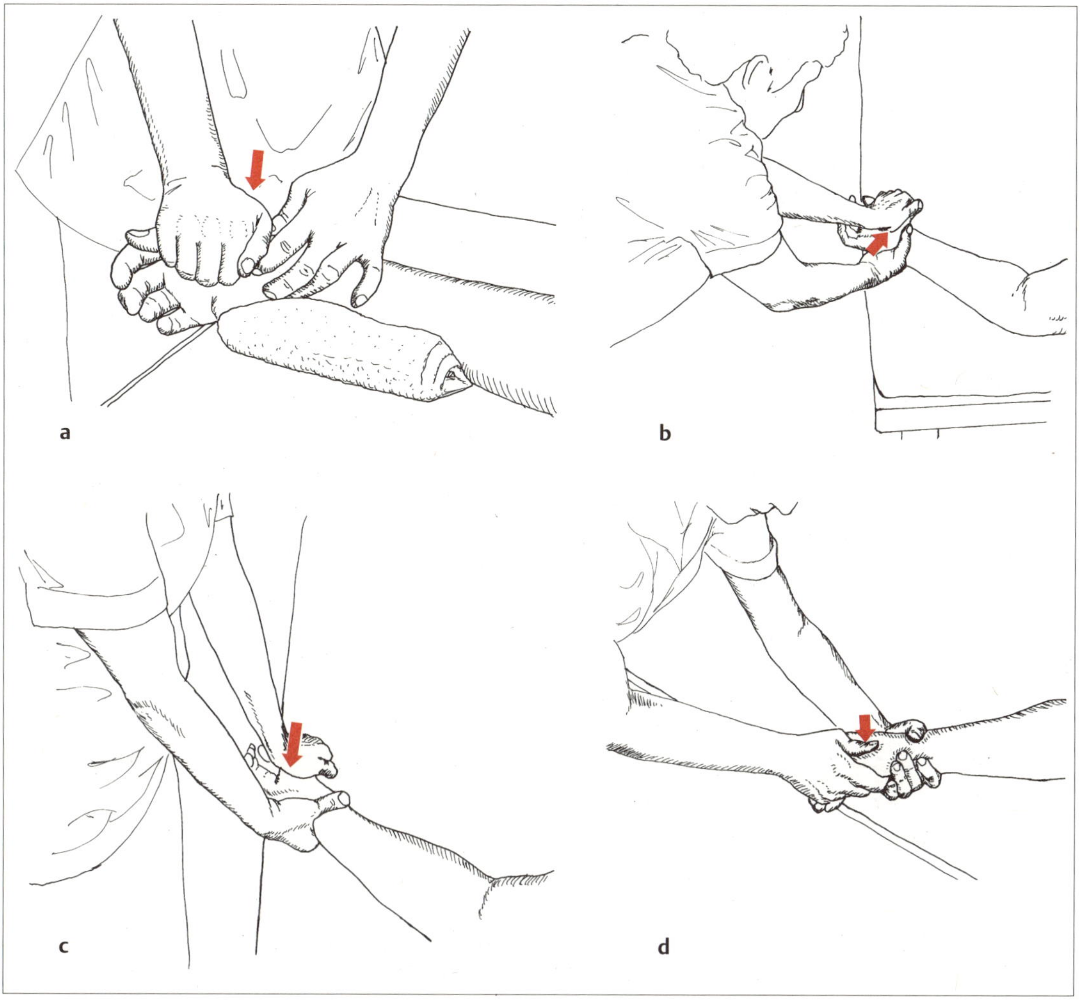

Abb. 6.**41** Gleiten im Daumensattelgelenk
a Ulnargleiten zur Flexionserweiterung
b Radialgleiten zur Extensionserweiterung
c Dorsalgleiten zur Abduktionserweiterung
d Volargleiten zur Adduktionserweiterung. Dabei liegt der Daumen des Therapeuten auf dem Schwimmhäutchen zwischen dem Daumen und dem Zeigefinger des Patienten.

Articulatio coxae

In der Articulatio coxae artikuliert das konkave Azetabulum mit dem konvexen Femurkopf (Abb. 6.**45**).

Ruhestellung

Die Ruhestellung befindet sich in 30° Flexion, 30° Abduktion und leichter Außenrotation.

Fixation

Das Becken wird auf der Behandlungsbank mit Gurten fixiert.

1. **Kaudalgleiten** bzw. **Longitudinaltraktion** (Abb. 6.**46**)
   Durch die Form des Gelenks entspricht eine Traktion senkrecht zur Behandlungsebene für den gewichtstragenden Anteil des Gelenks einem Lateralgleiten.

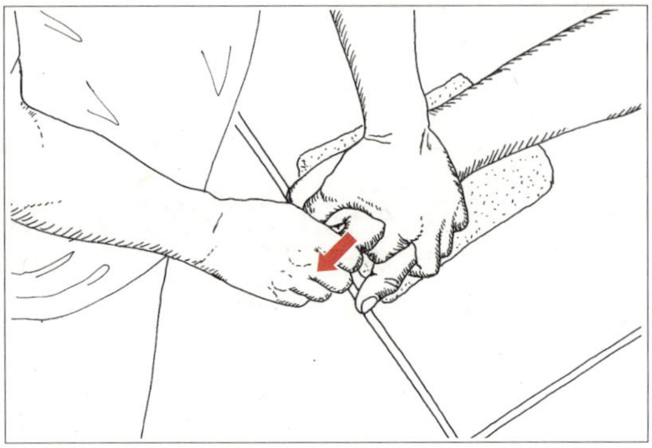

Abb. 6.**42** Traktion im Metakarpophalangealgelenk

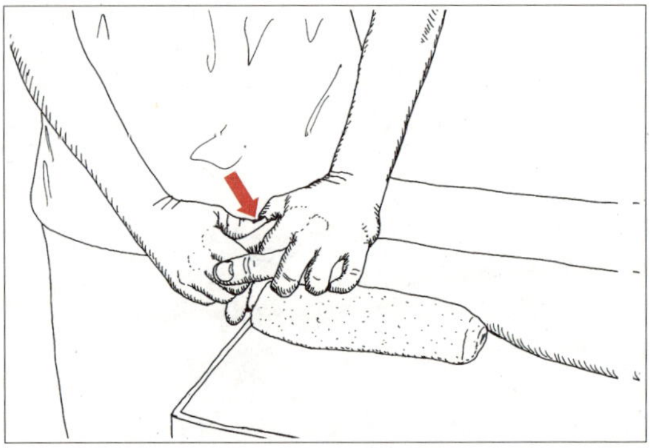

Abb. 6.**43** Volargleiten im Metakarpophalangealgelenk

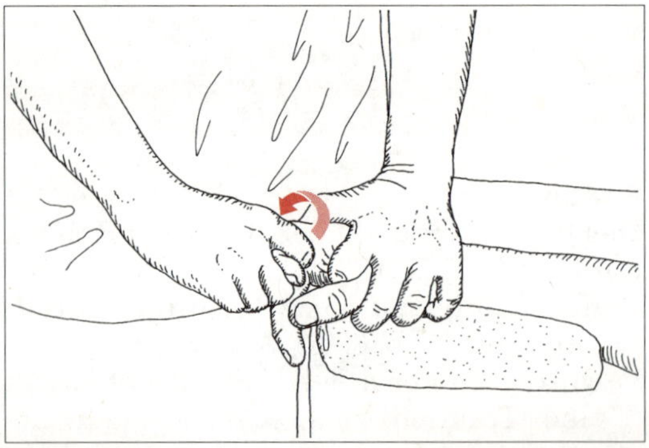

Abb. 6.**44** Rotation im Metakarpophalangealgelenk

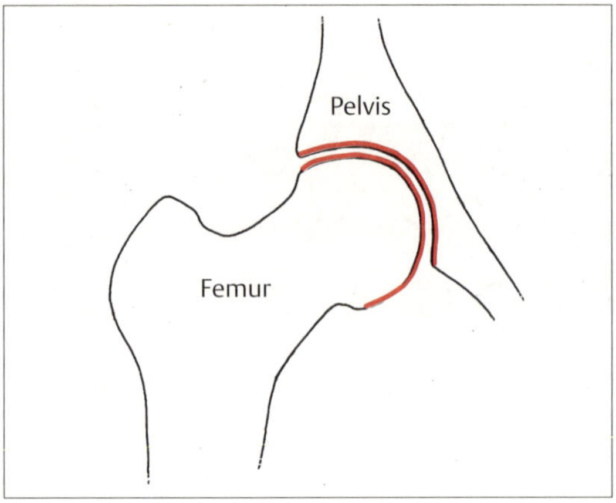

Abb. 6.**45** Knochen des Hüftgelenks

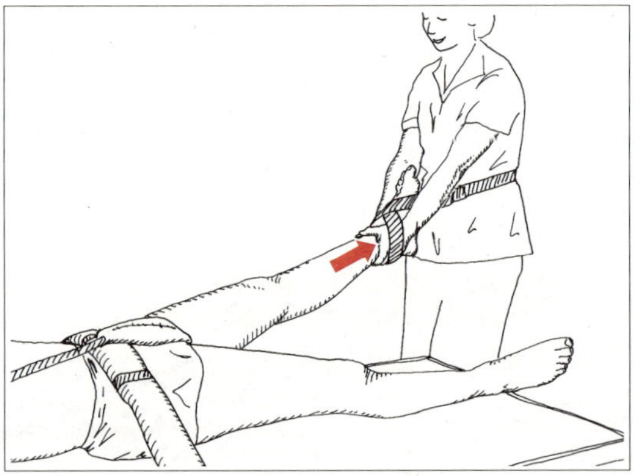

Abb. 6.**46** Kaudalgleiten bzw. Longitudinaltraktion im Hüftgelenk

Um die gewichtstragenden Gelenkflächen zu separieren bedient man sich der Longitudinaltraktion des Femurs, was hinsichtlich der Gelenkmechanik einem Kaudalgleiten entspricht.
Indikation: Test; Probebehandlung; Schmerzlinderung; allgemeine Mobilisation.
Ausgangsstellung des Patienten: Rückenlage mit dem Hüftgelenk in Ruhestellung und dem Knie in Extension.

Achtung: Diese Ausgangsstellung darf bei Kniebeschwerden nicht angewendet werden (s. „Traktion: Alternative Ausgangsstellung").

Ausgangsstellung des Therapeuten und Grifftechnik: Der Therapeut steht am Ende der Behandlungsbank. Er legt einen Gurt um seinen Rumpf und schlingt ihn um Fuß und Sprunggelenk des Patienten. Die Hände werden proximal der Malleoli unter dem Gurt angelegt. Durch den Gurt kann der Therapeut sein Körpergewicht bei der Mobilisation mit einsetzen.
Mobilisationsrichtung: Es wird eine Longitudinaltraktion des Beines ausgeübt, indem sich der Therapeut in den Gurt zurücklegt.

2. **Kaudalgleiten:** Alternative Ausgangsstellung
Indikation: S. „Traktion", wenn darüber hinaus Kniebeschwerden vorliegen.
Ausgangsstellung des Patienten: Rückenlage mit Hüfte und Knie in Flexion.
Ausgangsstellung des Therapeuten und Grifftechnik: Der Unterschenkel des Patienten wird über die Schulter gelegt. Die Hände greifen gelenknah den ventralen Oberschenkel.
Mobilisationsrichtung: Die Hände ziehen in kaudale Richtung, während sich der Therapeut zurücklehnt.
3. **Dorsalgleiten** (Abb. 6.**47**)
Indikation: Flexionserweiterung und Innenrotationserweiterung.
Ausgangsstellung des Patienten: Rückenlage mit dem Becken am Ende der Behandlungsbank. Der Patient fixiert sein Becken, indem er die gegenseitige Hüfte beugt und seinen Oberschenkel mit den Armen umfaßt. Die zu mobilisierende Hüfte befindet sich in Ruhestellung.
Ausgangsstellung des Therapeuten und Grifftechnik: Der Therapeut steht an der Medialseite des Oberschenkels. Er legt sich einen Gurt um die Schultern und um den Oberschenkel des Patienten, um das Gewicht des Beines zu halten. Die distale Hand liegt zwischen Oberschenkel und Gurt. Die proximale Hand liegt gelenknah auf dem ventralen Oberschenkel.
Mobilisationsrichtung: Mit der proximalen Hand wird nach dorsal mobilisiert, indem der Therapeut mit gestrecktem Ellenbogen in die Knie geht.

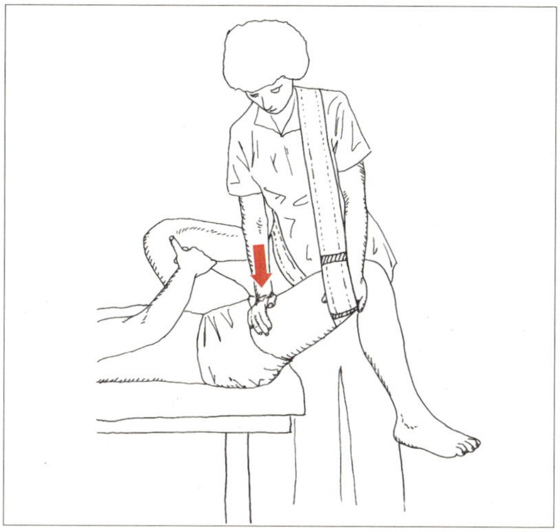

Abb. 6.**47** Dorsalgleiten im Hüftgelenk

4. **Ventralgleiten** (Abb. 6.**48**)
Indikation: Extensionserweiterung und Außenrotationserweiterung.
Ausgangsstellung des Patienten: Bauchlage mit dem Becken am Ende der Behandlungsbank, so daß die Beine hinten herunterhängen. Der Fuß der Gegenseite steht auf dem Boden.
Ausgangsstellung des Therapeuten und Grifftechnik: Der Therapeut steht medial des Oberschenkels. Er legt sich einen Gurt um die Schulter und um den Oberschenkel des Patienten, um das Gewicht des Beines besser halten zu können. Mit der distalen Hand hält er das Bein des Patienten und mit der proximalen Hand greift er gelenknah den dorsalen Oberschenkel.
Mobilisationsrichtung: Mi der proximalen Hand wird nach ventral mobilisiert, indem der Therapeut mit gestreckten Ellenbogen in die Knie geht.
Alternative Ausgangsstellung des Patienten (Abb. 6.**48 b**): Der Patient liegt in Seitlage, mit dem Oberschenkel in einer angenehmen Flexion von Kissen unterstützt. Der Therapeut steht hinter dem Patienten und fixiert mit seiner kranialen Hand das Becken an der Spina illiaca anterior superior. Mit der kaudalen Hand wird nun von hinten in ventraler Rich-

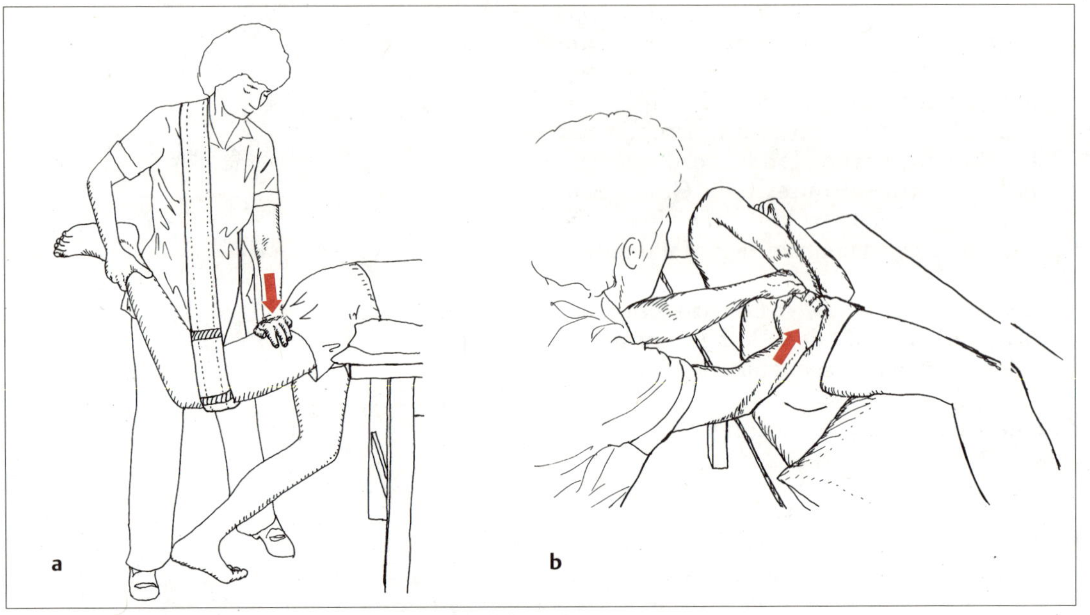

Abb. 6.**48** Ventralgleiten im Hüftgelenk **a** aus Bauchlage **b** aus Seitlage

tung gegen den Trochanter major gedrückt.

Knie und Bein (Abb. 6.**49**)

Articulatio tibiofemorale

In der Articulatio tibiofemoralis artikuliert das konkave Tibiaplateau mit den konvexen Femurkondylen.

Ruhestellung

Die Ruhestellung befindet sich in 25° Flexion.

Behandlungsebene

Die Behandlungsebene liegt tangential zum Tibiaplateaus. Sie bewegt sich mit der Tibia.

Fixation

In den meisten Fällen wird der Femur mit einem Gurt oder gegen die Behandlungsbank fixiert.

1. **Traktion** (Abb. 6.**50 a**, **b** und **c**)
   Indikation: Test; Probebehandlung; Schmerzlinderung; allgemeine Mobilisation.
   Ausgangsstellung des Patienten: Sitz, Rückenlage oder Bauchlage, mit dem Kniegelenk in Ruhestellung.
   Grifftechnik: Der Therapeut umfaßt mit beiden Händen den Unterschenkel proximal der Malleoli.

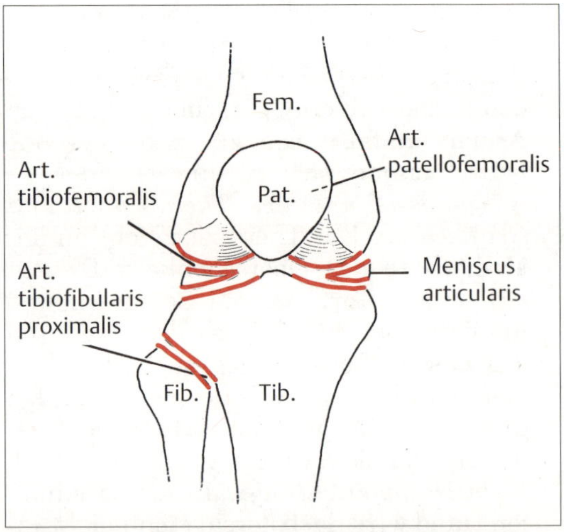

Abb. 6.**49** Knochen und Gelenke des Knies und des Beines

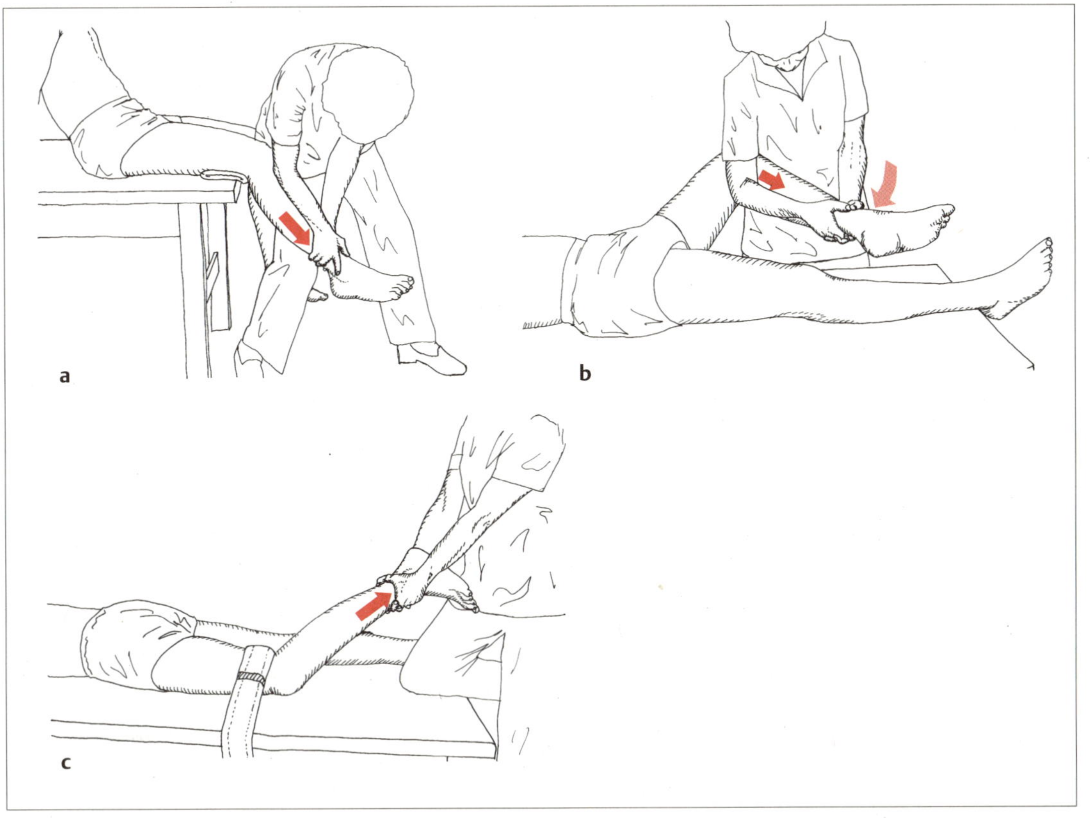

Abb. 6.**50** Traktion im Kniegelenk **a** aus dem Sitz **b** aus Rückenlage **c** aus Bauchlage

Mobilisationsrichtung: Es wird eine Longitudinaltraktion des Unterschenkels ausgeübt, die in diesem Fall der Traktion entspricht, um die Gelenkflächen zu separieren.

2. **Dorsalgleiten:** Hintere Schublade (Abb. 6.**51**)
   Indikation: Test; Flexionserweiterung.
   Ausgangsstellung des Patienten: Rückenlage, mit angestelltem Bein. Die Stellung für den Schubladentest kann benutzt werden, um die Tibia nach ventral und nach dorsal zu mobilisieren, wobei jedoch keine Pikkolotraktion angewendet werden kann.
   Ausgangsstellung des Therapeuten und Grifftechnik: Der Therapeut sitzt auf der Behandlungsbank und fixiert mit seinem Oberschenkel den Fuß des Patienten. Er greift mit beiden Händen um den Tibiakopf. Die Finger zeigen nach dorsal, die Daumen nach ventral.
   Mobilisationsrichtung: Die Ellenbogen werden gestreckt und der Körper nach

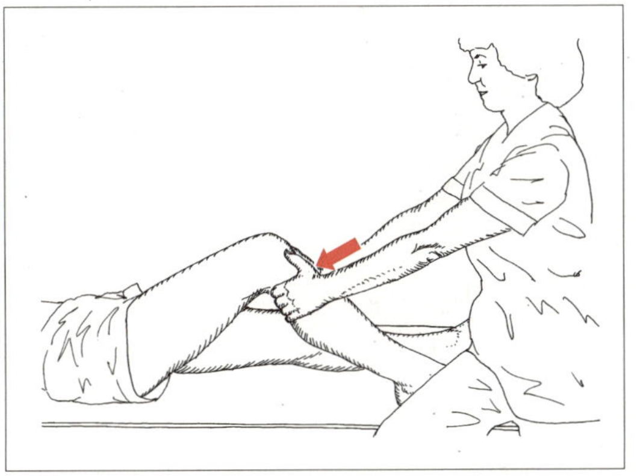

Abb. 6.**51** Dorsalgleiten im Kniegelenk

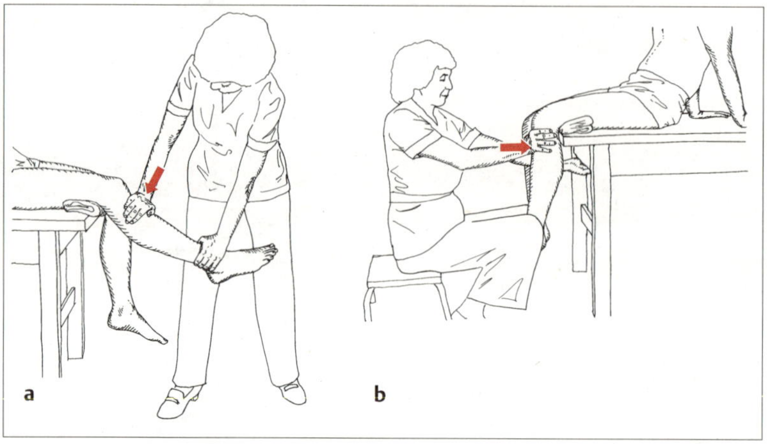

Abb. 6.**52** Dorsalgleiten im Kniegelenk
a aus Ruhestellung
b in 90° Flexion

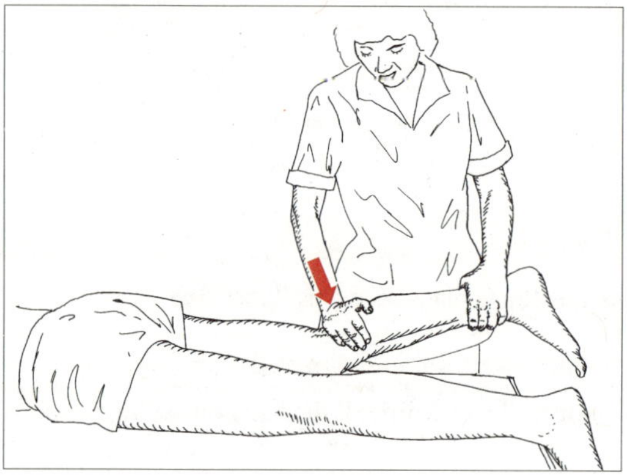

Abb. 6.**53** Ventralgleiten im Kniegelenk

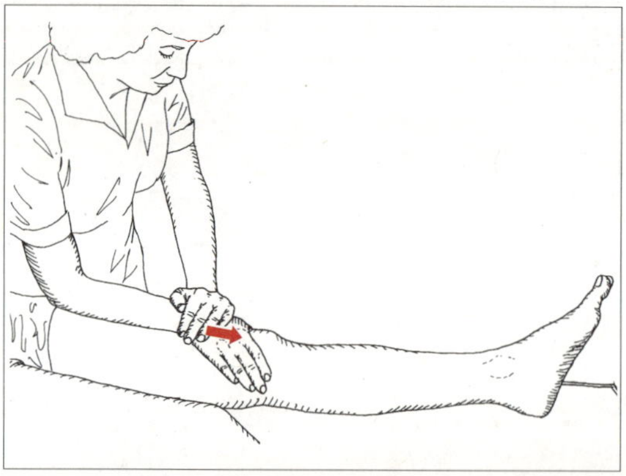

Abb. 6.**54** Kaudalgleiten der Patella

vorne gelehnt, dabei wird die Tibia mit den Daumen nach dorsal geschoben.

3. **Dorsalgleiten:** Alternative Ausgangsstellung und Steigerung (Abb. 6.**52**)
   Indikation: Flexionserweiterung.
   Ausgangsstellung des Patienten: Sitz, die Knie hängen über die Kante der Behandlungsbank. Man beginnt in der Ruhestellung (Abb. 6.**52 a**) und steigert dann bis 90° Flexion (Abb. 6.**52 b**).
   Ausgangsstellung des Therapeuten und Grifftechnik: In der Ruhestellung steht der Therapeut auf der Medialseite des Unterschenkels. Der Unterschenkel wird mit der distalen Hand gehalten und die Handfläche der proximalen Hand liegt auf der Tuberositas tibiae. Ist das Knie um fast 90° flektiert, so sitzt der Therapeut auf einem Hocker vor dem Patienten und hält den Unterschenkel zwischen den Beinen mit einer Hand auf der Tuberositas tibiae.
   Mobilisationsrichtung: Die Ellenbogen werden gestreckt und das Körpergewicht gegen die Tibia gelehnt. Dadurch gleitet sie nach dorsal.
4. **Ventralgleiten** (Abb. 6.**53**)
   Indikation: Extensionserweiterung.
   Ausgangsstellung des Patienten: Bauchlage mit dem Knie in Ruhestellung.

Der distale Femur wird unterlagert, um eine Patellakompression zu verhindern.
Grifftechnik: Die Handfläche der proximalen Hand wird gelenknah an die Dorsalseite des Unterschenkels gelegt. Die andere Hand umfaßt die distale Tibia.
Mobilisationsrichtung: Mit der proximalen Hand wird die Tibia in ventrale Richtung geschoben.

Beachte: Es kann auch die Ausgangsstellung für den Schubladentest benutzt werden. Die Mobilisation geht dann von den dorsal gelegenen Fingern aus, während der Therapeut sich zurücklehnt (Abb. 6.**51**).

Articulatio patellofemoralis

1. Kaudalgleiten (Abb. 6.**54**)
Indikation: Verbesserung der Patellarbewegung bei der Knieflexion.
Ausgangsstellung des Patienten: Rückenlage mit Knieextension.
Grifftechnik: Der Therapeut steht neben dem Oberschenkel des Patienten mit dem Gesicht zu den Füßen. Die proximale Hand wird mit der Daumengabel um den oberen Pol der Patella gelegt. Die andere Hand wird zur Unterstützung obenauf gelegt. (Anm. d. Übers.: Mit dem Griff wird eine Traktion ausgelöst.)
Mobilisationsrichtung: Die Patella wird parallel zur Femurlängsachse in kaudale Richtung geschoben.

Achtung: Die Patella darf bei der Durchführung der Technik nicht gegen die Femurkondylen gepreßt werden.

2. Medial- und Lateralgleiten (Abb. 6.**55**)
Indikation: Patellamobilisation.
Ausgangsstellung des Patienten: Rückenlage mit Knieextension.
Grifftechnik: Der obere und der untere Pol der Patella werden mit den Daumengabeln umfaßt, so daß die Daumen an der Lateralseite und die Finger an der Medialseite der Patella zu liegen kommen.
Mobilisationsrichtung: Die Patella wird, je nachdem, wo sich die Einschränkung befindet, nach medial oder lateral bewegt.

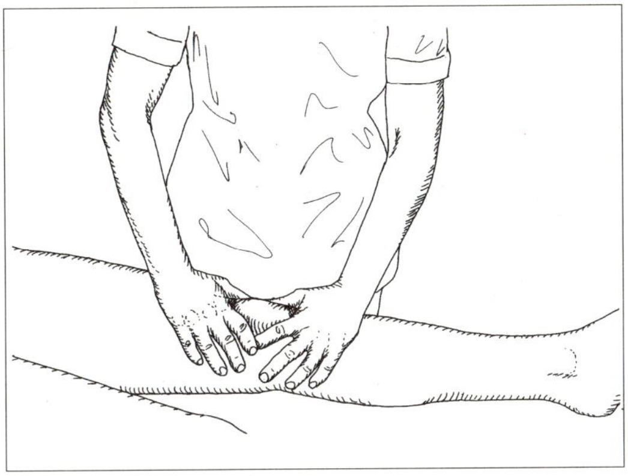

Abb. 6.**55** Patellamobilisation nach medial und lateral

Articulatio tibiofibularis proximalis

Ventralgleiten (Abb. 6.**56**)
Indikation: Verbesserung der Beweglichkeit des Fibulaköpfchens; Reposition eines nach dorsal subluxierten Fibulaköpfchens.
Ausgangsstellung des Patienten: Seitlage, Knie und Unterschenkel des oberen Beines werden vor dem Körper abgelegt.
Ausgangsstellung des Therapeuten und Grifftechnik: Der Therapeut steht hinter dem Patienten, mit der distalen Hand wird die Tibia fixiert. Der Handballen der proximalen Hand liegt an der Dorsalfläche des Fibulaköpfchen, die Finger zeigen nach ventral.

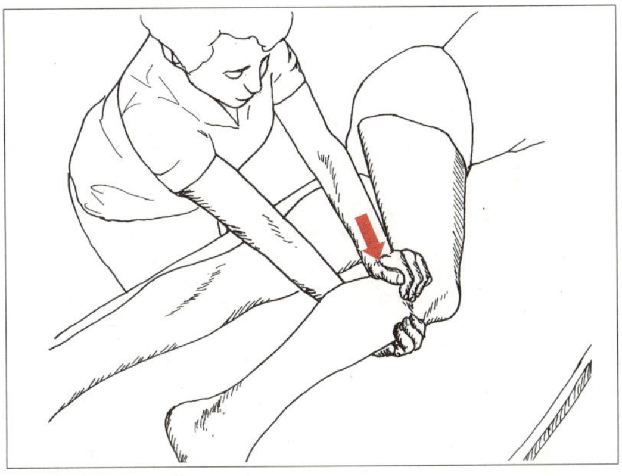

Abb. 6.**56** Ventralgleiten des Fibulaköpfchens.

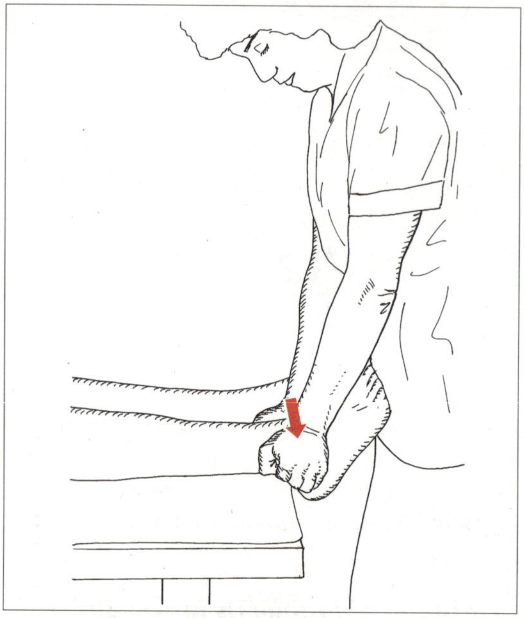

Abb. 6.**57** Dorsalgleiten im distalen Tibiofibulargelenk

Mobilisationsrichtung: Der Handballen drückt gegen das Fibulaköpfchen in ventraler und etwas lateraler Richtung.

Articulatio tibiofibularis distalis (Syndesmosis tibiofibularis)

Ventral- und Dorsalgleiten (Abb. 6.**57**)

Indikation: Verbesserung der Beweglichkeit des oberen Sprunggelenks bei Behinderung der Flexion durch die Fibula.

Ausgangsstellung des Patienten: Rückenlage für Dorsalgleiten bzw. Bauchlage für Ventralgleiten.

Grifftechnik: Der Therapeut steht am Fußende und legt die Finger der proximalen Hand unter und den Daumen auf die Tibia, um sie zu fixieren. Der Handballen der anderen Hand liegt über dem lateralen Malleolus, die Finger darunter.

Mobilisationsrichtung: Das Ventralgleiten wird in Bauchlage ausgeführt (Mobilisationsrichtung nach ventral). Das Dorsalgleiten wird in Rückenlage ausgeführt (Mobilisationsrichtung nach dorsal).

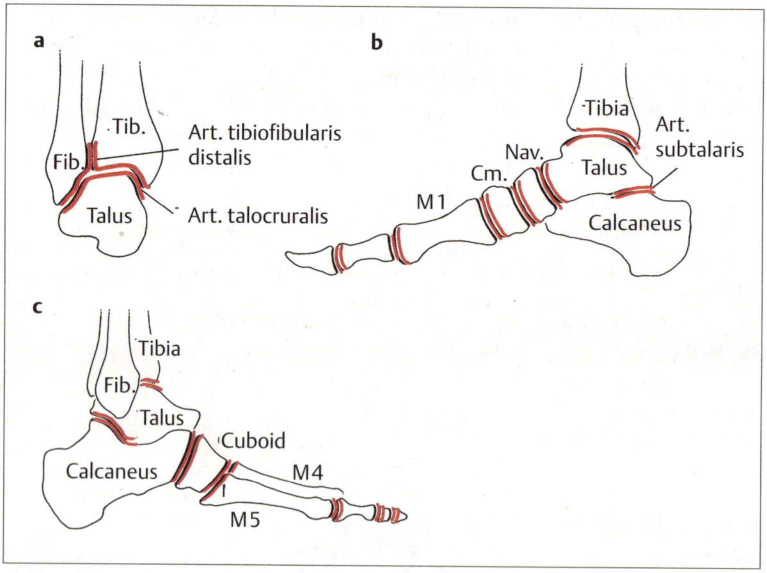

Abb. 6.**58**
a Blick auf die Knochen des oberen Sprunggelenks und der Syndesmose zwischen Tibia und Fibula
b Medialansicht der Knochen und Gelenke der Sprunggelenke und des Fußes
c Lateralansicht der Knochen und Gelenke der Sprunggelenke und des Fußes

Sprunggelenke und Fußwurzel

(Abb. 6.**58**)

Articulatio talocruralis

In der Articularis talocruralis artikuliert der konvexe Talus mit der konkaven Malleolengabel.

Ruhestellung

Die Ruhestellung befindet sich in 10° Plantarflexion

Behandlungsebene

Die Behandlungsebene liegt tangential zur Malleolengabel (in Beziehung zum Bein in anterio-posteriorer Richtung).

Fixation

Die Tibia wird an der Behandlungsbank festgegurtet oder festgehalten.

1. **Traktion** (Abb. 6.**59**)
   Indikation: Test; Probebehandlung; Schmerzlinderung; allgemeine Mobilisation.
   Ausgangsstellung des Therapeuten: Der Therapeut steht am Fußende und legt beide Hände so um den Fuß, daß die Finger auf dem Fußrücken direkt unterhalb der Malleolengabel liegen. Die Daumen liegen unter der Fußsohle und halten das obere Sprunggelenk in Ruhestellung.
   Mobilisationsrichtung: Der Fuß wird in Verlängerung der Längsachse des Beines nach distal gezogen, indem sich der Therapeut nach hinten lehnt.
2. **Dorsalgleiten** (Abb. 6.**60**)
   Indikation: Erweiterung der Dorsalflexion.
   Ausgangsstellung des Patienten: Rückenlage, die Ferse hängt über das Fußende.
   Ausgangsstellung des Therapeuten und Grifftechnik: Der Therapeut steht an der Seite des Patienten. Das Bein wird mit der kranialen Hand oder mit einem Gurt an der Behandlungsbank fixiert. Die Daumengabel der anderen Hand liegt gelenknah unterhalb der Malleolengabel auf dem Talus. Der Daumen und die Finger halten den Fuß in Ruhestellung. Es wird eine Pikkolotraktion in kaudaler Richtung angelegt.

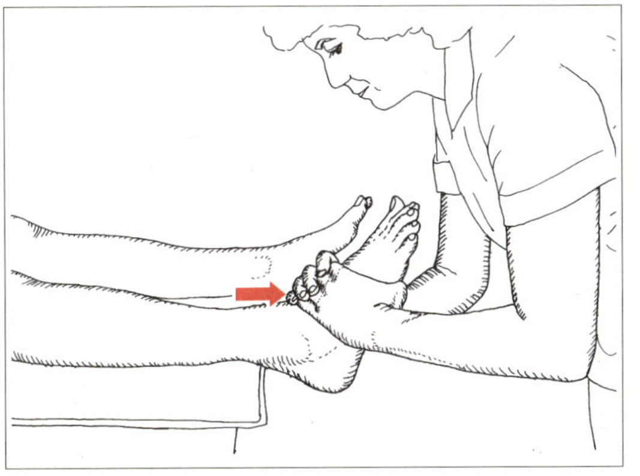

Abb. 6.**59** Traktion im oberen Sprunggelenk

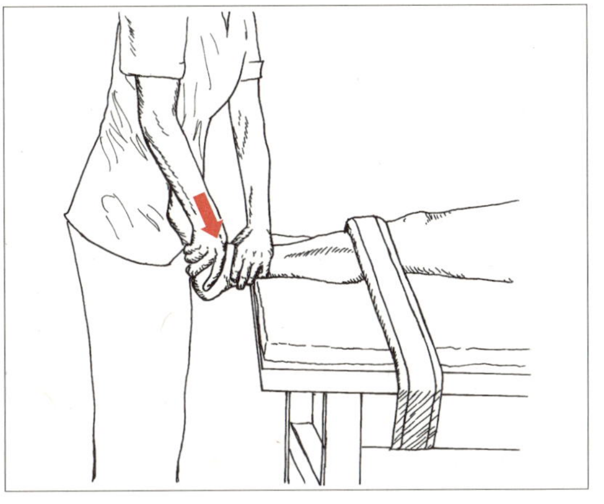

Abb. 6.**60** Dorsalgleiten im oberen Sprunggelenk

   Mobilisationsrichtung: Es wird in Beziehung zur Tibia in dorsaler Richtung geschoben.
3. **Ventralgleiten** (Abb. 6.**61**)
   Indikation: Erweiterung der Plantarflexion.
   Ausgangsstellung des Patienten: Bauchlage, der Fuß hängt über das Fußende.
   Ausgangsstellung und Grifftechnik: Der Therapeut steht am Ende der Behandlungsbank. Mit der distalen Hand auf dem Fußrücken wird eine Pikkolotraktion ausgeübt. Die Daumengabel der anderen Hand liegt gelenknah distal der Malleolen auf der Dorsalseite des Talus und des Kalkaneus.

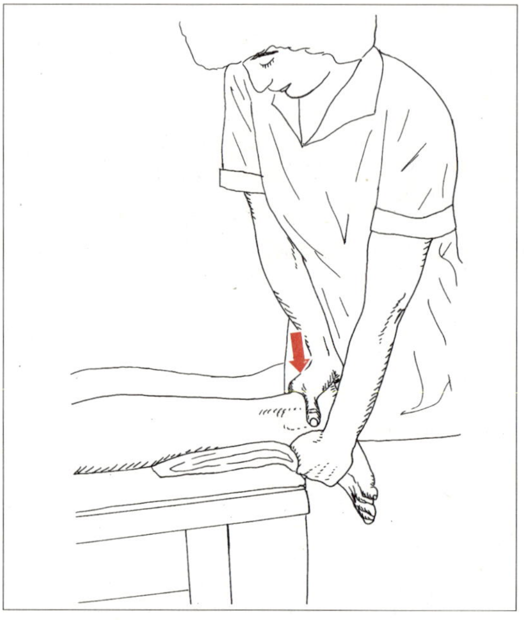

Abb. 6.**61** Ventralgleiten im oberen Sprunggelenk

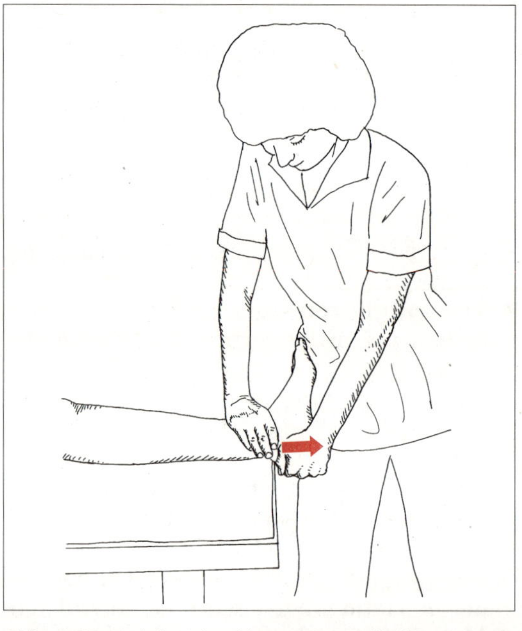

Abb. 6.**62** Traktion im hinteren Anteil des unteren Sprunggelenks

Mobilisationsrichtung: Der Kalkaneus wird nach ventral geschoben, wodurch der Talus nach ventral gleitet.
Alternative Ausgangsstellung: Der Patient liegt in Rückenlage. Mit der proximalen Hand wird der Unterschenkel oberhalb der Malleolengabel fixiert. Die andere Hand umfaßt den Kalkaneus. Wird nun der Kalkaneus nach oben gezogen, gleitet der Talus relativ nach ventral.

Articulatio subtalaris

In der Articulatio subtalaris artikuliert der konvexe Kalkaneus mit dem konkaven Talus im hinteren Anteil des unteren Sprunggelenkes.

Ruhestellung

Die Ruhestellung befindet sich in der Mittelstellung zwischen Inversion und Eversion.

Behandlungsebene

Die Behandlungsebene liegt tangential zum Talus, parallel zur Fußsohle.

1. **Traktion** (Abb. 6.**62**)
   Indikation: Test; Probebehandlung; Schmerzlinderung; allgemeine Mobilisation der Inversion und Eversion.
   Ausgangsstellung des Patienten: Rückenlage, die Ferse hängt über das Fußende. Das obere Sprunggelenk wird mit dem Oberschenkel des Therapeuten in Dorsalflexion fixiert.
   Grifftechnik: Die distale Hand umfaßt den Kalkaneus von hinten. Die andere Hand fixiert den Talus und die Malleolen auf der Behandlungsbank.
   Mobilisationsrichtung: Der Kalkaneus wird im Verhältnis zur Längsachse des Beines nach distal gezogen.
2. **Medial- und Lateralgleiten** (Abb. 6.**63**)
   Indikation: Medialgleiten zur Eversionserweiterung; Lateralgleiten zur Inversionserweiterung.
   Ausgangsstellung des Patienten: Seit- oder Bauchlage. Der Fuß hängt über das Fußende und die Fessel wird unterlagert.

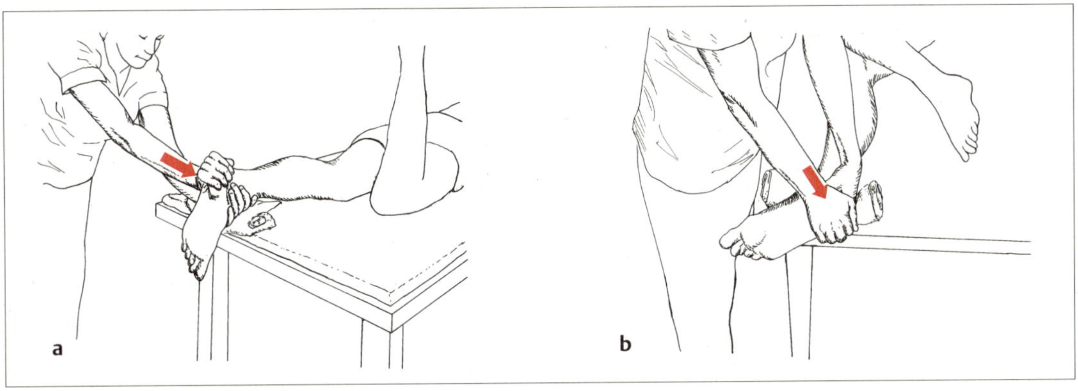

Abb. 6.**63**
a Medialgleiten im hinteren Anteil des Sprunggelenks aus Bauchlage zur Eversionserweiterung
b Lateralgleiten aus Seitlage zur Inversionserweiterung

Ausgangsstellung des Therapeuten und Grifftechnik: Schulter und Arme werden parallel zur Fußsohle ausgerichtet. Der Talus wird mit der proximalen Hand fixiert. Der Handballen der distalen Hand wird seitlich an den Kalkaneus gelegt, medial für Lateralgleiten und lateral für Medialgleiten. Die Finger legen sich um die Unterseite der Ferse.
Mobilisationsrichtung: Es wird eine Pikkolotraktion angelegt und dann der Kalkaneus mit dem Handballen seitlich parallel zur Fußsohle verschoben.
Alternative Ausgangsstellung: S. „Traktion". Der Kalkaneus wird in dieser Ausgangsstellung mit den Fingern nach medial und mit dem Handballen nach lateral mobilisiert.

Articulationes intertarsales et tarsometatarsales

Bei der Mobilisation in dorso-plantarer Richtung sind alle Gelenkflächen gleichartig geformt. Die proximale Gelenkfläche ist konvex und die distale Gelenkfläche konkav. Die Technik der Mobilisation ist für alle Gelenke gleich. Es wird immer so gegriffen, daß der proximale Gelenkpartner fixiert und der distale Gelenkpartner mobilisiert wird.

1. **Plantargleiten** (Abb. 6.**64**)
   Indikation: Erweiterung der Zusatzbewegungen der Plantarflexion.
   Ausgangsstellung des Patienten: Rückenlage, Hüfte und Knie flektiert; oder Sitz, das Knie ist über die Kante der Behandlungsbank gebeugt, der Fuß liegt auf dem Schoß des Therapeuten.
   Fixation: Der proximale Knochen wird mit den Zeigefingern von plantar fixiert.

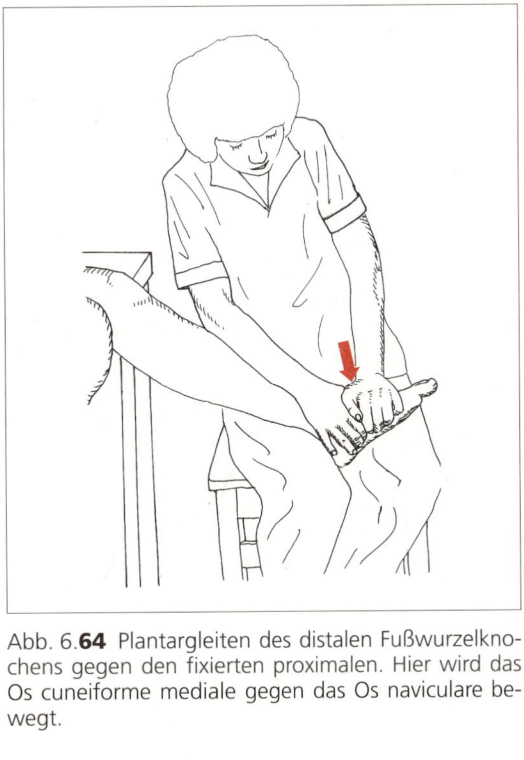

Abb. 6.**64** Plantargleiten des distalen Fußwurzelknochens gegen den fixierten proximalen. Hier wird das Os cuneiforme mediale gegen das Os naviculare bewegt.

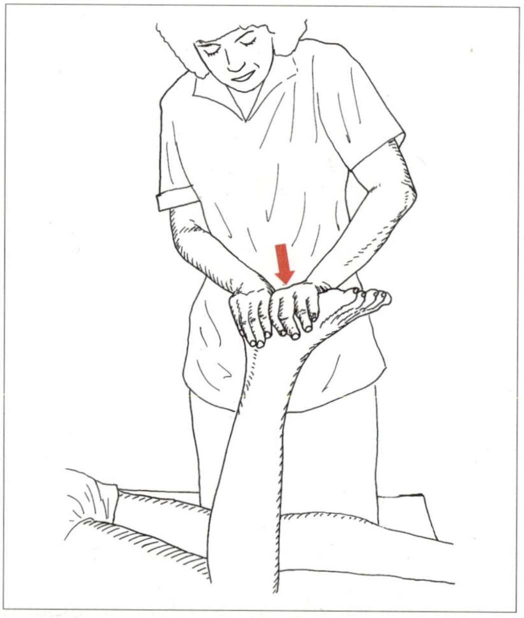

Abb. 6.**65** Dorsalgleiten des distalen Fußwurzelknochens gegen den fixierten proximalen. Hier wird das Os cuboideum gegen das Os calcaneum mobilisiert.

Grifftechnik: Um die mediale Fußwurzel zu mobilisieren, wird die fixierende Hand auf den Fußrücken gelegt, so daß die Finger nach medial zeigen und der Zeigefinger an der Fußsohle den proximalen Gelenkpartner fixieren kann. Die Finger der anderen Hand werden auf den Gelenkspalt an der Fußsohle gelegt und der Handballen auf den distalen Gelenkpartner auf dem Fußrücken. Wird die laterale Fußwurzel mobilisiert, so sitzt der Therapeut an der Medialseite und die Finger zeigen nach lateral.
Mobilisationsrichtung: Die mobilisierende Hand drückt vom Fußrücken aus nach plantar.

2. **Dorsalgleiten** (Abb. 6.**65**)
Indikation: Erweiterung der Zusatzbewegung Dorsalgleiten.
Ausgangsstellung des Patienten: Bauchlage mit gebeugtem Knie.
Fixation: Der proximale Gelenkpartner wird fixiert.
Grifftechnik: Für die Mobilisation der lateralen Fußwurzel werden die Finger um die Lateralseite des Fußes gelegt (Abb. 6.**65**). Für die Mobilisation der medialen Fußwurzel werden die Finger um die Medialseite des Fußes gelegt. Das Fingergrundgelenk des Zeigefingers wird zur Mobilisation auf den distalen Gelenkpartner gelegt.
Mobilisationsrichtung: Es wird von der Fußsohle nach dorsal gedrückt.
Alternative Technik: Ausgangsstellung, Grifftechnik und Behandlungsimpuls wie unter „Traktion" beschrieben, allerdings wird jetzt der distale Gelenkpartner fixiert und der proximale mobilisiert. Dadurch wird der distale Knochen relativ zum proximalen nach dorsal bewegt.

Articulationes intermetarsales, metetarsophalangeales et interphalangeales

Die Intermetatarsal-, Metatarsophalangeal- und Interphalangealgelenke des Fußes werden genauso mobilisiert wie die entsprechenden Gelenke an der Hand. In allen Fällen ist die Gelenkfläche des proximalen Gelenkpartners konvex und die Gelenkfläche des distalen Gelenkpartners konkav. (S. „Hand- und Fingergelenke", S. 181.)

Zusammenfassung

In diesem Kapitel wurden die Grundlagen der Gelenkmobilisation dargestellt, einschließlich der Terminologie, des Konzepts der Gelenkbewegungen, der Indikationen, Grenzen und Kontraindikationen der Techniken. Die Basistechniken wurden beschrieben. Von ihnen aus kann der Therapeut seinem Können entsprechend Anpassungen vornehmen und weitere Techniken entwickeln.

II Anwendung der therapeutischen Techniken in speziellen Körperregionen

7 Prinzipien der Behandlung von Weichteil-, Knochen- und postoperativen Problemen

Der korrekte Einsatz therapeutischer Übungen bei der Behandlung von Beschwerden am Bewegungsapparat hängt von einer detaillierten Befundaufnahme ab, mit deren Hilfe die betroffenen Strukturen identifiziert und das Stadium der Heilung festgelegt werden können. In der Befunddiskussion wird das funktionelle Problem des Patienten herausgearbeitet. Eine Zusammenfassung der orthopädischen Befundaufnahme und Verweise auf weiterführende Literatur finden sich im Kapitel 1. In diesem und in den folgenden Kapiteln wird vorausgesetzt, daß der Leser sowohl die Techniken der Befundaufnahme als auch die der Befunddiskussion beherrscht.

Ziele

In diesem Kapitel lernt man:

1. Weichteilverletzungen zu erkennen,
2. Merkmale der unterschiedlichen Stadien der Weichteilheilung (Entzündung, Heilung, Rückkehr der Funktion) zu unterscheiden,
3. Besonderheiten, Behandlungsziele und den Behandlungsaufbau in den unterschiedlichen Stadien der Weichteilheilung,
4. Besonderheiten, Behandlungsziele und den Behandlungsaufbau in den unterschiedlichen Stadien der Gelenkerkrankungen,
5. Besonderheiten, Behandlungsziele und den Behandlungsaufbau bei der Frakturheilung und
6. Besonderheiten, Behandlungsziele und den Behandlungsaufbau bei prae- und postoperativen Behandlungen kennen.

Weichteilverletzungen

Beispiele für Weichteilverletzungen

Zerrung

Unter Zerrung versteht man die Überdehnung oder Überbeanspruchung von Weichteilen. Es ist eine leichtere Verletzung als die Verstauchung und kann bei einem kleinen Unfall oder einer wiederholten ungewohnten Bewegung entstehen. Der Begriff wird meist für eine spezielle Verletzung der Muskel-Sehnen-Einheit gebraucht.

Verstauchung/Distorsion

Eine Verstauchung entsteht durch eine starke Beanspruchung, Dehnung oder Zerreißen von Weichteilen wie Gelenkkapseln, Bändern, Sehnen oder Muskeln. In der Regel wird mit dem Begriff eine Bandverletzung bezeichnet. Es gibt Verstauchungen ersten (leichten), zweiten (mittleren) und dritten (schweren) Grades.

Subluxation

Eine Subluxation ist eine unvollständige Verrenkung, bei der die Gelenkpartner oder die benachbarten Strukturen noch teilweise in Kontakt bleiben. Sie schließt meist auch eine sekundäre Verletzung der umgebenden Weichteile ein.

Dislokation/Verrenkung

Eine Verrenkung ist die starke Verschiebung benachbarter Strukturen, üblicherweise der Gelenkpartner, gegeneinander. Sie führt zu Weichteilverletzung, Entzündung, Schmerz und Muskelspasmus.

Muskel-/Sehnenriß

Wenn ein Muskel oder eine Sehne teilweise gerissen ist, kommt es zu Dehnungs- und Anspannungsschmerzen an der Stelle der Verletzung. Bei einem vollständigen Zerreißen kontrahiert sich der Muskel nicht mehr, dadurch sind Dehnung und Anspannung des Muskels nicht schmerzhaft.

Tendosynovitis/Tendovaginitis, Tendinitis und Tendinose

Eine Sehnenscheidenentzündung kann eine Tendosynovitis (Entzündung der Synovialmembran der Sehnenscheide) oder eine Tendovaginitis (Entzündung der äußeren Membran der Sehnenscheide) sein. Eine Tendinitis ist eine Entzündung der Sehne, die zu Narbenbildung oder Verkalkung der Sehne führen kann. Eine Tendinose ist die degenerative Veränderung der Sehne infolge wiederholter Mikrotraumatisierung (Dauerbeanspruchung).

Synovitis
Unter Synovitis versteht man die Entzündung der Synovialmembran. Sie führt zu einer überschüssigen Produktion von Synovialflüssigkeit innerhalb eines Gelenks oder einer Sehnenscheide, ausgelöst durch eine Verletzung oder eine Erkrankung.

Hämarthros
Ein Hämarthros ist ein Bluterguß im Gelenk, der in der Regel durch eine schwere Verletzung verursacht wird.

Ganglion/Überbein
Bei einem Überbein bildet sich eine Verdickung in der Gelenkkapsel oder in der Sehnenscheide. Es kann durch eine Verletzung oder bei rheumatoider Arthritis auftreten.

Bursitis
Unter einer Bursitis versteht man die Entzündung eines Schleimbeutels.

Prellung/Kontusion
Eine Prellung entsteht durch einen direkten Schlag. Durch die Ruptur von Kapillaren kommt es zur Blutung, Ödembildung und entzündlichen Reaktion.

Überlastungssyndrome
Ein Überlastungssyndrom wird durch wiederholte submaximale Beanspruchung oder durch Reibungskräfte ausgelöst, die eine entzündliche Reaktion und Schmerzen hervorrufen.

Beschwerdebilder als Folge von Verletzungen oder Erkrankungen
Bei vielen Weichteilbeschwerden ist es schwer, die primäre Pathologie festzustellen. Häufig kommt es zu einer Defektheilung, die einen sekundären Funktionsverlust auslöst. Im folgenden werden Beispiele für die klinische Manifestation unterschiedlicher Ursachen gegeben.

Dysfunktion
Eine Dysfunktion ist der Verlust der physiologischen Funktion des Gewebes oder des Körperabschnitts. Sie entsteht durch Verkürzungen oder Verklebung der Weichteile, Muskelschwäche oder jede andere die Mobilität einschränkende Ursache.

Gelenkdysfunktion
Hierbei handelt es sich um den Verlust des physiologischen Gelenkspiels eines Synovialgelenks, der zu einer Funktionseinbuße und Schmerzen führt. Auslöser für die Gelenkdysfunktion kann eine Verletzung, Immobilisation, Mißbrauch, der Alterungsprozeß oder ein schwerwiegender pathologischer Prozeß sein.

Kontrakturen
Unter einer Kontraktur versteht man die Verkürzung oder Verfestigung von Haut, Faszien, Muskulatur oder Gelenkkapseln, die zu einem Verlust der physiologischen Mobilität und Flexibilität führen.

Verklebung
Eine Verklebung ist die unphysiologisch feste Verbindung benachbarter Gewebe infolge übermäßiger Anheftungen von Kollagenfasern an das umgebende Gewebe. Dies kann während der Immobilisation oder als Komplikation einer Operation auftreten und vermindert die physiologische Elastizität der beteiligten Strukturen.

Muskuläre Schutzspannung
Hierbei handelt es sich um eine langanhaltende Muskelverspannung als Reaktion auf einen Schmerzreiz. Auslöser kann dabei sowohl Schmerz aus dem umliegenden Gewebe als auch übertragener Schmerz sein. Liegt der Auslöser im umliegenden Gewebe, so schützt der Muskel durch seine Anspannung das Gewebe vor Bewegung. Wird der Schmerzreiz beseitigt, so verschwindet auch die muskuläre Schutzspannung.

Intrinsischer Muskelspasmus

Darunter versteht man eine dauernde Muskelspannung reaktiv auf lokale Durchblutungs- und Stoffwechselveränderungen aufgrund einer langandauernden Kontraktion. Durch die veränderte Durchblutung und die neue Stoffwechsellage entsteht Schmerz, der wiederum den Muskelspasmus aufrechterhält, gleichgültig, ob die Ursache für die Schutzspannung noch vorliegt oder nicht (Abb. 7.**1**). Ein Muskelspasmus kann auch durch eine Virusinfektion, eine Erkältung, Immobilisation, Gefühle und durch eine direkte Verletzung ausgelöst werden.

Muskelschwäche

Muskelschwäche ist eine verminderte Kraft des Muskels bei der Kontraktion. Sie kann das Ergebnis einer systemischen, chemischen oder lokalen Läsion von Nervenbahnen des zentralen oder peripheren Nervensystems sein. Sie kann auch durch eine Dysfunktion der motorischen Endplatte, eine direkte Verletzung des Muskels oder einfach durch Inaktivität verursacht werden.

Einteilung der Weichteilverletzungen

Verletzung 1. Grades

Bei der Verletzung 1. Grades kommt es direkt nach der Verletzung und in den folgenden 24 Stunden zu geringen spontanen Schmerzen, leichter Schwellung, lokaler Empfindlichkeit und Belastungsschmerz des betroffenen Gewebes.

Verletzung 2. Grades

Die Verletzung 2. Grades verursacht deutliche Schmerzen, die die Fortsetzung der Aktivität verhindern. Belastung und Palpation des Gewebes verstärken den Schmerz. Handelt es sich um eine Bandverletzung 2. Grades, so tritt eine Hypermobilität im dazugehörigen Gelenk auf, da einige Fasern zerrissen sind.

Verletzung 3. Grades

Bei einer Verletzung 3. Grades handelt es sich um einen fast vollständigen oder vollständigen Riß bzw. Ab- oder Ausriß des Gewebes (Band oder Sehne) verbunden mit

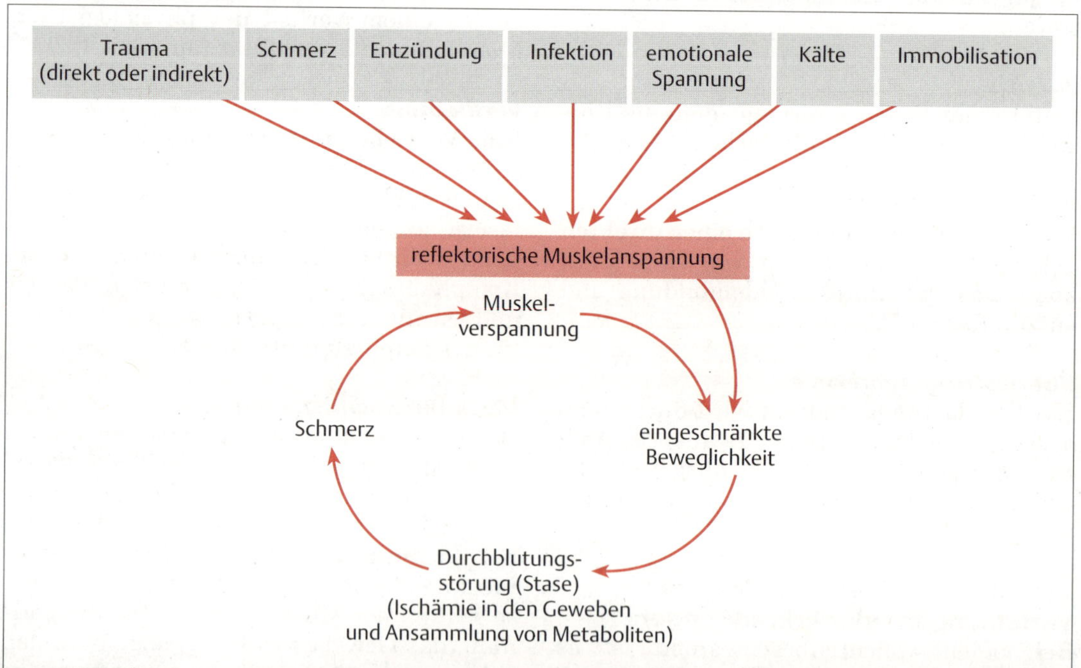

Abb. 7.**1** Schematische Darstellung des sich selbst erhaltenden Muskelspannungskreislaufs

starkem Schmerz. Die Belastung des Gewebes ist in der Regel schmerzfrei, und bei der Palpation kann der Defekt gespürt werden. Ein gerissenes Band führt zur Instabilität des dazugehörigen Gelenks.

Stadien der Entzündung und Heilung: allgemeine Beschreibung

Der Körper reagiert auf jede Beschädigung von Bindegewebe, sei es durch mechanische oder chemische Einwirkung. Die Stadien der Heilung sind bei jeder Verletzung die gleichen (Tab. 7.1). Im folgenden Überblick wird die Dauer der Stadien ungefähr in Tagen angegeben, die Stadien überlappen sich. Dabei muß man bedenken, daß die Heilungszeiten von Patient zu Patient verschieden sind. Aus diesem Grund ist die genaue Beobachtung der Reaktion des Patienten die beste Richtschnur wie die Behandlung gesteigert werden kann.

Akutes (entzündliches) Stadium

Merkmale

Das akute entzündliche Stadium umfaßt eine zelluläre und eine humorale Reaktion. Während der ersten 48 Stunden herrschen die vaskulären Reaktionen vor. Zellen und gelöste Substanzen treten aus den Blutgefä-

Tab. 7.**1** Merkmale der Symptome der Entzündung, Heilung und Reifung von Gewebe

	akutes Stadium, entzündliche Reaktion	**Subakutes Stadium, Reparatur und Heilung**	**Chronisches Stadium, Reifung und Umbau**
Merkmale	Vaskuläre Veränderungen Exsudation von Zellen und Chemikalien Bildung eines Gerinnsels Phagozytose und Neutralisierung der Reizstoffe erste fibroblastische Aktivität	Entfernung der schädlichen Reize Einsprießen der Kapillaren in das Gebiet Kollagenbildung Granulationsgewebe kann leicht verletzt werden, da es noch sehr zart ist	Reifung des Bindegewebes Kontraktur des Narbengewebes Umbau der Narbe Kollagenausrichtung entsprechend der Belastung
Symptome	Entzündungszeichen Schmerz tritt auf bevor der Gewebewiderstand erreicht wird	Entzündung ist rückläufig Schmerz tritt bei Erreichen des Gewebewiderstands auf	keine Entzündungszeichen Schmerz nach Erreichen des Gewebewiderstandes
Physiotherapeutische Behandlung	***Maximale Schutzphase***	***Phase der kontrollierten Bewegung***	***Phase der Funktionsrückkehr***
	Kontrolle der Entzündungsfolgen physikalische Anwendungen Ruhigstellung oder Immobilisation Heilung unterstützen und die nachteiligen Effekte der Immobilisation vermindern. Vorsichtige passive Bewegung, Massage und Muskelanspannungsübungen	Heilung unterstützen Flexible Narbe herstellen Unschädliche aktive, resistive und Dehnungsübungen, die vorsichtig in Intensität und Ausmaß gesteigert werden	Kräftigung und Narbenmobilisation Selbständigkeitstraining Steigerung der Dehnungs-, Kräftigungs- und Ausdauerübungen sowie des funktionellen Trainings

ßen aus, und es bilden sich die ersten Gerinnsel. Zur gleichen Zeit beginnt die Neutralisierung der chemischen Reizstoffe oder anderer Noxen, die Phagozytose (totes Gewebe wird beseitigt), die erste Aktivität der Fibroblasten und die neue Kapillarisierung. Diese physiologischen Vorgänge dienen als Schutzmechanismus und sind gleichzeitig ein Stimulus für die folgende Heilung. In der Regel dauert dieses Stadium 4–6 Tage, es sei denn, der Verletzungsreiz hält an.

Symptome

Alle Entzündungszeichen können beobachtet werden: Schwellung, Rötung, Überwärmung, Schmerz und Funktionsverlust. Bei der Erhebung des Bewegungsausmaßes wird der Patient Schmerz angeben, und es kann zu einer muskulären Schutzspannung kommen, bevor das Ende der Bewegung erreicht ist (Abb. 7.**2a**).

Subakutes (Heilungs-) Stadium

Während die Entzündung zurückgeht (vom 2.–4. Tag), beginnt die Auflösung des Gerinnsels und die Wiederherstellung des verletzten Gebietes. Diese Phase erstreckt sich in der Regel über 10–17 Tage (14–21 Tage seit der Verletzung), kann aber auch bis zu 6 Wochen dauern.

Merkmale

Die subakute Heilungsphase ist durch die Synthese und Ablagerung von Kollagen gekennzeichnet. Die Noxen sind beseitigt, und das Gebiet wird wieder kapillarisiert. Die Aktivität der Fibroblasten, die Entstehung von Granulationsgewebe und die Kollagenbildung nehmen zu. Am 4.Tag nach der Verletzung gibt es die höchste Anzahl an Fibroblasten, die bis zum 21. Tag bestehenbleibt. Die Fibroblasten stellen neues Kollagen her. Das unreife Kollagen ersetzt das Exsudat,

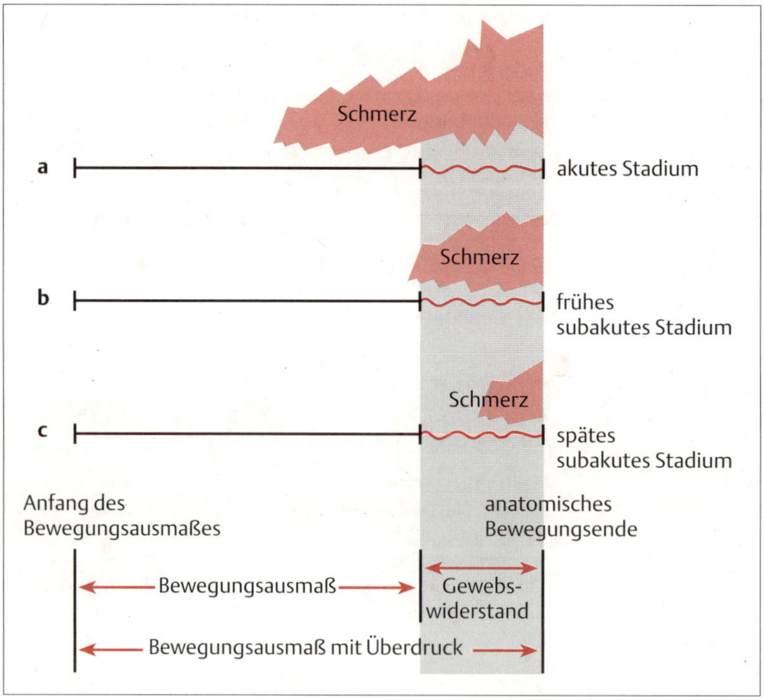

Abb. 7.**2** Die Schmerzen treten im betroffenen Gewebe an unterschiedlichen Stellen des Bewegungsausmaßes auf.
a akutes Stadium
b subakutes Stadium
c spätes subakutes und chronisches Stadium

das anfänglich das Gerinnsel bildete. Eine Wunde in der Muskulatur oder in der Haut schließt sich normalerweise innerhalb von 5–8 Tagen; in Sehnen oder Bändern nach 3–5 Wochen. Während dieser Zeit wird unreifes Bindegewebe gebildet, das dünn und nicht organisiert ist. Dieses Gewebe ist sehr brüchig und kann leicht verletzt werden, wenn es überdehnt wird. Auf der anderen Seite wird durch angemessene physiologische Beanspruchung entlang der Belastungslinien das Wachstum stimuliert und die richtige Ausrichtung der Fasern gefördert. Gleichzeitig kann auch die Gefahr der Verklebung mit den umgebenden Geweben verringert werden.

Symptome

Die Entzündungszeichen nehmen nach und nach ab und verschwinden schließlich ganz. Der Patient empfindet am Ende des erreichbaren Bewegungsausmaßes Schmerz und gleichzeitig einen Gewebewiderstand (Abb. 7.**2 b**).

Chronisches Stadium (Umbau oder Reifung)

Chronisch bedeutet entweder:

1. Die Zeit während der späten Phase der Gewebeheilung, bei der es keine Entzündungszeichen mehr gibt, der Patient jedoch noch nicht die volle Funktion wiedererlangt hat. (Sie überlappt sich mit dem subakuten Stadium um den 14.–21. Tag nach der Verletzung herum.)

oder:

2. Ein lang anhaltender Zustand mit wiederkehrenden Schmerzepisoden durch chronische Entzündung oder mit Dysfunktionen, die vom Heilungsprozeß herrühren.

Merkmale

Während des chronischen Stadiums reift das neue Bindegewebes, indem sich aus den Fibrillen Fasern formen und Narbengewebe entsteht. Dann wird es umgebaut, indem die Kollagenfasern dicker werden und sich entsprechend den Belastungen, die auf sie wirken, neu orientieren und ausrichten. Das Narbengewebe bildet sich durch die Aktivität der Myofibroblasten zurück. Je höher die Dichte des Bindegewebes, um so länger dauert der Umbau.

1. Aufgrund der Bindungen der unreifen Kollagenmoleküle mit ihrer Umgebung (Wasserstoffbrückenbindungen), können sie leicht durch sanfte und nachhaltige Behandlung umgebaut werden. Dies ist 8–10 Wochen möglich. Wird das Bindegewebe nicht korrekt belastet, so bilden sich Verklebungen mit dem umgebenden Gewebe, und es entsteht eine einschränkende Narbe.
2. Je mehr sich die Bindungen des Kollagens verändern (in kovalente Bindungen) und die Fasern an Dicke zunehmen, um so stärker wird das Bindegewebe, das dem Umbau dann widersteht. Nach 14 Wochen läßt sich das Gewebe nicht mehr umbauen. Eine alte Narbe gibt einem Dehnreiz nur sehr wenig nach. Eine Behandlung unter diesen Umständen verlangt eine entsprechende Verlängerung des umgebenden Gewebes oder eine operative Narbenlösung.

Symptome

Es gibt keine Entzündungszeichen mehr. Bei der Überprüfung des Bewegungsausmaßes empfindet der Patient erst Schmerz, nachdem der Gewebswiderstand schon aufgetreten und ein Überdruck angewendet worden ist. Der Patient kann einen Kraftverlust, ein vermindertes Bewegungsausmaß und eine eingeschränkte Funktion haben. Die Wiederherstellung der Funktion beginnt in diesem Stadium (Abb. 7.**2 c**).

Chronische Entzündung

Merkmale

Wirken bei Bildung und Umbau des Narbengewebes übermäßige Belastungen oder schädliche Reize auf das Gewebe, so wird der entzündliche Prozeß auf einem niedrigen Niveau aufrecht erhalten. Die Entzündung wird chronisch. Die Vermehrung von Fibroblasten mit erhöhter Kollagenproduktion und die Degeneration von reifem Kollagen führen zu einem Übergewicht an neuem, unreifem Kollagen. Dadurch wird das Gewebe insgesamt geschwächt. Die Aktivität der Myofibroblasten hält an, und es kommt zu einer fortschreitenden Bewegungseinschränkung. Wenn man versucht das Gewebe zu dehnen, so setzt man die Reizung des Gewebes fort, und die Bewegung wird weiter eingeschränkt.

Symptome

Es treten starke Schmerzen, Schwellung und muskuläre Schutzspannung auf, die auch nach einer Aktivität mehrere Stunden anhalten. Es kommt zu einem Gefühl der Steifigkeit nach einer Ruhepause, einem verminderten Bewegungsausmaß 24 Stunden nach der Aktivität und einer fortschreitenden Steifheit des Gewebes so lange die Irritation anhält.

Akutes Stadium: allgemeine Richtlinien der Behandlung

Praktische Überlegungen während der akuten (entzündlichen) Phase der Weichteilverletzung: Schutzphase der Behandlung

1. Während der Entzündung wird die Bewegungseinschränkung durch folgende Ursachen ausgelöst:
   a. Reizende Chemikalien
   Die veränderte chemische Lage durch die Reaktion des Gewebes reizt die Nervenendigungen.
   b. Ödeme
   Durch eine veränderte Durchblutungslage kommt es zu einer Ansammlung von interstitieller Flüssigkeit, wodurch sich die Spannung im Bindegewebe erhöht. Infolgedessen wird die Bewegung eingeschränkt und Schmerz verursacht.
   c. Muskuläre Schutzspannung und Spasmus
   Der Körper immobilisiert einen verletzten oder schmerzhaften Körperabschnitt, indem sich die umgebende Muskulatur reflektorisch anspannt. Dieser Spasmus kann durch eine direkte Muskelverletzung hervorgerufen werden, er ist jedoch in der Regel eine Reaktion auf Verletzungen der Gewebe, die unter dem Muskel liegen.
   d. Gelenkerguß
   Bei einer Verletzung des Gelenks oder einer entzündlichen Erkrankung des Gelenks (s. „Rheumatoide Arthritis" und „Arthrose", S. 215 ff.) entsteht ein Gelenkerguß. Die zusätzliche Flüssigkeit im Gelenkspalt spannt die Kapsel und verhindert so eine physiologische Bewegung der Gelenkpartner. Das Gelenk nimmt eine Position ein, in der die Kapsel sich maximal erweitern kann.
2. Um die Schmerzen im Bewegungsapparat zu vermindern und die Heilung zu unterstützen, ist Ruhigstellung und Schutz des entzündeten Gewebes während der ersten 24 Stunden unbedingt notwendig. Absolute Immobilisation führt jedoch zu Verklebungen im umgebenden Gewebe, Schwächung des Bindegewebes und Veränderungen am Gelenkknorpel. Die Behandlungsziele in diesem Stadium sind primär die Verminderung der Auswirkungen der Entzündung, der Schutz der Region vor weiterer Verletzung und die Vorbeugung gegen die negativen Auswirkungen der Immobilisation.
3. Das Fernziel der Behandlung ist die Bildung einer widerstandsfähigen beweglichen Narbe am Ort der Verletzung, so daß die schmerzfreie Funktion vollständig wiederhergestellt werden kann. Am Anfang ist das Netzwerk der neuen Fibrillen zufällig. Es organisiert sich erst durch die Belastungsreize, die auf das Gewebe wirken. Um die Entwicklung einer organisierten Narbe zu beeinflussen, wird die Behandlung schon während der akuten Phase der Verletzung mit vorsichtigen passiven Bewegungen begonnen, soweit der Patient es toleriert.
   a. Diese Bewegungen sollten für die betroffenen Strukturen spezifisch sein und unphysiologische Adhäsionen zwischen den entstehenden Fibrillen verhindern, um einem späteren Narbenriß vorzubeugen.
   b. Die Intensität der Bewegungen muß so niedrig sein, daß die neuen Fibrillen

sich nicht vom Ort der Heilung lösen. Wenn zu schnell zu viel bewegt wird, kommt es zu Schmerzen und einer weiteren Verletzung des Gewebes. Die Dosierung der passiven Bewegungen hängt vom Ausmaß der Verletzung ab. Einige Patienten tolerieren gar keine Bewegung während der ersten 24–48 Stunden. Andere ertragen vielleicht nur wenige Grad vorsichtiger passiver Bewegung. Jede Bewegung, die in diesem Stadium durchgeführt werden kann, ist förderlich. Sie darf jedoch unter keinen Umständen die Entzündung oder den Schmerz verstärken. Aktive Bewegungen sind am Ort der Verletzung in der Regel kontraindiziert. Während akuten Phase der Verletzung hat sich der Einsatz von Bewegungsschienen zur passiven Bewegung in vielen Fällen in als nützlich erwiesen (s. Kapitel 2, S. 47).

c. Bewegungen anderer Strukturen in der gleichen Region sollten in angemessener Dosierung durchgeführt werden, um auch hier die funktionelle Integrität und Mobilität zu erhalten. Es muß jedoch genau beobachtet werden, ob die Bewegungen nicht den Heilungsprozeß der betroffenen Gewebe beeinträchtigen.

d. Aktive Bewegungen können in den angrenzenden Körperabschnitten durchgeführt werden, um auch dort die physiologische Beweglichkeit zu erhalten und gleichzeitig die Durchblutung und den lymphatischen Fluß anzuregen.

4. Es folgen die Dosierungen und Techniken, die für Gewebe im akuten Stadium spezifisch sind und auch bei Strukturen in benachbarten Regionen angewendet werden können.

> *Achtung:* Verstärkt eine Bewegung den Schmerz oder die entzündliche Reaktion, so ist sie entweder zu hoch dosiert oder sie sollte gar nicht angewendet werden. Mit jeglicher Bewegung in diesem Stadium muß extrem vorsichtig umgegangen werden.

a. Gelenke und Bänder

- Passives Bewegen wird innerhalb der Schmerzgrenze eingesetzt, um das Bewegungsausmaß zu erhalten ohne die betroffenen Strukturen zu belasten. Am Anfang wird das tolerierte Bewegungsausmaß nur sehr klein sein.
- Sanfte passive Gelenktechniken (Traktion und Gleiten) können innerhalb der Schmerzgrenze durchgeführt werden. Die Kapsel oder die Bänder dürfen nicht gedehnt werden. Traktionen, Gleiten oder Oszillationen Grad I oder II können in einer schmerzfreien Gelenkstellung ausprobiert werden. Die Gelenkreaktion auf jede Technik muß genau beobachtet werden, bevor weitergearbeitet wird (s. Kapitel 6). Neben der Mobilitätserhaltung der Gelenkkapsel und der Bänder sowie der Verteilung der Synovialflüssigkeit zur Verbesserung der Knorpelernährung und zum Abtransport von Abfallprodukten helfen diese Techniken, die Weiterleitung von nozizeptiven Impulsen zu blockieren und dadurch den Schmerz über neurologische Mechanismen zu reduzieren.
- Leichte Massagetechniken am Ort der Verletzung können die Durchblutung und den lymphatischen Fluß unterstützen und dadurch die Entstehung von Ödemen und Schmerzen unterbinden.
- Intermittierende Muskelanspannungsübungen sind förderlich für den Muskel und die Durchblutung, ohne daß das Gelenk bewegt wird.

b. Muskulatur

- Passives Bewegen wird innerhalb der Schmerzgrenze angewendet, um die Beweglichkeit zu erhalten, ohne die betroffenen Strukturen zu belasten. Jede Form der Dehnung ist in diesem Stadium kontraindiziert.

- Intermittierende Muskelanspannungsübungen des betroffenen Muskels aus angenäherter oder entspannter Stellung verbreitert den Muskel und hält die sich entwickelnde Narbe flexibel, ohne daß die Ränder der Verletzung separiert werden.
- Elektrotherapie am betroffenen Muskel in angenäherter Stellung hat die gleiche Wirkung wie die Anspannungsübungen.
- Leichte Quermassage der verletzten Fasern hält, sofern sie ertragen wird, die Narbe flexibel, ohne die Ränder der Verletzung zu separieren. In dieser Phase muß die Dosierung sehr niedrig sein. Auf die Quermassage sollten vorsichtige Muskelanspannungsübungen folgen.
- Sanfte Massagetechniken fördern die Durchblutung und den lymphatischen Abfluß, wodurch die Ödembildung und die Schmerzempfindung verringert werden.
- Passive Gelenktechniken (Grad I und II) an den benachbarten Gelenken erhalten die Beweglichkeit, solange der Muskel heilt und nicht durch die volle Bewegungsbahn bewegt werden kann.

c. Sehne

- Gering dosierte Massage quer zu den verletzten Fasern wird angewendet, um die rauhe Oberfläche der Sehne zu glätten. Während der Massage wird die Sehne gespannt gehalten.
- Passives Bewegen innerhalb der Schmerzgrenze und Gelenktechniken (Grad I und II) erhalten die Gelenkbeweglichkeit, ohne die betroffenen Strukturen zu belasten.

d. Andere Bindegewebe

- Passives Bewegen innerhalb der Schmerzgrenze erhält die Beweglichkeit, ohne die betroffenen Strukturen zu belasten. Jegliche Dehnung ist in diesem Stadium kontraindiziert.
- Muskelanspannungsübungen unterstützen die Durchblutung und die Muskelfunktion.
- Passive Gelenktechniken (Grad I und II) erhalten die Integrität des Gelenks.
- Sanfte Massagen erhalten die Mobilität des Bindegewebes und fördern die Durchblutung und den Lymphabfluß.

5. In der Schutzphase wird versucht, einen möglichst physiologischen Zustand in den angrenzenden Körperregionen zu erhalten. Es werden Techniken zur Erhaltung und Verbesserung folgender Funktionen angewendet.
   a. Das Bewegungsausmaß kann mit aktiven oder passiven Techniken behandelt werden, je nachdem, wie nah sich die Region an der Verletzung befindet und welche Wirkung die Bewegung auf das verletzte Gebiet hat.
   b. Die Muskelkraft kann mit Widerstandsübungen angemessener Intensität verbessert werden, wenn die Muskeln nicht in direkter Beziehung mit der Verletzung stehen. Der Patient kann auf den Gebrauch von Hilfsmitteln wie Gehstützen oder andere Gehhilfen vorbereitet werden, und es können funktionelle Aktivitäten geschult werden.
   c. Abhängig von der Lokalisation der Verletzung kann es für einige funktionelle Aktivitäten nötig sein, unterstützende oder angepaßte Hilfsmittel einzuführen.
   d. Die Durchblutung kann durch alle oben erwähnten Aktivitäten und zusätzlich durch Verbände, Lagerung, Muskelanspannungsübungen und Massagetechniken verbessert werden.

Behandlungsüberlegungen: akutes Stadium (1.–4. Tag) – Schutzphase

Zusammenfassung der Beschwerden und Einschränkungen

1. Entzündung, Schmerz, Ödem, Muskelspasmus.

2. Eingeschränkte Beweglichkeit.
3. Gelenkerguß (bei einer Gelenkverletzung oder Arthritis).
4. Verminderter Einsatz der umliegenden Körperabschnitte.

Achtung: Die korrekte Dosierung von Bewegungen und Pausen ist sehr wichtig bei der Behandlung im entzündlichen Stadium. Ein Zeichen, daß zuviel bewegt wurde, ist eine Zunahme des Schmerzes oder der Entzündung.

Kontraindikation
Im akuten Stadium sind aktive Bewegungsübungen, Dehntechniken und Widerstandsübungen im Bereich des verletzten Körperabschnitts kontraindiziert.

Subakutes Stadium: allgemeine Behandlungsrichtlinien

Praktische Überlegungen im subakuten Stadium der Heilung nach einer Weichteilverletzung:

Phase der Behandlung mit kontrollierten Bewegungen

1. Entzündung und Schmerz lassen im Verlauf der Heilung nach. Das sich neu entwickelnde Gewebe ist fragil und leicht zu zerstören. Häufig fühlt sich der Patient in diesem Stadium schon wieder gesund und beginnt zu früh mit seinen normalen Aktivitäten.
   a. Werden die Übungen in diesem Stadium zu schnell gesteigert oder wird

Ziele und Behandlung in der Schutzphase

Ziele	Behandlung
Kontrolle von Schmerz, Spasmus und Ödem	Kompression, Hochlagerung, Massage (48 Stunden), Kälte (Anm. d. Übers.: Wirkung wird kontrovers diskutiert). Ruhigstellung (Ruhe, Schiene, Tapeverband oder Gips). Belastungen vermeiden. Sanfte Oszillationen (Grad I) in schmerzfreier Gelenkstellung.
Erhaltung der Integrität und Mobilität des Bindegewebes und der Gelenke	Angemessene Dosierung des passiven Bewegens innerhalb der Schmerzgrenze spezifisch für das betroffene Gewebe. Angemessene Dosierung von Muskelanspannungsübungen oder Elektrotherapie.
Verminderung des Gelenkergusses, wenn vorhanden	Bei schnellem Anschwellen des Gelenks (Blutung) kann ein ärztlicher Eingriff nötig werden. Gelenkschutz (Schiene, Gips)
Erhaltung der Integrität und Funktion der benachbarten Körperabschnitte	Aktiv-assistive, freie, resistive und/oder modifizierte aerobe Übungen, entsprechend der Nähe und Wirkung auf das verletzte Gebiet. Hilfsmittelversorgung zum Schutz und zur Unterstützung des Körperabschnitts während funktioneller Aktivitäten.
Information des Patienten	Der Patient wird über die ungefähre Heilungsdauer informiert und angeleitet, wie er den verletzten Körperabschnitt bei funktionellen Aktivitäten schützen kann.

zu früh mit funktionellen Aktivitäten begonnen, kann das neue Gewebe zu Schaden kommen. So kommt es zu einem Fortdauern der Entzündung und zu einem verzögerten Heilungsprozeß.

b. Wird die Bewegung nicht gesteigert, so entstehen Verklebungen des neuen Gewebes mit der Umgebung und nachfolgend Schmerzen und eingeschränkte Gewebebeweglichkeit.

c. Erst wenn die Schwellung zurückgegangen ist, der Schmerz nicht mehr dauerhaft auftritt und durch eine Bewegung im möglichen Bewegungsausmaß nicht verstärkt wird, sollten im frühen subakuten Stadium aktive Übungen angeleitet werden.

2. Da die verletzte Region weniger gebraucht wird, kommt es zu einer Muskelschwäche, ohne daß eine Erkrankung der Muskulatur vorliegt. Die subakute Phase ist ein Übergangsstadium, in dem aktive Übungen der verletzten Region vorsichtig im schmerzfreien Bewegungsausmaß angeleitet und gesteigert werden können. Dabei muß genau auf die Toleranz des heilenden Gewebes geachtet werden. Schmerz und Entzündung werden von Tag zu Tag nachlassen, wenn die Aktivitäten in einem sicheren Rahmen in angemessener Dosierung und Frequenz durchgeführt werden. Die Reaktion des Patienten ist die beste Richtschnur für das Ausmaß und die Geschwindigkeit der Übungssteigerung. Nehmen die Entzündungszeichen jedoch zu und das Bewegungsausmaß ab, so hat sich eine chronische Entzündung entwickelt, und eine narbige Schrumpfung des Gewebes wird die Beweglichkeit einschränken. In diesem Fall muß die Intensität der Übungen und die Aktivität vermindert werden.

a. Um die Kontrolle der Muskulatur in der betroffenen Region zurückzugewinnen, ohne das verletzte Gebiet zu belasten, werden submaximale isometrische Übungen in verschiedenen Gelenkstellungen eingesetzt. Der Patient lernt mit ihrer Hilfe wahrzunehmen, ob er die richtigen Muskeln einsetzt. Die Intensität und Ausgangsstellung richten sich nach der Schmerzfreiheit.

- Um eine isometrische Übung bei einem heilenden Muskel anzuleiten, wird er in entspannter oder angenäherter Stellung gelagert, damit die Narbe keiner Zugbeanspruchung ausgesetzt wird.
- Um isometrische Übungen bei einer Gelenkverletzung anzuleiten, wird die aktuelle Ruhestellung des Gelenks gewählt. Die Intensität der Übung sollte keine Schmerzen auslösen.

b. Aktive Bewegungsübungen im schmerzfreien Raum werden eingesetzt, um die Bewegungskontrolle zu schulen. Zunächst werden achsengerechte Bewegungen in einer Ebene durchgeführt. Dabei wird die Bewegungskontrolle betont, indem konzentrische Übungen der betroffenen und der Muskulatur, die für eine gute Gelenkmechanik benötigt wird, gegen leichten Widerstand ausgeübt werden. Später können kombinierte Bewegungen oder diagonale Muster verwendet werden, um die Kontraktion der gewünschten Muskulatur zu fazilitieren. Es muß jedoch darauf geachtet werden, daß keine Muster zum Einsatz kommen, bei denen stärkere Muskeln dominieren und die schwächeren Muskeln nicht ausreichend teilnehmen. Auf keinen Fall darf die Belastung die Möglichkeiten der heilenden und schwachen Muskulatur überschreiten.

c. Schon früh in diesem Stadium können vorsichtig Übungen in der geschlossenen Kette angeleitet werden, um den Körperabschnitt kontrolliert zu belasten und die stabilisierende Kokontraktion zu stimulieren. Die Unterstützung des Therapeuten kann dem Patienten helfen, die Wahrnehmung für die richtige Muskelkontraktion sowie die Bewegungskontrolle zu entwickeln, während der Patient sein Gewicht von einer Seite zur anderen oder von vorne nach hinten verlagert. Verträgt der Patient die Übungen gut, so kann die Amplitude der Bewegung vergrößert und/oder die Unterstützung vermindert werden.

d. Exzentrische Übungen können die Muskulatur zusätzlich verletzen und werden aus diesem Grund nicht in der frühen subakuten Phase einer Muskelläsion eingesetzt. Sie können das heilende Gewebe wegen seiner geringen Widerstandskraft gegenüber Zugbeanspruchungen gefährden. Bei Verletzungen, die nicht die Muskulatur betreffen, würden die exzentrischen Übungen zwar nicht die heilenden Gewebe verletzen, aber der Widerstand sollte trotz allem sehr gering gewählt werden, um das Auftreten des verspäteten Muskelkaters zu vermindern. Dies steht im Gegensatz zum Einsatz exzentrischer Übungen, wenn kein Trauma vorhergegangen ist, um schwache Muskulatur zu trainieren und ihre Kontraktion zu fazilitieren (s. Kapitel 3, S. 61).

3. Die eingeschränkte Beweglichkeit in der akuten Phase und die Verklebung der Narbe verursachen in der Regel eine verminderte Flexibilität des heilenden Gewebes und der umgebenden Strukturen des Körperabschnitts. Um die Mobilität zu erhöhen und eine richtige Ausrichtung des Narbengewebes zu stimulieren, sollten für das Gewebe spezifische Dehnungen eingesetzt werden. Es sind oft mehrere Techniken nötig, um die Beweglichkeit des Körperabschnitts wiederherzustellen.

   a. Gelenk und Bänder

   Passive Gelenktechniken werden innerhalb der Schmerzgrenze fortgesetzt.

   - Bei einem Gelenkerguß ist die Dehnung der Kapsel kontraindiziert. In diesem Fall werden weiterhin Grad-I- und -II-Techniken eingesetzt.
   - Bei einer Bewegungseinschränkung ohne Gelenkerguß, kann mit der Dehnung der Kapsel begonnen werden. Es wird mit gehaltenen Grad-II-Techniken begonnen und die Reaktion des Patienten genau beobachtet, bevor weiter gesteigert wird (s. Kapitel 6).

   Die Intensität der Quermassage und der Weichteilmassage wird erhöht, um die freie Beweglichkeit der Bänder und der umgebenden Weichteile über das Gelenk zu erhalten.

   b. Muskulatur

   - Die Dehnung der Muskulatur wird mit gering dosierter postisometrischer Inhibition oder mit Elektrostimulation fortgesetzt. Es wird in angenäherter Stellung mit einer minimalen Kontraktion begonnen, dann entspannt und anschließend wird sehr wenig gedehnt. So wird langsam gesteigert. In der Regel dehnt man, bis es etwas unangenehm wird, auf keinen Fall darf Schmerz entstehen.
   - Die Intensität der Quermassage wird entsprechend der Toleranz des Patienten gesteigert. Bei der Massage befindet sich der Muskel in einer angenäherten Stellung.
   - Die benachbarten Gelenke werden weiterhin mit Gelenktechniken behandelt, bis der Muskel sein volles Bewegungsausmaß wiedererlangt hat. Es werden gehaltene Grad-II-Techniken angewendet.

   c. Sehne und Sehnenscheide

   - Die Intensität der Quermassage wird im Bereich der Verletzung erhöht.
   - Die Gelenkbeweglichkeit wird mit gehaltenen Grad-II-Traktionen oder -Gleiten erhalten.

   d. Andere Bindegewebe

   - Querfriktionen oder Weichteilmassagen können an der Verletzungsstelle eingesetzt werden. Es wird vorsichtig begonnen und je nach Reaktion des Patienten gesteigert.
   - Die benachbarten Gelenke werden weiterhin mit Gelenktechniken behandelt, bis die Weichteile ihre normale Flexibilität wiedererlangt haben.

4. In allen anderen Regionen des Körpers wird versucht, einen möglichst physiolo-

gischen und funktionellen Status zu erhalten oder zu entwickeln. Es wird besonders auf posturale Stabilität und Muskeldysbalancen geachtet, die zur Verletzung beigetragen haben könnten. Soweit der Patient es verträgt und die Beschwerden sich nicht verstärken, können funktionelle Aktivitäten wieder aufgenommen werden. Die Fortschritte des Patienten und sein Verständnis der kontrollierten Aktivitäten werden laufend überprüft.

Behandlungsüberlegungen: subakutes Stadium – kontrollierte Phase (4.–14. bzw. 21. Tag)

Zusammenfassung der Beschwerden und Einschränkungen

1. Schmerz am Ende des verfügbaren Bewegungsausmaßes.
2. Rückgang des Weichteilödems.
3. Rückgang des Gelenkergußes (bei einer Gelenkbeteiligung).

Allgemeine Ziele und Behandlung in der Phase der kontrollierten Bewegung

Ziele	Behandlung
Unterstützung der Heilung des verletzten Gewebes	Die Gewebereaktion auf das Übungsprogramm beobachten; bei Verstärkung der Entzündung Intensität vermindern. Schutz des heilenden Gewebes mit Hilfsmitteln (Schienen, Tapeverbände, elastische Verbände); nach und nach wird die Zeit gesteigert, in der das Gelenk ungeschient bewegt werden kann. Die Hilfsmittel werden parallel mit den Kraftzunahme der stabilisierenden Muskulatur abtrainiert.
Stufenweise Mobilisierung von Weichteilen, Muskulatur und/oder Gelenken	Innerhalb der Schmerzgrenze wird die passive über die aktiv-assistive bis zur aktiven Bewegung gesteigert. Die Narbenbeweglichkeit wird mit Techniken, die für die betroffene Struktur spezifisch sind, vorsichtig verbessert (s. „Praktische Überlegungen" 3., S. 207). Die verkürzten umgebenden Strukturen werden nach und nach mit spezifischen Dehntechniken flexibel gemacht.
Stufenweise Steigerung der betroffenen und umgebenden Muskulatur	Zuerst mit leichten isometrischen Übungen aus unterschiedlichen Ausgangsstellungen und minimalem Widerstand anfangen. Beginn mit vorsichtigen Übungen in der geschlossenen Kette. Mit verbesserter Beweglichkeit, besserem Gelenkspiel und fortschreitender Heilung können die isotonischen Übungen in der offenen und geschlossenen Kette mit zunehmendem Widerstand durchgeführt werden. Die Bewegungskontrolle und die gute Gelenkmechanik stehen im Vordergrund.
Integrität und Funktion der angrenzenden Körperabschnitte werden erhalten	Kräftigungs- und Stabilisationsübungen werden mit Rücksicht auf die Verletzung angeleitet. Funktionelle Aktivitäten niedriger Intensität, die das betroffene Gewebe miteinbeziehen und die Beschwerden nicht verstärken, können begonnen werden.
Information des Patienten	Ein Hausaufgabenprogramm wird angeleitet und die Fortschritte beobachtet.

4. Entwicklung von Weichteil-, Muskel- und/oder Gelenkkontrakturen.
5. Entwicklung einer Inaktivitätsschwäche der Muskulatur.
6. Verringerter funktioneller Gebrauch der verletzten Region und der benachbarten Körperabschnitte.

Achtung: Die Entzündungszeichen oder der Gelenkerguß nehmen normalerweise zu Beginn dieser Phase ab. Bei der Steigerung der Aktivität ist ein geringes Maß an Beschwerden zu erwarten, die jedoch nicht länger als einige Stunden anhalten sollten. Zeichen zu starker Aktivität sind Ruheschmerz, Ermüdung, stärkere Schwäche und Spasmus.

Chronisches Stadium: allgemeine Behandlungsrichtlinien

Praktische Überlegungen während des Stadiums der chronischen Wiederherstellung: Phase der Funktionsrückkehr

1. Die primären Unterschiede im Zustand des betroffenen Gewebes zwischen dem späten subakuten und dem chronischen Stadium liegen in der Qualität (Ausrichtung und Zugkraft) des Kollagens und der Größe der Wundfläche (sie verkleinert sich deutlich im chronischen Stadium). Es entsteht ein Gleichgewicht zwischen Abbau und Produktion des Kollagens, so daß die Menge etwa gleichbleibt. Der Umbau des Kollagens wird durch die Kräfte angeregt, die auf das Gewebe wirken. Deshalb ist es wichtig, mit kontrollierten Kräften die normale Belastung zu verdoppeln. Das Kollagen entwickelt seine maximale Zugkraft in die Richtung der größten Belastung. Übermäßige oder unphysiologische Beanspruchung führt zu einer erneuten Verletzung oder zu einer chronischen Entzündung, die einer Rückkehr der Funktion im Wege steht.
2. Konnte die Mobilität sowohl im verletzten Gewebe als auch in den angrenzenden Körperabschnitten erhalten werden, so werden jetzt Aktivität und Funktion weiter gesteigert, jedoch mit größerer Intensität und Flexibilität.
3. Der Patient empfindet nur noch dann Schmerz, wenn Kontrakturen und Adhäsionen jenseits des verfügbaren Bewegungsausmaßes belastet werden. Dies ist häufig der Fall, wenn der Patient in diesem Stadium das erste Mal zur Behandlung kommt. Innerhalb des freien Bewegungsausmaßes kann schmerzfrei bewegt werden. Um chronische oder wiederkehrende Schmerzen zu vermeiden, müssen die Kontrakturen gedehnt und die Verklebungen gelöst werden. Die Dehnung der Strukturen sollte selektiv und für das Gewebe spezifisch sein.
4. Für die Steigerung der Übungen sind zwei Überlegungen besonders wichtig:
   a. Ein freies Gelenkspiel innerhalb eines funktionellen Bewegungsausmaßes ist für die Vermeidung von Gelenkverletzungen notwendig. Bei eingeschränktem Gelenkspiel können Gelenkmobilisationstechniken eingesetzt werden. Diese Dehntechniken können sehr kraftvoll ausgeübt werden, solange es keine Anzeichen einer Irritation des Gewebes gibt.
   b. Bei Gelenkbewegungen ohne ausreichende muskuläre Stabilisierung kann es zu Verletzungen dieses Gelenkes kommen, wenn Aktivitäten durchgeführt werden. Für das Gehen schlagen Zohn und Mennell vor, erst dann auf stabilisierende Hilfsmittel an tragenden Gelenken zu verzichten, wenn die Muskulatur einen Wert von 4 beim Muskelfunktionstest erreicht.
      - Zur Steigerung der Kraft bei einer vorliegenden Beweglichkeitseinschränkung des Gelenks werden isometrische Übungen aus unterschiedlichen Gelenkstellungen empfohlen.
      - Ist das Gelenkspiel im freien Bewegungsausmaß wiederhergestellt, so können isotonische Übungen ausgeübt werden. Das heißt nicht, daß erst bei Erreichen des vollen Bewegungsausmaßes isotonische Übungen angeleitet werden können, sondern daß, sobald das Gelenkspiel in einem kleinen Teil der Bewe-

gungsbahn normal ist, in diesem Abschnitt des Ausmaßes auch isotonisch gearbeitet werden kann (s. Kapitel 6, „Gelenkspiel", S. 156).

c. Zusammenfassend kann man sagen, daß beim stufenweisen Aufbau des verletzten Körperteils zur funktionellen Aktivität Muskelkraft, Flexibilität und Gelenkmechanik in Abhängigkeit voneinander verbessert werden müssen.

5. Jede Verklebung in Haut, Faszien oder Weichteilen führt zu einer Bewegungseinschränkung und sollte mit speziellen Weichteiltechniken mobilisiert werden.
6. Je nachdem, welche Gewebe betroffen und wie stark die Verletzung oder die Erkrankung sind, dauert der Heilungsprozeß zwischen 12 und 18 Monaten. Währenddessen steigert sich die Belastungsfähigkeit der Gewebe zunehmend. Die folgenden Behandlungsprinzipien werden weiter angewendet, bis der betroffene Körperabschnitt schmerzfrei ist und eine normale Beweglichkeit und Kraft hat.
7. Während der Patient das späte subakute und das chronische Stadium durchläuft, liegt der Behandlungsschwerpunkt nicht nur auf der weiteren Stimulation der Heilung sondern auch auf Übungen, die den Patienten auf das gewünschte funktionelle Ergebnis vorbereiten.
   a. Die Übungen werden von isolierten, einfachen, achsengerechten Bewegungen bis zu komplexen Bewegungsabläufen, die die Koordination aller an der Übung beteiligten Muskeln erfordern, gesteigert.
   b. Die Kräftigungsübungen werden so weit ausgebaut, bis der Patient simulierte Aktivitäten in der offenen und geschlossenen Kette sowie mit konzentrischer und exzentrischer Muskelkontraktion durchführen kann.
   c. Es wird weiterhin die Stabilisation des Rumpfes und der proximalen Körperabschnitte trainiert, um eine effiziente Bewegung der Extremitäten zu ermöglichen.
   d. Schonende Gelenkmechanik wird mit dem Patienten erarbeitet und geübt.
   e. Häufig wird übersehen, daß für eine Vorbeugung vor erneuter Verletzung eine gute Ausdauer der primären bewegenden und der stabilisierenden Muskulatur sowie des Herz-Kreislauf-Systems notwendig ist.
8. Patienten, die in ihrem Alltag überdurchschnittlichen Belastungen ausgesetzt sind (Sportler, Schwerarbeiter), werden noch intensiveren Übungen, plyometrischem Training und Geschicklichkeitstraining unterzogen. Die Übungen simulieren die Aktivitäten des Sports oder der Arbeit, die der Patient ausübt, mit dem Unterschied, daß sie in einem kontrollierten Umfeld mit spezifischen sowie gestaffelten Widerständen durchgeführt werden. Je besser der Patient wird, um so schneller und häufiger werden die Übungen durchgeführt. Eine weitere Steigerung kann dann durch ein verändertes Umfeld und durch überraschende und nichtkontrollierbare Ereignisse erreicht werden.
9. Es kann nicht oft genug betont werden, wie wichtig eine gute Ausbildung ist, um dem Patienten einen sicheren Weg aufzuzeigen, wie die Übungen gesteigert werden können und wie er schädliche Belastungen vermeiden kann. Wird die Aktivität, die zur Verletzung geführt hat, wiederaufgenommen, bevor der Patient seine funktionelle schmerzfreie Beweglichkeit mit der adäquaten Kraft und Ausdauer wiedererlangt hat, so ist es sehr wahrscheinlich, daß es zu einer erneuten Verletzung und Schmerzen kommen wird.

Behandlungsüberlegungen: chronisches Stadium – Phase der Funktionsrückkehr

Das chronische Stadium beginnt zwischen dem 14. und 21. Tag und dauert bis zur Rückkehr der schmerzfreien Funktion des Körperabschnitts.

Zusammenfassung der Beschwerden und Einschränkungen

Die Beschwerden müssen nicht alle vorhanden sein.

1. Schmerz wird nur bei der Belastung von Strukturen mit Funktionsstörungen am Ende des Bewegungsausmaßes, wenn der Gewebewiderstand getestet wird, empfunden.
2. Weichteil- und/oder Gelenkkontrakturen sowie Verklebungen, die die normale Beweglichkeit oder das Gelenkspiel einschränken.
3. Muskelschwäche.
4. Der funktionelle Einsatz des betroffenen Körperabschnitts ist vermindert.

Allgemeine Ziele und Behandlung während der Phase der Funktionsrückkehr

Ziele	**Behandlung**
Linderung des Schmerzes bei Belastung von Kontrakturen oder Verklebungen	Dehnung einschränkender Strukturen Schulung der Bewegungskontrolle und der Stabilisation Biomechanische Beratung
Verbesserung der Mobilität von Weichteilen, Muskulatur und Gelenken	Selektive Dehnung mit für das Gewebe spezifischen Techniken: Weichteile → passive Dehnung und Massage; Gelenkkapseln und einzelne Bänder → Gelenkmobilisation; Bänder, Sehnen und Weichteilverklebungen → Querfriktionen und Quermassage; Muskulatur → aktive Inhibition oder Dehntechniken.
Kräftigung der unterstützenden Muskulatur und Ausgleich von Muskeldysbalancen	Steigerung: Von submaximalem auf maximalen Widerstand. Spezifik der Übungen unter Einsatz von konzentrischer und exzentrischer Kontraktion sowie Übungen in der offenen und in der geschlossenen Kette. Vom Bewegen in einer Ebene auf Bewegen in mehreren Ebenen. Von einfachen Übungen auf komplexe Übungen. Kontrollierte proximale Stabilisierung, zusätzliche distale Bewegung. Schonende Biomechanik.
Entwicklung der Ausdauer in der bewegenden und stabilisierenden Muskulatur	Die Dauer wird bei langsamer Übungsgeschwindigkeit verlängert, dann werden der Schwierigkeitsgrad und die Dauer erhöht und zuletzt die Geschwindigkeit und die Dauer gesteigert.
Steigerung der Selbständigkeit	Hilfsmittel kommen solange zum Einsatz, bis das funktionelle Bewegungsausmaß mit physiologischem Gelenkspiel und guter muskulärer Stabilisierung (Muskelfunktionstest 4) erreicht ist. Das funktionelle Training wird dann mit simulierten, kontrollierten und geschützten Aktivitäten auf ungeschützte und variable gesteigert. Die Kräftigungsübungen und die fortgeschrittenen Aktivitäten werden so lange fortgeführt, bis die Muskulatur kräftig genug ist, die geforderten funktionellen Aktivitäten des Alltags zu bewältigen.
Information des Patienten	Dem Patienten wird erklärt, wie er die Übungen schonend steigern kann. Der Umgang mit den Monitoren wird geschult sowie die Notwendigkeit der Mitarbeit betont. Der Patient wird über weitere Vorbeugung informiert.

Vorsicht: Es sollten keine Entzündungszeichen mehr anwesend sein. Bei der Steigerung der Übungen kann es zu Beschwerden kommen, die jedoch nach wenigen Stunden wieder abklingen sollten. Ein Zeichen dafür, daß die Übungen zu schnell gesteigert wurden, sind das Auftreten eines Gelenkergusses, von Schmerz, der länger als 4 Stunden anhält oder nur durch Schmerzmittel zu kontrollieren ist, einer Verminderung der Kraft oder leichter Ermüdbarkeit.

Chronisch wiederkehrender Schmerz (chronische Entzündung): allgemeine Behandlungsrichtlinien

Auslöser für langanhaltenden oder wiederkehrenden Schmerz

1. Überlastungssyndrome, wiederholte Mikrotraumatisierung und Ermüdungsverletzungen sind Begriffe, die Beschwerden beschreiben, die durch ein wiederholt auftretendes Ereignis hervorgerufen werden. Wiederholte Mikrotraumatisierung oder Dauerbeanspruchung führt nach einer gewissen Zeit zur strukturellen Schwächung oder Ermüdungsbrüchen des Bindegewebes. Es kommt zu einem Bruch der Querverbindungen zwischen den Kollagenfasern und einer Entzündung. Zunächst ist die Entzündungsreaktion unterschwellig. Nach und nach wächst sie jedoch so an, daß es in Schmerzempfindung und Dysfunktion gipfelt.
2. Durch eine Verletzung mit nachfolgender wiederholter Traumatisierung kommt es zu einem Zustand, der nie ganz ausheilt. Auslösendes Moment kann die Rückkehr zu stark beanspruchenden funktionellen Aktivitäten sein, bevor die Ursprungsverletzung richtig ausgeheilt ist. Die wiederholte Neuverletzung löst die Symptome einer chronischen Entzündung und Dysfunktion aus.
3. Die Wiederverletzung einer Narbe ist häufig dadurch bedingt, daß das Gewebe nicht so nachgiebig ist wie unverletztes Gewebe. Ist die Narbe mit dem umliegenden Gewebe verwachsen oder sind die Fasern nicht entlang der Belastungslinien ausgerichtet, so kommt es zu einer Veränderung der Kraftübertragung und die Energieabsorption ist verändert. Diese Region ist bereits bei Belastungen verletzungsanfällig, die für gesundes Gewebe keine Gefahr bedeuten.
4. Kontrakturen oder mangelnde Mobilität der Gewebe, die durch eine schlechte Haltung oder durch eine langandauernde Immobilisation ausgelöst werden, können durch wiederholte oder sehr belastende Aktivitäten beansprucht werden, auf die das Gewebe nicht vorbereitet ist.

Faktoren, die zu einer chronischen Entzündung beitragen

Häufig gibt es bestimmte Faktoren, die die Beschwerden aufrecht erhalten. Es ist also nicht nur wichtig, das betroffene Gewebe und das Stadium der Pathologie zu benennen, sondern auch den mechanische Auslöser der wiederholten Verletzung herauszufinden. Bei der Befundaufnahme muß aus diesem Grund auf unphysiologische Bewegungsabläufe und eine schlechte Haltung oder andere Gewohnheiten geachtet werden, die den Krankheitsprozeß unterstützen. Einige Beispiele:

1. Eine Dysbalance zwischen Länge und Kraft der gelenkumgebenden Muskulatur führt zu einer fehlerhaften Gelenkmechanik oder zu unphysiologischen Kräften innerhalb der Muskulatur.
2. Eine schnelle oder übermäßig wiederholte exzentrische Beanspruchung eines Muskels, der nicht darauf vorbereitet ist, führt zum Versagen des Gewebes meist am Übergang zwischen Muskel und Sehne.
3. Eine Muskelschwäche oder die Unfähigkeit, auf große Kraftanforderungen zu reagieren, zieht eine Muskelermüdung nach sich, durch die die Kontraktilität und die stoßdämpfende Funktion der Muskulatur eingeschränkt ist. Für das Stützgewebe bedeutet das eine höhere Belastung.
4. Durch eine Knochenfehlstellung und eine schlechte strukturelle Unterstützung entsteht eine fehlerhafte Gelenkmecha-

nik bei der Kraftübertragung durch das Gelenk (schlechte Gelenkstabilität wie beim Plattfuß).

5. Eine Veränderung der gewohnten Belastung oder Intensität der Aktivität, wie bei einer Steigerung oder Änderung des Trainingsprogramms oder bei einem Wechsel des Arbeitsplatzes.
6. Eine frühzeitige Rückkehr zur Aktivität nach einer Verletzung, wenn die Muskel-Sehnen-Einheit noch geschwächt und nicht für die Belastung gerüstet ist.
7. Durch langanhaltende unphysiologische Haltung oder Bewegung kommen einige Körperabschnitte in mechanisch ungünstige Positionen, die zu einer Haltungsschwäche oder Verletzung führen können.
8. Ungünstige Umweltfaktoren, wie ein Arbeitsplatz, der nicht ergonomisch angepaßt ist, starke Kälte, anhaltende Vibrationen oder unzureichende Unterstützungsflächen (zum Stehen, Gehen oder Laufen), können zu den oben genannten Faktoren beitragen.
9. Der Altersfaktor; eine Person versucht Arbeiten zu verrichten, die in jüngeren Jahren ohne Probleme bewältigt werden konnten, aber jetzt die Gewebe überfordern.
10. Trainingsfehler wie z. B. eine falsche Trainingsmethode, Intensität, Übungsanzahl, Ausrüstung oder schwache Kondition des Patienten können zu unphysiologischen Belastungen führen.
11. Meist ist es eine Kombination von unterschiedlichen Faktoren, die zu den Beschwerden führt.

Praktische Überlegungen bei der Behandlung der chronischen Entzündung

Chronische Entzündung: akutes Stadium

Wird ein entzündlicher Prozeß durch fortwährende Gewebeirritation aufrechterhalten, muß die Entzündung unter Kontrolle gebracht werden, um den negativen Auswirkungen eines fortgesetzten Gewebeschadens und einer exzessiven Narbenbildung vorzubeugen.

1. Neben den unterschiedlichen physikalischen Anwendungen und einer Ruhigstellung des Körperabschnitts ist es notwendig, die Mechanismen, die zu der chronischen Reizung führen, herauszufinden und den Patienten dahingehend biomechanisch zu beraten. Dazu ist eine Kooperation des Patienten unerläßlich. Dem Patienten wird erklärt, wie das Gewebe auf den anhaltenden Entzündungsprozeß reagiert und zerstört wird, und es werden die therapeutischen Möglichkeiten dargestellt. Durch eine möglichst bildhafte Sprache (jemand schlägt sich fortwährend mit dem Hammer auf den Finger, man schlägt sich immer wieder das gleich Knie auf...) versteht der Patient die Abläufe am Bewegungsapparat leichter und kann dadurch einsehen, daß es nicht gut ist, wenn immer wieder dieselbe Stelle gereizt wird.
2. Am Anfang sind nur unbelastende Aktivitäten erlaubt.
3. Das betroffene Gewebe wird dann durch nicht belastende Übungen miteinbezogen, genau wie bei einer akuten Verletzung. Die Übungen der benachbarten Körperabschnitte werden auch entsprechend dosiert, so daß ihr Einfluß auf das betroffene Gebiet gering bleibt.

Subakutes und chronisches Stadium der Heilung einer Chronifizierung

Nachdem der dauerhafte Schmerz der chronischen Entzündung nachgelassen hat, absolviert der Patient ein Übungsprogramm mit kontrollierten Belastungen, bis das betroffene Bindegewebe der Region den funktionellen Beanspruchungen widerstehen kann.

1. Ist es eine chronisch kontrakte Narbe, die die Bewegung einschränkt oder fortwährend durch Mikrorupturen irritiert wird, muß diese Narbe mit Friktionsmassagen, Weichteilmobilisationen oder Dehntechniken mobilisiert werden.
   a. Wird die Entzündung durch Dehnung hervorgerufen, so wird sie wie eine akute Entzündung behandelt.
   b. Da eine chronische Entzündung zur Wucherung von Narbengewebe und

einer Narbenkontraktion führen kann, ist ein fortschreitender Beweglichkeitsverlust ein Warnsignal dafür, daß der Dehnreiz zu stark ist.

c. Muskuläre Schutzspannung ist ein Zeichen, daß der Körper versucht, das Gebiet vor einem Übermaß an Bewegung zu schützen. In diesem Fall liegt der Schwerpunkt der Behandlung auf einer Stabilisierung des Körperabschnitts und dem Training in gutangepaßten, schonenden Bewegungsmustern.

2. Die Ursache der fehlerhaften Muskel- und Gelenkmechanik muß herausgefunden werden. Kräftigung und Stabilisierung in Verbindung mit angepaßten Aktivitäten aus Beruf oder Freizeit sind notwendig, um das Auftreten fehlerhafter Bewegungsmuster zu vermindern.
3. Da die chronischen Reizzustände häufig durch eine mangelnde Ausdauer bei wiederholten Bewegungen hervorgerufen werden, ist das Konditionstraining ein wichtiger Bestandteil der Therapie. Es muß sowohl die Ausdauer der stabilisierenden posturalen Muskulatur, als auch die der primär bewegenden Muskulatur beübt werden.
4. Wie bei der Behandlung von Patienten im chronischen Heilungsstadium einer akuten Verletzung ist auch hier das Übungsprogramm darauf ausgerichtet, die funktionelle Selbständigkeit zu erreichen. Die Übungen werden nach dem Prinzip der Spezifik ausgesucht, wobei auch die Schulung der Koordination, des Timings und der Geschicklichkeit miteinbezogen werden. Es können spezielle Programme zur Vorbereitung auf den Beruf und auf besondere Sportarten angeschlossen werden.

Überlegungen zur Behandlung

Zusammenfassung der Beschwerden und Einschränkungen: Stadium der chronischen Entzündung

1. Schmerz unterschiedlichen Ausmaßes im betroffenen Gebiet.
   a. Schmerz nach wiederholter Aktivität.
   b. Schmerzen während und nach wiederholter Aktivität.
   c. Schmerzen beim Versuch etwas zu tun; eine Beendigung der Aktivitäten ist nicht möglich.
   d. Dauerschmerzen, die nicht abklingen.
2. Weichteil-, Muskel- und/oder Gelenkkontrakturen oder -verklebungen, die die normale Beweglichkeit und das physiologische Gelenkspiel einschränken.
3. Muskelschwäche und schlechte muskuläre Ausdauer in der posturalen und bewegenden Muskulatur.
4. Dysbalance zwischen Länge und Kraft der antagonistischen Muskulatur; biomechanische Dysfunktion.
5. Verminderter funktioneller Gebrauch des betroffenen Körperabschnitts.
6. Fehlerhafte Haltung oder Bewegungsmuster, die die Beschwerden aufrechterhalten.

Allgemeine Ziele und Behandlung: Stadium der chronischen Entzündung

Ziele	Behandlung
Heilungsförderung; Linderung von Schmerz und Entzündung	Kompression, Massage, Kälte Ruhigstellung (Ruhe, Schiene, Tapeverband, Gips)
Entfernung der Reizfaktoren; Patienten in das Programm miteinbeziehen	Schulung des Patienten und Beratung bezüglich der Biomechanik Anpassung der Umgebung (Umwelt)
Integrität und Mobilität des betroffenen Gewebes erhalten	Unbelastende passive Bewegungen, Massage und Anspannungsübungen innerhalb der Schmerzgrenze
Unterstützung in den benachbarten Gebieten entwickeln	Wahrnehmungsschulung Stabilisationsübungen

Allgemeine Ziele und Behandlung: Phase der Funktionsrückkehr

Ziele	Behandlung
Bildung einer widerstandsfähigen und flexiblen Narbe unterstützen	Friktionsmassage Weichteilmobilisation
Gleichgewicht zwischen der Muskellänge und der Muskelkraft entwickeln	Ursache der fehlerhaften Muskel- und Gelenkfunktion durch entsprechende Dehn- und Kräftigungsübungen beseitigen.
Funktionelle Selbständigkeit fördern	Die Muskeln werden so trainiert, daß sie den Anforderungen begegnen können. Ist das nicht möglich, werden passende Alternativen und Hilfsmittel gesucht. Training der Koordination und des Timings Ausdauertraining
Die Umweltbedingungen verändern, die das Problem verursachen	Arbeits- und Aktivitätsanalyse Anpassung an die Umwelt Patienteninformation

Vorsicht: Kommt es aufgrund der Dehnung zu einem fortschreitenden Beweglichkeitsverlust, muß die Dehnung sofort abgebrochen werden. Es wird sofort ein Befund erhoben und festgestellt, ob das Gewebe noch entzündet ist und sich eine Narbenkontraktur entwickelt oder eine muskuläre Schutzspannung vorliegt. Kann die Beweglichkeit des Körperabschnitts noch nicht erweitert werden, liegt der Schwerpunkt der Behandlung auf der Stabilisierung und dem Training in sicheren angepaßten Bewegungsmustern.
Beachte: Die speziellen Überlastungssyndrome werden detailliert in den Kapiteln über den entsprechenden Körperabschnitt besprochen.

Rheumatoide Arthritis: allgemeine Behandlungsrichtlinien

Merkmale der rheumatoiden Arthritis (RA)

1. Die RA ist eine Erkrankung des Bindegewebes. Der Beginn und der Verlauf der Erkrankung können zwischen leichten Gelenkbeschwerden wie Schmerz und Steifheit bis zu plötzlich auftretenden Gelenkergüssen, Versteifungen und fortschreitender Gelenkdeformation variieren. In der Regel gibt es Phasen der Verschlechterung (floride Arthritis) und Phasen vorübergehender Verbesserung.
2. Ein charakteristisches Merkmal ist die frühe entzündliche Veränderung der Synovialmembran, der peripheren Anteile des Gelenkknorpels und der subchondralen Markräume. Als Reaktion bildet sich Granulationsgewebe (Pannus), das den Gelenkknorpel überwuchert und zerfrißt. Das kann zu Kontrakturen und eingeschränkter Beweglichkeit führen. Im weiteren Verlauf der Krankheit wird die Spongiosa freigelegt. Am Ende kann es zu einer Fibrose oder Ankylosis ossificans kommen, die weiter zu Deformierung und Behinderung führt.
3. Auch die Sehnenscheiden können von den entzündlichen Veränderungen betroffen sein (Tendovaginitis). Ist eine befallene Sehne starken Reibungskräften ausgesetzt, so kann sie ausfransen oder reißen. Auch Spontanrupturen sind möglich.
4. In einigen Fällen kommt es auch zu extraartikulären Veränderungen: rheumatische Knoten, Atrophie und Fibrose der Muskulatur und leichte kardiale Veränderungen.

Praktische Überlegungen

1. Eine Synovialentzündung verursacht einen Gelenkerguß und Schwellungen,

wodurch Schmerzen und Bewegungseinschränkungen entstehen. In der Regel ist es ein Bewegungsschmerz und eine geringe Temperaturerhöhung im Bereich der Gelenke.
2. Als erstes sind meist die kleinen Gelenke der Hände und Füße betroffen, am häufigsten die proximalen Interphalangealgelenke. In der Regel treten die Beschwerden beidseitig auf.
3. Im Verlauf der Krankheit werden die Gelenke deformiert und es kommt zu einer Ankylose oder Subluxation.
4. Der Schmerz wird meist in der benachbarten Muskulatur empfunden; nach und nach entstehen Muskelschwäche und Atrophie. Der asymmetrische Muskelzug trägt noch zur Deformierung der Gelenke bei.
5. Der Patient ermüdet leicht und braucht in den floriden Phasen zusätzliche Pausen, damit die betroffenen Gelenke nicht zu stark belastet werden.
6. Der pathologische Prozeß der RA kann nicht ursächlich durch therapeutische Übungen behandelt werden. Bei vorsichtiger Anwendung der Übungen ist es jedoch möglich, den mechanischen Einschränkungen vorzubeugen, sie zu verzögern oder zu korrigieren (s. „Vorsichtsmaßnahmen und Kontraindikationen", S. 216).

Überlegungen zur Behandlung während der aktiven Krankheitsphase (floride Phase)

Zusammenfassung der Beschwerden und Einschränkungen

1. Die betroffenen Gelenke sind sehr empfindlich, überwärmt und geschwollen.
2. Muskuläre Schutzspannung und Bewegungsschmerz.
3. Steifheit des Gelenks und eingeschränkte Beweglichkeit.
4. Muskelschwäche und Atrophie.
5. Mögliche Deformierung und Ankylose durch den degenerativen Prozeß und den asymmetrischen Muskelzug.

Vorsichtsmaßnahmen während der floriden Phase

Die Patienten ermüden leicht und benötigen mehr Ruhepausen als sonst. Sie werden dazu angeleitet, Belastungen und Ermüdung zu vermeiden, und es wird ihnen gezeigt, wie sie im Tagesverlauf Energien sparen können.

Nebenwirkungen der Steroidbehandlung sind Osteoporose und Bänderschwäche, so

Allgemeine Ziele und Behandlung: Rheumatoide Arthritis

Ziele	Behandlung
Linderung von Schmerz und muskulärer Schutzspannung; Entspannungsförderung	Physikalische Anwendungen Leichte Massage Ruhigstellung in einer Schiene Entspannungstechniken
Verminderung der Steifheit des Gelenks und Erhaltung der Beweglichkeit	Aktiv-assistives und passives Bewegen innerhalb der Schmerzgrenze, langsame Steigerung entsprechend der Toleranz des Patienten Vorsichtige Gelenktechniken (Grad-I- oder -II-Oszillationen)
Verminderung der Muskelatrophie	Vorsichtige Muskelanspannungsübungen
Deformierung verhindern und Gelenkschutz	Einsatz von Hilfsmitteln an allen pathologisch aktiven Gelenken Gute Lagerung im Bett und in den Ruhepausen Vermeidung von Gelenkbelastungen Patienteninformation

daß die Übungen die Knochen und Bänder nicht zu stark beanspruchen dürfen.

Wenn die Schwellung und der Schmerz durch Medikamente unter Kontrolle sind, können die Übungen vorsichtig gesteigert werden.

Kontraindikationen während der floriden Phase

Es dürfen keine maximalen Widerstandsübungen durchgeführt werden. Obwohl die Muskulatur dazu neigt, schwächer zu werden, würden ausgedehnte Kräftigungsübungen zu Gelenkkompressionen führen und den Reizzustand des Gelenks verstärken. Daraus kann eine weitere Zerstörung der Gelenkflächen resultieren.

Es dürfen keine Dehntechniken durchgeführt werden. Die eingeschränkte Bewegung in einem geschwollenen Gelenk wird durch die zusätzliche Flüssigkeit im Gelenkspalt verursacht und nicht durch eine Verklebung. Würde man in diesem Zustand die Beweglichkeit mit Gewalt vergrößern, so hätte das eine Dehnung der Gelenkkapsel zur Folge, was nach dem Abklingen der Schwellung zu einer Hypermobilität (oder Subluxation) führt. Eine Dehnung könnte auch die Reizbarkeit des Gelenks erhöhen und anhaltende Gelenkbeschwerden auslösen.

Überlegungen zur Behandlung während der vorübergehenden Verbesserung (latente Phase)

Zusammenfassung der möglichen Beschwerden und Einschränkungen

1. Schmerzen bei der Belastung mechanischer Einschränkungen.
2. Gelenkspiel und Beweglichkeit sind durch Weichteil-, Muskel- und/oder Gelenkkontrakturen oder Verklebungen eingeschränkt.
3. Sekundäre Muskelschwäche.
4. Haltungsänderungen oder Gelenkdeformitäten.
5. Verminderter funktioneller Gebrauch der betroffenen Körperregion.

Ziele und Behandlungsaufbau

Die Behandlungsziele und der Behandlungsaufbau in der latenten Phase sind die gleichen wie bei jeder anderen subakuten oder chronischen Erkrankung des Bewegungsapparates. Der einzige Unterschied ist, daß man vorsichtiger sein muß, weil das Gewebe durch den abgelaufenen Krankheitsprozeß verletzungsanfälliger sein kann. Erschütterungsfreie Konditionsübungen wie Schwimmen und Radfahren innerhalb der Toleranzgrenze des Rheumapatienten verbessern die aerobe Kapazität sowie die körperliche Aktivität und vermindern Depression und Angst.

Vorsichtsmaßnahmen:

Die Gelenkkapsel, Bänder und Sehnen werden durch den Krankheitsprozeß und durch eine eventuelle Steroidbehandlung strukturell geschwächt. Aus diesem Grund sollte der Einsatz von Dehntechniken gegen Kontrakturen und Verklebungen nur sehr vorsichtig erfolgen.

Kontraindikationen:

Kräftige Dehnungen und Manipulationen sind kontraindiziert.

Arthrose: allgemeine Behandlungsrichtlinien

Merkmale der Arthrose

1. Arthrose ist eine chronisch degenerative Erkrankung, die den Gelenkknorpel der synovialen Gelenke befällt. Sie führt zu einem Umbau des Knochens im Randbereich der Gelenkflächen (Osteophytenbildung) sowie zu einer Schwellung der Synovia und der Kapsel verbunden mit einem Gelenkerguß. Während der Degeneration kann es durch den Knochenumbau und die Kapseldehnung zu einer Hypermobilität oder Instabilität in bestimmten Gelenkstellungen kommen. Im weiteren Krankheitsverlauf wird die Beweglichkeit des Gelenks geringer, da das Gelenk schmerzbedingt weniger bewegt wird und sich Kontrakturen in der Kapsel und der umgebenden Muskulatur bilden können.

2. Eine Arthrose kann mechanisch durch eine einzige zu hohe Belastung oder durch viele kleine Belastungen ausgelöst werden, oder sie wird durch schlechte Synovialbewegung bei der Immobilisation verursacht. Der Knorpel degeneriert bei einer Ruhigstellung sehr schnell, da er durch die mangelnde Synovialbewegung nicht ausreichend mit Nährstoffen versorgt wird. (Anm. d. Übers.: Biochemische Gewebsveränderungen können auch zu Arthrose führen.)
3. Der Knorpel verliert so seine Widerstandsfähigkeit gegenüber Belastungen, so daß er sich aufspaltet und dünner wird. Schließlich liegt der Knochen frei. Es kommt zu einer erhöhten Dichte des Knochens im Bereich der Gelenkflächen mit Knochenzysten und Osteoporose in der angrenzenden Metaphyse. Der Beginn der Arthrose ist meist schmerzfrei, da der Knorpel avaskulär und nicht innerviert ist.

Praktische Überlegungen

1. Schmerz tritt gewöhnlich durch Kompression und übermäßige Belastung des betroffenen Gelenks ein und kann durch Ruhe gelindert werden. In der Spätphase der Erkrankung kommt es oft zu Ruheschmerz. Der Schmerz wird wahrscheinlich durch die sekundäre Beteiligung des subchondralen Knochens, der Gelenkkapsel und der Synovia hervorgerufen. Bei einer Arthrose im Bereich der Wirbelsäule kann die Osteophytenbildung zu einer Einklemmung der Nervenwurzel führen, wodurch radikuläre Schmerzbilder ausgelöst werden.
2. In der Regel tritt ein Gefühl der Steifheit am Morgen und nach Ruhepausen auf, das durch Bewegung gelindert werden kann.
3. Die betroffenen Gelenke können vergrößert sein. Besonders deutlich ist dies bei der Heberden-Arthrose der distalen Interphalangealgelenke.
4. Am häufigsten sind die tragenden Gelenke (Hüft- und Kniegelenke), die Hals- und Lendenwirbel-, die distalen Interphalangealgelenke sowie das Daumensattelgelenk betroffen.
5. Krepitationen und freie Gelenkkörper können innerhalb des Gelenks auftreten.
6. Steifheit entsteht durch Inaktivität und Schmerz durch starke Belastung. Deswegen kann man mit einer Veränderung der Aktivität und einer Korrektur der biomechanischen Belastungssituation den mechanischen Einschränkungen vorbeugen, diese verzögern oder verbessern.
7. Im Verlauf der Erkrankung verändert sich die Kraftübertragung des Gelenks infolge der Osteophytenbildung, der Schwellung und der Kontrakturen. Dies fördert eine weitere Deformation.
8. Die fortschreitende Muskelschwäche kann durch die Inaktivität oder durch die neurale Inhibition ausgelöst werden.
9. Der Stellungssinn des Gelenks kann eingeschränkt sein.

Überlegungen zur Behandlung der Arthrose

Zusammenfassung der Einschränkungen und Beschwerden

1. Ein Gefühl der Steifheit im Anschluß an eine Ruhephase.
2. Schmerz bei mechanischer Belastung oder übermäßiger Aktivität.
3. Bewegungseinschränkungen im Verlauf der Erkrankung.
4. Ruheschmerz (im fortgeschrittenen Stadium).
5. Möglicherweise eine Deformation des Gelenks.

Vorsichtsmaßnahmen:
Treten bei der Kräftigung der Stützmuskulatur während oder nach den Widerstandsübungen Schmerzen auf, so kann das bedeuten, daß zuviel Gewicht eingesetzt wurde oder in einer ungünstigen Gelenkstellung Belastung aufgetreten ist. In diesem Fall sollte die Gelenkmechanik noch einmal genau analysiert werden, um festzustellen an welchem Punkt des Bewegungsausmaßes die größten Kompressionskräfte auftreten. In dieser Gelenkstellung sollten keine

Allgemeine Ziele und Behandlung: Arthrose

Ziele	Behandlung
Auswirkungen der Steifheit durch Inaktivität vermindern	Patienteninformation Aktives Bewegen Gelenktechniken
Schmerzen durch mechanische Belastungen lindern	Einsatz von Hilfsmitteln zur Verminderung der Belastung oder um fehlerhafte Biomechanik zu korrigieren. Kräftigung der unterstützenden Muskulatur Wechsel von Belastungsphasen und Ruhephasen.
Bewegungserweiterung	Dehnung der Muskel-, Gelenk- oder Weichteilstrukturen
Ruheschmerz lindern	Physikalische Anwendungen Oszillationen Grad I oder II
Deformierung vorbeugen	Patienten über den Behandlungsaufbau aufklären Schienenversorgung
Konditionsverbesserung	Übungen mit wenig oder keinen Erschütterungen

Widerstandsübungen mit maximalem Widerstand ausgeübt werden.

Frakturen: allgemeine Behandlungsrichtlinien

Die Reposition, Einrichtung der Bruchfragmente und die Ruhigstellung für die Heilung der Fraktur sind ärztliche Eingriffe und werden in diesem Text nicht besprochen.

Praktische Überlegungen während der Immobilisationsphase

1. Durch die Ruhigstellung kommt es zu einer Schwächung des Bindegewebes, Degeneration des Gelenkknorpels, Muskelatrophie und Kontrakturentwicklung sowie zu einer verlangsamten Durchblutung. Begleiterscheinung einer Fraktur ist eine Weichteilverletzung mit Blutungen und Narbenbildung. Weil die Ruhigstellung für die Heilung des Knochens absolut wichtig ist, kann sich die Weichteilnarbe nicht entlang der Belastungslinien ausrichten. Aus diesem Grund ist frühzeitige Bewegung innerhalb der Toleranz der Bruchstelle ideal. Die umliegenden Strukturen sollten mit den entsprechenden Übungen in einem möglichst physiologischen Zustand gehalten werden, ohne daß die Frakturlinie destabilisiert wird.
2. Ist Bettruhe verordnet, so werden sekundär physiologische Veränderungen in sämtlichen Körpersystemen auftreten. Allgemeine Bewegungsübungen für die nicht betroffenen Körperabschnitte verringern die daraus entstehenden Probleme.
3. Bei einer Fraktur der unteren Extremität müssen dem Patienten alternative Methoden der Fortbewegung wie das Gehen mit Stützen oder mit einem Gehwagen beigebracht werden, sofern er das Bett verlassen darf. Die Wahl der Gehhilfe und des Gangmusters richtet sich nach der Lage der Fraktur, der Art der Immobilisation und dem funktionellen Können des Patienten.

Überlegungen zur Behandlung während der Immobilisationsphase

Zusammenfassung der Einschränkungen und Beschwerden

1. Zunächst Entzündung und Schmerz.
2. Im ruhiggestellten Körperabschnitt fortschreitende Muskelatrophie, Kontrak-

Allgemeine Ziele und Behandlung: Frakturen

Ziele	Behandlung
Auswirkungen der Entzündung während der akuten Phase vermindern	Hochlagerung Intermittierende Anspannungsübungen Eis
Auswirkungen der Ruhigstellung vermindern	Intermittierende Anspannungsübungen Aktives Bewegen proximal und distal der Fraktur
Bei verordneter Bettruhe Erhaltung der Kraft und Beweglichkeit der großen Muskelgruppen	Resistives Bewegen der großen nicht ruhiggestellten Muskelgruppen besonders im Hinblick auf die spätere Fortbewegung
Schulung angepaßter Funktionen (Selbständigkeitstraining)	Einsatz von Hilfsmitteln für die Fortbewegung oder die Mobilisation im Bett

turbildung, Knorpeldegeneration und verminderte Durchblutung.
3. Bei verordneter Bettruhe Gefahr der Schwächung des Gesamtorganismus.
4. Funktionelle Einschränkungen durch die Lage der Fraktur und die Art der Immobilisation.

Praktische Überlegungen nach der Immobilisationsphase

1. In den Strukturen, die immobilisiert waren, Bewegungseinschränkung, Muskelatrophie und Gelenkschmerz auftreten. Deshalb sollte jegliche Aktivität vorsichtig begonnen werden, um die geschwächten Strukturen nicht zu verletzen (Muskulatur, Knorpel, Knochen und Bindegewebe).
2. Zu Beginn wird der Patient bei der Bewegung Schmerz empfinden. Er sollte jedoch langsam, während Beweglichkeit und Muskelkraft zunehmen, geringer werden.
3. Wurden bei der Fraktur auch Weichteile verletzt, so wird sich eine unelastische Narbe gebildet haben, die die Beweglichkeit einschränkt oder bei Dehnung Schmerzen verursacht. Das Narbengewebe muß für das Erreichen einer schmerzfreien Beweglichkeit mobilisiert werden. Die Technik richtet sich nach dem betroffenen Gewebe.
4. Um festzustellen, ob klinisch oder röntgenologisch eine Heilung stattfindet, wird der behandelnde Arzt befragt. Bis die Fraktur röntgenologisch stabil ist, ist bei jeder Belastung der Fraktur (Widerstand, Dehnkräfte, Gewichtsübernahme) äußerste Vorsicht geboten. Wenn der Knochen röntgenologisch geheilt ist, so besitzt er wieder seine strukturelle Integrität und kann physiologischen Belastungen widerstehen.
5. Bei der Befundaufnahme werden das Ausmaß der Beweglichkeitseinschränkung, die Kraft und die Gewebe, die eine Funktionsstörung aufweisen, ermittelt. Bei der Steigerung der Kräftigungs- und Dehnungsübungen sowie der funktionellen Aktivitäten kommen die Richtlinien, Ziele und Behandlungspläne zum Einsatz, die in diesem Kapitel unter der Rubrik subakutes und chronisches Heilungsstadium abgehandelt wurden (S. 208).

Operationen

Viele Erkrankungen des Bewegungsapparates können erfolgreich mit operativen Eingriffen behandelt werden. Der Erfolg einer solchen Operation hängt nicht zuletzt von der guten Planung und Ausführung eines prä- und postoperativen Übungsprogramms ab, das individuell auf den Patienten abgestimmt sein muß.

Akute traumatische Weichteilverletzungen, wie Muskel- und Sehnenrisse sowie Läsionen von Knorpel und Bändern, müssen häufig operativ versorgt werden. Schwere chronische Funktionsstörungen der Gelenke aufgrund einer rheumathoiden Arthritis, Arthrose oder einer traumatischen Arthritis müssen unter Umständen auch operativ behandelt werden. Um ein sinnvolles Übungsprogramm zu erstellen, muß der Therapeut die Indikation und den Sinn der Operation verstehen, das Verfahren kennen und mit der allgemeinen Nachbehandlung operativ versorgter Patienten vertraut sein. Ein Überblick über die speziellen Operationsverfahren an der oberen und unteren Extremität und die Richtlinien für die postoperative Behandlung findt sich in den Kapiteln 8–13.

Indikationen

1. Starker Schmerz durch die Verletzung von Weichteilen oder die Zerstörung von Gelenkflächen.
2. Chronischer Gelenkerguß.
3. Deutliche Einschränkung der aktiven und/oder passiven Gelenkbeweglichkeit.
4. Starke Instabilität eines Gelenks oder eines Knochenanteils, die zu einer Funktionsstörung führt.
5. Gelenkdeformierung oder unphysiologische Gelenkstellung.
6. Allgemeine Verminderung oder Verlust der Fähigkeit die Körperpflege oder andere Aktivitäten des täglichen Lebens zu bewältigen.

Komplikationen

1. Postoperative Infektionen oder schlechte Wundheilung.
2. Auftreten einer Thrombose oder Embolie.
3. Verzögerte Weichteil- oder Knochenheilung.
4. Verklebungen und Kontrakturen der Weichteile und der Gelenke.
5. Prothesenlockerung mit Instabilität und Schmerz.
6. Biomechanisches Versagen eines Implantats.
7. Verstärkte Schleimbildung der Lunge mit der Gefahr einer Lungenentzündung oder einer Atelektase.

Allgemeine Überlegungen für die präoperative Behandlung

Ist es möglich, den Patienten präoperativ kennenzulernen, so kann das für Patient und Therapeut sehr aufschlußreich sein. Es sollte ein genauer Befund erhoben werden, der helfen kann, das Ergebnis des operativen Verfahrens abzuschätzen. Die Patienteninstruktion kann vor der Operation leichter begonnen werden.

Befundaufnahme

1. Die primären Einschränkungen des Patienten werden festgestellt, wie Ausmaß und Art der Gelenkbeschwerden, -schwellung oder Krepitation.
2. Das aktive und passive Bewegungsausmaß werden gemessen.
3. Die Beweglichkeit der anderen Gelenke wird überprüft.
4. Die Kraft der Muskulatur an der betroffenen Extremität wird mit Muskelfunktionstests eingestuft.
5. Die Kraft der Muskulatur an den anderen Gelenken und Extremitäten wird im Hinblick auf die postoperative Fortbewegung und die Alltagsbewegungen abgeschätzt.
6. Die funktionelle Selbständigkeit und die funktionellen Einschränkungen, die präoperativ vorliegen, werden erhoben. Der Patient wird befragt, welche funktionellen Erwartungen er an den Erfolg der Operation hat.
7. Es wird eine Ganganalyse gemacht, mit Angabe der eingesetzten Hilfsmittel und der Gewichtsübernahme beim Gehen. Beinlängendifferenzen werden notiert.

Patienteninstruktion

1. Dem Patienten wird der voraussichtliche postoperative Behandlungsverlauf erklärt.
2. Er wird über die postoperativen Vorsichtsmaßnahmen und Kontraindikationen aufgeklärt, z. B. kontraindizierte Bewegungen und Belastung.
3. Dem Patienten werden die ersten Übungen, die er postoperativ durchführen kann, beigebracht. Meist gehören dazu:

a. Pneumonieprophylaxe,
b. Thromboseprophylaxe und
c. Anspannungsübungen der ruhiggestellten Extremität.
4. Dem Patienten wird gezeigt, wie er sich im Bett bewegen kann.
5. Der Umgang mit Hilfsmitteln, die postoperativ benötigt werden, wird mit dem Patienten geübt (Gehen mit Gehstützen oder Gehstock).

Richtlinien und Ziele der postoperativen Behandlung

Zusammenfassung der Einschränkungen und Beschwerden

1. Postoperative Wundschmerzen.
2. Postoperatives Ödem.
3. Störungen der Durchblutung und der Atmung.
4. Steifheit oder Beweglichkeitsverlust der Gelenke durch die Verletzung von Weichteilen während der Operation und die postoperative Ruhigstellung.
5. Muskelatrophie durch die Immobilisation.
6. Kraftverlust bezüglich funktioneller Aktivitäten.
7. Begrenzte Belastbarkeit.
8. Gefahr des Kraft- und Beweglichkeitsverlusts in den nichtoperierten Gelenken.

Allgemeine Ziele und Behandlung: Phase der Funktionsrückkehr / minimale Schutzphase

Die Ziele und der Behandlungsaufbau in dieser Endphase der Rehabilitation entsprechen denen des chronischen Stadiums, die schon weiter oben in diesem Kapitel besprochen wurden (s. S. 211). Da ein operativer Eingriff in der Regel nur bei schweren Verletzungen, Endstadien von Erkrankungen und starken Deformitäten nötig wird,

Allgemeine postoperative Ziele und Behandlung: absolute Schutzphase (maximale Schutzphase)

Ziele	Behandlung
Linderung der postoperativen Schmerzen, der muskulären Schutzspannung oder des Spasmus	Entspannungsübungen Anwendungen wie TNS, Kälte oder Wärme Einsatz von Bewegungsschienen in der frühen postoperativen Phase
Verminderung des postoperativen Ödems	Hochlagerung der operierten Extremität Pumpübungen der distalen Gelenke Streichungen (von distal nach proximal)
Thrombose-, Embolie- und Pneumonieprophylaxe	Aktive Übungen der distalen Muskulatur Atemübungen
Vorbeugung gegen unnötige Gelenksteifheit und Kontrakturen	Einsatz von Bewegungsschienen oder passivem Bewegen direkt nach der Operation
Verminderung der Muskelatrophien der Umgebung der immobilisierten Gelenke	Anspannungsübungen direkt im Anschluß an die Operation
Erhaltung der Kraft und Beweglichkeit in den Körperabschnitten um das Operationsgebiet herum	Aktive und resistive Übungen in den nichtoperierten Körperabschnitten
Erhaltung der Selbständigkeit unter Schutz des Operationsgebietes	Hilfsmittelversorgung
Patienteninstruktion	Stellungen und Bewegungen, die vermieden werden sollen, werden instruiert.

Allgemeine postoperative Ziele und Behandlung: Phase der kontrollierten Bewegung/gelockerte Schutzphase (mittlere Schutzphase)

Ziele	Behandlung
Stufenweise Wiederherstellung der Weichteil- und Gelenkmobilität	Aktiv-assistive Bewegungsübungen innerhalb der Schmerzgrenze
Kräftigung der betroffenen Gewebe und Gelenkstabilisierung	Isometrische Übungen aus unterschiedlichen Gelenkstellungen mit steigendem Widerstand Leichte isotonische Widerstandsübungen in der offenen und geschlossenen Kette
Erhaltung der funktionellen Integrität der nicht operierten Körperabschnitte	Erhaltung der Beweglichkeit und fortschreitende Kräftigung der nicht operierten Gebiete
Patienteninstruktion	Dem Patienten wird beigebracht, die Auswirkungen des Übungsprogramms genau zu beobachten. Bei Schmerz oder Schwellung wird das Übungsprogramm verändert.

wird die Steigerung der Übungen und die Rückkehr zur Funktion langsamer ablaufen als bei den Patienten, bei denen keine Operation nötig war. Einige operierte Patienten müssen auf bestimmte Freizeit- oder berufliche Aktivitäten verzichten bzw. sie anpassen, um eine erneute Verletzung, oder die Überbeanspruchung des Operationsgebietes zu vermeiden.

Allgemeine postoperative Vorsichtsmaßnahmen

1. In Übereinstimmung mit dem Operationsverfahren müssen bestimmte Bewegungen und Belastungen vermieden werden.
2. Die Übungen werden in der postoperativen Phase sehr langsam gesteigert. Die von der Operation beeinträchtigten Weichteile sind entzündet, daher muß der Heilung eine angemessene Zeit eingeräumt werden.
3. Jede Dehnung oder Widerstandsübung der Muskeln oder Sehnen, die während der Operation eingeschnitten oder wiederangenäht wurden, ist in den ersten 6 Wochen kontraindiziert, um eine gute Heilung und Stabilisierung zu gewährleisten.
4. Schmerzen, Schwellung und Wundsekretfluß sollten genau beobachtet werden. Bei einem deutlichen Anstieg muß der behandelnde Arzt sofort unterrichtet und die Übungen bis auf weiteres zurückgestellt werden.
5. Jegliche Aktivitäten aus Alltag, Beruf und Freizeit, die dem Operationsergebnis schaden könnten, müssen abgeändert oder unterlassen werden.

Überblick über allgemeine orthopädische Operationsverfahren und Richtlinien für die postoperative Behandlung

> *Beachte:* Die Länge der Immobilisation, die Belastungssteigerung und die Intensität der Übungen unterscheident sich je nach operativem Verfahren und der Philosophie des Operateurs.

Offenes oder arthroskopisches Verfahren

1. Ein offenes operatives Verfahren beinhaltet einen Schnitt, der so lang und tief ist, daß er durch die oberflächlichen und tiefen Schichten der Haut, der Faszien, der Muskulatur und der Gelenkkapsel reicht, so daß der Operateur das Operationsgebiet vollständig einsehen kann. Eine offene Operation, bei der die Gelenkkapsel eröffnet wird und die Gelenkstrukturen offen liegen, wird **Arthrotomie** genannt. Bei Eingriffen, wie einem Gelenkersatz, einer Arthrodese und einer Fraktur in-

nerhalb eines Gelenks sowie bei einigen Weichteileingriffen (Muskel- oder Sehnenriß), ist ein offener Operationssitus unverzichtbar. Die Rehabilitationszeit nach einer offenen Operation ist sehr lange, da es zu ausgedehnten Weichteilverletzungen kommt.

2. Ein arthroskopisches Operationsverfahren beinhaltet nur sehr kleine Inzisionen (Punktionen) der Haut, Muskulatur und Gelenkkapsel, um ein Endoskop für die optische Darstellung des Operationsgebietes einzuführen. Die kleinen Einschnitte werden „Portals" (Zugänge) genannt. Durch diese Zugänge wird das kleine motorgetriebene Operationsbesteck eingeführt, mit dem die Weichteile in und um das Gelenk behandelt, freie Gelenkkörper entfernt und eine Gelenktoilette durchgeführt werden können. Die Arthroskopie wird am häufigsten am Knie und an der Schulter eingesetzt. Es gibt Verfahren für die Versorgung oder Rekonstruktion von Sehnen und Bändern, die Gelenktoilette und für Synovektomien. Durch die kleinen Zugänge wird das umgebende Weichteilgewebe nur minimal beeinträchtigt und die Rehabilitation kann viel zügiger erfolgen als nach einer offenen Operation.

Operative Versorgung einer Weichteilläsion

Im allgemeinen benötigt Weichteilgewebe 6 Wochen, um nach einer Operation zu heilen.

Kompletter Muskelriß

1. Ein kompletter Muskelriß kommt nur sehr selten vor. Er kann auftreten, wenn ein bereits kontrahierter Muskel einen direkten Schlag bekommt oder mit Gewalt gedehnt wird.
2. *Verfahren:* Der Muskel wird operativ wieder angenäht und ruhiggestellt, so daß er 10–21 Tage in einer angenäherten Position bleibt.
3. *Übungen:*
   a. Anspannungsübungen des genähten Muskels können sofort nach der Operation angeleitet werden.
   b. 10–14 Tage postoperativ wird die Ruhigstellung aufgehoben, und es kann mit kontrollierten aktiven Übungen begonnen werden, um die Gelenkbeweglichkeit wiederzuerlangen.
   c. Die Vollbelastung wird erst freigegeben, wenn der Patient seine normale Kraft und Beweglichkeit erreicht hat.
   d. Dehnungen und die Rückkehr zur vollen funktionellen Aktivität sind kontraindiziert, solange die Weichteilheilung nicht abgeschlossen ist, was etwa 6–8 Wochen dauert.

Sehnenriß

1. Eine Sehne reißt bei einem jungen Menschen in der Regel nur bei einem schweren Unfall oder bei älteren Personen durch eine plötzliche ungewohnte Bewegung, wenn die Sehne durch ein lange bestehendes Einklemmungssyndrom oder starke Degeneration geschwächt ist. In der Regel reißen Sehnen am Übergang zum Muskel oder zum Knochen. Am häufigsten reißen die Bizepssehne an der Schulter und die Achillessehne.
2. *Verfahren:* Die Sehne wird genäht und gemeinsam mit dem dazugehörigen Muskel in angenäherter Stellung gelagert, wie bei kompletten Muskelrissen. Die versorgte Sehne muß 3–4 Wochen länger ruhiggestellt werden als der Muskel, da Sehnen schlechter durchblutet sind (Anm. d. Übers.: und dadurch langsamer heilen).
3. *Übungen:*
   a. Nach ca. 4 Wochen werden leichte aktive Bewegungsübungen erlaubt, wenn die Schiene entfernt werden kann.
   b. Bei Verletzungen an der unteren Extremität ist die Vollbelastung 6–8 Wochen untersagt.
   c. Nach 8 Wochen ist die Sehne vollständig geheilt und Widerstandsübungen hoher Intensität können angeleitet werden.

Bänderriß

1. Kann ein Band durch geschlossene Reposition für die Heilung nicht ausreichend angenähert werden, so muß operiert werden. Es kann sogar notwendig sein, das Band mit Gewebe von einer Spenderstelle zu rekonstruieren. Am häufigsten sind das Knie und die Sprunggelenke beteiligt.

2. *Verfahren:* Das verletzte Band wird versorgt oder rekonstruiert und dann in einer Stellung ruhiggestellt, in der das genähte Band unter leichtem Zug steht. Das Band muß mindestens 10–21 Tage ruhiggestellt werden, in den meisten Fällen aber viel länger. Bei einigen Versorgungen ist es möglich, kurze Zeit nach der Operation passive oder assistive Bewegungen in einem begrenzten Bewegungsausmaß durchzuführen.
3. *Übungen:*
   Es wird genauso verfahren wie bei operativ versorgten Sehnen. Bei bestimmten Operationen können bald nach dem Eingriff passive und assistive Bewegungen durchgeführt werden, wenn die Bewegung kontrolliert und das heilende Gewebe geschützt werden kann. Bei einem potentiell instabilen Gelenk (z. B. dem Kniegelenk) sollte auf jeden Fall eine Schiene getragen werden und die Belastung eingeschränkt sein, bis das Gelenk durch die Muskelkraft angemessen stabilisiert werden kann.

Weichteillösung: Tenotomie, Myotomie und operative Verlängerung

1. Um in Gelenken mit schwerwiegenden Kontrakturen die Beweglichkeit zu verbessern, kann eine operative Entlastung der Weichteile angezeigt sein. Sie kann bei jungen Patienten mit ausgeprägter Arthritis durchgeführt werden, bei denen ein Gelenkersatz nicht ratsam ist, oder bei älteren Patienten im Vorfeld eines Gelenkersatzes. Häufig werden solche Operationen bei Patienten mit muskulären oder neurologischen Erkrankungen wie Cerebralparesen oder Muskeldystrophien gemacht. Postoperativ wird immer in irgendeiner Weise das neu erreichte Bewegungsausmaß mit Schienen oder Orthesen und einem Übungsprogramm zu erhalten versucht.
2. *Verfahren:* Der Muskel oder die Sehne werden eingeschnitten, alle fibrösen Kontrakturen der betroffenen gelenkumgebenden Strukturen werden gelöst.
3. *Übungen:*
   a. 3–4 Tage postoperativ können aktiv-assistive Übungen begonnen werden. Es folgen aktive Übungen im neuen Bewegungsausmaß, während die Heilung fortschreitet.
   b. Eine Kräftigung der Antagonisten des verlängerten Muskels sollte früh miteinbezogen werden, um die aktive Beweglichkeit zu erhalten.

Synovektomie

1. *Verfahren:* Die gesamte Gelenkinnenhaut (Synovia) wird bei Patienten mit chronischen Gelenkergüssen entfernt. Sie wird gelegentlich auch bei Rheumapatienten durchgeführt, die nur geringe Gelenkveränderungen, aber eine chronisch proliferierende Synovitis haben. Am häufigsten werden das Knie-, Hand-, Ellenbogen- und die Metakarpalgelenke synovektomiert.
2. *Behandlung:*
   a. *Ruhigstellung:* Noch intraoperativ wird ein weicher dicker Kompressionsverband angelegt, der mehrere Tage getragen wird.
   b. *Hochlagerung:* Die operierte Extremität wird hochgelagert, um die Ödembildung zu reduzieren.
   c. *Übungen:*
      - Während der kurzen Phase der Ruhigstellung kann der Patient mit Anspannungsübungen der gelenkumgebenden Muskulatur beginnen.
      - Wenn der Verband entfernt ist, kann die Bewegungsschiene eingesetzt und mit aktiv-assistiven bzw. aktiven Bewegungsübungen begonnen werden. Innerhalb der nächsten 6–8 Wochen wird das Programm bis zu leichten resistiven Übungen gesteigert.

   c. Die Vollbelastung oder das Heben schwerer Gegenstände ist 6–8 Wochen lang verboten.

Osteotomie

1. *Verfahren:* Bei einer Osteotomie wird der Knochen zersägt und in neuer Ausrichtung wieder zusammengesetzt. Sie wird

bei Gelenkdeformitäten, starker Arthritis und zur Schmerzlinderung durchgeführt. Am häufigsten wird sie an Knie und Hüfte eingesetzt. Hüftosteotomien werden bei jungen Patienten durchgeführt nach einem abgelaufenen Morbus Perthes oder einer angeborenen Hüftluxation.

2. *Behandlung:*
   a. *Ruhigstellung:* Das Osteotomiegebiet wird entweder mit Platten, Schrauben o. ä. intern fixiert, was eine frühzeitige Mobilisation und Teilbelastung ermöglicht. Es kann auch in einem Gips ruhiggestellt werden, bis die Knochenheilung abgeschlossen ist, was jedoch 8–12 Wochen dauern kann.
   b. *Übungen:*
      - Ist die Osteotomie in einem Gips ruhiggestellt, sollte der Patient seine nicht betroffenen Gelenke aktiv durchbewegen, um einer Gelenkversteifung und Muskelschwäche vorzubeugen.
      - Sind Bewegungen und Belastung erlaubt oder ist der Gips entfernt, so können aktiv-assistive, aktive und leichte resistive Übungen angeleitet werden, um die Gelenkbeweglichkeit und Kraft wiederherzustellen (s. „chronisches Stadium der Weichteilheilung", S. 211).
      - Hält die Gelenksteifheit aufgrund der langen Ruhigstellung an, so werden Gelenkmobilisationstechniken und Dehnungen eingesetzt.

Arthrodese

1. *Verfahren:*
   Eine Arthrodese ist die operative Versteifung eines Gelenks mit einer internen Fixation wie Platten, Nägeln und Klammern, um starke Gelenkschmerzen zu lindern und Instabilitäten zu behandeln, wenn die Beweglichkeit nur eine untergeordnete Rolle spielt. Häufig wird sie am Handgelenk, am Daumen und an den Sprunggelenken durchgeführt. Eine Arthrodese kann die letzte Rettung für Patienten mit einer mißglückten Arthroplastik sein.
2. *Behandlung:*
   a. *Ruhigstellung:* Das Gelenk wird in der funktionell günstigsten Stellung 8–12 Wochen im Gips ruhiggestellt bis die Knochenverbindung fest ist.
   b. *Übungen:* Da das Gelenk versteift ist, findet keine Bewegung mehr darin statt. Die Kraft und Beweglichkeit der umliegenden Strukturen müssen erhalten werden.
   c. Das Gelenk darf so lange nicht belastet werden bis röntgenologisch nachgewiesen ist, daß Knochenheilung stattfindet.
3. *Optimale Gelenkstellung für eine Arthrodese:*
   a. *Schultergelenk:* eine Position, in der die Hand den Mund erreichen kann.
   b. *Handgelenk:* leichte Extension. Ist der Patient beidseitig an den Handgelenken erkrankt, so wird eines versteift und das andere ersetzt.
   c. *Daumengrundgelenk:* Das Metakarpophalangealgelenk wird meist in 20° Flexion versteift.
   d. *Hüftgelenk:* in 15°–20° Flexion kann der Patient noch gut gehen und einigermaßen bequem sitzen.
   e. *Sprunggelenke:* Das obere Sprunggelenk wird in Nullstellung versteift oder in leichter Spitzfußstellung für Frauen, die etwas Absatz tragen. Das untere Sprunggelenk wird in Nullstellung versteift.

Arthroplastik/Gelenkersatz

1. *Allgemeine Definition:*
   Arthroplastik wird jede rekonstruktive Gelenkoperation mit oder ohne Gelenkimplantat genannt. Sie hat das Ziel, Schmerzen zu lindern und/oder die Gelenkbeweglichkeit wiederherzustellen.
2. *Verschiedene Verfahren:*
   a. Resektionsarthroplastik:
   Unter Resektionsarthroplastik versteht man die Entfernung einer oder beider zerstörter Gelenkflächen. Zwischen den beiden bleibt ein Spalt frei, in dem sich im Laufe der Heilung eine derbe Narbe bildet. Das Verfahren wird besonders am Hüft-, Ellenbogen-,

Handgelenk und an den Zehengelenken eingesetzt, um Schmerzen zu lindern und die Gelenkbeweglichkeit zu erweitern. Obwohl es eine alte Operationstechnik ist, gibt es immer noch Fälle, in denen es die optimale Versorgung ist. Nachteile der Resektionsarthroplastik sind:

- die Gefahr der Gelenkinstabilität,
- ein schlechtes kosmetisches Ergebnis, da die operierte Extremität kürzer wird,
- anhaltende muskuläre Dysbalance und Schwäche.

b. **Resektionsarthroplastik mit Implantat**

Nach der Entfernung der Gelenkflächen kann ein künstliches Implantat eingebracht werden, um ein neues Gelenk zu formen. Das Implantat ist in der Regel aus Silikon und wird während des Heilungsprozeßes von fibrösem Gewebe ummantelt.

c. **Interpositionsarthroplastik**

Es wird zunächst eine Gelenktoilette durchgeführt und dann zwischen die Gelenkflächen fremdes Material eingelegt. Dazu können unterschiedliche Materialien verwendet werden, z.B. Faszien, Silastikmaterial oder Metall.

Einige Beispiele für eine Interpositionsarthroplastik sind die Smith-Peterson-Arthroplastik des Hüftgelenks, die allerdings seit der Einführung der Totalendoprothesen nur noch selten durchgeführt wird, der Kondylenersatz am Kniegelenk und der Ersatz des Humeruskopfes am Schultergelenk.

d. **Totalendoprothese**

Beide betroffenen Gelenkoberflächen werden entfernt und durch ein künstliches Gelenk ersetzt. Die Implantate werden mit Zement (Methyl-Metacrylat) am Platz gehalten und mit Nägeln, Schrauben oder Drähten stabilisiert. In den letzten Jahren werden die Prothesen zunehmend zementlos eingebracht und entweder mit Druck eingepaßt (dadurch ergibt sich ein ganz enger Kontakt zwischen Prothese und Knochen) oder „biologisch" fixiert. (Auf mikroskopischer Ebene wächst Knochen in die poröse Oberfläche der Prothese ein.) Die Fläche zwischen Knochen und Zement ist der Ort, an dem eine Lockerung stattfindet. Sie ist die häufigste Ursache für ein mechanisches Nachgeben einer Totalendoprothese.

Heutzutage ist für fast jedes Extremitätengelenk eine Totalendoprothese entwickelt worden. Eine eingehendere Beschreibung der Implantate wird in den Kapiteln 8–13 für jedes Gelenk einzeln besprochen. Insgesamt ist die Endoprothetik in den großen Gelenken (Hüft- und Kniegelenk) deutlich erfolgreicher als in den kleinen Gelenken der Hand oder des Fußes. Bei der Nachbehandlung der Totalendoprothesen muß nicht so lange immobilisiert und stufenweise aufgebaut werden wie bei der Resektions- oder Interpositionsarthroplastik, da der Erfolg des Verfahrens nicht so sehr von der Bildung einer bindegewebigen Kapsel um das Implantat herum abhängt.

3. *Eingesetzte Materialien in der Arthroplastik*

In der wiederherstellenden Chirurgie wurden in den vergangenen Jahren viele unterschiedliche Materialien entwickelt. Man kann sie in drei große Rubriken einteilen:

a. rigide Materialien: innertes Metall meist eine Kobald-Chrom-Legierung, rostfreier Stahl oder Keramik,
b. halbrigide Materialien: Plastik, hochdichte Polymere wie Polyethylen sowie
c. flexible Materialen: elastische Polymere, wie Silastik- oder Silikonimplantate.

Im allgemeinen werden die flexiblen Implantate für die Resektionsarthroplastik, halbrigides Plastik und rigides Metall oder Keramik für die Totalendoprothesen verwendet.

4. *Nachbehandlung:*

Eine detaillierte Beschreibung der Behandlung und der Übungen bei Totalendoprothesen finden sich bei den einzelnen Gelenken in den Kapiteln 8–13.

Zusammenfassung

In Kapitel 7 wurden Hintergrundinformationen zusammengetragen, die es ermöglichen, ein Übungsprogramm aufgrund des Heilungsstadiums der orthopädischen Einschränkung des Patienten zu erstellen. Diese Methode kann immer dann angewendet werden, wenn die Ursache eine Verletzung, Überlastung, Krankheit oder ein operativer Eingriff ist.

Die Weichteileinschränkungen und ihr klinisches Bild wurden definiert. Die verschiedenen Stadien der Entzündung und ihrer Heilung wurden beschrieben, mit der Betonung auf den Richtlinien der Behandlung jeder einzelnen Phase. Gesondert erwähnt wurden die Behandlungen von Überlastungssyndromen, rheumatoider Arthritis, Arthrose, Frakturen und die Nachbehandlung operativer Eingriffe.

Für jedes Stadium der Heilung und die unterschiedlichen Krankheitsbilder wurde eine Liste mit den Zielen und dem Behandlungsaufbau aufgestellt.

8 Schultergelenk und Schultergürtel

Der Aufbau des Schultergürtels ermöglicht der Hand einen sehr großen Bewegungsspielraum. Begrenzt wird die Beweglichkeit nur von der Länge des Arms und dem Raum, den der Körper einnimmt. Die Kombination der Gelenk- und Muskelmechanik ermöglicht und kontrolliert die Beweglichkeit. Bei der Erarbeitung eines Übungsprogramms für Beschwerden der Schulterregion müssen, wie in jeder anderen Region des Körpers auch, die besonderen anatomischen und kinesiologischen Eigenschaften der Region berücksichtigt werden. Außerdem das Stadium der Heilung und der funktionellen Einschränkungen, die durch das spezielle Problem entstehen. Im ersten Abschnitt dieses Kapitels werden die anatomischen und kinesiologischen Charakteristika des Schulterkomplexes kurz wiederholt. Für ein vertieftes Studium der Verhältnisse sei der Leser auf andere Quellen verwiesen. Die Prinzipien der Behandlung können im Kapitel 7 nachgelesen werden. In den folgenden Abschnitten werden häufig auftretende Beschwerden aufgezählt und Richtlinien für deren konservative und postoperative Behandlung dargestellt. In den letzten zwei Abschnitten werden die üblichen Behandlungstechniken erläutert, mit denen die Behandlungsziele des akuten Stadiums, der Heilung und der Rehabilitation erreicht werden können.

Ziele

In diesem Kapitel lernt man:

1. die wichtigsten Aspekte der Schultergürtelstruktur und -funktion zu nennen,
2. ein therapeutisches Übungsprogramm für die Behandlung von Weichteil und Gelenkbeschwerden am Schultergürtel zu erarbeiten unter Berücksichtigung des Stadiums der Heilung im Anschluß an eine entzündliche Reaktion im Gewebe,
3. ein therapeutisches Übungsprogramm für die Behandlung üblicher Verletzungen am Bewegungsapparat zu erstellen mit Rücksicht auf die Besonderheiten jeder einzelnen Erkrankung,
4. ein therapeutisches Übungsprogramm für die Behandlung üblicher operativer Eingriffe auszuarbeiten.

Aufbau und Funktion des Schultergelenks und des Schultergürtels: Wiederholung

Knöcherne Anteile: proximaler Humerus, Scapula, Clavicula und ihre Verbindung mit dem Sternum (Abb. 6.12)

Echte Gelenke

Articulatio glenohumeralis

Charakteristika

Es handelt sich hierbei um ein dreiachsiges, inkongruentes Kugelgelenk mit einer weiten Gelenkkapsel. Es wird von den Sehnen der Rotatorenmanschette, den Ligg. glenohumeralia (superior, medialis et inferior) und dem Lig. coracohumerale geführt. Der konkave Gelenkpartner, Fossa glenoidalis, befindet sich am oberen seitlichen Rand des Schulterblattes. Die Fossa zeigt nach ventral, lateral und etwas nach kranial, was dem Gelenk eine gewisse Stabilität verleiht. Ein Rand aus Faserknorpeln, Labrum glenoidale, vertieft die Gelenkfläche und ermöglicht so eine stärkere Kongruenz zwischen den Gelenkpartnern. An ihm ist die Kapsel befestigt. Der konvexe knöcherne Partner ist der Oberarmkopf, Caput humeri. Nur ein schmaler Anteil des Kopfes berührt bei der Bewegung jeweils die Fossa, so daß ein großes Bewegungsausmaß ermöglicht wird, jedoch auf Kosten der Stabilität.

Arthrokinematik

Bei den angulären Bewegungen des Humerus gleitet der konvexe Kopf in die entge-

Anguläre Bewegung des Humerus	Gleitrichtung des Humeruskopfes
Flexion	dorsal
Extension	ventral
Abduktion	kaudal
Adduktion	kranial
Innenrotation	dorsal
Außenrotation	ventral
transversale Abduktion	ventral
transversale Adduktion	dorsal

gengesetzte Richtung (gegensinnig). Wird der Humerus fixiert und die Skapula bewegt sich, so gleitet die Fossa glenoidalis in die gleiche Richtung (gleichsinnig).

Stabilisierung

Das Schultergelenk wird sowohl statisch als auch dynamisch stabilisiert. Das morphologische Verhältnis von Knochen, Bändern und Labrum glenoidale zueinander sowie die kohäsiven und adhäsiven Kräfte innerhalb des Gelenks gewährleisten die statische Stabilität. Die Sehnen der Rotatorenmanschette vereinigen sich an ihrem Ansatz derart mit den Bändern und dem Labrum glenoidale, daß sie bei einer Kontraktion der Muskulatur die statischen Halterungen spannen und somit das Gelenk dynamisch stabilisiert ist. Die Koordination der Muskulatur und der Spannung der Bänder ermöglicht eine der Humerusstellung und -bewegung angepaßte Stabilisierung. Zusätzlich wird die Kapsel von den langen Köpfen des M. biceps brachii und des M. triceps brachii verstärkt, wodurch die Kapsel kranial bzw. kaudal stabilisiert wird, wenn die Muskeln den Ellenbogen bewegen. Die lange Bizepssehne hält gegen die Elevation des Humerus und beteiligt sich an der ventralen Stabilisierung, indem sie den bei der Abduktion und Außenrotation entstehenden Torsionskräften widersteht. Die neuromuskuläre Kontrolle unterliegt der Koordination der dynamischen Stabilisierungsmechanismen.

Articulatio acromioclavicularis (AC-Gelenk)

Charakteristika

Es handelt sich hier um ein flaches, dreiachsiges Gleitgelenk mit oder ohne Diskus. Die schwache Gelenkkapsel wird kranial und kaudal durch die akromioklavikularen Bänder verstärkt. Es artikulieren die konvexe Facette am laterale Ende der Klavikel und die konkave Facette am Akromion miteinander.

Arthrokinematik

Bei der Skapulabewegung gleitet die konkave Gelenkfläche am Akromion in die gleiche Richtung. Bei allen Skapulabewegungen entsteht auch Bewegung im AC-Gelenk.

Stabilisierung

Die akromioklavikularen Bänder werden durch das kräftige Lig. coracoclaviculare unterstützt. Es gibt keine Muskulatur, die das Gelenk direkt überkreuzt.

Articulatio sternoclavicularis (SC-Gelenk)

Charakteristika

Das SC-Gelenk ist ein dreiachsiges, inkongruentes Sattelgelenk mit einem Diskus. Es wird durch die Ligg. sternoclaviculares ant. et post. sowie durch die Ligg. interclavicularis und costoclavicularis unterstützt. Das mediale Ende der Klavikel ist in kranio-kaudaler Richtung konvex und in dorso-ventraler Richtung konkav. Die Gelenkzwischenscheibe ist am kranialen Ende befestigt. Der kranio-laterale Anteil des Manubriums und des ersten Rippenknorpels ist in kranio-kaudaler Richtung konkav und in dorso-ventraler Richtung konvex.

Arthrokinematik

Bei einer dorso-ventralen Bewegung der Klavikel gleitet sie gleichsinnig, bei einer kranio-kaudalen Bewegung gegensinnig.

Anguläre Bewegung der Klavikula	Gleitrichtung der Klavikula
Elevation	kaudal
Depression	kranial
Protraktion	ventral
Retraktion	dorsal
Rotation	Rotation (Spin)

Die Klavikel wird bei jeder Skapulabewegung mitgenommen (Elevation, Depression, Protraktion und Retraktion). Die Rotation der Klavikula findet bei der Elevation des Humerus über die Horizontale und der damit verbundenen Skapulaaußenrotation als Partialbewegung statt, die als isolierte Bewegung nicht willentlich ausgeführt werden kann.

Stabilisierung

Das SC-Gelenk wird durch die Bänder stabilisiert. Es gibt keine dynamisch stabilisierende Muskulatur.

Funktionelle Gelenke

Skapulothorakales Muskelgelenk

Kinematik

Damit eine Schulterblattbewegung möglich wird, muß das skapulothorakale Muskelgelenk auf dem Brustkorb gleiten können. Die Weichteile zwischen Thorax und Skapula besitzen ausreichend Flexibilität, so daß das Schultergelenk an den Bewegungen der oberen Extremität teilnehmen kann. Zu den Bewegungen der Skapula gehören:

1. Elevation, Depression, Protraktion und Retraktion gemeinsam mit den Bewegungen des Schlüsselbeins im SC-Gelenk.
2. Innen- und Außenrotation gemeinsam mit Klavikulabewegungen im SC-Gelenk, Rotation im AC-Gelenk und Bewegungen des Humerus. Die Außenrotation des Schulterblattes ist eine notwendige Bewegungskomponente bei der endgradigen Flexion und Abduktion des Armes.
3. Die Ab- und Adduktion des Margo medialis bzw. des Angulus inferior tritt gemeinsam mit Bewegungen des AC-Gelenks und des Armes auf. Die Abduktion des Angulus inferior ist mit einer Innenrotation und Extension des Schultergelenks für den Schürzengriff notwendig. Bei der transversaler Adduktion des Armes kommt es zur Abduktion des Margo medialis.

Stabilisierung

1. Wenn der Arm herabhängt, wird das Schulterblatt in der Frontalebene durch das Kräftegleichgewicht zwischen der Pars descendens m. trapezii und dem M. levator scapulae auf der einen Seite und dem Gewicht des Armes auf der anderen Seite gehalten. In der Sagittal- und Transversalebene wirken die Mm. pectoralis minor und rhomboidei gegen den M. serratus anterior.
2. Bei aktiven Bewegungen arbeiten die Muskelschlingen des Schulterblatts zusammen, um die Skapula zu stabilisieren und ihre Stellung so zu kontrollieren, daß die skapulohumerale Muskulatur ein optimales Längen-Spannungs-Verhältnis aufrechterhalten kann. Wenn das Schulterblatt nicht richtig eingestellt wird, vermindert sich die Effizienz der Oberarmmuskulatur erheblich. Bei der Abduktion oder Flexion des Armes wird die Skapula vom auf- und absteigenden Anteil des M. trapezius und dem M. serratus anterior nach außen rotiert. Bei Flexions- und Schiebeaktivitäten wird das Schulterblatt vom M. serratus anterior auf dem Thorax abduziert, um es der Armstellung entsprechend auszurichten. Wenn der Arm extendiert oder mit ihm etwas gezogen wird, wirken die Mm. rhomboidei gemeinsam mit dem M. latissimus dorsi, dem M. teres major und der Rotatorenmanschette als Innenrotatoren und Adduktoren des Schulterblattes. Alle Skapulastabilisatoren arbeiten außerdem exzentrisch bei Beschleunigungsbewegungen des Schulterblattes in die entgegengesetzte Richtung.
3. Durch eine fehlerhafte Schulterblattstellung aufgrund einer Muskeldysbalance kommt es gleichzeitig zu einer Störung

des Muskelgleichgewichts der Oberarmmuskulatur, wodurch die gesamte Mechanik des Schultergelenks verändert wird. Ist das Schulterblatt z. B. nach vorne gekippt, so ist der M. pectoralis minor verkürzt und der M. serrartus anterior oder der M. trapezius vermutlich schwach. Durch die veränderte Skapulaposition verändert sich auch die Stellung des Humeruskopfes in der Pfanne in Richtung Abduktion und Innenrotation. Das führt zu einer Verkürzung der Schulterinnenrotatoren und einer Dehnung und Schwächung der Außenrotatoren.

Subakromiales Nebengelenk

Das subakromiale Nebengelenk befindet sich zwischen der Rotatorenmanschette und dem Schulterdach, welches vom Akromion und dem Lig. coracoacromiale gebildet wird. In dem Zwischenraum liegen die Bursae subacromialis und subdeltoidea, die meist miteinander in Verbindung stehen.

Diese Strukturen ermöglichen eine physiologische Schulterfunktion. Eine Kompression dieses Zwischenraumes durch eine fehlerhafte Muskelfunktion oder Gelenkmechanik führt zu einem Einklemmungssyndrom (Impingement). Nach einem Riß der Rotatorenmanschette kann es zu einer Kommunikation der Bursen mit der Schultergelenkshöhle kommen.

Funktion des Schultergürtels

Skapulohumeraler Rhythmus

Die synchrone Bewegung der Skapula mit dem Humerus ermöglicht 150°–180° Schulterbeweglichkeit in die Flexion und Abduktion mit Elevation. Das Verhältnis der Bewegungen zueinander variiert bei unterschiedlichen Personen stark, wird jedoch im allgemeinen mit 2:1 (2° Schultergelenksbewegung zu 1° Schulterblattrotation) für das gesamte Bewegungsausmaß angegeben. In der Anspannungsphase (0°–30° ABD, 0°–60° FLEX) findet die Bewegung fast ausschließlich im Schultergelenk statt und die Skapula befindet sich in einer stabilisierten Stellung. Bei der weiteren Bewegung ist das Verhältnis dann 1:1 und erst am Ende des Bewegungsausmaßes dominiert wieder die Humerus- gegenüber der Schulterblattbewegung.

Dieses Zusammenspiel der Bewegungen gewährleistet ein gutes Verhältnis zwischen der Muskellänge und der Muskelspannung der Schultermuskulatur sowie die Kongruenz des Humeruskopfes mit der Fossa glenoidalis mit geringen Scherkräften.

Die Skapula wird vom M. trapezius ascendens und descendens und vom M. serratus anterior außenrotiert. Durch eine Schwäche oder Lähmung dieser Muskeln wird die Skapula innenrotiert. Diese wird durch den Muskelzug der Mm. deltoideus und supraspinatus beim Versuch, das Schultergelenk zu abduzieren oder zu flektieren, ausgelöst. Diese beiden Muskeln werden dann aktiv insuffizient, so daß die physiologische Abduktion nicht erreicht wird, obwohl das passive Bewegungsausmaß frei und die Kraft der Abduktoren bzw. Flexoren ausreichend ist.

Elevation und Rotation der Klavikula bei der Schulterbewegung

Zu Beginn der Skapulaaußenrotation wird die Klavikula im SC-Gelenk 30° eleviert. Dann spannt sich das Lig. coracoclaviculare an und das Schlüsselbein wird 38°–50° um seine Längsachse rotiert, wodurch ihr akromiales Ende (wegen der S-Form des Schlüsselbeins) angehoben wird. Dann rotiert das Schulterblatt noch zusätzlich 30° im AC-Gelenk.

Die Einbuße einer dieser Bewegungskomponenten verringert die Schulterblattrotation und somit das Bewegungsausmaß der oberen Extremität.

Außenrotation des Humerus bei der endgradigen Elevation über die Abduktion

Wird der Arm in der Frontalebene abduziert, muß er beim Überschreiten der Transversalebene nach außen rotieren, damit das Tuberkulum majus nicht unter dem Schulterdach eingeklemmt wird.

Eine schwache oder unzureichende Außenrotation bewirkt eine Einklemmung der

Weichteile im subakromialen Raum, was zu Schmerzen, Entzündung und schließlich zum Funktionsverlust führt.

Innenrotation des Humerus bei der endgradigen Elevation über Flexion

Bei der passiven Schulterflexion über 50° rotiert der Humerus nach innen, so daß er bei der endgradigen Flexion und Elevation 90° innenrotiert ist und die medialen Epikondylen nach ventral zeigen. Die Innenrotation kommt aus folgenden Gründen zustande:

1. Die meisten Schulterflexoren sind gleichzeitig Innenrotatoren.
2. Bei der Elevation über die Transversalebene wird der ventrale Kapsel-Band-Apparat angespannt und zwingt den Humerus in eine Innenrotation.
3. Die knöcherne Form des vorderen Anteils der Fossa glenoidalis trägt zur Innenrotation bei.

Die Mm. infraspinatus und teres minor stabilisieren den Humeruskopf gegen die innenrotatorischen Kräfte und tragen dadurch zur Einstellung und Stabilität des Kopfes in der Fossa glenoidalis bei. Eine Schwäche dieser Muskeln kann zu übermäßigem Ventralgleiten und einer vorderen Instabilität führen.

Elevation des Humerus in der Skapulaebene

Die Skapulaebene liegt im 30° Winkel zur Frontalebene. Eine Bewegung des Humerus in dieser Ebene wird Skapulaebenenabduktion (Scaption) genannt.

Bei der Abduktion in der Skapulaebene kann ein größeres Bewegungsausmaß erreicht werden und es ist weder eine Innennoch eine Außenrotation nötig, um eine Einklemmung der Strukturen zu verhindern. Viele funktionelle Aktivitäten finden in dieser Ebene statt.

Musculus deltoideus: Rotatorenmanschette und Supraspinatusmechanismus

Der M. deltoideus bewirkt bei annähernd jeder Anspannung eine Translation des Humeruskopfes nach kranial. Wird dieser Tendenz nicht entgegengewirkt, so bedingt sie eine Einklemmung der Weichteile im subakromialen Raum.

Die Muskeln der Rotatorenmanschette (Mm. infraspinatus, teres minor und subscapularis) bewirken eine Kompression und leichte Translation nach kaudal des Humeruskopfes in der Pfanne.

Das Zusammenspiel der Rotatorenmanschette mit dem M. deltoideus ist für die physiologische Funktion des Schultergelenks notwendig.

Der M. supraspinatus veranlaßt eine leichte Translation und Kompression des Humeruskopfes. Diese Effekte führen gemeinsam mit der Schwerkraft zu einer Abduktion des Armes.

Schlechte Koordination oder Schwäche eines dieser Muskeln stört das sensible Miteinander und kann zu Mikrotraumen und Schulterdysfunktion führen.

Übertragener Schmerz (referred pain): Quellen häufiger Schmerzübertragung in die Schultergegend

1. Halswirbelsäule:
   a. Wirbelgelenke $C_{3/4}$ oder $C_{4/5}$
   b. Nervenwurzel C_4 oder C_5
2. Dermatome:
   a. Dermatom C_4 liegt über dem M. trapezius an der Schulterspitze.
   b. Dermatom C_5 liegt über dem M. deltoideus und am lateralen Arm.
3. Diaphragma: Obere Trapeziusregion.
4. Herz: Achselhöhle und linke Pektoralgegend.
5. Galle: Schulterspitze und hintere Schulterblattgegend.
6. Myofasziale Schmerzmuster in den Mm. infraspinatus, supraspinatus und trapezius.

Gelenkbeschwerden: Konservative Behandlung

Schultergelenk

Differentialdiagnose und Ätiologie der Symptome

1. Gelenkbeschwerden können eine rheumatoide Arthritis oder Arthrose beglei-

ten. Sie folgen dem klinischen Bild, das in Kapitel 7, S. 215, beschrieben wurde.
2. Eine postraumatische Arthrose entsteht durch einen Sturz oder einen Schlag auf die Schulter oder durch eine Mikrotraumatisierung aufgrund fehlerhafter Mechanik oder Überbeanspruchung.
3. Eine Immobilisationsarthrose oder sekundäre Schultersteife kann das Ergebnis eines Bewegungsmangels sein oder als sekundäre Folge z. B. bei Herzerkrankung, Schlaganfall oder Diabetes auftreten.
4. Die idiopathische Schultersteife oder auch frozen shoulder (auch Kapsulitis oder Periarthropathia humeroscapularis) ist durch die Entwicklung von Verklebungen und Kapseleinschränkugen besonders im Bereich des Rezessus gekennzeichnet und nicht so sehr durch Veränderungen in Knorpel und Knochen wie bei rheumatoider Arthritis oder Arthrose. Der langsam progrediente Verlauf beginnt in der Regel im Alter zwischen 40 und 60 Jahren ohne bekannte Ursache (primäre Schultersteife). Es ist wichtig, dieses Krankheitsbild von der sekundären Schultersteife abzugrenzen, die durch jede der unter 1.–3. beschriebenen Ursachen hervorgerufen werden kann, nicht ohne eine vorhergehende Periode mit Schmerz und Bewegungseinschränkung. Bei der primären Schultersteife ist die Pathogenese eine Entzündung im Muskel-, Sehnen- oder Synovialgewebe, z. B. der Rotatorenmanschette, der Bizepssehne oder der Gelenkkapsel, was zu einer Verdickung und Verklebung der Kapsel führt. Im Zusammenhang damit tritt eine Fehlhaltung und eine Muskeldysbalance auf, die die Entstehung eines Einklemmungs- oder Überlastungssyndroms begünstigen. (S. „Schmerzhafte Schultersyndrome", S. 245)

Symptome

1. **Klinisches Bild:**
akute Gelenkbeschwerden
Es treten Schmerzen und muskuläre Schutzspannung auf, die in der Regel die Außenrotation und Abduktion einschränken. Der Schmerz kann bis unterhalb des Ellenbogens ausstrahlen und den Schlaf des Patienten stören.
2. **Klinisches Bild:**
subakute Gelenkbeschwerden
Kann der Patient behandelt und die Beweglichkeit und Aktivität der Schulter langsam wieder gesteigert werden während die akuten Beschwerden zurückgehen, so können die Komplikationen durch Weichteilkontrakturen in der Regel minimiert werden.
3. **Klinisches Bild:**
chronische Gelenkbeschwerden
Bei einer Bewegungseinschränkung entwickelt sich eine Straffheit der Kapsel, die bei der Dehnung Schmerz verursacht. Häufig wird wegen dieses Schmerzes der Arm noch weniger eingesetzt, so daß sich die Bewegungseinschränkung weiter verstärkt. In der Regel sind Außenrotation und Abduktion am meisten, die Innenrotation am wenigsten eingeschränkt. Es können Schmerzen im Bereich des M. deltoideus auftreten.
4. **Klinisches Bild:**
idiopathische „Frozen shoulder"
Das klinische Bild folgt einem klassischen Muster:
   a. Das „Einfrieren" ist durch starken Schmerz (auch Ruheschmerz) und verminderte Beweglichkeit gekennzeichnet, die 2–3 Wochen nach Beginn der Symptomatik auftreten und 10–36 Wochen anhalten.
   b. Das „Eingefroren sein" ist dadurch gekennzeichnet, daß nur Bewegungsschmerz auftritt, typische Verklebungen der Kapsel vorliegen und die Schulterbeweglichkeit eingeschränkt ist. Es kommt zu Ausweichbewegungen. Diese Phase dauert 4–12 Monate.
   c. Beim „Auftauen" treten keine Schmerzen und keine Synovitis auf. Es liegen jedoch deutliche kapsuläre Einschränkungen aufgrund von Verklebung vor. Dieses Stadium dauert 2–24 Monate oder noch länger. Einige Patienten erhalten nie wieder ihre alte Beweglichkeit zurück.

Die Spontanheilung ist durchschnittlich 2 Jahre nach Beginn der Symptomatik abgeschlossen. Eine unangemessene aggressive Therapie zum falschen Zeitpunkt verlängert den Krankheitsverlauf. Die Behandlungsrichtlinien entsprechen beim „Einfrieren" der akuten Phase, beim „Eingefroren sein" und „Auftauen" der subakuten bzw. chronischen Phase.

Häufige Einschränkungen und Beschwerden

1. Nächtlicher Schmerz und beeinträchtigte Nachtruhe während der akuten Phase.
2. Bewegungs- und häufig auch Ruheschmerz während der akuten Phase.
3. Gelenkspiel und Beweglichkeit sind eingeschränkt. Meist ist die Außenrotation und die Abduktion am stärksten und die Innenrotation und die Elevation über die Flexion leicht betroffen.
4. Es kann eine Fehlhaltung auftreten mit protrahiertem Schultergürtel sowie eleviertem und protrahiertem Schultergelenk.
5. Eingeschränkter Armpendel beim Gang.
6. Allgemeine Muskelschwäche und Ausdauer in der Schultermuskulatur, wodurch es zu einer Überbeanspruchung der Schultergürtelmuskulatur mit Schmerzen in der hinteren Zervikalmuskulatur und dem M. trapezius kommt.
7. Sehr vorsichtige Schulterbewegungen mit Ausweichbewegungen des Schulterblattes.

Häufige funktionelle Einschränkungen und Behinderungen

1. Unfähigkeit, über den Kopf, hinter den Kopf und hinter den Rücken zu reichen. Dadurch wird das An- und Auskleiden (Jacke oder Mantel anziehen, Büstenhalter hinter dem Rücken schließen), die Körperpflege (Zähne putzen und Haare bürsten) und das Essen (Besteck zum Mund führen) beeinträchtigt.
2. Unfähigkeit, schwere Gegenstände in Regale oder Schränke zu räumen, die über der Horizontalen liegen.
3. Unfähigkeit, wiederholte Aktivitäten durchzuführen.

Behandlung akuter Gelenkverletzungen

1. S. Behandlungsrichtlinien in Kapitel 7, S. 202.
2. Kontrolle von Schmerz, Ödem und muskulärer Schutzspannung.
   a. Die Immobilisation in einer Schlinge stellt den Körperabschnitt ruhig, vollständige Immobilisation kann jedoch zu Kontrakturen und Bewegungseinschränkungen führen.
   b. Grad I Oszillationen in einer schmerzfreien Stellung können eingesetzt werden (s. Kapitel 6).

Vorsicht: Diese Techniken sollten in den ersten 2 Tagen nach einer Verletzung nur sehr vorsichtig eingesetzt werden und nur, wenn der Patient sie toleriert und sie tatsächlich den Schmerz lindern.

3. Erhalten der Gelenk- und Weichteilmobilität und Integrität:
   a. Passives Bewegen im schmerzfreien Bewegungsausmaß (s. Kapitel 2, S. 22). Bei Nachlassen des Schmerzes kann der Patient auf aktive Übungen mit und ohne Hilfestellung übergehen, je nachdem, wie schwer die Verletzung war.
   b. Gelenktraktion und -gleiten in einer schmerzfreien Gelenkstellung (s. Kapitel 6). Es wird mit Grad I Techniken begonnen und entsprechend der Symptome auf Grad II Techniken gesteigert.

Vorsicht: Bei Zunahme der Schmerzen oder Irritation des Gelenks im Anschluß an die Techniken war die Dosierung zu hoch, oder die Techniken sind für dieses Stadium der Krankheit noch nicht geeignet.

Kontraindikationen: Grad-III-Techniken sind kontraindiziert. Erst nach dem Abklingen der entzündlichen Reaktion und genau überprüfter Indikation dürfen Dehntechniken angewendet werden.

   c. Anspannungsübungen aller Schultermuskeln sowie der Schultergürtel-

und Ellenbogenmuskulatur können angeleitet werden. Der Patient soll eine Muskelgruppe anspannen, während der Therapeut gerade soviel Widerstand gibt, daß eine gute Anspannung zustande kommt. Es sollte kein Schmerz entstehen. Die Betonung liegt auf einer rhythmischen Muskelkontraktion, damit die Durchblutung gefördert und einer Thrombose vorgebeugt wird.

4. Erhalten der Funktion der angrenzenden Körperabschnitte:
   a. Entweder der Therapeut oder der Patient sollte täglich mehrmals Ellenbogengelenk, Unterarm, Hand- und Fingergelenke bewegen, während das Schultergelenk ruhiggestellt ist. Aktive bzw. resistive Übungen werden den passiven wegen der größeren Auswirkungen auf Durchblutung und Muskulatur vorgezogen. Sie dürfen jedoch nur angewendet werden, wenn der Patient es toleriert.
   b. Eine schwere Komplikation einer Schulterverletzung ist ein Schulter-Arm-Syndrom. Um diesem vorzubeugen, sollten zusätzliche Übungen für die Hand angeleitet werden, wie z. B. mit dem Softball oder Therapiekitt (s. „Sympathische Reflexdystrophie", S. 259)
   c. Tritt an der Hand ein Ödem auf, sollte diese so oft wie möglich hochgehalten oder -gelagert werden, am besten über Herzniveau.
   d. Der Patient wird über die Notwendigkeit unterrichtet, die distal gelegenen Gelenke so beweglich wie möglich zu halten.

Behandlung subakuter und chronischer Gelenkeinschränkungen

1. Es wird entsprechend den Richtlinien in Kapitel 7, s. S. 205 ff., vorgegangen, wobei die Beweglichkeit im Vordergrund steht.
2. Kontrolle von Schmerz, Ödem und Gelenkerguß:
   Der Patient wird bei der Steigerung der Aktivitäten genau beobachtet. War das Gelenk in einer Schiene ruhiggestellt, so kann nun schrittweise die Zeit verlängert werden, in der das Schultergelenk jeden Tag frei bewegt werden darf.
3. Verminderung der Auswirkungen der Kontrakturen und langsame Verbesserung der Beweglichkeit der Weichteile und/oder der Gelenke.
   a. Passive Gelenkmobilisationstechniken (s. Kapitel 6):
   Alle Gleittechniken werden mit einer Grad I Traktion kombiniert. Es wird mit gehaltenen Grad II Techniken (Traktion oder Gleiten) aus einer schmerzfreien Gelenkstellung begonnen. Bei positiver Reaktion des Gewebes kann auf Grad III übergegangen werden.
   Ist das Gelenk so beeinträchtigt, daß ein Gleiten in die eingeschränkte Richtung nicht vertragen wird, so kann man in die entgegengesetzte Richtung behandeln. Bei einer Verminderung der Gelenkirritation und der Schmerzen kann vorsichtig mit der Behandlung in die eingeschränkte Richtung begonnen werden.
      - Abduktionserweiterung, Kaudalgleiten des Humeruskopfes (Abb. 6.**14** bis 6.**16**).
      - Flexions- und Innenrotationserweiterung, Dorsalgleiten des Humeruskopfes (Abb. 6.**16** bis 6.**18**).
      - Extensions- und Außenrotationserweiterung, Ventralgleiten des Humeruskopfes (Abb. 6.**19**).
      - Sind die Schmerzen rückläufig und die Zunahme der Beweglichkeit stagniert, können die Gelenktechniken gesteigert werden. Die Techniken werden dann am Bewegungsende angewendet.

Vorsicht: Kraftvolle Dehnung der Kapsel sollte erst im chronischen Stadium erfolgen.

Beachte: Für eine physiologische Gelenkmechanik ist eine ausreichende Skapulabeweglichkeit und -kontrolle notwendig sowie die Außenrotationsfähigkeit des

Humerus. Die Abduktion sollte erst über 90° erweitert werden, wenn ausreichend Außenrotation zur Verfügung steht. Bei Mitverletzungen des AC- oder SC-Gelenks kommt es häufig zu einer Hypermobilität dieser Gelenke. Bei der Mobilisation des Schultergelenks muß genau darauf geachtet werden, daß die Skapula ausreichend stabilisiert wird.

b. Beweglichkeitsübungen; Pendelübungen (nach Codman) (Abb. 8.**1**): Pendelübungen sind Techniken zur Automobilisation, die die Wirkungen der Schwerkraft ausnutzen, um eine Traktion im Schultergelenk zu erreichen. Sie unterstützen durch leichte Traktion und oszillierende Bewegungen (Grad II) die Schmerzlinderung und ermöglichen eine frühzeitige Bewegung der Gelenke und den synovialen Fluß. Toleriert der Patient eine leichte Dehnung der Strukturen, so kann ein Gewicht in Form einer Hantel oder einer Gewichtsmanschette dazugenommen werden, um eine Traktion Grad III auszuüben. Damit die Traktion im Glenohumeralgelenk wirkt, muß die Skapula manuell oder mit einem Gurt fixiert werden.
Ausgangsstellung des Patienten: Stand, wobei der Rumpf im Hüftgelenk 90° nach vorn gebeugt wird, oder Bauchlage auf der Behandlungsbank, wobei die betroffene Schulter über die Kante nach unten hängt. Der Arm hängt entspannt nach unten mit 60°–90° Flexion oder Abduktion in der Schulterblattebene.
Technik: Die Schwung- oder Pendelbewegung des Armes wird durch eine Rumpfbewegung eingeleitet.

Vorsicht: Wird dem Patienten schwindelig, wenn er sich nach der Übung wieder aufrichtet, so sollte er sich im Sitzen oder Liegen von der Übung erholen.

Kann der Patient bei der Übung sein Gleichgewicht nicht halten, so sollte er sie aus der Bauchlage ausüben.

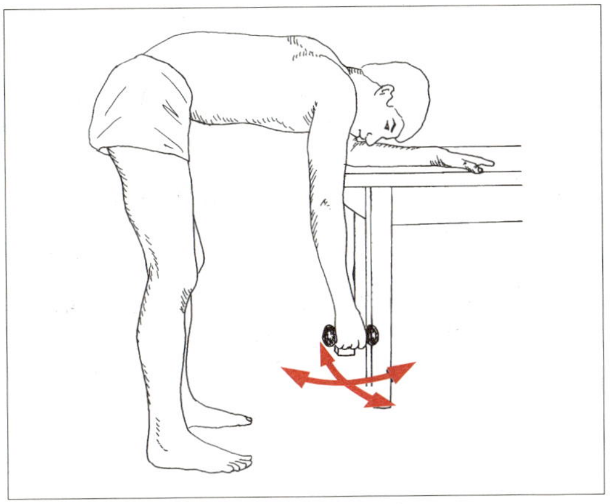

Abb. 8.**1** Pendelübung: Um eine leichte Distraktion zu erreichen, wird ohne Gewicht gearbeitet. Der Einsatz eines Gewichts verursacht eine Traktion III Grades (Kapseldehnung).

Der Einsatz von zusätzlichen Gewichten, um die Traktion zu verstärken, sollte nur bei Patienten geschehen, die sich bereits im subakuten bzw. chronischen Stadium der Erkrankung befinden und bei guter Fixation der Skapula, so daß die Dehnung nicht auf die skapulothorakalen Weichteile wirkt.
(Anm. d. Übers.: Pendelübungen wirken nur dann mobilisierend, wenn der Patient die Schultermuskulatur entspannen kann. Ansonsten wirken sie stabilisierend, da die schulterumgebende Muskulatur dem Zug mit einer Kokontraktion begegnet.)
Treten Schmerzen auf oder verringert sich das Bewegungsausmaß, so ist die Technik für den Patienten nicht geeignet.

c. Übungen zur Erweiterung des Bewegungsausmaßes:
   - Es wird mit aktiven Übungen bis zur Schmerzgrenze begonnen, die alle Schulter- und Schulterblattbewegungen mit einbeziehen (s. Kapitel 2).
   - Es können Eigenübungen mit Hilfsmitteln, wie Stab oder Rollzug, angeleitet werden (s. Kapitel 2, S. 41).

- Kann der Patient eine Dehnung aushalten, so kann er die Extremität bis an die Grenze der Beweglichkeit führen und 10–15 Sekunden oder länger dort halten. Dann entspannt er kurz und wiederholt die Übung.

Vorsicht: Treten Schmerzen auf oder verringert sich das Bewegungsausmaß, so muß ein neuer Befund erhoben und beobachtet werden, ob der Patient die Übung korrekt ausführt. Unter Umständen muß die Übung neu oder verändert angeleitet werden.

d. Behandlung der Muskelverspannung und Stabilisierung der Rotatorenmanschette:
Eine Muskelverspannung beeinträchtigt das physiologische Zusammenspiel des M. deltoideus mit der Rotatorenmanschette, dadurch steht der Humeruskopf zu hoch und es kann leicht ein Einklemmungssyndrom entstehen. In diesem Fall muß zunächst das Kaudalgleiten des Humeruskopfes eingeübt werden, bevor man mit den Schulterübungen beginnt.
- Leichte Oszillationen vermindern die Muskelspannung (Grad I oder II).

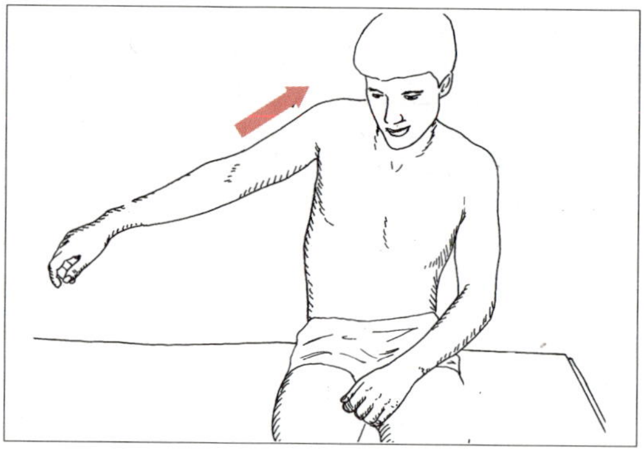

Abb. 8.**2**. Bei diesem fehlerhaften Bewegungsmuster zieht der Patient die Schulter hoch während er versucht, den Arm im Schultergelenk zu abduzieren, dadurch gleitet der Humerus nach kranial anstatt die physiologische Gleitbewegung nach kaudal zu machen.

- Gehaltenes Kaudalgleiten bringt den Humeruskopf in der Fossa glenoidalis in eine günstigere Position.
- Übungen in der geschlossenen Kette mit vorsichtiger Gewichtsbelastung, wie beim Aufstützen auf einen Tisch, stimulieren die Kokontraktion der Rotatorenmanschette und der Schulterblattfixatoren. Eine Steigerung wird dadurch erreicht, daß der Patient sich leicht von einer zur anderen Seite oder von vorn nach hinten wiegt. Durch diese Übungen wird von der Muskulatur eine erste Bewegungskontrolle gefordert. Die Gewichtsbelastung bedeutet eine Kompression für die Gelenke, so daß nur innerhalb der Toleranz der Gelenke fortgeschritten werden sollte.
- Ein Training der Außenrotatoren unterstützt das Kaudalgleiten des Humeruskopfes bei der Abduktion. Diese Übung eignet sich besonders für Patienten, die bei der Abduktion die Schulter hochziehen, wodurch der Humeruskopf nach kranial statt nach kaudal gleitet (Abb. 8.**2**).
Zunächst wird die Außenrotation aktiv geübt und dann bis zu resistiven Übungen gesteigert (Abb. 8.**24**).
Dem Patienten wird die bewußte Humerusdepression beigebracht. Er soll dafür den Arm gegen leichten Widerstand des Therapeuten am Ellenbogen, der eine propriozeptive Information vermittelt, nach unten schieben (es entsteht auch eine Schulterblattdepression). Jeder erfolgreiche Versuch wird verbal positiv verstärkt (Abb. 8.**3**).
Als Steigerung führt der Patient eine aktive Abduktion unter Beibehaltung des Kaudalgleitens durch.

e. Autodehnungen:
Wenn die Gelenkreaktion vorhersehbar wird und der Patient leichte Dehnungen verträgt, können Autodehnungsübungen angeleitet werden, bei denen sich der Körper gegen den fixierten Arm bewegt (Abb. 8.**14** bis 8.**17**).

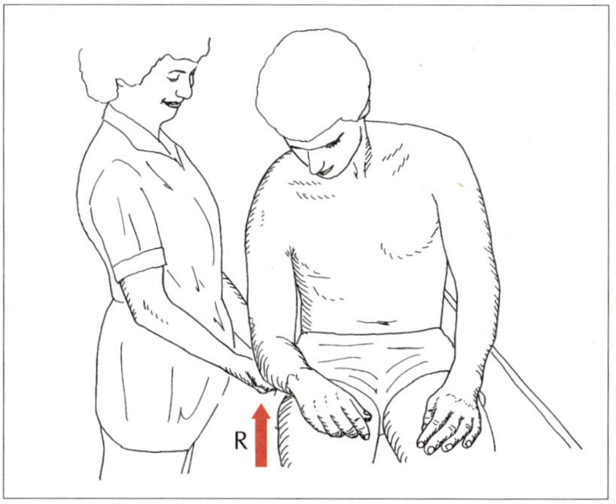

Abb. 8.**3** Widerstand gegen die Humerusdepression

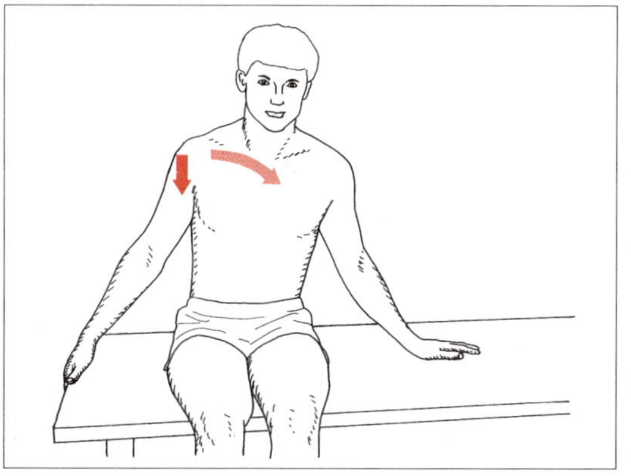

Abb. 8.**4** Automobilisation : Der Humerus gleitet nach kaudal, wenn sich der Patient vom fixierten Arm weglehnt.

f. Automobilisationstechniken für ein Hausaufgabenprogramm:
   - Kaudalgleiten: Der Patient sitzt auf einer festen Unterlage, wobei er sich mit den Fingern an der Kante festhakt. Jetzt lehnt er sich mit dem Rumpf vom fixierten Arm weg (Abb. 8.**4**).
   - Ventralgleiten: Der Patient liegt in Rückenlage und läßt sein Brustkorbgewicht zwischen den aufgestützten Unterarmen absinken (Abb. 8.**5**).
   - Dorsalgleiten: Der Patient liegt in Bauchlage, wobei er sich auf beide Ellenbogen stützt. Er läßt jetzt sein Brustkorbgewicht zwischen den Schultern nach unten absinken (Abb. 8.**6**).

4. Jede unphysiologische Mechanik oder Fehlhaltung des Schultergürtels wird festgestellt.
   Zuerst werden die verkürzten Muskeln gedehnt und schwache gekräftigt, dann wird die physiologische Funktion trainiert. Kehrt der Patient zu seinen Alltagsaktivitäten zurück bevor physiologische Bewegungsmuster möglich sind, so können die Beschwerden anhalten. Meist handelt es sich bei den Patienten um fehlerhafte Koordination zwischen dem M. deltoideus und der Rotatorenmanschette gepaart mit einer

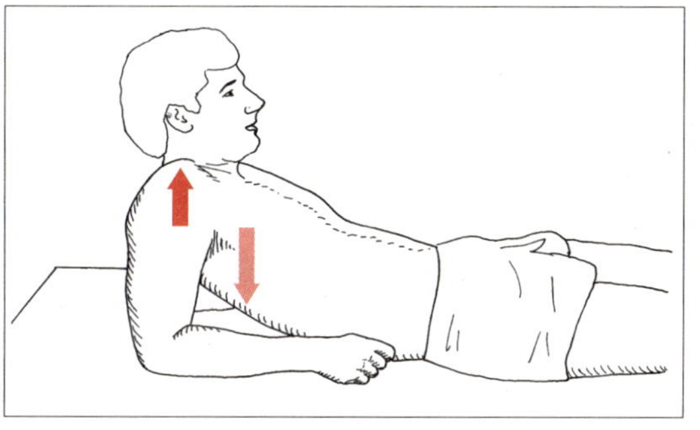

Abb. 8.**5** Automobilisation : Der Humerus gleitet nach ventral, wenn sich der Patient zwischen den aufgestützten Armen absinken läßt.

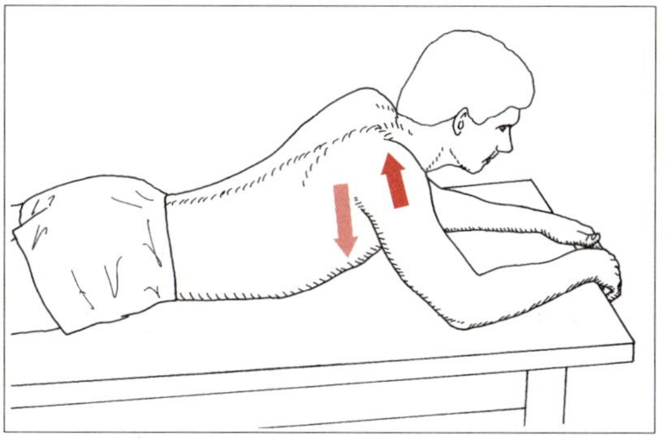

Abb. 8.**6** Automobilisation : Der Humerus gleitet nach dorsal, wenn der Patient sein Brustkorbgewicht zwischen den abgestützten Armen absinken läßt.

Muskeldysbalance. Besteht die Bewegungseinschränkung schon längere Zeit, so kompensiert der Körper die fehlende Bewegung mit einer Hypermobilität des Schulterblattes, durch die eine falsche Skapulamechanik entsteht. Deswegen muß auf jeden Fall die Skapula stabilisiert werden, und der Patient muß lernen, die Schulterblattbewegungen zu kontrollieren.

5. Ist die richtige Mechanik wiederhergestellt, so sollte der Patient das Schultergelenk täglich in allen Bewegungsrichtungen aktiv beüben und entsprechend den Fortschritten zu seinen Alltagsaktivitäten zurückkehren.

Behandlung einer Narkosemobilisation

In einigen Fällen ist die konservative Therapie erfolglos und der Arzt entscheidet sich für eine Narkosemobilisation. Im Anschluß an diesen Eingriff läuft im Gelenk ein entzündlicher Prozeß ab, so daß die Behandlung der einer akuten Verletzung entspricht. Die Behandlung mit Gelenkmobilisationstechniken und passiven Bewegungsübungen kann bereits im Aufwachraum begonnen werden.

1. Der Arm wird während der entzündlichen Phase über dem Kopf in Abduktion und Außenrotation gelagert. Die Behandlung wird wie bei anderen Gelenkverletzungen gesteigert.
2. Die Übungen werden bereits im Aufwachraum am Tag des Eingriffes begonnen. Der Schwerpunkt liegt auf der Erweiterung der Innen- und Außenrotation aus der Abduktionsstellung (90° oder mehr).
3. Gelenkmobilisationstechniken, insbesondere das Kaudalgleiten, werden eingesetzt, um eine erneute Verklebung der Kapsel zu vermeiden.
4. Der Patient muß bis zu 3 Wochen nach dem Eingriff den Arm nachts in einer Abduktionsstellung lagern.
5. Eine chirurgische (blutige) Lösung der verklebten Kapselanteile kann nötig werden, wenn diese sich nicht manuell zerreißen lassen. Die postoperative Behandlung ist identisch.

Akromioklavikular (AC-) und Sternoklavikular- (SC-) Gelenke

Differentialdiagnose und Ätiologie der Beschwerden

1. **Überlastungssyndrome**
   Überlastungssyndrome entstehen häufig posttraumatisch oder bei einer Arthritis. Die Ursache liegt in einer wiederholten Bewegung auf Hüfthöhe, wie bei der Fließbandarbeit oder auf dem Bau, oder in die Extension, Adduktion und Innenrotation, wie beim Schmettern eines Volleyballs oder bei der Angabe im Tennis.
2. **Subluxation oder Dislokation**
   Eine Subluxation oder Dislokation dieser Gelenke kann durch einen Sturz gegen die Schulter oder auf den ausgestreckten Arm ausgelöst werden. Das AC-Gelenk luxiert mit dem distalen Ende der Klavikel nach dorso-kranial, wobei die das Gelenk umgebenden Bänder zerreißen können. Durch einen Sturz kann die Klavikula auch frakturieren. Nach einer Verletzung der Gelenke mit einer Überdehnung der Kapsel entsteht meist eine permanente Hypermobilität, da es keine stabilisierende Muskulatur an diesen Gelenken gibt.
3. **Hypomobilität**
   Eine verminderte Schlüsselbeinbeweglichkeit kann durch eine Fehlhaltung mit dauernder Depression oder Retraktion der Skapula und der Klavikula entstehen. Eine Komplikation dieser Fehlhaltung kann ein Thoracic-outlet-Syndrom (TOS) sein, wobei der Gefäß-Nerven-Strang beim Durchtritt zwischen Schlüsselbein und 1. Rippe eingeklemmt wird (s. „Thoracic-outlet-Syndrom", S. 258).

Häufige Einschränkungen und Beschwerden

1. Schmerzen im betroffenen Gelenk oder Band.
2. Ein schmerzhafter Bogen bei der Elevation des Schultergelenks.
3. Schmerzen bei der transversalen Ab- oder Adduktion des Schultergelenks.
4. Hypermobilität der Gelenke bei Überlastung oder Verletzung.

5. Hypomobilität der Gelenke durch eine Fehlhaltung oder Immobilisation.
6. Neurologische oder vaskuläre Symptome bei einem Thoracic-outlet-Syndrom.

Häufige funktionelle Einschränkungen oder Behinderungen

1. Es können keine wiederholten belastenden Bewegungen durchgeführt werden, wie Fließbandarbeit, Packen, Mahlen und Arbeit auf dem Bau.
2. Beim Tennis oder Volleyball können keine Schmetterbälle und Aufschläge gemacht werden.
3. S. auch Einschränkungen und Behinderungen bei TOS, S. 259.

Konservative Behandlung einer Hypermobilität

1. Ruhigstellung des Gelenks durch eine Armschlinge.
2. Querfriktionen der Gelenkkapsel oder der Bänder.
3. Bewegungsübungen und Grad-II-Traktion und -Gleiten des Schultergelenks, um einer Einschränkung vorzubeugen.
4. Der Patient wird angeleitet, die Querfriktionen selbst durchzuführen, wenn die Symptome im Anschluß an eine Belastung auftreten.

Konservative Behandlung einer Hypomobilität

1. SC-Gelenk:
   a. Elevationserweiterung durch Kaudalgleiten der Klavikula (Abb. 6.**22 b**).
   b. Depressionserweiterung durch Kranialgleiten der Klavikula (Abb. 6.**21**).
   c. Protraktionserweiterung durch Ventralgleiten der Klavikula (Abb. **6.22 a**).
   d. Retraktionserweiterung durch Dorsalgleiten der Klavikula (Abb. 6.**21**).
2. AC-Gelenk:
   Bewegungserweiterung durch Ventralgleiten der Klavikula (Abb. 6.**20**).

Operative Behandlung von Klavikulabeschwerden

Bei nicht beherrschbaren Schmerzen im AC-Gelenk, die eine Behinderung für den Patienten darstellen, wird in einigen Fällen das distale Ende des Schlüsselbeins resiziert. Instabilitäten 3. Grades, bei denen das Schlüsselbein gegen das Akromion luxiert ist, können operativ eingerenkt und mit verschiedenen Techniken stabilisiert werden. Bei der Behandlung wird das Gelenk meist durch eine Armschlinge oder einen Tapeverband ruhiggestellt. Die Übungsbehandlung richtet sich nach dem Stadium der Heilung und zielt auf die funktionelle Rehabilitation. Da es keine Muskeln gibt, die die Gelenke direkt überkreuzen, werden Schulterblatt und -gelenk stabilisiert, um eine indirekte Kontrolle herzustellen.

Operative Eingriffe am Schultergelenk und ihre Behandlung

Die Indikationen für eine Operation am arthrotischen Schultergelenk sind, Schmerz, Deformation und Einbuße der Funktion der oberen Extremität. Die gängigste Methode zur Behandlung schwerer Arthrosen und zur Funktionswiederherstellung der oberen Extremität ist die glenohumerale Arthroplastik (Totalendoprothese). In einigen Fällen ist eine Teilprothese des Schultergelenks angezeigt. Selten wird die Arthrodese des Schultergelenks eingesetzt.

Totalendoprothese des Schultergelenks

Operationsindikationen

1. Stärkste Gelenkzerstörung durch rheumatische oder traumatische Arthritis oder Arthrose und daraus folgende unbeherrschbare Schmerzen.
2. Starke Schulterschmerzen und sekundärer Verlust der Kraft und Funktion der oberen Extremität.
3. Unfähigkeit der oberen Extremität, funktionelle Aktivitäten durchzuführen.
4. Bewegungseinschränkung.

Verfahren

1. Es wurden viele Arten der Totalendoprothesen für das Schultergelenk entwickelt, die von gekoppelten bis zu un-

gekoppelten Prothesen reichen und ein unterschiedliches Maß an Stabilität gewährleisten. Die ungekoppelte Prothese, die von Neer entwickelt wurde, wird am häufigsten eingesetzt und als Gleitflächenprothese bezeichnet. Auch von dieser Art der Prothesen gibt es wieder unterschiedliche Modelle. Diese ungekoppelten Prothesen ermöglichen die größte Bewegungsfreiheit, können jedoch nur eingesetzt werden, wenn die Rotatorenmanschette intakt ist oder entsprechend wiederhergestellt werden kann, so daß die dynamische Stabilisierung des Schultergelenks gewährleistet ist. Teilgekoppelte oder gekoppelte Prothesen enthalten von sich aus eine gewisse Stabilität. Sie werden aber nur dann eingesetzt, wenn die Rotatorenmanschette insuffizient ist und nicht ausreichend rekonstruiert werden kann.

2. Alle Schulterimplantate bestehen aus einer Gelenkpfanne aus hochdichtem Polyethylen (einige haben eine Rückwand aus Metall) und aus einer zweiteiligen Humerusprothese. Der glenoidale Anteil wird in der Regel einzementiert. Es wurde auch schon versucht, die Pfanne biologisch einwachsen zu lassen. Der Protheseschaft wird meist unter Druck eingepaßt, man kann ihn aber auch einzementieren.
3. Es wird mit einem deltopektoralen Schnitt vom AC-Gelenk bis zum Ansatz des M. deltoideus ein ventraler Zugang geschaffen. Der M. pectoralis wird abgelöst, eine ventrale Kapsulotomie angelegt, das Schultergelenk ausgekugelt und der Humeruskopf resiziert. Der M. deltoideus muß nicht zurückgeschlagen werden. Die Gelenkpfanne wird gereinigt.
4. Wenn der Patient zuvor an einer Rotatorenmanschetteneinklemmung gelitten hat, so kann gleichzeitig eine Rekonstruktion der Muskulatur und in einigen Fällen auch eine anteriore Akromioplastik durchgeführt werden.

Behandlung

1. Immobilisation:
   a. Die operierte Schulter wird in Adduktion, Innenrotation und leichter Flexion ruhiggestellt. Das Ellenbogengelenk ist gebeugt und in einer Schlinge oder einem weichen Verband gelagert. Liegt der Patient in Bauchlage, so bleibt der Arm in der Schlinge und der Humerus wird unterlagert, so daß eine Schulterflexion von 10°–20° beibehalten wird. Wurde zusätzlich zur Totalendoprothese eine Rotatorenmanschettennaht durchgeführt, so wird der Arm durch eine Thoraxabduktionsschiene oder ein Abduktionskissen unterstützt. Im Anschluß an jede Art der Totalendoprothese ist eine Immobilisation notwendig, da der ventrale Kapseleinschnitt und die Wiederanheftung der Rotatorenmanschette und der M. deltoideus geschützt werden müssen.
   b. Es wird einige Tage bis zu mehreren Wochen ruhiggestellt, wenn die Rotatorenmanschette genäht wurde (s. „Behandlung operativ behandelter habitueller Schulterluxationen", S. 256).
2. Übungen:
   Die Art und Steigerung der Übungen hängt sehr vom Operationsmodus und der Einstellung des Operateurs ab. Beschreibungen einiger Übungen finden sich ab S. 261 in diesem Kapitel.

   Maximale Schutzphase
   a. Während der Ruhigstellung soll der Patient das Schultergelenk, den Nakken und den Oberkörper möglichst entspannt halten. Die Gebiete können mit vorsichtigen Massagetechniken behandelt werden und der Patient kann das Schulterblatt und die Halswirbelsäule aktiv bewegen, um die physiologische Beweglichkeit zu erhalten und die muskuläre Schutzspannung und Verspannung möglichst gering zu halten.
   b. Um die Beweglichkeit von Unterarm, Hand- und Fingergelenken zu erhalten, werden sofort nach der Operation aktive Übungen angeleitet.

c. 1–2 Tage postoperativ kann eine Bewegungsschiene innerhalb eines festgelegten Bewegungsausmaßes an der Schulter eingesetzt werden.
d. In der 1. postoperativen Woche kann mit passiven und aktiven Bewegungen der Schulter begonnen werden. Dafür kann die Schiene oder Schlinge entfernt werden. Flexion und Abduktion sind bis 90° freigegeben, wenn die Schulter innenrotiert gehalten wird. Der Arm kann bis zur Nullstellung nach außen rotiert werden, wenn der Humerus am Brustkorb gehalten wird. Ohne Schiene oder Schlinge kann auch die aktive Ellenbogenflexion und -extension beübt werden.
e. Zu einem späteren Zeitpunkt in der maximalen Schutzphase können Pendelübungen ohne Gewichte und achsengerechte Bewegungen geringen Ausmaßes angeleitet werden.
f. Im allgemeinen dauert die maximale Schutzphase 1–3 Wochen. Bei einer zusätzlichen operativen Versorgung einer Rotatorenmanschettenruptur verlängert sie sich auf 4–6 Wochen.

Mittlere Schutzphase

a. Es wird von den aktiv-assistiven auf aktive Übungen übergegangen, um die Kontrolle der Schultergürtelmuskulatur zu schulen.
   - Der Patient übt in der offenen Kette aus den Ausgangsstellungen Bauch-, Rücken- und Seitlage sowie Sitz und Stand.
   - Hilfsmittel, wie Stab und Rollzugapparat, können für aktive und assistive Eigenübungen des Patienten eingesetzt werden, die achsengerecht oder in diagonalen Mustern ausgeführt werden.

Vorsicht: Die Außenrotation wird weiterhin nur beübt, wenn der Arm neben dem Rumpf gehalten wird.

b. Für die Kräftigung des Schultergürtels werden isometrische Übungen gegen geringen Widerstand aus unterschiedlichen Ausgangsstellungen geübt, wobei der Arm neben dem Rumpf gehalten wird. Der Schwerpunkt liegt auf der Kräftigung der Rotatorenmanschette, des M. deltoideus und der Schulterblattmuskulatur.
c. Die mittlere Schutzphase kann schon 2–4 Wochen postoperativ beginnen und 4–6 Wochen dauern. Ist die Funktion der Rotatorenmanschette unzureichend oder wurde sie operativ genäht, so kann die mittlere Schutzphase auch 6–8 Wochen andauern.

Minimale Schutzphase

a. Die Kräftigung des Schultergürtels wird mit leichten, sich steigernden Widerstandsübungen innerhalb des freien Bewegungsausmaßes durchgeführt. Als Hilfsmittel können Hanteln und Therabänder mit geringem Widerstand und vielen Wiederholungen eingesetzt werden.
b. Die Stabilisierung des Schultergürtels wird mit Übungen in der geschlossenen Kette der oberen Extremität, z. B. Stützübungen aus dem Stand gegen die Wand, trainiert.
c. Die Beweglichkeit kann mit vorsichtigen Dehnübungen erweitert werden, wobei postisometrische Relaxation oder gehaltene Dehnungen mit geringen Gewichten zum Einsatz kommen.
d. Um den funktionellen Einsatz der oberen Extremität zu verbessern, wird auf die Spezifik der Übungen bezüglich Bewegungsrichtung und Bewegungsgeschwindigkeit geachtet. Widerstandsübungen sollten in funktionellen Mustern durchgeführt werden.
e. Obwohl die minimale Schutzphase der Rehabilitation schon 4–6 Wochen postoperativ beginnen kann, muß der Patient unter Umständen bis zu 6 Monate ein Hausaufgabenprogramm durchführen, um eine optimale Schulterfunktion wiederzuerlangen.

Langzeitergebnisse

1. Fast alle Patienten berichten von einer Linderung der Schmerzen bis zur völligen Schmerzfreiheit und damit verbunden von einer besseren Funktion.

2. Die aktive Beweglichkeit und Kraft kann dauerhaft oder zumindest lange teilweise eingeschränkt sein.
3. Bei guter Funktion der Rotatorenmanschette und des M. deltoideus kann der Patient in der Regel ein Jahr postoperativ 70 % der normalen Kraft und Beweglichkeit wiedererlangen.
4. Bei Langzeituntersuchungen konnte festgestellt werden, daß sich die Beweglichkeit postoperativ um 30 %–60 % verbesserte. Die aktive Schulterflexion lag nach einem Jahr zwischen 100° und 115°, was für die meisten funktionellen Aktivitäten ausreicht.

Teilprothese der Schulter (Humeruskopfersatz)

Operationsindikationen

1. Luxationsfrakturen des distalen Humerus.
2. Schmerzindikation bei traumatischer Arthritis oder Arthrose des Humeruskopfes.

Verfahren

1. Der Humeruskopf wird resiziert und durch eine Prothese aus rostfreiem Stahl mit intramedullärem schaft ersetzt.
2. Die Prothese wird mit Druck eingepaßt (zementfrei) oder mit Methylmetacrylat, einem Akrylzement, im Humerusschaft befestigt.
3. Die Rotatorenmanschette wird bei einer vorliegenden Ruptur genäht.
4. Die Schulter wird in einer Thoraxabduktionsschiene ruhiggestellt, wenn die Rotatorenmanschette genäht wurde. Ansonsten ist die Immobilisation in einer Schlinge ausreichend.

Behandlung

1. Ist zusätzlich zur Teilprothese noch die Rotatorenmanschette genäht worden, so wird wie nach einer Rotatorenmanschettennaht behandelt, was später in diesem Kapitel beschrieben wird.
2. War keine Rotatorenmanschettennaht notwendig entspricht die Behandlung der einer Totalendoprothese.

Arthrodese des Schultergelenks

Operationsindikationen

1. Starke Schmerzen.
2. Ausgeprägte Instabilität des Schultergelenks.
3. Vollständige Lähmung der Rotatorenmanschette und des M. deltoideus.
4. Gute kompensatorische Schulterblattbeweglichkeit und ausreichend Kraft in den Mm. serratus ant. und M. trapezius.

Verfahren

1. Das Schultergelenk wird mit Drähten und Knochentransplantaten in 15°–20° Flexion, 20°–40° Abduktion und Rotationsnullstellung versteift.
2. Die Schulter wird in einem Kornährenverband oder einer Schiene, die bis über den Ellenbogen reicht, 3–5 Monate ruhiggestellt.

Behandlung

1. Während der Immobilisationsphase der Schulter sollte der Patient darauf achten, daß die Beweglichkeit in Hand- und Fingergelenken erhalten bleibt.
2. Ist der Patient mit einer Schiene versorgt, die ein Ellenbogengelenk besitzt, so kann ab dem 1. postoperativen Tag die Ellenbogenflexion und -extension geübt werden.
3. Sind Schiene oder Gips entfernt, so kann mit aktiven und resistiven skapulothorakalen Übungen begonnen werden.

Langzeitergebnisse

1. Der Patient kann etwa 90° aktive Elevation durch skapulothorakale Bewegung erreichen.
2. Die Schulter wird bei allen belasteten Aktivitäten stabil und schmerzfrei sein. Der Patient wird mit der Hand seinen Mund erreichen und mit der Hand hinter den Kopf greifen können.

Schmerzhafte Schultersyndrome: Überlastungssyndrome, Impingement-Syndrome, Schulterinstabilitäten und Risse der Rotatorenmanschette

Differentialdiagnose

Supraspinatussyndrom

Die Läsion liegt meist am Übergang zwischen Muskel und Sehne und löst einen schmerzhaften Bogen bei der Elevation über die Abduktion aus. Schmerzen beim Impingement-Test (erzwungene Elevation des Humerus in der Skapulaebene, wobei die Skapula passiv fixiert wird. Das Tuberkulum majus stößt dabei gegen das Akromion. Der Test kann auch mit Flexion bei Innenrotation des Humerus durchgeführt werden oder durch die Palpation der Sehne direkt unterhalb des vorderen Akromionecks, wenn der Patient die Hand auf den Rücken legt.). Das Supraspinatussyndrom ist wegen der anatomischen Nähe schwer von Teilrupturen der Rotatorenmanschette oder einer Bursitis subdeltoidea zu unterscheiden.

Infraspinatussyndrom

Die Läsion liegt meist am Übergang zwischen Muskel und Sehne und löst einen schmerzhaften Bogen bei der Elevation über Flexion und über Abduktion aus. Die Palpation der Sehne unterhalb des hinteren Akromionecks bei horizontaler Abduktion und Außenrotation ist schmerzhaft.

Tendinitis der Bizepssehne

Hierbei ist die Sehne des langen Bizepskopfes in ihrem Verlauf durch den Sulcus bicipitalis des Humeruskopfes direkt unterhalb des Lig. transversum humeri betroffen. Die Schwellung der Sehne im Sulkus schränkt die Bewegung ein, verstärkt und erhält die Beschwerden. Schmerzen entstehen bei der Belastung des supinierten Unterarms, während die Schulter flektiert wird, und bei Palpation der Sehne im Sulkus. Eine Ruptur oder Luxation der Sehne, die ein wichtiger Depressor des Humeruskopfes ist, kann ein Einklemmungssyndrom im subakromialen Raum noch verstärken.

Weitere Beschwerden der Muskel-Sehnen-Einheit

Jeder Muskel, der belastet wird, kann einem Unfall einer Überbeanspruchung oder wiederholter (Mikro-)traumatisierung unterliegen. Bei einer erneuten Belastung des betroffenen Muskels entsteht Schmerz, sei es durch eine Dehnung oder bei der Kontraktion gegen Widerstand. Ebenso ruft eine Palpation der verletzten Stelle Schmerz hervor.

Bursitis (subdeltoidea oder subacromialis)

Eine akute Bursitis hat die gleichen Symptome wie ein Supraspinatussyndrom. Wenn die Entzündung unter Kontrolle ist, treten bei Widerstand keine Symptome mehr auf.

Posturale und muskuläre Dysbalance

Aufgrund einer posturalen oder muskulären Dysbalance entsteht eine fehlerhafte Mechanik der Region, durch die die Schmerzsyndrome ausgelöst werden, bei denen die posturalen Komponenten des Schultergürtels ventral verkürzte und dorsal schwache Strukturen aufweisen. Dies kann auch eine Fehlhaltung der Wirbelsäule beinhalten.

Schulterinstabilität/-subluxation

Instabilität kann durch eine Kapselschwäche hervorgerufen werden, ist jedoch meist mit einer Ermüdung der Rotatorenmanschette und einer unzureichenden dynamischen Stabilisierung durch die Rotatorenmanschette und die lange Bizepssehne verbunden. Dadurch entsteht ein Einklemmungssyndrom oder eine Tendinitis. Die Schulterinstabilitäten unterscheiden sich durch ihre Häufigkeit (akut/habituell), die Schwere der Verletzung (Makrotrauma/Mikrotrauma, unwillkürlich/willkürlich), die Luxationsrichtung (anterior/posterior/inferior oder multidirektional) und das Ausmaß der Instabilität (Dislokation/Subluxation).

Rotatorenmanschettenruptur

Die Risse in der Rotatorenmanschette werden eingeteilt in akute, chronische, degenerative, Teil- und Totalrupturen. Neer beschrieb die Rotatorenmanschettenruptur als ein Einklemmungssyndrom 3. Grades. Ein Zustand, der typischerweise bei Patienten über 40 Jahren nach wiederholter Mikrotraumatisierung der Rotatorenmanschette oder der langen Bizepssehne auftritt. Mit zunehmendem Alter wird der distale Anteil der Supraspinatussehne anfälliger für Einklemmung und Überlastung. Durch degenerative Prozesse kann die Sehne verkalken und letztlich reißen. Eine chronische Ischämie durch die Dehnung der Sehne und schlechter Heilung bei älteren Menschen wären mögliche Erklärungen, obwohl Neer behauptet, daß 95 % der Risse durch wiederholte Einklemmung zustande kommt und nicht aufgrund einer schlechten Durchblutung oder einer akuten Verletzung.

Teilrupturen können bei älteren Menschen durch einen Sturz auf den ausgestreckten Arm entstehen. Bei jungen Patienten liegt ihnen meist ein gravierender Unfall zugrunde. Diese Risse können Teil- oder Totalrupturen sein, mit oder ohne Dislokation oder Fraktur der Tuberositas. Die Rupturen sind schmerzhaft und gehen meist mit einer Schwäche der Schulterabduktion und -außenrotation einher.

Ätiologie der Beschwerden

Eine wiederholte Belastung der oberen Extremität, besonders bei Aktivitäten vor dem Körper, über dem Kopf oder mit Schwung, können zu einem Versagen der Gewebe aufgrund der Überbeanspruchung führen. Die Symptome entstehen durch zwei miteinander verbundene Mechanismen:

1. Wiederholte, exzentrische Belastung der Muskel-Sehnen-Einheit führt zu Mikrotraumatisierung und Entzündung, wenn die Belastung die Gewebefestigkeit überschreitet. Die Zerstörung geht weiter, wenn die Belastung die Gewebeheilung übersteigt. Muskelschwäche und -ermüdung machen das Gewebe empfänglich für derartige Verletzungen.
   a. Häufig sind die Strukturen der Rotatorenmanschette und der langen Bizepssehne betroffen, wegen ihrer stabilisierenden Funktion bei der Über-Kopf-Arbeit und Arbeiten vor dem Körper.
   b. Bei Schlägersportarten, bei denen eine kontrollierte Rückwärts- und dann eine schnelle Vorwärtsbewegung des Armes gefordert ist, sind meist der M. pectoralis minor, der kurze Kopf des M. biceps brachii und der M. coracobrachialis von Mikrotraumatisierung betroffen. Ebenso die Schulterblattfixatoren, da sie die Vorwärtsbewegung der Skapula kontrollieren.
   c. Der lange Trizepskopf und die Skapulafixatoren werden häufig bei Motorradunfällen verletzt, wenn die Fahrer sich beim Aufprall am Lenkrad festgehalten haben. Auch durch einen Sturz auf den ausgestreckten Arm oder auf die Schulter können die Skapulafixatoren verletzt werden, die, wenn sie nicht vollständig ausheilen, anhaltende Schmerzen bei Armbewegungen und beim Halten einer Schulterstellung verursachen.
2. Impingement/Einklemmung der Rotatorenmanschette und der Bursa subacromialis zwischen dem Humeruskopf und dem Schulterdach entsteht durch wiederholte Kompressionsbelastungen.
   a. Durch ein unzureichendes Kaudalgleiten des Humeruskopfes und einer zu geringen Außenrotation des Oberarms bei der Elevation über die Transversalebene wird das Tuberculum majus gegen das Akromion gedrückt und die dazwischenliegenden Weichteile werden eingeklemmt.
   b. Eine fehlerhafte Schulterblattstellung bei den Armbewegungen verändert die Mechanik der Rotatorenmanschette und verringert deren effektive Stabilisierung, dadurch kommt es wiederum zu einer Einklemmung der Strukturen.
   c. Eine abweichende Form des Akromions, eine degenerative (hypertrophe) Veränderung des AC-Gelenks oder andere trophische Veränderungen des Schulterdaches können den subakromialen Raum verkleinern und

dadurch bei der Elevation des Armes zu Einklemmungen führen.

d. Viele Menschen, besonders diejenigen, die häufig über Kopfhöhe werfen oder tragen müssen, besitzen eine Schlaffheit der Kapsel oder eine Instabilität, weil sie die Gelenkkapsel wiederholt überdehnen. Mit einer kräftigen Rotatorenmanschette kann dies Defizit ausreichend kompensiert und die Schulter gut stabilisiert werden. Ermüden die Muskeln jedoch, kommt es wiederum zu einer fehlerhaften Gelenkmechanik, die Verletzungen und Entzündungen der umgebenden Gewebe verursachen kann. Eine weitere Belastung der Muskulatur verschlechtert zunehmend die Situation des Schultergelenks. Ebenso entsteht bei Personen mit geringer Kraft und/oder einer beeinträchtigten Funktion der Rotatorenmanschette durch dauernde Überdehnung der Bänder eine Gelenkhypermobilität bzw. -instabilität. Die sekundäre Folge einer Instabilität ist die Einklemmung von Strukturen im subakromialen Raum.

e. Neer hat die Einklemmungen der Rotatorenmanschette und der langen Bizepssehne in 3 Stadien eingeteilt:
Stadium I: Ödem und Einblutung, meist bei Patienten unter 25 Jahren.
Stadium II: Fibrose und Tendinitis (auch die Schleimbeutel können fibrotisch und entzündet werden), meist zwischen 25 und 40 Jahren.
Stadium III: Bildung eines Knochendorns, eines Rotatorenmanschettenrisses und einer Bizepsruptur, meist bei Patienten, die älter sind als 40 Jahre.
Andere Autoren halten eine chronische Entzündung, möglicherweise durch wiederholte Traumatisierung des Gewebes, für die Ursache bei der Entwicklung einer Schultersteife.

Zusammenfassung häufiger Einschränkungen und Beschwerden

1. Schmerz am Übergang zwischen Muskel und Sehne des betroffenen Muskels bei Palpation, Muskelanspannung gegen Widerstand und bei Dehnung.
2. Gereiztes, verklebtes oder kontraktes Narbengewebe.
3. Fehlhaltung von Schultergürtel und Schulter. (Ein nach ventral gekippter oder protrahierter Schultergürtel und Innenrotation im Schultergelenk kann zusätzlich mit einer Hyperkyphose der Brustwirbelsäule und einem nach ventral translatierten Kopf kombiniert sein.)
4. Verkürzung der Mm. pectorales, anderer Schulterinnenrotatoren und der Strukturen der ventralen Thoraxseite.
5. Schwäche der Skapularetraktoren und der Schulteraußenrotatoren.
6. Schwäche oder schlechte Ausdauer der Schulterblattfixatoren, und der Rotatorenmanschette.
7. Koordinationsschwäche der Skapula- und Humerusbewegung.
8. Schmerzhafter Bogen bei der Elevation des Armes.
9. Bei Totalruptur der Rotatorenmanschette, Unfähigkeit den Arm gegen die Schwerkraft zu abduzieren.
10. Bei akutem Geschehen Austrahlung der Schmerzen in die Segmente C_5 und C_6.

Häufige funktionelle Einschränkungen/Behinderungen

1. Beim akuten Geschehen kann der Schlaf durch die Schmerzen gestört sein, besonders wenn der Patient auf die betroffene Schulter rollt.
2. Schmerzen bei Bewegungen über den Kopf (Reichen, Ziehen, Schieben).
3. Schmerz beim Heben von Lasten.
4. Unfähigkeit, wiederholte Bewegungen mit der Schulter durchzuführen.
5. Schmerzen beim Ankleiden, insbesondere von Kleidungsstücken, die über den Kopf gezogen werden müssen.

Konservative Behandlung

Beachte: Auch wenn die Symptome chronisch oder immerwiederkehrend sind, muß bei einer vorhandenen Entzündung diese zuerst unter Kontrolle gebracht werden.

Akut oder chronisch entzündliche Phase

1. Um die Entzündung unter Kontrolle zu bringen, können physikalische Anwendungen und vorsichtige Querfriktionen angewendet werden. Dafür wird der Arm so gelagert, daß das betroffene Gebiet soweit wie möglich freigelegt ist. Der Arm wird in einer Schlinge ruhiggestellt.
2. Um die wiederholte Traumatisierung, die die Beschwerden auslöst, zu beenden, muß der Patient instruiert werden und kooperieren. Die Gewohnheiten und Bewegungen, die die Symptome verursachen, müssen während dieser Phase verändert oder ganz umgangen werden.
3. Um die Integrität und Beweglichkeit des Gewebes zu erhalten, wird frühzeitig mit einem Bewegungsprogramm begonnen.
   a. Es können die Übungen eingesetzt werden, die unter „Behandlung akuter und früher subakuter Weichteilläsionen", S. 261, beschrieben sind. Mit einbezogen werden kann passives und aktiv-assistives Bewegen sowie assistive Eigenübungen, Anspannungsübungen aus unterschiedlichen Gelenkstellungen, vorsichtige Übungen in der geschlossenen Kette und Übungen der Kokontraktion. An der Schulter ist es besonders wichtig, die stabilisierende Funktion der Rotatorenmanschette, der Bizepssehne und der Schulterblattmuskulatur zu üben.
   b. Um die Schmerzen zu lindern und die Gelenkintegrität zu erhalten, werden Pendelübungen ohne Gewichte angeleitet, so daß eine Grad-II-Traktion oder -Oszillation entsteht (Abb. 8.**1**).
   c. Bei der Durchführung der Übungen muß genauestens darauf geachtet werden, daß keine Einklemmung entsteht. Die Gefahr ist in der mittleren Bewegungsbahn der Abduktion und bei Dehnungen in der Endstellung am größten.
4. Um die angrenzenden Körperabschnitte mit einzubeziehen werden Körperwahrnehmung und Haltungskontrolle geschult. Die Haltung des Schulterblatts und des Brustkorbs kann mit Hilfe von Tapeverbänden, taktilen Hilfen und des Spiegels bewußt gemacht werden. Die korrekte Haltung muß mehrmals während des Tages geübt werden, um einen Erfolg zu erzielen. Ein nach ventral translatierter Kopf ist häufig mit protrahierten Schultern verbunden (s. Kapitel 15, S. 474, für weitere Hilfen bei dieser Dysfunktion).

Subakute Phase / Heilung

Sind die akuten Symptome unter Kontrolle, so liegt der Schwerpunkt der Behandlung auf der physiologischen Bewegung des betroffenen Gebietes, so daß das Gewebe ungestört heilen und die richtige Mechanik eingeübt werden kann. Die einzelnen Komponenten der Bewegung werden analysiert und in einem kontrollierten Übungsprogramm angeleitet. Beherrscht der Patient die sichere Durchführung der verschiedenen Bewegungsanteile, so kann er in die Rehabilitationsphase übergehen und zur vollen Aktivität zurückkehren. Es ist wichtig, den Patienten so zu unterrichten, daß er auch bei seinen Alltagsaktivitäten mit dem Übungsprogramm kooperiert. Die Übungsmethoden werden unter „Übungen zur Behandlung subakuter und chronischer Schulterbeschwerden", S. 265, besprochen.

1. Damit sich eine widerstandsfähige und flexible Narbe bildet, wird sie dem betroffenen Gewebe entsprechen gelagert (Sehne in gedehnter, Muskelbauch in angenäherter Stellung) und mit Querfriktionen innerhalb der Toleranz des Patienten behandelt. Im Anschluß daran sollten isometrische Muskelanspannungen des behandelten Muskels in unterschiedlichen Gelenkstellungen im schmerzfreien Bewegungsausmaß folgen.
2. Die Haltung wird weiterhin korrigiert, um die Wahrnehmung des Patienten diesbezüglich zu verbessern. Bei jeder Schulterübung, die durchgeführt wird, wird der Patient auf die Stellung der Schulterblätter und der Halswirbelsäule hingewiesen. Dazu können taktile oder verbale Stimuli eingesetzt werden.

3. Um das Gleichgewicht zwischen Länge und Kraft der Schultergürtelmuskulatur wiederherzustellen, entwirft man ein Übungsprogramm, das spezifisch auf die Einschränkungen des Patienten abgestimmt ist. Typische Ziele am Schultergürtel sind unter anderem:
   a. Verkürzte Muskulatur dehnen. Betroffen sind meist die Mm. pectoralis major und minor, latissimus dorsi, teres major, subscapularis und levator scapulae.
   b. Selektives Muskeltraining, Kräftigung und Anspannungstraining der Skapulafixatoren, insbesondere für die Bewegungsrichtungen Innenrotation und Retraktion.
   c. Selektives Muskeltraining, Kräftigung und Anspannungstraining der Rotatorenmanschette, insbesondere der Außenrotatoren.
   d. Selektives Muskeltraining und Kräftigung aller schwachen Muskeln.
4. Für die Erarbeitung der Kokontraktion, Stabilisierung und Ausdauer der Schultergürtel- und Schultermuskulatur:
   a. wird die Belastung und die Dauer der Übungen in der geschlossenen Kette entsprechend der Toleranz des Patienten erhöht; nach Erreichen der Vollbelastung können noch zusätzliche Gewichte eingeführt werden.
   b. werden die Übungen der rhythmischen Stabilisation gesteigert; die Ausdauer kann geschult werden, indem man die Dauer der einzelnen Anspannung erhöht.
5. Um die Schulterfunktion parallel zur Kräftigung der schwachen Muskulatur zu verbessern, muß ein Kräftegleichgewicht aller Schulter- und Schulterblattmuskeln unter Berücksichtigung des Bewegungsausmaßes und der Möglichkeiten jedes einzelnen Muskels entwickelt werden.
6. Um die Koordination der Bewegungen von Schulterblatt und Arm zu verbessern, wird die obere Extremität mit submaximalem Widerstand dynamisch belastet. Die Belastung darf nur so hoch sein, wie die Synergie es verkraften kann. Ziel ist es, die Kontrolle 1–3 Minuten zu halten.

Rehabilitation während der chronischen Phase

Sobald der Patient die Haltung und die Komponenten der erwünschten Aktivitäten ohne Verschlechterung der Beschwerden beherrscht, wird mit Spezifik des Trainings auf das funktionelle Ergebnis hingearbeitet.

1. Die Ausdauer wird verbessert, indem in definierten Bewegungsmustern wiederholt über 3–5 Minuten belastet wird.
2. Die Schnelligkeit wird verbessert.
3. Um die Funktion zu verbessern, wird auf die Spezifik des Trainings übergegangen. Das richtige Timing und realitätsnahe Sequenzen werden geübt.
   a. Das exzentrische Training wird bis auf die maximale Belastung gesteigert,
   b. die funktionellen Aktivitäten werden zuerst unter kontrollierten Bedingungen und später in schwierigeren Situationen (Be- und Entschleunigung etc.) geübt und
   c. es wird während der Übungsdurchführung beobachtet, ob Fehler auftreten und das Programm entsprechend abgewandelt bzw. der Patient auf fehlerhafte Bewegungsmuster aufmerksam gemacht.
4. Patienteninstruktion. Dem Patienten wird erklärt, wie er sein Übungsprogramm nach der Entlassung selbständig steigern und einer erneuten Verletzung vorbeugen kann. Maßnahmen zur Prävention sind:
   a. Vor den Übungen oder der Arbeit wird die Sehne massiert, dann wird mit isometrischen Anspannungsübungen begonnen und danach im gesamten Bewegungsausmaß bewegt und die Muskulatur gedehnt.
   b. Zwischen den Übungswiederholungen werden Pausen eingelegt. Die belastenden Aktivitäten, die die betroffenen Strukturen reizen, sollten möglichst mit anderen Aktivitäten oder Bewegungsmustern abgewechselt werden.
   c. Während der ganzen Zeit sollte eine korrekte Haltung bewahrt werden. Die Sitzposition und der Arbeitsplatz

müssen so angepaßt sein, das die Belastung möglichst gering gehalten wird. Handelt es sich um sportliche Aktivitäten, sollte ein Trainer auf die richtige Technik achten oder die Geräte bzw. Ausrüstung so abwandeln, daß eine sichere Anwendung möglich wird.

d. Jeder neuen Übung oder der Rückkehr zu einer Aktivität, die noch nicht wieder trainiert wurde, sollte ein Kräftigungs- und Trainingsprogramm vorausgehen.

Behandlung der operativen Versorgung eines Einklemmungssyndroms

Operationsindikationen

1. Unzureichender subakromialer Raum, der zu Einklemmungen führt.
2. Ein Impingement im Stadium II (Neersche Einteilung) mit irreversibler Fibrose oder knöcherner Deformation (Bildung eines Knochendorns) im subakromialen Raum.
3. Eine intakte oder nur geringgradig eingerissene Rotatorenmanschette, Kalkablagerungen in den Rotatorensehnen.
4. Erfolglose konservative Therapie über 3–6 Monate.

Verfahren

1. Bei der Neerschen Akromioplastik (subakromiale Dekompression) wird die ventrale Prominenz des Akromions entfernt. Bei der veränderten vorderen Akromioplastik in 2 Schritten wird der Rest den Akromions an der Unterseite abgefräst, um genügend Raum zum Gleiten der entzündeten Sehnen zu schaffen.
   a. Beide Verfahren sind offene Operationen, bei denen eine Arthrotomie durchgeführt werden muß.
   b. An der lateralen Kante des Akromions wird inzisiert, der M. deltoideus wird am ventralen und lateralen Ursprung abgelöst und vor dem Verschluß der Wunde wieder refixiert.
   c. Das Lig. coracoacromiale wird entfernt.
2. Eine arthroskopische subakromiale Dekompression und Débridement besteht aus einer Resektion des vorderen Anteils des Akromions (arthroskopische Arthroplastik) und/oder einer arthroskopischen Entfernung des Lig. coracoacromiale.
3. Es kann auch eine arthroskopische Resektion der inferioren Osteophyten des AC-Gelenks erfolgen.

Behandlung

Die Immobilisationsstellung und -dauer variiert je nach operativem Verfahren. Die Rehabilitation nach einem arthroskopischen Verfahren ist schneller als nach einer offenen Operation, bei der die Muskulatur zur besseren Darstellung des Operationsgebietes abgelöst und refixiert werden muß.

1. Immobilisation:
   Die Schulter wird in der Regel in Adduktion und Innenrotation gelagert, wobei der Unterarm in einer Schlinge in 90° Flexion gehalten wird.
2. Übungen:
   Maximale Schutzphase
   a. Die Armschlinge kann am Tag nach der Operation für die Übungen entfernt werden.
   b. Die Übungen, die bei der akuten Phase der konservative Behandlung aufgeführt waren, können auch hier eingesetzt werden.
   c. Für die Erhaltung der Beweglichkeit des Schultergelenks:
      - Am Tag nach der Operation wird mit passiver oder aktiv-assistiver Flexion in der Schulterblattebene innerhalb des schmerzfreien Bewegungsausmaßes (meist 90–120°) begonnen.
      - Pendelübungen ohne Gewichte (Abb. 8.**1**).
      - „Gangschaltungs-Übungen" (Abb. 8.**9**).
      - Außenrotationsübungen, wobei der Arm neben dem Rumpf gehalten wird (Abb. 8.**8a**), und Flexionsübungen aus Rückenlage oder Sitz können mit dem Stab durchgeführt werden.
      - Es wird vom passiven auf assistives Bewegen übergegangen, solange die Bewegung schmerzfrei bleibt.

- Bei einer Refixierung der Muskulatur sollte 2–6 Wochen gewartet werden, bis eine aktive Flexion durchgeführt wird, um das heilende Gewebe zu schützen.

d. Kraft und Kontrolle der Schultermuskulatur werden mit submaximalen isometrischen Übungen aus unterschiedlichen Gelenkstellungen trainiert, wobei der Schwerpunkt auf der Rotatorenmanschetten- und anderer Schultergelenksmuskulatur liegt.
e. Die Skapulastabilisierung wird mit rhythmischer Stabilisation geübt, wobei besonders die drei Anteile des M. trapezius und der M. serratus anterior gefordert werden.
f. So früh wie möglich wird mit der Haltungsschulung begonnen, um einen protrahierten Schultergürtel und eine Hyperkyphose der Brustwirbelsäule zu vermeiden.

Mittlere und minimale Schutzphase

a. Die Rehabilitation geht schnell voran. Kontrollierte aktive Bewegung steht im Vordergrund, wobei die betroffenen Strukturen noch etwas geschützt werden. 6 Wochen postoperativ kann der Patient das volle aktive Bewegungsausmaß der Schulter erreichen. Im Anschluß an die vorwiegend aktiven Übungen kann Widerstand gegeben werden. Sind dynamische Widerstandsübungen schmerzhaft, wird der Widerstand gering gehalten oder isometrisch geübt. Die Schulterbewegungen sind meist angenehmer, wenn sie in der Schulterblattebene stattfinden und nicht achsengerecht abduziert oder flektiert wird. 6 Wochen postoperativ wird nur noch minimaler Schutz benötigt, da die beteiligten Gewebe jetzt gut verheilt sind.
b. Muß das Gewebe weniger geschützt werden, so können Widerstandsübungen in der offenen und geschlossenen Kette angeleitet werden. Der Widerstand kann manuell, mit elastischem Material, freien Gewichten oder isokinetischen Geräten gegeben werden, um die Schulter- und Brustkorbmuskulatur zu kräftigen.
c. Konnte nach 6 Wochen nicht das volle Bewegungsausmaß erreicht werden, so können jetzt Gelenkmobilisationsübungen und Autodehnungen eingesetzt werden. Ist die transversale Adduktion oder die Flexion eingeschränkt, muß besonders auf die dorsalen Kapselanteile geachtet werden.
d. Das Übungsprogramm wird dann zunehmend gesteigert, so daß funktionelle Aktivitäten und Ausdauer trainiert werden, indem Geschwindigkeit und Intensität der Übungen erhöht werden.

Behandlung operativ versorgter Rotatorenmanschettenrupturen

Operationsindikationen

1. Teil- oder Totalrupturen der Rotatorenmanschette verbunden mit irreversiblen degenerativen Veränderungen der Weichteile (Stadium I und II der Rotatorenmanschettenläsionen) nach erfolgloser konservativer Behandlung. Am häufigsten treten die Risse in den Sehnen des Supra- und Infraspinatus auf und sind oft vergesellschaftet mit Kalkablagerungen in den Sehnen. Bei älteren Patienten ist die Operation auch bei Teilrupturen indiziert, wenn eine deutliche Schwäche und Atrophie der Außenrotatoren zu beobachten ist und die Funktion der oberen Extremität signifikant eingeschränkt ist.
2. Akute traumatische (echte) Rotatorenmanschettenrisse, die mit einer traumatischen Schultergelenksluxation verbunden sein können, treten meist bei aktiven, jungen Erwachsenen auf und müssen sofort operativ versorgt werden.

Verfahren

1. Kleine Risse können arthroskopisch oder mit einer offenen Operation versorgt werden, bei der der Zugang anterolateral oder posterolateral gewählt wird. Der M. deltoideus kann unter Schutz des akromialen Ursprungs längsgespalten oder am Ursprung abgelöst und refixiert werden.

2. Beide Verfahren beinhalten eine Annäherung und Fixierung der gerissenen Sehnen am Humeruskopf mit direkten Nähten. Beim offenen Verfahren wird der M. deltoideus abgelöst, zurückgeschlagen und später refixiert.
3. Litt der Patient auch unter einem Einklemmungssyndrom oder knöchernen Deformitäten im subakromialen Raum, so kann bei der gleichen Sitzung eine subakromiale Dekompression und ein Débridement vorgenommen werden.
4. Ist das Lig. coracoacromiale gerissen, so wird es resiziert.
5. Die Exzision der Bursa subacromialis oder eine Rekonstruktion der Gelenkkapsel können ebenfalls indiziert sein.

Behandlung

Das Übungsprogramm und das Tempo, in dem es gesteigert wird, sind von der Größe des Risses, der Integrität des umgebenden Gewebes und dem Zustand des M. deltoideus abhängig.

1. Immobilisation:
   Wie beim Impingement, variieren die Immobilisationsstellung und -dauer entsprechend dem operativen Verfahren und sind abhängig von der Größe des Risses. Bei massiven Rissen wird die Schulter in einer Thoraxabduktionsschiene in Abduktion und Innenrotation gelagert und zwischen 4 und 6 Wochen ruhiggestellt. Die abduzierte Stellung bedeutet keine große Dehnung der Sehnen der Rotatorenmanschette und gewährleistet eine maximale Durchblutung der Muskulatur.
2. Übungen:

Maximale Schutzphase

a. Am wichtigsten ist in dieser Phase der Schutz der operierten Strukturen. Die Übungen entsprechen denen der Behandlungen bei Einklemmungssyndromen (s. o.).
b. Um das heilende Gewebe zu schützen, aber trotzdem die Beweglichkeit zu erhalten, wird das Schultergelenk im schmerzfreien Bereich (meist 90°–120°) passiv oder aktiv-assistiv bewegt. In einigen Fällen kann auch eine Bewegungsschiene eingesetzt werden. Andere passive oder aktiv-assistive Übungen, wie oben beschrieben, können auch angewendet werden.
c. Um mit der Kräftigung der operierten Muskulatur zu beginnen, kann aus der Immobilisationsstellung heraus isometrisch geübt werden. Zum Schutz der refixierten Sehnen wird ein Kissen oder ein Polster in die Achsel gelegt.
d. Rhythmische Stabilisation der Schulterblattmuskulatur kann direkt im Anschuß an die Operation angeleitet werden, wobei die Widerstände im schmerzfreien Bereich liegen müssen (Abb. 8.**13**).

Mittlere und minimale Schutzphase

a. Die Behandlung entspricht der der Einklemmungssyndrome, jedoch wird das Übungsprogramm in der Regel nach der operativen Versorgung großer Risse langsamer gesteigert.
b. Da die Außenrotatoren meist schwach und atrophiert sind, werden sie gekräftigt, bevor Flexion und Abduktion hinzugenommen werden. Die isometrischen Übungen werden aus unterschiedlichen Gelenkstellungen fortgeführt bis eine schmerzfreie, endgradige, aktive Bewegung erreicht ist.
c. Es ist wichtig, die Schulterblattfixatoren zu kräftigen, um eine gute Stabilisierung bei den aktiven Armbewegungen zu erreichen. Ebenso sollten die Mm. rhomboidei trainiert werden, die für eine gute Haltung notwendig sind.
d. Eine endgradige aktive Schulterflexion sollte in den ersten 6 Wochen nicht angeleitet werden, um den eingeschnittenen und refixierten Geweben Zeit zur Heilung zu geben.
e. Hat der Patient eine endgradige, schmerzfreie, aktive Elevation erreicht, so kann mit isotonischen Kräftigungsübungen gegen elastischen Widerstand und Gewichte begonnen werden.
f. Die Kräftigung wird dann in funktionellen Bewegungsmustern weitergeführt, die sowohl konzentrische und exzentrische Muskelkontraktion als

auch Übungen in der offenen und geschlossenen Kette beinhalten.

g. Langsam werden auch Intensität und Geschwindigkeit der Übungen und der funktionellen Aktivitäten gesteigert, um den Patienten auf die Rückkehr zu den Alltagsaktivitäten vorzubereiten.

Schulterluxationen

Differentialdiagnose und Verletzungsmechanismen

Traumatische vordere Schulterluxation

Eine traumatische Schulterluxation ist eine vollständige Trennung der beiden Gelenkflächen durch direkte oder indirekte Kräfte, die auf die Schulter wirken. Bei der vorderen Luxation ist es meist ein Stoß gegen den abduzierten und außenrotierten Humerus. In dieser Stellung wird die Stabilität normalerweise vom M. subscapularis, dem Lig. glenohumeralis und der langen Bizepssehne gewährleistet. Ist eine dieser Strukturen instabil, so ist das Schultergelenk für eine Luxation prädisponiert. Ein fester Schlag gegen das Schultergelenk kann das Gelenk und das Labrum glenoidalis zerstören. Im Anschluß an eine Luxation befindet sich der Humeruskopf meist im subkorakoidalen Raum, seltener subklavikulär oder intrathorakal. Eine traumatische vordere Luxation ist meist von einer kompletten Rotatorenmanschettenruptur begleitet.

Traumatische hintere Schulterluxation

Die meisten hinteren Luxationen liegen subakromial, obwohl auch subglenoidale und subspinale vorkommen können. Der Verletzungsmechanismus ist eine Kraft, die in Flexions-, Adduktions- und Innenrotationsrichtung auf den Humerus trifft, z. B. der Sturz auf den ausgestreckten Arm.

Habituelle Luxation

Bei einer signifikanten Kapsel-Band-Schwäche können uni- und multidirektionale habituelle Luxationen bei jeder Bewegung auftreten, die den Verletzungsmechanismus reproduzieren (entweder Flexion, Adduktion, Innenrotation oder Abduktion, Außenrotation), dabei kommt es zu starken Schmerzen und funktionellen Einschränkungen. Es gibt auch Menschen, die ihre Schultergelenke willentlich ohne Auslöser ausrenken können, dabei entstehen nur minimale Schmerzen.

Ätiologie der Symptome

Bei einer traumatischen Luxation entstehen die Schmerzen durch die Gewebeverletzung, Einblutung und die folgende Entzündungsreaktion.

Zusammenfassung häufiger Einschränkungen und Beschwerden

1. Akutes Geschehen: Schmerzen, muskuläre Schutzspannung, Entzündungszeichen.
2. Dysbalance zwischen Muskellänge und -kraft.
3. Ist die Luxation mit einer kompletten Rotatorenmanschettenruptur verbunden, so kann der Patient den Arm nicht gegen die Schwerkraft abduzieren, abgesehen von dem Teil der Bewegung, der von den skapulothorakalen Muskeln bewältigt wird.
4. Asymetrische Mobilität (Hypo-/Hypermobilität): Bei einer vorderen Instabilität kann die hintere Kapsel, bei einer hinteren Instabilität kann die vordere Kapsel verkürzt sein. Im Anschluß an einen Heilungsprozeß können Verklebungen auftreten.

Häufige funktionelle Einschränkungen/ Behinderungen

1. Bei einer Rotatorenmanschettenruptur können Gegenstände nicht bis zur Horizontalen angehoben oder dort ergriffen werden, d. h. alle Aktivitäten, die eine Humeruselevation beinhalten, sind beeinträchtigt.
2. Es besteht die Gefahr der Wiederholung, wenn der Verletzungsmechanismus wieder auftritt.
3. Bei der anterioren Luxation ist die Fähigkeit sportliche Aktivitäten wie Schwimmen, Aufschlagen (Tennis, Volleyball) und Schmettern (Volleyball) durchzuführen, eingeschränkt.

4. Einschränkungen beim Ankleiden (Jacke oder Mantel anziehen) und bei der Körperpflege (Haare am Hinterkopf kämmen).
5. In einigen Fällen Schmerzen oder unangenehme Gefühle beim Schlafen auf der betroffenen Schulter.
6. Bei der hinteren Instabilität eine verminderte Fähigkeit bei sportlichen Aktivitäten (Durchziehen beim Schlag mit einem Schläger) und bei jeglichen Aktivitäten, bei denen geschoben werden muß (schwere Tür aufdrücken, sich aus einem niedrigen Sessel oder aus dem Schwimmbad hochdrücken).

Konservative Behandlung von Instabilitäten und Luxationen

Akute Phase der Behandlung nach einer geschlossenen Einrenkung einer vorderen Schulterluxation (Einrenkungsmanöver sollten nur von speziell ausgebildetem Personal durchgeführt werden)

1. Um das heilende Gewebe zu schützen, wird der Arm 3–4 Wochen in einer Schlinge ruhiggestellt, die nur für die Übungen abgenommen wird. Während der Übungen muß die Luxationsstellung vermieden werden, und der Patient muß beim An- und Ausziehen und bei den Alltagsbewegungen sehr vorsichtig sein.
2. In der Frühphase können die ab S. 256 beschriebenen Bewegungsübungen eingesetzt werden, um Immobilisationsschäden entgegenzuwirken ohne die Heilung zu beeinträchtigen. Dazu gehören unter anderen auch Muskelanspannungsübungen der Rotatorenmanschette und des M. biceps brachii sowie vorsichtiges Bewegen und Grad-II-Gelenktechniken, wobei folgende Vorsichtsmaßnahmen beachtet werden müssen, um die Heilung der Gelenkkapsel und anderer verletzter Gewebe nicht zu beeinträchtigen:
   a. Im Anschluß an eine vordere Luxation kann die Außenrotation beübt werden, wenn der Ellenbogen am Brustkorb seitlich anliegt, das Schultergelenk in der Sagittalebene flektiert ist oder wenn es sich in der Ruhestellung (55° Abduktion, 30° transversale Adduktion), jedoch nicht in einer reinen Abduktionsstellung befindet. Während der Heilung sollte die Abduktion aus jeder Ausgangsstellung nicht größer sein als 50°.
   b. Um das Gelenkspiel zu erhalten, werden gehaltene Grad-II-Traktionen oder vorsichtige Ozillationen eingesetzt, die mit dem Arm in Null- oder in Ruhestellung ausgeführt werden können (Abb. 6.**13**).

Subakute und chronische Phase der Behandlung nach einer vorderen Schulterluxation

1. Die Schlinge wird zum Schutz des Schultergelenks 3 Wochen getragen und danach langsam abtrainiert, wobei sie bei lokaler Ermüdung – oder wenn größerer Schutz benötigt wird – wieder angelegt werden sollte.
2. Um das eingeschränkte Bewegungsausmaß zu behandeln, können alle Gelenkmobilisationstechniken angewendet werden mit Ausnahme des Ventralgleitens. Ventralgleiten ist kontaindiziert, obwohl die Außenrotation für eine funktionelle Elevation notwendig ist. Eine sichere Dehnung in die Außenrotation beginnt man in der Ruhestellung, bewegt dann in die Außenrotation bis zum Bewegungsende und setzt nun eine Grad-III-Traktion senkrecht zur Behandlungsebene an (Abb. 8.**7**). Eine passive Dehnung der dorsalen Gelenkstrukturen kann mit der Autodehnung in die transversale Adduktion erfolgen.
3. Um die Rotatorenmanschette zu kräftigen und die Stabilisierung zu verbessern, müssen sowohl die Außen- als auch die Innenrotatoren während der Heilung trainiert werden. Die Innenrotatoren unterstützen mit den Adduktoren die ventralen Kapselanteile, während die Außenrotatoren den Humeruskopf gegen Translationskräfte nach ventral stabilisieren und bei dem Deltoideus-Rotatorenmanschetten-Mechanismus bei der Abduktion und Außenrotation des Oberarmes beteiligt sind.

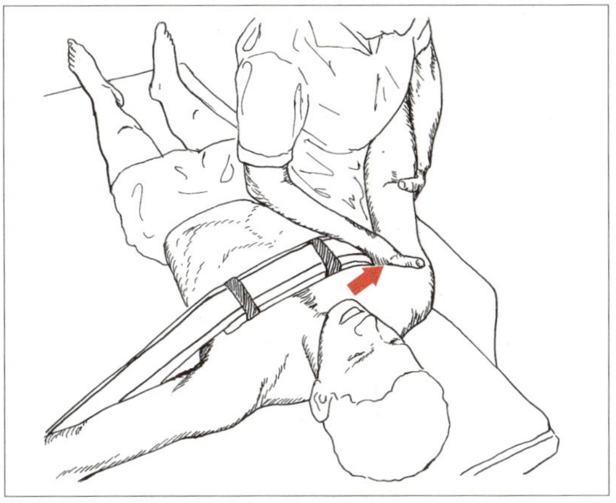

Abb. 8.**7** Mobilisation der Außenrotation im Schultergelenk bei kontraindiziertem Ventralgleiten. Das Schultergelenk wird in Ruhestellung eingestellt, nach außen rotiert, und dann legt man eine Grad-III-Traktion an.

a. Isometrische Übungen aus der Nullstellung und später aus unterschiedlichen schmerzfreien Stellungen machen den Anfang.
b. Isotonische Widerstandsübungen mit eingeschränkter Außenrotation (höchstens 50°) und unter Vermeidung der Luxationsstellung können dann folgen.
c. Nach 3 Wochen können isokinetische Übungen für die Innenrotation und die Adduktion bei Geschwindigkeiten von 180°/s und mehr eingeführt werden. Dafür steht der Patient mit dem Arm in Nullstellung und dem Ellenbogengelenk 90° in Flexion. Die Innenrotation beginnt aus der Nullstellung, dann bewegt der Patient den Arm nach innen vor seinen Körper. Später kann die Übung auch aus 90° Schultergelenksflexion bis zur endgradigen Innenrotation durchgeführt werden. Aus 90° Abduktion sollte jedoch nie geübt werden.
d. Nach 5 Wochen dürfen alle Schultergelenksbewegungen in das Übungsprogramm an isokinetischen oder anderen Geräten aufgenommen werden, mit Ausnahme von 90° Abduktion mit Außenrotation.
e. Es wird mit Übungen in der geschlossenen Kette und eingeschränkter Gewichtsübernahme sowie mit Übungen der rhythmischen Stabilisation begonnen.

4. Um funktionelle Aktivitäten schulen zu können, muß die Kraft aller Schulter- und Skapulamuskeln im Gleichgewicht, eine gute Koordination der Arm- und Schulterblattbewegungen vorhanden sein, und der Patient muß gute Ausdauer bei den unterschiedlichen Übungen besitzen. Wird die Stabilisierung besser, kann das exzentrische Training bis zur maximalen Belastung sowie die Geschwindigkeit und Bewegungskontrolle gesteigert werden. Außerdem können die für die funktionellen Aktivitäten benötigten Bewegungsmuster simuliert werden.
5. Bevor der Patient zur maximalen Funktion zurückkehren kann, muß er lernen, die Zeichen der Ermüdung und der Einklemmung zu erkennen und seine Gewebe nicht zu überlasten. Liegen keine muskulären Dysbalancen mehr vor und besitzt der Patient eine gute Koordination und Geschicklichkeit, so kann er zu seinen Alltagsaktivitäten zurückkehren. Die vollständige Rehabilitation nimmt 2½–4 Monate in Anspruch.

Behandlung einer hinteren Luxation nach geschlossener Einrenkung

Die Behandlung der hinteren Schulterluxation entspricht der der vorderen Luxation mit dem Unterschied, daß die in der akuten Phase und während der Heilung zu vermeidende Luxationsstellung des Schultergelenks in diesem Fall die Flexion, Adduktion mit Innenrotation ist.

1. Der Arm wird zum Schutz ruhiggestellt, eine Schlinge ist jedoch häufig für den Patienten durch die Adduktions- und Innenrotationsstellung unbequem, besonders wenn der Humeruskopf dadurch in kraniale und dorsale Richtung translatiert wird. Es kann angenehmer sein den Arm während der Immobilisation frei herunterhängen zu lassen.
2. Um die Bewegung zu erweitern, können alle Gelenktechniken angewendet wer-

den, bis auf das Dorsalgleiten. Dorsalgleiten ist kontraindiziert. Entstehen Verklebungen, die die Innenrotation einschränken, so kann ohne Gefahr mobilisiert werden, indem der Arm aus der Nullstellung bis zum Bewegungsende innenrotiert wird und dann eine Grad-III-Traktion senkrecht zur Behandlungsebene angelegt wird (Abb. 8.7, jedoch mit dem Arm in Innenrotation).

Behandlung operativ versorgter habitueller vorderer Schulterluxationen

Operationsindikationen

1. Wiederholte Luxationen, die eingerenkt werden müssen.
2. Wiederholte Subluxationen, die der Patient selbst wieder einrenken kann.
3. Eine signifikante Schwäche der ventralen Gelenkkapsel, die zu einer Instabilität führt.
4. Eine deutliche Einschränkung des Gebrauchs der oberen Extremität durch den Patienten aus Angst durch eine Bewegung des Arms eine Luxation auszulösen.
5. Risse in der Rotatorenmanschette mit Ablösung des vorderen Anteils des Labrum glenoidale (Bankart-Läsion) oder Abrißfraktur des Tuberculum majus humeri.
6. Erfolglose konservative Behandlung.

Verfahren

1. Verfahren zur Stabilisierung des Schultergelenks bei habitueller vorderer Luxation sind unter anderen:
   a. Ventrale kapsulo-labrale Rekonstruktion, bei der der M. subscapularis und die Kapsel längs gespalten werden und kraniale und kaudale Lappen der Kapsel am Glenoid mit Knochenspänen verankert werden.
   b. Verlagerung oder Raffung der ventralen Kapselanteile, um eine schwache oder überdehnte Kapsel zu stabilisieren und zu verkürzen (Bankart-Verfahren).
   c. Operation nach Putti-Platt oder Magnuson-Stack, bei der der M. subscapularis vom Tuberculum minus auf das Tuberculum majus umgesetzt wird, um den Muskel zu verkürzen und nach vorne zu verlegen.
   d. Operation nach Bristow, bei der die Spitze des Korakoids mit den Muskelursprüngen des kurzen Bizepskopfes und M. coracobrachialis auf den Rand des Glenoids umgesetzt wird.
   e. Kapsulorrhaphie (Wiederannähen der gerissenen Gelenkkapsel am Rand des Glenoids) mit Nähten oder Klammern.
   f. Andere Verfahren sind Modifikationen oder Kombinationen der oben genannten Techniken.

Behandlung

Die Stabilisierung wird bei einigen Techniken auf Kosten der endgradigen Außenrotation und horizontalen Abduktion erreicht.

1. Immobilisation:
   Wie bei den Rotatorenmanschettennähten wird das Schultergelenk postoperativ entweder in einer Abduktionsschiene oder in einer Schlinge ruhiggestellt, um das heilende Gewebe zu schützen. Die Dauer der vollständigen Immobilisation ist abhängig von der Operationstechnik, dem Ausmaß der vorherigen Instabilität und den individuellen Unterschieden zwischen den Patienten im Hinblick auf den Schmerz, den Heilungsverlauf und die Art des Gewebes. Bei unidirektionalen Instabilitäten wird eine Woche vollständig immobilisiert, bei multidirektionalen Instabilitäten bis zu 6–8 Wochen.
2. Übungen:
   Maximale Schutzphase
   a. Direkt nach der Operation oder wenige Tage danach wird die Schiene bzw. die Schlinge für passive oder aktiv-assistive Bewegungsübungen innerhalb eines eingeschränkten schmerzfreien Bewegungsausmaßes entfernt, um den Folgen der Immobilisation entgegenzuwirken. Ebenso können Pendel-, Rollzug- und „Gangschaltungsübungen" angewendet werden. Die Instabilitätsstellung, Abduktion mit Außenrotation, muß vermie-

den werden, da sie eine starke Belastung für das heilende Gewebe bedeutet.
b. Alle anderen Aspekte der Behandlung während dieser Phase entsprechen der konservativen Behandlung der vorderen Instabilitäten in der akuten Phase.

Mittlere und minimale Schutzphase

a. Es wird nach den Richtlinien der konservativen Behandlung in dieser Phase vorgegangen, wobei der Schwerpunkt auf einer endgradigen schmerzfreien Beweglichkeit, falls sie nach dem speziellen Operationsverfahren erlaubt ist und auf der Kräftigung der dynamischen Stabilisatoren des Schultergelenks und der Skapula liegt. Das endgradige aktive Bewegungsausmaß kann 6 Wochen oder, bei Eingriffen mit Knochenbeteiligung, erst 3 Monate postoperativ erreicht werden.
b. Nach einigen Operationsverfahren können das volle Bewegungsausmaß und Aktivitäten, die die Schulter in die Instabilitätsstellung führen, wieder durchgeführt werden, bei anderen ist dies nicht möglich. Bevor eine Dehntechnik eingesetzt wird, muß der Therapeut sicher sein, daß er verstanden hat, welche Bewegungseinschränkungen durch das Operationsverfahren vorsätzlich herbeigeführt wurden, um die Stabilität zu verbessern.

Behandlung operativ versorgter habitueller hinterer Schulterluxationen

Operationsindikationen

1. Wiederkehrende und schmerzhafte Luxationen oder Subluxationen des Schultergelenks durch eine Schwäche der dorsalen Kapselstrukturen und Risse in der Rotatorenmanschette und dem Labrum glenoidale, besonders bei Aktivitäten, bei denen endgradige Flexion oder Innenrotation benötigt wird.
2. Schmerzen und eingeschränkter Gebrauch der oberen Extremität bei Über-Kopf-Aktivitäten.
3. Erfolglose konservative Behandlung nach einer Luxation.

Operationsverfahren

1. Eine Rekonstruktion wird unternommen, um Stabilität der hinteren Kapsel herbeizuführen.
2. Es gibt arthroskopische und offene Operationen (Arthrotomien).
   a. Kapselraffung und Vorverlegung des M. infraspinatus.
   b. Hintere Kapsulorrhaphie.
   c. Transfer der Bizepssehne.
   d. Osteotomie des hinteren Anteils des Glenoids.

Beachte: Durch einige dieser Operationen kann die endgradige Flexion und Innenrotation eingeschränkt werden.

Behandlung

1. Immobilisation:
   Die Schulter wird einige Tage oder Wochen in einer Schiene in leichter Extension und Rotationsnullstellung bzw. in einem Gilchrist- oder einem Kornährenverband in Außenrotation ruhiggestellt.
2. Übungen:
   Maximale Schutzphase
   a. In der frühen Rehabilitation wird die Schulter aus der Schlinge oder Schiene herausgenommen, um vorsichtige passive oder aktiv-assistive Bewegungsübungen durchzuführen. Die Mobilität des Schultergelenks kann erhalten werden, wenn man dem Übungsablauf für die Behandlung der vorderen Schulterluxation in der akuten Phase folgt.

Vorsicht: Eine starke und schmerzhafte Flexion mit Innenrotation oder eine transversale Adduktion über die Brust sollte vermieden werden.

   b. Um die Schultergürtelmuskulatur zu kräftigen, werden achsengerechte und diagonale Übungen gegen manuellen Widerstand und rhythmische Stabilisationsübungen angeleitet.

c. Um die Kraft in der Rotatorenmanschette zu erhalten, werden submaximale, schmerzfreie isometrische Übungen aus unterschiedlichen Gelenkstellungen durchgeführt.

Mittlere und minimale Schutzphase

a. Die Übungen werden gesteigert, um Kraft und Ausdauer insbesondere im M. infraspinatus und M. teres minor zu verbessern.

Beachte: Bei aktiven und resistiven Übungen sollte besonders zwischen 70° – 100° Flexion auf eine dorsale Instabilität geachtet werden. Bei der Kräftigung der Außenrotatoren darf nicht in endgradiger Innenrotation begonnen werden. Bevor in der maximalen Elevation über Flexion geübt wird, muß ausreichend Kraft in der Rotatorenmanschette vorhanden sein.

b. Die Übungen und funktionellen Aktivitäten werden in gleicher Weise gesteigert, wie oben bei der konservativen Behandlung von hinteren und vorderen Luxationen beschrieben wurde.

Thoracic-outlet-Syndrom (TOS)

Differentialdiagnose und Symptome

In der entsprechenden oberen Extremität können Schmerz, Taubheit, Schwäche, Blässe, Schwellung und in einigen Fällen sogar Morbus Raynaud auftreten.

Ätiologie der Beschwerden

Folgende Symptome werden durch die Kompression von Gefäßen und Nerven bei der Passage der Schultergürtelregion ausgelöst

1. Die zervikalen Nervenwurzeln können in den Foramina vertebralia eingeengt werden. Hierbei handelt es sich nicht um ein Thoracic-outlet-Syndrom. Es kann aber zu neurologischen Ausfällen in der zugehörigen oberen Extremität führen und muß bei der Diagnostik beachtet werden.
2. Beim Durchtritt des proximalen Anteils des Plexus brachialis und der A. subclavia durch die Skalenuslücke können die Leitungsbahnen komprimiert werden, wenn die Muskeln verspannt oder hypertrophiert sind oder eine anatomische Variation aufweisen.
3. Der Plexus brachialis und die A. subclavia können auch zwischen der Klavikel und der ersten Rippe bzw. einer Halsrippe eingeengt werden. Dies entsteht häufig, wenn sich das Schlüsselbein in Depressionsstellung befindet, z. B. beim Tragen einer schweren Schultertasche. Ebenso kann eine Klavikulafraktur oder anatomische Anomalien in der Region zu Symptomen führen.
4. Der Plexus brachialis und die A. axillaris können gegen die Rippen bei der Passage unter dem M. pectoralis minor komprimiert werden, wenn er durch eine Fehlhaltung verspannt ist oder wenn ein Patient mit verkürztem M. pektoralis minor den Arm längere Zeit in einer maximal elevierten Position hält.
5. Bei der endgradigen Elevation kann der Plexus brachialis gedehnt werden, wenn er um den Proc. coracoideus gezogen wird.

Faktoren, die zu einer Einengung beitragen können

1. Es gibt eine große Anzahl an Bewegungen des Schulterkomplexes, die zu einer Einklemmung oder Kompression der Gefäße und Nerven führen können.
2. Haltungsfehler, wie ein nach ventral translatierter Kopf und protrahierte Schultern, lösen eine Verspannung der Mm. scaleni, levator scapulae, subsapularis und pectoralis minor und eine Klavikuladepression aus.
3. Durch ein Atemmuster, bei dem ständig die Mm. scaleni eingesetzt werden, hypertrophieren diese Muskeln. Eine dadurch mehr kranial stehende erste Rippe kann zusätzlich den Raum unter dem Schlüsselbein verkleinern.
4. Angeborene Anomalien, wie eine zusätzliche Rippe, ein langer Querfortsatz des 7. Halswirbels o. ä., können den Raum für die Gefäße einengen. Auch ein traumatischer oder arteriosklerotischer Insult kann zu TOS-Symptomen führen.

5. Bei einem Trauma, wie einer Klavikulafraktur oder einer subakromialen Dislokation des Humeruskopfes, kann der Plexus brachialis oder die Gefäße verletzt werden und zu einem TOS führen.
6. Hypertrophie oder Narben im M. pectoralis minor.

Zusammenfassung häufiger Einschränkungen und Beschwerden

1. Intermittierendes Auftreten von Plexus- und vaskulären Beschwerden wie Schmerz, Parästhesie, Taubheit, Schwäche, Blässe und Schwellung.
2. Dysbalance zwischen Länge und Kraft der Schultergürtelmuskulatur mit Verspannungen der ventralen und medialen und Schwäche der dorsalen und lateralen Strukturen.
3. Wahrnehmungsschwäche der Haltung des gesamten Körperabschnitts Brustkorb und des Schultergürtels.
4. Schlechte Ausdauer der posturalen Muskulatur.
5. Flache Atmung gekennzeichnet durch eine obere kostale Atembewegung.
6. Schlechte Beweglichkeit des Schlüsselbeins und zwischen den Rippen und dem Brustbein.

Häufige Einschränkungen und Behinderungen

1. Schlafstörungen durch ein zu dickes Kopfkissen oder eine fehlerhafte Armhaltung.
2. Schwierigkeiten beim Tragen einer Aktentasche, eines Koffers oder einer Handtasche mit Schulterriemen oder anderer schwerer Gegenstände auf der betroffenen Seite.
3. Behinderung der Aktivitäten, bei denen der Arm längere Zeit über Kopfhöhe gehalten werden muß.
4. Beschwerden bei langandauernder Schreibtischarbeit, beim Autofahren und beim Einklemmen eines Telefonhörers zwischen Ohr und Schulter.

Konservative Behandlung

Der Schwerpunkt der Behandlung liegt auf der Verminderung des Drucks auf die betroffenen Strukturen durch die Verbesserung der Beweglichkeit der Gewebe in der Region. Einer Wiederholung der Beschwerden wird vorgebeugt, indem die Haltung korrigiert und die Ausdauer der posturalen Muskulatur trainiert wird.

1. Die Beweglichkeit der verkürzten Strukturen wird mit therapeutischen und Autodehnungen verbessert. Häufig betroffen sind die Mm. scaleni, levator scapulae, pectoralis minor, pectoralis major, intercostales (ventrale Anteile) und die kurzen Nackenmuskeln sowie die Muskeln zum Sternoklavikulargelenk.
2. Um die schwache Muskulatur zu trainieren, wird ein Übungsprogramm entworfen, das die Kraft, Ausdauer und die Haltungswahrnehmung schult.
3. Eine flache Atmung und hochstehende obere Rippen werden durch die Schulung der Zwerchfellatmung und Entspannungstechniken behandelt (s. Kapitel 20).
4. Um die funktionelle Unabhängigkeit zu steigern, werden Situationen herausgesucht, bei denen es zum Auftreten der Symptome kommt. Diese Aktivitäten werden dann modifiziert und falsche Gewohnheiten korrigiert, so daß die Belastungen für den Organismus verringert werden.

Sympathische Reflexdystrophie

Differentialdiagnose

Für diesen Symptomenkomplex existieren viele Synonyme, unter anderem: Schulter-Arm-Sydrom, Morbus Sudeck, Sympathikus vermitteltes Schmerzsyndrom, neurovaskuläre Reflexdystrophie, traumatischer Angiospasmus oder Vasospasmus und durch den Sympathikus aufrechterhaltener Schmerz.

Ätiologie der Symptome

Die auslösenden Mechanismen der sympathischen Reflexdystrophie sind unbekannt. Sie entwickelt sich häufig im Zusammenhang mit einem längeren schmerzhaften Ereignis, z. B. einer schmerzhaften Schulter nach einem Herzinfarkt oder einem kardiovaskulären Unfall, Zervikalarthrose, nach einem Herzkatheter und nach Unfällen wie Frakturen oder Verstauchungen. Der Zustand kann Monate oder Jahre andauern. Es kommt jedoch meist nach 18–24 Monaten zu einer Spontanheilung. Es werden 3 Stadien unterschieden:

1. Das akute oder Vasodilatationsstadium dauert 3 Wochen bis 6 Monate. Es treten starke Schmerzen auf, die in keinem Verhältnis zum Ausmaß der Verletzung stehen.
2. Das dystrophe oder Vasokonstriktionsstadium dauert 3–6 Monate. Es ist durch eine sympathische Überaktivität, brennenden Schmerz und Hyperästhesie gekennzeichnet, die bei Kälte zunehmen.
3. Das atrophe Stadium ist durch Schmerzen gekennzeichnet, der entweder stärker oder schwächer werden. Muskelschwund und Kontrakturen können sich entwickeln.

Zusammenfassung häufiger Einschränkungen und Probleme

1. Schmerz oder Hyperästhesie der Schulter, des Handgelenks oder der Hand.
2. Bewegungseinschränkungen
   a. treten im Schultergelenk, am meisten in die Abduktion und Außenrotation,
   b. im Handgelenk in die Extension und in den
   c. Gelenken der Hand in den Metakarpophalangeal- und Interphalangealgelenken in die Flexion als Ergebnis verkürzter Kollateralbänder auf.
3. Durch Veränderungen der Zirkulation des venösen und lymphatischen Systems kommt es zu Ödembildung im Bereich der Hand und des Handgelenks, was wiederum zu einer Steifheit der Hand führt.
4. Vasomotorische Instabilität.
5. Trophische Veränderungen der Haut.
6. Im fortgeschrittenen Stadium der Krankheit kommt es zu
   a. einer Verminderung der Schmerzen bei bestehenden Bewegungseinschränkungen,
   b. zyanotischer und glänzender Haut,
   c. Atrophie der intrinsischen Handmuskulatur,
   d. einer Verdickung des subkutanen Gewebes an den Fingern und der Palmaraponeurose und
   e. Nagelveränderungen.

Behandlung

1. Es handelt sich hierbei um eine fortschreitende Erkrankung, sofern nicht massiv eingegriffen wird.
2. Bei Einschränkungen in der Schultergelenks- und Handbeweglichkeit werden für das betroffene Gewebe spezifische Mobilisationstechniken im schmerzfreien Bereich angewendet.
3. Um eine aktive Muskelkontraktion zu fazilitieren, werden isotonische, isometrische und kontrollierte Übungen in der geschlossenen Kette eingesetzt.
4. Um die Schmerzen zu lindern und die Wahrnehmung sensibler Reize zu verringern, wird mit TENS oder Eis (Anm. d. Übers.: besser mit Kälte) behandelt.
5. Zur Ödembehandlung werden intermittierende pneumatische Kompression und Massage eingesetzt (Lymphdrainage durch geschultes Personal). Ist dies nicht möglich, wird die Extremität hochgelagert und elastisch komprimiert.
6. Dem Patienten muß nahegelegt werden, daß für eine erfolgreiche Behandlung die zunehmende Aktivität der Hand große Bedeutung hat.
7. Die ärztliche Therapie kann eine Stellatumblockade oder eine orale Steroidtherapie bzw. intramuskuläre Medikation beinhalten, die von therapeutischen Übungen begleitet wird.
8. Die beste Therapie ist jedoch die Prävention. Sobald die Schulter an einem Krankheitsprozeß mit beteiligt ist oder es ausstrahlende Schmerzen in die Schulter gibt, sollte das Schultergelenk so früh wie möglich bewegt werden. Diese Bewegung muß sich in ihrer Intensität streng nach der Toleranz des Patienten und der Grunderkrankung richten.

Übungen zur Behandlung akuter und früher subakuter Weichteilläsionen

Wird bei der Befundaufnahme eine entzündliche Reaktion im Gewebe gefunden, so wird, gleichgültig welche Ursache die Entzündung hat, im akuten Stadium nach den Richtlinien behandelt, die in Kapitel 7 aufgelistet wurden. Das individuelle Problem des Patienten berücksichtigend können auch andere Maßnahmen als die folgenden durchgeführt werden.

Techniken zur Behandlung von Schmerzen, muskulärer Schutzspannung und zur Erhaltung der Gelenkintegrität und -ernährung

1. Vorsichtige Grad-I- oder -II-Traktionen oder -Oszillationen des Humeruskopfes. Das Gelenk wird in eine schmerzfreie Stellung gebracht und Gleittechniken in ventrale, dorsale und kaudale Richtung ausgeübt (Abb. 6.**13** und 6.**14**).

Vorsicht: Eine Dehnung der Gelenkkapsel ist im akuten Stadium kontraindiziert.

2. Pendelübungen erzeugen durch das Eigengewicht des Armes eine Grad-II-Traktion und bei der schwingenden Bewegung eine physiologische Grad-II-Oszillation (Abb. 8.**1**). In diesem Stadium wird kein zusätzliches Gewicht eingesetzt.

Frühe Bewegungsübungen zur Erhaltung der Integrität und Mobilität des Schultergelenks

1. Passives und aktiv-assistives Bewegen innerhalb des schmerzfreien Bewegungsausmaßes des Patienten. Diese Techniken werden in Kapitel 2 beschrieben.
2. Ist der Patient dazu in der Lage, werden ihm Eigenübungen mit einem Stock oder Stab beigebracht. Die Ausgangsstellung ist Rückenlage. Bei normaler Skapulabeweglichkeit können diese Übungen genauso wie Übungen mit einem Rollzug im subakuten Stadium aus dem Sitz oder aus dem Stand durchgeführt werden (s. Kapitel 2, S. 42).
   a. Um die Schultergelenksflexion zu beüben, beginnt der Patient in der Nullstellung und greift den Stab mit beiden Händen. Mit dem Stab wird nun die betroffene Extremität innerhalb eines unbelastenden Bewegungsausmaßes bewegt.

   Beachte: Obwohl das Schultergelenk bei der Flexion physiologischerweise auch nach innen rotiert, kann dies bei einem Impingement zu Beschwerden führen, deswegen sollte der Patient die Übung mit Außenrotation durchführen. Hierfür greift er den Stab ganz am Ende, so daß der Daumen nach oben und hinten zeigt.

   b. Um die Rotation des Schultergelenks zu beüben, liegen die Arme des Patienten an seinen Seiten und die Ellenbogengelenke sind 90° gebeugt. Der gesunde Arm dreht nun den betroffenen in die Innen- und Außenrotation innerhalb des schmerzfreien Bewegungsausmaßes (Abb. 8.**8**). Bei Schmerzfreiheit kann die Übung auch aus 45 und 90° Abduktion ausgeführt werden.
3. „Gangschaltungsübungen" können während der akuten Phase bei assistiven Schulterbewegungen eingesetzt werden. Der Patient sitzt, sein Arm hängt an der Seite und er hält einen Stab in der Hand dessen Spitze den Boden berührt.

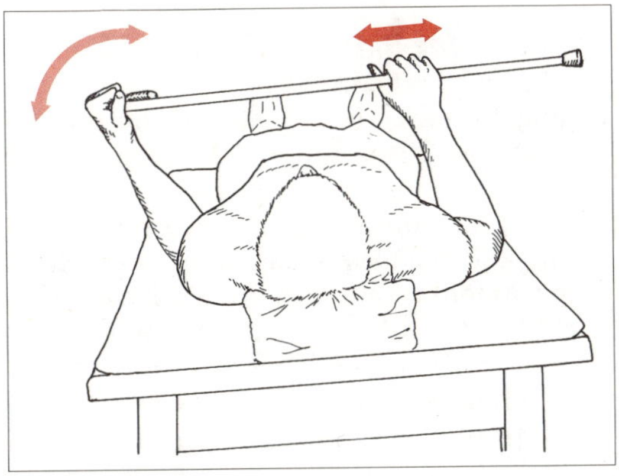

Abb. 8.**8** Assistive Schulterrotation mit einem Stab.

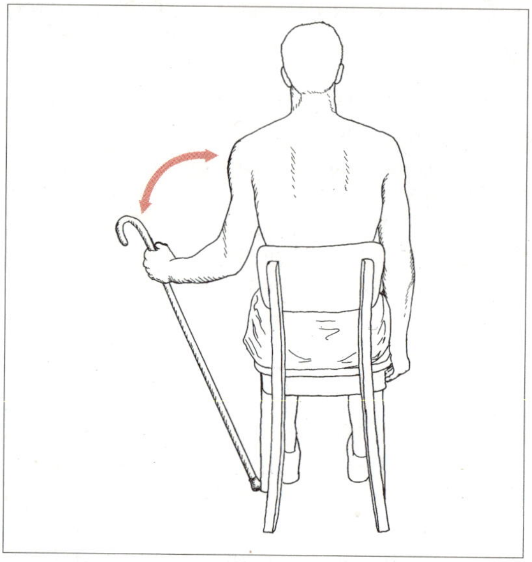

Abb. 8.**9** „Gangschaltungsübung"; assistive Schultergelenksrotation mit dem Stab. Es können auch Flex-/Extension und diagonale Muster geübt werden.

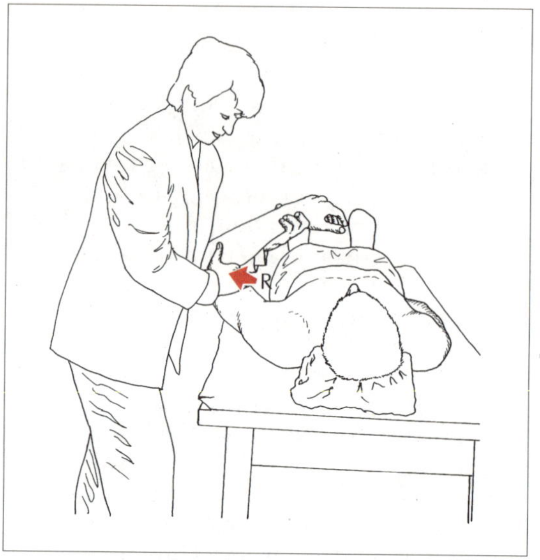

Abb. 8.**10** Isometrischer Widerstand bei der Abduktion in der Skapulaebene. Dem Schultergelenk wird zwischen 30° und 60° Abduktion in der Schulterblattebene Widerstand am Humerus gegeben.

Er bewegt nun den Stab nach vorn und hinten, rechts und links und in diagonaler Richtung. Die Bewegung entspricht der beim Schalten eines Autos mit Gangschaltung (am Boden) (Abb. 8.**9**).

4. Bei einer Muskelverletzung wird der betroffene Muskel mit intermittierenden Muskelanspannungsübungen in angenäherter Stellung behandelt. Weitere Techniken werden in den folgenden Abschnitten für spezifische Muskelfunktionen beschrieben.

Übungen für die Humeruskopfkontrolle

Häufig wird die Muskulatur der Rotatorenmanschette nach einer Verletzung oder Operation inhibiert.

1. Es werden intermittierende isometrische Muskelanspannungsübungen der Rotatorenmanschette und des M. biceps brachii aus unterschiedlichen Gelenkstellungen gegen einen leichten Widerstand in einem schmerzfreien Bewegungsausmaß durchgeführt. Zunächst wird der Widerstand manuell angelegt, damit Intensität und Stellung genau kontrolliert werden können, während der Patient ein Gefühl für die korrekte Muskelanspannung entwickelt. Der Widerstand wird oberhalb des Ellenbogengelenks angelegt, damit die Scherkräfte im Schultergelenk gering gehalten werden. Entsteht ein Schmerz im Gelenk durch Kompression, so wird bei der Anspannung eine leichte Traktion ausgeübt. Es wird zunächst in der Rückenlage begonnen und dann bei einer Besserung des Zustands des Patienten zu Sitz und Stand gesteigert.
   a. Innen- und Außenrotation: Es wird erst in der Nullstellung begonnen und später in unterschiedlichen Rotationsstellungen.
   b. Abduktion: Das Schultergelenk wird in Nullstellung, 30° und 60° Abduktion beübt, sofern der Patient es verträgt.
   c. Abduktion in der Skapulaebene: Aus der Nullstellung, 30° und 60°, wenn der Patient es verträgt (Abb. 8.**10**).
   d. Ellenbogenflexion mit supiniertem Unterarm: Der Arm liegt an der Seite in Rotationsnullstellung, während der Widerstand am gebeugten Unterarm gegeben wird. Dadurch entsteht Span-

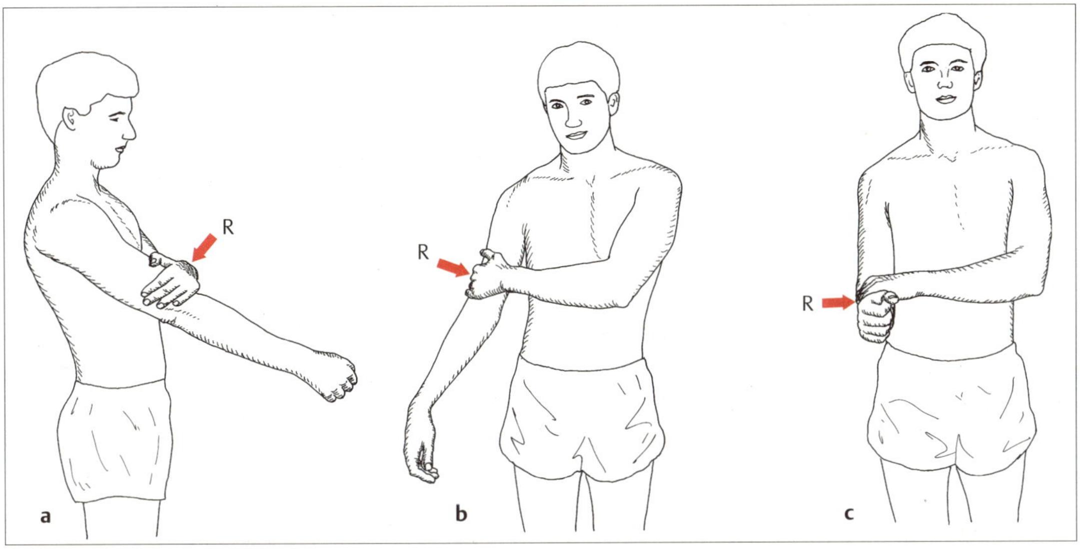

Abb. 8.**11** Eigenübung für isometrisches Training (Anm. d. Übers.: Bei der Anleitung dieser Übungen muß sehr genau auf die Haltung des Patienten geachtet werden.)
a Schultergelenksflexion
b Schultergelenksabduktion
c Schultergelenksrotation

nung im langen Kopf des Bizeps (Abb. 3.**7**). Für weitere Übungen wird die Rotationsstellung des Schultergelenks variiert, sofern der Patient es toleriert.

2. Der Patient wird unterrichtet, wie er eigenständig die Muskelanspannungsübungen durchführen kann, indem er sich selbst Widerstand gibt (Abb. 8.**11**). Als Steigerung kann der Patient seine Muskeln gegen einen unverrückbaren Gegenstand anspannen (Abb. 8.**12**).

Übungen für die Schulterblattkontrolle

1. Es wird mit intermittierenden isometrischen Übungen der Skapulamuskulatur begonnen. Ist einer der Muskeln verletzt, so muß der Widerstand sehr gering gewählt werden. Liegt keine Verletzung vor, so sollte der Widerstand den Möglichkeiten des Muskels entsprechen.
2. Der Patient liegt in Seitlage mit dem betroffenen Arm oben. Der Unterarm der betroffenen Extremität hängt über die Schulter des Therapeuten. Das Ausmaß der Schulterflexion oder Abduktion kann durch die Position des Therapeuten bzw. durch eine Veränderung der Seitlage des Patienten eingestellt werden.
   a. Elevation/Depression des Schulterblattes: Die mediale Hand des Therapeuten liegt kranial, die laterale kaudal um das Schulterblatt, um manuellen Widerstand zu geben (Abb. 8.**13 a**).
   b. Protraktion/Retraktion des Schulterblattes: Eine Hand des Therapeuten liegt am medialen Rand der Skapula, die andere Hand umfaßt den Proc. coracoideus, um Widerstand zu geben.
   c. Außen-/Innenrotation des Schulterblattes: Eine Hand greift den Angulus inferior die andere das Akromion und das Korakoid, um Widerstand zu geben.
3. Die Übungen werden gesteigert, indem der Patient in die Ausgangsstellung Sitz wechselt. Wieder hängt der betroffene Arm über die Schulter des Therapeuten und der Widerstand wird ebenso gegeben wie unter 2. beschrieben (Abb. 8.**13 b**).

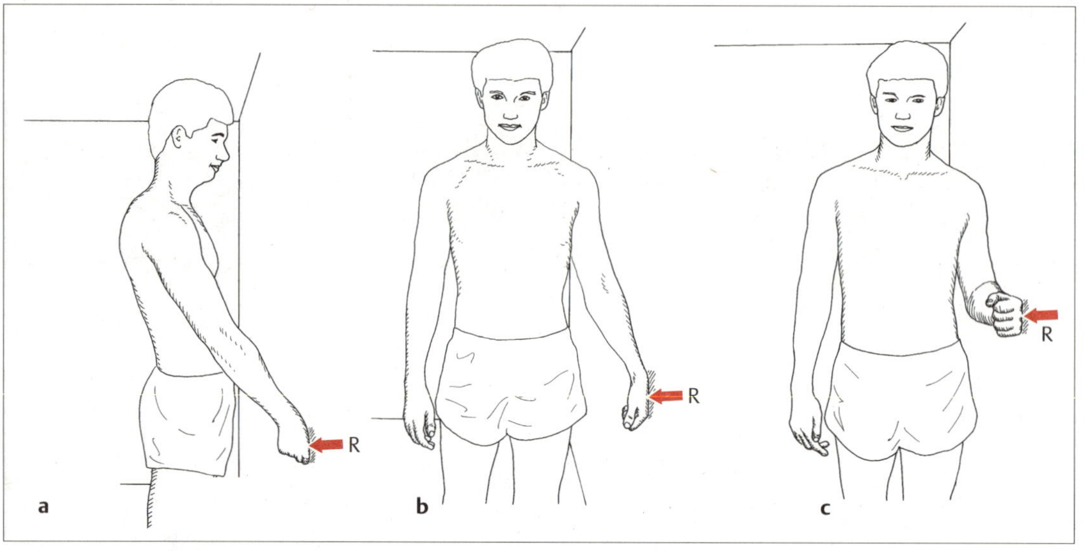

Abb. 8.**12** Eigenübung mit isometrischem Widerstand der Wand
a Flexion **b** Abduktion **c** Rotation

4. Diese Muskelanspannungsübungen können weiter gesteigert werden, indem der Patient die Bewegungen aktiv ausführt und dann zusätzlich soviel Widerstand gegeben wird wie der Patient vertragen kann.

Übung der Kokontraktion der Schultergürtelmuskulatur

Vorsichtige Übungen in der geschlossenen Kette mit Gewichtsbelastung werden entsprechend der Toleranz des Patienten begonnen, um die stabilisierende Funktion des Schultergürtels zu fazilitieren.

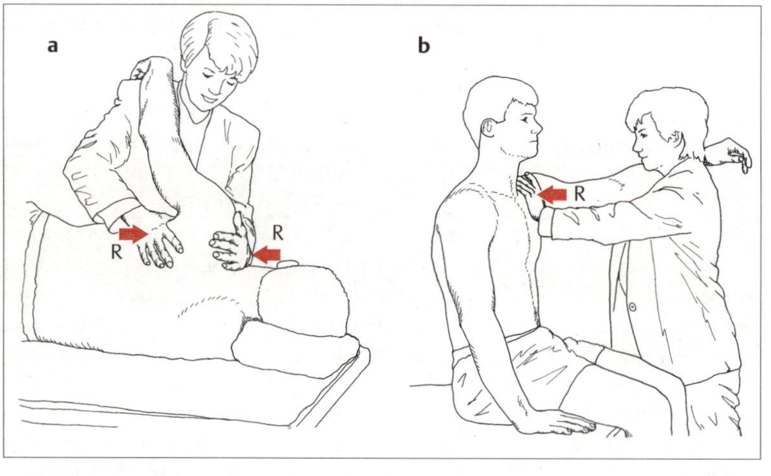

Abb. 8.**13** Manueller Widerstand gegen die Skapulabewegungen
a Elevation/Depression
b Protraktion/Retraktion. Der Patient schiebt seinen Arm über die Schulter des Therapeuten, um die Schulter zu protrahieren. Der Widerstand wird gegen das Korakoid und das Akromion gegeben. Die andere Hand des Therapeuten liegt auf der Dorsalfläche der Skapula, um gegen die Retraktion Widerstand zu leisten.

2. Der Patient steht und stützt sich mit beiden Ellenbogen oder Händen gegen eine Wand oder auf die Behandlungsbank, dann übernimmt er mit den Armen etwas Körpergewicht. Es wird nur soviel Gewicht übernommen, daß keine Beschwerden auftreten (Abb. 20.**3**).
3. Gesteigert wird die Übung, indem der Patient sein Gewicht nach vorne, hinten, rechts, links und diagonal verlagert. Die Übungen sollen grundsätzlich schmerzfrei sein.

Behandlung von Muskeldysbalancen in der subakuten und chronischen Phase von Schulterbeschwerden

Welche Ursache die Schulterbeschwerden auch immer haben, es wird grundsätzlich auch eine muskuläre Dysbalance und eine fehlerhafte Schultermechanik vorliegen. Für eine vollständige Erholung ist ein Gleichgewicht der Muskelkraft, -dehnbarkeit und -koordination notwendig. Wenn die akuten Symptome abklingen, werden Übungen eingesetzt, um ein Gleichgewicht zwischen Kräften und Längen im Muskelskelettsystem wiederherzustellen und das neuromuskuläre System zu trainieren, so daß es wieder adäquat reagiert. In diesem Abschnitt wird ein Übungsablauf für die subakute und chronische Phase vorgeschlagen. Die Behandlungsprinzipien dieser Phase sind in Kapitel 7 ab S. 205 aufgelistet. Bei der Ausarbeitung eines Übungsprogramms dürfen die Übungen die Möglichkeiten der belasteten Gewebe nicht überschreiten. Im folgenden sind die Übungen nach ihrer Schwierigkeit und Belastung von leicht nach schwer sortiert. Es müssen die Übungen ausgewählt werden, die dem Heilungsstadium des Patienten entsprechen, so daß er sie von dort aus gefahrlos steigern kann. (S. auch den Abschnitt über die Haltungskorrektur der Hals- und Brustwirbelsäule in Kapitel 15, S. 483 ff., da eine Fehlhaltung in diesem Bereich auch zu den Schulterbeschwerden beitragen kann.)

Übungen zur Erweiterung des Bewegungsausmaßes

Inhibitionstechniken zur Dehnung verspannter und verkürzter Muskulatur (s. Kapitel 5, S. 138)

1. Im frühen, subakuten Heilungsstadium nach einer entzündlichen Reaktion des Gewebes muß die Kontraktion submaximal und die Dehnung schmerzfrei sein. Erst wenn die Heilung fortgeschritten ist und die Reaktion des Gewebes vorhersehbar wird, kann die Intensität der Kontraktion gesteigert werden, bis der maximale Einsatz des Patienten gefordert ist.
2. Am Ende der Dehntechnik werden aktive Bewegungsübungen im neuen Ausmaß angeleitet.

Autodehnungen

Der Patient sollte auf die Notwendigkeit hingewiesen werden, die korrekte Technik mit niedrigem Widerstand und langer Dehnzeit anzuwenden.

1. Flexions- und Elevationserweiterung:
Der Patient sitzt seitlich neben der Behandlungsbank, der Unterarm liegt auf der Kante, das Ellenbogengelenk ist leicht gebeugt (Abb. 8.**14 a**). Jetzt beugt sich der Patient in den Hüftgelenken nach vorne und läßt seinen Unterarm entsprechend auf der Bank nach vorne rutschen, so daß sich am Ende sein Kopf auf gleicher Höhe mit dem Schultergelenk befindet (Abb. 8.**14 b**).
2. Außenrotationserweiterung:
Es wird die gleiche Ausgangsstellung wie unter a. eingenommen, der Oberarm ist aber in 90° Abduktion eingestellt (Abb. 8.**14 a**). Der Patient beugt sich wieder in den Hüftgelenken nach vorn (Abb. 8.**15**).
3. Außenrotationserweiterung: alternative Ausgangsstellung
Der Patient steht mit dem Gesicht zum Türrahmen und legt die Handfläche an den Rahmen, das Ellenbogengelenk ist 90° gebeugt. Jetzt dreht er sich von der fixierten Hand weg, wobei der Oberarm am Rumpf anliegt.
4. Abduktions- und Elevationserweiterung:
Der Patient sitzt seitlich an der Behand-

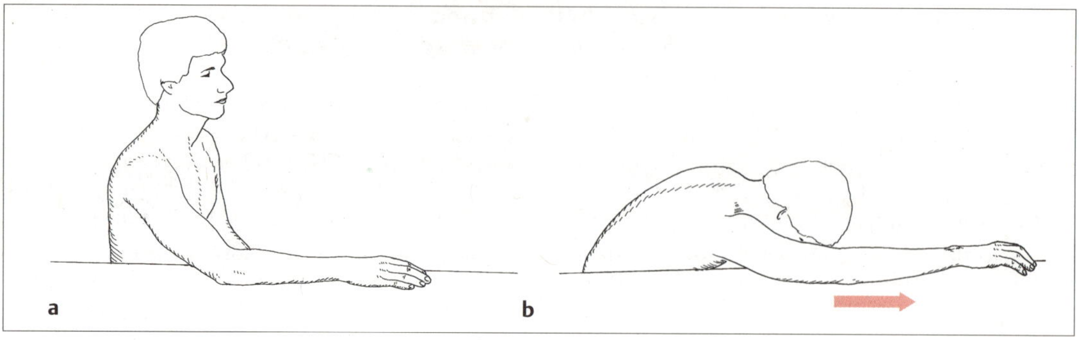

Abb. 8.**14** Autodehnung zur Erweiterung der Flexion im Schultergelenk
a Ausgangsstellung
b Endstellung

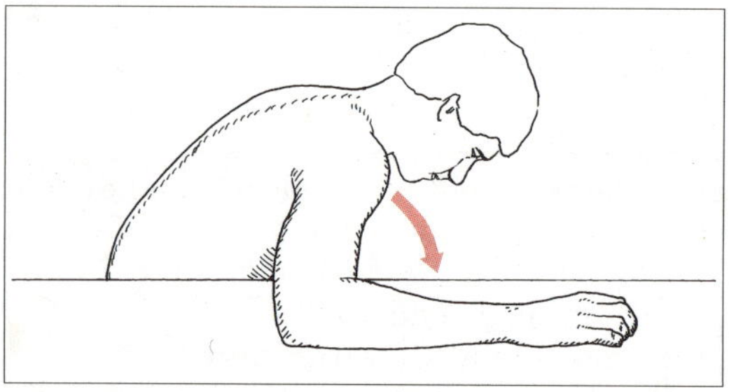

Abb. 8.**15** Endstellung der Autodehnung zur Erweiterung der Außenrotation im Schultergelenk

lungsbank, der Unterarm liegt auf der Bank, die Handfläche zeigt zur gegenüberliegenden Tischkante (Abb. 8.**16 a**). Nun bewegt er den Kopf zum Arm, wobei sich der Brustkorb vom Tisch entfernt (Abb. 8.**16 b**).

5. Extensionserweiterung:
   Der Patient steht mit dem Rücken zur Behandlungsbank, beide Hände greifen die Bankkante so, daß die Finger nach ventral zeigen (Abb. 8.**17 a**). Dann geht er in die Knie, wobei die Ellenbogengelenke gebeugt werden (Abb. 8.**17 b**).

Vorsichtsmaßnahme
Bei Patienten mit einer Neigung zur vorderen Luxation ist diese Übung kontraindiziert.

Manuelle und Autodehnungen spezifischer Muskeln

1. M. latissimus dorsi

a. Therapeutendehnung: Der Patient liegt in Rückenlage mit angestellten Beinen; zusätzlich fixiert der Thera-

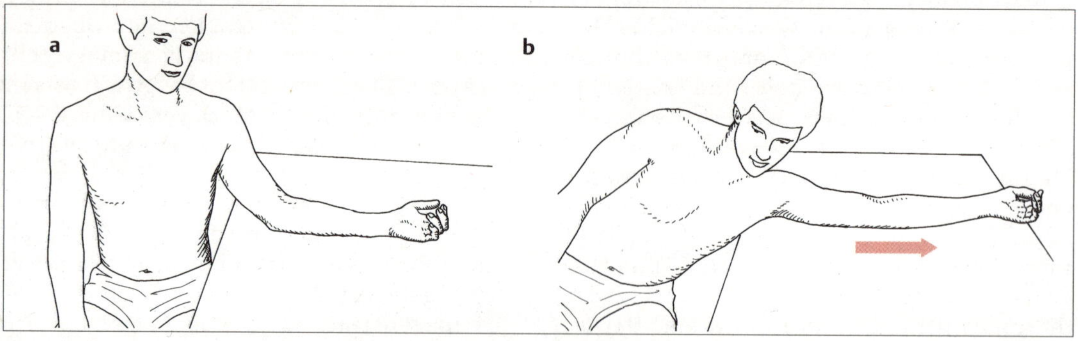

Abb. 8.**16** Autodehnung zur Erweiterung der Abduktion und Elevation im Schultergelenk
a Ausgangsstellung
b Endstellung

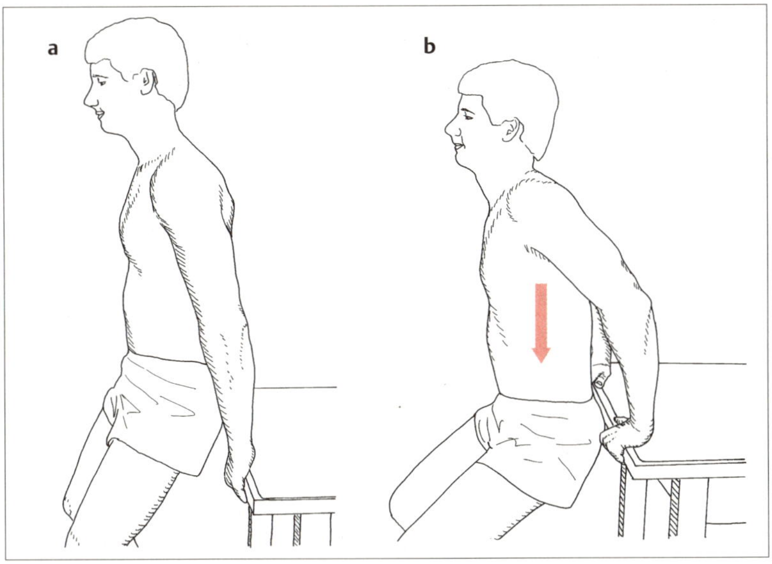

Abb. 8.**17** Autodehnung zur Erweiterung der Extension im Schultergelenk
a Ausgangsstellung
b Endstellung

peut das Becken mit einer Hand. Die andere Hand umfaßt den distalen Anteil des Humerus (Abb. 5.**6**) und bewegt den Arm in Flexion, Außenrotation und leichte Abduktion bis ans Ende der Bewegungsbahn des M. latissimus dorsi. Der Patient soll nun isometrisch gegen den Widerstand des Therapeuten in die Extension, Adduktion und Innenrotation anspannen. In der Entspannungsphase wird der Muskel gedehnt.

b. Autodehnung: Der Patient befindet sich in der gleichen Ausgangsstellung wie unter a. und führt seinen gestreckten Arm in die Flexion, Außenrotation und leichte Abduktion, ohne daß die Wirbelsäule sich extendieren darf und versucht, mit dem Daumen die Matte hinter seinem Kopf zu berühren. Alternative Ausgangsstellung: Stand mit dem Rücken zur Wand, die Beine sind gebeugt, so daß der untere Rücken an der Wand anliegt. Nun führt der Patient den gestreckten Arm wieder in die Dehnstellung des M. latissimus dorsi und versucht, mit dem Daumen die Wand zu berühren, ohne daß der Rücken von der Wand abhebt.

2. M. pectoralis major

a. Therapeutendehnung: Der Patient sitzt auf der Behandlungsbank oder auf einer Matte mit dem Arm hinter dem Kopf. Der Therapeut kniet hinter ihm und ergreift den Ellenbogen (Abb. 8.**18**). Nun soll der Patient einatmen, während er den Arm zur Seite bewegt (transversale Abduktion und Schulterblattadduktion). Am Bewegungsende hält der Therapeut den Arm fest und der Patient atmet aus. Durch das Absinken des Brustkorbs bei der Ausatmung werden Ansatz und Ursprung des M. pectoralis major voneinander entfernt, ohne daß man eine zusätzliche Dehnkraft anlegt. Der Patient atmet wieder ein, und der Therapeut bewegt den Arm weiter in die Dehnstellung; dort wird der Arm während der Ausatmung gehalten.

Beachte: Der Patient wird angeleitet, ruhig und langsam zu atmen, sollte ihm dennoch schwindelig werden, wird eine

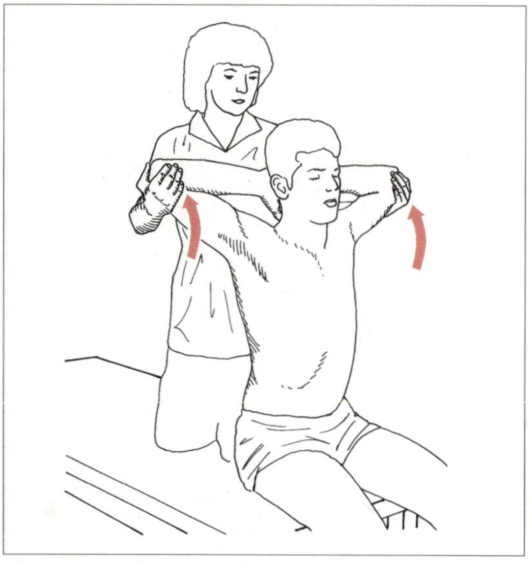

Abb. 8.**18** Aktive Dehnung des M. pectoralis major. Der Therapeut hält die Ellenbogen am Ende der Bewegungsbahn, während der Patient ausatmet.

Pause eingelegt und die Übung von neuem begonnen, damit der Patient die richtige Technik erlernt. Es ist wichtig, daß der Patient seinen Kopf in der Nullstellung hält und nicht nach ventral flektiert.

b. Autodehnung: Der Patient steht in einer Raumecke oder im Türrahmen. Die Arme legt er in U-Halte oder gestreckt als V gegen die Wand oder den Türrahmen (Abb. 8.**19 a** und **b**). Dann wird der ganze Körper nach vorne gelehnt, wobei die Knie leicht gebeugt werden. Der Dehnreiz variiert, je nachdem wie stark der Patient sich nach vorn neigt.

c. Übung mit dem Stab: Der Patient sitzt oder steht und greift mit beiden Händen einen Stab, wobei seine Unterarme proniert und die Ellenbogengelenke 90° flektiert sind. Dann wird der Stab hochgehoben und hinter Kopf und Schulter bewegt (Abb. 8.**20**). Es entsteht eine Adduktion der Schulterblätter und die Ellenbogen stehen seitlich neben den Schultern. Der Patient soll einatmen während er den Stab nach hinten führt und bei der Ausatmung die Dehnstellung halten.

3. M. pectoralis minor

Der Patient sitzt. Der Therapeut steht an der gegenüberliegenden Seite des Patienten und legt eine Hand auf die Dorsalfläche der Skapula der betroffenen Seite, um sie zu fixieren. Die andere

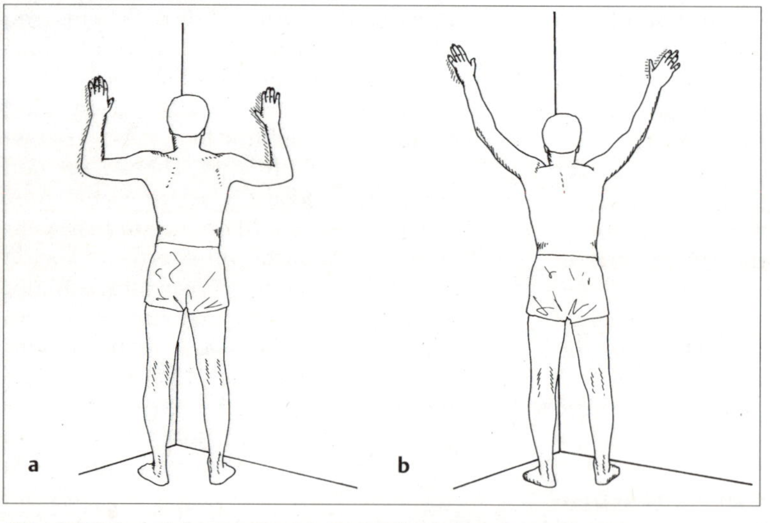

Abb. 8.**19** Autodehnung des M. pectoralis major
a Ausgangsstellung in U-Halte zur Dehnung der Pars clavicularis
b Ausgangsstellung in V-Halte zur Dehnung der Pars sternalis

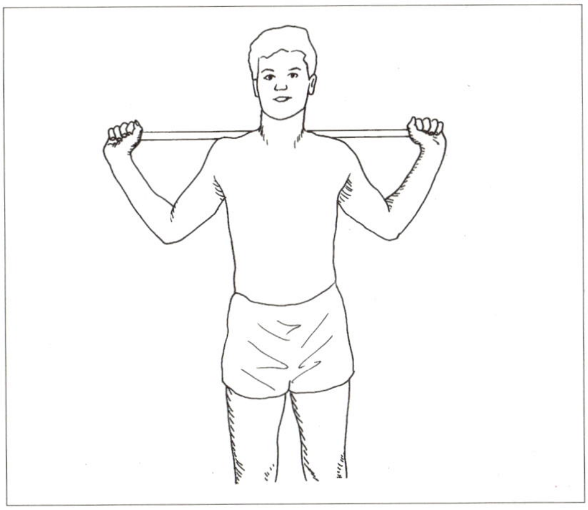

Abb. 8.**20** Stabübung zur Dehnung des M. pectoralis major

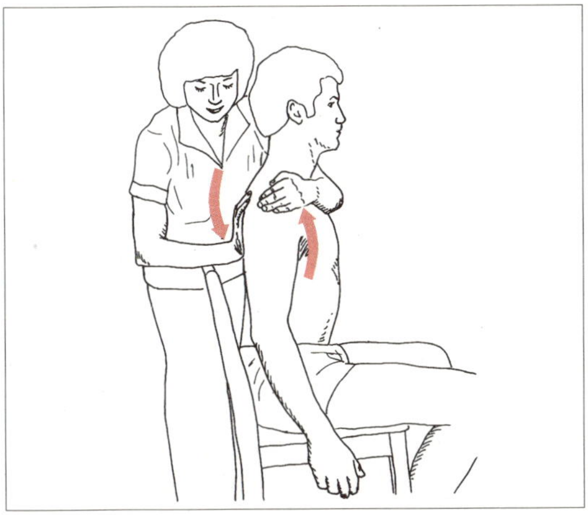

Abb. 8.**21** Aktive Dehnung des M. pectoralis minor. Der Therapeut fixiert die Skapula am Ende der Bewegungsbahn, während der Patient ausatmet.

Hand liegt auf der dazugehörigen Schulter direkt oberhalb des Proc. coracoideus (Abb. 8.**21**). Der Patient atmet jetzt ein und der Therapeut fixiert die Skapula in der erreichten Endstellung, so daß bei der Ausatmung eine Dehnung entsteht. Dieser Vorgang wird wiederholt, wobei der Therapeut am Ende jeder Einatmung die Schulterblattstellung hält und während der Ausatmung fixiert.

4. M. levator scapulae

Der M. levator scapulae setzt am Angulus superior scapulae an, rotiert ihn nach innen und eleviert ihn; außerdem entspringt er von den Querfortsätzen der oberen Zervikalwirbel, extendiert sie und rotiert sie zur gleichen Seite. Da der Muskel an zwei beweglichen Strukturen befestigt ist, müssen beide bei einer Dehnung entgegen dem Muskelzug fixiert werden.

a. Der Patient sitzt und dreht den Kopf von der verkürzten Seite weg und beugt ihn nach vorne bis er einen leichten Zug im Levator empfindet. Dann abduziert er den Arm auf der verkürzten Seite, nimmt die Hand hinter den Kopf, um die Rotationsstellung des Kopfes zu halten. Der Therapeut steht hinter dem Patienten und legt eine Hand auf die Schulter, um die Skapula zu fixieren. Den Ellenbogen des anderen Arms legt er ventral um den rotierten Kopf des Patienten. Der Therapeut kann bei der Abduktion des Patientenarms helfen (Abb. 8.**22**). Mit dem Muskel in Dehnstellung wird jetzt ein- und ausgeatmet. Der Therapeut fixiert die Scapula gegen die Elevation, um die Dehnung beizubehalten, während der Patient wieder einatmet. (Der Muskel wird gegen den Widerstand der fixierenden Hand angespannt.) Zur Verstärkung der Dehnung wird das Schultergelenk weiter abduziert. Es wird nicht kraftvoll, sondern mit einer sanften postisometrischen Relaxation (PIR) gedehnt. Der Muskel darf nicht gedehnt werden, indem die Halswirbelsäule in eine Rotation gezwungen wird.

b. Die Stellung aus a. kann auch für eine Eigendehnung eingesetzt werden. Der Patient stellt sich dafür mit dem Ellenbogen an eine Wand und kann mit der anderen Hand die Rotation des Kopfes unterstützen. Während er nun ein- und ausatmet, wandert er mit dem Ellenbogen an der Wand nach oben, um die Dehnung zu verstärken (Abb. 8.**23 a**).

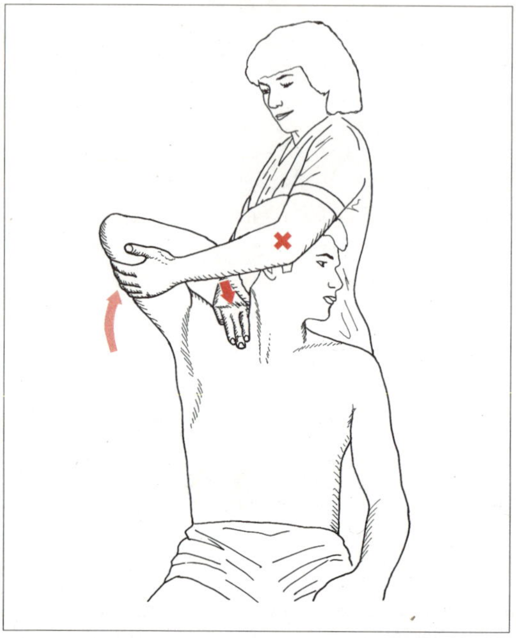

Abb. 8.**22** Aktive Dehnung des M. levator scapulae. Der Therapeut fixiert den Kopf und das Schulterblatt während der Patient einatmet und die Muskeln gegen den Widerstand anspannt. Bei der Ausatmung senken sich der Brustkorb und die Skapula ab, dadurch wird der Muskel gedehnt.

c. Eine alternative Ausgangsstellung für die Autodehnung ist der Sitz. Der Kopf wird wie unter a. eingestellt, dann sieht der Patient auf den Boden bis er einen leichten Zug im M. levator scapulae spürt. Um das Schulterblatt zu fixieren, greift der Patient auf der verkürzten Seite nach hinten unten und hält sich am Sitz des Stuhls fest (Abb. 8.**23 b**).

5. M. biceps brachii caput longum
Der Patient liegt auf dem Rücken oder steht mit extendierten Schulter- und Ellenbogengelenken und proniertem Unterarm (Abb. 2.**8**). Bei der Autodehnung führt der Patient den gestreckten Arm so weit nach hinten wie er kann, wobei der Handrücken auf den Rücken gelegt wird. Er umfaßt dann mit der anderen Hand das Handgelenk, um den Arm weiter in die Extension und Adduktion zu ziehen.

6. M. triceps brachii caput longum
Der Patient sitzt oder steht, Ellenbogen- und Schultergelenk sind so weit wie möglich gebeugt (Abb. 2.**9**). Bei der Eigendehnung wird zuerst das Ellenbogen- und

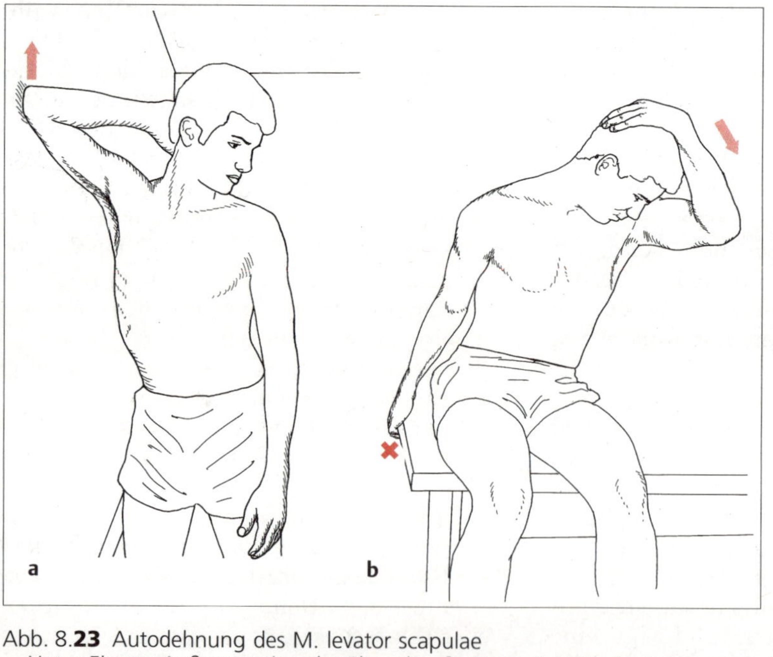

Abb. 8.**23** Autodehnung des M. levator scapulae
a Unter Einsatz Außenrotation der Skapula **b** Unter Einsatz der Depression der Skapula

dann das Schultergelenk flektiert und mit der anderen Hand am distalen Humerus weiter in die Dehnung bewegt.

7. **M. deltoideus pars scapularis und die Außenrotatoren**
   Der Patient befindet sich in Rückenlage, Sitz oder Stand und bewegt den innenrotierten Arm soweit wie möglich in die transversale Adduktion zur gegenüberliegenden Schulter. Mit der anderen Hand wird der Arm am Ellenbogen weiter in die Dehnstellung gezogen.

Übungen zur Kräftigung und zur Vorbereitung auf funktionelle Aktivitäten

In Kapitel 3 wurden die Prinzipien und Techniken resistiver Übungen und in Kapitel 7 der Behandlungsablauf des Muskeltrainings in den unterschiedlichen Stadien der Heilung beschrieben. Dort können die Richtlinien und Vorsichtsmaßnahmen nachgelesen werden.

Zuerst werden die schwachen Muskeln isoliert mit isometrischen Übungen trainiert und die Bewegungskontrolle innerhalb der Toleranz der betroffenen Gewebe geschult. Später werden Muskelgruppen mit kombinierten Bewegungsmustern beübt, um Koordination und funktionelle Abläufe zu schulen. Erst am Schluß werden funktionelle Aktivitäten trainiert.

Steigerung isometrischer Übungen

Isometrische Übungen können durch eine Vergrößerung des Widerstandes in den unterschiedlichen Gelenkstellungen gesteigert werden, wodurch der Muskel in verschiedenen Längen gekräftigt und seine stabilisierende Funktion geschult wird (Abb. 8.**11** und **12**). Entstehen Schmerzen durch Kompression des Gelenks bei den Übungen, so kann ein zusammengerolltes Handtuch in die Achsel gelegt werden, um eine Gelenktraktion zu bewirken, oder es wird zusätzlich zum manuellen Widerstand eine Traktion angelegt.

Wahrnehmungsschulung und Kräftigung wichtiger Muskeln der Schulterblatt- und Schulterbewegungen

1. **Außenrotation (M. infraspinatus und M. teres minor)**
   Die Schulter kann in verschiedenen Abduktions- und Flexionsstellungen gehalten werden. Das Ellenbogengelenk wird gebeugt und der Widerstand wird senkrecht zum Unterarm gegeben. Es muß darauf geachtet werden, daß der Patient das Schultergelenk rotiert und nicht das Ellenbogengelenk streckt.
   a. Im Sitzen oder Stehen kann der Patient auf Ellenbogenhöhe vor dem Körper gegen einen Rollzug oder elastischen Widerstand trainieren. Der Patient ergreift den Rollzug bzw. das elastische Band und rotiert im Schultergelenk nach außen (Abb. 8.**24 a** und **c**).
   b. Der Patient liegt in Seitlage, der betroffene Arm auf dem Brustkorb. Mit einer Hantel, einer Gewichtsmanschette oder elastischem Widerstand wird nach außen rotiert.
   c. Der Patient liegt in Bauchlage, der Unterarm der betroffenen Seite hängt über die Bankkante, wobei das Schultergelenk möglichst 90° abduziert ist. Das Gewicht wird durch eine Rotation im Schultergelenk hochgehoben, ohne daß das Ellenbogengelenk gestreckt wird (Abb. 8.**24 b**).
   d. Der Patient sitzt vor der Behandlungsbank. Der Arm liegt auf der Bank mit dem Schultergelenk in Ruhestellung und dem Ellenbogengelenk in 90° Flexion. Das Gewicht wird durch eine Rotation im Schultergelenk hochgehoben.
2. **Innenrotation (M. subscapularis)**
   Der Arm kann in unterschiedlichen Flexions- und Abduktionsstellungen gehalten werden. Das Ellenbogengelenk wird gebeugt und der Widerstand über die Hand gegeben.
   a. Der Patient liegt in Seitlage auf der betroffenen Seite, wobei sich der Arm in leichter Flexion befindet. Das Ge-

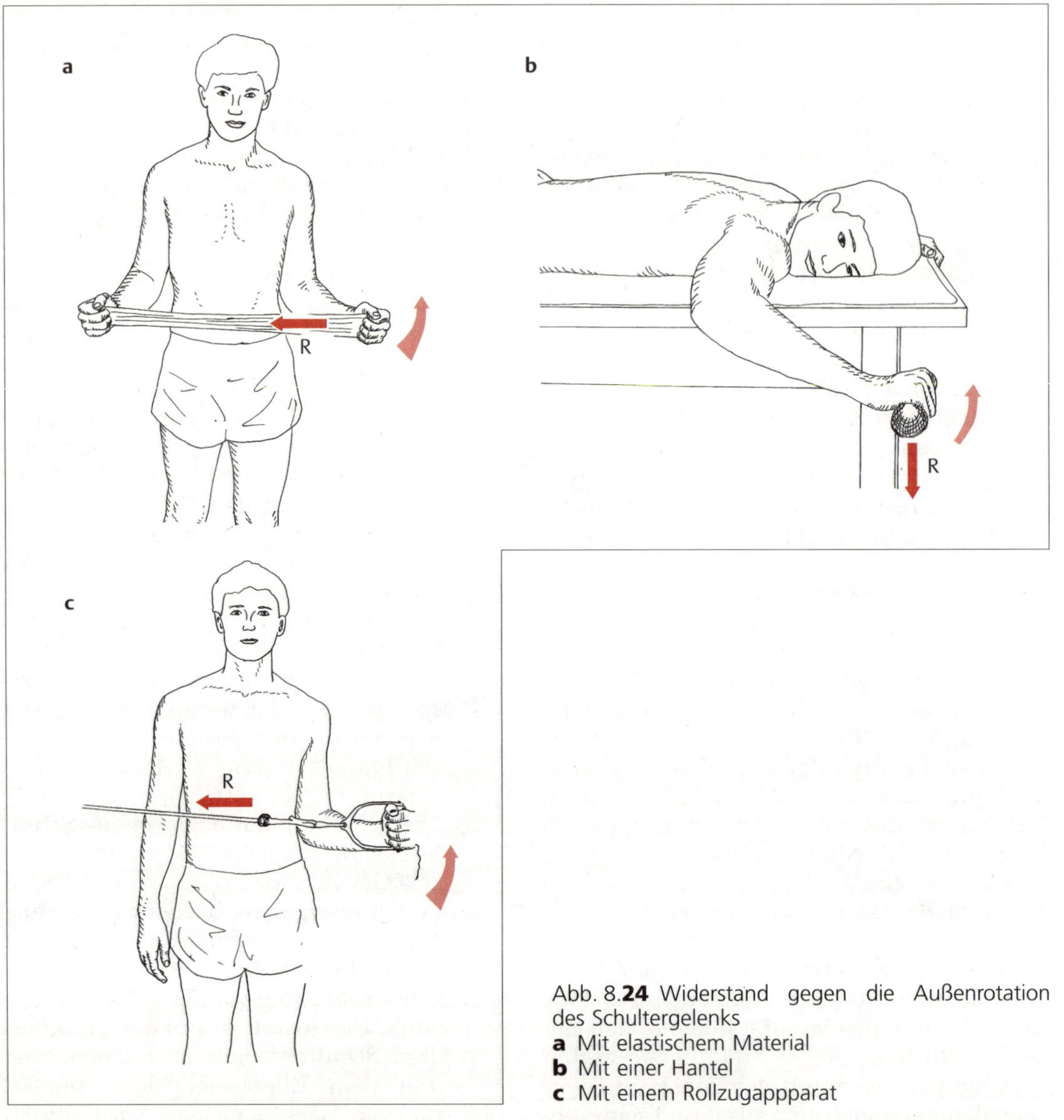

Abb. 8.**24** Widerstand gegen die Außenrotation des Schultergelenks
a Mit elastischem Material
b Mit einer Hantel
c Mit einem Rollzugappparat

wicht wird in die Innenrotation nach oben gehoben (Abb. 8.**25**).

b. Der Patient sitzt oder steht und benutzt elastisches Material oder einen Rollzug als Widerstand. Das Schultergelenk hängt in Nullstellung, das Ellenbogengelenk ist 90° gebeugt. Der Patient zieht den Widerstand vor dem Körper in die Innenrotation.

3. Abduktion (Mm. deltoideus und supraspinatus)

Bei der Abduktion über 90° muß das Schultergelenk außenrotiert werden, um ein Impingement des Tuberculum majus gegen das Akromion zu verhindern. Die Übungen können auch mit Abduktion in der Skapulaebene ausgeführt werden.

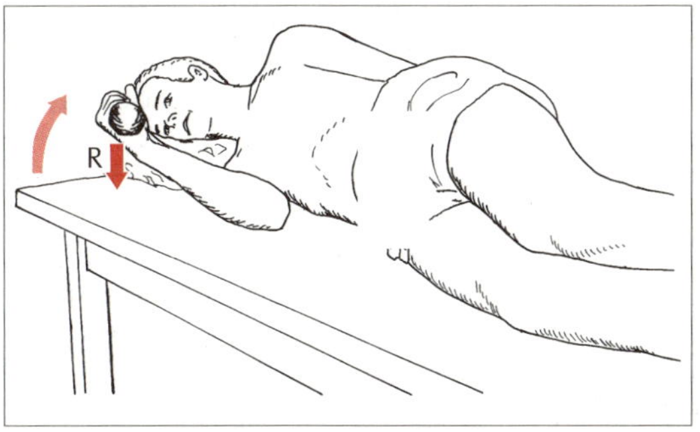

Abb. 8.**25** Resistive Innenrotation im Schultergelenk mit einer Hantel. Um der Außenrotation Widerstand entgegenzusetzen wird die Hantel in die obenliegende Hand genommen (Anm. d. Übers.: dann wird allerdings auch das obenliegende Schultergelenk trainiert!)

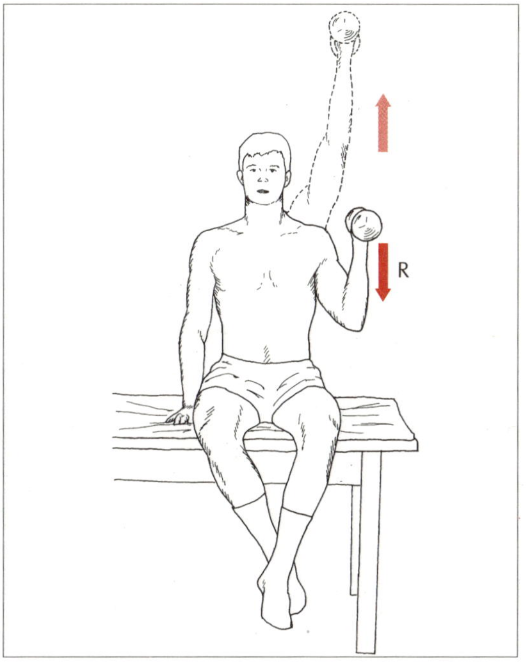

Abb. 8.**26** In der Ausgangsstellung ist das Schultergelenk außenrotiert, das Ellenbogengelenk gebeugt und der Unterarm supiniert (der Daumen zeigt nach hinten). Nun wird das Gewicht über den Kopf nach oben gedrückt.

a. Der Patient sitzt, der Arm hängt an der Seite in Außenrotation mit gebeugtem Ellenbogengelenk und supiniertem Unterarm (die Daumen zeigen nach hinten). Das Gewicht wird jetzt gerade nach oben gehoben (Abb. 8.**26**).
b. Im Sitzen oder Stehen hebt der Patient das Gewicht bis 90° Abduktion, dann außenrotiert und eleviert er den Arm durch den Rest des Bewegungsausmaßes. Die gleiche Übung kann mit einem elastischen Widerstand, der am Fuß befestigt wird, durchgeführt werden, wobei beachtet werden muß, daß der Widerstand bei zunehmender Dehnung des Materials wächst und der Patient die Bewegung deshalb unter Umständen nicht endgradig ausführen kann.
c. Der Patient befindet sich in Seitlage mit dem betroffenen Arm oben und hebt ein Gewicht bis 90° an. Der größte Widerstand wird ihm am Anfang der Bewegung entgegengesetzt (größtes äußeres Drehmoment). Bei 90° Abduktion wird dann das gesamte Gewicht von den passiven Strukturen der Armlängsachse gehalten und nicht mehr aktiv von der Muskulatur.
d. Übungen in der Schulterblattebene: Der Patient steht mit einem Gewicht in der Hand und hebt den Arm in der Skapulaebene in unterschiedlichen Rotationsstellungen. Dadurch wird jeder einzelne Rotator in seiner Synergie mit dem Delta und dem Supraspinatus trainiert.

Beachte: Zur Zeit ist es „modern", während der Abduktion in der Schulterblattebene eine Innenrotation durchzuführen, da man meint, so den M. supraspinatus isoliert trainieren zu können. Eine neue EMG-Untersuchung hat gezeigt, daß sich der M. supraspinatus in dieser Position zwar stark kontrahiert, er jedoch nicht von anderen Muskeln, wie dem vorderen und mittleren Teil des M. deltoideus und dem M. subscapularis, isoliert wird. Sie spannen sich in dieser Stellung sogar noch stärker an als der M. supraspinatus. Er kontrahiert sich am meisten in der unter a. beschriebenen Übung.

4. **Flexion** (M. deltoideus pars clavicularis) Der Patient sitzt, steht oder liegt in Rückenlage und führt das Gewicht durch das Bewegungsausmaß. In der Rückenlage ist der größte Widerstand zu Beginn der Übung; im Stand ist der größte Widerstand bei 90° Flexion (Abb. 3.**31** und 3.**32**). Im Stand kann auch ein elastischer Widerstand eingesetzt werden, der unter dem Fuß oder an einem festen Objekt fixiert wird.
5. **Adduktion** (Mm. pectoralis major, teres major und latissimus dorsi) **und transversale Adduktion** (M. deltoideus pars clavicularis)
   a. Der Patient sitzt oder steht und zieht einen Rollzug oder einen elastischen Widerstand aus der Abduktion in die Adduktion. Der größte Widerstand entsteht, wenn die Kraft senkrecht auf den Arm des Patienten wirkt.
   b. Der Patient befindet sich in Rückenlage und bewegt beide Arme gegen einen Widerstand aus der transversale Abduktion, in die transversale Adduktion bis die Arme sich in der Mittellinie treffen.
6. **Extension (M. deltoideus pars posterior)**
   a. Der Patient läßt in der Bauchlage den Arm in 90° Flexion über die Bankkante hängen, dann hebt er ein Gewicht nach hinten in die Extension an.
   b. Aus dem Sitz oder Stand zieht der Patient gegen einen Widerstand (Rollzug oder elastisches Band) den Arm aus der Flexion in die Extension.
7. **Manueller Widerstand** gegen die Schulterblattbewegungen.
   Die Ausgangsstellung des Patienten ist Seitlage oder Sitz, sein Arm ruht auf der Schulter des Therapeuten. Der Widerstand wird in der gleichen Art angelegt, wie bei den isometrischen Übungen (Abb. 8.**13**), mit dem Unterschied, daß das Schulterblatt jetzt die Bewegung ausführt.
8. **Skapularetraktion (Mm. rhomboidei und M. trapezius pars transversalis)**
   Da die Skapularetraktion eine wichtige Rolle bei der korrekten Haltung spielt, werden Aktivitäten, die sie beinhalten, auch in Kapitel 15 beschrieben, besonders unter dem Gesichtspunkt der Kräftigung für eine funktionelle Haltungskontrolle.
   a. Der Patient liegt in Bauchlage und faltet seine Hände hinter dem Rücken, so daß eine Schulterblattadduktion entsteht. Jetzt soll der Patient die Hände wieder lösen ohne daß die Schulterblätter die Adduktionsstellung verlassen. Nun kann der Patient die Bewegung ohne Armbewegung wiederholen. Als Steigerung wird die Übung in anderen Ausgangsstellungen ausgeführt.
   b. Der Patient sitzt oder steht, die Arme befinden sich in 90° Schultergelenksflexion und gestrecktem Ellenbogengelenk. Mit beiden Händen werden die Enden eines elastischen Bandes gefaßt und gegen diesen Widerstand die Schulterblätter retrahiert, wobei die Arme in einer Linie mit dem Widerstand ausgerichtet bleiben. Die gleiche Übung kann auch aus der Bauchlage mit den Armen über die Seite der Behandlungsbank hängend durchgeführt werden, indem ein in den Händen gehaltenes Gewicht durch die Skapularetraktion seitlich angehoben wird (Abb. 8.**27**).
   c. Zur weiteren Kräftigung kann man unterschiedliche Armbewegungen mit der Retraktion der Schulterblätter kombinieren.
9. **Skapulaaußenrotation** (Mm. trapezius pars ascendens und descendens und serratus anterior)
   Da diese Bewegung ein Teil der Synergie bei der Humeruselevation ist, kann sie nicht von der Armbewegung getrennt werden. Der Therapeut schult die Wahrnehmung für diese Bewegung durch taktile Reize bei der Elevation.
   Der Patient liegt in Bauchlage mit dem Arm ausgestreckt neben dem Kopf. Nun wird der Arm nach dorsal angehoben, wodurch die Rotatoren angespannt werden.
10. **Skapulaprotraktion** (M. serratus anterior)

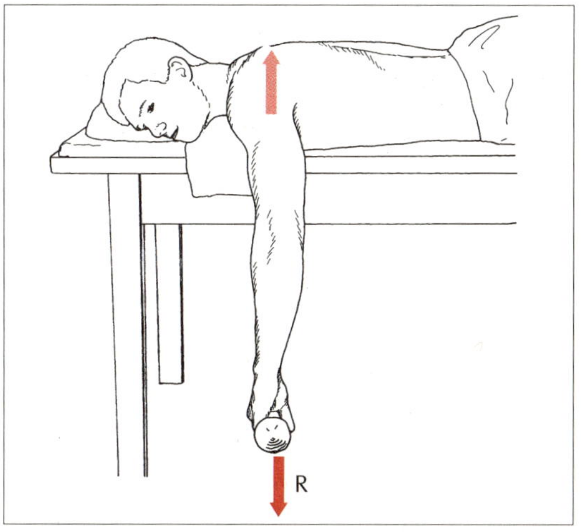

Abb. 8.**27** Skapularetraktion in der Bauchlage gegen den Widerstand einer Hantel

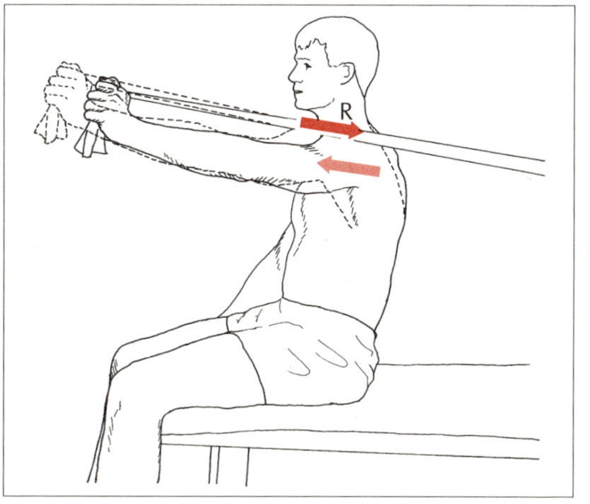

Abb. 8.**28** Skapulaprotraktion gegen einen elastischen Widerstand

a. Der Patient befindet sich in Rückenlage mit 90° flektiertem Schulter- und gestrecktem Ellenbogengelenk. Ein Gewicht wird senkrecht nach oben gedrückt, ohne daß der Rumpf rotiert wird.
b. Aus Sitz oder Stand schiebt der Patient mit 90° flektierter Schulter- und gestrecktem Ellenbogengelenk einen Widerstand nach vorne (Abb. 8.**28**).

11. Skapulaelevation (Mm. trapezius descendens und levator scapulae)
Der Patient sitzt oder steht und hält Hanteln in den Händen oder einen unter den Füßen befestigten elastischen Widerstand und zieht den Schultergürtel nach oben.

Stabilisierung und Verbesserung der Kontrolle der proximalen Muskulatur

1. Steigerung der Belastung bei Aktivitäten in der **geschlossenen Kette**.
   a. Der Patient steht und stützt sich mit den Händen gegen die Wand oder auf die Behandlungsbank. Er verlagert sein Körpergewicht von einer Seite zur anderen, oder der Therapeut übt zusätzlichen Druck auf die Schulter des Patienten aus (Abb. 8.**29a**).
   b. Eine weitere Steigerung ist es, einen Arm abzuheben, so daß die andere Seite noch stärker stabilisieren muß. Zusätzlich kann der Patient mit der freien Hand ein Gewicht halten.
   c. Bevor weiter gesteigert wird, muß die Ausdauer auf jeder Belastungsstufe geschult werden, indem die Dauer der Belastung verlängert wird. Zeigt der Patient eine gute Stabilisierung und Ausdauer, kann zum Vierfüßlerstand übergegangen werden.
   d. Eine weitere Steigerung ist die Wiederholung der Übungen auf einem mobilen (instabilen) Untergrund, wie einem Schaukelbrett oder einem Sportkreisel (Abb. 8.**29b**).
2. Bei fortgeschrittenen **Übungen, die den ganzen Körper mit einbeziehen**, können auch Geräte eingesetzt werden. Denkbar wären Übungen am Stairmaster, wobei die obere Extremität das Körpergewicht abstützt (uni- oder bilateral). So wird die Koordination und Stabilisierung der Schultergürtelmuskulatur beübt, während die Hand eine Bewegung durchführt, was eine Übung in der geschlossenen Kette nachahmt.
3. **Rhythmische Stabilisation in der offenen Kette**
   a. Der Patient liegt in Rückenlage und hält einen Stab mit beiden Händen fest. Er soll nun diese Position bei-

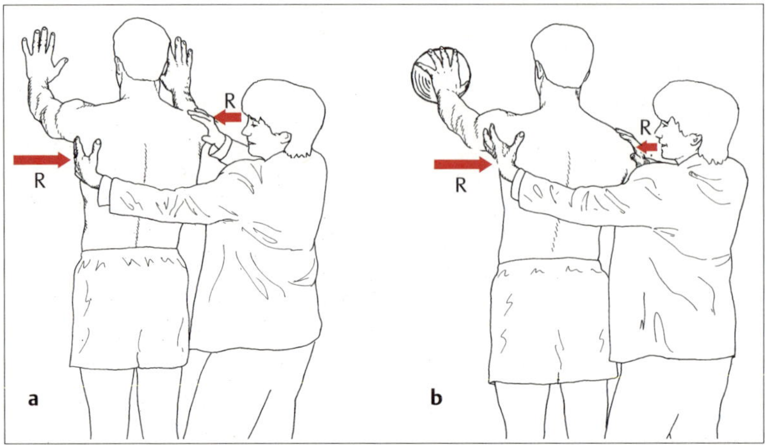

Abb. 8.**29** Stabilisationsübungen für die Schulterblätter und die Schultergelenke in der geschlossenen Kette. Der Therapeut setzt Widerstände gegen die der Patient seine Haltung stabilisieren muß.
a Bilateraler Stütz mit geringer Körpergewichtsbelastung
b Einseitiger Stütz auf einem instabilen Untergrund (Ball).

behalten und gegen die Impulse, die der Therapeut am Stab in alle Richtungen gibt, halten. Zuerst wird dem Patienten gesagt, in welche Richtung als nächstes gedrückt wird. Der Widerstand wird dann zunehmend verstärkt. Jede Richtungsänderung wird angesagt und der Patient wird darauf hingewiesen, wo er die Muskelspannung fühlen sollte (Abb. 8.**30**).

b. Gesteigert werden diese Übungen, indem die Richtungsänderungen seltener angegeben werden, der Widerstand stärker wird und die Richtungsänderungen schneller aufeinander folgen. Der Widerstand kann auch nur einseitig auf die betroffene Schulter ausgeübt werden, so daß die gesunde Seite nicht mithelfen kann. Die Ausdauer wird durch längeres Halten gegen den Widerstand verbessert.

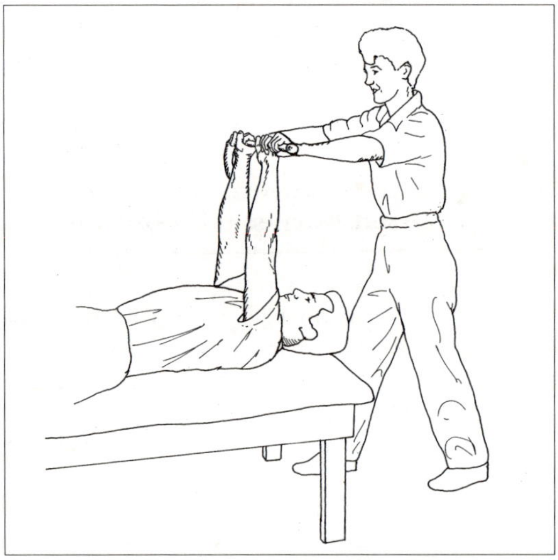

Abb. 8.**30** Rhythmische Stabilisation. Der Patient stabilisiert mit seiner Schultergürtelmuskulatur gegen die rhythmisch ausgeübten Widerstände des Therapeuten in alle Bewegungsrichtungen

Steigerung der Schultergürtelkräftigung und Koordinationsschulung zwischen Schulterblatt- und Armbewegung

Die obere Extremität wird entsprechend der Toleranz der synergistischen Muskeln dynamisch belastet. Jede Übung wird so lange gesteigert, bis eine Komponente des Bewegungsmusters nicht mehr kontrolliert durchgeführt werden kann. Das ist der Punkt, an dem das schwächste Glied der Synergie gefordert wird. Ausweichbewegungen dürfen nicht entstehen. Zunächst ist das Ziel, den Bewegungsablauf eine Minute kontrolliert auszuführen. Später sollte bis auf 3 Minuten gesteigert werden.

Bei den beschriebenen Bewegungsmustern wird der Rumpf im Liegen am meisten unterstützt, so daß sich der Patient ganz auf die Schulter- und Skapulabewegung konzentrieren kann. Beherrscht der Patient die Übung in einer Ausgangsstellung, wird auf die nächste übergegangen. Im Sitz wird vor allem auf die gute Haltung bei der Ausführung der Übungen geachtet. Zum Schluß wird im Stand oder in der jeweiligen Ausgangsstellung der funktionellen Aktivität geübt. Innerhalb jeder Ausgangsstellung wird das gewünschte funktionelle Ergebnis berücksichtigend Widerstand oder Geschwindigkeit gesteigert. In der subakuten Phase wird der konzentrischen Kontraktion submaximaler Widerstand entgegengesetzt. Während der exzentrischen Kontraktion wird kein zusätzlicher Widerstand ausgeübt. In der chronischen Phase der Rehabilitation wird dem gewünschten funktionellen Ergebnis entsprechend maximaler Widerstand ausgeübt.

1. **Skapularetraktion mit Transversalabduktion der Schulter**
   a. Der Patient liegt auf dem Bauch, bringt seine Schulterblätter zusammen und hebt die Ellenbogen in einer rudernden Bewegung. Zur Steigerung des Widerstandes werden Gewichte eingesetzt, oder die Übung wird mit gestreckten Ellenbogengelenken ausgeübt (Abb. 8.**31**).
   b. Der Patient sitzt oder steht und zieht in Schulterhöhe gegen einen elastischen Widerstand in die Skapulaadduktion und die horizontale Schulterabduktion. Meist wird diese Übung mit Flexion im Ellenbogengelenk durchgeführt. Bei Ellenbogenextension ist mehr Kraft und Stabilisierung nötig.
2. **Skapularetraktion mit Schulterabduktion und Außenrotation**
   a. Der Patient liegt auf dem Bauch, ein Arm hängt über die Bankkante nach unten. Er führt die Skapulae zusammen und abduziert und außenrotiert die Schultergelenke, so daß die Daumen zur Decke schauen. Der Widerstand wird mit Gewichten erhöht (Abb. 8.**24 b** mit betonter Skapulaadduktion)
   b. Der Patient sitzt oder steht und zieht gegen einen elastischen Widerstand in die Skapularetraktion mit Schultergelenksabduktion und -außenrotation (Abb. 8.**32**).
   c. Diagonale Muster wie die Kombination aus Flexion, Abduktion und Außenrotation können in der Rückenlage angeleitet und später zum Sitz und zum Stand gesteigert werden.

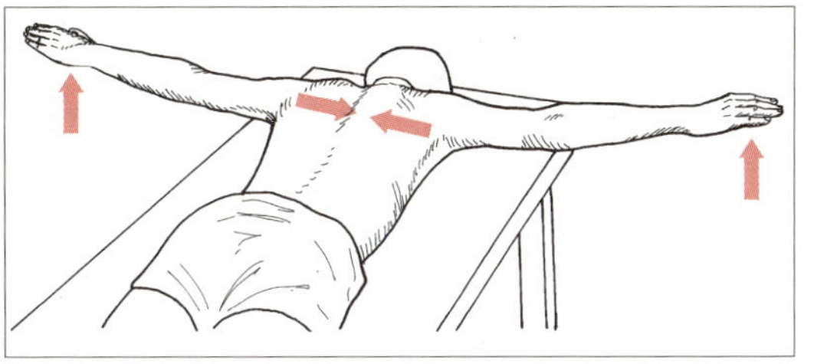

Abb. 8.**31** Resistive Skapulaadduktion gegen maximalen Widerstand (durch das Armgewicht). Die Übung kann noch durch den Einsatz von Gewichten gesteigert werden.

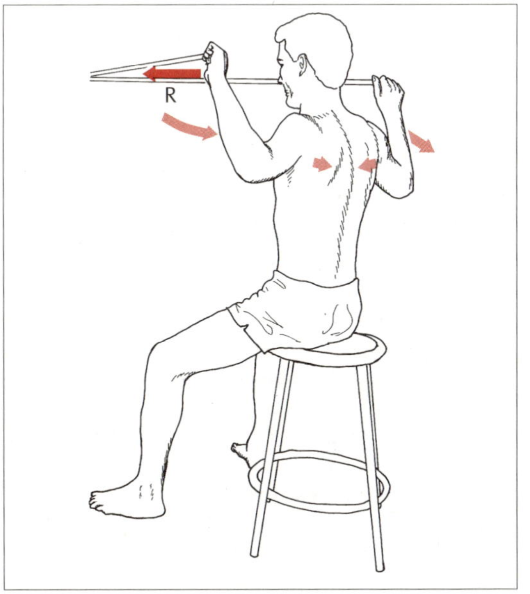

Abb. 8.**32** Kombinierte Skapulaadduktion, transversale Abduktion und Außenrotation im Schultergelenk gegen elastischen Widerstand.

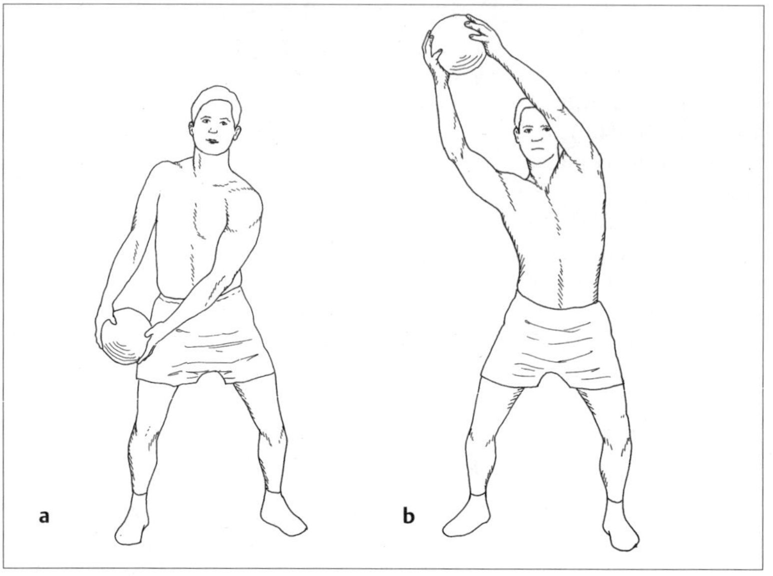

Abb. 8.**33** Fangen eines beschwerten Plyoballs
a Diagonales Extensionsmuster
b Diagonales Flexionsmuster

Der Widerstand kann manuell oder mit Geräten ausgeübt werden.

3. **Skapulaprotraktion und transversale Schulteradduktion in der geschlossenen Kette**
In einer Ausgangsstellung, die dem Patienten ermöglicht, die Bewegung zu kontrollieren, werden Liegestützen ausgeführt. Bei schwacher Muskulatur und schlechter Bewegungskontrolle lehnt der Patient zuerst gegen die Wand, dann wird der Winkel des Rumpfes zum Boden verkleinert, um mehr Belastung zu erhalten. (Liegestütze gegen die Sprossenwand, mit den Händen auf der Behandlungsbank und am Ende am Boden.) Zur Erleichterung kann sich der Patient bei den Liegestützen auch auf die Knie statt auf die Füße stützen.
4. **Skapuladepression und Schulteradduktion in der geschlossenen Kette**
Der Patient sitzt auf einem Stuhl und stützt den Rumpf mit den Händen auf den Armlehnen nach oben ab.
5. Grundmuster der Bewegung, die ein Teil des funktionellen Ergebnisses sind, sollten definiert und in ähnlicher Weise, wie oben beschrieben, gesteigert werden.

Übung von funktionellen Aktivitäten

Sobald der Patient die Kontrolle der Skapula- und Schulterbewegungen sowie die Komponenten der angestrebten funktionellen Aktivitäten ohne eine Beschwerdeverschlechterung beherrscht, werden die Übungen mit maximalem konzentrischen und exzentrischen Widerstand durchgeführt, um Spezifik hinsichtlich des Ergebnisses zu erreichen. Es werden die Bewegungsmuster und der Kontraktionstyp der angestrebten Aktivität beübt. In der funktionellen Geschwindigkeit wird zunächst unter kontrollierten Bedingungen und später mit weniger Kontrolle geübt.

1. Ausdauertraining mit wiederholter Belastung von 3–5 Minuten in den oben beschriebenen Bewegungsmustern.
2. Maximale Belastung beim exzentrischen Training. Da die exzentrische Kontraktion mehr Belastung verträgt als die konzentrische, soll der Patient den gesunden Arm zu Hilfe nehmen, um den Muskel in

die maximal verkürzte Ausgangsstellung zu bewegen. Dann soll der Muskel die Rückbewegung kontrollieren. Als Widerstände können Hanteln, Rollzugsysteme oder elastische Materialien eingesetzt werden. Die Bewegungsmuster sind erst achsengerecht und später Simulationen der funktionellen Aktivitäten. Auf isokinetischen Geräten können konzentrische/exzentrische Muster durchgeführt werden.

3. Plyometrische Übungen werden angeleitet. Zunächst kontrolliert mit wenig Widerstand, später werden Geschwindigkeit und Widerstand unter Berücksichtigung der Toleranz des Patienten gesteigert.
   Beispiel: Der Therapeut wirft dem Patienten einen beschwerten Ball (z. B. einen Plyoball) zu, den dieser mit unterschiedlichen Armstellungen auffangen und sofort wieder zurückwerfen soll (Abb. 8.**33**). Im Handel sind Hilfsmittel zu erwerben, die dem Patienten ermöglichen diese Übungen auch selbständig durchzuführen, wenn der Bewegungsablauf beherrscht wird.
4. Die simulierten Aktivitäten werden mit zunehmender Geschwindigkeit und zusätzlicher Belastung bis zur Toleranzgrenze trainiert. Während der Übungsdurchführung wird ein Befund der Gesamtkörperfunktion erhoben. Bei der Dokumentation müssen auch die Übungsparameter mit berücksichtigt werden.

Zusammenfassung

Nach einer kurzen Wiederholung der Anatomie und Kinesiologie der Region wurde die Behandlung häufiger orthopädischer Beschwerden und Erkrankungen des Schultergürtels beschrieben. Der Leser wurde mit Hintergrundinformationen zur Ätiologie typischer Beschwerden und funktioneller Einschränkungen versorgt. Zu den besprochenen Krankheitsbildern zählen unter anderem: Arthrose, Hypomobilität, Instabilität, Überlastungssyndrome, muskuläre Dysbalance, traumatische Luxationen, sympathische Reflexdystrophie und das Thoracic-outlet-Syndrom. Es wurden einige operative Eingriffe bei Gelenkbeschwerden dargestellt. Die Behandungsziele und die Richtlinien des Behandlungsaufbaus wurden für jedes Stadium der Heilung in der Art beschrieben, daß der Therapeut auf dieser Grundlage ein individuell auf den Patienten abgestimmtes Übungsprogramm entwerfen kann. Die letzen Abschnitte des Kapitels beschäftigten sich mit der Steigerung verschiedener Komponenten der Therapie im Behandlungsverlauf.

9 Ellenbogengelenk und Unterarm

Der Aufbau des Ellenbogengelenks und des Unterarms trägt zur Mobilität der Hand bei, indem der Arm gestreckt und gebeugt sowie der Unterarm rotiert werden kann. Die zugehörige Muskulatur stabilisiert und kontrolliert den Körperabschnitt, so daß die Hand die unterschiedlichsten Aktivitäten ausführen kann, beginnend beim Essen bis zu komplizierten koordinativen Aufgaben, z. B. dem differenzierten Einsatz von Werkzeugen.

Im ersten Abschnitt des Kapitels wird die anatomische und kinesiologische Beziehung zwischen dem Ellenbogengelenk und dem Unterarm umrissen und der Leser auf weiterführende Literatur hingewiesen. Die allgemeinen Behandlungsprinzipien, dic in Kapitel 7 erklärt wurden, sollten dem Leser geläufig sein, bevor er ein Übungsprogramm für das Ellenbogengelenk und den Unterarm entwirft.

Ziele

In diesem Kapitel lernt der Leser:

1. wichtige Aspekte des Aufbaus und der Funktion des Ellenbogen-Unterarm-Komplexes zu benennen,
2. dem Heilungsstadium entsprechend ein Übungsprogramm zur Behandlung von Gelenk- und Weichteilläsionen unter Berücksichtigung der Besonderheiten dieses Körperabschnitts zu erstellen,
3. ein Übungsprogramm zur Behandlung häufig angewendeter operativer Eingriffe in diese Körperregion zu entwickeln.

Aufbau und Funktion der Articulatio cubiti und des Unterarms: Wiederholung

Knöcherne Anteile (Abb. 6.**24**)

Gelenke und ihre Bewegungen

Die Gelenkkapsel des Ellenbogengelenks umschließt 3 Gelenke

1. Die Articulatio humeroulnaris, das wichtigste Gelenk für die Flexions-/Extensionsbewegung,
2. die Articulatio humeroradialis, die sich bei der Flexion und Extension mitbewegt, aber hauptsächlich die Pro-/Supinationsbewegung beeinflußt sowie
3. die Articulatio radioulnaris proximalis, die an der Pro- und Supination beteiligt ist.

Articulatio radioulnaris distalis

Das Gelenkbildet bei der Pro- und Supination eine funktionelle Einheit mit dem proximalen Radioulnargelenk.

Besondere Merkmale des Ellenbogengelenks

Das Ellenbogengelenk ist ein zusammengesetztes Gelenk mit einer weiten Gelenkkapsel, die durch zwei starke Bänder, das mediale und laterale Kollateralband, verstärkt wird.

1. Articulatio humeroulnaris

a. Es handelt sich hierbei um ein verändertes Scharniergelenk. Die Trochlea humeri ist konvex und zeigt nach ventral und 45° nach distal im Verhältnis zur Humeruslängsachse. Die konkave Fossa trochlearis befindet sich am proximalen Ende der Ulna und zeigt im Verhältnis zur Ulnalängsachse nach proxinal und 45° nach ventral (Abb. 6.**25**).

b. Die primäre Bewegung ist die Flexion/Extension. Die Fossa bewegt sich in die gleiche Richtung (gleichsinnig) wie die Ulna.

c. Geringe Gleitbewegungen der Ulna nach medial und lateral ermöglichen das endgradige Bewegen des Ellenbogengelenks. Diese Gleitbewegungen lösen bei der endgradigen Extension eine Valgus- und bei der Flexion eine Varusstellung des Gelenks aus. Bei den Gleitbewegungen bildet der Rükken der Trochlea eine konvexe Fläche, so daß das Gleiten der Ulnabewegung entgegengesetzt ist.

Anguläre Ulnabewegung	Gleitbewegung der Ulna auf der Trochlea
Flexion	distal und ventral
Varusstellung	lateral
Extension	proximal und dorsal
Valgusstellung	medial

2. Articulatio humeroradialis

a. Dieses Gelenk ist ein Drehscharniergelenk. Das kugelförmige (konvexe) Capitulum humeri liegt lateral am distalen Ende des Humerus. Der konkave Gelenkpartner ist das Köpfchen am proximalen Ende des Radius.

b. Bei der Flexions-/Extensionsbewegung des Ellenbogens gleitet das konkave Radiusköpfchen in die Richtung der Knochenbewegung (gleichsinnig). Bei der Pro-/Supinationsbewegung dreht sich das Radiusköpfchen auf dem Capitulum humeri.

Anguläre Radiusbewegung	Gleitbewegung des Radius auf dem Kapitulum
Flexion	ventral
Extension	dorsal

Besondere Merkmale der Articulationes radioulnaris proximalis et distalis

Beide Radioulnargelenke sind einachsige Drehgelenke und bilden funktionell eine Einheit bei der Pro- und Supination (Rotation) des Unterarms.

1. Articulatio radioulnaris proximalis

a. Das Gelenk ist von der Kapsel des Ellenbogengelenks umschlossen, ist jedoch ein selbständiges Gelenk.

b. Der konvexe Rand des Radiusköpfchens artikuliert mit einer konkaven Einkerbung an der Ulna, so daß sich bei der Rotation des Radius gegen die Ulna der Rand des Radiusköpfchens der Knochenbewegung entgegengesetzt bewegt (gegensinnig).

Radiusrotation	Gleitrichtung des Radius auf der Ulna
Pronation	dorsal
Supination	ventral

2. Articulatio radioulnaris distalis

a. Die konkave Einkerbung am distalen Radius artikuliert mit dem konvexen Anteil der Ulnaköpfchens.

b. Bei den angulären Bewegungen gleitet die Gelenkfläche des Radius gleichsinnig.

Radiusrotation	Gleitrichtung des Radius auf der Ulna
Pronation	volar
Supination	dorsal

Muskelfunktion an Ellenbogen und Unterarm

Ellenbogenflexoren

1. M. brachialis

Der M. brachialis ist eingelenkig und inseriert nahe der Bewegungsachse an der Ulna, so daß er weder von der Schulter- noch von der Unterarmstellung beeinflußt wird. Er ist an allen Flexionsbewegungen des Ellenbogengelenks beteiligt.

2. M. biceps brachii

Hierbei handelt es sich um einen zweigelenkigen Muskel, der sowohl über das

Schulter- als auch über das Ellenbogengelenk zieht und nahe der Bewegungsachse am Radius inseriert. Dadurch wirkt er supinatorisch auf den Unterarm. Als Ellenbogenflexor arbeitet er zwischen 80° und 100° Flexion am besten. Um ein optimales Verhältnis zwischen Länge und Spannung zu erreichen, wird der Muskel für eine kraftvolle Funktion im Ellenbogengelenk und am Unterarm etwas über die Schulter gedehnt.

4. **M. brachioradialis**
   Da die Insertionsstelle des M. brachioradialis weit vom Ellenbogengelenk entfernt distal am Radius liegt, wirkt er hauptsächlich als Stabilisator des Gelenks. Er arbeitet auch bei höheren Flexionsgeschwindigkeiten und einer Unterarmstellung zwischen Nullstellung und endgradiger Pronation mit.

Ellenbogenextensoren

1. **M. triceps brachii**
   Der lange Kopf des M. triceps brachii ist zweigelenkig und zieht über Schulter- und Ellenbogengelenk. Der kurze Kopf überkreuzt nur das Ellenbogengelenk. Der lange Kopf arbeitet als Ellenbogenextensor am effektivsten, wenn das Schultergelenk gleichzeitig flektiert wird, dadurch entsteht ein optimales Verhältnis zwischen Muskellänge und -spannung.
2. **M. anconeus**
   Der M. anconeus fungiert hauptsächlich als Gelenkstabilisator während der Pro- und Supination und hilft bei der Extension.

Unterarmsupinatoren

1. **M. biceps brachii**
   S. „Ellenbogenflexoren".
2. **M. supinator**
   Die Ursprünge des M. supinator am Lig. annulare und am lateralen Kollateralband weisen auf eine stabilisierende Funktion im Ellenbogengelenk nach lateral hin. Seine primäre Funktion ist die Supination, die nicht wie beim M. biceps brachii von der Stellung des Ellenbogengelenks abhängig ist.

Unterarmpronatoren

1. **M. pronator teres**
   Der M. pronator teres proniert und stabilisiert das proximale Radioulnargelenk und ist auch an der Stabilisation des Humeroradialgelenks beteiligt.
2. **M. pronator quadratus**
   Der eingelenkige M. pronator quadratus ist bei allen Pronationsbewegungen aktiv.

Muskulatur des Handgelenks und der Hand

Viele Muskeln, die auf das Handgelenk und die Hand wirken, entspringen an den Humerusepikondylen, dadurch sind sie in der Lage, die Finger- und Handgelenke unabhängig von der Pro- bzw. Supinationsstellung des Unterarms zu bewegen. Die Muskeln stabilisieren das Ellenbogengelenk, tragen aber wenig zu seiner Bewegung bei. Die Stellung des Ellenbogengelenks hat Einfluß auf die Funktion der Muskeln in den Hand- und Fingergelenken.

1. Am medialen Epikodylus entspringen die Mm. flexor carpi radialis, flexor carpi ulnaris, palmaris longus und flexor digitorum superficialis und profundus.
2. Am lateralen Epikondylus entspringen die Mm. extensor carpi radialis longus und brevis, extensor carpi ulnaris und extensor digitorum.

Kompressionssyndrome wichtiger Nerven im Ellenbogenbereich

N. ulnaris

Der Nerv verläuft durch einen osteofibrösen Kanal (Sulcus nervi ulnaris), der durch die Rückseite des Epikondylus medialis humeri und einer Verstärkung der Fascia antebrachii gebildet wird und tritt dann zwischen den Köpfen des M. flexor carpi ulnaris hindurch. Wird der Nerv an diesen Engstellen komprimiert oder verletzt, so führt das zu Veränderungen der Sensibilität im Versorgungsbereich des Nervs (ulnare Handkante, kleiner Finger und ulnare Hälfte des Ringfingers) sowie zu fortschreitender Schwächung der Muskeln, deren Innervation distal der Verletzung erfolgt (M. flexor carpi ulnaris, die ulnare Hälfte des M. flexor digitorum profundus, die gesamte Muskulatur des Hypothenars, Mm. interossei und lumbricalis III und IV sowie M. flexor pollicis und M. adductor pollicis).

N. radialis

Der Nerv verläuft durch das seitliche Muskelseptum, ventral des Epicondylus lateralis humeri und teilt sich, nachdem er unter dem Ursprung des M. extensor carpi radialis brevis hindurchgetreten ist.

1. Der tiefe Ast kann bei seinem Verlauf um die Kante des M. extensor carpi radialis brevis und beim Durchtritt durch den M. supinator einklemmt werden. Eine Verletzung in diesem Bereich des Nervs führt zu einer progredienten Schwächung in den Hand- und Fingerextensoren und im M. supinator (mit Ausnahme des M. extensor carpi radialis longus, der proximal der Bifurkation innerviert wird).
   Auch bei einer Fraktur des Radiusköpfchens kann der tiefe Ast des N. radialis verletzt werden.
2. Der oberflächlich verlaufende Radialisast kann durch ein direktes Trauma beeinträchtigt werden. Dies verursacht Veränderungen der Sensibilität am lateralen Unterarm bis zur Fovea radialis (Tabatière) und an der Radialseite des Handgelenks- und Handrückens sowie der radialen 3½ Finger.

N. medianus

Der Nerv verläuft in der Tiefe der Fossa cubiti, medial der Bizepssehne und der A. brachialis, dann tritt er zwischen dem humeralen und radialen Kopf des M. ponator teres hindurch und kreuzt unter dem M. flexor digitorum superficialis. Eine Kompression zwischen den Pronatorköpfen verursacht die gleichen Sensibilitätsveränderungen wie ein Karpaltunnelsyndrom (Palmarseite des Daumens, Zeige- und Mittelfinger sowie die Radialseite des Ringfingers und die Rückseite der distalen Phalangen von Ring- und Zeigefinger). Einschränkungen in der Motorik betreffen den M. pronator teres, die Handgelenksflexoren, die extrinsischen Fingerflexoren sowie die intrinsische Thenarmuskulatur und die Mm. lumbricalis I und II. (Bei einem Karpaltunnelsyndrom sind nur die intrinsische Muskulatur des Thenars und die Lumbrikales I und II betroffen. s. Kapitel 10, S. 316)

Gelenkbeschwerden: konservative Behandlung

Differentialdiagnose und Ätiologie der Beschwerden

Die verschiedenen Gelenke des Ellenbogens können von rheumatoider Arthritis, degenerativen Gelenkerkrankungen sowie akuten Verletzungen, Luxationen oder Frakturen betroffen sein. Eine Steifheit des Gelenks und der umgebenden Strukturen tritt nach jeder Immobilisation mit einer Schiene oder einem Gips auf. Das Gelenk wird z. B. nach Luxationen oder Frakturen von Humerus, Radius oder Ulna ruhiggestellt.

Häufige Einschränkungen und Beschwerden

1. Im akuten Stadium entstehen meist ein Gelenkerguß, muskuläre Schutzspannung und Bewegungsschmerz bei der Flexion und Extension des Ellenbogengelenks. Es kann auch Ruheschmerz auftreten. Ist im Anschluß an eine akute Verletzung auch die Pro- und Supination eingeschränkt, so kann das der Hinweis auf weitere Befunde wie eine Fraktur oder Subluxation bzw. Luxation sein.
2. Im subakuten oder chronischen Stadium ist die Flexion meist stärker eingeschränkt als die Extension und es wird ein festes Endgefühl beobachtet.
3. Bei einer Arthrose, die schon lange besteht und bei der der Humeruskopf mitbeteiligt ist, ist auch die Pro- und Supination mit einem festen Endgefühl eingeschränkt.
4. Eine Arthrose im distalen Radioulnargelenk zeigt sich erst durch Schmerzen bei Anwendung des Überdrucks.

Häufige funktionelle Einschränkungen und Behinderungen

1. Unfähigkeit, einen Türknauf oder Zündschlüssel zu drehen.
2. Schwierigkeiten bei Aktivitäten, die Ziehen oder Schieben beinhalten, z. B. beim Öffnen und Schließen von Türen.
3. Eingeschränkte Funktion der Hand-Mund-Aktivitäten beim Essen und Trinken sowie der Hand-Kopf-Aktivitäten beim Kämmen oder Telefonieren.
4. Schmerz und Schwierigkeiten beim sich Hochstützen aus einem Sessel.
5. Unfähigkeit, Dinge mit gestrecktem Arm zu tragen.

Behandlung akuter Gelenkläsionen

Die Behandlungsrichtlinien können in Kapitel 7, S. 202, nachgelesen werden.

1. Behandlung des Gelenkergusses, muskulärer Schutzspannung und Schmerz:
   a. Der Körperabschnitt kann in einer Schlinge ruhiggestellt werden. Es muß jedoch beachtet werden, daß eine vollständige Immobilisation zu Kontrakturen und Bewegungseinschränkungen führen kann. Um dem vorzubeugen, sollte der Körperabschnitt in regelmäßigen Abständen innerhalb des schmerzfreien Bewegungsausmaßes kontrolliert bewegt werden.
   b. Eine sanfte Traktion Grad I oder II bzw. Oszillationen werden in der Ruhestellung ausgeführt und können den Schmerz lindern und die Synovialbewegung zur Knorpelernährung fördern (die entsprechenden Techniken sind in Kapitel 6, S. 163, erklärt).
2. Erhaltung der Weichteilbeweglichkeit:
   a. Passives und aktiv-assistives Bewegen (in Flex-/Extension und Pro-/Supination) innerhalb der Schmerzgrenze.
   b. Muskelanspannungsübungen aus unterschiedlichen Gelenkstellungen für die Ellenbogenflexoren, -extensoren, Pro- und Supinatoren sowie die Handgelenksflex- und -extensoren innerhalb des schmerzfreien Bewegungsraumes.
3. Erhaltung der Integrität und Funktion der umgebenden Körperabschnitte:
   a. Der Patient sollte dazu angehalten werden die benachbarten Körperabschnitte innerhalb seiner Toleranz durchzubewegen und in Aktivitäten mit einzubeziehen.
   b. Entwickelt sich ein Ödem in der Hand, sollte der Arm so oft wie möglich über Herzhöhe gelagert oder gehalten werden und Massagetechniken von distal nach proximal zur Anwendung kommen sowie Lymphdrainage durch geschultes Personal.

Behandlung subakuter und chronischer Gelenkeinschränkungen

Erweiterung des Gelenkspiels in der Articulatio humeroulnaris

1. Flexionserweiterung

a. Gehaltene Traktion der Ulna (Abb. 6.**26 a**).
b. Gehaltene Traktion und Distalgleiten der Ulna (Abb. 6.**26 b**).
c. Dorsokranialgleiten vom Humerus aus.
d. Gehaltenes Lateralgleiten oder Gapping (in Richtung varus) wird eingesetzt, um die endgradige Flexion zu erreichen.

2. Extensionserweiterung

a. Gehaltene Ulnatraktion (Abb. 6.**26 a**).
b. Gehaltenes Medialgleiten oder Gapping (in Richtung valgus) wird eingesetzt, um die endgradige Extension zu erreichen.

Achtung: Nach einer Verletzung des M. brachialis ist die Ossifikation des verletzten Gewebes eine mögliche Komplikation. Aus diesem Grund muß genau auf Zeichen einer Myositis ossificans geachtet werden (s. „Myositis ossificans", S. 289). Erst wenn keine Anzeichen vorliegen, darf vorsichtig weiter gedehnt werden.

Erweiterung des Gelenkspiels im Articulatio humeroradialis

Achtung: Ist sowohl die Flexion/Extension als auch die Pro-/Supination nach einer akuten Verletzung eingeschränkt, so kann eine Fraktur des Radiusköpfchens vorliegen. Dieser Befund muß vor Behandlungsbeginn ausgeschlossen werden. Es kann sich auch um eine Subluxation des Radiusköpfchens handeln, was je nach Luxationstyp eine besondere Behandlung verlangt (s. unten).

1. **Flexionserweiterung**
   a. Gehaltene Traktion des Radius (Abb. 6.**27**).
   b. Gehaltenes Volargleiten des Radiusköpfchens (Abb. 6.**28**).
2. **Extensionserweiterung**
   a. Gehaltene Traktion des Radius.
   b. Gehaltenes Dorsalgleiten des Radiusköpfchens (Abb. 6.**28**).
3. **Pro- und Supinationserweiterung**
   s. u.

Behandlung einer proximalen Subluxation des Radiusköpfchens

1. **Klinik**
   Bei der Befundaufnahme können die Ellenbogenflexion oder -extension, die Handgelenksflexion und die Pronation eingeschränkt sein. Der häufigste Verletzungsmechanismus ist der Sturz auf die ausgestreckte Hand, wobei der Radiuskopf durch das Lig. annulare nach proximal geschoben und gegen das Capitulum humeri gepreßt wird. Die proximale Subluxation tritt manchmal bei einer distalen Radius- oder einer Skaphoidfraktur auf und wird oft erst nach der Heilung und der Entfernung des Gipses zu einem Problem. Sie wird auch häufig übersehen, da im Anschluß an die Immobilisation die Beweglichkeit der Weichteile und der Gelenke ohnehin deutlich eingeschränkt ist. Erst eine bilaterale Palpation des Gelenkspalts offenbart den verkleinerten Raum auf der betroffenen Seite.
2. **Behandlung**
   Bei einer akuten Subluxation ohne zusätzliche Fraktur kann der Radiuskopf durch eine Longitudinaltraktion reponiert werden. Eine chronische Subluxation benötigt eine längere Behandlung mit wiederholter gehaltener Grad-III-Traktion des Radius zur Dehnung der Gelenkkapsel (Abb. 6.**27**) sowie Weichteildehnungen und Kräftigungsübungen zur Erweiterung der Beweglichkeit.

Behandlung einer distalen Subluxation des Radiusköpfchens

1. **Klinik**
   Es zeigt sich eine im Bereich des Ellenbogens schmerzhaft eingeschränkte Supination im Anschluß an einen kraftvollen Zug am Unterarm. Dies tritt häufig als akute Verletzung im Kindesalter auf. Beim Erwachsenen wird sie manchmal fälschlicherweise Tennisellenbogen genannt.
2. **Behandlung**
   Der Radius kann meist durch eine schnelle Manipulation mit Kompression und Supination, die auf den Radius ausgeübt wird, reponiert werden (Abb. 6.**29**). Handelt es sich um eine Erstverletzung, so können die Weichteile auch mit traumatisiert sein und müssen mit Kälte und Kompression behandelt werden.

Erweiterung des Gelenkspiels der Articulatio radioulnaris proximalis

1. **Pronationserweiterung**
   Dorsalgleiten des Radiusköpfchens (Abb. 6.**30**).
2. **Supinationserweiterung**
   Volargleiten des Radiusköpfchens (Abb. 6.**30**).

Erweiterung des Gelenkspiels der Articulatio radioulnaris distalis

1. **Pronationserweiterung**
   Gehaltenes Volargleiten des distalen Radius (Abb. 6.**31**).
2. **Supinationserweiterung**
   Gehaltenes Dorsalgleiten des distalen Radius (Abb. 6.**31**).

3. **Schmerzbehandlung**
   Oszillationen Grad I oder II, Dorso-volar-Gleiten.

Beachte: Eine Heilung in Fehlstellung ist bei Unterarmfrakturen nicht unüblich und kann die endgradige Pronation oder Supination behindern. Ein knöchernes Endgefühl oder eine unphysiologische Unterarmstellung sollte den Therapeuten alarmieren. Durch eine Röntgenaufnahme kann die Vermutung bestätigt werden. In diesem Fall wird sich die Beweglichkeit nicht durch Dehn- und Mobilisationstechniken verbessern lassen. Wird jedoch undifferenziert gedehnt, kann das zu einer Hypermobilität der benachbarten Gelenke und damit zu neuen Schmerzen und Verletzungen führen.

Operative Eingriffe an den Gelenken und ihre Behandlung

Am Ellenbogengelenk sind häufig operative Eingriffe im Anschluß an Frakturen und Luxationen notwendig, die das Gelenk in Mitleidenschaft ziehen und bei denen eine offene Reposition, eine Exzision von Knochenfragmenten bzw. des Radiusköpfchens oder eine interne Fixation durchgeführt werden muß. Die häufigste Fraktur im Bereich des Ellenbogens ist die Radiusköpfchenfraktur. Handelt es sich um eine Luxations- oder Trümmerfraktur, so muß der Radiuskopf entfernt werden. Im allgemeinen ist eine offene Reposition bei Erwachsenen häufiger indiziert als bei Kindern. Eine weitere Operationsindikation ist eine seit langer Zeit bestehende rheumatoide Arthritis oder Arthrose mit Proliferation der Synovia und Zerstörung der Gelenkflächen des Ellenbogengelenks, was zu Schmerzen, Beweglichkeitseinschränkung und Funktionsverlust der oberen Extremität führt. Im Anfangsstadium der rheumatoiden Arthritis, wenn die Synovia bereits wuchert, aber noch keine Zerstörung der Gelenkflächen vorliegt, ist die arthroskopische Synovektomie die Therapie der Wahl, falls der Prozeß medikamentös nicht zu beeinflussen ist. Im Spätstadium kann es nötig werden, den Radiuskopf zu entfernen, mit oder ohne Gelenkersatz und gleichzeitiger Synovektomie. In einigen Fällen muß das Ellenbogengelenk durch eine Totalendoprothese ersetzt werden.

Operationsziele am Ellenbogen sind unter anderem: Schmerzlinderung, Korrektur der Knochenstellung und Gelenkstabilisierung sowie Schaffen der Vorraussetzungen für ausreichende Kraft und Beweglichkeit, um einen funktionellen Einsatz des Ellenbogengelenks und der oberen Extremität zu ermöglichen. Die Operationsverfahren zur Stabilisierung und Schmerzlinderung sind in der Regel erfolgreicher als Eingriffe, die ausschließlich die Beweglichkeit verbessern sollen. Eine Komplikation der operativen Eingriffe am Ellenbogen ist die heterotope Knochenbildung, die eine Gelenksteife bewirken kann. Aus diesem Grund wird eine Operation selten nur zur Verbesserung der Beweglichkeit durchgeführt.

In der postoperativen Phase ist es wichtig, Beweglichkeit und Kraft in allen benachbarten Gelenken zu erhalten. Im Anschluß an eine Operation des Ellenbogengelenks muß besonders auf die Schulter-, Hand- und Fingergelenke geachtet werden. Durch die Hochlagerung und aktive Bewegungen des Schultergelenks und der Hand, möglichst bald nach der Operation, kann einer Dysfunktion der nicht operierten Körperabschnitte vorgebeugt werden.

Radiuskopfresektion

Operationsindikationen

1. Schwere Trümmerfrakturen oder stark dislozierte Frakturen des Radiuskopfes durch einen Sturz auf den ausgestreckten Arm.
2. Chronische Synovitis und leichte Zerstörung der Gelenkflächen durch eine Arthritis des Humeroradial- und des proximalen Radioulnargelenks mit Ruhe- oder Bewegungsschmerz ebenso wie einer möglichen Subluxation des Radiuskopfes und deutlichem Funktionsverlust der oberen Extremität.

Verfahren

1. Immobilisation

Das Ellenbogengelenk wird in einer dorsalen Schiene oder einem Kompressionsverband 3–5 Tage in 90° Flexion und Unterarmmittelstellung ruhiggestellt. Der Arm wird zur Schmerzlinderung und Ödemprophylaxe hochgelagert. Die Schiene wird für die Übungen entfernt, danach jedoch wieder angelegt und noch mehrere Wochen postoperativ nachts getragen.

2. Übungen

Maximale Schutzphase

a. Erhaltung der Beweglichkeit der Schulter-, Hand- und Fingergelenke durch aktive Bewegungsübungen sofort nach der Operation.

b. So früh wie möglich werden zur Erhaltung der Beweglichkeit des Ellenbogens mehrmals täglich passive und aktiv-assistive Bewegungsübungen innerhalb des schmerzfreien Bewegungsausmaßes aus der Schiene heraus angeleitet. In den ersten Tagen nach der Operation kann auch eine Bewegungsschiene eingesetzt werden.

c. Atrophieprophylaxe wird mit submaximalen isometrischen Übungen aus unterschiedlichen Gelenkstellungen durchgeführt.

Mittlere und minimale Schutzphase

a. Innerhalb der nächsten 3–6 Wochen wird von aktiv-assistiven Übungen auf aktive Übungen übergegangen. Während dieser Zeit sollte der Patient vermeiden, schwere Gegenstände mit dem operierten Arm zu heben.

b. 6 Wochen postoperativ ist das Gelenk für die Vollbelastung freigegeben.
   - Widerstandsübungen (in der offenen und geschlossenen Kette sowie mit exzentrischer und konzentrischer Muskelkontraktion) werden langsam und vorsichtig angeleitet und gesteigert. Der Schwerpunkt liegt hierbei auf der Kraft- und Ausdauerverbesserung.
   - Für die Bewegungserweiterung können vorsichtige Inhibitions- und Dehntechniken sowie Gelenkmobilisationen eingesetzt werden (s. Kapitel 5 und 6).

c. Patienten, die wegen einer Trümmer- oder Luxationsfraktur operiert wurden, können in der Behandlung stärker und schneller belastet werden als Patienten mit Arthritis des Ellenbogengelenks. Rheumatiker dürfen insgesamt nicht so stark belastenden Übungen ausgesetzt werden. Für diese Patienten ist es ein gutes Ergebnis, wenn die Schmerzen unter Kontrolle sind und ausreichend Kraft für Alltagsbewegungen vorhanden ist; geringe Bewegungseinschränkungen können hingenommen werden. Patienten, die anspruchsvolle berufliche und Freizeitaktivitäten ausüben wollen, müssen durch Übungen mit hoher Intensität und Geschwindigkeit gefordert werden.

Totalendoprothese des Ellenbogengelenks

Operationsindikationen

1. Schmerz und Gelenkzerstörung des Humeroradial- und Humeroulnargelenks mit Funktionsverlust der oberen Extremität.
2. Deutliche Bewegungseinschränkung des Ellenbogengelenks, insbesondere Patienten mit bilateraler Ankylose.
3. Starke Instabilität des Ellenbogengelenks.
4. Verlust von Knochenmasse durch eine Verletzung oder einen Tumor.

Verfahren

1. Allgemeiner Hintergrund

In den vergangenen Jahren wurden unterschiedliche Totalendoprothesen für das Ellenbogengelenk entwickelt. Die ersten Modelle waren reine Scharniergelenke, die nur die Flexion und Extension zuließen, jedoch keine Rotation und kein Gapping, dadurch kam es sehr schnell zu Prothesenlockerungen. Die jüngeren Prothesenmodelle ermöglichen sämtliche Ellenbogenbewegungen. Am häufigsten werden teilgekoppelte oder gekoppelte

Implantate verwendet. Die ungekoppelten Modelle geben keine zusätzliche Gelenkstabilität. Wenn das operierte Gelenk keine ausreichende Stabilität besitzt, muß eine teilgekoppelte Prothese eingesetzt werden.

2. **Vorgehensweisen**
   a. An der Dorsalseite des Ellenbogens wird ein Längsschnitt gelegt.
   b. Der M. triceps brachii wird geteilt, zurückgeschlagen und später wieder angenäht. Ein kleiner Teil des distalen Anteils des Humerus und des proximalen Anteils der Ulna werden reseziert.
   c. Ein Humerusersatz aus rostfreiem Stahl und ein Ulnaersatz aus Kunststoff werden einzementiert. Es gibt auch Prothesen, die vollständig aus Stahl gefertigt sind. Die neueren Modelle werden intramedullär einzementiert und haben zusätzlich eine extramedulläre Flansch, in die der Knochen einwachsen soll, um eine Lockerung zu vermeiden. In Zukunft werden zementlose Prothesen die Lockerungsraten vermindern, da eine Lockerung am Zement-Knochen-Übergang die häufigste Ursache für den Mißerfolg einer Prothese ist.
   d. Nach einer Radiuskopfresektion kann dieser durch eine Prothese ersetzt werden oder nicht.

Behandlung

1. **Immobilisation**
   Direkt nach der Operation wird das Ellenbogengelenk in einem weichen Kompressionsverband und in einer dorsalen Schiene ruhiggestellt. Das Ellenbogengelenk steht dafür in 60°–90° Flexion und der Unterarm in Rotationsnullstellung.
2. **Übungen**
   Maximale Schutzphase
   a. Während der ersten 3–5 Tage der Immobilisation:
   - Hochlagerung des Armes, sowohl im Bett als auch bei aufrechter Haltung des Patienten und
   - Anleiten des Patienten zu aktiven Schulter-, Hand- und Fingerbewegungen zur Ödemprophylaxe und, um die Beweglichkeit der benachbarten Gelenke zu erhalten.

   b. Am 3.–5. Tag postoperativ wird mit aktiv-assistiven Bewegungsübungen des Ellenbogengelenks aus der Schiene begonnen. Für diese Übungen liegt der Patient auf dem Rücken.
   - Aktiv-assistive Flexion und passive Extension mit dem Unterarm in Pronation, Mittelstellung und Supination.

   Achtung: Jede aktive Ellenbogenextension gegen die Schwerkraft oder Dehnung des M. trizeps brachii muß vermieden werden, um den refixierten Muskel zu schützen.

   - Aktive Pro- und Supination des Unterarms aus 90° Ellenbogenflexion. Außerhalb der Übungen muß die Schiene noch die nächsten 4–6 Wochen getragen werden.

   Mittlere und minimale Schutzphase
   a. Zwischen dem 8. und dem 10. Tag wird dem Patienten eine neue Schiene angepaßt, in der das Ellenbogengelenk in der für ihn noch angenehmen maximalen Extension gelagert werden kann. Der Patient trägt jetzt die Flexions- und die Extensionsschiene im Wechsel, um so viel Beweglichkeit wie möglich zu erhalten.
   b. Nach 3–4 Wochen kann die aktive Ellenbogenextension gegen die Schwerkraft ins Übungsprogramm mitaufgenommen werden.
   c. 6 Wochen postoperativ können vorsichtige isotonische Widerstandsübungen und Übungen mit Teilbelastung in der geschlossenen Kette begonnen werden, wenn der Trizeps gut angewachsen ist. Diese Übungen werden so lange durchgeführt, bis der Patient alle Alltagsbewegungen wieder bewältigen kann.

Langzeitergebnisse

1. Ein gutes funktionelles Ergebnis ist erreicht, wenn der Patient 90° flektieren und extendieren kann. Er sollte jedoch

versuchen, 110° zu erreichen. Die Unterarmbeweglichkeit entspricht in der Regel der präoperativen mit einem Gesamtbewegungsumfang von 60°.

Achtung: Der Patient sollte auch weiterhin vermeiden, mit dem operierten Arm schwere Gegenstände zu heben und zu tragen, da dies zu einer Prothesenlockerung führen kann.

Myositis ossificans

Ätiologie der Beschwerden

Myositis ossificans tritt am häufigsten bei suprakondylären Frakturen und einer Dislokation nach dorsal auf oder nach einem Riß der Brachialissehne. Der M. brachialis kann nach Verletzungen in der Ellenbogenregion betroffen sein. Eine Myositis kann sich auch als Reaktion auf zu starke Dehnung der Ellenbogenflexoren im Anschluß an eine Verletzung und Ruhigstellung entwickeln. Sie unterscheidet sich von der traumatischen Arthrose des Humeroulnargelenks dadurch, daß die Extension stärker eingeschränkt ist als die Flexion. Außerdem ist die Flexion gegen Widerstand schmerzhaft, die endgradige Flexion ist schmerzhaft eingeschränkt, wenn der entzündete Muskel zwischen Humerus und Ulna eingeklemmt wird, und bei Widerstand gegen die Flexion im mittleren Bewegungsausmaß kommt es zu Schmerzen, wenn der M. brachialis betroffen ist. Die Palpation des distalen Anteils des M. brachialis ist unangenehm. Im Anschluß an die akute Entzündung bilden sich ektope Verknöcherungen innerhalb des Muskels, wodurch die Ellenbogenextension dauerhaft eingeschränkt bleiben kann. Der Muskel fühlt sich bei Palpation sehr hart an.

Behandlung

Ist der M. brachialis im Anschluß an eine Verletzung von Verknöcherungen betroffen, so sind Massage, passive Dehnung und Übungen kontraindiziert. Das Ellenbogengelenk muß ruhiggestellt werden.

Überlastungssyndrome

Verwandte Diagnosen

Epikondylitis lateralis humeri oder Tennisellenbogen

Die Sehnen der Handgelenksextensoren sind entlang des Epicondylus lateralis humeri und des Radiohumeralgelenks schmerzhaft. Die Entzündung der Muskel-Sehnen-Einheit kann unter anderem durch den Rückhandschlag beim Tennis ausgelöst werden, bei dem gute Handgelenksstabilisierung gefordert ist oder durch Unkrautzupfen im Garten, bei dem die Handgelenksextension wiederholt ausgeführt wird. Am häufigsten ist der M. extensor carpi radialis brevis betroffen. Die Symptome können auch durch eine starke Beanspruchung des Lig. annulare ausgelöst werden.

Beachte: Die bisher genannten Krankheitsbilder am Ellenbogen sowie auch Einklemmungen des Meniskus, einer Synovialfalte oder des N. radialis und andere Ursachen führen zu Schmerzen im Bereich des Ellenbogens und werden deshalb oft fälschlicherweise Tennisellenbogen genannt.

Epikondylitis medialis humeri oder Golferellenbogen

Hierbei sind meist die Sehnen der Flexoren und des Pronators in der Nähe des medialen Epikondylus am Übergang zwischen Muskel und Periost betroffen. Sie entsteht durch wiederholte Handgelenksbewegungen in die Flexion, z. B. durch das Schwingen eines Golfschlägers, das Schlagen eines Balls (Baseball) und das Heben schwerer Gegenstände.

Weitere Diagnosen

Jeder Muskel des Ellenbogenbereichs kann chronisch überlastet werden und Symptome entwickeln.

Ätiologie der Beschwerden

1. Die häufigste Ursache einer Epikondylitis ist ein wiederholter oder exzessiver Gebrauch des Handgelenks oder des

Unterarms, durch den Mikrotraumen und kleine Geweberisse entstehen. In der Regel geschieht dies im Bereich des Muskel-Sehnen-Übergangs, wenn die Belastung größer wird als die Widerstandsfähigkeit des Gewebes und die Belastung nicht genügend Zeit für eine Heilung zuläßt. Die Entzündung wird mit fortwährender Irritation chronisch.
2. Mit einer Entzündung des Periosts kann die Bildung von Granulationsgewebe und Verklebungen einhergehen.
3. Die Problematik tritt erneut auf, wenn der Patient zur Aktivität zurückkehrt, bevor das Gewebe ausreichend verheilt ist.
4. Beschwerden ventral oder dorsal des Ellenbogens werden meist durch exzessive Flexions- bzw. Extensionsbewegungen beim Sport verursacht.

Häufige Einschränkungen und Beschwerden

1. Langsam ansteigender Schmerz im Ellenbogenbereich im Anschluß an ungewohnt starken Einsatz des Handgelenks oder der Hand.
2. Der betroffene Muskel schmerzt bei Dehnung und bei Anspannung gegen Widerstand.
3. Kraft und Ausdauer des betroffenen Muskels sind bei der Belastung vermindert.
4. Der Faustschluß ist schmerzbedingt kraftlos.
5. Bei der Palpation ist das Gewebe über dem Entzündungsherd (medialer oder lateraler Epikondylus, Radiusköpfchen oder innerhalb des Muskelbauches) empfindlich.

Häufige funktionelle Einschränkungen und Behinderungen

1. Unfähigkeit, die auslösenden Tätigkeiten auszuführen (Schlägersportarten, Werfen oder Golf).
2. Schwierigkeiten bei der Ausführung wiederholter Unterarm- und Handgelenksaktivitäten, z. B. Kleine-Gegenstände-Sortieren, Greifen, Hämmern, Schrauben oder Schlagzeug spielen.

Behandlung: Akutes Stadium

1. Schmerzlinderung, Ödemprophylaxe und Behandlung der muskulären Schutzspannung:
   a. Der Muskel wird in einer Schiene ruhiggestellt. Sind die Extensoren betroffen, so wird das Handgelenk in einer Extensionsschiene ruhiggestellt, der Ellenbogen kann frei beweglich bleiben.
   b. Der Patient wird angeleitet, keine starken oder wiederholten Greifbewegungen durchzuführen.
   c. Für die Behandlung des Ödems bzw. der Schwellung wird Kryotherapie eingesetzt. (Anm. d. Übers.: Der Einsatz von Eis bei der Behandlung von Schwellungen und Ödemen wird kontrovers diskutiert.)
2. Erhaltung der Weichteil- und Gelenkbeweglichkeit:
   a. Die Schiene wird mehrmals täglich entfernt, um Bewegungen ohne Belastung durchzuführen. Es werden Anspannungsübungen aus unterschiedlichen Gelenkstellungen angeleitet, bevor im schmerzfreien Ausmaß bewegt wird. Die Übungen werden in angenäherter Stellung des betroffenen Muskels begonnen.
      - Ausgangsstellung des Patienten und Behandlungstechnik der Extensorensehnen:
        Der Patient sitzt, das Ellenbogengelenk ist gebeugt, die Unterarme liegen auf einem Tisch. Gegen die Anspannung der Handgelenksextensoren wird ein leichter Widerstand ausgeübt. Die Anspannung wird 6 Sekunden gehalten, dann langsam gelöst und das Handgelenk so weit in die Flexion bewegt, bis die Schmerzen beginnen. Bei akutem Schmerz darf keine weitere Bewegung erzwungen werden. Ist die volle Handgelenksflexion erreicht, wird das Ellenbogengelenk nach und nach in die endgradige Extension bewegt. Der Patient kann angeleitet werden, sich selbst mit der anderen Hand leichten Widerstand zu geben.

- Ausgangsstellung des Patienten und Behandlungstechnik der Flexorensehnen:
  Es wird aus Handgelenks- und Ellenbogengelenksflexion begonnen. Der Handgelenksflexion wird leichter Widerstand entgegengesetzt. Nach einigen Kontraktionen wird das Handgelenk langsam in die Extension bewegt. Hat das Handgelenk die volle Extension erreicht, wird das Ellenbogengelenk schrittweise in die Extension bewegt. Die Intensität des Widerstandes und die Geschwindigkeit des Aufbaus muß so gewählt sein, daß der Patient immer im schmerzfreien Bereich arbeitet.

b. Der Muskel kann auch elektrisch stimuliert werden, um die Beweglichkeit zu erhalten.

c. Vorsichtige Querfriktion oder Quermassage innerhalb der Toleranz des Patienten.

3. Sämtliche benachbarten Gelenke (auch die übrigen Ellenbogengelenke) werden aktiv bewegt, um die Integrität der oberen Extremität zu erhalten.

Behandlung: subakutes oder chronisches Stadium

Beachte: Liegt eine chronische Entzündung vor, muß diese zuerst nach obigem Schema behandelt werden.

1. Verbesserung der Flexibilität der Muskulatur und Narbenbehandlung bei abklingender Entzündung und Schmerzen.
   a. Aktive Inhibition des M. extensor carpi radialis brevis:
   Der Patient beginnt mit Ellenbogenextension und proniertem Unterarm. Während er diese Position hält, führt er mit dem Handgelenk eine Ulnaduktion und eine Flexion aus sowie eine Flexion der Finger. Es sollte ein Dehngefühl, aber kein Schmerz entstehen. Es können auch vorsichtige Anspannungs-Entspannungs-Techniken angewendet werden.
   b. Autodehnung der Extensorengruppe:
   Der Patient legt den Handrücken gegen die Wand, wobei die Finger nach unten zeigen. Während das Ellenbogengelenk in Extension und der Unterarm in Pronation gehalten wird, läßt er die Hand langsam an der Wand nach oben wandern (Abb. 9.**1**). Wenn der Patient ein Dehngefühl empfindet, wird die Position gehalten. An dieser Stelle kann auch die aktive Inhibition zur Anwendung kommen. Dazu hält der Patient die Position und flektiert die Finger.
   c. Autodehnung der Flexorengruppe:
   Die Dehnung wird erreicht, indem die Handfläche gegen die Wand gelegt wird, die Finger zeigen dabei nach unten. Jetzt wird die Hand wie unter b. beschrieben an der Wand nach oben bewegt, wobei der Ellenbogen gestreckt gehalten wird.
   d. Die Intensität der Quermassage bzw. -friktion kann gesteigert werden.
2. Muskelkräftigung:
   a. Die isometrischen Übungen werden in den unterschiedlichen schmerzfreien Gelenkstellungen verstärkt. Wird kein Schmerz im Bewegungsausmaß empfunden, so kann vorsichtig dosier-

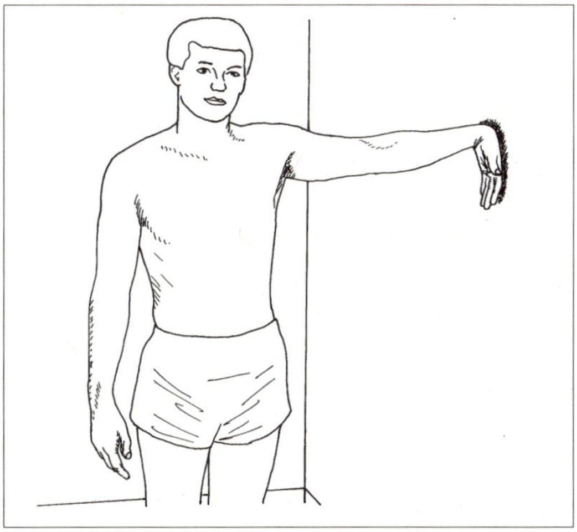

Abb. 9.**1** Autodehnung der Handgelenksextensoren, die am Epicondylus lateralis humeri entspringen.

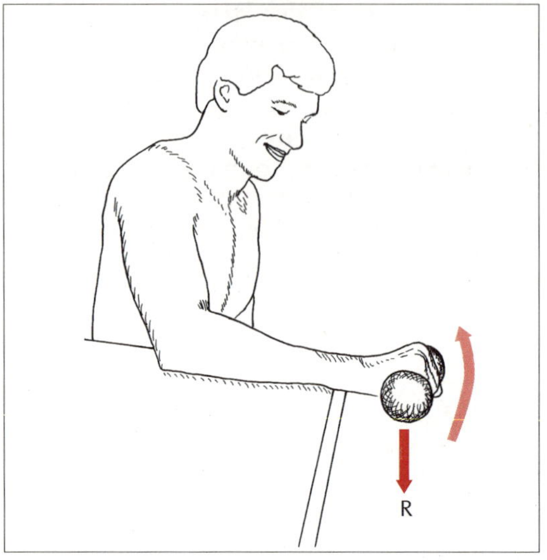

Abb. 9.**2** Resistive Übung für die Handgelenksextensoren

ter Widerstand gegen die konzentrische Kontraktion gegeben werden.

b. Die Widerstandsübungen können jetzt mit einer Hantel in Flexions/Extensionsrichtung (Abb. 9.**2**) und in Pro-/Supinationsrichtung (Abb. 9.**3 a** und **b**) ausgeführt werden. Elastische Widerstände können für die Handgelenksextension und -flexion eingesetzt werden, indem sie mit einer Schlaufe am Fuß befestigt und mit der Hand ergriffen werden, während der Unterarm in der Horizontalen gehalten wird. Bei Pronationsstellung entsteht Widerstand gegen die Handgelenksextensoren, bei Supinationsstellung gegen die Handgelenksflexoren.

c. Exzentrische Übungen werden zunächst mit geringem Gewicht begonnen, um eine schmerzfreie Bewegungskontrolle zu erreichen. Dann wird die Kontraktionszeit von 1 auf 3 Minuten gesteigert, um die Ausdauer zu schulen. Als letztes wird die Belastung bzw. die Geschwindigkeit entsprechend dem angestrebten funktionellen Ergebnis erhöht.

3. Kräftigung und Ausdauertraining in kombinierten Bewegungsmustern:
Die erwünschte Aktivität wird simuliert. Ein Schlag mit dem Tennisschläger könnte beispielsweise durch Rollzugapparate oder elastische Widerstände nachgeahmt werden (Abb. 9.**4**).
4. Die Bewegungsmuster des gesamten Körperabschnitts und des Rumpfes werden beobachtet, um festzustellen, ob Abwei-

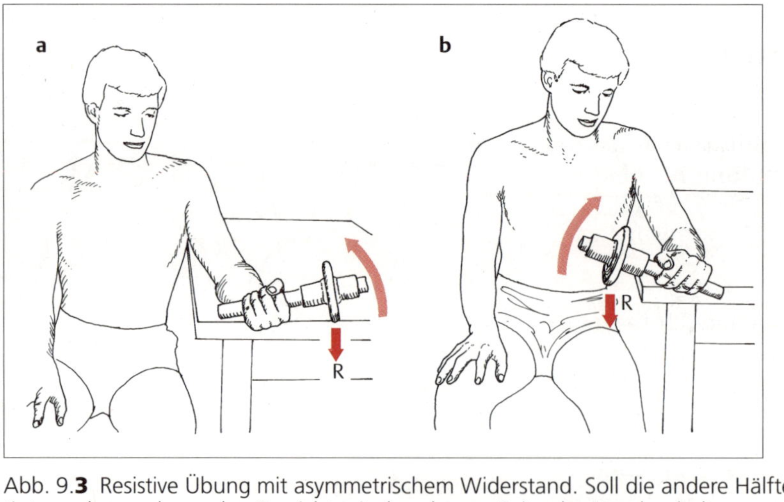

Abb. 9.**3** Resistive Übung mit asymmetrischem Widerstand. Soll die andere Hälfte der Bewegungsbahn gekräftigt werden, so kann das Gewicht mit der ulnaren Seite der Hand gehalten werden.
a Kräftigung der Pronatoren
b Kräftigung der Supinatoren

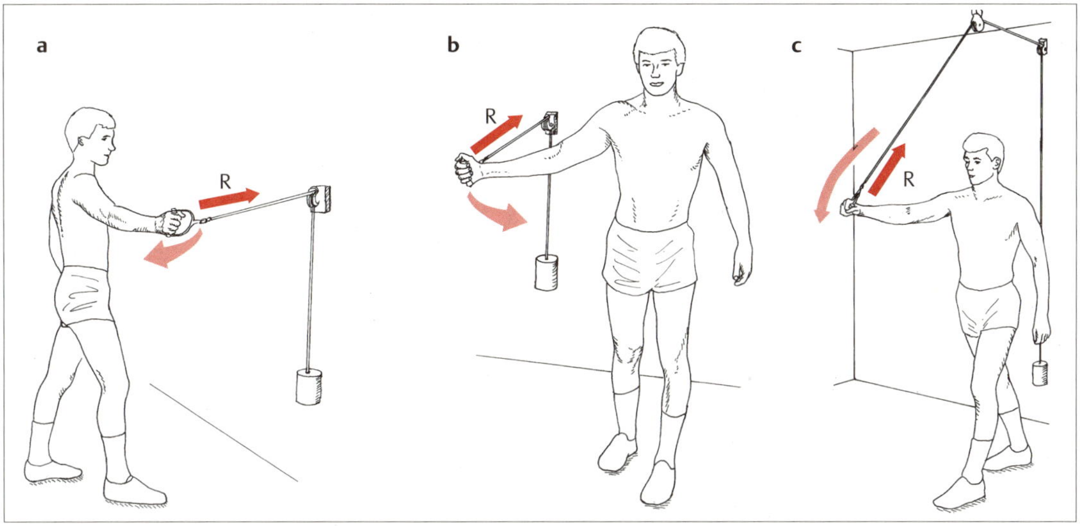

Abb. 9.**4** Simulation des Schlages mit dem Tennisschläger mit Hilfe eines Rollzugapparates
a Rückhand
b Vorhand
c Aufschlagbewegung

chungen dort zur Überlastung des Ellenbogens beitragen.

5. Funktionelles Training und Konditionstraining:
   Es werden Kraft-, Ausdauer-, Leistungs- und Beweglichkeitsübungen der Region mit kontrollierten Widerständen miteinbezogen. Ebenso wichtig ist die Verminderung der Überbeanspruchung, die das Beschwerdebild hervorgerufen hat, und das Schulen einer korrekten Technik.
   a. Der Patient wird angeleitet, die betroffene Muskulatur vor dem Einsatz quer zu massieren und zu dehnen.
   b. Jedes Kraft- und Leistungsprogramm wird mit einem Aufwärmtraining begonnen, das allgemeine Flexibilitätsübungen für Schulter-, Ellenbogen- und Handgelenk sowie Hand und Rumpf beinhaltet.
   c. Um die muskuläre Ausdauer zu steigern, wird die Übungsdauer, während der ein bestimmtes Bewegungsmuster ausgeführt wird, von 3 auf 5 Minuten gesteigert.
   d. Alle Anteile der Extremität oder des Rumpfes, die zu wenig eingesetzt wurden, müssen erst Kraft und Kondition erlangen, bevor der Patient zu belastenden Aktivitäten zurückkehren kann.
   e. Es werden Simulationsübungen hoher Geschwindigkeit mit geringem Widerstand durchgeführt, um das Timing zu schulen.
   f. Die Bewegungsmuster und Techniken des Patienten werden genau beobachtet, um sie zu modifizieren oder den Patienten zu beraten, bevor er zu belastenden Aktivitäten zurückkehrt. (Es kann notwendig sein, daß er Tennisstunden nimmt, um seine Technik zu verbessern.) Werden für die Tätigkeiten Geräte eingesetzt, wie ein Tennisschläger oder ein Hammer, so müssen auch diese analysiert und angepaßt werden, um die Belastungen so gering wie möglich zu halten.

Muskuläre Dysbalance

Außer durch die bereits in diesem Kapitel beschriebenen Krankheitsbilder kann eine

Muskeldysbalance auch durch andere Ursachen entstehen, z. B. eine Nervenverletzung, eine allgemeine Verletzung, Nichtgebrauch und Immobilisation oder im Anschluß an eine Operation. Eine Auswahl sinnvoller Übungen, die den biomechanischen Befund berücksichtigen, kann aus den folgenden oder aus den in Kapitel 3 und 5 beschriebenen Übungen zusammengestellt werden. Bei Patienten mit Beschwerden des Ellenbogengelenks sollten auch die benachbarten Gelenke in das Übungsprogramm integriert werden, um Komplikationen vorzubeugen, die Heilung zu unterstützen und die Funktion der gesamten oberen Extremität und der angrenzenden Körperabschnitte wiederherzustellen. Die Behandlungsrichtlinien für akute Weichteilläsionen können in Kapitel 7, S. 202 ff., nachgelesen werden. Die folgenden Übungen sind für den Einsatz während der Heilungs- und Rehabilitationsphase bestimmt.

Dehnung verkürzter Muskulatur

> *Beachte:* Bevor eine Muskeldehnung durchgeführt wird, muß sicher sein, daß die Bewegung nicht durch die Gelenkkapsel eingeschränkt ist. Wenn das Gelenkspiel vermindert ist, so müssen Gelenkmobilisationstechniken gemeinsam mit den Muskeldehnungen eingesetzt werden (s. Kapitel 6).

Ellenbogenflexoren

Wenn die Ellenbogenflexoren verkürzt sind, so muß festgestellt werden, ob es der M. biceps brachii oder der M. brachialis ist. Der M. bizeps brachii wird über das Schultergelenk gedehnt, während das Ellenbogengelenk in Extension und Pronation gehalten wird. Wenn ein verkürzter M. brachialis die Bewegung einschränkt und der Muskelbauch bei der Palpation im distalen Abschitt empfindlich ist, so ist eine Dehnung kontraindiziert, weil durch sie eine Myositis ossificans herbeigeführt werden kann (s. „Myositis ossificans").

1. Bei verkürztem M. bizeps brachii werden aktive Inhibitionstechniken, Autodehnungen und passive Dehnungen eingesetzt (Abb. 2.**8**).
2. Für die Autodehnung nimmt der Patient den Arm mit gestrecktem Ellenbogengelenk und proniertem Unterarm hinter den Rücken und zieht ihn mit der anderen Hand weiter in die Dehnung.
3. Flexionskontrakturen können mit Langzeitdehnungen niedriger Intensität mit Hilfe einer dynamischen Schiene behandelt werden.
4. Bei leichten Kontrakturen wird ein kleines Gewicht 5–7 Minuten in der Hand gehalten oder eine Gewichtsmanschette ebenso lange distal um den Unterarm gelegt. Unter den distalen Anteil des Humerus wird ein Handtuch als Widerlager gelegt.

Ellenbogenextensoren

1. Bei verkürztem Trizeps werden Inhibitions-, passive Dehn- und Autodehntechniken eingesetzt. Der lange Kopf wird mit Schulterflexion gedehnt (Abb. 2.**7** und 2.**9**).
2. Für die Autodehnung des M. trizeps flektiert der Patient das Schulter- und Ellenbogengelenk soweit wie möglich und drückt den Humerus mit der anderen Hand weiter in die Dehnstellung.
3. Bei der Autodehnung zur Erweiterung der Ellenbogenflexion, liegt der Patient in Bauchlage und stützt sich auf die Unterarme. In dieser Stellung läßt der Patient seinen Brustkorb so weit absinken, wie es die Ellenbogenbeugung zuläßt, und hält die Dehnstellung so lange er es aushalten kann.

Supinatoren und Pronatoren

1. Sind Pro- oder Supination eingeschränkt, so wird mit gebeugtem Ellenbogen gedehnt, um die Schulter gegen Rotationskräfte zu stabilisieren (Abb. 2.**10**).
2. Bei der Autodehnung in die Pronation (Dehnung der Supinatoren) greift der Patient mit der gesunden Hand die Dorsalseite des betroffenen Unterarms, so daß der Handballen distal auf dem Radius und die Finger um die Ulna herum liegen.

3. Bei der Autodehnung in die Supination (Dehnung der Pronatoren) liegt die Handfläche der gesunden Hand auf der Volarfläche des Radius. Die Dehnung wird über Radius übertragen, um eine Verletzung des Handgelenks zu vermeiden.

Kräftigung schwacher Muskulatur

Ellenbogenflexion

1. Um den langen Bizepskopf möglichst effektiv einzusetzen, darf die Schulter bei der Ellenbogenflexion extendiert werden. Der Patient sitzt oder steht mit einem Gewicht in der Hand und beugt während die Hand zur Hüfte angehoben wird seinen Ellenbogen, wobei der Unterarm supiniert bleibt (Abb. 9.**5**). Diese Übung ist auch mit einem elastischen Widerstand denkbar, der an den Füßen befestigt ist.

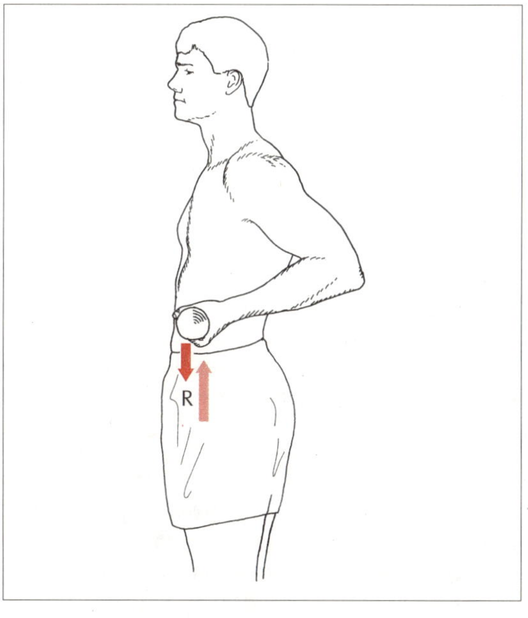

Abb. 9.**5** Widerstand gegen die Ellenbogenflexion. Das Schultergelenk wird extendiert, während das Ellenbogegelenk flektiert, der Unterarm ist supiniert. Diese Kombinationsbewegung dehnt den proximalen Anteil der Muskelsehnenplatte, die die Schulter kreuzt, während er sich gleichzeitig kontrahiert, um den Ellenbogen zu beugen. Dadurch wird das optimale Verhältnis von Muskellänge und -spannung über einen Großteil des Bewegungsausmaßes erhalten.

2. Um nicht ausschließlich den Bizeps zu trainieren, kann die Flexion auch mit der Schulter in Null- und Abduktionsstellung sowie mit dem Unterarm in Pronationsstellung beübt werden.

Ellenbogenextension

1. Um den langen Kopf des Trizeps effektiv einzusetzen, wird die Schulter bei der Ellenbogenextension flektiert. Der Patient sitzt oder steht und hält die Hand mit dem Gewicht neben der Schulter, so daß der Ellenbogen gebeugt ist. Nun streckt er den Arm senkrecht nach oben (Abb. 8.**27**).

Achtung: Für die korrekte Ausführung dieser Übung muß eine gute Schultergürtelfunktion vorhanden sein.

2. Ausgangsstellung des Patienten ist Sitz oder Stand. Es wird aus der Dehnstellung des langen Trizepskopfes begonnen, indem das Schulter- und Ellenbogengelenk

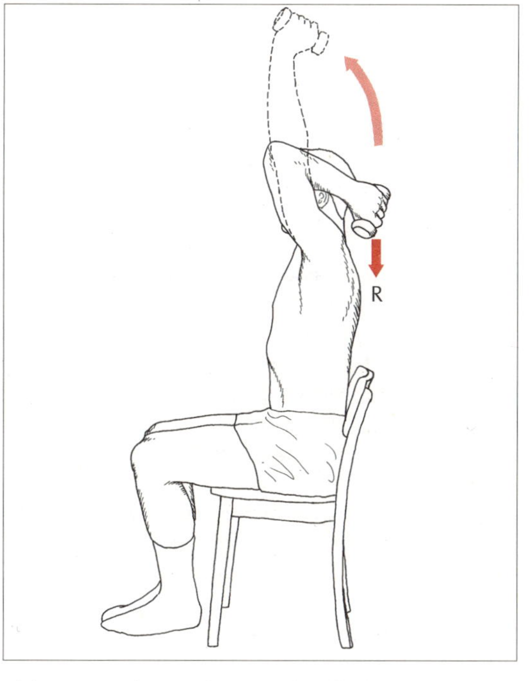

Abb. 9.**6** Widerstand gegen die Ellenbogenextension aus der Dehnstellung des M. triceps brachii

flektiert werden. Dann wird das Ellenbogengelenk gegen ein in der Hand gehaltenes Gewicht oder einen elastischen Widerstand gestreckt (Abb. 9.**6**).

3. Ausgangsstellung des Patienten ist Rükkenlage, das Schultergelenk wird 90° flektiert und das Ellenbogengelenk ist so gebeugt, daß die Hand entweder neben der gleichseitigen Schulter oder vor dem Sternum liegt (Außen- bzw. Innenrotation des Schultergelenks). Nun wird das Ellenbogengelenk gegen eine Hantel oder einen elastischen Widerstand gestreckt.
4. Der Patient liegt in Bauchlage, der Arm ist 90° abduziert und das Ellenbogengelenk ist über die Kante der Behandlungsbank nach unten gebeugt. Das Ellenbogengelenk wird gegen das Gewicht einer Hantel oder einen elastischen Widerstand gestreckt.

Pronation und Supination

1. Werden die Pro- und Supination mit einer Hantel trainiert, so darf das Gewicht nur auf einer Seite der Hand liegen. Hat die Hantel an beiden Seiten gleichviel Gewicht, so wirkt das eine bei der Übung resistiv und das andere assistiv und die beiden Gewichte neutralisieren sich (Abb. 9.**3 a** und **b**). Es muß auch auf die Daumenstellung geachtet werden, damit nicht der Daumen die Stange anhebt. Das Gewicht kann auch durch einen nach unten gerichteten Bogen bewegt werden, wenn es auf der Ulnarseite plaziert wird.
2. Der Patient steht vor einem Türknauf und hat den Oberarm am Körper angelegt, um Ausweichbewegungen der Schulter in Rotationsrichtung zu vermeiden. Jetzt dreht er den Türknauf.

Kombinierte Bewegungsmuster

Der Ellenbogen ist an Aktivitäten der Schulter und der Hand beteiligt. Widerstand gegen diagonale und kombinierte Bewegungsmuster werden in das Übungsprogramm mitaufgenommen. Kompensatorische Ausweichbewegungen müssen vermieden werden.

Übungen in der geschlossenen Kette

Übungen in der geschlossenen Kette für die obere Extremität wurden in Kapitel 8, S. 275, beschrieben. Es sollten die Übungen ausgewählt werden, die die Kontrolle des Ellenbogengelenks in Extension und Flexion betonen.

Funktionelles und Konditionstraining

Auf funktionelles und Konditionstraining wird übergegangen, indem Widerstand, Geschwindigkeit, Widerholungsanzahl und die exzentrischen Übungen gesteigert werden. Die Bewegungsmuster der erwünschten Aktivität werden simuliert und mit kontrollierten Belastungen ausgeführt, um den Patienten zu fordern. Ein abgestuftes Programm plyometrischer Übungen und berufs- bzw. sportbezogener Bewegungsabläufe kann in der Spätphase des Rehabilitationsprogramms indiziert sein.

Zusammenfassung

Nach einer kurzen Wiederholung der Anatomie und Kinesiologie des Ellenbogen- und Unterarmbereichs wurden häufige Erkrankungen des Muskel-Skelett-Systems geschildert, die physiotherapeutisch behandelt werden können. Es wurde ein Überblick über Vorschläge und Richtlinien für einen korrekten Einsatz von Mobilisations-, Dehnungs- und Kräftigungsübungen gegeben. An dieser Stelle soll der Leser nochmals dazu ermuntert werden, die Informationen aus Kapitel 7 als Grundlage für ein angepaßtes Übungsprogramm zu verwenden.

Es wurden übliche Operationsverfahren und der Aufbau der physiotherapeutischen Behandlung während der maximalen, mittleren und minimalen Schutzphase beschrieben.

10 Handgelenk und Hand

Das Handgelenk ist die am weitesten distal liegende Gelenkverbindung, die die Stellung der Hand verändern kann. Dadurch kommt ihm die wichtige Funktion zu, das richtige Verhältnis zwischen Muskellänge und -spannung der mehrgelenkigen Handmuskeln für den Einsatz bei unterschiedlichen Aktivitäten zu kontrollieren. Die Hand ist ein wertvolles Werkzeug, mit deren Hilfe wir unsere Umwelt beeinflussen und unseren Ideen und Talenten Ausdruck verleihen. Zudem werden durch die Hand wichtige sensible Informationen an das Gehirn weitergeleitet.

Für die sinnvolle Behandlung von Beschwerden des Handgelenks und der Hand ist die Kenntnis der komplizierten anatomischen und kinesiologischen Zusammenhänge in dieser Region notwendig. Im ersten Abschnitt dieses Kapitels werden die wichtigsten anatomischen und funktionellen Gesichtspunkte, die der Leser kennen und verstehen sollte, aufgezählt. Zum vertieften Studium dieser Zusammenhänge sei der Leser auf andere Quellen verwiesen. In den folgenden Abschnitten werden häufige Beschwerden an Hand und Handgelenk sowie ihre konservative oder operative Behandlung und die Anwendung und Steigerung von Behandlungstechniken beschrieben. In Kapitel 7 wurden die Grundlagen und Richtlinien für die Behandlung dargelegt. Mit diesen Inhalten sollte der Leser vertraut sein, bevor er ein Übungsprogramm entwirft.

Ziele

In diesem Kapitel lernt der Leser:

1. wichtige Aspekte der Struktur und Funktion der Hand zu unterscheiden,
2. ein therapeutisches Übungsprogramm auf der Grundlage des erwünschten funktionellen Ergebnisses zur Behandlung von Gelenk- und Weichteilbeschwerden zu erstellen, angepaßt an das Stadium der Heilung im Anschluß an eine entzündliche Reaktion des Gewebes unter Berücksichtigung der speziellen Verhältnisse an der Hand und dem Handgelenk,
3. die üblichen operativen Eingriffe an Handgelenk und Hand zu behandeln.

Struktur und Funktion von Handgelenk und Hand: Wiederholung

Knöcherne Anteile (siehe Abb. 6.32)

Das Handgelenk

Das Handgelenk besteht aus dem distalen Radius, Skaphoid (S), Lunatum (L), Triquetrum (Tri), Pisiforme (P), Trapezium (Tm), Trapezoideum (Tz), Kapitatum (C) und Hamatum (H).

Hand

Die Hand ist aus 5 Mittelhandknochen und 14 Phalangen aufgebaut.

Gelenke des Handgelenkskomplexes und ihre Bewegungen

Handgelenkskomplex

Der Handgelenkskomplex ist mehrgelenkig und besteht aus zwei komplizierten Gelenken. Sie sind zweiachsig und ermöglichen Volarflexion und Dorsalextension sowie Radialduktion und Ulnarduktion.

Articulatio radiocarpea

1. Sie liegt in einer weiten, jedoch festen Kapsel, die von den gleichen Bändern verstärkt wird wie die Interkarpalgelenke.
2. Die proximale Gelenkfläche am distalen Ende des Radius und am Discus radioulnaris ist bikonkav und leicht nach volar und ulnar gekippt.
3. Die distalen Gelenkflächen am Skaphoid, Lunatum und Triquetrum sind bikonvex. Das Triquetrum artikuliert hauptsächlich mit dem Diskus. Die drei Handwur-

zelknochen sind durch viele interossäre Bänder verbunden.
4. Bei Bewegungen des Handgelenks gleitet die konvexe proximale Reihe der Handwurzelknochen in die der Bewegung entgegengesetzte Richtung (gegensinnig).

Anguläre Handgelenksbewegung	Gleitrichtung der Handwurzelknochen auf dem Radius bzw. dem Diskus
Flexion	dorsal
Extension	volar
Radialduktion	ulnar
Ulnarduktion	radial

Anguläre Handgelenksbewegung	Gleitrichtung der distalen Handwurzelknochen in Beziehung zu den proximalen Handwurzelknochen
Flexion	C und H → dorsal Tm und Tz → volar
Extension	C und H → volar Tm und Tz → dorsal
Radialduktion	C und H → ulnar Tm und Tz → dorsal
Ulnarduktion	C und H →radial Tm und Tz → volar

Articulatio intercarpea

1. Hierbei handelt es sich um ein kompliziertes Gelenk zwischen der distalen und der proximalen Reihe der Handwurzelknochen. Die Gelenkkapsel ist mit den Gelenkkapseln der einzelnen Handwurzelknochen untereinander verbunden.
2. Es artikulieren die distalen Flächen des Skaphoids, Lunatums und Triquetrums mit den proximalen Flächen des Trapeziums, Trapezoideums, Kapitatums und Hamatums.
   a. Die Gelenkflächen des Kapitatums und des Hamatums sind im wesentlichen konvex und gleiten auf den konkaven, distalen Gelenkflächen des Triquetrums, Lunatums und einem Teil des Skaphoideums.
   b. Die Gelenkflächen von Trapezium und Trapezoideum sind im wesentlichen konkav und gleiten auf der konvexen, distalen Gelenkfläche des Skaphoids.
3. Bei den physiologischen Bewegungen des Handgelenks kommt es zu einer Anzahl verschiedener Bewegungen zwischen den Handwurzelknochen.

Os pisiforme

Das Os pisiforme wird auch zu den Handwurzelknochen gerechnet und liegt volar des Os triquetrum in der proximalen Reihe. Es gehört nicht zum Handgelenk, dient jedoch als Sesambein in der Sehne des M. flexor carpi ulnaris.

Bänder

Die Stabilität und einige passive Bewegungen des Handgelenkskomplexes werden durch die vielen Bänder gewährleistet. Dabei handelt es sich um das ulnare und das radiale Kollateralband, die Ligg. radiocarpeum dorsale und palmare, ulnocarpeum palmare, intercarpea und das Lig. carpi radiatum.

Gelenke der Hand und ihre Bewegungen

Articulationes carpometacarpeae digiti II–V

1. Die Gelenke zwischen den Basen der Mittelhandknochen und die Gelenke zwischen den Mittelhandknochen und den Handwurzelknochen liegen in einer gemeinsamen Gelenkkapsel.
2. Die Gelenke der Mittelhandknochen II bis IV sind flach und einachsig. Das Gelenk des fünften Mittelhandknochens

ist zweiachsig. Die Gelenke werden durch transversale und longitudinale Bänder gehalten. Der 5. Mittelhandknochen ist am beweglichsten; ihm folgt der 4.

3. Die Flexion der Mittelhandknochen und die zusätzliche Adduktion des 5. verbessern die Formung des knöchernen Hohlhandbogens und damit die Funktion der Hand beim Greifen.

Physiologische Bewegung der Mittelhand-knochen	Gleitrichtung der Mittelhand-knochen auf der Handwurzel
Flexion (Formung des Hohlhandbogens)	volar
Extension (Abflachung des Hohlhandbogens)	dorsal

Articulatio carpometacarpale digiti I (Daumensattelgelenk)

1. Hierbei handelt es sich um ein zweiachsiges Sattelgelenk zwischen dem Os trapezium und der Basis des ersten Mittelhandknochens. Es besitzt eine weite Gelenkkapsel und einen großen Bewegungsumfang, wodurch dem Daumen ermöglicht wird, sich beim Greifen und bei der Opposition von der Handfläche zu entfernen.
2. Bei der Flexions/Extensionsbewegung des Daumens in der Frontalebene ist das Trapezium konvex und die Basis des Mittelhandknochens konkav. Das heißt, daß die Gelenkfläche des Mittelhandknochens in die Richtung gleitet, in der die Knochenbewegung stattfindet (gleichsinnig).
3. Bezüglich der Ab-/Adduktionsbewegung des Daumens ist das Trapezium konkav und der Mittelhandknochen konvex. Die Gelenkfläche des Mittelhandknochens gleitet (gegensinnig).

Anguläre Bewegung des Metacarpale I	Gleitrichtung der Basis des Metarcarpale I
Flexion	ulnar
Extension	radial
Abduktion	dorsal
Adduktion	volar

Articulationes metacarpophalangeae (MCP-Gelenke)

1. Die MCP-Gelenke sind zweiachsig, wobei das distale Ende des Mittelhandknochens konvex und die proximale Phalanx konkav ist. Das Gelenk wird durch zwei Kollateralbänder stabilisiert, die bei endgradiger Flexion gespannt sind und die Ab- und Adduktion in dieser Stellung verhindern.
2. Das MCP-Gelenk des Daumens unterscheidet sich von den anderen durch die Verstärkung mit zwei Sesambeinen und nur minimaler Ab- und Adduktion auch in Extensionsstellung.

Anguläre Bewegung der ersten Phalanx	Gleitbewegung der ersten Phalanx
Flexion	volar
Extension	dorsal
Abduktion	weg von der Handmitte
Adduktion	zur Handmitte

Articulationes interphalangeae (IP-Gelenke)

1. Vom 2. bis zum 5. Finger gibt es ein proximales (PIP) und ein distales (DIP) Interphalangealgelenk. Der Daumen besitzt nur ein Interphalangealgelenk. Es handelt sich bei allen um einachsige Scharniergelenke. Der jeweils distale Gelenkpartner ist konvex und der proximale konkav.
2. Jede Gelenkkapsel wird durch Kollateralbänder verstärkt.

3. Das Ausmaß der Flexion und Extension nimmt von radial nach ulnar zu, dadurch wird die Opposition der ulnaren Finger zum Daumen ermöglicht sowie ein kräftigerer Griff auf der ulnaren Seite.

Anguläre Bewegung der Phalanx	Gleitrichtung der Phalanxbasis
Flexion	volar
Extension	dorsal

Funktion der Hand

Beziehung zwischen Länge und Spannung

Durch die Stellung des Handgelenks wird die Länge der extrinsischen Fingermuskeln kontrolliert.

1. Bei der Finger- oder Daumenflexion muß das Handgelenk von den Extensoren stabilisiert werden, um den M. flexor digitorum profundus, superficialis und flexor pollicis longus davon abzuhalten, auch das Handgelenk zu beugen. Je kraftvoller der Griff wird, um so mehr Handgelenksextension wird gleichzeitig ausgeführt, damit die extrinsischen Fingerbeuger über das Handgelenk gedehnt werden, und ein möglichst günstiges Verhältnis zwischen Muskellänge und -spannung entsteht.
2. Um eine kräftige Finger- oder Daumenextension zu ermöglichen, stabilisieren oder beugen die Flexoren das Handgelenk, so daß die Mm. extensor digitorum communis, extensor indicis, extensor digiti minimi oder der M. extensor pollicis longus effektiver arbeiten können. Zusätzlich kommt es noch zu einer Ulnarduktion. Bei der Öffnung der Hand sind sowohl der M. extensor als auch der flexor carpi ulnaris aktiv.

Formung und Abflachung des knöchernen Hohlhandbogens

Die Formung der Hohlhand entsteht bei der Fingerflexion und erhöht die Mobilität der Hand für den funktionellen Einsatz. Die Abflachung entsteht bei der Extension und beim Loslassen von Gegenständen.

Extensorenmechanismus

Das Streckerhäubchen wird aus der Sehne des M. extensor digitorum communis, deren bindegewebigen Anteilen und aus den Fasern der dorsalen und volaren Mm. interossei und der Mm. lumbricales gebildet. Jede dieser Strukturen hat einen Einfluß auf den Extensorenmechanismus.

1. Durch eine isolierte Kontraktion des M. extensor digitorum bildet die Hand eine Kralle (MCP Hyperextension mit IP Flexion durch den passiven Zug der extrinsischen Flexorensehnen).
2. Die Extension der PIP- und DIP-Gelenke entsteht gleichzeitig durch den Zug der Mm. lumbricales oder der Mm. interossei am Streckerhäubchen.
3. Um eine Extension in den Interphalangealgelenken zu erhalten, muß Spannung in der Sehne des M. extensor digitorum communis vorhanden sein. Diese entsteht durch eine aktive Kontraktion des Muskels und bewirkt gleichzeitig mit der MCP Extension eine Kontraktion der intrinsischen Muskulatur. Die Extension kann auch durch eine Dehnung der Sehne bei der MCP Flexion zustande kommen.

Verschiedene Griffarten

Die Art des angewendeten Griffes richtet sich nach der Aktivität, die ausgeführt wird.

1. Bei den Kraftgriffen wird ein Gegenstand durch Druck der leicht gebeugten Finger und des adduzierten Daumens in der Handfläche gehalten. Dies ist primär eine isometrische Funktion. Die Finger sind gebeugt, nach außen rotiert und stehen in leichter Ulnardeviation. Das Ausmaß der Flexion richtet sich nach dem gehaltenen Gegenstand. Der Daumen verstärkt die Finger und ist für geringe Anpassungen bei der Kontrolle der Richtung, in die die Kraft wirkt, zuständig. Variationen der Kraftgriffe sind: Griff von zylindrischen und sphärischen Gegenständen und der Hakengriff.

2. Feingriffe werden bei der Manipulation eines Gegenstandes zwischen dem opponierten und abduzierten Daumen auf der einen Seite und den Fingern auf der anderen Seite benötigt, bei denen die Finger die Handfläche nicht berühren. Die Muskulatur wird hierbei hauptsächlich isotonisch belastet. Die sensiblen Oberflächen der Finger werden dazu eingesetzt, möglichst viele Informationen über den Gegenstand zu sammeln und so die feinen Anpassungsvorgänge optimal zu gestalten. Kleine Gegenstände werden für eine präzise Handhabung zwischen dem Daumen und dem Zeigefinger gehalten. Variationen sind: der Fingerspitzengriff, der Fingerbeerengriff und der Fingerbeeren-Fingerseitengriff.
3. Kombinierte Griffmuster bestehen meist aus einem Feingriff von Daumen und Zeigefinger und der kraftvollen Unterstützung der drei lateralen Finger.

Handkontrolle

Bewegungskontrolle der unbelasteten Hand

Bei der Bewegungskontrolle der unbelasteten Hand sind anatomische Faktoren, Muskelkontraktion und viskoelastische Eigenschaften der Muskulatur beteiligt.

1. Krallengriffe können ausschließlich mit der extrinsischen Muskulatur durchgeführt werden.
2. Die Schließbewegung der Hand kann nur mit den extrinsischen Muskeln durchgeführt werden, benötigt jedoch auch Viskoelastizität der zweigelenkigen Mm. interossei.
3. Das Öffnen der Hand entsteht durch die synergistische Kontraktion der extrinsischen Extensoren und der Mm. lumbricales.
4. Die reziproke Bewegung der MCP-Flexion und der IP-Extension wird durch die Mm. interossei gewährleistet. Die Mm. lumbricales beseitigen dabei die viskoelastische Spannung der Profundussehne und helfen so bei der IP-Extension.

Kraftgriffe

1. Die größte Kraft wird von den extrinsischen Flexoren ausgeübt.
2. Dabei sorgen die extrinsischen Extensoren für eine Kompression, die der Subluxation der Fingergelenke entgegenwirkt.
3. Die Mm. interossei drehen die erste Phalanx, um sie in eine gute Position zu bringen, aus der heraus Druck auf den Gegenstand ausgeübt werden kann. Außerdem beugen die Mm. interossei noch die MCP-Gelenke.
4. Die Mm. lumbricales sind nicht am kraftvollen Griff beteiligt (mit Ausnahme des 4.).
5. Die Thenarmuskulatur und der M. adductor pollicis üben Druck gegen den gehaltenen Gegenstand aus.

Feingriff

1. Die extrinsische Muskulatur übt eine komprimierende Kraft aus, um den Gegenstand zwischen dem Daumen und den Fingern zu halten.
2. Um den Gegenstand zu manipulieren, werden die Finger von den Mm. interossei ab- und adduziert, die Thenarmuskeln kontrollieren die Bewegungen des Daumens, und mit den Mm. lumbricales kann der Gegenstand von der Handfläche weg bewegt werden. Die Muskeln werden entsprechend der Bewegungsrichtung eingesetzt.

Kneifen

Die Kompression eines Gegenstandes zwischen Daumen und Fingern wird durch die Thenarmuskulatur, den M. adductor pollicis, die Mm. interossei und die extrinsischen Flexoren gewährleistet. Auch die Mm. lumbricales sind an der Aktivität beteiligt.

Häufige Kompressionssyndrome der Nerven an Handgelenk und Hand

N. medianus

Der N. medianus erreicht die Hand gemeinsam mit den Flexorensehnen durch den

Karpaltunnel. Der Karpaltunnel wird von dem derben, relativ unelastischen Lig. carpi transversum überspannt. Eine Einklemmung des Nervs im Karpaltunnel bewirkt Sensibilitätsveränderungen (radiale ⅔ der Handfläche, Palmarfläche der radialen 3½ Finger und dem Rücken der distalen Phalangen) und fortschreitende Muskelschwäche in den distal des Handgelenks innervierten Muskeln (Mm. opponens pollicis, abductor pollicis brevis, flexor pollicis brevis caput superficialis, lumbricalis I et II). Dies führt zur Bildung einer Affenhand (Thenaratrophie, der Daumen steht in der Ebene der Handfläche). Der Zweig, der den M. opponens versorgt, verläuft über dem Lig. carpi transversum und kann in seinem Verlauf unabhängig von den anderen Fasern komprimiert werden.

N. ulnaris

Der N. ulnaris erreicht die Hand durch die Loge de Guyon, die vom Os pisiforme, vom Hamulus ossis hamati, von palmaren Bändern und dem M. palmaris brevis gebildet wird. Durch Trauma oder Einklemmung kommt es zu Sensibilitätsausfällen (im ulnaren ⅓ der Hand, im Kleinfinger und in der ulnaren Seite des Ringfingers) und zu fortschreitenden Schwächen in der Muskulatur, die distal der Kompressionsstelle innerviert wird (Mm. palmaris brevis, lumbricalis III et IV, interossei, adductor pollicis, flexor pollicis brevis caput profundus und die Hypothenarmuskulatur). Dies führt zur Bildung einer Krallenhand. Wird der Nerv erst nach seiner Bifurkation eingeklemmt, so kommt es nur zu Teilausfällen entsprechend der Lokalisation der Verletzung.

N. radialis

Der N. radialis erreicht die Hand auf dem Handrücken mit einem rein sensiblen Ast des N. radialis superficialis. Bei Verletzungen dieses Nervs im Bereich des Handgelenks oder der Hand kommt es ausschließlich zu sensiblen Ausfällen (über den radialen ⅔ des Handrückens, des Daumens und der proximalen Phalanx des II, III und der Hälfte des IV Fingers). Die Innervation der Muskulatur durch den N. radialis findet ausschließlich proximal des Handgelenks statt. Er innerviert die extrinsische Handgelenks- und Handmuskulatur (s. Kapitel 9, S. 283). Eine Verletzung des Nervs in der Nähe des Ellenbogengelenks führt zur Fallhandbildung.

Übertragener Schmerz und typische Muster der Nervenverletzungen

In der Hand enden mehrere wichtige Nerven. Hat der Patient Schmerzen oder Sensibilitätsausfälle in der Hand, so kann dieser durch eine Nervenläsion im gesamten Nervenverlauf von der Halswirbelsäule bis zur Hand oder durch eine Irritation von Geweben des Dermatoms hervorgerufen werden. Eine erfolgreiche Behandlung muß gegen die Ursache der Schmerzen gerichtet sein, findet also nicht zwangsläufig am Ort des Schmerzes oder der Sensibilitätsausfälle statt. Es ist deshalb unerläßlich, eine detaillierte Anamnese zu erheben und eine genaue Untersuchung der Dehn- und Leitfähigkeit der Nerven durchzuführen, wenn es sich um übertragene Schmerzmuster handelt oder der Patient von Sensibilitätsveränderungen berichtet.

Häufige Ursachen segmentaler Sensibilitätsveränderungen in der Hand

1. Halswirbelsäule
   a. Veränderungen der Wirbelgelenke $C_{5/6}$, $C_{6/7}$ oder C_7/TH_1.
   b. Veränderungen der Nervenwurzel $C_{6,7 \text{ oder } 8}$.
2. Gewebe, das von den Segmenten $C_{6,7 \text{ oder } 8}$ abstammt.

Häufige Ursachen extrasegmentaler Ausstrahlungen in die Hand

1. Periphere Nerven
   Die Ausstrahlungen können durch Einklemmungen des N. medianus, N. ulnaris oder N. radialis entstehen.
2. Plexus brachialis
   Ein Thoracic-outlet-Syndrom kann Ausstrahlungen in die Hand verursachen.

Beachte: Die Übungen, die in der akuten, subakuten und chronischen Phase der Heilung am Handgelenk und an der Hand angewendet werden, folgen den Richtlinien aus Kapitel 7 unter Berücksichtigung der anatomischen und kinesiologischen Besonderheiten der Region. In den folgenden Abschnitten wird auf die allgemeinen Richtlinien aufgebaut.

Gelenkbeschwerden: konservative Behandlung

Differentialdiagnose und Ätiologie der Symptome

Die Gelenke der Hand und des Handgelenks werden von rheumatoider Arthritis, Arthrose und akuten Verletzungen befallen. Es können sich Versteifungen und Verklebungen in Gelenken, Sehnenscheiden, Muskeln und den umgebenden Geweben durch eine Immobilisation bilden. In Kapitel 7, s. S. 197, wird die Ätiologie dieser Gelenksymptomatik beschrieben.

Häufige Einschränkungen und Beschwerden

Rheumatoide Arthritis

1. Bei der rheumathoiden Arthritis kommt es zu einer Synovitis und Gewebeproliferation mit bilateralen Schwellungen, Schmerzen, Bewegungseinschränkungen und Überwärmung der Gelenke. Am häufigsten sind die MCP-, PIP-Gelenke und das Handgelenk betroffen.
2. Es ensteht eine Entzündung der extrinsischen Sehnen und ihrer Sehnenscheiden (Tendosynovitis) sowie eine synoviale Proliferation mit Schmerz, fortschreitender Muskelschwäche und einer muskulären Dysbalance.
3. Im Zusammenhang mit der Tendosynovitis kann ein Karpaltunnelsyndrom ausgelöst werden, wenn der N. medianus durch die Schwellung komprimiert wird.
4. Die Patienten ermüden schnell. (Anm. d. Übers.: geringe lokale Ausdauer.)
5. Bei fortgeschrittener Erkrankung kommt es zu einer Schwäche der Gelenkkapsel, Knorpeldestruktion, Knochenerosion und Sehnenrissen, was zu folgenden Subluxationen und Deformitäten führen kann:
   a. Palmare Subluxation des Triquetrums gegenüber dem Diskus und der Ulna, wobei die Sehne des M. extensor carpi ulnaris nach volar verlagert wird, und er nun eine flektierende Kraft auf das Handgelenk ausübt.
   b. Ulnare Subluxation der Handwurzelknochen, die zu einer Radialdeviation des Handgelenks führt.
   c. Ulnadeviation der Finger in den MCP-Gelenken und palmare Subluxation der proximalen Phalangen.
   d. Schwanenhalsdeformität (PIP-Hyperextension mit DIP-Flexion).
   e. Knopflochdeformität (PIP-Flexion mit DIP-Extension).

Arthrose und Gelenkverletzungen

1. Im akuten Stadium entsteht eine Schwellung mit eingeschränkter und schmerzhafter Bewegung.
2. Im chronischen Stadium sind Flexion und Extension in den betroffenen Gelenken eingeschränkt, mit einem festen, kapsulären Endgefühl.
3. Es liegt eine generalisierte Muskelschwäche, eine schwache Handkraft und schlechte muskuläre Ausdauer vor.

Achtung: Im Anschluß an eine Verletzung muß der Therapeut sehr genau auf Anzeichen einer Fraktur der kleinen Handwurzelknochen achten, da diese in den ersten 2 Wochen nach der Verletzung auf dem Röntgenbild nicht immer zu erkennen sind. Zeichen für eine Fraktur sind Schwellung, muskuläre Schutzspannung bei passiver Bewegung, Schmerzverstärkung bei Belastung des betroffenen Knochens (z. B. bei der Deviation) und Empfindlichkeit bei der Palpation des Frakturgebietes.

Steifheit nach der Immobilisation

1. Nach einer Immobilisation ist das Bewegungsausmaß und das Gelenkspiel verringert, und es gibt Verklebungen der Sehnen.

2. Außerdem sind Kraft, Dehnbarkeit und Ausdauer der Muskulatur vermindert.

Häufige Einschränkungen und Beschwerden

1. Im akuten Stadium sind alle Aktivitäten, die Greiffunktionen beinhalten, schmerzhaft, so daß die Alltagsbewegungen stark eingeschränkt sind, dazu gehören An- und Auskleiden, Essen, Kämmen, Auf-die-Toilette-Gehen, Schreiben und fast alle anderen funktionellen Aktivitäten.
2. Je nachdem, welches Gelenk betroffen ist, wie stark die Bewegung eingeschränkt, wie groß die Schwäche, die Ermüdung und der Geschicklichkeitsverlust sind sowie die Art des geforderten Griffes oder die Präzision mit der die Funktion ausgeführt werden soll, handelt es sich um eine schwere oder leichte Einschränkung.

Behandlung akuter Gelenkläsionen

Die allgemeinen Richtlinien für die Behandlung akuter Gelenkverletzungen werden in Kapitel 7, S. 202, beschrieben.

Schmerzlinderung

1. Der Arzt kann Medikamente verschreiben.
2. Physikalische Anwendungen.
3. Ruhigstellung im Wechsel mit kurzen Phasen unbelasteter Aktivität.

Gelenkschutz

1. Korrekte Lagerung zur Kontrakturprophylaxe. Schienen- oder Tapeverbandversorgung für belastende Situationen; ansonsten wird uneingeschränkte, unbelastete und schmerzfreie Bewegung erlaubt.
2. Hilfsmittelversorgung für Alltagsbewegungen, wenn erforderlich.

Erhaltung der Gelenkbeweglichkeit, der Gelenkernährung und der Gewebegesundheit

1. Gehaltene Traktionen oder Oszillationen Grad I oder II.
2. Passives oder aktiv-assistives Bewegen. Es ist wichtig die Gelenke im freien Ausmaß zu bewegen, da sich bei einer Immobilisation der Hand schnell muskuläre Dysbalancen oder Kontrakturen bilden, die zu weiterer Gelenkzerstörung beitragen können.

Erhaltung der Flexibilität von Muskeln und Sehnen

1. Isometrische Muskelanspannungsübungen aus unterschiedlichen Gelenkstellungen.
2. Passives, aktiv-assistives oder aktives Bewegen. In den nichtbetroffenen Gelenken sollte endgradig, in den betroffenen Gelenken im freien Bewegungsausmaß bewegt werden, um das Gleiten der langen Sehnen in ihren Sehnenscheiden über die betroffenen Gelenke zu fördern und Verklebungen vorzubeugen.

Behandlung subakuter und chronischer Einschränkungen

Beweglichkeitserweiterung im Handgelenkskomplex

Bei der Beweglichkeitserweiterung liegt der Schwerpunkt auf den Gelenkmobilisationstechniken. Das distale Radioulnargelenk kann direkt distal des Handgelenks Schmerzen bereiten, die vom Patienten als Handgelenksschmerz angegeben werden. Diese Einschränkung betrifft die Unterarmfunktionen der Pro- und Supination. In Kapitel 9 wurde dieses Gelenk und seine Behandlung dargestellt.

Flexionserweiterung

1. Traktion im Bereich der Handwurzelknochen (Abb. **6.33**).
2. Dorsalgleiten aller Handwurzelknochen (Abb. **6.34**).
3. Spezifische Gleittechniken im Bereich der Handwurzelknochen der Indikation entsprechend.
   Der Knochen mit der konvexe Gelenkfläche wird fixiert und der Knochen mit der konkaven Gelenkfläche mobilisiert. Die Mobilisationsrichtung ist volare.
   a. Das Lunatum wird fixiert, der Radius gleitet nach volar (Abb. **6.37**).
   b. Das Kapitatum wird fixiert, das Lunatum gleitet nach volar (Abb. **6.37**).
   c. Das Skaphoid wird fixiert, der Radius gleitet nach volar (Abb. **6.37**).

d. Das Skaphoid wird fixiert, das Trapezium gleitet nach volar (Abb. 6.**38**).

Extensionserweiterung

1. Traktion im Bereich der Handwurzelknochen (Abb. 6.**33**).
2. Volargleiten aller Handwurzelknochen (Abb. 6.**35**).
3. Spezifische Gleittechniken im Bereich der Handwurzelknochen der Indikation entsprechend.
   Der Knochen mit der konkaven Gelenkfläche wird fixiert und der Knochen mit der konvexen Gelenkfläche wird mobilisiert. Der Mobilisationsimpuls geht in volare Richtung.
   a. Der Radius wird fixiert, das Lunatum gleitet nach volar (Abb. 6.**38**).
   b. Der Radius wird fixiert, das Skaphoid gleitet nach volar (Abb. 6.**38**).
   c. Das Trapezium wird fixiert, das Skaphoid gleitet nach volar (Abb. 6.**37**).
   d. Das Lunatum wird fixiert, das Kapitatum gleitet nach volar (Abb. 6.**38**).
   e. Das Skaphoid wird fixiert, das Kapitatum gleitet nach volar (Abb. 6.**38**).

Erweiterung der Radialduktion

1. Traktion im Bereich der Handwurzelknochen (s. Abb. 6.**33**).
2. Ulnargleiten aller Handwurzelknochen (s. Abb. 6.**36**).
3. Spezifische Gleittechniken im Bereich der Handwurzelknochen der Indikation entsprechend.
   a. Das Trapezium wird fixiert, das Skaphoid gleitet nach volar.
   b. Der Radius wird fixiert, das Skaphoid gleitet nach volar (Abb. 6.**38**).

Erweiterung der Ulnarduktion

1. Traktion im Bereich der Handwurzelknochen (Abb. 6.**33**).
2. Radialgleiten aller Handwurzelknochen (das Gegenteil der Abb. 6.**36**).

Rückführung der Subluxation im Gelenk zwischen Triquetrum, Meniskus und Ulna

Die Subluxation wird eingerenkt, um die Beweglichkeit des Handgelenks und in die Supination zu ermöglichen. Dafür gleitet die Ulna gegen das fixierte Triquetrum nach volar (ähnlich wie in Abb. 6.**37**).

Automobilisation im Gelenk zwischen Ulna, Diskus und Triquetrum

Der Patient umfaßt die distale Ulna mit den Fingern der anderen Hand, wobei der Daumen auf der Palmarfläche des Triquetrums direkt medial des Os pisiforme liegt. Dann wird mit dem Daumen Druck auf das Triquetrum ausgeübt, wodurch es gegen den Diskus und die Ulna nach dorsal gleitet (Abb. 10.**1**).

Erweiterung der Beweglichkeit der Gelenke der Hand und der Finger

Erweiterung der Beweglichkeit des Karpometakarpalgelenks am Daumen

1. Gelenktraktion.
2. Flexionserweiterung.
   Ulnargleiten des ersten Mittelhandknochens gegen das fixierte Trapezium (Abb. 6.**40 a**).
3. Extensionserweiterung.
   Radialgleiten des ersten Mittelhandknochens (Abb. 6.**40 b**).
4. Abduktionserweiterung.
   Dorsalgleiten des ersten Mittelhandknochens (Abb. 6.**40 c**).
5. Adduktionserweiterung.
   Palmargleiten des ersten Mittelhandknochens (Abb. 6.**40 d**).

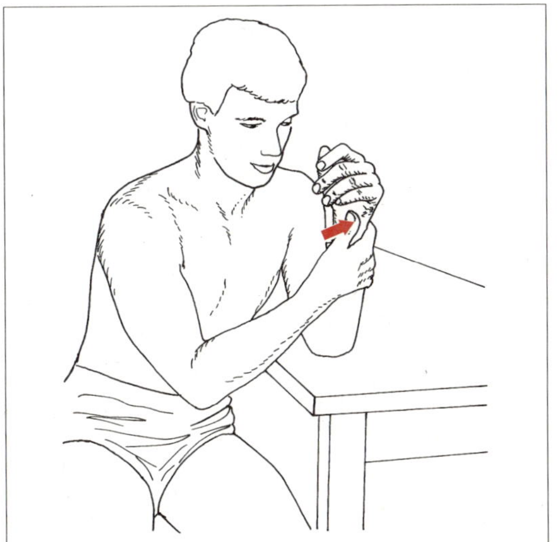

Abb. 10.**1** Automobilisation des Gelenks zwischen Triquetrum, Meniskus und Ulna

Verstärkung des Hohlhandbogens
1. Traktion in allen Karpometakarpalgelenken der Hand (Abb. 6.**39**).
2. Palmargleiten der Basis jedes einzelnen Mittelhandknochens gegen den entsprechenden fixierten Handwurzelknochen.

Erweiterung der Beweglichkeit der MCP- und IP-Gelenke der Finger
1. Gelenktraktion (Abb. 6.**41**).
2. Rotation mit Traktion (Abb. 6.**43**).
3. Flexionserweiterung.
   Volargleiten der Phalanxbasis (Abb. 6.**42**).
4. Extensionserweiterung.
   Dorsalgleiten der Phalanxbasis.
5. Ab- oder Adduktionserweiterung.
   Radial- oder Ulnargleiten wird angewendet, je nachdem, welcher Finger und welche Bewegungsrichtung eingeschränkt ist.

Schulung der Mobilität und der Bewegungskontrolle in Sehnen und Muskeln

Die mehrgelenkige und die intrinsische Muskulatur muß im Hinblick auf Dysbalancen der Flexibilität genau befundet werden. Die Techniken und die besonderen Vorsichtsmaßnahmen werden später in diesem Kapitel beschrieben.
1. Passive und aktive Inhibitionstechniken werden eingesetzt, um einzelne verkürzte Muskeln gezielt zu dehnen.
2. Bei Verklebungen werden Friktionstechniken in der Dehnstellung der Sehne angewendet.
3. Autodehnungen werden geschult, mit besonderem Augenmerk auf den Gelenkschutz bei mehrgelenkigen Muskeln.
4. Dem Patienten werden Bewegungen gezeigt,mit denen er die Gleitfähigkeit der Sehnen gegeneinander und gegen den Knochen erhalten kann. Dies ist besonders wichtig im Anschluß an eine Immobilisation nach einer Verletzung oder Fraktur, wenn Narbengewebe und Verklebungen die Beweglichkeit einschränken. Zu den Übungen gehört:
   a. die kleine Faust; Flexion der DIP- und PIP-Gelenke bei Extension der MCP-Gelenke, um das Gleiten des M. flexor digitorum profundus gegen den Knochen und der Sehnen des M. extensor digitorum communis zu betonen.
   b. die Sublimationsfaust; Flexion der MCP- und PIP-Gelenke bei DIP-Extension, um die Gleitbewegung des M. extensor digitorum superficialis auf der Sehne des Profundus zu betonen.
   c. die große Faust (voller Faustschluß); Flexion aller Finger- und MCP-Gelenke gleichzeitig zur Schulung des Gleitvorganges der Profundus- und der Superfizialissehnen aufeinander.
   d. das „Long-horn-Zeichen"; Extension des 2. und 5. Fingers, um die isolierte Bewegung der Sehnen der Mm. extensor indicis und extensor digiti quinti auf den Sehnen des M. extensor digitorum communis zu schulen.
5. Koordinationsschulung der intrinsischen und der extrinsischen Muskulatur durch die Bewegung von der kleinen Faust in den lumbrikalen Griff (intrinsische Position) (Abb. 10.**5**).
6. Schulung der Bewegungskontrolle aller Daumenbewegungen inklusive der Flexion und Extension sowie der Adduktion und Opposition.
7. Schulung der Ab- und Adduktion aller Metakarpophalangealgelenke.

Kraft- und Funktionsverbesserung

Die Übungen werden kontrolliert mit angemessenen Kräften gesteigert, um die Kraft und die Muskelbalance der Antagonisten wiederherzustellen sowie die Ausdauer zu verbessern. Beim Training über erkrankte Gelenke muß sehr darauf geachtet werden, daß die angewendeten Gewichte die Möglichkeiten der stabilisierenden Gewebe nicht übersteigen.

Behandlung der rheumatoiden Arthritis im Handgelenk und in der Hand

Da die rheumathoide Arthritis eine progrediente und systemische Erkrankung ist, sind besondere Vorsichtsmaßnahmen notwendig, um die Gelenke zu schützen und die fortschreitende Deformation gering zu halten.

Akutes Stadium

Zusätzlich zu den oben beschriebenen Behandlungsgesichtspunkten sind nicht nur die Ruhigstellung und die korrekte Lagerung ausschlaggebend, sondern auch die unbelastende Bewegung, um der Gelenkversteifung entgegenzuwirken. Die Aktivitäten des Patienten müssen genau beobachtet werden, um die aufgeflammte Entzündung zu beruhigen. Der Einsatz von Übungen im Wasser vermindert die Steifheit und ist den Patienten oft angenehm.

Subakutes Stadium

Sowie der Schmerz und die Schwellung zurückgehen, werden Gelenkschutz und Krafteinteilung bei der Steigerung der Aktivität in den Vordergrund gerückt.

1. Der Gelenkschutz wird durch Schienenversorgung des Patienten gewährleistet und dadurch, daß er kraftvolle Greifbewegungen mit der betroffenen Hand – oder wenn die Muskeln schwach sind – vermeidet, da diese Belastungen die Deformationskräfte in die Radialdeviation und Extension des Handgelenks sowie in die Ulnardeviation und palmare Subluxation der Metakarpophalangealgelenke begünstigen. Die Hand sollte in funktionellen Mustern belastet werden, die entweder kein Greifen beinhalten oder Griffe, die den deformierenden Kräften entgegengesetzt sind. Dazu gehören, das Öffnen von Schraubverschlüssen mit der linken Hand, Schneiden mit dem Messer, bei dem die Klinge an der ulnaren Seite der Hand herausschaut, und Essen mit dem Löffel umrühren, der an der ulnaren Seite der Hand herausschaut.
2. Es sollte schon frühzeitig auf die Verspannung der intrinsischen Muskulatur geachtet werden. Sie sollte gut gedehnt werden, da verkürzte Mm. interossei eine der Ursachen für die Schwanenhalsdeformation sind. Sie ziehen an den Extensorensehnen, was zu einer übermäßigen Extension der hypermobilen PIP-Gelenke führt.

Chronisches Stadium

1. Wenn die Entzündung medikamentös unter Kontrolle ist oder sich die Krankheit in der Remissionsphase befindet, können Mobilisationstechniken zur Dehnung eingeschränkter Gelenke angewendet werden. Es darf unter keinen Umständen mit großer Kraft gedehnt werden, da die Einnahme von Steroiden und der Krankheitsprozeß die Zugkraft des Bindegewebes vermindern.
2. Widerstandsübungen können zur Verbesserung der Kraft eingesetzt werden. Dem Patienten wird beigebracht, seine Tätigkeiten zu beobachten und die ersten Anzeichen einer neuen Entzündung zu erkennen, die ihm signalisieren, daß er zuviel belastet. Zudem werden ihm Möglichkeiten aufgezeigt, wie er seine Übungen verändern kann, um die Belastung zu verringern. Wenn bei der Bewegung Schmerzen auftreten, so kann der Patient isometrische Übungen aus unterschiedlichen Gelenkstellungen mit einer Intensität durchführen, die keine Symptome hervorruft.
3. Es kann ein Konditionstraining mit Übungen durchgeführt werden, die keine Beschwerden hervorrufen, z. B. Übungen im Wasser oder Radfahren.

Operative Eingriffe an den Gelenken und deren Behandlung

Besteht eine rheumatoide Arthritis oder eine Arthrose lange Zeit mit Beteiligung der Gelenke und Weichteile des Handgelenks und der Hand, so kann das zu chronischem Schmerz, Instabilität und Gelenkdeformation sowie eingeschränkter Beweglichkeit, Kraftverlust der Hand und eingeschränktem funktionellen Gebrauch der gesamten oberen Extremität führen. Wenn die konservative Behandlung erfolglos ist, kann eine Operation mit vorsichtiger Behandlung benutzt werden, um die Funktion der Hand und des Handgelenks wiederherzustellen.

Es gibt unterschiedliche Möglichkeiten operativer Eingriffe. Zu den Weichteilverfahren zählen Tendosynovektomie bei chronischer Tendosynovitis der Handgelenksextensoren- und -flexorensehnen, Sehnennähte und Synovektomien der Hand- und Fingergelenke. Diese Verfahren werden allein angewendet, wenn die Gelenkflächen der betroffenen Gelenke intakt sind. Bei deutlicher Gelenkzerstörung werden Eingriffe, wie Arthrodesen, Resektionsarthroplastiken oder Endoprothesen häufig in Kombination mit einem oder mehreren Weichteilverfahren durchgeführt. Einige Operationen haben das Ziel, weitere Deformationen zu minimieren oder zu verzögern; dazu gehören Tendosynovektomien nach gescheiterter medikamentöser Therapie. Es wird in diesem Fall proliferierende Synovia der Sehnenscheide entfernt, um einer Erosion und einer Ruptur vorzubeugen, bevor es zu deutlichen Deformationen und einem Verlust der Bewegungskontrolle des Handgelenks und der Finger kommt. Nach einer Ruptur können Sehnennähte und -verlegungen eingesetzt werden, um die Funktion zu verbessern oder zu verhindern bzw. zu verzögern, daß sich irreversible Deformationen, Subluxationen oder Dislokationen der Gelenke bilden. Arthrodesen sind das Mittel der Wahl für die Korrektur der Deformitäten des Handgelenks oder einzelner Fingergelenke, da der Patient mit ihrer Hilfe ein stabiles, schmerzfreies Gelenk mit nur geringem Funktionsverlust erhält. Ist eine Gelenkfusion nicht angezeigt und schmerzfreie Beweglichkeit erforderlich, so gibt es verschieden Formen der Endoprothesen. In den meisten Fällen ist eine Kombination der Operationsverfahren die beste Lösung.

Ziele der operativen Eingriffe und der Behandlung sind:

1. Wiederherstellung der normalen oder angepaßten Funktion des Handgelenks und der Hand.
2. Schmerzlinderung.
3. Korrektur einer Instabilität oder einer Deformation.
4. Wiederherstellung der Beweglichkeit.
5. Schaffen der Vorraussetzungen für die Verbesserung der Kraft in Handgelenk und Fingern im Dienste einer funktionellen Greiffunktion.

In den folgenden Abschnitten werden zunächst die Behandlungen unterschiedlicher plastischer Eingriffe an den Gelenken dargestellt. Im Anschluß daran sind Informationen zu Weichteileingriffen und deren Behandlung zusammengestellt.

Totalendoprothese des Handgelenks

Operationsindikationen

1. Starke Instabilität des Handgelenks mit Zerstörung des distalen Anteils des Radius und der Ulna sowie der Handwurzel durch eine chronische Arthritis.
2. Deutliche Bewegungseinschränkung des Handgelenks.
3. Subluxation oder Dislokation des Radiokarpalgelenks.
4. Starke Schmerzen im Handgelenk, die die Funktion beeinträchtigen.
5. Patienten, deren Handgelenke bilateral betroffen sind, so daß eine beidseitige Arthrodese die Handfunktion verschlechtern statt verbessern würde.

Verfahren

1. Die Totalendoprothese des Handgelenks ist eine Alternative zur Arthrodese. Eine erfolgreich durchgeführte Totalendoprothese bietet ein Gleichgewicht zwischen funktioneller Beweglichkeit und Stabilität.
2. Es gibt 2 Gruppen der Handgelenkstotalendoprothesen. Beide werden über einen dorsalen Zugang eingesetzt.
   a. Flexible Implantate bestehen aus einem doppelstieligen Silikon. Nach der Entfernung der proximalen Reihe der Handwurzelknochen, des distalen Radius und der Basis des Kapitatum, wird der proximale Stiel der Prothese in den Schaft des distalen Radius eingeführt. Der distale Stiel wird durch das Kapitatum in den 3. Mittelhandknochen geschoben. Die Prothese wird zementfrei eingesetzt und nach einiger Zeit von einer eigenen fibrösen Gelenkkapsel umgeben.
   Diese Operation wird meist mit einer Synovektomie des Handgelenks, der Säuberung der Extensorensehnen und

der Naht gerissener Extensorensehnen verbunden.

b. Verschiedene starre Scharnierprothesen aus Metall oder hochdichtem Kunststoff sind ebenfalls entwickelt worden. Diese Prothesen werden alle mit Methyl-Methakrylat einzementiert. In den meisten Verfahren werden der distale Anteil des Radius und eventuell der Ulna sowie die entsprechenden Handwurzelknochen resiziert. Das Implantat wird in den Schaft des Radius und distal in den 3. und eventuell in den 2. oder 4. Mittelhandknochen eingesetzt.

3. Nach beiden Eingriffen werden Hand und Handgelenk mit einem Verband versorgt und 3–6 Tage postoperativ ruhiggestellt und hochgelagert, um die Ödembildung zu vermindern.

Behandlung

1. Immobilisation

a. Die flexiblen Totalendoprothesen werden 2–4 Wochen in einem Unterarmgips mit Handgelenksnullstellung oder 20° Extension ruhiggestellt. Die Übungen werden erst begonnen, wenn eine ausreichende Gelenkstabilität vorliegt.

b. Die zementierten starren Scharniergelenke werden in der Regel kürzer (1–2 Wochen) ruhiggestellt, bevor mit Handgelenksübungen begonnen wird.

2. Übungen

Maximale Schutzphase

a. Während der Immobilisationsphase wird der Patient dazu angehalten, mehrmals täglich seine Finger in der Schiene oder dem Gips zu beugen, um die Beweglichkeit zu erhalten und den Lymphabfluß zu verbessern.

b. Ist die Handgelenksbewegung freigegeben, so werden Übungen aus der Schiene durchgeführt. Dazu gehören:
- aktive Pronation und Supination des Unterarms,
- aktive Radial- und Ulnarduktion des Handgelenks,
- aktive oder aktiv-assistive Handgelenksflexion mit entspannten und gebeugten Fingern,
- aktive und aktiv-assistive Handgelenksextension mit entspannten und gebeugten Fingern,
- aktive Flexion und Extension der Finger mit dem Handgelenk in Nullstellung und
- aktive Opposition des Daumens zu jedem Langfinger.

Mittlere und minimale Schutzphase

a. Die Schiene wird weiterhin zwischen den Behandlungen während des Tages mindestens 6–8 Stunden getragen. Nach 8 Wochen können die ersten leichten funktionellen Aktivitäten ohne die Schiene ausgeführt werden. Nachts wird die Schiene bis zu 12 Wochen getragen.

b. Aktive Übungen werden fortgeführt, bis das Handgelenk sein funktionelles Bewegungsausmaß erreicht hat.

c. Nach 6–8 Wochen kann mit leichten Widerstandsübungen zur Verbesserung der Greifkraft begonnen werden.

d. 12 Wochen postoperativ wird der volle Einsatz des Handgelenks bei gering belastenden Aktivitäten erlaubt.

Vorsichtsmaßnahmen

1. Wurde gleichzeitig mit dem Gelenkersatz auch eine Sehnennaht durchgeführt, so muß sich der Therapeut an die Vorsichtsmaßnahmen nach einer solchen Operation (s. S. 319) halten.
2. Der Patient muß darüber informiert werden, daß das Heben schwerer Gegenstände und die Gewichtsübernahme auf die Hand kontraindiziert sind, um das Risiko einer Prothesenlockerung gering zu halten.

Totalendoprothese des Metakarpophalangealgelenks

Operationsindikationen

1. Schmerzen in einem oder mehreren MCP-Gelenken und Zerstörung des Gelenks, in der Regel durch rheumatoide Arthritis.

2. Instabilität und Deformation (Ulnardeviation) der Finger, die nicht durch einen Weichteileingriff behoben werden können.
3. Steifheit und vermindertes Bewegungsausmaß in den MCP-Gelenken.
4. Mögliche Subluxation der MCP-Gelenke.

Verfahren

1. **Voraussetzung**
   Damit diese Operation erfolgreich ist, muß der Patient einen intakten M. extensor digitorum communis besitzen oder die Rekonstruktion dieser Sehne muß im Vorfeld der Operation erfolgen.
2. Zusammen mit der Totalendoprothese des MCP-Gelenks kann eine dorsale Synovektomie (Entfernung pathologisch veränderter Synovia entlang der Extensorensehnenscheiden) oder eine Arthrodese des Handgelenks durchgeführt werden.
3. **Überblick über das Verfahren**
   Die meisten Implantate für die Fingergelenke sind aus einem Stück flexiblem, gestieltem Silikon. Sie funktionieren wie ein dynamischer Abstandhalter während der Heilung des Gelenks. Die flexiblen Prothesen sind eine Verbesserung der starren Scharniergelenke. Es gibt auch neuere Entwicklungen, die bisher jedoch wenig Verwendung gefunden haben; sie sind zweiteilig aufgebaut, wobei ein metallischer Anteil mit einem Kunststoffteil artikuliert. Diese Art der Prothese muß einzementiert werden. Die neueste Entwicklung ist ein zementfreies, ungekoppeltes Implantat aus einer modernen Kohlenstoffaser.
   a. Es wird über der Dorsalfläche der MCP-Gelenke ein transversaler Schnitt gelegt und die Gelenkkapseln inzisiert.
   b. Die dicke, proliferierte Synovia wird entfernt.
   c. Die Weichteilkontrakturen (der volare Kapselanteil oder die Kollateralbänder) werden gelöst und eventuelle Risse der Extensorensehnen adaptiert.
   d. Die Köpfe der betroffenen Mittelhandknochen werden resiziert und der Intramedullarkanal des Mittelhandknochens und der proximalen Phalanx werden erweitert.
   e. Die Prothese wird in die beiden Intramedullarkanäle implantiert und die Gelenkkapsel rekonstruiert.
   f. Die Wunde wird verschlossen und die Hand mit einem Kompressionsverband versorgt, wobei die MCP-Gelenke in Extension und die distalen Gelenke in leichter Flexion gelagert werden.

Behandlung

1. **Immobilisation**
   In den ersten 2–3 Tagen postoperativ bleibt die Hand verbunden und wird hochgelagert, um die Ödembildung zu vermindern. Gleichgültig, welche Art des Implantats verwendet wurde, wird nur kurze Zeit ruhiggestellt.
   a. Hat nur ein Gelenkersatz stattgefunden, so wird die Hand etwa 3 Tage ruhiggestellt.
   b. Wurde zusätzlich zum Gelenkersatz eine Rekonstruktion gerissener Sehnen vorgenommen, so wird die Hand länger ruhiggestellt, um die Sehnennaht zu schonen.
   c. Zwischen dem 2. und 3. postoperativen Tag wird der Kompressionsverband entfernt und eine dynamische Schiene mit Auslegern angepaßt.
      - Die dynamische Schiene hält die MCP-Gelenke in Extension und wird tagsüber nur zum Üben abgelegt. Nachts wird eine statische MCP- und Fingerextensionsschiene getragen.
      - Die Schiene soll das heilende Gewebe schützen, einer weiteren Deformation, z.B. der Ulnardeviation der Finger, entgegenwirken und die Gelenkbewegungen während der Heilung leiten und kontrollieren. Die dynamische Schiene hält die MCP-Gelenke in Extension, schränkt die Beweglichkeit der IP-Gelenke jedoch nicht ein.
2. **Übungen**
   Maximale Schutzphase
   Bis zu 3 Wochen postoperativ liegt der Hauptgesichtspunkt der Behandlung auf

dem Schutz der heilenden Gewebe und der vorsichtigen Belastung der Weichteile, um die Narbenbildung durch kontrollierte Bewegungen günstig zu beeinflussen.

a. Erhaltung einer angemessenen Gelenkbeweglichkeit und guten Gleitverhaltens der Sehnen in ihren Scheiden. Schmerzfreie Übungen in der Schiene:
   - aktive PIP- und DIP-Flexion/Extension (die MCP-Gelenke werden in Extension gehalten),
   - aktive MCP-Flexion (die IP werden manuell in Extension gehalten oder vorübergehend mit Tape oder einem Spatel fixiert),
   - aktive MCP-Extension mit gebeugten IP-Gelenken, um die Aktivität der intrinsischen Muskulatur zu vermindern und die Gleitbewegung der Extensorensehnen in ihren Scheiden zu fördern,
   - aktive Handgelenks- und Unterarmbewegungen mit entspannten Fingern und
   - aktive Opposition des Daumens zu allen Fingern.

   Übungen aus der Schiene werden nur vom Therapeuten durchgeführt, die Ulnar- oder Radialduktion der Finger ist kontraindiziert. Es werden vorsichtige passive Bewegungen des MCP-Gelenks durchgeführt mit dem Ziel 70° Flexion zu erreichen.

Achtung: Während der ersten postoperativen Wochen dürfen die Extensoren nicht belastet oder gedehnt werden, besonders dann nicht, wenn die Sehnen genäht oder verlegt wurden.

b. Nach 1–2 Wochen kann man mit vorsichtiger Narbenmobilisation beginnen. (Anm. d. Übers.: 1–2 Tage nach der Entfernung der Fäden wird mit der Narbenmobilisation begonnen.)
c. Leichte Massagen und Wärmeanwendungen können auch angewendet werden, um die Ödembildung und postoperativen Schmerz und Steifheit zu vermindern.

Mittlere Schutzphase

a. Nach 3–4 Wochen können aktive Übungen aus der Schiene angeleitet werden. Das Ziel ist die volle Flexion der MCP-Gelenke mit einem möglichst geringen Extensionsdefizit.
b. Wurde keine Sehnennaht durchgeführt, so kann die intrinsische Muskulatur jetzt vorsichtig passiv gedehnt werden.
c. Es ist wichtig, möglichst bald die endgradige aktive Beweglichkeit zu erreichen.
   - Ist ein Streckdefizit des MCP-Gelenks ein anhaltendes Problem, so müssen die aktiven Extensionsübungen verstärkt durchgeführt werden.
   - Konnten nach 3 Wochen keine 60°–70° Flexion erreicht werden, so kann der Schiene ein Flexionsausleger hinzugefügt oder ein Beugehandschuh 1–2 Stunden täglich getragen werden.

Beachte: Die endgradige Flexion ist am wichtigsten im 3., 4. und 5. MCP-Gelenk für eine gute Greiffunktion.

d. Es kann jetzt auch aktive Radialduktion geübt werden. Der Patient legt die Hand mit der Handfläche nach unten auf den Tisch. Der Handrücken wird fixiert, und der Patient gleitet oder wandert mit den Fingern auf der Tischoberfläche nach radial.
e. Die dynamische Schiene wird weiterhin tagsüber und die statische Schiene nachts getragen.

Minimale Schutzphase

a. Nach 6–8 Wochen kann die dynamische Schiene weggelassen werden. Die Nachtschiene wird bis 12 Wochen postoperativ getragen oder bei anhaltendem Extensionsdefizit auch länger.
b. Es werden weiterhin Dehnungen durchgeführt, wenn Verkürzungen vorliegen.
c. 6 Wochen postoperativ kann mit Kräftigungsübungen begonnen werden, die mindestens bis zur 12. Woche fortgesetzt werden. Leichte Widerstands-

übungen mit dem Handtrainer zur Stärkung der Greifkraft können mit dazugenommen werden.

Totalendoprothesen der proximalen Interphalangealgelenke

Operationsindikationen

1. Schmerz der PIP-Gelenke der Finger und Zerstörung der Gelenkflächen durch Synovitis meist im Zusammenhang mit rheumatoider Arthritis.
2. Eingeschränktes Bewegungsausmaß der PIP-Gelenke.
3. Deformationen der Finger.
   a. Schwanenhalsdeformation.
   b. Knopflochdeformität.

Verfahren

1. Die Gelenkoberfläche der betroffenen proximalen Phalanx wird resiziert und durch ein flexibles Silikonimplantat ersetzt.
2. Das Gelenk wird gerichtet.
3. Der Extensorenmechanimus wird, wenn nötig, wiederhergestellt.
4. Eine Schwanenhals- oder Knopflochdeformität wird korrigiert.
5. Die Gelenkkapsel wird rekonstruiert, die Wunde verschlossen und ein Kompressionsverband an der Hand angelegt.
   a. Bei einer Schwanenhalsdeformität werden die Finger postoperativ in 10°–20° Flexion gelagert.
   b. Bei einer Knopflochdeformität werden die PIP-Gelenke postoperativ in Extension gelagert.

Behandlung

1. Immobilisation

Die Dauer der Immobilisation variiert, je nachdem ob die Extensorensehne rekonstruiert wurde oder nicht.

a. Wurde die Sehne nicht wiederhergestellt, so werden die PIP-Gelenke nur 2–3 Tage ruhiggestellt, bevor mit den Übungen begonnen wird.
b. Im Anschluß an eine Sehnenrekonstruktion muß länger ruhiggestellt werden, um dem Gewebe Zeit zur Heilung zu geben.
c. Die PIP-Gelenke werden auf einer gepolsterten Extensionsschiene zwischen den Übungen und nachts ruhiggestellt.

2. Übungen
Maximale Schutzphase

> *Beachte:* Die postoperative Behandlung richtet sich nach der Art der Deformität, die vor dem Eingriff bestanden hat, z. B. Sehnenriß, Schwanenhals- oder Knopflochdeformität.

a. Wenn keine Sehne genäht wurde, wird der Kompressionsverband nach 3–4 Tagen entfernt, und es kann mit aktiven Übungen der Finger, des Daumens und des Handgelenks begonnen werden. Dazu gehören:
   - aktive Flexion/Extension der PIP-Gelenke mit den MCP- und DIP-Gelenken in Nullstellung fixiert, um eine Bewegung in den PIP-Gelenken zu erreichen,
   - aktive Flexion/Extension der MCP- und DIP-Gelenke,
   - aktive Extension des Daumens und
   - aktive Bewegungsübungen des Handgelenks und des Unterarms.
b. Nach der Korrektur einer Schwanenhalsdeformität mit gleichzeitiger Totalendoprothese muß die Hyperextension der PIP-Gelenke vermieden werden.
   - 10–14 Tage postoperativ können aktive und passive Flexions-/Extensionsübungen angeleitet werden. Während der Übungen müssen die DIP-Gelenke in Nullstellung fixiert werden.
   - Es kann sogar günstig sein, die Entwicklung einer leichten (10°) Flexionskontraktur der PIP-Gelenks zu erlauben. Dadurch wird die volare Kapsel geschont und das Wiederauftreten der Deformation kann verhindert oder verzögert werden.
   - In der Nacht und zwischen den Übungen wird das PIP-Gelenk auf einer Schiene in 10°–20° Flexion ruhiggestellt.

c. Wurde zusammen mit der Totalendoprothese eine Knopflochdeformation korrigiert, so ist es wichtig, soviel Extension wie möglich im PIP zu erhalten. Da auch die Extensorensehnen bei dem Eingriff genäht wurden, sind starke Dehnungen oder Widerstandsübungen gegen großen Widerstand 6–8 Wochen postoperativ kontraindiziert.
   - Nach 14–21 Tagen postoperativ können aktive Flexions/Extensionsübungen im PIP-Gelenk begonnen werden.
   - Während der aktiven Bewegung der PIP-Gelenke werden die MCP-Gelenke an einer Buch- oder Tischkante in Nullstellung fixiert.
   - Nach den Übungen wird das PIP-Gelenk in voller Extension in einer Schiene gelagert.

Mittlere Schutzphase

a. Ist die PIP-Flexion nach 3 Wochen noch nicht ausreichend (das Ziel ist 70° Flexion und volle Extension), wird eine dynamische Beugeschiene während des Tages getragen. Nachts wird weiterhin eine Extensionslagerungsschiene getragen, insbesondere dann, wenn der Patient ein Extensionsdefizit hat.
b. Es wird mit leichten Dehnübungen zur Erweiterung der Flexion des PIP-Gelenks begonnen.

Minimale Schutzphase und Rückkehr zur Funktion

a. Bei jeder Art der PIP-Totalendoprothese werden die aktiven Übungen 6–8 Wochen postoperativ fortgeführt oder so lange, bis die funktionelle Beweglichkeit des PIP-Gelenks (0° Extension und 70° Flexion) erreicht ist.
b. Es gibt viele verschiedene Hilfsmittel und Übungsgeräte für die Rehabilitation der Hand, mit deren Hilfe vorsichtige isometrische Kräftigungsübungen oder Widerstandsübungen mit geringer Dosierung für die Fingermuskulatur durchgeführt werden können.
c. Wenn keine Sehnenrekonstruktion durchgeführt wurde, können die Schienen nach 6–8 Wochen weggelassen werden.
d. Die Hand kann nach 6–8 Wochen für leichte funktionelle Aktivitäten eingesetzt werden, wenn weiterhin die Prinzipien des Gelenkschutzes angewendet werden.
e. Um ein Wiederauftreten der Steifheit und Kontrakturen zu vermeiden, sollten die vorsichtigen Dehnübungen noch 3 Monate weitergeführt werden.

Articulatio carpometacarpale pollicis (CMC-Gelenk)

Operationsindikationen

1. Schmerzen im Karpometakarpalgelenk des Daumens ausgelöst durch Arthrose, traumatische oder rheumatische Arthritis. Die häufigste Indikation für den Ersatz des Gelenks ist Schmerz und Instabilität durch Arthrose.
2. Eine Subluxation oder Dislokation des ersten Mittelhandknochens nach dorsoradial, die zu einer Hyperextensionsfehlstellung im MCP-Gelenk des Daumens führt.
3. Eine Bewegungseinschränkung, meist handelt es sich um eine Adduktionskontraktur des Daumens.
4. Eingeschränkte Kraft beim Faustschluß und Spitzgriff durch Schmerzen oder eine Subluxationsstellung im CMC-Gelenk.
5. In Fällen, in denen eine Arthrodese des Daumensattelgelenks nicht angebracht ist.

Verfahren

Es gibt eine ganze Anzahl unterschiedlicher Operationsverfahren, um das Daumensattelgelenk zu ersetzen. Sie können in 3 große Kategorien eingeteilt werden:

1. die Resektion des Trapeziums mit anschließender Interposition autogenen Gewebes (dies ist das Verfahren der Wahl) (Anm. d. Übers.: z. B. Aufhängung nach Epping),
2. den Ersatz des Trapeziums durch eine Silikonprothese (Teilprothese) und

3. den Ersatz des Sattelgelenks durch ein einzementiertes Kugelgelenk, bei dem ein Gelenkpartner aus Kunststoff und der andere aus Metall gefertigt wird.

Behandlung

1. **Immobilisation**
   Im Anschluß an alle obengenannten Verfahren wird die Hand in einem Kompressionsverband ruhiggestellt und mehrere Tage bis zu einer Woche hochgelagert, um die Ödembildung zu vermindern. Die Dauer der Immobilisation ist abhängig vom Operationsverfahren.
2. **Übungen**
   Die Steigerung der Übungen variiert je nach Art des Implantats.
   Maximale Schutzphase
   a. Wenn der Kompressionsverband entfernt ist, die Ruhigstellung des Daumensattelgelenks aber noch fortgeführt wird, können die Finger und das Handgelenk aktiv bewegt werden.
   b. Ist das operierte Gelenk für tägliche Übungen freigegeben, so können vorsichtige aktive Bewegungen des Daumens (Flexion, Extension, Abduktion, Opposition und Zirkumduktion) im schmerzfreien Bereich angeleitet werden.
   c. Der Patient trägt zum Schutz zwischen den Übungseinheiten und nachts eine Schiene.
   Mittlere und minimale Schutzphase
   a. Die aktiven Übungen werden langsam gesteigert.
   b. Bei fortbestehenden Bewegungseinschränkungen im funktionellen Bereich können nach 6–12 Wochen Autodehnungen eingesetzt werden, ohne jedoch die Gelenkstabilität zu gefährden.
   c. Vorsichtige Greifübungen in funktionellen Mustern können zur Kräftigung der Daumenmuskulatur eingesetzt werden.
   d. 12 Wochen postoperativ kann der Daumen für alle funktionellen Aktivitäten freigegeben werden.

Rekonstruktion gerissener Extensorensehnen bei rheumatoider Arthritis

Hintergrund der Beschwerden und Operationsindikationen

1. Bei Patienten mit chronischer rheumatoider Arthritis der Hand kommt es häufig zu Rupturen der Sehnen des M. extensor digitorum communis oder des M. extensor pollicis longus. Am häufigsten betroffen sind die Sehnen des 4. und 5. Fingers.
2. Die Ursachen für die Rupturen sind:
   a. eine chronische Tendosynovitis, die die Sehnen infiltriert und schwächt,
   b. Druck auf die Sehnen durch eine proliferierende Synovitis der MCP- und PIP-Gelenke und
   c. Zerstörung der Sehnen im Bereich der distalen Ulna durch fortwährende Reibung an der unregelmäßigen Knochenoberfläche.
3. Durch den Riß einer Extensorensehne kommt es zu einem Verlust der aktiven Extension des Metakarpophalangealgelenks (Extensionsdefizit). Sind mehrere Extensorensehnen rupturiert, so kann die betroffene Hand funktionell nicht mehr eingesetzt werden.

Verfahren

1. Wenn die passive Beweglichkeit der Finger gut ist, kann die Naht der Sehnen die aktive Extension der MCP-Gelenke wiederherstellen. Oft wird eine Sehnennaht vor oder gemeinsam mit einer prothetischen Versorgung des MCP- oder des Handgelenks durchgeführt.
2. Eine Sehnenanastomose mit einer benachbarten intakten Extensorensehne ist eine Form der Rekonstruktion. Hierbei wird die gerissene Sehne mit der intakten verflochten.
3. Eine andere Möglichkeit ist eine Sehnentransplantation oder ein Sehnentransfer zur Wiederherstellung der Handfunktion. Am häufigsten wird die Sehne des M. extensor indicis proprius in Höhe des Metakarpophalangealgelenks zur Sehne des M. extensor digitorum communis transferiert.

4. Zusätzlich wird in vielen Fällen eine Synovektomie an den Sehnenscheiden der Handgelenksextensoren durchgeführt.

Behandlung

1. Immobilisation

a. Handgelenk und Hand werden 4 Wochen in einem Unterarmgips oder einer Schiene ruhiggestellt. Jede Bewegung der MCP-Gelenke ist kontraindiziert, damit die Heilung der Sehnen nicht gefährdet wird.

b. Das Handgelenk wird in leichter Extension, die Metakarpophalangealgelenke in 45° Flexion bis Extension ruhiggestellt.

c. Die Hand wird verbunden und einige Tage zur Ödemprophylaxe hochgelagert. Nach dem Entfernen des Verbandes werden Handgelenk und Hand in einer Extensionsschiene gelagert.

2. Übungen

Maximale Schutzphase

a. Nach 4 Wochen wird die Schiene für die Übungen entfernt. Es wird mit vorsichtigen aktiven Übungen der Finger begonnen, wobei die Extension der Metakarpophalangealgelenke bei Nullstellung im Hand- und in den PIP-Gelenken besonders beübt wird.

b. Aktive Handgelenks- und Unterarmübungen werden angeleitet.

Mittlere und minimale Schutzphase

a. 5 Wochen postoperativ darf mit vorsichtiger Fingerflexion begonnen werden.

b. Es werden submaximale isometrische Übungen der Fingerflexoren und -extensoren angeleitet.

c. 6 Wochen postoperativ kann die Schiene tagsüber weggelassen werden und der Patient kann die Hand jetzt bei leichten funktionellen Aktivitäten einsetzen.

d. 6–8 Wochen postoperativ darf mit vorsichtigen Dehnungen und Widerstandsübungen angefangen werden, um die Beweglichkeit und die Kraft zu verbessern.

> *Achtung:* Muß der Patient die Hand bei den Lageveränderungen einsetzen, so sollte er auf keinen Fall Druck auf den Handrücken ausüben bzw. sich auf dem Handrücken abstützen.

Überlastungssyndrome

Karpaltunnelsyndrom

Ätiologie der Beschwerden

Der N. medianus kann in seinem Verlauf durch den Karpaltunnel komprimiert werden, was zu neurologischen Ausfällen distal der Kompressionsstelle führt. Ursachen für eine Verminderung des Raumes im Karpaltunnel können eine Irritation, Entzündung oder Schwellung der langen Beugesehnen durch wiederholte stereotype Handgelenksbewegungen, Gelenkschwellung durch eine Verletzung (wie der Sturz auf den ausgestreckten Arm), nach Frakturen, Arthritis, Tendosynovitis oder Hypertrophie der Synovia sowie eine Schwellung in der Schwangerschaft sein.

Einschränkungen und Beschwerden

1. Schmerzen in der Hand bei wiederholtem Einsatz.
2. Schwäche oder Atrophie der Thenarmuskulatur und der beiden radialen Mm. lumbricales (Affenhand).
3. Verkürzung des M. adduktor pollicis sowie der extrinsischen Extensoren des Daumens und des 2. und 4. Fingers.
4. Sensible Ausfälle im Versorgungsgebiet des N. medianus.
5. Die Beweglichkeit des Handgelenks sowie der MCP-Gelenke des Daumens und des 2. und 4. Fingers kann eingeschränkt sein.

Funktionelle Einschränkungen und Behinderungen

1. Die Feinmotorik des Daumens in der Opposition ist eingeschränkt, was besonders die Greiffunktionen Daumenbeere zu Fingerbeere, Daumenspitze zu Fingerspitze und Daumenspitze zu Fingerbeere betrifft.

2. Tätigkeiten, die die Beschwerden auslösen, können nicht mehr durchgeführt werden. Meist handelt es sich um Haltebelastungen oder wiederholte stereotype Handgelenksbewegungen, wie sie bei der Fließbandarbeit, bei Kassierern oder beim Maschineschreiben vorkommen.

Konservative Behandlung

Die Behandlung richtet sich nach der Bewegung, die die Beschwerden ausgelöst hat. Die Behandlung beinhaltet folgendes:

1. eine Schienenversorgung des Handgelenks, um es bei der betreffenden Aktivität zu stützen oder ruhigzustellen,
2. eine genaue Bewegungsanalyse des Handgelenks und der oberen Extremität, um fehlerhafte Bewegungsabläufe zu erkennen und zu verbessern sowie das Umfeld dem Patienten anzupassen und damit die Notwendigkeit der wiederholten Bewegung zu verringern,
3. Kräftigung und Ausdauertraining der stabilisierenden Muskulatur und
4. Mobilisation der Handwurzelknochen (besonders des Kapitatums), um den Raum im Karpaltunnel zu vergrößern.

Behandlung eines operativen Eingriffs

Häufig wird das Ligamentum carpi transversum operativ durchtrennt, um den N. medianus zu entlasten. Im Anschluß an die Operation muß eine Therapie stattfinden, wenn Einschränkungen und Muskelschwächen vorliegen. Die Übungen und die Mobilisation richten sich nach dem Befund. Die folgenden Maßnahmen bieten sich an:

1. Mobilisation der eingeschränkten Gelenke, wie unter „konservative Behandlung von Gelenkbeschwerden", S. 303 ff. beschrieben,
2. Narbenmobilisation,
3. Kräftigung und Dehnung der Muskulatur s. S. 322 ff. (die funktionelle Kräftigung des am meisten eingesetzten Griffes kann mit einer Wäscheklammer durchgeführt werden) und
4. Kräftigung und Ausdauertraining der stabilisierenden Muskulatur von Schulter, Ellenbogen und Unterarm.

Kompression in der Loge de Guyon

Ätiologie der Beschwerden

Eine Schwellung der Weichteile im Tunnel zwischen dem Hamulus ossis hamati und dem Os pisiforme kann durch langes Schreiben mit der Hand, wiederholtes Greifen mit dem 4. und 5. Finger, z. B. beim Stricken oder Knüpfen, Aufstützen auf das gestreckte Handgelenk beim Fahrradfahren oder durch Verletzungen, wie den Sturz auf die ulnare Seite der Hand, hervorgerufen werden.

Einschränkungen und Beschwerden

1. Schmerzen und Parästhesien an der Ulnarseite der Handfläche und der Finger im Versorgungsgebiet des N. ulnaris.
2. Schwäche oder Atrophie des Hypothenars, der Mm. interossei, der beiden ulnaren Mm. lumbricales, des M. adduktor pollicis und des tiefen Kopfes des M. flexor pollicis brevis (Predigerhand).
3. Verkürzung der extrinischen Fingerbeuger und -strecker.
4. Eingeschränkte Beweglichkeit des Os pisiforme.

Funktionelle Einschränkungen und Behinderungen

1. Verminderte Kraft beim Faustschluß.
2. Die auslösende Aktivität kann nur noch eingeschränkt durchgeführt werden.

Konservative Behandlung

Die Behandlung entspricht der des Karpaltunnelsyndroms, wobei der Schwerpunkt auf der Veränderung der auslösenden Aktivität, der Verminderung des Drucks auf die Handfläche und auf dem Einsatz einer Extensionsschiene für das Handgelenk liegt.

Behandlung bei einem operativen Eingriff

Nach der Entlastung des Tunnels wird das Handgelenk 3–5 Tage ruhiggestellt. Die Behandlung beginnt dann mit vorsichtigen Bewegungsübungen. Es wird nach den gleichen Prinzipien behandelt wie nach einer operativen Versorgung des Karpaltunnelsyndroms.

Tendosynovitis/Tendinitis

Ätiologie der Beschwerden
Eine Entzündung der Sehnen entsteht durch den dauerhaften oder wiederholten Gebrauch der betroffenen Muskulatur, durch die Auswirkungen der rheumatoiden Arthritis, durch eine Überlastung des sich kontrahierenden Muskels oder durch eine aufgerauhte Oberfläche der Sehne oder der Sehnenscheide.

Einschränkungen und Beschwerden
1. Schmerz bei jeder Kontraktion des betroffenen Muskels oder bei einer Bewegung in einem anderen Gelenk, die eine Bewegung der betroffenen Sehne in ihrer Scheide auslöst.
2. Bei der Palpation ist das Entzündungsgebiet empfindlich und überwärmt.
3. Bei der rheumatoiden Arthritis kommt es zu einer Proliferation der Synovia und einer Schwellung in den betroffenen Sehnenscheiden, wie über der Rückseite des Handgelenks oder der Beugesehnen im Karpaltunnel.
4. Häufig entsteht eine Dysbalance zwischen Kraft und Dehnbarkeit der Muskulatur oder eine schlechte Ausdauer der stabilisierenden Muskulatur. Die Ursache kann weiter proximal am Ellenbogen oder der Schulter liegen, was eine Überlastung oder Ausweichbewegungen am distalen Ende der Extremität auslöst.

Funktionelle Einschränkungen und Behinderungen
Die Schmerzen werden durch Finger-, Daumen- oder Handgelenksbewegungen verstärkt, was die Greiffunktion oder wiederholte Handbewegungen beeinträchtigen kann.

Behandlung akuter Symptome
Es wird nach den Behandlungsrichtlinien aus Kapitel 7, „akute Weichteilverletzugen" vorgegangen. Der Schwerpunkt liegt auf der Belastungsminderung der betroffenen Muskulatur und der Erhaltung einer gesunden Umgebung, um eine Heilung mit unschädlichen Belastungen zu ermöglichen.

1. Schienenversorgung der beteiligten Gelenke, um die betroffene Sehne ruhigzustellen.
2. Gibt es eine Sehnenscheide, so können in der Dehnstellung vorsichtige Querfriktionen (Behandlungsintensität richtet sich nach der Schmerztoleranz des Patienten) eingesetzt werden, um die Beweglichkeit der Sehne in ihrer Scheide zu erhalten.
3. Es werden zunächst isometrische Anspannungsübungen in unterschiedlichen schmerzfreien Gelenkstellungen ausgeführt und später auch Bewegungen im schmerzfreien Bereich.

Behandlung in der subakuten und chronischen Phase
1. Die Intensität der Massagen, Übungen und Dehnungen wird gesteigert.
2. Die Biomechanik der auslösenden Aktivität wird untersucht und ein Übungsprogramm entworfen, das die Muskeldysbalancen beseitigt und die Ausdauer schult. Häufig entstehen die Beschwerden durch eine unzureichende Stabilisation der Schulter oder des Ellenbogens.

Akute Verletzungen an der Hand

Verstauchung: konservative Behandlung

Ätiologie der Beschwerden
Durch einen Sturz oder einen Schlag können die stabilisierenden Bänder des Gelenks überlastet worden sein. Es können auch Begleitverletzungen, wie Frakturen, Subluxationen oder Luxationen vorhanden sein.

Einschränkungen und Beschwerden
1. Schmerzen im betroffenen Gewebe bei jeder Dehnung der Bänder.
2. Das Gelenk kann hypermobil oder instabil sein.

Funktionelle Einschränkungen und Behinderungen
1. Bei einer einfachen Verstauchung kann der Schmerz noch einige Wochen den Ge-

brauch der Hand beeinträchtigen, wenn das Gelenk belastet wird. Wird ein Tapeverband oder eine Schiene zum Schutz des betroffenen Gelenks getragen, so wird die Funktion kaum eingeschränkt sein, es sei denn die Schiene behindert die Bewegung.

2. Handelt es sich um eine starke Verstauchung oder eine Teilruptur, so ist das Gelenk instabil. Es kann jetzt bei einer erneuten Belastung subluxieren oder sogar luxieren. In diesem Fall ist eine Operation unumgänglich.

Konservative Behandlung

1. Es wird nach den Behandlungsrichtlinien aus Kapitel 7 für akute Verletzungen vorgegangen, wobei der Schwerpunkt auf der Erhaltung der Beweglichkeit unter minimaler Belastung des heilenden Gewebes liegt. Ist eine Ruhigstellung notwendig, so sollte nur das betroffene Gelenk immobilisiert werden, so daß die benachbarten Gelenke frei bewegt werden können und dadurch die Gleitfähigkeit der langen Sehnen, die über das betroffene Gelenk ziehen, erhalten bleibt.
2. Querfriktionen der verletzten Bänder beugen gegen eine Verklebung der Narbe und eine daraus resultierende Bewegungseinschränkung vor.
3. Während der Rehabilitation sollten belastende Gelenkstellungen und Bewegungen vermieden werden, die die Symptome hervorrufen.

Versorgung einer Beugesehnenruptur

Hintergründe der Beschwerden und Operationsindikationen

1. Risse der Beugesehnen der Hand sind häufig und treten an verschiedenen Stellen entlang der Volarseite der Finger, der Handfläche und des Handgelenks auf. Welche Strukturen beeinträchtigt sind, hängt von der Tiefe und dem Ort der Wunde ab.
2. Die Volarfläche des Handgelenks und der Hand wird in 5 Zonen eingeteilt, der Daumen in 3 Zonen (Abb. 10.**2**). Verletzungen in der Zone 2 (Niemandsland) sind eine besondere Herausforderung für den Operateur, da die Sehnen auf sehr kleinem Raum zusammenliegen und die Blutversorgung gering ist, so daß es leicht zu Verklebungen kommt. Narbenbildung in diesem Bereich führt häufig zu Einschränkungen der Gleitfähigkeit der Sehnen und der Beweglichkeit. Zone 2 liegt zwischen dem distalen Ansatz der Sehnen des M. flexor digitorum superficialis (FDS) am Mittelglied der Finger und reicht bis zu den Mittelhandknochen.
3. Der Riß oder die Ablösung einer oder mehrerer Sehnen kann von Verletzungen der Nerven, Gefäße oder Knochen begleitet sein, was die Behandlung der Sehnenrisse verkompliziert.

Verfahren

1. Einfache Beugesehnenrisse werden mit einer direkten Primärnaht oder einer nachträglichen Primärnaht innerhalb der ersten 24 Stunden bis zu einigen Tagen nach der Verletzung versorgt. Die Enden der durchtrennten Sehne werden aneinandergelegt und genäht. Nonreaktive Nähte werden an der Volarseite der Sehne gelegt, um die Blutversorgung an der Dorsalseite nicht zu beeinträchtigen. Auch die Sehnenscheide wird genäht, um die extrinsische Ernährung der Sehne durch den Syovialfluß zu ermöglichen.
2. Ein alternatives Verfahren ist die zweiphasige Rekonstruktion der Sehne mit einem Transplantat. Abhängig von der Schwere der Verletzung müssen zuerst Nerven-, Gefäß- und Knochenverletzungen versorgt sowie eine Wundreinigung durchgeführt werden, bevor die Sehne genäht werden kann. In einigen Fällen ist es notwendig, zunächst einen Platzhalter einzusetzen und die Transplantation der Sehne um einige Monate zu verschieben. Das Implantat wird dann an die beiden Enden der gerissenen Sehne angenäht.

Behandlung

1. Immobilisation

Die betroffenen Finger und die Hand werden mehrere Tage in einem Verband

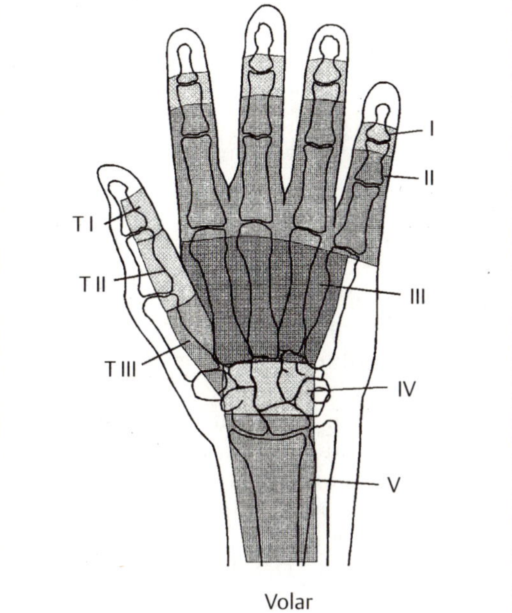

Abb. 10.**2** Zoneneinteilung der Volarseite der Hand bei Beugesehnenverletzungen

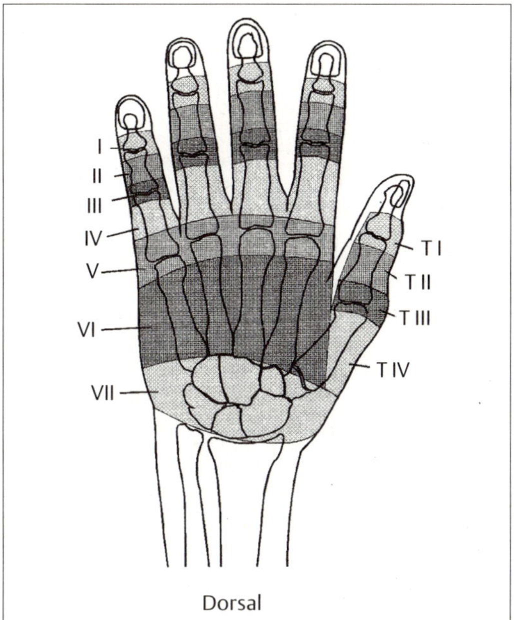

Abb. 10.**3** Zoneneinteilung der Dorsalseite der Hand bei Strecksehnenverletzungen

hochgelagert, um einem Ödem vorzubeugen. Die Finger und das Handgelenk werden in Flexionsstellung ruhiggestellt, um die Sehnennaht oder das Transplantat nicht unter Zug zu setzen.

2. Übungen

Beachte: Nach einer Transplantation werden die Übungen sehr viel vorsichtiger gesteigert als nach einer Primärnaht, damit ausreichend Zeit für die Vaskularisation des Transplantats bleibt.

Maximale Schutzphase

a. Nach dem Entfernen des Verbandes ist die konservativste Methode der Behandlung die Hand 3 Wochen lang in einer statischen Schiene vollständig ruhigzustellen. So werden die heilenden Strukturen am besten geschützt. Dieses Verfahren birgt jedoch auch die Gefahr massiver Verwachsungen und einer irreversiblen Flexionskontraktur der Finger.

b. Heutzutage ist es üblich, schon frühzeitig kontrollierte Bewegungen zuzulassen, um Kontrakturen zu vermeiden. Die Bewegung wird durchgeführt, während sich die Hand in einer statischen oder dynamischen Schiene mit Gummibändern oder in einer Kombination aus beiden Schienentypen befindet.
   - Eine statische Schiene liegt dorsal auf dem Handgelenk und den Fingern und hält das Handgelenk in 20° Flexion, die MCP-Gelenke in 70° Flexion und die IP-Gelenke in Nullstellung. Die Schiene wird für die Übungen gelockert oder entfernt.
   - Eine dynamische Schiene mit Gummibandtraktion hält das Handgelenk in Nullstellung und die Finger in Flexion läßt aber eine aktive Extension der Finger innerhalb eines geschützten Bewegungsausmaßes gegen den Widerstand der Gummibänder zu. Entspannt der Patient

die Extensoren, so werden die Finger passiv durch den Zug der Gummibänder wieder in die Flexion bewegt. (Anm. d. Übers.: Behandlung nach Kleinert)

c. Zur Ödemprophylaxe werden die Finger vorsichtig massiert, wenn der erste Wundverband entfernt ist.
d. Um Kontrakturen vorzubeugen und die Gleitfähigkeit der Sehnen in ihren Scheiden zu erhalten, ohne die genähte Sehne zu gefährden, werden die ersten 3–4 Wochen postoperativ folgende kontrollierte Bewegungen durchgeführt:
   - In der dynamischen Schiene können die Finger aktiv gegen den Widerstand der Gummibänder gestreckt werden; bei der Entspannung der Extensoren werden die Finger passiv von den Gummibändern in die Flexion gezogen.
   - Bei der Versorgung mit einer statischen Schiene wird diese für die Übungen etwas gelockert und die Finger werden passiv vom Patienten oder vom Therapeuten gebeugt und gestreckt. Es wird immer nur ein Gelenk gestreckt während die anderen in Flexion fixiert werden.
e. Die Narbe wird mit Friktionen behandelt, um Verklebungen vorzubeugen.
f. Nach 3½–4 oder erst nach 5 Wochen wird die Schiene verändert oder eine Handgelenksmanschette angelegt, um mehr Handgelenks- und Fingerbeweglichkeit zu ermöglichen. Die folgenden Übungen können jetzt durchgeführt werden:
   - aktive Fingerflexion mit Handgelenksextension,
   - aktive Handgelenksextension mit Fingerflexion und
   - aktive Fingerextension mit Handgelenksflexion.

Mittlere Schutzphase

a. 6 Wochen postoperativ kann die Schiene entfernt werden.
b. Wenn der Patient bisher noch keine volle Fingerextension erreicht hat, so kann jetzt mit vorsichtigen Dehnungen begonnen werden.
c. Es kann mit leichten Widerständen gearbeitet werden (Therapieknet oder manuell).
d. Der Patient darf seine Hand bei leichten funktionellen Aktivitäten einsetzen.

Minimale Schutzphase und Funktionsrückkehr

a. Nach 8–10 Wochen liegt der Behandlungsschwerpunkt auf der Verbesserung der Handkraft.
b. Die Ausdauer wird mit Halteübungen geschult.
c. Es werden Aktivitäten aus dem beruflichen und Freizeitalltag in die Übungen mit einbezogen.
d. Wenn es noch Flexionskontrakturen gibt, kann mit dynamischen Schienen, kräftigeren Dehnübungen und Gelenkmobilisationsübungen gearbeitet werden.
f. 12 Wochen postoperativ sollte der Patient die Hand wieder voll belasten und für alle funktionellen Aktivitäten einsetzen können.

Versorgung einer Strecksehnenruptur

Hintergründe der Beschwerden und Operationsindikationen

1. Risse der Extensorensehnen der Finger, des Daumens oder des Handgelenks kommen häufiger vor als Beugesehnenrupturen, da die Strecksehnen direkt unter der Haut und viel oberflächlicher liegen als die Beugesehnen.
2. Der Rücken des Handgelenks, der Hand und der Finger wird in 7 Zonen, die Rückseite des Daumens in 4 Zonen eingeteilt (Abb. 10.**3**). Welche Struktur des Extensorenmechanismus betroffen ist, hängt von der Lage der Verletzung ab. Z. B. wird ein Riß der Strecksehne auf Höhe des DIP-Gelenks und der distalen Phalanx (Zone 1) die Endstreckung des Fingers unmöglich machen. Ein Riß über den MCP-Gelenken (Zone 5) betrifft die Sehnen des M. extensor digitorum communis, und der Patient wird die MCP-Gelenke nicht mehr strecken können.

3. Der Verletzungsmechanismus kann ein einfacher Riß, eine dislozierte Fraktur oder eine komplexe Verletzung mit mehreren Frakturen und Gefäß- und Nervenbeteiligung sein.

Verfahren

1. Die Enden der gerissenen Sehnen werden aneinandergelegt und genäht.
2. Wenn es außerdem zu einer Fraktur oder Dislokation gekommen ist, werden die betroffenen Knochen oder Gelenke mit einem Kirschnerdraht stabilisiert.
3. Nach dem Verschluß der Wunde wird die Hand verbunden und in einer volaren Schiene versorgt.

Behandlung

1. Immobilisation

a. Gleichgültig, an welcher Stelle die Ruptur aufgetreten ist, die Hand wird immer in Extension ruhiggestellt. Die Handgelenks- und Fingerflexion wird durch den Verband und die Schiene verhindert.

b. Die Dauer der Immobilisation richtet sich nach der Verletzungszone und dem Operationsverfahren. Sehnennähte in den Zonen 1–4 werden in der Regel 4–6 Wochen in einer Extensionsschiene ruhiggestellt. Wurde in den Zonen 5–7 operiert, so muß die vollständige Immobilisation nicht so lange sein. Lag die Verletzung in Zone 7, so werden nur das Handgelenk und die MCP-Gelenke ruhiggestellt. In diesem Fall kann schon wenige Tage nach der Operation mit vorsichtigen Bewegungen begonnen werden.

2. Übungen

a. Im allgemeinen sind die einzelnen Phasen der Rehabilitation länger und die Übungen werden langsamer gesteigert als bei der Behandlung von Beugesehnenverletzungen. Das liegt an der schlechteren Ernährung der Strecksehnen, durch eine geringere Blutversorgung auf dem Handrücken und dadurch, daß sie erst im Bereich des Handgelenks eine Sehnenscheide besitzen. Auf der anderen Seite kommt es aus diesen Gründen nicht so leicht zu Verklebungen, die die Bewegung einschränken können.

b. Der Beginn und die Steigerung der Übungen hängen davon ab, in welcher Zone operiert wurde (s. o.).

c. Die Schwerpunkte der Bewegungen und die Fixation richten sich nach der Zone der Verletzung.
   - In Zone 1 und 2 wird besonders die aktive DIP-Flexion bei fixierten proximalen Gelenken beübt.
   - In Zone 3 und 4 wird besonders die aktive PIP-Flexion bei MCP-Extension und die aktive PIP-Extension mit MCP-Flexion beübt. Die DIP-Gelenke müssen unter allen Umständen fixiert werden
   - In den Zonen 5 und 6 kann schon früher mit Bewegungen in einem sicheren Ausmaß begonnen werden als in den Zonen 1–4. Es wird mit fixierter MCP-Flexion und mit passiver Extension der betroffenen Finger begonnen. Es kann auch die aktive PIP- und DIP-Flexion beübt werden, wobei die MCP-Gelenke und das Handgelenk in Extension gehalten werden. Nach 4 Wochen kann die aktive Extension der MCP-Gelenke angeleitet werden; dabei werden die IP-Gelenke leicht flektiert (lumbrikaler Griff, intrinsic minus position of the hand), um die Aktivität des M. extensor digitorum communis zu betonen.
   - In Zone 7 kann sofort mit IP-Gelenkbewegungen begonnen werden, solange das Handgelenk und die MCP-Gelenke in Extension gehalten werden. 3 Wochen postoperativ kann die Flexionsstellung der MCP- und Handgelenke vorsichtig gesteigert werden. Im Anschluß daran können leichte aktive MCP- und Handgelenksextension sowie Radial- und Ulnaduktion des Handgelenks geübt werden.

Achtung: Da die Flexoren sehr viel stärker sind als die Extensoren, muß man bei der aktiven Flexion sehr vorsichtig vorgehen, um eine Dehnung der Sehnennähte zu vermeiden. Aus diesem Grund wird in einigen Fällen die ersten Wochen nach der Immobilisation eine dynamische Extensionsschiene eingesetzt, um die Extension zu erleichtern und der Flexion Widerstand zu geben.

d. Die Übungen und die Schienenversorgung werden noch 8–10 Wochen fortgesetzt. Während der mittleren und minimalen Schutzphase können vorsichtige Widerstandsübungen ins Übungsprogramm aufgenommen werden. In der Spätphase der Rehabilitation wird die Hand zunehmend für belastende Alltagsbewegungen eingesetzt.

Muskuläre Dysbalance

Muskuläre Dysbalancen können zu fehlerhaften Bewegungsabläufen der Hand führen. Bei einem Funktionsverlust durch eine Nervenläsion oder einer Veränderung der Bewegungsabläufe durch eine Arthrose, muß die Hand mit einer Schiene versorgt werden, um Kontrakturen vorzubeugen und um den verbliebenen Muskeln die Funktion zu ermöglichen. (Die Beschreibung der individuelle Versorgung mit funktionellen Schienen sprengt den Rahmen dieses Buches.) Die allgemeinen Behandlungsrichtlinien akuter Verletzungen wurden in den vorhergehenden Abschnitten dieses Kapitels eingehend beschrieben. Außerdem sei der Leser auf Kapitel 7 verwiesen. Die Übungen, die im folgenden Abschnitt beschrieben werden, können in der subakuten und chronischen Phase der Heilung angewendet werden. Sie sollten entsprechend der Toleranz des Patienten gesteigert werden.

Dehnung verkürzter Muskulatur

Vorsichtsmaßnahmen

Vor der Dehnung der Muskulatur oder anderer inerter Strukturen muß sichergestellt sein, daß die Gelenkflächen uneingeschränkt aufeinander gleiten, um eine Schädigung des Gelenks zu vermeiden. Ist das Gelenkspiel eingeschränkt, so muß die Behandlung mit Gelenkmobilisationstechniken beginnen.

Da es im Bereich der Hand viele mehrgelenkige Muskeln gibt, müssen die Dehntechniken sehr spezifisch sein und es muß gut fixiert werden, um einer Gelenkverletzung und Hypermobilität vorzubeugen.

1. Die Techniken der aktiven Inhibition und passive Dehnübungen der Muskulatur und der Weichteile sind ausführlich in Kapitel 5 beschrieben.
2. Autodehnung der Mm. lumbricales
   Bei der Autodehnung werden die MCP-Gelenke aktiv gestreckt und die IP-Gelenke gebeugt. Für die reziproke Hemmung gibt der Patient den Fingerspitzen während der Beugung mit der anderen Hand Widerstand (Abb. 10.**6**).
3. Autodehnung der Mm. interossei
   Der Patient legt seine Hand flach mit der Handfläche nach unten auf den Tisch, mit extendierten MCP-Gelenken. Der betreffende Finger wird an der proximalen Phalanx in die Ab- bzw. Adduktion bewegt. Die benachbarten Finger werden fixiert.
4. Autodehnung des M. adductor pollicis
   Der Patient legt die Hand mit der Ulnakante auf den Tisch. Die Dehnung wird an den Köpfchen der Mittelhandknochen angesetzt. Es wird versucht, den Raum des Schwimmhäutchens zwischen dem 1. und 2. Mittelhandknochen zu vergrößern.
5. Autodehnung der extrinsischen Muskulatur
   Die extrinsischen Handmuskeln sind alle mehrgelenkig, daher ist das Ziel der Dehnung, die Muskeln über alle Gelenke gleichzeitig zu verlängern. Die Dehnung darf jedoch nicht in dieser Art begonnen werden, weil es sonst zu Gelenkkompres-

sion und Verletzungen der kleinen oder instabilen Gelenke kommen kann. Zu Beginn werden Handgelenk und proximale Fingergelenke lockergelassen und die Sehne des betreffenden Muskels wird nur über das distalste Gelenk gedehnt. Am Ende des Bewegungsausmaßes wird dieses Gelenk fixiert und der Muskel über das nächste Gelenk gedehnt. Dann werden die beiden distalen Gelenke am Ende ihres Bewegungsausmaßes fixiert und über das nächste Gelenk gedehnt. So wird fortgefahren bis der Muskel über alle von ihm überbrückten Gelenke, gedehnt ist.

Achtung: Die PIP- und die MCP-Gelenke dürfen nicht hyperextendiert werden, wenn im Bereich des Handgelenks gedehnt wird.

6. Autodehnung des M. flexor digitorum profundus und superficialis
Der Patient legt die Handfläche auf den Tisch und beginnt mit der anderen Hand die DIP-Gelenke zu strecken. Die DIP-Gelenke werden dann in der Streckung gehalten und nun die PIP und die MCP-Gelenke nacheinander extendiert. Kann der Patient diese Gelenke aktiv strecken, so sollte er diese Bewegung ohne Hilfe durchführen. Sind die Fingergelenke gestreckt, so wird die Hand flach hingelegt und mit der anderen Hand gut auf dem Tisch fixiert. Dann wird das Handgelenk gestreckt, indem der Patient den Arm langsam anhebt und über die Hand bewegt. Es wird bis zu der Stelle bewegt, an der das Dehngefühl unangenehm wird. Diese Position wird gehalten und bei nachlassendem Dehngefühl weiterbewegt (Abb. 10.**4**).
7. Autodehnung des M. extensor digitorum communis
Die Finger werden bis zur maximalen Dehnbarkeit des Muskels gebeugt, angefangen mit dem am weitesten distal gelegenen Gelenk nach proximal fortschreitend bis zuletzt auch das Handgelenk gebeugt ist. Soweit es dem Patienten möglich ist, sollte er diese Bewegung aktiv ausführen.

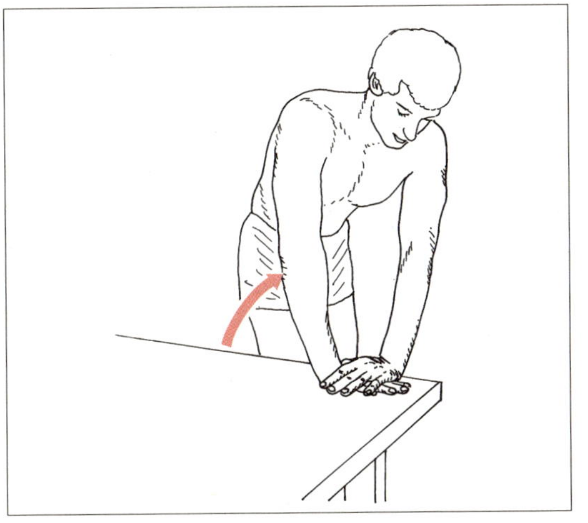

Abb. 10.**4** Autodehnung der extrinsischen Fingerextensoren mit Fixierung der kleinen, distalen Gelenke

8. Handgelenksflexoren und -extensoren
Diese Dehnungen wurden bei der Behandlung der medialen und lateralen Epikondylitis in Kapitel 9, S. 291 ff., beschrieben.
9. Selektive Dehnungen
Patienten mit einer hohen Querschnittlähmung bei C_6 können einen funktionellen Griff erreichen, wenn den extrinsischen Beugern (Profundus und Superfizialis) erlaubt wird, sich zu verkürzen. Die Beugung entsteht, indem die Gelenke passiv durch den Zug der verkürzten Sehnen bewegt werden. Bei der Handgelenksextension ziehen so die verkürzten Beuger die Finger in die Flexion; beugt man das Handgelenk, so öffnet sich der Griff. Diesen Vorgang nennt man auch Tenodese oder Sehnenfesselung.

Kräftigung schwacher Muskulatur

Wenn die Muskulatur schwach ist, werden Kräftigungsübungen mit ansteigender Schwierigkeit eingesetzt, um die muskuläre Balance herzustellen oder wiederzuerlangen. Im 3. Kapitel, S. 79 ff., wurden Programme mit resistiven Übungen vorgestellt.
1. Kräftigung der Handgelenksmuskulatur

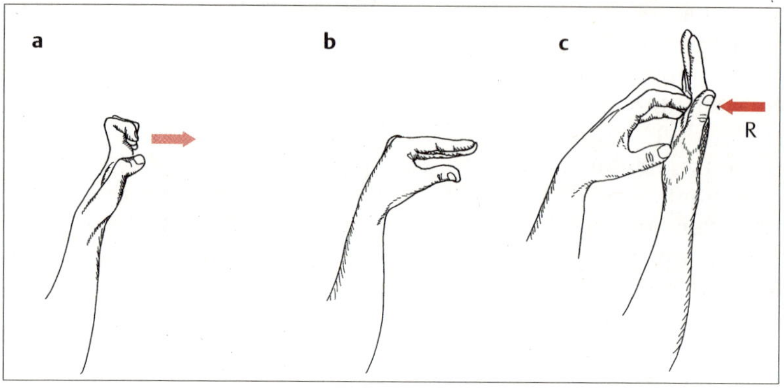

Abb. 10.**5** Kräftigung der Muskulatur, die die kombinierte MCP-Flexion und IP-Extension ermöglicht
a Ausgangsstellung
b Endstellung
c Der Patient gibt sich mit der anderen Hand Widerstand

a. Die Finger werden entspannt gehalten. Wenn die Handgelenksmuskeln alle die gleiche Kraft haben, können sie in Gruppen trainiert werden. Ist ein Muskel schwächer, führt man das Handgelenk durch das Bewegungsausmaß, um die Aktivität der kräftigen Muskeln möglichst gering zu halten. Ist z. B. der M. flexor carpi radialis stärker als der M. flexor carpi ulnaris, so soll der Patient versuchen, die Hand mehr zur Ulnarseite hochzuziehen, während der Therapeut die Hand in Extension und Ulnaduktion führt. Kann der Muskel schon gegen Widerstand arbeiten, so wird dieser über dem 4. und 5. Mittelhandknochen gegeben (ähnlich wie in Abb. 3.**10**).
b. Die Muskulatur kann auch mit Hilfsmitteln, wie Hanteln oder einem elastischen Widerstand, gekräftigt werden. Der Unterarm des Patienten liegt auf dem Tisch in Pronation, um der Extension Widerstand zu geben (Abb. 9.**2**), in Nullstellung, um der Radialduktion Widerstand zu geben, und in Supination, um der Flexion Widerstand zu geben.
c. Die Übungen werden gesteigert, indem man Bewegungsmuster trainiert, bei denen das Handgelenk stabilisiert werden muß. Nach der Schulung der Ausdauer kann auf funktionelle Übungen übergegangen werden. Die obere Extremität wird bis zur Kraftgrenze der Handgelenksstabilisatoren belastet, beginnen sie zu ermüden, wird die Übung beendet.

2. Kräftigung der intrinsischen Muskulatur

Beachte: Eine muskuläre Dysbalance mit schwacher intrinsischer Muskulatur führt zur Krallenhand.

a. MCP-Gelenksflexion mit IP-Gelenksextension
   - Das MCP-Gelenk wird in der Flexion fixiert. Der Patient streckt dann das DIP-Gelenk gegen einen Widerstand an der mittleren Phalanx. Eine Steigerung ist es den Widerstand gegen die distale Phalanx zu geben. Der Widerstand kann manuell oder mit Gummibändern gegeben werden.
   - Es wird mit den MCP-Gelenken in Extension und den PIP-Gelenken in Flexion begonnen. Der Patient soll nun seine Fingerspitzen in der gewünschten, kombinierten Bewegung nach außen bringen (Abb. 10.**5 a** und **b**). Wenn die Muskulatur einen Widerstand überwinden kann, kann der Patient seine Finger in die andere Handfläche schieben (Abb. 10.**5 c**).

b. Isolierte oder kombinierte Ab-/Adduktion jedes Fingers
   - Der Patient legt die Handfläche auf den Tisch. Am distalen Ende der 1. Phalanx wird einem Finger nach dem anderen Widerstand gegen die Abduktion oder die Adduktion gegeben.
   - Der Patient kann sich selbst gegen die Abduktion Widerstand geben, indem er die Finger beider Hände miteinander verschränkt und mit der einen Hand die Finger der anderen Hand zusammendrückt. Auch der Therapeut kann mit dem Patienten die Finger verschränken.
   - Man kann der Abduktion auch elastischen Widerstand geben, indem man ein Gummiband um 2 Finger schlingt und dann versucht, diese auseinanderzubewegen.

c. Daumenabduktion
   - Der Patient legt den Handrücken auf den Tisch. Widerstand wird an der Basis der 1. Phalanx des Daumens gegeben, während der Patient den Daumen abduziert.
   - Elastischer Widerstand gegen die Abduktion kann mit einem Gummiband gegeben werden, das um den Daumen und den Zeigefinger geschlungen ist. Der Patient versucht nun, den Daumen gegen den Widerstand des Gummis von der Handfläche wegzubewegen.

d. Daumenopposition
   Wie man manuellen Widerstand gegen die Daumenopposition gibt, wird in Abb. 3.**12** gezeigt.

3. Kräftigung der extrinsischen Fingermuskulatur.

> *Beachte:* Damit die extrinsische Fingermuskulatur effektiv arbeiten kann, muß das Handgelenk stabilisiert werden. Kann der Patient keine ausreichende Stabilisation gewährleisten, muß der Therapeut das Handgelenk bei den Übungen fixieren und für die funktionellen Aktivitäten mit einer Schiene versorgen.

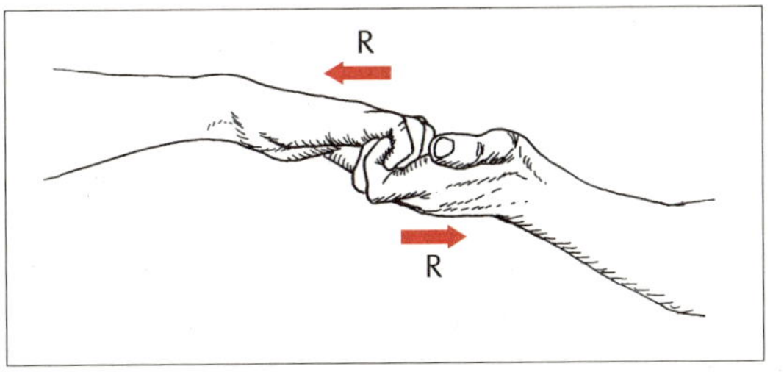

Abb. 10.**6** Eigenübung zur Kräftigung der extrinsischen Fingerflexoren

a. Extension der MCP-Gelenke
   - Der manuelle Widerstand wird am distalen Ende der proximalen Phalanx gegeben, dabei ist das Handgelenk in leichter Flexion oder Nullstellung.
   - Für den Einsatz von Geräten liegt die Handfläche auf dem Tisch und die Finger hängen über die Tischkante nach unten. Eine Schlinge, an der ein Gewicht hängt, wird um die distalen Enden der proximalen Phalangen gelegt. Weitere Übungen mit Geräten siehe 4.

b. Flexion der Interphalangealgelenke
   - Dem tiefen und dem oberflächlichen Beuger kann unabhängig voneinander Widerstand gegeben werden, indem man die gleiche Technik einsetzt, wie bei den Muskelfunktionstests. Dies kann im Anschluß an isolierte Sehnenverletzungen notwendig sein, wenn die betroffene Sehne trainiert werden soll. Den Muskeln kann auch gemeinsam Widerstand gegeben werden, wenn sie ähnlich gute Kraft haben. Das Handgelenk muß in Mittelstellung oder in leichter Extension fixiert werden.
   - Der Patient kann sich selbst Widerstand geben, wenn er seine Handflächen und Fingerkuppen gegeneinander legt und die Finger der einen Hand gegen den Widerstand der anderen Hand flektiert (Abb. 10.**6**). Die gleiche Technik kann für die Daumenflexion verwendet werden.

4. Widerstandsübungen mit Geräten für die extrinsische und intrinsische Muskulatur

Beachte: Eine gute Stabilisation ist für diese Übungen unerläßlich. Wenn die stabilisierende Muskulatur des Patienten nicht kräftig genug ist, muß der Therapeut in den geschwächten Abschnitten manuell unterstützen. Ist die Belastung so hoch, daß der Patient die Bewegung nicht kontrollieren kann, so schadet die Übung mehr, als daß sie nützt.

a. Ein Handtuch wird auf dem Tisch ausgebreitet. Der Patient legt seine Handfläche auf das Handtuch. Nun zieht er das Handtuch mit den Fingern in die Handfläche, während der Handballen Kontakt mit der Unterlage hält. Die gleiche Übung kann auch mit einem Stapel Zeitungspapier ausgeführt werden. Der Patient knüllt das oberste Blatt zu einer Kugel und wirft diese in einen Korb (Schulung der Koordination und Geschicklichkeit), dann wiederholt er die Übung mit dem nächsten Blatt.
b. Übungen mit einer Gewichtsscheibe
   - Die Handfläche liegt auf der Scheibe und die Fingerspitzen umfassen den äußeren Rand. So wird die Scheibe angehoben, wobei der Unterarm proniert ist und die Handfläche nach unten schaut. Die Stellung wird gehalten, was die Muskulatur fürs Greifen und die Handgelenksextensoren isometrisch belastet. Der Widerstand kann vergrößert werden, indem man einen Finger streckt.
   - Die schmale Seite der Gewichtsscheibe kann mit den Fingerspitzen oder mit der Daumenkuppe und jeweils einem Langfinger angehoben werden.
   - Die Hand wird mit der Handfläche auf den Tisch un das Gewicht auf den Handrücken gelegt. Der Patient versucht nun, die Finger gegen den Widerstand der Scheibe zu extendieren.
c. Andere Widerstände wie Therapieknet, Handtrainer und Softbälle verschiedener Größen und aus unterschiedlichen Materialien können für die allgemeine Handkräftigung eingesetzt werden. Die Bewegungen beim Einsatz dieser Geräte müssen genau auf Ausweichbewegungen hin überprüft werden.

5. In der späten Rehabilitation werden funktionelle Aktivitäten für Alltagsbewegungen geschult. Die Ausdauer wird mit geringen Gewichten bis zur Ermüdung trainiert. Die Intensität und Dauer der Übungen sollte am Ende den funktionellen Aktivitäten entsprechen.

Zusammenfassung

Die Anatomie und die Bewegungslehre des Handgelenks und der Hand wurden in diesem Kapitel in groben Zügen dargestellt. Die praktische Anwendung dieser Informationen beinhaltete die Diskussion der Bewegungskontrolle und der unterschiedlichen Griffarten. Die Behandlung verschiedener Beschwerden des Bewegungsapparates der Hand und operative Verfahren wurden umrissen. Diese Richtlinien umfassen die konservative und postoperative Behandlung von Beschwerden des Handgelenks, der Langfinger und des Daumens als Folge von Arthritis, Überlastungssyndromen und akuten Verletzungen. Am Ende des Kapitels wurden Übungen zur Dehnung, Kräftigung und Schulung funktioneller Aktivitäten für das Handgelenk und die Hand beschrieben.

11 Hüftgelenk

Das Hüftgelenk wird häufig mit dem Schultergelenk verglichen, da es sich auch um ein dreiachsiges Gelenk handelt und es das proximale Gelenk der dazugehörigen Extremität ist. Im Gegensatz zum Schultergelenk, das auf Mobilität ausgelegt ist, ist das Hüftgelenk jedoch ein stabiles Gelenk und wie ein tragendes Gelenk aufgebaut. Kräfte, die beim Gang und bei Aktivitäten des Beines entstehen, werden aus der unteren Extremität kranialwärts durch das Hüftgelenk auf das Becken und den Rumpf übertragen. Die Hüftgelenke tragen zudem das Gewicht des Rumpfes, der oberen Extremitäten und des Kopfes.

Zu Beginn dieses Kapitels werden die Anatomie und die Funktion des Hüftgelenks und seine Beziehung zu Becken und Lendenwirbelsäule besprochen. Für ein vertieftes Studium dieser Verhältnisse wird der Leser auf andere Quellen verwiesen. In Kapitel 7, S. 196 ff., werden die Behandlungsprinzipien erklärt. Der Leser sollte mit diesen Fakten vertraut sein sowie einen effektiven und objektiven Befund der Lenden-Becken-Hüftregion erheben können, bevor er eine Diagnose stellt und ein Übungsprogramm entwirft.

Ziele

In diesem Kapitel lernt der Leser:

1. wichtige Aspekte des Aufbaus und der Funktion der Hüfte zu beschreiben,
2. ein therapeutisches Übungsprogramm zur Behandlung von Weichteil- und Gelenkläsionen entsprechend dem Stadium der Rehabilitation, im Anschluß an eine entzündliche Reaktion des Gewebes zu entwerfen unter Berücksichtigung der Besonderheiten der Lenden-Becken-Hüftregion,
3. ein therapeutisches Übungsprogramm zur Behandlung üblicher operativer Eingriffe an der Hüfte auszuarbeiten.

Aufbau und Funktion der Hüfte: Wiederholung

Knöcherne Anteile: Femur und Becken

(Abb. 6.**44**)

Hüftgelenk

Eigenschaften

Das Hüftgelenk ist ein dreiachsiges Kugelgelenk mit einer derben Gelenkkapsel, die durch das Lig. iliofemorale, das Lig. pubofemorale und das Lig. ischiofemorale verstärkt wird. Die Hüftgelenke werden durch das knöcherne Becken miteinander und durch das Sakrum und die Iliosakralgelenke mit der Lendenwirbelsäule verbunden.

Azetabulum

Das Azetabulum ist der konkave Gelenkpartner, es entsteht durch die Fusion des Os ilium mit dem Os ischium und dem Os pubis und wird von einem faserknorpeligen Ring, dem Labrum acetabulare vertieft. Die Gelenkpfanne liegt in der Mitte des Beckenknochens und zeigt nach lateral, ventral und kaudal. Der Gelenkknorpel ist hufeisenförmig und am Außenrand verdickt. Die Fläche im Zentrum des Azetabulums ist nicht am Gelenk beteiligt.

Femurkopf

Der runde Femurkopf ist der konvexe Gelenkpartner und sitzt auf dem Femurhals. Er ist nach ventral, medial und kranial ausgerichtet.

Femurbewegungen

Der konvexe Femurkopf gleitet in die der Bewegungsrichtung entgegengesetzte Richtung.

Anguläre Bewegung des Femur	Gleitrichtung des Femurkopfes
Flexion	dorsal
Extension	ventral
Abduktion	kaudal
Adduktion	kranial
Innenrotation	dorsal
Außenrotation	ventral

Beckenbewegungen

Wenn die untere Extremität fixiert ist, z. B. beim Stand oder in der Standbeinphase beim Gehen, so gleitet das konkave Azetabulum in die gleiche Richtung wie die Beckenbewegung über den feststehenden konvexen Femurkopf (s. „Funktionelle Zusammenhänge der Lenden-Becken-Hüftregion", S. 328).

Anguläre Bewegung des Beckens	Gleitrichtung des Azetabulums
Beckenkippung (Flexion)	ventral
Beckenaufrichtung (Extension)	dorsal
Seitliches Hochziehen des Beckens	kaudal
Seitliches Abkippen des Beckens	kranial
Rotation des Beckens nach vorn	ventral
Rotation des Beckens nach hinten	dorsal

Beachte: Wenn sich das Becken bewegt, so betrifft das beide Hüftgelenke; die Bewegungen, die in den Hüftgelenken entstehen, müssen aber nicht die gleichen sein.

Schenkelhalswinkel/ Kollodiaphysenwinkel

Die Längsachse des Femurhalses und die Längsachse des Femurschafts stehen in einem Winkel zueinander. Physiologisch beträgt dieser 125°. Bei vergrößertem Winkel spricht man von Coxa valga, bei verkleinertem Winkel von Coxa vara. Eine einseitige Coxa valga führt zu einem funktionell längeren Bein auf der betroffenen Seite und tritt gemeinsam mit einem Genu varum auf. Eine einseitige Coxa vara führt zu einem funktionell kürzeren Bein, was gemeinsam mit einem Genu valgum auftritt. Einseitige Abweichungen werden meist auf Ebene des Beckens, des Fußes oder der Sprunggelenke kompensiert.

Torsion

Der Winkel, der von der Transversalachse der Femurkondylen und der Längsachse des Femurhalses gebildet wird, heißt Torsionswinkel. Er beträgt zwischen 8° und 25°, wobei der Normwert bei 12° liegt. Eine Vergrößerung des Torsionswinkels nennt man Antetorsion; sie führt zu einer Innenrotation des Femurs. Eine Verkleinerung des Winkels wird Retroversion genannt; durch sie wird der Schaft nach außen rotiert. Eine Antetorsion führt häufig zu einem Genu valgum und einem Pes planus. Bei einseitiger Antetorsion wird das betroffene Bein funktionell kürzer, was meist durch die Beckenstellung kompensiert wird. Eine Retroversion verursacht die gegenteiligen Effekte.

Funktionelle Zusammenhänge der Lenden-Becken-Hüftregion

Die Beckenbewegungen und ihr Einfluß auf die Hüftgelenke und die Lendenwirbelsäule

1. Beckenkippung/Beckenflexion
   Eine Beckenkippung ist die Bewegung der Spinae iliacae anteriores superiores in ventrale und kaudale Richtung. Der Abstand zum Femur (Ventralfläche) verringert sich, während das Becken um die Transversalachse der Hüftgelenke nach ventral rotiert. Es kommt zu einer Hüft-

flexion und einer LWS-Extension bzw. verstärkten Lordose.

   a. Die Muskeln, die diese Bewegung verursachen, sind die Hüftflexoren und die Rückenextensoren.
   b. Liegt der Körperschwerpunkt im Stand vor den Beuge-Streck-Achsen der Hüftgelenke, so führt das zu einer Flexion des Beckens. Diese Stellung wird durch die Bauchmuskeln und die Hüftextensoren stabilisiert.

2. Beckenaufrichtung/Beckenextension
   Eine Beckenaufrichtung ist die Bewegung der Spinae iliacae anteriores superiores nach dorsal, kranial. Der Abstand zum Femur (Ventralfläche) vergrößert sich, während das Becken um die Transversalachse der Hüftgelenke nach dorsal rotiert. Es kommt zu einer Hüft-Extension und LWS-Flexion bzw. zu einer Abflachung der Lordose.
   a. Die Muskeln, die diese Bewegung verursachen, sind die Hüftextensoren und die Rumpfflexoren.
   b. Fällt das Schwerelot des Rumpfes dorsal der Hüftgelenke, so führt das zu einer Beckenaufrichtung bzw. zu einer Extension des Beckens. Diese Stellung kann durch die Hüftflexoren und die Rückenextensoren stabilisiert werden.
3. Translation des Beckens
   Wenn das Becken im Stand nach ventral translatiert ist, so entsteht eine Extension der Hüftgelenke und der mittleren Lendenwirbelsegmente. Es kommt zu einer kompensatorischen Translation des Brustkorbs auf der oberen Lendenwirbelsäule nach dorsal, wobei der lumbothorakale Übergang flektiert wird. Diese Haltung sieht man häufig bei der Easy-standing-Position (sternosymphysale Belastungshaltung) (s. Kapitel 15, S. 464 ff.). Für diese Haltung wird nur sehr wenig Muskelkraft benötigt, weswegen sie auch als amuskulärer Stand bezeichnet wird. Der Patient „hängt" in den Bändern: im Iliofemoralband, im vorderen Längsband der unteren Lendenwirbelsäule und im hinteren Längsband der oberen Lendenwirbelsäule.
4. Koordination der Lendenwirbelsäulen- und Beckenbewegung (Lumbopelvic rhythm)
   Für eine maximale Vorbeugung des Rumpfes (wenn man die Zehen berühren will) ist eine gute Koordination der Bewegungen der Lendenwirbelsäule und des Beckens notwendig. Wenn der Kopf die Flexionsbewegung einleitet, translatiert das Becken nach dorsal, um den Schwerpunkt über der Unterstützungsfläche zu halten. Der Rumpf beugt sich weiter nach vorn, was bis ca. 45° Flexion von den Rükkenstreckern kontrolliert wird. Dann sind die Bänder gespannt und die in der Frontalebene ausgerichteten Gelenkfacetten approximiert, so daß die Wirbel fixiert sind und die Muskeln sich entspannen. Wenn alle Wirbelgelenke am Ende ihres Bewegungsausmaßes angekommen, die Facetten fixiert sind und durch das hintere Längsband gehalten werden, beginnt die Beckenflexion. Sie wird durch den M. glutaeus maximus und die Mm. ischiokrurales kontrolliert (exzentrische Muskelarbeit). Das Becken rotiert so lange nach ventral, bis die Muskeln am Ende ihrer Dehnfähigkeit angelangt sind. Die endgradige Vorwärtsbewegung hängt von der Flexibilität der Rückenstrecker, der Faszien und der Hüftextensoren ab. Der Weg zurück beginnt damit, daß die Hüftextensoren das Becken wieder in die Nullstellung ziehen (konzentrische Muskelarbeit). Dann bewegt der Rückenstrecker die Wirbelsäule, angefangen mit der Lendenwirbelsäule, wieder in die Aufrichtung. Variationen des physiologischen Ablaufs dieser Aktivität kommen durch schlechte Angewohnheiten, eingeschränkte Faszien- oder Muskellänge, durch Verletzungen oder durch Veränderungen in der Propriozeption zustande.
5. Seitliches Abkippen des Beckens
   Bewegungen des Beckens in der Frontalebene führen zu gegensätzlichen Bewegungen in den Hüftgelenken. Auf der Seite, auf der die Hüfte hochgezogen wird, entsteht eine Hüftadduktion; auf der Seite, auf der die Hüfte absinkt, entsteht

eine Hüftabduktion. Im Stand wird die Lendenwirbelsäule zur hochgezogenen Seite hin lateralflektiert (konvex zur abgesunkenen Seite).

a. Beckenbewegungen in der Frontalebene entstehen durch die Aktivität z. B. des M. quadratus lumborum der einen Seite bei gleichzeitiger Aktivität der kleinen Glutaeen der anderen Seite.

b. Bei einer asymmetrischen Easy-standing-Position wird das Körpergewicht auf ein Bein verlagert, und das Becken sinkt auf der anderen Seite ab. Die passiven Strukturen, die diese Stellung halten, sind das Lig. ilifemorale und der Tractus iliotibialis auf der Standbeinseite.

6. Beckenrotation
Die Beckenbewegung in der Transversalebene findet auf dem stehenden Bein statt. Dabei kann das unbelastete Bein die Beckenrotation einleiten. Bewegt sich die unbelastete Seite des Beckens nach vorn, so spricht man von einer Ventralrotation des Beckens, bzw. von einer Innenrotation des Beckens im Hüftgelenk der Standbeinseite. Bewegt sich die unbelastete Seite des Beckens nach hinten, so nennt man das eine Dorsalrotation des Beckens, bzw. eine Außenrotation im Hüftgelenk der Standbeinseite.

Bewegungen und Stellungen der unteren Extremität, die das Becken und die Wirbelsäule beeinflussen

1. Eine aktive Flexion des Beines im Hüftgelenk löst eine Flexion des Beckens und eine Extension der Lendenwirbelsäule aus, wenn das Becken nicht durch die Bauchmuskeln stabilisiert wird.
2. Durch Verkürzungen in der hüftumgebenden Muskulatur oder der Gelenkkapsel werden die Gewichtsbelastungen und Bewegungen der unteren Extremität direkt an die Wirbelsäule übertragen und nicht vorher vom Becken absorbiert. So führen verkürzte Hüftextensoren bei einer Hüftflexion zu einer vermehrten Flexion der Lendenwirbelsäule. Verkürzte Hüftflexoren werden bei der Hüftextension zu einer Vergrößerung der Lendenlordose führen. Durch eine Flexionskontraktur mit eingeschränkter Extension im Hüftgelenk wird bei der Belastung auch das Kniegelenk vermehrt belastet, weil das Knie nicht die volle Extension erreichen kann, solange die Hüfte gebeugt ist, es sei denn, der Rumpf würde nach vorn gebeugt. Verkürzte Adduktoren verursachen bei der Belastung ein Absinken des Beckens auf der Gegenseite und eine Lateralflexion der Wirbelsäule zur verkürzten Seite. Bei verkürzten Abduktoren geschieht das Gegenteil.
3. Ein einseitig kürzeres Bein ruft ein Absinken des Beckens auf der gleichen Seite und eine Lateralflexion der Wirbelsäule zur Gegenseite hervor. Das kann zu einer funktionellen und später vielleicht strukturell fixierten Skoliose führen. Ursachen einer Beinverkürzung können Asymmetrien der unteren Extremität sein, wie ein Plattfuß, Genu valgum, Coxa vara, verkürzte Hüftmuskulatur, ventral rotierter Beckenknochen, schlechte Haltung im Stand oder asymmetrisches Knochenwachstum.

Hüftgelenk beim Gang

1. Während des physiologischen Ganges beschreibt die Hüfte ein Bewegungsausmaß von 40° (10° Extension in der Abdruckphase, 30° Flexion in der Schwungphase und beim Fersenkontakt). Es kommt auch zu einem seitlichen Absinken und einer Rotation (etwa 8°); hierfür werden Hüftab- und -adduktion sowie Innen- und Außenrotation benötigt. Jede Einschränkung einer dieser Bewegungen wird die Reibungslosigkeit des Ganges und das Gangmuster beeinträchtigen.
2. Muskuläre Kontrolle während des Ganges

   a. Hüftflexoren
   Die Hüftbeuger kontrollieren am Ende der Standbeinphase die Hüftextension und kontrahieren sich dann konzentrisch, um die Schwungbeinphase einzuleiten. Bei einem Verlust ihrer Funktion wird der Rumpf mit einem Ruck nach dorsal bewegt, um die Schwungbeinphase zu beginnen. Kon-

trakturen der Hüftflexoren verhindern eine endgradige Extension während der zweiten Hälfte der Standbeinphase, dadurch entsteht ein kürzerer Schritt. Der Patient wird mit einer verstärkten Lendenlordose oder mit vorgebeugtem Rumpf gehen.

b. Hüftextensoren
Die Hüftstrecker kontrollieren den Flexionsschwung beim Fersenkontakt. Dann leitet der M. glutaeus maximus die Hüftextension ein. Beim Verlust der Extensorenfunktion entsteht beim Fersenkontakt ein Ruck des Rumpfes nach hinten, um den Schwerpunkt nach dorsal hinter die Hüfte zu bringen. Wenn der M. glutaeus maximus kontrakt ist, verkürzt sich das Ende der Schwungphase, in der der Femur nach vorne gebracht wird, oder der Patient kompensiert die Schwäche mit einer stärkeren Vorwärtsrotation des Beckens. Es kann auch zu einer vermehrten Außenrotation des Beines durch die außenrotatorische Komponente des Muskels kommen, oder der Tractus iliotibialis wird am Ursprung stärker belastet, was bei starker Aktivität zu Irritationen außen am Knie führen kann.

c. Hüftabduktoren
Der M. glutaeus medius kontrolliert das Absinken des Beckens auf der Gegenseite während der Standbeinphase. Beim Verlust seiner Funktion wird der Rumpf während der Standbeinphase der betroffenen Seite über diese translatiert. Diesen Hinkmechanismus sieht man auch bei schmerzhaften Hüftgelenken, da durch ihn das Drehmoment, das während der Standbeinphase auf die Hüfte wirkt, vermindert wird. Der M. tensor fasciae latae wirkt auch als Abduktor. Er kann verkürzen und den Gang durch fehlerhaften Einsatz beeinträchtigen.

3. Knochen- und Gelenkdeformitäten verändern die Beinachsen und damit den Gang. Schmerzhafte Prozesse führen zu schonenden Gangmustern, die durch eine Verkürzung der Standbeinphase auf der betroffenen Seite gekennzeichnet sind, wodurch die Belastung vermindert wird.

Dysbalancen der hüftumgebenden Muskulatur und ihre Auswirkungen

Der Einsatz der Muskulatur wird von der Gewohnheit bestimmt. Ein fehlerhafter Gebrauch durch unangemessene oder übermäßige Länge und unausgewogene Kraft kann Hüft-, Knie- und Rückenbeschwerden hervorrufen. Überlastungssyndrome, Weichteilbelastungen und Gelenkschmerzen entwickeln sich als Reaktion auf wiederholte unphysiologische Belastungen.

1. Verkürzter Tractus iliotibialis und M. tensor fasciae latae oder verkürzter M. glutaeus maximus
Diese Dysbalancen treten häufig gemeinsam mit einer Fehlhaltung, z. B. einer starken Beckenkippung, einer Easy-standing-Position oder einem Flachrükken auf (s. Kapitel 15, S. 464 ff.).
   a. Fehlhaltung mit vermehrter Beckenkippung, Dysbalance der Hüftmuskulatur
      - verkürztem M. tensor fasciae latae und Traktus iliotibialis,
      - eingeschränkter Hüftaußenrotation,
      - schwacher, überdehnter hinterer Anteile des M. glutaeus medius und des M. piriformis,
      - übermäßige Innenrotation des Femur in der ersten Hälfte der Standbeinphase mit vermehrter Belastung der medialen Kniegelenksstrukturen und
      - damit verbundene Kompensationen der unteren Extremität, wie Innenroationsstellung des Femurs, Genu valgum, vermehrte Tibiatorsion nach außen, Plattfuß und Hallux valgus.
   b. Easy-standing-Position, Dysbalance der Hüftmuskulatur
      - verkürztem M. rectus femoris und verkürzten Mm. ischiocrurales,
      - Einschränkungen der Hüftrotatoren,
      - schwacher und überdehnter M. iliopsoas,

- schwacher und verkürzter hinterer Anteil des M. glutaeus medius,
- schwacher und schlecht entwickelter M. glutaeus maximus und
- damit verbundene Kompensationen der unteren Extremität, wie Hüftextension, Innenrotationsstellung des Femur (manchmal), Genu recurvatum, Genu varum und Pes valgus.

c. Flachrücken; Dysbalance der Hüftmuskulatur
- Verkürzungen des M. rectus femoris, des Tractus iliotibialis und des M. glutaeus maximus und
- Variationen der beiden oben genannten Fehlhaltungen.

2. Starker Einsatz der zweigelenkigen Hüftflexoren (M. tensor fasciae latae, M. rectus femoris und M. sartorius) anstelle des M. iliopsoas
Hierdurch können eine unphysiologische Hüftbewegung oder Knieschmerzen ausgelöst werden, weil die Muskulatur auch das Knie überbrückt.
3. Starker Einsatz des M. tensor fasciae latae anstelle des M. glutaeus medius
Durch die starke Spannung des Tractus iliotibialis kann es zu Schmerzen lateral am Knie oder durch den vermehrten Bogensehneneffekt zur Innenrotationsstellung des Femurs mit medialen Knieschmerzen kommen.
4. Starker Einsatz der ischiokruralen Muskulatur anstelle des M. glutaeus maximus
Der M. glutaeus maximus verspannt sich und das Ausmaß der Hüftflexion nimmt ab. Kompensiert wird diese Situation durch übermäßige Flexion der Lendenwirbelsäule bei der Hüftbeugung. Durch eine Verspannung des M. glutaeus maximus kann wiederum eine hohe Spannung des Traktus iliotibialis mit damit verbundener Knieproblematik ausgelöst werden. Eine Überlastung der ischiokruralen Muskulatur verursacht sowohl eine Verspannung als auch eine Dysbalance mit dem Quadrizeps am Knie. Die ischiokrurale Muskelgruppe überwiegt dann bei der Knieextension mit ihrer stabilisierenden Funktion und zieht die Tibia bei Aktivitäten in der geschlossenen Kette nach dorsal. Dadurch wird die Mechanik des Kniegelenks verändert, was zu Überlastungssyndromen der Sehnen der ischiokruralen Muskulatur oder zu ventralen Kniebeschwerden durch ein Ungleichgewicht im Quadrizepszug führen kann.
5. Starker Einsatz der seitlichen Rumpfmuskulatur anstelle der Hüftabduktoren
Durch den unphysiologischen Einsatz der Rumpfmuskulatur kommt es zu einer übermäßigen Rumpfbewegung und zu starken Belastungen in der Lendenwirbelsäule.

Gleichgewicht und Haltungskontrolle

Die Gelenkkapsel des Hüftgelenks ist dicht mit Mechanorezeptoren besetzt, die im Dienste der Haltungskontrolle auf Stellungs- und Belastungsveränderungen und auf Bewegung antworten. Reflektorische Anspannung der gesamten kinematischen Kette, auch Gleichgewichtsreaktionen genannt, finden in vorhersehbaren Abständen statt, wenn die Balance im Stehen gestört und wiedererlangt wird. Erkrankungen der Gelenke, eingeschränkte Beweglichkeit oder Muskelschwächen können das Gleichgewicht und die Haltungskontrolle beeinträchtigen.

Nerven der Hüft- und Gesäßregion

Wichtige Kompressionssyndrome

1. Nervus ischiadicus

Der N. ischiadicus bildet sich in der hinteren Beckenregion aus dem Plexus lumbo-sacralis (Nervenwurzeln L_4 bis S_3) und verläßt das Becken über der unteren Kante des Foramen ischiadicum majus. Dann verläuft er unterhalb des M. piriformis. (In einigen Fällen verläuft der Nerv auch durch oder über den M. piriformis.) Eine Einklemmung des Nervs verursacht Sensibilitätsstörungen dorsal und lateral am Bein sowie dorsal und plantar am Fuß. Es entwickelt sich eine fortschreitende Schwäche der ischiokruralen Muskulatur, eines Teils der Adduktoren und aller Muskeln des Beines und des Fußes.

2. Nervus obturatorius
Der N. obturatorius bildet sich innerhalb des M. psoas aus den Nervenwurzeln L_2 bis L_4 und tritt ventral des Sakroiliakalgelenks in das Becken ein. Dann verläuft er mit den Obturatorius-Gefäßen durch den Canalis obturatorius und teilt sich dort in einen Ramus anterior und einen Ramus posterior. Aufgrund einer Verletzung oder einer Einklemmung des Nervs können Sensibilitätsveränderungen am medialen Oberschenkel und Schwächen vor allem in den Adduktoren entstehen.

Hüftinnervation
Die Hüfte wird hauptsächlich vom Spinalnerv L_3 innerviert. Irritationen des Hüftgelenks werden in der Regel im Dermatom L_3 empfunden, das von der Leiste über die Oberschenkelvorderseite bis zum Knie reicht.

Übertragene Schmerzen in die Hüft- und Gesäßgegend
Wenn schmerzhafte Symptome aus anderen Quellen in diese Region übertragen werden, dann liegt der Behandlungsschwerpunkt auf der Ursache der Beschwerden. Es können jedoch auch Dehnungen und Kräftigungen der hüftumgebenden Strukturen vorgenommen werden, um ein biomechanisches Gleichgewicht der Kräfte zu entwickeln, das die Belastungen in den Bereichen kranial und kaudal des Gelenks vermindert. Häufige Ursachen übertragener Schmerzen in die Hüft- und Gesäßregion sind:
1. Irritationen der Nervenwurzeln oder der Gewebe, die aus den Segmenten L_1 bis S_2 hervorgehen, und
2. Irritationen der lumbalen Intervertebralgelenke und der Iliosakralgelenke.

Gelenkbeschwerden: konservative Behandlung

Verwandte Diagnosen und Ätiologie der Symptome
1. Eine Arthrose ist die häufigste Erkrankung des Hüftgelenks. Sie kann z.B posttraumatisch oder durch wiederholte unphysiologische Belastung oder besondere Krankheiten ausgelöst werden. Bei der Arthrose degeneriert der Gelenkknorpel, fibrotisiert die Gelenkkapsel, und es bilden sich Osteophyten an den Rändern des Gelenks. Diese Effekte treten meist an den Orten der größten Belastung auf, z. B. am oberen tragenden Gelenkpol.
2. Andere Gelenkerkrankungen, wie rheumatoide Arthritis, aseptische Nekrose, Epiphysiolysis capitis femoris, Luxationen oder angeborene Deformitäten, können ihrerseits auch die Ursache für eine Arthrose sein.
3. Eine Kapselschrumpfung, die zu einer Beweglichkeitseinschränkung des Gelenks und der umgebenden Gewebe führt, kann durch jede Immobilisation des Gelenks hervorgerufen werden.

Häufige Einschränkungen und Beschwerden
1. Leistenschmerz und Schmerzen fortlaufend im Dermatom L_3.
2. Steifheit nach Ruhe.
3. Eingeschränkte Beweglichkeit mit einem festen kapsulären Endgefühl. Zuerst ist die Innenrotation eingeschränkt. In fortgeschritteneren Stadien ist die Hüfte in Adduktion fixiert, es ist keine Innenrotation oder Extension über die Nullstellung hinaus möglich und Flexion kann meist nicht weiter als 90° durchgeführt werden.
4. Es entsteht ein Glutaeus-medius-Hinken (Duchenne oder Trendelenburg).
5. Die eingeschränkte Extension führt zu übermäßiger Lendenwirbelsäulenbelastung, möglicherweise mit Schmerzen.
6. Die eingeschränkte Hüftextension verhindert die volle Knieextension im Stand und beim Gehen, was zu einer unphysiologischen Kniegelenksbelastung führt.
7. Beeinträchtigt sind auch Gleichgewicht und Haltungskontrolle.

Behandlung von Gelenkläsionen
In Kapitel 7, S. 215 ff., wurden die allgemeinen Behandlungsrichtlinien und der Behandlungsaufbau bei Arthrose und rheumatoider Arthritis sowie die Behandlung von Gelenken in der akuten, subakuten und

chronischen Rehabilitationsphase besprochen. Zusammen mit der ärztlichen Therapie der Erkrankung und der Entzündung ist die Korrektur falscher Gelenkmechanik ein wesentlicher Bestandteil bei der Schmerzlinderung an der Hüfte. Neben den Schmerzen und den degenerativen Veränderungen können auch Übergewicht, Beinlängendifferenzen, muskuläre Dysbalancen, iliosakrale Dysfunktion, Kapselschrumpfung, schlechte Haltung oder eine Verletzung anderer Gelenke der Kette zu einer Veränderung der Gewichtsverteilung im Gelenk beitragen.

Akute und frühe subakute Phase der Behandlung

1. Schmerzlinderung in Ruhe
   a. Oszillationen Grad I oder II mit dem Gelenk in Ruhestellung.
   b. Schaukeln in einem Schaukelstuhl (dadurch werden in den Gelenken der unteren Extremität kleine Oszillationen ausgelöst sowie die Mechanorezeptoren der Gelenke stimuliert).
2. Schmerzlinderung durch Verminderung der mechanischen Belastung
   a. Es kommen Gehhilfen zum Einsatz, um die Belastung auf das Hüftgelenk zu verringern. Tritt der Schmerz einseitig auf, so kann dem Patienten beigebracht werden, mit einem Handstock oder einer Gehstütze auf der der betroffenen Seite gegenüberliegenden Seite zu gehen.
   b. Wird die unphysiologische Belastung auf das Hüftgelenk durch eine Beinlängendifferenz ausgelöst, so wird das kürzere Bein durch stufenweise Schuherhöhung ausgeglichen.
3. Verminderung von Gewebswiderständen und Erhaltung der Beweglichkeit
   a. Der Patient wird von der Notwendigkeit unterrichtet sein Bein jeden Tag im vorhandenen Bewegungsausmaß durchzubewegen. Wenn die akuten Beschwerden medikamentös/ärztlich unter Kontrolle sind, sollte der Patient das Hüftgelenk aktiv oder assistiv bewegen.
   b. Es können Gelenktechniken (gehalten oder Oszillationen) Grad I oder II in schmerzfreien Positionen durchgeführt werden.

Späte subakute und Rehabilitationsphase der Behandlung

1. Erweiterung des Gelenkspiels
   a. Um die Gelenkflächen zu separieren, wird Longitudinaltraktion angewendet (Abb. 6.**45**).
   b. Um die Flexion und Innenrotation zu erweitern, gleitet man den Femurkopf nach dorsal (Abb. 6.**46**).
   c. Um die Extension und Außenrotation zu erweitern, wird Ventralgleiten des Femurkopfes eingesetzt (Abb. 6.**47**).
2. Bewegungserweiterung
   a. Es werden aktive Inhibitionstechniken eingesetzt, um verspannte Muskulatur zu dehnen (s. Kapitel 5, S. 134).
   b. Dem Patienten werden Autodehnungen gezeigt (s. „Autodehnungen verkürzter Muskulatur", S. 343).
3. Kräftigung und funktioneller Gebrauch unterstützender Muskulatur
   a. Es wird mit isometrischen Übungen begonnen und dann auf isotonische Widerstandsübungen übergegangen, wenn der Patient Bewegung toleriert. Werden die Beschwerden durch eine der Übungen verstärkt, so muß die Intensität gedrosselt werden. Es wird ein Wiederbefund der funktionellen Aktivitäten des Patienten erhoben, um sie so anzupassen, daß die Belastung geringer wird.
   b. Entsprechend der Toleranz des Patienten werden funktionelle Übungen, z. B. Übungen in der geschlossenen Kette und unter Körpergewichtsbelastung, mit einbezogen. Es kann notwendig sein, den Patienten bei den Übungen mit Körpergewichtsbelastung mit Hilfsmitteln zu versorgen. Die Nutzung des Auftriebs im Wasser kann Übungen mit Teilbelastung ermöglichen.
   c. Die Haltungswahrnehmung und das Gleichgewicht werden geschult.
   d. Am Ende der Rehabilitation wird auf ein aerobes Übungsprogramm innerhalb des freien Bewegungsausmaßes

mit wenig Gelenkbelastung, wie Schwimmen oder Radfahren, übergegangen.

Operative Eingriffe am Gelenk und ihre Behandlung

Für die Behandlung chronischer Gelenkerkrankungen an der Hüfte und einiger Frakturen, die die Durchblutung des Femurkopfes gefährden, stehen viele unterschiedliche operative Eingriffe zur Verfügung. Zu diesen Eingriffen gehören die Osteotomie (welches ein extraartikulärer Eingriff ist), Arthrodese und unterschiedliche Formen des Gelenkersatzes. Man kann nur die Gelenkflächen ersetzen oder eine Teil- bzw. Totalprothese einsetzen. Die Ziele der Operationen und ihrer Behandlung sind: ein schmerzfreies Hüftgelenk, ein stabiles Gelenk für die Körpergewichtsbelastung der unteren Extremität, ein funktioneller Gang sowie ein angemessenes Bewegungsausmaß und die Schaffung der Vorraussetzungen für ausreichend Kraft der unteren Extremität bei funktionellen Aktivitäten.

Es ist außerordentlich wichtig, daß der Therapeut mit den üblichen Gelenkoperationstechniken vertraut ist und eine umfassende Kenntnis der richtigen physiotherapeutischen Behandlungstechniken und ihrer Steigerung hat, um ein effektives und sicheres postoperatives Übungsprogramm aufzubauen.

Totalendoprothese der Hüfte

Operationsindikationen

1. Starker Bewegungs- und Belastungsschmerz der Hüfte durch Gelenkzerstörung und Knorpelverlust als Folge einer rheumatischen oder traumatischen Arthritis, Arthrose, ankylosierenden Spondylitis oder Hüftkopfnekrose.
2. Deutliche Einschränkung der Hüftgelenksbeweglichkeit.
3. Instabilität oder Deformität der Hüfte.
4. Erfolglose Primäroperation (dann evtl: Teilersatz des Femurschafts, Totalendoprothese oder Gleitflächenersatz).

Verfahren

1. Allgemeiner Hintergrund
   a. Seit den frühen 60er Jahren werden Totalendoprothesen an der Hüfte durchgeführt. Die englischen Operateure Charnley und McKee waren Vorreiter auf diesem Gebiet. Die ersten Verfahren, z. B. die Smith-Petersen-Schalenendoprothese, benötigten eine lange Rehabilitationsphase. Der erfolgreiche Einsatz der Prothesen, Befestigungen wie Methyl-Metakryl-Zement oder die zementlosen Verfahren mit biologischer Fixierung (s. u.), haben die Endoprothetik an der Hüfte drastisch verbessert.
   b. Seit den frühen 60er Jahren wurde eine Vielzahl von unterschiedlichen Implantaten entwickelt. Die ersten Prothesen waren die Charnley-, die McKee-Ferrar- und die Charnley-Müller-Prothesen. Heutzutage bestehen alle Implantate aus einem Femurschaft aus inertem Metall (Kobalt-Chrom-Legierung oder rostfreier Stahl) und einer Pfanne aus hochdichtem Polyethylen. In den 60er und 70er Jahren wurden die Prothesen mit Methyl-Metakrylzement einzementiert. Dies revolutonierte die Endoprothetik, weil die Patienten die einzementierten Hüften schon frühzeitig nach der Operation belasten konnten und so die Rehabilitationsphase deutlich verkürzt werden konnte.
   Die größte postoperative Komplikation war die Lockerung der Implantate, die starke Hüftbeschwerden hervorruft und eine operative Revision notwendig macht. Eine Lockerung ist meist bei den jungen, aktiven Patienten ein Problem, nicht bei alten oder jungen Patienten, bei denen mehrere Gelenke betroffen sind und die aus diesem Grund ohnehin ihre körperlichen Aktivitäten einschränken.
   Das Langzeitproblem der Lockerung einer einzementierten Prothese an der Kontaktfläche zwischen Knochen und Zement hat zur Entwicklung von Totalendoprothesen mit poröser Ober-

fläche geführt. Durch die veränderte Oberfläche wird es möglich, daß der Knochen direkt in die Prothese einwachsen kann. Dieses zementlose Einwachsen wird manchmal **biologische Fixierung** genannt. Heutzutage werden die meisten Prothesen nach einem Abdruck präzise und zementlos eingepaßt. Osteoporosepatienten mit einer unzureichenden Knochenstruktur benötigen jedoch einzementierte Prothesen. Die zementlos eingesetzten Prothesen müssen postoperativ länger entlastet werden, was zu einer Verlängerung der Rehabilitationsphase führt, allerdings mit der Hoffnung auf einen geringeren Prozentsatz an späteren Lockerungen und damit verbundenen operativen Revisionen.

2. Verfahrensüberblick
   a. Es wird ein lateraler, ein posterolateraler oder ein anterolateraler Zugang über der betroffenen Hüfte gewählt. Die Stelle des Zugangs entscheidet zum einen darüber, wie gut der Operateur das Gebiet während der Operation einsehen kann, zum anderen über die Stabilität der Prothese in der Behandlung, besonders in der frühen postoperativen Phase. In den ersten Jahren der Hüftendoprothetik wurden im allgemeinen die ventralen und anteriolateralen Zugänge gewählt. Postoperativ führte das zur größtmöglichen Stabilität, jedoch konnte der Operationssitus nur unzureichend dargestellt werden, und es wurde häufig eine Osteotomie des Trochanters notwendig. Nach einer solchen Osteotomie wuchs der Trochanter häufig nicht gut zusammen und es kam zu Schmerzen wegen der notwendigen internen Fixation. Aus diesem Grund werden der ventrale und der anterolaterale Zugang heutzutage nur noch bei starken Hüftdeformitäten eingesetzt. Der laterale Zugang, der auch eine gute postoperative Stabilität gewährleistet, wird häufiger verwendet. Bei ihm muß allerdings der Ursprung des M. glutaeus medius zur Hälfte abgelöst werden, was postoperativ zu einer deutlichen Abduktorenschwäche und einem Trendelenburghinken führen kann. Am häufigsten wird heutzutage der posterolaterale Zugang gewählt, der eine optimale Darstellung des Operationsfeldes ermöglicht. Bei ihm bleiben auch die Abduktoren intakt, es entsteht jedoch postoperativ eine größere Instabilität, was weit häufiger zu einer Luxation der Prothese führt.
   b. Die Kapsel wird eingeschnitten und entfernt (Kapsuloektomie) und das Hüftgelenk exartikuliert.
   c. Der Femurkopf wird entfernt und durch eine intramedulläre Schaftprothese ersetzt.
   d. Das Azetabulum wird rekonstruiert und durch eine hochdichte Polyethylenpfanne ersetzt. Um die Stabilität zu erhöhen und die Wahrscheinlichkeit der postoperativen Luxation zu vermindern, kann die Pfanne dorsal und kranial aufgebaut werden.

Präoperative Instruktion des Patienten

Wenn möglich, sollte schon präoperativ der Kontakt zum Patienten hergestellt werden, um:

1. einen Befund zu erheben,
2. mit der Gehschule mit Hilfsmitteln zu beginnen und eine Frühmobilisation zu gewährleisten,
3. ihm die Vorsichtsmaßnahmen im Anschluß an die Operation zu erklären, so daß er eine übermäßige Flexion und Adduktion postoperativ vermeidet,
4. Atemübungen zu instruieren, die der Patient selbständig postoperativ durchführen und damit pulmonale Komplikationen verhindern kann sowie
5. die Thromboseprophylaxe zu erklären und Übungen mit der Sprunggelenkspumpe zu instruieren.

Behandlung

1. Immobilisation
   Wenn der Patient nach der Operation auf dem Rücken liegt, muß das betroffene Bein in leichter Abduktion und Rotati-

onsnullstellung gelagert werden. In der Regel kann das mit einem Abduktionskissen oder -keil erfolgen. In einigen Fällen wird das Bein jedoch mit Schlingen um Oberschenkel und Unterschenkel aufgehängt.

2. Übungen

Maximale Schutzphase

In der Frühphase der Rehabilitation ist es am wichtigsten, die heilenden Strukturen zu schonen und so einer Luxation oder Subluxation der Prothese vorzubeugen.

a. Um Komplikationen der Lunge und der Gefäße zu verhindern, wird sofort mit Übungen zur Pneumonie- und Thromboseprophylaxe begonnen (Sprunggelenkspumpe, Tiefatmung, Husttechnik).
b. Für die Kraft- und Beweglichkeitserhaltung des gesunden Beines und der Arme werden, so bald wie möglich, aktive und resistive Übungen angeleitet, insbesondere wenn mehrere Gelenke von Arthritis betroffen sind.
c. Um einer Atrophie der Muskulatur am operierten Bein entgegenzuwirken, wird mit schmerzfreien, isometrischen Übungen niedriger Intensität begonnen.
d. Zur Verminderung der postoperativen Ödembildung, der Hypersensibilität und des postoperativen Schmerzes werden leichte Massagen von distal nach proximal angewendet. Es bilden sich häufig ein lokales Ödem und eine Hypersensibilität im Bereich des Traktus iliotibialis, die in der Regel gut auf die Behandlung mit leichten Massagen anspechen.
e. Um die Mobilität der Weichteile und Gelenke des operierten Beines zu erhalten, wird das Bein am Tag nach der Operation aus der Rückenlage aktiv oder aktiv-assistiv innerhalb des freigegebenen Bewegungsausmaßes bewegt. In einigen Fällen werden auch Bewegungsschienen eingesetzt, obwohl es bekannt ist, daß durch ihren Einsatz die Beweglichkeit nur 3 %–5 % besser wird als ohne.
f. Um sicherzustellen, daß die Bewegungen im Bett und die Bewegungsübergänge korrekt ausgeführt werden, wiederholt oder übt man diese Techniken mit dem Patienten.
g. Wenn der Patient aufstehen darf (in der Regel 2–3 Tage postoperativ), wird mit folgenden Übungen begonnen:
   - Der Patient darf kurzzeitig an der Bettkante oder auf einem erhöhten Stuhl sitzen, wobei die Hüfte nicht mehr als 45° gebeugt und leicht abduziert sein sollte und
   - es wird eine Gangschule im Gehbarren, im Gehwagen oder an Gehstützen durchgeführt, wobei die operierte Seite teilbelastet wird (Sohlenkontakt oder Teilbelastung).

Vorsichtsmaßnahmen

Um eine Subluxation oder Luxation der instabilen operierten Hüfte in den ersten Tagen und Wochen nach der Operation zu vermeiden, darf der Patient seine operierte Hüfte nicht endgradig bewegen.

1. Bei einem posterolateralen Zugang muß die Hüftflexion über 45° und die Adduktion über die Nullstellung hinaus sowohl beim Bewegen als auch bei den Alltagsbewegungen vermieden werden. Nach 2–3 Tagen darf der Patient im allgemeinen die Hüfte bis 90° beugen. Die Alltagsbewegungen können wie folgt angepaßt werden:
   a. Der Patient soll auf der gesunden Seite aufstehen,
   b. nicht in niedrigen oder weichen Sesseln sitzen und
   c. die Beine nicht übereinanderschlagen.
   d. Es sollte ein erhöhter Toilettensitz installiert,
   e. mit einem Abduktionskeil in Rückenlage geschlafen und die Seitlage etwa 8–12 Wochen vermieden werden.
   f. Der Patient sollte außerdem eine übermäßige Flexion der Hüfte durch eine Vorneigung des Rumpfes beim Aufstehen aus einem Stuhl oder beim Aufheben eines Gegenstandes vom Boden vermeiden.

- Wenn ein posterolateraler Zugang gewählt wurde, sollte der Patient die endgradige Extension der Hüfte und eine Adduktion über die Nullstellung hinaus unterlassen.
- Während der Gewebeheilung muß außerdem die Rotation eingeschränkt werden.

a. Bei einem posterolateralen Zugang muß die Innenrotation,
b. bei einem anterolateralen Zugang die Außenrotation vermieden werden.

Mittlere Schutzphase

a. Die Zeitspanne, über die die operierte Seite geschützt werden muß, hängt vom operativen Verfahren, von der Durchführung einer Trochanterosteotomie und der Art der Prothesenverankerung ab (mit oder ohne Zement). Im allgemeinen sollten die Patienten eine 6wöchige Schonzeit erwarten. Dies ist in etwa der Zeitraum, der nötig ist, damit die Weichteile und der Knochen ausreichend heilen, sich eine neue Kapsel um das Gelenk bilden und soviel Knochen in die Prothese einwachsen kann, daß die Implantate fixiert sind.
   - Wurde die Prothese einzementiert und keine Trochanterosteotomie durchgeführt, können die Übungen und die Belastung relativ schnell gesteigert werden. In einigen Fällen kann sogar sofort im Anschluß an die Operation die Belastung bis zur Schmerzgrenze freigegeben werden.

> *Beachte:* Es muß daran erinnert werden, daß eine Indikation zur Verwendung von Zement nur dann vorliegt, wenn der Patient an einer Osteoporose leidet und nicht ausreichend Knochenmasse vorhanden ist, in die die Prothese eingesetzt werden könnte. In diesem Fall muß in der postoperativen Phase mit größerer Vorsicht vorgegangen werden.

   - Im Anschluß an eine Trochanterosteotomie, die heutzutage jedoch nur noch selten durchgeführt wird, müssen Belastung und Steigerung der Übungen mindestens 6–8 Wochen postoperativ stark eingeschränkt werden, damit der Trochanter heilen kann. Die Hüftabduktion gegen die Schwerkraft darf in den ersten 6–8 Wochen nicht geübt werden. In manchen Fällen muß sogar 12 Wochen gewartet werden.
   - Wenn die Abduktoren teilweise oder ganz abgetrennt und wieder angenäht wurden, muß auch die Abduktion gegen die Schwerkraft eingeschränkt werden.
   - Bei einer nichtzementierten Prothese muß länger entlastet werden als bei einer zementierten.

b. Unter Berücksichtigung dieser Besonderheiten können folgende Übungen in der mittleren Schutzphase durchgeführt werden:
   - Das aktive Bewegungsausmaß kann zunehmend gesteigert werden, wobei weiterhin die Adduktion über die Nullstellung hinaus und die Flexion über 90° vermieden werden muß.
   - Der Schwerpunkt liegt mehr auf der Bewegungskontrolle der hüftumgebenden Muskulatur als auf der Kräftigung durch aktive und vorsichtige resistive Übungen, die wiederholt durchgeführt werden.
   - Es wird sowohl in der offenen als auch in der geschlossenen Kette geübt. Übungen in der geschlossenen Kette können im Gehbarren oder im Gehwagen unter Teilbelastung durchgeführt werden.

c. In dieser Phase der Rehabilitation sollten keine heftigen Dehnübungen angewendet werden. Um die Hüftextension zu fördern und einer Flexionskontraktur vorzubeugen, kann der Patient in Bauchlage liegen, soweit es toleriert wird.
d. Ganz allgemein sollte der Patient in der mittleren Schutzphase zu starke Aktivität zu einem frühen Zeitpunkt vermeiden.

Minimale Schutzphase und Funktionsrückkehr

a. Für einen effektiven Gang ist die Kraft der Hüftextensoren und -abduktoren ausschlaggebend. Die Verbesserung der Kraft und der Ausdauer dieser Muskelgruppen steht, soweit es gefahrlos möglich ist, im Vordergrund.
b. Es wird mit vielen Wiederholungen und kleinen Gewichten in einem PRE Programm gearbeitet. Der Einsatz von großen Gewichten ist nicht angebracht und kann Mikrobewegungen des Prothesenschafts im Femur auslösen und dadurch einer späteren Lockerung Vorschub leisten.
c. Der Patient wird vom Gehwagen oder von Gehstützen auf einen Handstock umgestellt (in seltenen Fällen auch auf 2 Handstöcke). Diese Umstellung kann unter Umständen erst 12 Wochen nach der Operation erfolgen.
d. Um die Muskelausdauer und die allgemeine Kondition zu verbessern, kann der Patient auf einem Standfahrrad trainieren, die Höhe des Sattels wird dem Ausmaß der Hüftflexion angepaßt.
e. Stauchende Freizeitaktivitäten, wie Springen oder Bewegungen gegen große Widerstände, durch die starke Rotationskräfte im Bein entstehen, sollten umgangen werden. Beides trägt zur Lockerung der Prothese und einem Versagen des Implantates bei.

Teilprothesen an der Hüfte

Operationsindikationen

1. Schenkelhalsfraktur.
2. Eine Degeneration des Femurkopfes in Zusammenhang mit einer Erkrankung, Schmerzen und einer Deformation und mit einem relativ wenig betroffenen Azetabulum.

Verfahren

1. Es wird ein lateraler oder ein posterolateraler Zugang gewählt.
2. Der Femurkopf wird entfernt und durch ein Implantat ersetzt.
3. Die Prothese wird mit Zement, oder bei intaktem Knochenmaterial, ohne Zement mittels Druckeinpassung fixiert.
4. Für junge, aktive Patienten, die eine Teilprothese eingesetzt bekommen, wurde eine spezielle bipolare Prothese mit einer Polyethylenkappe auf dem metallenen Prothesenschaft entwickelt, um die Wahrscheinlichkeit einer Abnutzung oder eines Rißes des Azetabulums zu verkleinern.

Behandlung

1. Die Überlegungen, Vorsichtsmaßnahmen bei der Lagerung und Bewegung sowie das Vorgehen bei der Steigerung der Übungen und der Belastung bei der Behandlung einer Teilprothese an der Hüfte gleichen denen der Totalendoprothese.
2. Im Anschluß an eine Teilprothese wird jedoch vorsichtiger mit Kompessionsbelastungen des Azetabulums umgegangen als nach der Totalendoprothese. In der frühen Phase der Rehabilitation müssen alle Übungen und Bewegungen vermieden werden, bei denen größere Kompressions- oder Scherkräfte auf das Azetabulum wirken und seine Knorpelauflage zerstören könnten. Zu diesen Übungen gehören Anspannungsübungen der Mm. glutaei und die Streckhebung (SLR, straight leg raise). Die Kompressionsbelastung, die durch diese Übungen entsteht, ist größer als bei der Gangbelastung mit Gehstützen in der frühen postoperativen Phase.

Frakturen des proximalen Femurs und ihre Behandlung

Hintergründe

Eins der häufigsten orthopädischen Probleme bei der Behandlung alter Menschen sind Frakturen des proximalen Anteils des Femurs (Schenkelhalsfrakturen) im Bereich des Hüftgelenks. Der Femurhals ist bei diesen Patienten häufig durch Osteoporose geschwächt. Durch eine schnelle Drehbewegung kann eine pathologische Fraktur des osteoporotischen Knochens ausgelöst werden. Alte Menschen können stürzen und sich dabei den Schenkelhals brechen, in vielen Fällen stürzen die Patienten jedoch als Reaktion auf die Fraktur. Manchmal bricht der Schenkelhals auch bei jungen aktiven Patienten durch wiederholte Mikrotraumatisierung, oder es kommt zu einer Abrißfraktur des großen oder kleinen Trochanters durch eine kraftvolle Kontraktion der Abduktoren bzw. der Flexoren. Die häufigsten „Hüftfrakturen" treten extrakapsulär im Bereich der Trochantären und intrakapsulär am Femurhals auf.

Zeichen einer akuten Hüftfraktur sind Leistenschmerzen bei aktiver oder passiver Bewegung des Hüftgelenks oder bei Belastung der unteren Extremität. Das betroffene Bein erscheint mehrere Zentimeter kürzer und steht in Außenrotation.

In den meisten Fällen muß die Fraktur offen reponiert und eine interne Stabilisation angebracht werden, um die Frakturlinie zu stabilisieren und das Risiko einer avaskulären Nekrose des Femurkopfes, einer verspäteten Frakturheilung oder einer Pseudarthrose zu verringern. Bei jungen Patienten mit nicht dislozierter Fraktur wird das Frakturgebiet in einem Becken-Bein-Gips immobilisiert. Die Belastung wird mindestens 6–8 Wochen eingeschränkt.

Offene Reposition und interne Fixierung einer Hüftfraktur

Operationsindikationen

1. Intertrochantäre Fraktur (extrakapsulär).
2. Subkapitale Femurhalsfraktur (intrakapsulär).
3. Subtrochantäre Fraktur.
4. Proximale Femurfraktur.

Verfahren

1. Es kann eine Vielzahl unterschiedlicher Gerätschaften eingesetzt werden, um die verschiedenen Arten der Hüftfrakturen zu reponieren und zu stabilisieren. Art und Schwere der Fraktur sowie das Alter und die körperlichen Fähigkeiten des Patienten müssen vom Operateur bedacht werden.
2. Es werden die Materialien gewählt, die eine optimale Stabilisation der Fraktur gewährleisten.
   a. Spikdrähte,
   b. Schrauben oder
   c. Platten kommen zum Einsatz.
3. Wenn es sich um eine subkapitale Femurhalsfraktur handelt, bei der die Blutversorgung zum Femur unterbrochen ist, so ist die Versorgung mit einer Teilprothese indiziert.

Behandlung

1. Das primäre Ziel der postoperativen Behandlung ist, den Patienten so schnell wie möglich zu mobilisieren. Eine interne Stabilisation der Fraktur ermöglicht frühzeitige Bewegung und Belastung und vermindert die Folgen einer Immobilisation (Ödem, Atrophie, Kontrakturen und Osteoporose).
2. Bei den meisten Arten der internen Stabilisation gibt es keinen Anlaß, zusätzlich von außen (durch einen Gips) zu immobilisieren. Kann die Stabilisation nur von außen erfolgen, muß der Becken-Bein-Gips 6–12 Wochen getragen werden und der Patient darf die betroffene Extremität nicht belasten. Bei solchen Patienten gehört das Gehen mit einem Gehwagen, der selbständige Transfer und das Rollstuhltraining zur Behandlung.
3. Im Anschluß an eine interne Stabilisation einer Hüftfraktur sollten die folgenden Übungen angeleitet werden:
   a. Aktiv-assistives Bewegen des betroffenen Hüftgelenks, um die Beweglichkeit zu erhalten und Kontrakturen vorzubeugen. Es können auch in der frühen postoperativen Phase Bewegungsschienen zum Einsatz kommen.
   b. Anspannungsübungen des M. glutaeus und des M. quadrizeps sowie Elektrotherapie zur Verminderung der Muskelatrophie.
   c. Übungen zur Thromboseprophylaxe. Leichte Massage von distal nach proximal unterstützt den Flüssigkeitstransport und vermindert eine Hypersensibilität der operierten Extremität.

d. Widerstandsübungen für die Knieflexion und -extension sowie leichte manuelle Widerstandsübungen am Hüftgelenk erhalten die Kraft in der postoperativen Phase.

Beachte: Es gibt unterschiedliche Meinungen darüber, ob leichte Widerstandsübungen (1–1,5 kg Widerstand) an der betroffenen Hüfte durchgeführt werden sollten, bevor die Fraktur verheilt ist. (Die Knochenheilung dauert 4–6 Wochen.) Einige Therapeuten und Operateure glauben, daß der Widerstand unerwünschte Belastung auf die stabilisierte Fraktur bringt und damit die Stabilität der Fraktur beeinträchtigt wird. Andere sind der Meinung, daß geringer manueller Widerstand die postoperative Muskelschwächen beheben kann, ohne das Frakturgebiet zu stark zu belasten. Auf jeden Fall muß eine genaue Absprache zwischen dem Operateur und dem Therapeuten erfolgen, bevor am operierten Hüftgelenk Widerstand angelegt wird.

e. Frühe, kontrollierte Belastung und Gehschule mit Gehstützen oder Gehwagen werden sofort begonnen, wenn die interne Fixierung die Fraktur ausreichend stabilisiert ist, um Komplikationen im Zusammenhang mit langer Bettruhe zu vermeiden.
f. Widerstandsübungen in der offenen und geschlossenen Kette, wobei die Kräftigung des gesunden Beins sowie der Skapulafixatoren und des M. triceps brachii im Vordergrund steht, um die Gehschule und die Selbständigkeit im Alltag zu unterstützen.

Überlastungssyndrome/ Repetitive-trauma-Syndromes

Differentialdiagnosen und Ätiologie der Beschwerden

Bursitis subtrochanterica

Bei der Schleimbeutelentzündung des Trochanter major empfindet der Patient den Schmerz seitlich über der Hüfte; manchmal strahlt er auch in den lateralen Oberschenkel aus, wenn der Traktus iliotibialis über den Trochanter reibt. Steht der Patient lange Zeit auf dem betroffenen Bein, wobei das Becken auf der Seite hochsteht, auf der Gegenseite abgesenkt und das Hüftgelenk der betroffenen Seite adduziert ist, so treten die Beschwerden verstärkt auf. Gehen und Treppensteigen verschlechtern den Zustand.

Bursitis iliopectinea

Der Patient empfindet bei der Bursitis iliopectinea den Schmerz in der Leiste oder im vorderen Oberschenkel. In einigen Fällen strahlt der Schmerz bis in die Patellarregion aus. Der Zustand verschlechtert sich bei Tätigkeiten, die starke Hüftflexion verlangen.

Bursitis ischiadica

Bei der Bursitis ischiadica tritt der Schmerz um den Sitzbeinhöcker herum auf, insbesondere beim Sitzen. Ist zudem der N. ischiadicus durch eine Schwellung irritiert, so kann es zu den Symptomen einer Ischialgie kommen.

Tendinitis oder Muskelzerrung

Eine Überlastung oder Verletzung der Muskeln in der Hüftregion kann durch übermäßige Belastung bei der Kontraktion (häufig in der Dehnstellung) oder durch wiederholten Gebrauch hervorgerufen werden, wobei dem Muskel zwischen den Belastungen nicht genügend Zeit gelassen wird, wieder vollständig zu heilen. Häufig betroffen sind die Hüftbeuger, die Adduktoren und die ischiokrurale Muskelgruppe. Eine schlechte Dehnbarkeit und Müdigkeit machen den Patienten anfällig für eine Überbelastung, Zerrung oder Verletzung während der Aktivität, einem sportlichen Wettkampf oder durch einen plötzlichen Sturz, z. B. auf dem Eis.

Häufige Einschränkungen und Beschwerden

1. Schmerz bei der Kontraktion und bei der Dehnung des betroffenen Muskels sowie bei der Wiederholung der verursachenden Aktivität.

2. Veränderungen des Gangbilds; ein kürzerer Schritt auf der betroffenen Seite; der Patient kann auch kurz zucken, wenn sich die schmerzhaften Muskeln kontrahieren, um sie zu schonen.
3. Muskuläre Dysbalancen (s. auch „Dysbalancen der Hüftmuskulatur", S. 343).
4. Verminderung der muskulären Ausdauer.

Funktionelle Einschränkungen und Behinderungen

1. Schwierigkeiten bei der Durchführung der verursachenden Aktivität.
2. Einschränkungen beim Gehen.

Behandlung mit therapeutischen Übungen

Akute oder chronische Phase der Entzündung

Schmerzlinderung

Bei einer chronischen Irritation wird nach den Richtlinien, wie sie in Kapitel 7 beschrieben sind (S. 212) behandelt, wobei der Schwerpunkt auf der Ruhigstellung des betroffenen Gewebes liegt. Das entzündete Gewebe sollte nicht belastet oder gedrückt und die verursachende Aktivität sollte vermieden werden. Es kann nötig sein, das Gehen einzuschränken oder Gehhilfen einzusetzen.

Verminderung der mechanischen Irritation

Eine Instruktion und Kooperation des Patienten ist unerläßlich, um die wiederholten Belastungen einzuschränken.

Subakute oder Heilungsphase

Sind die akuten Symptome zurückgegangen, so kann ein Übungsprogramm innerhalb der Toleranzgrenzen des Gewebes aufgebaut werden, dessen Schwerpunkt die Aufhebung der Dysbalance und Verbesserung der Ausdauer in den hüftumgebenden Muskeln und denen der restlichen unteren Extremität ist.

Narbenmobilisation

Durch Querfriktionen über der verletzten Stelle wird der Umbau des Narbengewebes gefördert. Im Anschluß führt man submaximale isometrische Übungen im schmerzfreien Intervall aus unterschiedlichen Gelenkstellungen durch.

Ausgleich der Dysbalance der hüftumgebenden Muskulatur

1. Es wird damit begonnen, die betroffene Muskulatur (bzw. die Muskeln, die mit dem betroffenen Schleimbeutel in Beziehung stehen) mit isotonischen Übungen niedriger Intensität im gesamten Bewegungsausmaß zu kräftigen.
2. Die betroffene Muskulatur wird mit vorsichtigen Inhibitionstechniken gedehnt (s. „Muskuläre Dysbalance", S. 343).
3. Die Muskulatur, die nicht direkt verletzt war, jedoch zu der Dysbalance beiträgt, sollte ebenfalls gedehnt und gekräftigt werden. Die Überlastung der Hüftmuskulatur kann auch durch eine unzureichende Koordination oder Kraft der Rumpfmuskulatur zustande kommen. In Kapitel 15 werden Vorschläge für die Schulung der Rumpfkontrolle gemacht (s. S. 499).

Schulung der Stabilisierung und der Funktionen in der geschlossenen Kette

1. Es werden kontrollierte Übungen in der geschlossenen Kette mit Körpergewichtsbelastung angeleitet, falls der Patient sie toleriert (s. „Muskuläre Dysbalance", S. 343). Da er im Alltag wahrscheinlich auch schon Gehen und Stehen muß, kann es sein, daß er keine zusätzlichen Übungen unter Belastung verträgt. Es muß also mit Vorsicht vorgegangen werden.
2. Es werden Übungen, die den ganzen Körper ansprechen, eingesetzt, z. B. Fahrradfahren oder Teilbelastung mit Gewichtsverlagerung im Gehbarren. Die Koordination zwischen Rumpf, Hüfte, Knie und Sprunggelenken wird beobachtet. Es darf nur bis zur Ermüdung, zum Einsetzen von Ausweichbewegungen oder Schmerzen im schwächsten Glied der Kette geübt werden.

Training der muskulären Ausdauer
Der Patient wird so instruiert, daß er jede Übung gefahrlos 1–3 Minuten durchführen kann, bevor er auf den nächsten Schwierigkeitsgrad übergeht.

Chronische Phase der Rehabilitation

Steigerung der Kraft und der funktionellen Kontrolle

1. Die Übungen in der geschlossenen Kette und die funktionellen Aktivitäten werden so gesteigert, daß bei jeder Übung das Gleichgewicht und die Ausdauer geschult werden.
2. Das Prinzip der Spezifik wird angewendet. Der exzentrische Widerstand sowie die Anforderungen an die Geschwindigkeitskontrolle der Bewegung werden erhöht, wenn diese Funktionen in Beruf oder Freizeit gefordert werden.
3. Die Bewegungsmuster sollten jetzt den Aktivitäten des funktionellen Ergebnisses entsprechen. Es werden Be- und Entschleunigungsübungen eingeführt. Bei der Durchführung der funktionellen Aktivitäten muß die gesamte Körpermotorik befundet werden. Das Timing und die Sequenzen werden mit beachtet.

Funktionsrückkehr
Bevor der Patient zur Funktion zurückkehrt, werden die Bewegungsabläufe und Belastungen unter kontrollierten Bedingungen und für ein kürzeres Zeitintervall eingeübt. Je besser der Patient die Belastungen verträgt, um so geringer fällt die Kontrolle der Bedingungen aus und die Gesamtübungsdauer wird verlängert.

Muskuläre Dysbalance

Unabhängig von der Ursache der muskulären Dysbalance kann sie die Bewegungsabläufe der Lenden-Becken-Hüftregion nachteilig beeinflussen, so daß der Patient für Beschwerden des unteren Rückens, der Iliosakralgelenke oder der Hüftgelenke anfällig wird oder bestehende Probleme unterhalten werden. In den Kapiteln 14 und 15, S. 464 ff., wird die Behandlung von Beschwerden des unteren Rückens und der schlechten Haltung beschrieben. Veränderte Bewegungsabläufe des Hüftgelenks beeinträchtigen auch das Kniegelenk und die Sprunggelenke bei der Gewichtsbelastung und verursachen Überlastungssyndrome in diesen Bereichen. Die Übungen, die in diesem Abschnitt dargestellt werden, sind Vorschläge sowohl für die Korrektur einer Dysbalance als auch für die Begleitung des Patienten durch die Phasen der subakuten Heilung und der chronischen Rehabilitation. Die Auswahl der Übungen sowie die Intensität der Durchführung sollte sich nach den Zielen der Behandlung und nach der Reaktion des Gewebes richten.

Autodehnungen verkürzter Muskulatur
Autodehnungen, die individuell auf die Einschränkungen und Fähigkeiten des Patienten abgestimmt sind, können die Behandlung sinnvoll unterstützen. Techniken der aktiven Inhibition und der passiven Dehnung sind ausführlich in Kapitel 5 beschrieben. Nicht alle der unten aufgeführten Übungen sind für jeden Patienten geeignet. Der Therapeut sollte die Übungen und ihre Intensität entsprechend dem Funktionsstand des Patienten auswählen und steigern. Ist der Patient in der Lage den Antagonisten des verkürzten Muskels anzuspannen, so kommen die Vorteile der reziproken Inhibition und des besseren Trainings der Bewegungskontrolle des neu erreichten Bewegungsausmaßes hinzu.

Dehnung verkürzter Hüftbeuger und der ventralen hüftumgebenden Weichteile

1. Der Patient liegt in Bauchlage und stützt seinen Brustkorb nach oben, wobei das Becken auf der Unterlage liegenbleibt (Abb. 15.**8**).

> *Achtung:* Diese Übung mobilisiert die Lendenwirbelsäule in Extension. Wenn durch die Übung Schmerzen verursacht werden, die in ein Bein des Patienten ausstrahlen und nicht nur ein Dehngefühl an der Bauchdecke, der Hüfte und dem Oberschenkel hervorrufen, so ist sie kontraindiziert.

2. Der Patient liegt in Rückenlage, beugt Hüft- und Kniegelenke der Gegenseite und hält den Oberschenkel mit den Armen gegen den Rumpf, um das Becken zu fixieren. Das Bein mit der verkürzten Muskulatur wird in Hüft- und Knieflexion gebracht und dann langsam auf den Tisch abgesenkt. Der Oberschenkel darf nicht nach außen rotiert oder abduziert werden. Der Patient versucht, jeweils am Ende des Bewegungsausmaßes die verkürzte Muskulatur zu entspannen und durch das Eigengewicht des Beines ein Dehngefühl in der ventralen Hüftregion entstehen zu lassen.
3. Wenn man das Bewegungsausmaß vergrößern und gleichzeitig die zweigelenkigen Hüftbeuger dehnen möchte, legt sich der Patient mit den Hüften an das Ende der Behandlungsbank und läßt sein betroffenes Hüftgelenk über die Bankkante nach unten absinken. Es kann nun mit postisometrischer Ralaxation gedehnt werden, indem der Therapeut dem Patienten distal am Femur gegen die Hüftflexion Widerstand gibt, dann wird entspannt und das Bein sinkt mit der Schwerkraft weiter in die Extension (Abb. 5.**14**).
   Der Patient kann versuchen, das Bein gegen den Gewebswiderstand mit der Kraft der Extensoren weiter in die Dehnstellung zu bewegen. Dabei kann der Therapeut manuell Führungswiderstand geben oder der Widerstand wird durch einen Rollzugapparat geleistet. (Anm. d. Übers.: Die Dehnung belastet die Lendenwirbelsäule.)
4. Der Patient steht und nimmt eine Art Fechterstellung ein, wobei der Rumpf in der gleichen Ebene steht wie das vordere Bein und der Fuß nach vorne zeigt. Während der Patient nun das Gewicht auf das vordere Bein verlagert, sollte er ein Dehngefühl in der Leiste des hinteren unbelasteten Beines spüren (Abb. 11.**1**). Wenn der Patient zusätzlich die Ferse des hinteren Beines am Boden läßt, so dehnt er auch den M. gastrocnemius.

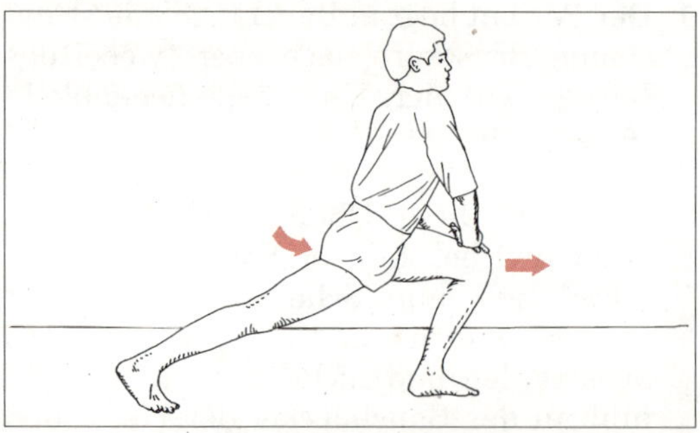

Abb. 11.**1** Autodehnung der Hüftflexoren und der Weichteile, die ventral des Hüftgelenks liegen

Isolierte Dehnung des M. rectus femoris

1. Der Patient liegt in Bauchlage, das Knie des Beins mit den verkürzten Muskeln wird gebeugt. Nun ergreift der Patient hinter seinem Rücken die Fessel des Beins und zieht die Hüfte in Extension und das Knie in Flexion, bis er ein Dehngefühl im vorderen Oberschenkel fuhlt. Der Patient kann anstelle der Hände auch ein Band oder Handtuch benutzen, um an dem Bein zu ziehen. Das Hüftgelenk darf sich nicht in Abduktion oder Außenrotation bewegen und die Lendenwirbelsäule sollte nicht weiter extendiert werden.
2. Der Patient sitzt am Boden, ein Bein ist nach vorne ausgestreckt, das zu dehnende Bein ist soweit wie möglich abduziert, mit gebeugtem Knie. Nun versucht der Patient, dieses Hüftgelenk in Adduktion und Extension zu bringen, indem er sich auf dem Ellenbogen der Gegenseite abstützt und nach hinten lehnt, bis er einen Dehnzug proximal und ventral im Oberschenkel spürt (Abb. 11.**2**). (Anm. d. Übers.: Die Übersetzerin sieht diese Übung sehr kritisch.)

Achtung: Wenn die Übung nicht korrekt ausgeführt wird, entsteht eine starke Belastung der medialen Kniestrukturen. Bei Patienten mit einer Knieinstabilität oder Kniebeschwerden, sollte diese Übung sehr genau angeleitet und beobachtet werden.

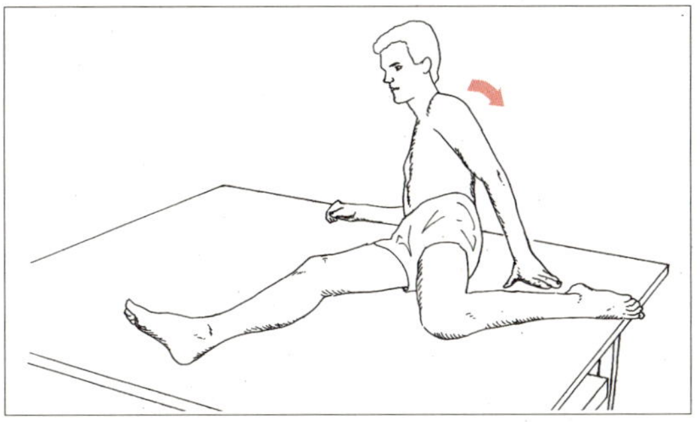

Abb. 11.**2** Autodehnung des M. rectus femoris; Beschreibung s. Text.

Dehnung des M. glutaeus maximus und der dorsalen hüftumgebenden Weichteile

1. Der Patient liegt in Rückenlage, bringt beide Knie an die Brust und umfaßt seine Oberschenkel mit den Händen. Nun beugt er die Hüftgelenke bis er ein Dehngefühl im Gesäß fühlt. Die Position wird gehalten. Eine weitere Bewegung in die Flexion würde nur die Lendenwirbelsäule beugen und nicht das Hüftgelenk. Der Therapeut sollte die Durchführung dieser Übung genau beobachten, um zu kontrollieren, an welcher Stelle die Dehnung wirkt.
2. Der Patient liegt in Rückenlage, bringt ein Knie an die Brust und umgreift fest den Oberschenkel. Dadurch werden nur die Weichteile der Hüfte gedehnt, die gebeugt ist. Um den Dehnreiz zu verstärken, kann das Knie zur gegenüberliegenden Schulter gezogen werden.
3. Der Patient befindet sich im Vierfüßlerstand, bewegt das Becken in Flexion (Beckenkippung), wodurch eine Extension in der Lendenwirbelsäule entsteht. Diese Stellung wird gehalten, während der Patient sein Gesäß nach hinten schiebt, so als wolle er sich auf seine Fersen setzen. Die Hände verbleiben vorne. Es muß darauf geachtet werden, daß sich die Lendenwirbelsäule nicht in Flexion bewegt, während die Dehnung gehalten wird (Abb. 11.**3 a** und **b**).
4. Der Patient sitzt auf einem Stuhl und extendiert den unteren Rücken, um die Wirbelsäule zu fixieren. Dann umgreift er die vordere Stuhlkante und zieht seinen Rumpf nach vorne, wobei der Rücken extendiert bleibt, so daß die Bewegung nur in den Hüftgelenken stattfindet.

Dehnung der ischiokruralen Muskelgruppe

1. Der Patient liegt in Rückenlage und beugt ein Bein im Hüftgelenk, das Knie bleibt gestreckt (straight leg raise, SLR). Entweder der Patient bewegt sein Bein aktiv in die Dehnstellung und der Therapeut gibt noch einen weiteren Dehnreiz mittels der postisometrischen Relaxation, oder er gibt über den gesamten Bewegungsweg in die Hüftbeugung Widerstand.
2. Der Patient liegt auf dem Boden in Rükkenlage, wobei ein Bein durch die Tür in ein anderes Zimmer gelegt und das andere Bein mit Kniestreckung im Hüftgelenk flektiert und gegen den Türrahmen gelehnt wird. Um die Dehnung zu verstärken, rutscht der Patient mit dem Gesäß näher an den Türrahmen (Abb. 11.**4**). Der Patient kann angeleitet werden, die postisometrische Relaxation eigenständig durchzuführen, indem er die Ferse des zu dehnenden Beins gegen den Türrahmen drückt. Dadurch spannen sich die Muskeln isometrisch an, dann entspannt er die Muskulatur und hebt das Bein gestreckt vom Türrahmen ab (Abb. 11.**4b**). Damit die Dehnung Erfolg hat müssen das Becken und das andere Bein mit gestrecktem Knie am Boden liegen bleiben.
3. Der Patient sitzt, wobei das zu dehnende Bein gestreckt über einen anderen Stuhl gelegt wird, oder der Patient sitzt auf der Behandlungsbank und legt das betroffene Bein gestreckt auf die Behandlungsbank, und das andere stellt er auf den Boden. Jetzt lehnt er seinen Rumpf nach vorne in Richtung Oberschenkel, wobei er den Rücken gestreckt läßt, so daß die Bewegung nur im Hüftgelenk stattfindet (Abb. 11.**5**).
4. Der Patient liegt in Rückenlage, beide Hüftgelenke sind 90° gebeugt, die Knie

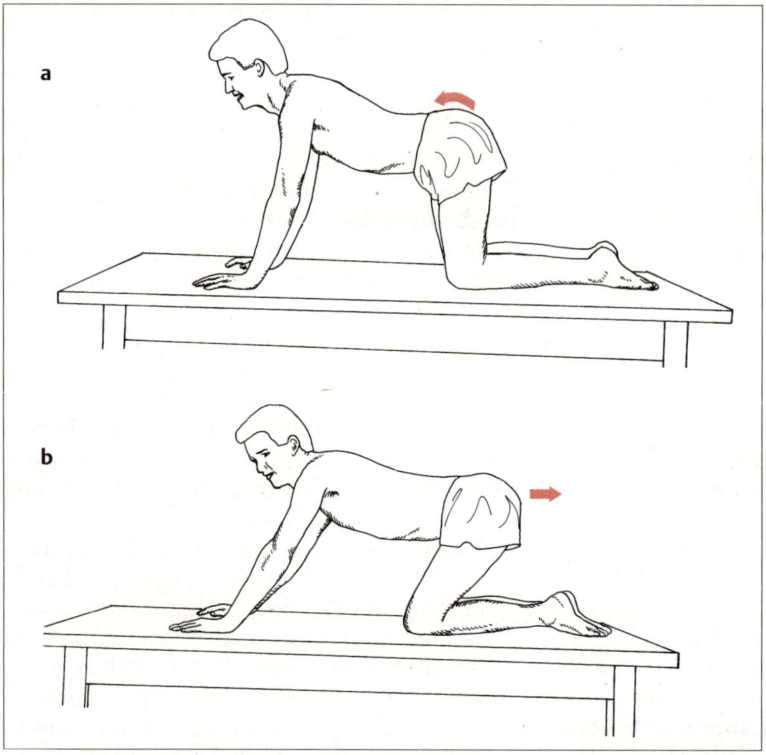

Abb. 11.**3** Autodehnung des M. glutaeus maximus unter Stabilisierung der Lendenwirbelsäule
a Der Patient flektiert das Becken im Hüftgelenk, es entsteht eine Extension in der Lendenwirbelsäule.
b Die Extension in der Lendenwirbelsäule wird gehalten, während der Patient das Gesäß nach hinten über die Fersen schiebt. Kann die Lordose nicht mehr stabilisiert werden, ist die Dehndstellung erreicht und wird gehalten.

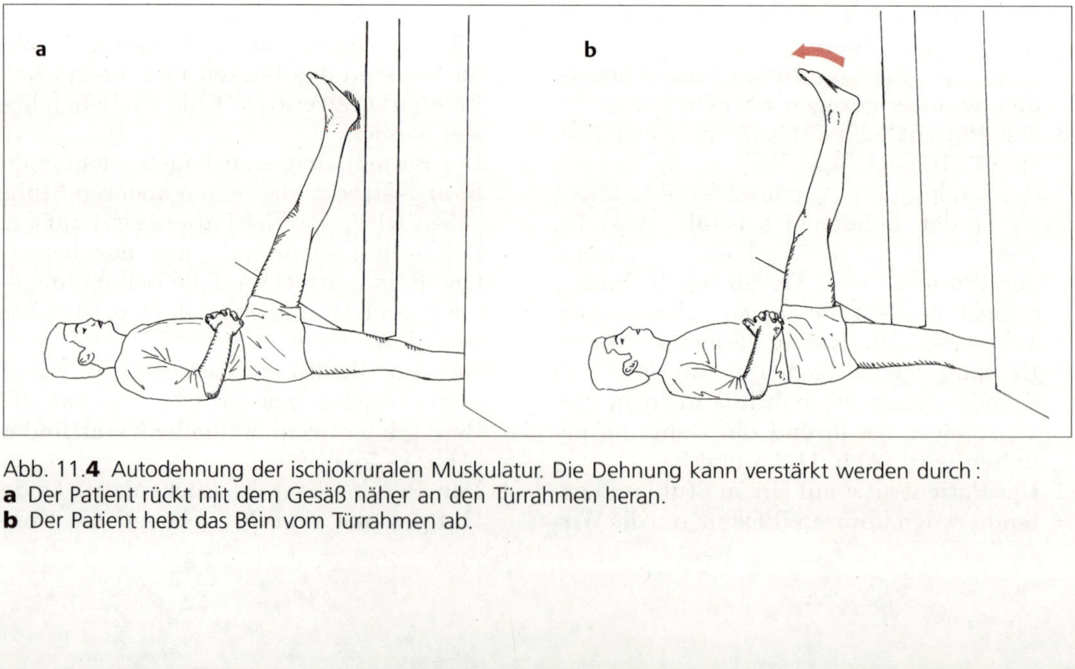

Abb. 11.**4** Autodehnung der ischiokruralen Muskulatur. Die Dehnung kann verstärkt werden durch:
a Der Patient rückt mit dem Gesäß näher an den Türrahmen heran.
b Der Patient hebt das Bein vom Türrahmen ab.

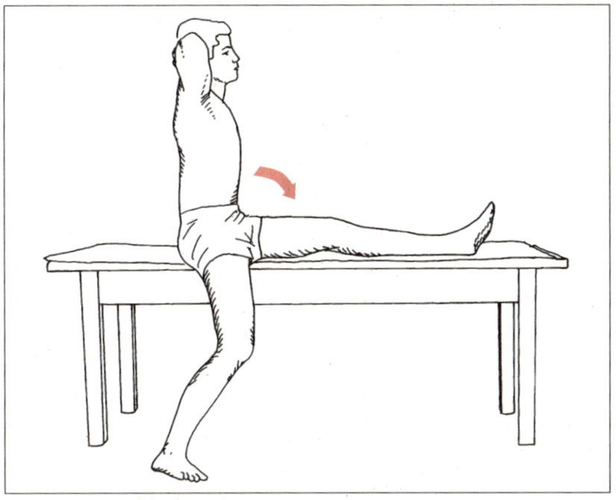

Abb. 11.**5** Autodehnung der ischiokruralen Muskulatur; der Rumpf wird in den Hüftgelenken über das gestreckte Knie nach vorne gebeugt.

gestreckt und die Beine und das Gesäß sind gegen eine Wand gelegt. Dann werden die beiden Beine im Wechsel von der Wand abgehoben.

5. Häufig wird das Berühren der Zehen mit den Fingerspitzen als Übung zur Dehnung der ischiokruralen Muskelgruppe eingesetzt. Dem Therapeuten sollte allerdings bewußt sein, daß bei dieser Übung nicht selektiv die ischiokrurale Muskulatur gedehnt wird, sondern auch die Muskulatur des unteren und mittleren Rükkens. Das-Zehen-Berühren ist eine generelle Beweglichkeitsübung und verbirgt häufig Verkürzungen in einem Gebiet, indem andere Strukturen überdehnt werden, die schon dehnfähig genug sind. Ob eine Person ihre Zehen berühren kann, hängt von vielen Faktoren ab, wie Körperform, Arm-, Rumpf- und Beinlänge, Beweglichkeit des Thorax und des Lendenbereichs sowie Dehnbarkeit der ischiokruralen Muskulatur und der Mm. gastrocnemii.

Dehnung verkürzter Adduktoren und Innenrotatoren

1. Der Patient sitzt, die Fußsohlen berühren sich und die Hände ruhen auf der Innenseite der Kniegelenke. Nun drückt er die Knie nach unten auf den Boden und hält die Dehnung. Die Dehnung kann verstärkt werden, indem die Füße näher zum Rumpf gezogen werden.
Die Übung kann auch in Rückenlage ausgeführt werden. Der Patient läßt in diesem Fall seine Knie mit der Schwerkraft nach unten absinken.

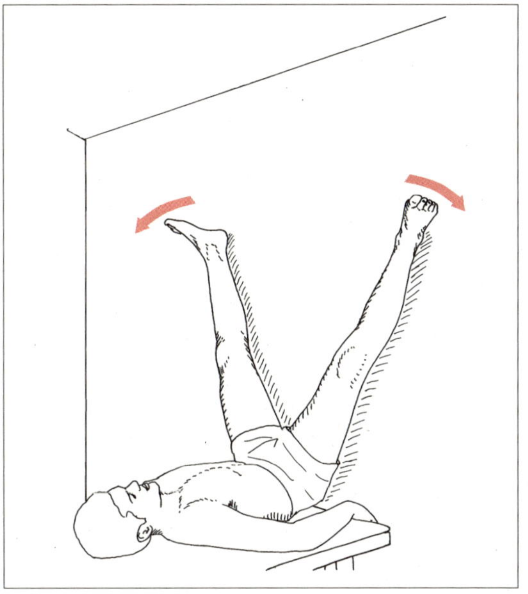

Abb. 11.**6** Autodehnung der Adduktoren mit 90° Hüftflexion

2. Der Patient liegt in Rückenlage, beide Hüften sind 90° flektiert, die Knie gestreckt und die Beine und das Gesäß werden gegen die Wand gelehnt. Nun werden die Hüften beidseitig so weit wie möglich nach außen abduziert (Abb. 11.**6**). (Anm. d. Übers.: Die Adduktoren arbeiten dabei!)
3. Der Patient nimmt eine den Fechtern ähnliche Hockstellung ein, wobei das hintere Bein außenrotiert ist. Wenn der Patient nun sein Gewicht auf das vordere Bein verlagert, spürt er eine Dehnung im medialen Oberschenkel des hinteren Beines.

Dehnung des verkürzten M. tensor fasciae latae

1. Der Patient steht auf dem gesunden Bein, das betroffene steht über Kreuz dahinter. Nun neigt er seinen Rumpf

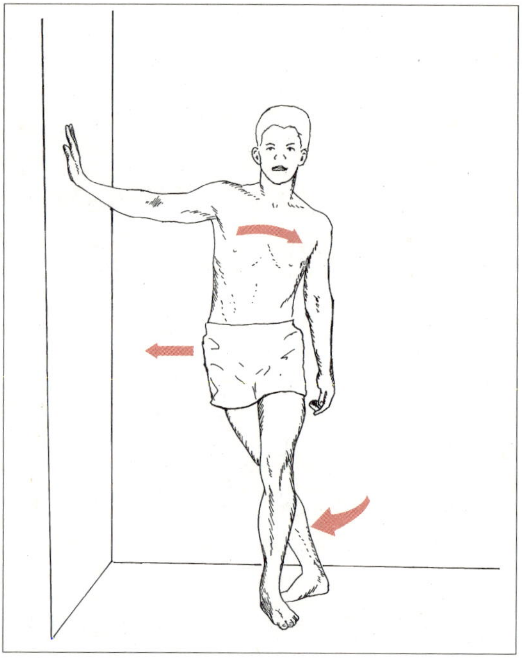

Abb. 11.**7** Autodehnung des M. tensor fasciae latae im Stand

von der verkürzten Seite weg, dabei bleiben beide Füße am Boden stehen, das Knie des gesunden Beines darf sich leicht beugen. Um den M. tensor fasciae latae noch stärker zu dehnen, kann das hintere Bein in Außenrotation gestellt werden (Abb. 11.**7**).

2. Der Patient liegt auf der gesunden Seite, das untenliegende Bein wird zur Stabilisierung vor dem Rumpf angebeugt. Das obere Bein wird abduziert und in Verlängerung des Rumpfes extendiert. Diese Extensionsstellung wird gehalten, während der Patient sein Bein nach außen rotiert und langsam absinken läßt, bis er eine Dehnung spürt. Werden die Extension und Außerotation des Hüftgelenks nicht gehalten, rutscht der Tractus iliotibialis vor den Trochanter major und die Dehnung kann nicht wirken. Die Dehnung kann verstärkt werden, wenn man das Knie während der Dehnung beugt (Abb.11.**8**).

Techniken für das selektive Training und die Kräftigung schwacher auf dem funktionellen Niveau jeder Muskelgruppe begonnen. Ein Muskel, der nicht ausreichend eingesetzt oder durch verkürzte Antagonisten überdehnt wurde, muß zunächst so trainiert werden, daß dem Patienten sein Kontraktionsgefühl bewußt wird, während die Antagonisten verlängert werden. Bei einem Muskelfunktionstest kann der Muskel oft gute isometrische Kraft entwickeln, hat jedoch ein Defizit in der Koordination und dem Timing der Kontraktion, als Ergebnis einer schlechten Haltung, schlechter Ganggewohnheiten, Schmerzen, inkorrektem Einsatz der unteren Extremität oder anderer Probleme. Bei der Muskelkräftigung sollten die Übungen möglichst genau der funktionellen Aktivität entsprechen. Um die Muskulatur auf den Gang vorzubereiten, müssen Übungen in der geschlossenen und in der offenen Kette durchgeführt werden. Techniken des manuellen Widerstandes und der Einsatz von Hilfsmitteln und Geräten wurden ausführlich in Kapitel 3 besprochen.

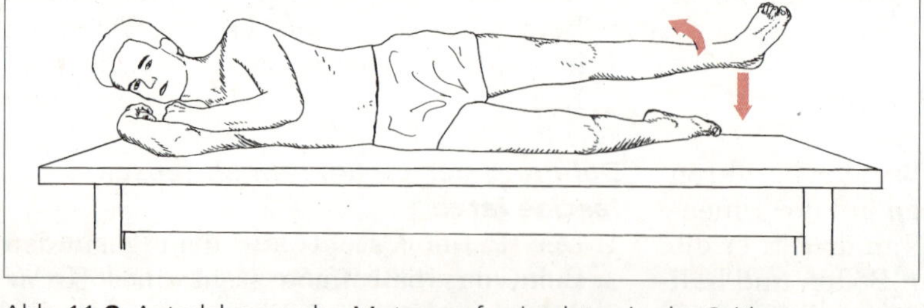

Abb. 11.**8** Autodehnung des M. tensor fasciae latae in der Seitlage

Kräftigung der Hüftabduktoren (M. glutaeus medius) und Beckenheber (M. quadratus lumborum)

1. Der Patient steht mit einem Bein auf einem 5–10 cm hohen Holzblock. Nun senkt und hebt der Patient das Becken auf der unbelasteten Seite im Wechsel (Abb. 11.**9**).
2. Der Patient steht und abduziert im Wechsel seine Beine. Diese Bewegung sollte ausschließlich im Hüftgelenk stattfinden, und der Rumpf sollte nicht zu Seite geneigt werden. Mit einem Gewicht oder einem elastischen Band, das um die Fessel gelegt wird, kann zusätzlich Widerstand ausgeübt werden. Dies ist eine Übung in der geschlossenen Kette für die belastete Seite. Es ist wichtig, daß das Becken auf der freien Seite nicht nach unten absinkt (Abb. 11.**13**).
3. Der Patient liegt auf der Seite, das untere Bein ist vor dem Rumpf angebeugt, das obenliegende Bein wird nun abduziert, wobei das Hüftgelenk in Rotationsnullstellung und leichter Extension bleiben sollte. Weder darf sich das Hüftgelenk beugen noch der Rumpf nach hinten rollen. Wenn diese Übung für den Patienten zu schwierig ist, beginnt man in der Rükkenlage. Der Patient soll sich nun auf die selektive Hüftabduktion ohne Rumpfbewegung konzentrieren. Die Übung wird anspruchsvoller, wenn man in der Seitlage Gewichte an der Fessel des oberen Beines befestigt.

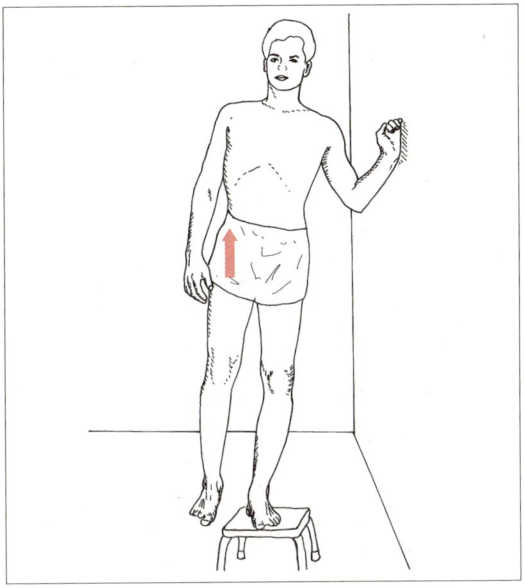

Abb. 11.**9** Kräftigung der Hüftabduktoren und der Beckenheber

Kräftigung der Hüftextensoren (M. glutaeus maximus)

1. Dem Patienten wird die Anspannung des M. glutaeus maximus in Bauch- oder Rückenlage beigebracht. Damit soll die Wahrnehmung für die An- und Entspannung geschult werden.
2. Der Patient steht an der Kante der Behandlungsbank und legt seinen Rumpf auf ihr ab, so daß die Beine im Hüftgelenk gebeugt sind. Dann werden die Hüftgelenke im Wechsel gestreckt. Dies wird mit Knieflexion ausgeführt, um isoliert den M. glutaeus maximus zu kräftigen und die ischiokrurale Muskulatur zu entspannen. Fangen die Mm. ischiocrurales durch die Stellung in der aktiven Insuffizienz an, sich zu verkrampfen, dann versucht der Patient, sie einzusetzen. In diesem Fall sollte der Patient zuerst lernen, seine ischiokrurale Muskulatur zu entspannen, bevor mit der

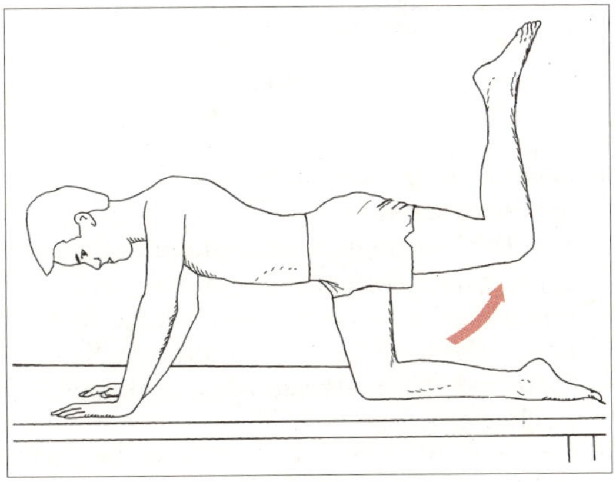

Abb. 11.**10** Selektives Muskeltraining und Kräftigung des M. glutaeus maximaus. Aus dem Vierfüßlerstand wird das im Kniegelenk gebeugte Bein bis in die Verlängerung des Rumpfes angehoben.

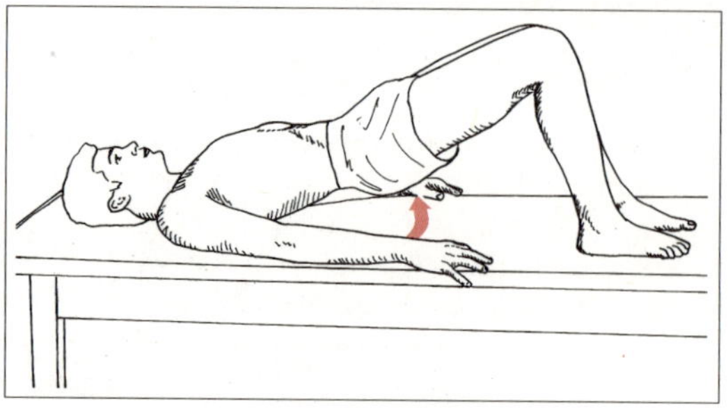

Abb. 11.**11** Kräftigung der Hüftextensoren mit der Bridging-Übung. Zusätzlich kann Widerstand am Becken gegeben werden.

Übung fortgefahren wird. Die Übung kann gesteigert werden, indem Gewichte oder elastische Widerstände am distalen Oberschenkel eingesetzt werden.
3. Der Patient befindet sich im Vierfüßlerstand und extendiert die Hüftgelenke im Wechsel, wobei die Kniegelenke gebeugt bleiben. Es muß darauf geachtet werden, daß nicht über das Bewegungsausmaß der Hüfte hinaus extendiert wird, weil dadurch eine Belastung in den Iliosakralgelenken und der Lendenwirbelsäule entstehen kann (Abb. 11.**10**).
4. Der Patient liegt in Rückenlage, beide Beine sind angestellt. Jetzt soll er eine Brücke bauen, indem er den oberen Rücken und die Füße in den Boden drückt und das Becken abhebt (Abb. 11.**11**). In dieser Stellung kann dem Patienten manueller Widerstand am Becken gegeben oder ein elastischer Widerstand um das Becken gelegt werden.

Trainieren und Kräftigen der Außenrotatoren

1. Der Patient liegt in Bauchlage und beugt seine Kniegelenke, sie sollten etwa 20 cm voneinander entfernt sein. Dann drückt er die Fersen fest gegeneinander. Es entsteht eine isometrische Kontraktion der Außenrotatoren.
2. Der Patient steht, seine Füße stehen parallel nebeneinander und sind etwa 10 cm voneinander entfernt. Nun soll er leicht in die Knie gehen und die Hüftgelenke nach außen rotieren, so daß die Knie nach außen zeigen, die Füße bleiben am Boden fixiert. Während der Patient jetzt die Kniegelenke streckt, hält er die Außenrotation. Dann entspannt er die Außenrotatoren leicht, bis die Kniescheiben wieder nach vorn schauen. Diese Übung eignet sich für die Patienten, die eine funktionelle Innenrotation der Hüftgelenke haben.
3. Der Patient sitzt auf der Behandlungsbank und läßt die Unterschenkel über die Kante nach unten hängen. Ein elastischer Widerstand ist um seine Fessel und um das gleichseitige Bein der Behandlungsbank geschlungen. Nun wird der Fuß gegen den Widerstand zur anderen Seite gezogen, wobei das Hüftgelenk nach außen rotiert wird.

Trainieren und Kräftigen der Adduktoren

1. Der Patient befindet sich in Seitlage, das untere Bein liegt in Verlängerung des Rumpfes. Das obenliegende Bein ist vor dem Rumpf gebeugt, wobei der Fuß auf dem Boden liegt, oder der Oberschenkel von einem Kissen unterstützt wird. Das untenliegende Bein wird nun nach oben in die Adduktion angehoben. Um die Schwierigkeit zu erhöhen, können Gewichte an der Fessel angebracht werden (Abb. 11.**12 a**).
2. Der Patient liegt auf der Seite, beide Beine in Verlängerung des Rumpfes. Er hält das obere Bein in Abduktion und bringt dann das untere zum oberen (Abb. 11.**12 b**).

Techniken zur Verbesserung der Kraft, Stabilisation und der Bewegungskontrolle während der Körpergewichtsbelastung

Übungen der unteren Extremität unter Gewichtsbelastung betreffen alle Gelenke in der geschlossenen Kette und sind somit nicht auf die Hüftmuskulatur beschränkt. Die meisten dieser Aktivitäten fordern die antagonistischen zweigelenkigen Muskeln, wobei jeder über ein Gelenk verlängert und über das andere verkürzt wird, so daß sie ein optimales Verhältnis zwischen

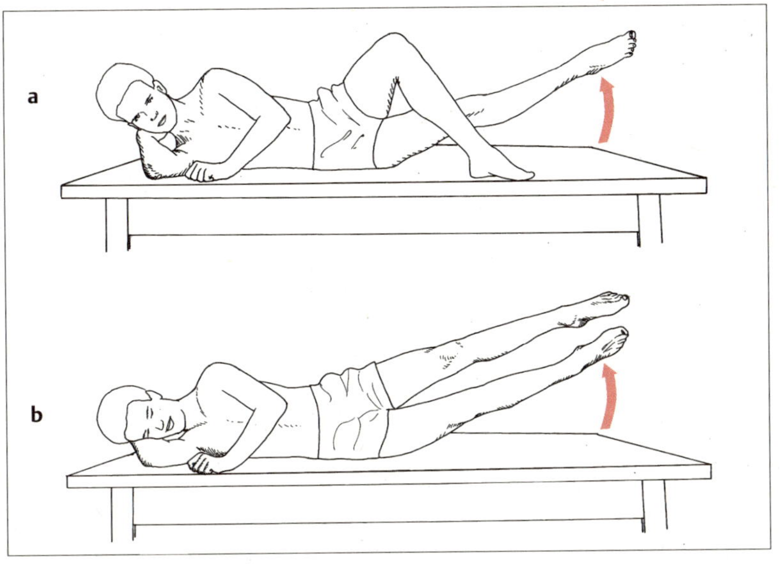

Abb. 11.**12** Kräftigung der Hüftadduktoren
a Das obenliegende Bein wird aufgestellt und damit fixiert. Das untere Bein wird gegen die Schwerkraft adduziert.
b Das obenliegende Bein wird isometrisch in der Abduktion gehalten, während das untere Bein gegen die Schwerkraft adduziert wird.

Länge und Spannung beibehalten. Bei der Belastung ist die Funktion der Muskeln nicht nur, eine Bewegung hervorzurufen, sondern auch die Auswirkungen der Schwerkraft und der Beschleunigung zu kontrollieren.

Gewichtsverlagerung im Stand

1. Wenn der Patient noch nicht voll belasten darf, so kann im Gehbarren geübt und ein Teil des Körpergewichts von den Armen übernommen werden. Der Patient verlagert sein Gewicht nach vorn und hinten, nach rechts und links und in diagonaler Richtung. Manueller Widerstand kann am Becken gegeben werden.
2. Durch rhythmische Stabilisationsübungen kann der Patient lernen, seine Haltung trotz äußerer Einwirkungen aufrechtzuerhalten. Es wird manueller Widerstand am Becken gegeben und der Patient soll sich nicht wegdrücken lassen (isometrische Kontraktionen). Es sollte keine oder nur eine minimale Bewegung stattfinden. Der Therapeut wechselt die Richtung und das Ausmaß des Widerstandes. Am Anfang wird mit verbalen Kommandos gearbeitet. Wenn der Patient gelernt hat auf die Widerstände zu reagieren, werden die Kommandos weggelassen und am Ende auf den Einbeinstand übergegangen.
3. Beim Gehen auf der Stelle muß der Patient sein Gleichgewicht immer wieder erneut finden. Wird das beherrscht, geht man zum Gehen gegen Widerstand über (z. B. gegen manuellen oder elastischen Widerstand am Becken). Wenn der Patient schon fortgeschritten ist, kann ein Hindernisparcours aufgebaut werden, bei dem der Patient in unterschiedlichen Richtungen und mit variierender Geschwindigkeit über Hindernisse und unterschiedliche Bodenbeschaffenheiten gehen muß, in Anlehnung an die im Alltag geforderten Funktionen.

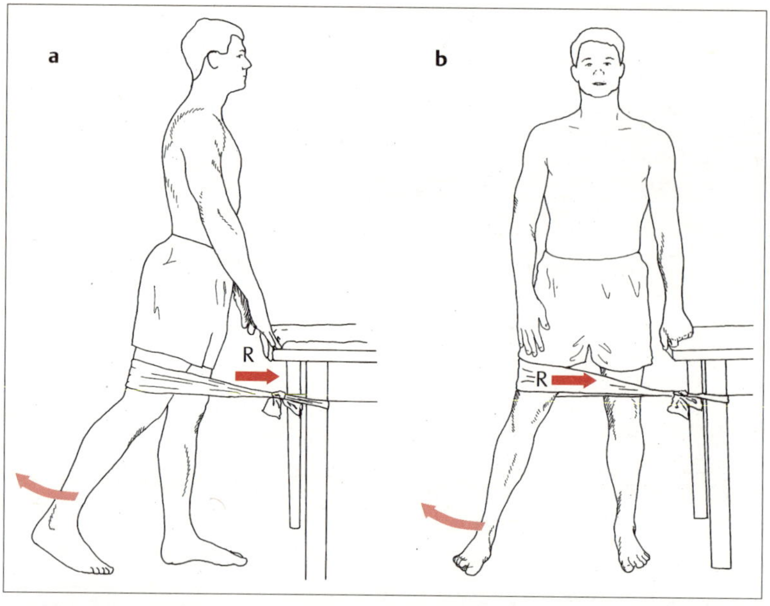

Abb. 11.**13** Übungen in der geschlossenen Kette gegen elastische Widerstand am anderen Bein
a Widerstand gegen die Extension auf der rechten Seite erfordert Stabilisation der ventralen Muskulatur links.
b Widerstand gegen die Abduktion rechts erfordert Stabilisation in der Frontalebene links.

Widerstand in der geschlossenen Kette
Der Patient steht auf dem betroffenen Bein. Ein elastischer Widerstand wird am anderen Bein und z. B. an einer Sprossenwand befestigt. Nun wird das Spielbein gegen den Widerstand, abduziert und adduziert (Bewegungen in der offenen Kette). Das Standbein muß gegen die Bewegung stabilisieren. Die Übung wird unterbrochen oder beendet, wenn der Patient nicht mehr auf dem Bein stehen oder das Becken nicht mehr stabilisieren kann (Abb. 11.**13**).

Gleichgewichtsschulung
Der Patient steht auf einem Schaukelbrett oder einem Sportkreisel, mit der Möglichkeit sich rechts und links festzuhalten. Zunächst beginnt er sein Gewicht in einer Ebene zu verlagern (vor/zurück oder rechts/links), später können die Beine auch in der Diagonalen oder in Schrittstellung aufgestellt werden. Wenn möglich, kann der Patient auf dem Sportkreisel im Einbeinstand üben (Abb. 13.**15**).

Treppensteigen (Step-ups)
Es wird zunächst mit einer niedrigen Stufe begonnen, die 5–10 cm hoch ist; kann der Patient diese überwinden, kann die Höhe gesteigert werden. Der Patient kann vorwärts, seitwärts oder rückwärts die Stufe hochsteigen. Es ist wichtig, daß der ganze Fuß auf der Stufe steht und das Körpergewicht in einer fließenden Bewegung sowohl angehoben als auch abgesenkt wird. Es darf nicht mit Schwung oder Abstoßen gearbeitet werden. Zusätzlicher Widerstand kann mit einem Gewichtsgürtel, mit Hanteln oder mit Gewichtsmanschetten um das Spielbein eingesetzt werden.

Sprünge
Der Patient macht einen großen Ausfallschritt nach vorne, beugt dabei Hüft- und Kniegelenk des vorderen Beines 90° und kehrt in den Stand zurück. Die Übung wird auf dem anderen Bein wiederholt. Während der Patient lernt, die Bewegung zu kontrollieren, kann ein Handstock oder ein Stab benutzt werden, um das Gleich-

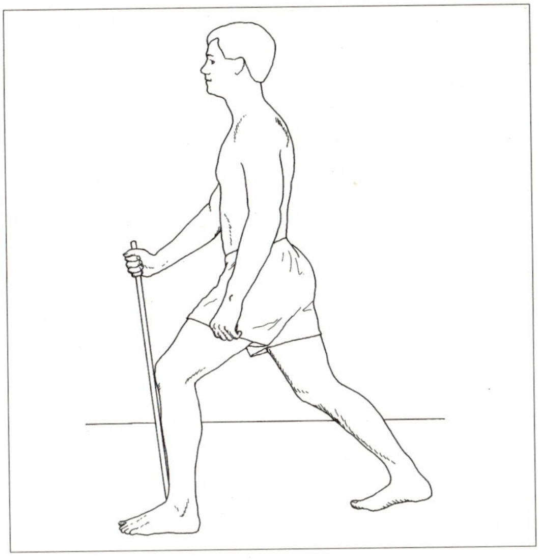

Abb. 11.**14** Sprünge mit einem Stab als Stabilitätshilfe

gewicht zu halten, oder die Übung kann im Gehbarren oder neben der Behandlungsbank ausgeführt werden. Es ist wichtig, den Patienten so zu instruieren, daß seine Beinachsen korrekt eingestellt bleiben und der Rücken gut stabilisiert wird (Abb. 11.**14**). Die Übung kann gesteigert werden, indem der Patient Gewichte in der Hand hält, einen größeren Schritt oder den Ausfallschritt auf eine kleine Stufe hinauf macht.

Achtung: Patienten, die eine Verletzung des vorderen Kreuzbandes hatten oder eine Schwäche dieser Strukturen haben, sollten ihre Kniegelenke bei den Ausfallschritten nicht über die Zehen hinaus nach ventral bewegen, da dies die Scherkräfte verstärkt und das vordere Kreuzband stark belastet wird. Patienten mit einem retropatellaren Kompressionssyndrom werden auch mehr Beschwerden haben, da die Kompressionskraft des Körpergewichts auf das Kniegelenk sehr viel stärker ist, wenn es sich dorsal vom Kniegelenk befindet. Die Stellung des Kniegelenks sollte möglichst den Symptomen des Patienten entsprechend eingestellt werden.

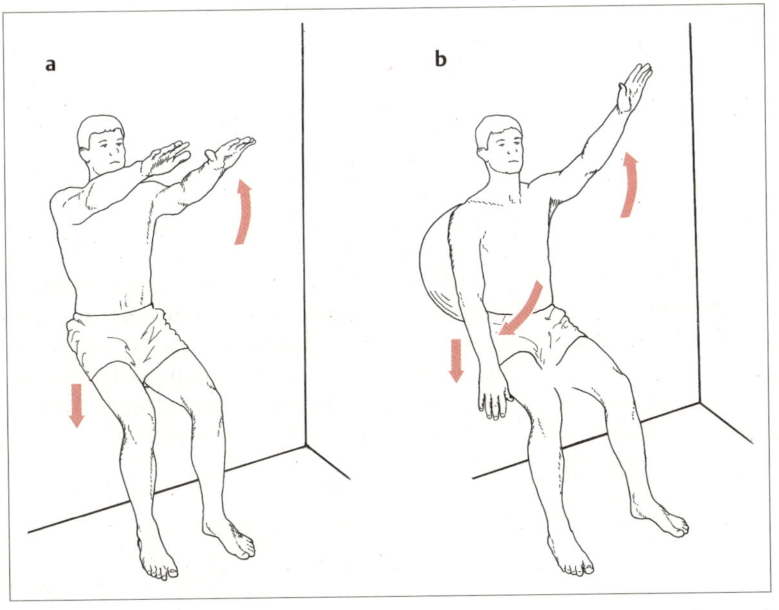

Abb. 11.**15** Wandrutschen
a Der Rücken rutscht an der Wand nach unten, eine bilaterale Armbewegung wird als zusätzlicher Widerstand eingesetzt.
b Der Rücken rollt auf einem Ball an der Wand hinunter; Reziproke Armbewegungen erhöhen die Stabilisationsarbeit.

Wandrutschen

Der Patient lehnt sich mit dem Rücken gegen die Wand, die Beine stehen schulterbreit auseinander. Er gleitet nun mit dem Rücken an der Wand hinunter, wobei die Hüft- und Kniegelenke gebeugt und die Sprunggelenke dorsalflektiert werden, dann streckt er die Beine und rutscht mit dem Rücken wieder in die Ausgangsstellung zurück. Zur Verbesserung des Gleitverhaltens kann ein Handtuch hinter den Rücken gelegt werden. Legt man zwischen den Rücken des Patienten und die Wand einen Gymnastikball, so muß der Patient noch mehr stabilisieren. Zusätzlich können noch Armbewegungen und Gewichte eingesetzt werden, um die Übung zu erschweren (Abb. 11.**15**).

Kniebeugen

Der Patient senkt seinen Rumpf ab, indem er die Knie- und Hüftgelenke beugt. Um einen Widerstand zu geben, kann der Patient mit Hanteln oder gegen einen elastischen Widerstand, der an den Füßen befestigt ist arbeiten (Abb. 12.**11**). Bei einer Problematik des vorderen Kreuzbandes, soll der Patient so in die Hocke gehen, als setze er sich auf einen Stuhl. Hat er ein retropatellares Kompressionssyndrom, so wird der Rumpf nach vorn gebeugt, und die Knie dürfen über die Zehen nach ventral bewegt werden.

Geräte

Der Einsatz von Trainingsgeräten, wie einem „Leg-Press", einem Fahrrad oder einem Laufband, kann für die Verbesserung der Kraft, Koordination und Ausdauer hilfreich sein.

Steigerung zur Spezifik des Trainings

Allgemeine Ideen:

1. Die Übungen werden gesteigert, bis sie die Belastung und Intensität erreicht haben, die für die Rückkehr in den Alltag benötigt wird.
2. Plyometrische Übungen werden eingeführt; z. B. Herunterspringen von einem Stuhl, Hüft-, Knie- und Fußgelenke beugen, um den Aufprall abzufedern und dann sofort wieder auf den Stuhl springen.
3. Maximale exzentrische Belastung bei den oben beschriebenen Übungen.
4. Eine spezifische Analyse der Bewegungsabläufe und deren biomechanischer Anpassung, um die unnötigen Belastungen zu vermeiden.

Zusammenfassung

Es wurden kurz die Anatomie und die Kinesiologie des Aufbaus und der Funktion des Hüftgelenks beschrieben sowie die Zusammenhänge bei Bewegungen in der Lenden-Becken-Hüftregion wiederholt. Die Hüftbewegungen während des Ganges und deren muskuläre Kontrolle sowie die Bedeutung der Hüfte für das Gleichgewicht und die Koordination wurden besprochen.

Zudem wurden die Richtlinien der Behandlung einiger häufig auftretender Beschwerden am Muskel-Skelett-System, wie Gelenk- und umrissen. Detaillierte Erklärungen der Autodehnungen und Kräftigungsübungen der hüftumgebenden Muskulatur wurden ebenso dargestellt wie Vorschläge für Übungen in der geschlossenen Kette, um den Patienten auf funktionelle Aktivitäten unter Körpergewichtsbelastung vorzubereiten.

12 Kniegelenk

Das Kniegelenk ist sowohl für Stabilität als auch für Mobilität konstruiert. Seine Funktion ist, das Bein zu strecken und zu beugen und damit den Körper abzusenken oder zu erhöhen bzw. den Fuß im Raum zu bewegen. Zusammen mit dem Hüftgelenk und den Sprunggelenken trägt es das Körpergewicht im Stand und bildet beim Gehen, Klettern und Sitzen eine primäre funktionelle Einheit.

Anatomie und Funktion des Kniegelenks werden im Anfangsteil dieses Kapitels in groben Zügen dargestellt. Für ein weiteres Studium der Zusammenhänge sei der Leser auf andere Quellen verwiesen. Bevor der Leser ein therapeutisches Übungsprogramm für einen Kniepatienten entwirft, sollte er mit den Inhalten des 7. Kapitels vertraut sein.

Ziele

In diesem Kapitel lernt man:

1. die wichtigsten Aspekte des Aufbaus und der Funktion des Kniegelenks zu benennen,
2. ein Übungsprogramm zur Behandlung von Weichteil- und Gelenkläsionen entsprechend dem Heilungsstadium im Anschluß an eine entzündliche Reaktion des Gewebes unter Berücksichtigung der Besonderheiten des Kniegelenks und der Patella zu entwerfen,
3. Patienten nach üblichen operativen Eingriffen am Knie zu behandeln.

Aufbau und Funktion des Kniegelenks: Wiederholung

Knöcherne Anteile: distaler Anteil des Femur, proximaler Anteil der Tibia und Patella (Abb. 6.48)

Kniegelenkskomplex

Die weite Kapsel des Kniegelenks umschließt zwei Gelenke: die Articulatio tibiofemoralis und die Articulatio femoropatellaris. Recessi der Kapsel bilden die Bursae suprapatellaris, subpoplitaea und gastrocnemii. Bei 60 % der Bevölkerung bestehen Verdickungen der Synovia noch aus der Embryonalzeit. Diese werden in einigen Fällen durch kleine oder größere Verletzungen symptomatisch.

Articulatio tibiofemoralis

1. Merkmale:
   Das Kniegelenk ist ein zweiachsiges Dreh-Scharniergelenk mit zwei Menisken und wird sowohl durch Bänder als auch durch Muskeln geführt. Die Stabilität in ventro-dorsaler Richtung wird durch das vordere bzw. das hintere Kreuzband gewährleistet; die Stabilität in medio-lateraler Richtung wird durch das mediale und laterale Kollateralband hergestellt.
2. Der konvexe Gelenkpartner besteht aus den asymmetrischen Kondylen am distalen Ende des Femurs. Der mediale Kondylus ist länger als der laterale, was zum Verriegelungsmechanismus des Kniegelenks beiträgt.
3. Der konkave Gelenkpartner besteht aus den zwei Plateaus auf dem proximalen Ende der Tibia mit den dazugehörigen faserknorpeligen Menisken. Das mediale Plateau ist größer als das laterale.
4. Die Menisken verbessern die Kongruenz der Gelenkflächen und sind über die Ligamenta coronaria mit der Gelenkkapsel verwachsen. Der mediale Meniskus ist eng mit der Gelenkkapsel und dem medialen Kollateralband sowie mit dem vorderen Kreuzband und dem M. semimembranosus verbunden, dadurch wird er häufig verletzt, wenn das Knie einen seitlichen Schlag bekommt.
5. Bei Tibiabewegungen (in der offenen Kette) gleitet das konkave Tibiaplateau in die Richtung der Knochenbewegung (gleichsinnig).

Anguläre Tibiabewegung	Gleitbewegung des Tibiaplateaus
Flexion	dorsal
Extension	ventral

6. Wenn der Femur sich auf der fixierten Tibia bewegt (in der geschlossenen Kette), gleiten die konvexen Kondylen gegensinnig zur Knochenbewegung.
7. Bei der endgradigen Extension findet eine Rotation zwischen den Femurkondylen und den Tibiaplateaus statt. Dieser Mechanismus wird Schlußrotation genannt. Das Kniegelenk „rastet ein" (Verriegelungsmechanismus).
   a. Wenn die Tibia frei beweglich ist (offene kinematische Kette), ist die Schlußrotation eine Außenrotation der Tibia auf dem Femur. Um sich aus dieser eingerasteten Stellung zu lösen, muß die Tibia nach innen rotieren.
   b. Wenn die Tibia am Boden fixiert ist (geschlossene kinematische Kette), ist die Schlußrotation eine Innenrotation des Femurs auf der Tibia, wobei der mediale Kondylus weiter nach dorsal gleitet als der laterale. Gleichzeitig streckt sich das Hüftgelenk. Hat ein Patient ein Extensionsdefizit im Hüftgelenk, so kann bei fixiertem Fuß keine Schlußrotation im Kniegelenk stattfinden. Das Lösen des eingerasteten Kniegelenks geschieht indirekt durch die Flexion des Hüftgelenks und direkt durch die Aktivität des M. popliteus.

Articulatio femoropatellaris

1. Merkmale:
   Bei der Patella handelt es sich um ein in die Sehne des M. quadriceps femoris eingelagertes Sesambein. Es geht eine gelenkige Verbindung mit der Fossa intercondylaris an der Ventralfläche des distalen Anteils des Femurs ein. Die Gelenkfläche ist mit hyalinem Gelenkknorpel überzogen. Die Patella ist in den ventralen Anteil der Gelenkkapsel eingebettet und über das Ligamentum patellae mit der Tibia verbunden. Viele Schleimbeutel umgeben die Kniescheibe.
2. Bei der Flexion des Kniegelenks gleitet die Patella entlang der Fossa intercondylaris nach kaudal; bei der Extension gleitet sie nach kranial. Wenn die Patellabewegung eingeschränkt ist, so ist auch das Ausmaß der Kniegelenksflexion beeinträchtigt, und es kann zu einem Streckdefizit bei der aktiven Extension kommen.

Funktion des Kniegelenks und der Patella

Patellaeinstellung

Die physiologische Einstellung der Patella ist durch einen Q-Winkel von 15° definiert. Der Q-Winkel ist der Winkel, der von zwei Linien gebildet wird: die eine verläuft von der Spina iliaca anterior superior durch die Mitte der Patella und die andere von der Tuberositas tibiae durch die Mitte der Patella. Der Q-Winkel beschreibt den Bogensehneneffekt oder den seitlichen Zug (lateral tracking), den der M. quadriceps femoris und die Patellarsehne auf die Patella ausüben.

1. Kräfte, die die Einstellung erhalten:
   Die Patella wird seitlich durch den Tractus iliotibialis und das Retinaculum patellae laterale gehalten. Diesen Kräften wirkt der aktive Zug des M. vastus medialis obliquus entgegen. Das Ligamentum patellae fixiert die Patella kaudal gegen den aktiven Zug nach kranial vom M. quadriceps femoris.
2. Eine falsche Einstellung der Patella oder ein Problem mit der Führung kann durch folgende Ursachen ausgelöst werden:
   a. Ein vergrößerter Q-Winkel. Er kann durch ein Genu valgum, eine Patella alta, stark pronierte Füße, ein weites Becken, eine starke Anteversion des Femurs oder eine Außenrotationsstellung der Tibia entstehen.
   b. Verkürzte Muskulatur oder Faszien. Eine Verkürzung des Tractus iliotibialis oder des Retinaculum patellae laterale verhindern das Medialgleiten der Patella. Eine Verkürzung der Sprung-

gelenksflexoren führt zu einer Pronationsstellung des Fußes bei der Dorsalextension; dadurch wird eine Tibiainnenrotation ausgelöst und eine funktionelle Lateralverschiebung der Tuberositas tibiae im Verhältnis zur Patella. Sind der M. rectus femoris und die Mm. ischiocrurales verkürzt, so verändert sich das Bewegungsverhalten des Kniegelenks, was zu Kompensationsmechanismen führt.

c. Ein lockeres Retinaculum patellae mediale oder eine Insuffizienz des M. vastus medialis obliquus. Der M. vastus medialis obliquus kann durch fehlerhaften Gebrauch schwach sein oder durch Schmerzen oder eine Gelenkschwellung inhibiert werden, was zu einer schlechten medialen Stabilisierung führt. Schlechtes Timing der Kontraktion stört die Koordination zwischen dem M. vastus medialis obliquus und lateralis und führt zu Dysbalancen der Kräfte. Die Schwäche oder das schlechte Timing des M. vastus medialis obliquus verstärkt die Abweichung der Patella nach lateral.

Patellakompression

Wenn 30° Flexion im Kniegelenk überschritten werden, steigt die Kompression der Patellarückseite gegen den Femur sprunghaft an. Bei 30° entspricht die Kompression in etwa dem Körpergewicht; beim Treppensteigen steigt sie auf das 3 fache, beim In-die-Hocke-Gehen und Aktivitäten mit tiefen Kniebeugen auf das 8 fache Körpergewicht an. Die Kontaktstelle der Patellarückseite zum Femur verändert sich auch im Laufe der Flexion. Unter physiologischen Bedingungen hilft dies, die Belastungen zu absorbieren und die Gesundheit des Knorpels zu erhalten.

Extensorenmuskulatur

1. Der M. quadriceps femoris ist der einzige Muskel, der ventral der Beuge-Streck-Achse verläuft, und ist der Hauptextensor. Andere Muskeln können das Kniegelenk strecken, wenn der Fuß am Boden fixiert ist. In der geschlossenen kinematischen Kette können die ischiokrurale Muskelgruppe und der M. soleus das Knie strecken oder die Extension kontrollieren, indem sie die Tibia nach dorsal ziehen.
2. Während des Standes und in der Standbeinphase des Ganges ist das Knie ein zwischengeschaltetes Gelenk in der geschlossenen kinematischen Kette. Der M. quadriceps femoris kontrolliert das Ausmaß der Beugung mittels exzentrischer Muskelaktivität sowie die Streckung über seinen Zug am Femur. In der aufrechten Haltung, wenn das Knie „eingerastet" ist und das Lot vor die Achse fällt, muß der M. quadriceps femoris nicht arbeiten (s. Kapitel 15, S. 462 ff.). In diesem Fall wird der dorsale Anteil der Kniegelenkskapsel durch Spannung in den ischiokruralen Muskeln und den Sehnen des M. gastrocnemius unterstützt.
3. Die Patella verstärkt die Wirkung des M. quadriceps auf das Kniegelenk, indem sie seine Sehne vom Gelenk entfernt und den Hebel verlängert. Zwischen 30° und 60° hat die Patella den größten Effekt auf den Hebel. Zwischen 15° und 0° Extension wirkt sie kaum noch.
4. Das größte Drehmoment entwickelt der M. quadriceps femoris zwischen 50° und 70°. Im Bereich der letzten 15°-Streckung ist der Muskel soweit verkürzt, daß er nur schlecht Kraft entwickeln kann. Durch die Kombination dieses physiologischen mit dem mechanischen Nachteil (kurzer Hebel) muß der Muskel seine kontraktile Kraft deutlich vergrößern, wenn während der Endstreckung große Belastungen auf das Gelenk treffen. Während des Standes kommen die ischiokruralen Muskeln und der M. soleus dem M. quadriceps sowie der mechanische Effekt des „Einrastens" zu Hilfe. Außerdem wird die translatorische Wirkung des M. quadriceps nach ventral durch das vordere Kreuzband und den Zug der Mm. ischiocrurales neutralisiert. Wenn aus dem Sitz oder aus der Rückenlage in der offenen Kette Extensionsübungen durchgeführt werden, so ist das äußere Drehmoment während der Endstreckung

am größten. In dieser Phase der Bewegung muß sich der M. quadriceps ohnehin sehr stark kontrahieren, um den physiologischen und mechanischen Nachteil auszugleichen.

Flexorenmuskulatur

1. Die ischiokrurale Muskelgruppe ist der Hauptflexor des Kniegelenks, außerdem beeinflußt er die Rotationsstellung der Tibia zum Femur. Da es sich hierbei um zweigelenkige Muskeln handelt, arbeiten sie am effektivsten, wenn sie über das Hüftgelenk verlängert werden, während sie im Kniegelenk beugen. Bei Aktivitäten in der geschlossenen Kette können die ischiokruralen Muskeln das Knie strecken, indem sie die Tibia nach dorsal ziehen.
2. Der M. gastrocnemius kann auch als Kniebeuger arbeiten, seine Hauptfunktion ist jedoch, den dorsalen Anteil der Kniegelenkskapsel bei der Belastung gegen Hyperextensionskräfte zu unterstützen.
3. Der M. popliteus unterstützt die Kapsel dorsal und hilft, den „Einrastmechanismus" des Knies zu lösen.
4. Die Muskeln des Pes anserinus (Mm. sartorius, gracilis et semitendinosus) stabilisieren das Kniegelenk nach medial und beeinflussen die Rotationsstellung des Kniegelenks bei Aktivitäten in der geschlossenen Kette.

Kniegelenk beim Gehen

1. Das Bewegungsausmaß des Kniegelenks beim Gehen:
   Während eines normalen Gangzyklus bewegt sich das Kniegelenk durch ein Bewegungsausmaß von 60° (0° Extension beim Fersenkontakt und 60° Flexion in der Mitte der Schwungphase). Eine leichte Innenrotation des Femurs tritt bei der Knieextension während des Fersenkontakts und kurz vor dem Lösen der Ferse auf.
2. Muskuläre Kontrolle des Kniegelenks während des Gehens:
   a. Der M. quadriceps kontrolliert das Ausmaß der Flexion beim Fersenkontakt, dann extendiert er das Knie in der mittleren Standbeinphase. In der Abdruckphase kontrolliert er wieder die Flexion und verhindert ein zu starkes Anheben der Ferse zu Beginn der Schwungbeinphase. Bei einem Verlust der Quadrizepsfunktion wirft der Patient den Rumpf beim Fersenkontakt nach vorne, um den Schwerpunkt vor das Kniegelenk zu bringen und es so zu stabilisieren, oder er rotiert das Bein nach außen, um das Kniegelenk „einzurasten". Beim schnellen Gehen kann es zu einem übermäßigen Anheben der Ferse zu Beginn der Schwungbeinphase kommen.
   b. Die ischiokrurale Muskulatur kontrolliert hauptsächlich das Vorschwingen des Beines am Ende der Schwungbeinphase. Bei Verlust der Muskelfunktion wird das Kniegelenk während dieser Phase in die endgradige Extension geschleudert. Die ischiokrurale Muskulatur unterstützt auch die Gelenkkapsel dorsal, wenn das Kniegelenk während der Standbeinphase extendiert wird. Ein Verlust dieser Funktion führt zu einem progredienten Genu recurvatum.
   c. Die eingelenkigen Plantarflexoren (vor allen der M. soleus) helfen die Kniebeugung zu Beginn der Schwungbeinphase zu kontrollieren, indem sie die Vorwärtsbewegung der Tibia beeinflussen. Ein Verlust dieser Funktion führt zu einer Hyperextension des Kniegelenks in dieser Phase (außerdem kommt es zu einem verminderten Fersenhub während der Abdruckphase und dadurch zu einem Nachziehen oder leichten Absinken des Beckens auf der gleichen Seite).
   d. Der M. gastrocnemius bildet eine Spannung in der Kniekehle, wenn das Kniegelenk extendiert ist (in der Mitte der Standbeinphase und kurz vor der Abdruckphase). Ein Verlust seiner Funktion führt zu einer Hyperextension des Kniegelenks in diesen Phasen und zu einer Verminderung der Abdruckaktivität vom Boden.

3. Da das Kniegelenk zwischen Hüftgelenk und Fuß liegt, beeinträchtigen Probleme in diesen beiden Gebieten die Kniefunktion beim Gehen, z. B.:
   a. Ein Extensionsdefizit in der Hüfte verhindert die Knieextension kurz vor der Abdruckphase.
   b. Die meisten Muskeln, die die Hüftgelenksbewegungen kontrollieren, sind zweigelenkige Muskeln, die auch das Kniegelenk überbrücken. Bei einer Asymmetrie der Länge oder Kraft kann die ungleichmäßige Belastung verschiedene Strukturen des Knies beeinträchtigen und Schmerzen beim Gehen oder Laufen auslösen (s. Kapitel 11, S. 331).
   c. Die Stellung und die Funktion des Fußes und der Sprunggelenke beeinflussen die Belastungen, die an das Kniegelenk weitergegeben werden. Bei einem Plattfuß oder einem Pes valgus kommt es zu einer Innenrotation der Tibia und einem verstärkten Bogensehneneffekt auf die Patella, wodurch die Kräfte unterstützt werden, die die Kniescheibe nach lateral ziehen.

Übertragener Schmerz

1. Häufige Quellen für übertragenen Schmerz im Kniebereich:
   a. Nervenwurzeln und Gewebe aus den Wirbelsäulensegmenten L_3 übertragen nach ventral und aus den Segmenten S_1 und S_2 nach dorsal in den Bereich der Kniekehle.
   b. Das Hüftgelenk (hauptsächlich L_3 innerviert).
2. Die Behandlung der Ursachen ist notwendig, um die Schmerzen am Kniegelenk zu lindern. In diesem Fall haben therapeutische Übungen für das Kniegelenk ausschließlich das Ziel, einen fehlerhaften Gebrauch des Abschnitts zu verhindern. Der Schwerpunkt der Behandlung muß auf dem Beheben der Ursache liegen.

Beachte: Übungen mit dem Kniegelenk während der akuten, subakuten und chronischen Phase der entzündlichen Reaktion richten sich nach den Behandlungsrichtlinien, die in Kapitel 7, S. 202 ff., beschrieben wurden, unter Berücksichtigung der Besonderheiten des Aufbaus und der Funktion des Kniegelenks und der Patella. Die folgenden Abhandlungen üblicher Kniebeschwerden bauen auf diesen Richtlinien auf.

Gelenkbeschwerden und Kapseleinschränkungen: konservative Behandlung

Differentialdiagnosen und Ätiologie der Beschwerden

Das Kniegelenk wird von rheumatoider Arthritis, Arthrose und akuten Verletzungen betroffen. Verkürzungen und Verklebungen entwickeln sich im Gelenk und den umgebenden Geweben immer wenn das Gelenk ruhiggestellt wird (Schienen- oder Gipsversorgung). In Kapitel 7 wurde die Ätiologie dieser Beschwerden beschrieben.

Häufige Einschränkungen und Beschwerden

Bei einer Beteiligung des Gelenks ist die Flexion meist stärker eingeschränkt als die Extension. Bei einem Gelenkerguß wird die Schonhaltung in 25° Flexion eingenommen, da die Kapsel in dieser Stellung den meisten Raum gewährt. Die Bewegung ist durch den Erguß stark eingeschränkt. Die Symptome einer Gelenkbeteiligung, wie Schwellung, Steifheit, Schmerz und reflektorische Inhibition des M. quadriceps femoris können ein Extensionsdefizit auslösen, wobei das aktive Bewegungsausmaß in die Extension geringer ist als das passive.

Rheumatoide Arthritis

Zu Beginn der Erkrankung sind meist die Hände und Füße betroffen, wenn die Krankheit jedoch fortschreitet, sind auch häufig die Kniegelenke beteiligt. Die Gelenke sind überwärmt und geschwollen und wie vorher beschrieben eingeschränkt. Zusätzlich dazu bildet sich in der Regel ein Genu valgum im fortgeschrittenen Stadium der Erkrankung.

Arthrose

Schmerz, Muskelschwäche und Gelenkeinschränkungen nehmen fortschreitend zu. In der Regel bildet sich ein Genu varum.

Gelenktrauma

Nach einer Verletzung zeigt eine Schwellung des Gelenks eine Einblutung an. Entwickelt sich die Schwellung erst langsam (über 4 oder mehr Stunden) so handelt es sich um einen serösen Erguß, der durch einen Bänder- oder Meniskusriß hervorgerufen sein kann. Im akuten Stadium löst der Erguß muskuläre Schutzspannung, Schwäche und ein eingeschränktes Bewegungsausmaß aus. Wenn die Schwellung bzw. der Erguß zurückgeht, kann im Befund erhoben werden, ob ein Bänder- oder Meniskusriß vorliegt (s. „Verrenkungen", S. 377, und „Meniskusriß", S. 384).

Gelenkeinschränkungen nach Immobilisation

Wenn das Kniegelenk einige Wochen immobilisiert wird, z. B. im Anschluß an eine Fraktur oder Operation, so entwickeln sich Verkürzungen der Kapsel, der Muskulatur und der Weichteile. Verklebungen können die Patellamobilität einschränken. In der Regel wird dadurch die Flexion eingeschränkt und es entstehen Schmerzen, wenn die Patella gegen den Femur komprimiert wird. Bei einer Einschränkung des Kranialgleitens der Patella, kann es zu einem Streckdefizit kommen, sogar wenn die endgradige Extension passiv möglich ist. In der Regel tritt dies nach der operativen Versorgung von Bändern des Kniegelenks auf und wenn das Gelenk längere Zeit in Flexion ruhiggestellt war. Die beste Therapie ist die Vorsorge. Um die Mobilität der Patella während der Ruhigstellung des Gelenks zu erhalten, werden dem Patienten Anspannungsübungen des M. quadriceps gezeigt, die er mehrmals täglich durchführen soll.

Häufige funktionelle Einschränkungen und Behinderungen

1. Bei einer akuten Symptomatik kommt es zu Bewegungs- und Belastungsschmerz sowie Schmerzen beim Gehen, die den Beruf oder die Alltagsbewegungen beeinträchtigen.
2. Es treten Einschränkungen und Schwierigkeiten bei der Bewegungskontrolle von Flexionsaktivitäten auf, z. B. beim Aufstehen vom Stuhl oder der Toilette, Treppensteigen, Bücken oder In-die-Hocke-Gehen.

Behandlung akuter Gelenkläsionen

Allgemeine und spezielle Richtlinien für die Behandlung der rheumatoiden Arthritis und der Arthrose sind in Kapitel 7, S. 215 ff., beschrieben.

Schmerzlinderung

Zusätzlich zu physikalischen Anwendungen und der Ruhigstellung des betroffenen Gebietes mit einer Schiene oder einem elastischen Verband können vorsichtige Gelenktechniken (Oszillationen Grad I) ausgeführt werden. Wird der Schmerz durch diese Techniken stärker oder nimmt die Schwellung bzw. der Erguß zu, so sollte ein erneuter Versuch erst nach einigen Tagen erfolgen.

Gewebswiderstand vermindern

1. Es werden passive und aktiv-assistive Bewegungsübungen innerhalb der Toleranz und des verfügbaren Bewegungsausmaßes durchgeführt. Der Patient ist in der Seitlage unter Wegnahme der Schwerkraft unter Umständen in der Lage, aktive Bewegungen auszuführen.
2. Wenn der Patient es verträgt, können in dieser Phase auch leichte Traktions- und Gleittechniken (Grad I oder II) aus der Ruhestellung durchgeführt werden. Jede Dehnung ist in diesem Stadium kontraindiziert.

Atrophieprophylaxe und Vorbeugung gegen eine Verklebung der Patella (Patellamobilisation)

Übungen zur Atrophieprophylaxe und Patellamobilisation können unter „Muskuläre Dysbalancen", S. 389, nachgelesen werden.

1. Es werden schmerzfreie Anspannungsübungen aus unterschiedlichen Gelenk-

stellungen, insbesondere auch für den M. quadriceps femoris und die ischiokrurale Muskulatur, angeleitet.

2. Vorsichtige Anspannungsübungen des M. quadriceps in der geschlossenen Kette werden zunächst im Sitzen mit dem Kniegelenk in der größtmöglichen schmerzfreien Extensionsstellung durchgeführt. Der Patient soll in dieser Ausgangsstellung die Ferse in den Boden und den Oberschenkel in den Stuhl drücken.
3. Später können auch Anspannungsübungen aus unterschiedlich starker Streckhebung (SLR, straight leg raise) gemacht werden. Während der Übungen werden die Knieflexion und -extension variiert. Der Patient sollte in der Lage sein, jede Position schmerzfrei zu halten.

Beachte: Streckhebungsübungen trainieren hauptsächlich die Hüftgelenksflexoren und werden im Zusammenhang mit Übungen für den M. quadriceps durchgeführt, um den Schwerkrafteinfluß auf ihn zu verändern, während er das Kniegelenk in Extension hält.

Vorbeugung gegen Deformitäten und Gelenkschutz bei Patienten mit rheumatoider Arthritis oder Arthrose

1. Im akuten Schub der Arthritis wird die Vollbelastung eingeschränkt. Wenn es nötig ist, können Gehstützen, Handstöcke oder ein Gehwagen eingesetzt werden, um die Belastung beim Gehen auf die obere Extremität zu verlagern.
2. Dem Patienten und seinen Angehörigen wird eine gute Lagerung im Bett gezeigt, um einer Flexionskontraktur vorzubeugen.
3. Es werden funktionelle Anpassungen unternommen, um das Ausmaß der Knieflexion und der Patellakompression bei den Alltagsbewegungen zu vermindern, bei denen der Patient von der Knieflexion in die -extension bewegt, z. B. Von-einem-Stuhl-Aufstehen, Treppensteigen. Generell sollte der Patient das Treppensteigen möglichst vermeiden, eine Toilettenerhöhung benutzen und niedrige Stühle meiden, um einen zu tiefen Sitz zu umgehen.

Behandlung subakuter und chronischer Gelenkbeschwerden

Steifheit durch Inaktivität vermindern

Der Patient wird angeleitet, die betroffenen Gelenke zu bewegen und Muskelanspannungsübungen durchzuführen.

Schmerzen durch mechanische Beanspruchung vermindern

Wenn nötig, können weiterhin Hilfsmittel zum Gehen benutzt werden. Der Patient kann versuchen, mit weniger oder zeitweise auch ohne Hilfe auszukommen. Sitzerhöhungen auf Stühlen und der Toilette werden weiterhin eingesetzt, wenn die Belastung beim Aufstehen aus einer niedrigen Sitzgelegenheit noch zu groß ist.

Bewegungserweiterung

1. Wenn das Gelenkspiel eingeschränkt ist, sollten Gelenkmobilisationstechniken zum Einsatz kommen.

Vorsicht: Das Bewegungsausmaß darf nur dann erweitert werden, wenn der Patient genug Kraft besitzt, die bereits vorhandene Beweglichkeit muskulär zu kontrollieren. Ein mobiles Gelenk mit schlechter muskulärer Stabilisierung verursacht Kniegelenksinstabilität und erschwert die Funktion der unteren Extremität.

   a. Flexionserweiterung
      - Longitudinaltraktion an der Tibia (Abb. 6.**49 a**, **b** und **c**).
      - Dorsalgleiten der Tibia (Abb. 6.**50** und 6.**51 a** und **b**).
      - Kaudalgleiten der Patella (Abb. 6.**53**).
      - Medial- und Lateralgleiten der Patella (Abb. 6.**54**).

   b. Wenn die Mobilisation in die Flexion stagniert, wird das Kniegelenk bis ans Bewegungsende flektiert und dann wird Tibiadorsalgleiten durchgeführt; oder die Tibia wird vorher im Kniegelenk außenrotiert.

   c. Extensionserweiterung
      - Longitudinaltraktion der Tibia (Abb. 6.**49 a**, **b** und **c**).

- Ventralgleiten der Tibia (Abb. **6.50** und **6.51 a** und **b**).
- Bei stagnierender Mobilisation kann die Tibia in Außenrotation gebracht werden und dann gleitet man nach ventral.
- Kranialgleiten der Patella.

2. Wenn die eingeschränkte Flexibilität der Muskulatur die Kniegelenksbeweglichkeit beeinträchtigt, so werden Muskeldehn- und Inhibitionstechniken eingesetzt. Häufig sind die ischiokrurale Muskulatur, der M. quadriceps femoris und der M. triceps surae an der Bewegungseinschränkung beteiligt.

Vorsicht: Starke Muskelkontraktionen können die Symptome verstärken; die Toleranz des Patienten muß bei der Dosierung der Dehnungen berücksichtigt werden.

3. Wenn die nichtkontraktilen Weichteile die Kniebewegung einschränken, so werden passive Dehntechniken eingesetzt.
   a. Es werden Dehnungen langer Dauer und niedriger Intensität innerhalb der Toleranz des Patienten durchgeführt.

Vorsicht: Passive Dehnungen, bei denen die Tibia als Hebel verwendet wird, verstärken oft die Gelenkbeschwerden; diese Techniken sollten nur zum Einsatz kommen, wenn das Gelenkspiel frei ist.

   b. Weichteilmassagen oder Friktionen können eingesetzt werden, um Verklebungen und Kontrakturen zu lösen. Um den Rand der Patella herum werden tiefe Massagen mit dazugenommen.

Kraft- und Ausdauertraining der stabilisierenden Muskulatur

Übungen für die Muskulatur werden im Abschnitt „Muskuläre Dysbalancen", S. 389, beschrieben.

1. Der M. quadriceps und die ischiokrurale Muskulatur werden innerhalb der schmerzfreien Toleranz des Patienten mit isometrischen Übungen aus unterschiedlichen Gelenkstellungen, Übungen für die Endstreckung, sich steigerndem Widerstand bei der endgradigen Extension und Flexion und mit Übungen in der geschlossenen Kette gekräftigt. Bei Übungen in der offenen Kette empfinden die Patienten weniger Schmerz, wenn mit schnellen Geschwindigkeiten und geringem Widerstand geübt wird, als wenn die Übung langsam gegen großen Widerstand ausgeführt wird. Wird im mittleren Bereich des Bewegungsausmaßes (zwischen 45° und 90° Flexion) Widerstand gegeben, so verstärken sich oft die Schmerzen durch die starke Kompression der Patella. Der Widerstand wird in den Bereichen jenseits des schmerzhaften Bewegungsausmaßes gegeben. Dies kann mit manuellem Widerstand im schmerzfreien Ausmaß, mit Geräten, die das Bewegungsausmaß einschränken, oder an isokinetischen Trainingsgeräten mit Bewegungslimitierung durchgeführt werden.
2. Da das Femoropatellargelenk häufig Beschwerden macht, muß mittels Patellamobilisation und Vastus-medialis-Training ein Gleichgewicht geschaffen werden (s. „Femoropatellare Dysfunktion", S. 368).
3. Die Hüft- und Sprunggelenksstabilisatoren werden in der offenen und geschlossenen Kette trainiert (s. Kapitel 11, S. 350 ff., und Kapitel 13, S. 423 ff.).
4. Zur Verbesserung der Ausdauer wird zunächst die Wiederholungszahl erhöht, bevor auf die nächste Stufe mit mehr Widerstand übergegangen wird.

Funktionsverbesserung des Kniegelenks

1. Es wird mit dem funktionellen Training begonnen. Wenn die Kraft verbessert ist, kann der Patient ein höheres Niveau an funktionellen Aktivitäten ausüben, z. B. anfangs Schwimmen und Radfahren und später Gehen ohne Hilfsmittel (bei Muskelfunktionswert 4 bzw. 80 % im manuellen Test).
   a. Beim Radfahren wird die Sitzhöhe so gewählt, daß der Patient sein Knie-

gelenk nicht vollständig strecken muß. Der Pedalwiderstand sollte minimal sein.

b. Einige Patienten können sogar ihre Aktivitäten bis zum Seilhüpfen, Laufen oder anderen schnellen Übungen steigern, solange das Gelenk asymptomatisch bleibt. Liegt jedoch eine Gelenkdeformität vor, durch die keine korrekte Biomechanik erreicht werden kann, dürfen diese belastenden Aktivitäten nicht durchgeführt werden.

2. Bei Patienten mit Arthrose und Arthritis sollte darauf geachtet werden, daß sich Aktivitäts- und Ruhephasen abwechseln.

Operative Gelenkeingriffe und ihre Behandlung

Ein operativer Eingriff bei Arthrose und Arthritis wird dann notwendig, wenn die Gelenkschmerzen und -ergüsse nicht durch konservative und medikamentöse Therapie unter Kontrolle gebracht werden können, oder wenn die Zerstörung der Gelenkflächen, die Deformitäten oder die Bewegungseinschränkungen so weit fortgeschritten sind, daß die funktionellen Fähigkeiten des Patienten deutlich eingeschränkt sind.

Zu den Zielen der Operation und der Behandlung gehören: Schmerzlinderung, Korrektur der Deformität oder der Instabilität sowie die Wiederherstellung der Funktion im betroffenen Kniegelenk.

Die Wahl des operativen Eingriffs richtet sich nach dem Alter des Patienten, der Form der Arthritis, der Schwere der Gelenkzerstörung und der Beteiligung anderer Gelenke. Bei jungen Patienten mit rezidivierenden Gelenkergüssen, synovialer Proliferation und Schmerzen aufgrund einer rheumatoiden Arthritis, jedoch mit minimaler Zerstörung der Gelenkflächen, kann eine **Synovektomie** der Eingriff der Wahl sein. Eine **Osteotomie** der Tibia, ein extraartikulärer Eingriff zur Korrektur von Gelenkdeformitäten und zur Umverteilung der Belastungen auf Tibia und Femur, kann den Gelenkschmerz beim Gehen verringern und das Einsetzen einer Totalendoprothese hinauszögern. Sind die Gelenkflächen schon zu stark zerstört, wird eine Totalendoprothese unumgänglich, um die Schmerzen zu lindern, die Deformität zu korrigieren und die Funktion wiederherzustellen. In den seltensten Fällen wird eine **Arthrodese** durchgeführt, damit der Patient ein stabiles und schmerzfreies Knie erhält. Die **arthroskopische Chondroplastik** und die **Abrasionsarthroplastik** bei einer Zerstörung der Knorpelauflage der Patella (Chondromalacia patellae) werden im Abschnitt „Operative Eingriffe am femoropatellaren Gelenk", S. 372 ff., beschrieben.

Gleichgültig, welche Art der Operation ausgewählt wird, um die Beschwerden zu lindern – ein gründlicher präoperativer Befund, ein postoperatives Übungsprogramm und ein vorsichtiger Belastungsaufbau sind unverzichtbare Anteile einer erfolgreichen Behandlung.

Synovektomie

Operationsindikationen

1. Chronische Synovitis und Knieschmerzen, die länger als 6 Monate andauern als Folge einer rheumatoiden Arthritis oder Arthrose, die auf medikamentöse Therapie nicht oder nur mangelhaft anspricht.
2. Synoviale Hypertrophie und Gelenkschmerzen nach rezidivierender Hämarthrose aufgrund einer Hämophilie.
3. Intakte oder nur leicht erodierte Gelenkflächen.
4. Bewegungseinschränkungen nach einer chronischen Synovitis und Gelenkschmerzen.
5. Der Versuch bei jungen Patienten mit chronischer Synovitis, die an rheumatoider Arthritis erkrankt sind, eine Totalendoprothese herauszuzögern.

Verfahren

1. Offenes Verfahren:
   Es wird medial oder lateral parapatellar geschnitten, um an den vorderen bzw. den hinteren Anteil des Gelenks zu ge-

langen. Die Gelenkkapsel und die tiefe Faszie werden eröffnet.
2. Arthroskopisches Verfahren: Es sind viele kleine Zugänge notwendig, um T des Gelenks zu erreichen.
3. Es wird soviel Synovia wie möglich (in der Regel 80 %–90 %) entfernt.
4. Wenn die Menisken deutlichen Verschleiß zeigen, werden auch sie entfernt.

Behandlung

1. Immobilisation

Das Knie wird 24–48 Stunden in einem Kompressionsverband und einer dorsalen Schiene ruhiggestellt. Während dieser Zeit wird das Bein hochgelagert, um das postoperative Ödem zu vermindern.

2. Übungen

Maximale Schutzphase

a. Übungen mit der Sprunggelenkspumpe zur Vermeidung von peripheren Ödemen und zur Thromboseprophylaxe.

b. Um die neuromuskuläre Kontrolle der Hüft- und Kniemuskulatur auf der operierten Seite zu erhalten oder wiederherzustellen, wird mit Anspannungsübungen des M. quadriceps und mit Streckhebungsübungen aus Rükken-, Bauch- und Seitlage begonnen.

c. Zur Minimierung postoperativer Schwellung und Schmerzen nach der Entfernung des Verbandes wird mit leichten Massagen von distal nach proximal begonnen.

d. Zur Kontrakturprophylaxe und um die volle Beweglichkeit des Kniegelenks wiederherzustellen, werden die Patienten routinemäßig kurz nach der Operation mit einer Bewegungsschiene versorgt. Zusätzlich dazu soll der Patient während der Therapie folgende Übungen durchführen:
- aktiv-assistive Flexion und Extension innerhalb des schmerzfreien Bereichs und
- leichte aktive Inhibitions- und Dehnübungen des M. quadriceps und der ischiokruralen Muskulatur.

e. Am Tag nach der Operation wird mit der Gehschule an Gehstützen begonnen, dabei kann in dem Maße belastet werden, wie es der Patient verträgt. Die dorsale Schiene sollte solange tragen, bis die endgradige Extension erreicht ist.

Mittlere und minimale Schutzphase

a. Um die Kraft und Kontrolle der Kniegelenksmuskulatur wiederherzustellen oder zu verbessern, werden die Anspannungsübungen des M. quadriceps und die Streckhebungsübungen fortgeführt, und es wird mit submaximalen isometrischen Übungen aus unterschiedlichen Gelenkstellungen gegen manuellen Widerstand begonnen. Dann wird auf isotonische Übungen in der offenen Kette mit niedriger Intensität gesteigert. Entsprechend der Belastungsstufe des Patienten werden Übungen in der geschlossenen Kette aufgebaut. Im Vordergrund steht die Bewegungskontrolle des M. quadriceps bei endgradiger Knieextension, um ein sicheres und effektives Gangbild zu erreichen.

b. Bei bestehender Bewegungseinschränkung werden Gelenkmobilisationstechniken und leichte Dehnübungen eingesetzt, wenn die Schwellung zurückgegangen ist.

c. Die Übungs- und Belastungssteigerung kann nach einer arthroskopischen Synovektomie schneller erfolgen als nach dem offenen Verfahren. Ein Patient, der sein volles Bewegungsausmaß wiedererlangt hat, kann im Anschluß an eine arthroskopische Synovektomie 7–10 Tage postoperativ wieder ohne Hilfsmittel gehen.
Nach einer offenen Synovektomie sollten die Bewegungserweiterung und der Belastungsaufbau über 6 Wochen postoperativ ausgedehnt werden.

d. Der Patient wird dazu ermuntert, seine Kondition mit Übungen niedriger Intensität und mit wenig Erschütterungen, wie Radfahren oder Schwimmen, zu trainieren.

Erwartete Ergebnisse

Es hat sich gezeigt, daß durch eine Synovektomie die chronische Synovitis und die

Schmerzen gelindert, in den meisten Fällen auch die Beweglichkeit verbessert und die Gelenkdestruktion verzögert werden konnten. Es gibt jedoch kaum Anhaltspunkte, daß durch eine Synovektomie der Krankheitsprozeß reversibel ist. Eine volle aktive und passive Extension, mindestens 100° Knieflexion und angemessene Kraft und Stabilität des Kniegelenks sind für die meisten funktionellen Aktivitäten notwendig.

Totalendoprothese des Kniegelenks

Operationsindikationen

1. Starke Belastungs- und Bewegungsschmerzen, die die funktionellen Möglichkeiten des Patienten einschränken.
2. Ausgedehnte Destruktion des Gelenkknorpels des Kniegelenks infolge einer Arthritis oder Arthrose.
3. Starke Instabilität oder Bewegungseinschränkungen.
4. Eine deutliche Deformation des Kniegelenks, z. B. Genu varum oder Genu valgum.
5. Erfolglos verlaufene Primäroperation.

Verfahren

1. Hintergrund der Entwicklung der Totalendoprothetik am Kniegelenk:
   Die prothetische Versorgung eines oder beider Gelenkflächen am Kniegelenk begann in den späten 50er und frühen 60er Jahren.
   a. MacIntosh und dann auch McKeevor ersetzten das Tibiaplateau (Teilprothese) mit einem Akryl- und später mit einem Metallimplantat, um schwere degenerative Arthrosen und Valgus- oder Varus-Deformitäten des Kniegelenks zu behandeln.
   b. 1951 entwarf Walldius die erste gekoppelte Kniegelenksprothese, die aus zwei gelenkig miteinander verbundenen gestielten Metallimplantaten für den distalen Teil des Femurs und den proximalen Teil der Tibia bestand. Alle Bänder und Stabilisatoren aus Weichteilgewebe wurden entfernt, die gekoppelte Prothese gewährleistete die Stabilität. Die Prothese ließ 90° Knieflexion und endgradige Extension, jedoch keine Rotation zwischen Femur und Tibia zu. Häufig lockerte sich die Prothese im intramedullären Kanal, was zu einer hohen Mißerfolgsquote führte. Zusätzlich erforderte das Operationsverfahren eine lange Immobilisationsphase, wodurch die Patienten später nur schwer eine funktionelle Knieflexion erreichten. Heutzutage werden gekoppelte Prothesen nur noch bei Fällen schwerster Gelenkinstabilität und im Anschluß an eine erfolglose Implantation einer ungekoppelten Prothese verwendet.
   c. Die ungekoppelte multikondyläre Prothese wurde in den späten 60er Jahren von Gunston für den Ersatz der Gelenkflächen der Tibia und des Femurs entwickelt. Die Prothese erlaubte alle physiologischen Bewegungen des Kniegelenks und bestand aus zwei Mulden aus hochdichtem Polyethylen als Tibiaersatz und zwei scheibenförmigen Femurkomponenten, die alle mit Akrylzement am Knochen fixiert wurden. Da diese Implantate keine Stabilität gewährleisteten, waren intakte Kollateralbänder eine Grundvoraussetzung für den Einsatz dieser Prothese. Durch den Gelenkflächenersatz waren 120° Knieflexion und volle Extension möglich. Von dieser Prothese ausgehend wurde ein unikondyläres Implantat entwickelt, so daß entweder nur die medialen oder nur die lateralen Gelenkflächen ersetzt werden konnten, wenn nur eine Seite des Gelenks betroffen war.
   d. Es gab noch andere Formen der ungekoppelten Kniegelenksprothesen, die aus zwei Komponenten, einer Polyethylentibia- und einem Metallfemurimplantat bestanden, die einzementiert wurden. Das Gelenk zwischen Femur und Patella wurde nicht mit einer neuen Oberfläche versorgt.
   e. Heute gibt es zwei grundsätzliche Klassen der Kniegelenksprothesen: Der Oberflächenersatz (ungekoppelt) und die gekoppelte Prothese.

- Der Oberflächenersatz kann auf nur einem Kondylus, nur auf einer Seite, auf beiden Kondylen oder vollständig erfolgen. Bei Prothesen, die die gesamten Gelenkflächen des Kniegelenks ersetzen, gibt es Formen, bei denen das Kreuzband erhalten bleibt, und Formen, bei denen das Kreuzband exzisiert wird. Bei den kreuzbanderhaltenden Prothesen wird das hintere Kreuzband stehengelassen, da es das Kniegelenk nach dorsal stabilisieren muß. Wenn das hintere Kreuzband nicht intakt ist, muß eine Prothesenform mit eingebauter innerer Stabilisierung gewählt werden. In allen Fällen müssen jedoch intakte Kollateralbänder vorliegen, wenn ein Patient für einen Gelenkflächenersatz in Frage kommen soll. Die Implantate bestehen aus einer metallenen Femur- und einer Polyethylentibiakomponente. Bei einem vollständigen Gelenkflächenersatz wird auch die Patellarückseite mit einer gewölbten Polyethylenoberfläche versehen.
- Die gekoppelten Prothesen, bei denen die Komponenten gelenkig miteinander verbunden sind und die keine Zusatzbewegungen des Kniegelenks erlauben, sowie halbgekoppelte, die in geringem Umfang Varus-, Valgus- und Rotationsbewegungen zulassen, werden heutzutage nur noch in seltenen Fällen eingesetzt. Bei den gekoppelten Prothesen werden die Kollateralbänder sowie die Kreuzbänder entfernt, und sie sind nur für Patienten geeignet, die eine starke Instabilität und Deformation des Kniegelenks haben.

2. Fixation:
Totalendoprothesen am Kniegelenk werden entweder mit Akrylzement fixiert oder wachsen zementlos ein. Am Anfang der Prothetik wurden alle Implantate einzementiert. Das größte Langzeitproblem der Prothesen war die Lockerung der Tibiakomponente am Übergang zwischen Zement und Knochen. Um diesem Problem zu begegnen, wurden Prothesen entwickelt, bei denen der Knochen dank einer porösen Oberfläche schnell direkt in die Prothese einwächst. Diese Art der Prothesenfixierung ist die beste Wahl bei jungen, aktiven Patienten, bei denen die höchste Wahrscheinlichkeit für eine spätere Lockerung vorliegt. Bis jetzt konnte jedoch die Effektivität der zementfreien gegenüber der zementierten Fixation der Implantate nicht festgestellt werden.
3. Vorgehensweise:
   a. Es wird in der Mittellinie des Kniegelenks ein Schnitt gelegt.
   b. Es werden, wenn notwendig, eine Synovektomie und eine Meniskektomie durchgeführt. Es können auch andere Weichteileingriffe erfolgen, z. B. Lösung des Retinaculum patellae oder eine Rekonstruktion des Extensormechanismus.
   c. Die Gelenkflächen der Tibia und des Femurs werden vorbereitet, die Prothesenkomponenten implantiert und mit oder ohne Zement fixiert. Die Patellarückseite wird vorbereitet und ersetzt.

Behandlung

1. Immobilisation

Das Kniegelenk wird in einem Kompressionsverband 1 oder 2 Tage postoperativ ruhiggestellt. Eine dorsale Schiene wird häufig im Anschluß an den Kompressionsverband angelegt, sie wird für die Übungen jedoch entfernt. Eine zementfreie Prothese muß länger ruhiggestellt werden als eine einzementierte, da abgewartet werden muß, bis der Knochen in die Prothese eingewachsen ist. Es kann bis zu 12 Wochen postoperativ angezeigt sein, eine dorsale Nachtschiene zu tragen.

2. Übungen

Maximale Schutzphase

a. Um die neuromuskuläre Kontrolle der Hüft- und Kniemuskulatur in der Phase der Immobilisation wiederzuerlangen, muß der Patient täglich folgende Übungen durchführen:

- Anspannungsübungen des M. quadriceps und der ischiokruralen Muskelgruppe am besten kombiniert mit elektrischer Stimulation und
- Streckhebungsübungen in der Rükken-, Bauch- und Seitlage.

b. Zur Durchblutungsförderung und zur Linderung postoperativer Schmerzen und Ödeme:
- Übungen der Sprunggelenkspumpe direkt im Anschluß an die Operation,
- leichte Massagen von distal nach proximal an der betroffenen Extremität und
- Einsatz einer Bewegungsschiene. Nach der Implantation einer Totalendoprothese am Kniegelenk wird routinemäßig eine Bewegungsschiene eingesetzt. Durch die kontinuierliche passive Bewegung sollen die postoperativen Schmerzen gelindert, die Wundheilung gefördert, einer Thrombose vorgebeugt und der Krankenhausaufenthalt verkürzt werden. Diese Erfolge beim Einsatz von Bewegungsschienen konnten jedoch nicht durchgängig bewiesen werden. Deshalb wird die Bewegungsschiene als zusätzliche Maßnahme und nicht als Ersatz der postoperativen Übungsbehandlung empfohlen.

c. Frühe kontrollierte Bewegung:
Um einer Kontrakturbildung vorzubeugen, werden aktiv-assistive und aktive Flexions- und Extensionsübungen innerhalb der Toleranz des Patienten angeleitet und gesteigert. Die Knieflexion ist meist durch Schmerzen in den Weichteilen, Schwellung und muskuläre Schutzspannung und Verkrampfung eingeschränkt. Die reziproke Inhibition des M. quadriceps ist eine effektive Methode, ihn zu entspannen und die Knieflexion zu verbessern.

Vorsicht: In der frühen postoperativen Phase ist es nicht angemessen, massive Dehnübungen zur Erweiterung der Beweglichkeit einzusetzen, da die Weichteile gerade erst zu heilen beginnen.

d. Belastung:
Inwieweit die Belastung freigegeben ist, hängt von der Art der Prothese und der Fixierung ab.
- Bei zementfreier Fixierung darf in der Regel 6 Wochen postoperativ nicht belastet werden, dann wird die Belastung über die Dauer der Rehabilitation langsam aufgebaut. Die Vollbelastung und das Gehen ohne Gehhilfen kann bis zu 12 Wochen postoperativ untersagt sein.
- Bei einer zementierten Prothese ist die Belastung nach der Operation erlaubt, soweit der Patient es verträgt, und es kann innerhalb von 6 Wochen auf die Vollbelastung übergegangen werden. Der Patient sollte jedoch während der mittleren und minimalen Schutzphase der Rehabilitation weiterhin Gehstützen oder einen Handstock benutzen, bis das betroffene Bein wieder ausreichend Kraft und Stabilität erworben hat.

Mittlere Schutzphase

a. Kräftigungsübungen:
- Bei fortgeschrittener Heilung können isometrische Übungen aus unterschiedlichen Gelenkstellungen und leichte isotonische Widerstandsübungen für den M. quadriceps und die ischiokrurale Muskulatur angeleitet werden. Für die Stabilität bei der Belastung ist eine ausreichende Kraft der Extensoren am wichtigsten.
- Streckhebungsübungen gegen Widerstand werden in unterschiedlichen Gelenkstellungen durchgeführt, um die Hüftmuskulatur, insbesondere die Hüftextensoren und -abduktoren, zu kräftigen.
- Entsprechend der Belastungsstufe werden Übungen der geschlossenen Kette, wie kleine Kniebeugen und Ausfallschritte, trainiert.

b. Bewegungserweiterung:
   - Vorsichtige Autodehnungen (niedrige Intensität, lange Dauer) oder postisometrische Relaxations-Übungen werden angeleitet, um die Kniegelenksbeweglichkeit zu erweitern, falls weiterhin ein Defizit besteht.

Beachte: In Abhängigkeit vom Prothesentyp können auch Gelenkmobilisationstechniken angezeigt sein. Es sollte jedoch genau mit dem Operateur abgesprochen werden, bevor Gelenktechniken eingesetzt werden.

   - Wenn ein Standfahrrad benutzt wird, stellt man den Sattel zunächst auf seine höchste Position. Um die Kniegelenksbeweglichkeit zu erweitern, stellt man den Sattel nach und nach weiter nach unten. (Anm. d. Übers.: Auf dem Fahrrad kann die Beweglichkeit nicht schonend erweitert werden, es führt meist zu Ausweichbewegungen und Schmerzen. Der Sattel sollte so eingestellt werden, daß das in der Behandlung erreichte Bewegungsausmaß benutzt wird.)
   - Einige Operateure führen eine Narkosemobilisation des Kniegelenks durch, wenn der Patient am Tag der Entlassung noch nicht 75°–90° Knieflexion erreicht hat.

Minimale Schutzphase, Phase der Funktionsrückkehr

a. 12 Wochen postoperativ liegt der Schwerpunkt der Behandlung auf dem Konditionstraining der Muskulatur, damit der Patient ausreichend Kraft und Ausdauer erlangt, um seine funktionellen Aktivitäten in vollem Umfang bewältigen zu können.
b. Gehen, Treppensteigen und ähnliche Aktivitäten werden langsam gesteigert.
c. Fahrradfahren (Standfahrrad) und Übungen im Wasser sind gut geeignet, die Kondition ohne große Erschütterungen zu verbessern.

Erwartete Ergebnisse

1. Fast alle Patienten, die eine Totalendoprothese bekommen haben, berichten von einer deutlichen Schmerzlinderung bei Bewegung und Belastung.
2. Obwohl versucht wird, die volle funktionelle Beweglichkeit (endgradige Extension und 95°–100° Knieflexion) schon bei der Entlassung aus der Klinik zu erreichen, kann die Bewegungserweiterung sich noch 12–24 Monate nach der Operation hinziehen. Langzeitbeobachtungen an Patienten mit Knieprothesen haben gezeigt, daß nur noch geringe Verbesserungen der Beweglichkeit erreicht werden. Patienten, die postoperativ eine schlechte Beweglichkeit haben, behalten meist auch nach einem intensiven Mobilisationsprogramm deutliche Einschränkungen des Bewegungsausmaßes.
3. Es dauert mindestens 3 Monate, bis der Patient nach der Operation das präoperative Kraft- und Ausdauerniveau im M. quadriceps und der ischiokruralen Muskelgruppe wiedererlangt hat. Die Schwäche im M. quadriceps bleibt meist länger bestehen als die Schwäche der Extensoren im Anschluß an eine Totalendoprothese des Kniegelenks. Solange sich die funktionellen Fähigkeiten des Patienten noch verbessern, kann er noch länger als ein Jahr postoperativ ein Zuwachs an Kraft und Ausdauer beobachtet werden.

Femoropatellare Dysfunktion

Differentialdiagnosen

Chondropathia patellae

Bei einer Chondropathia patellae wird die Knorpeloberfläche der Patella weicher und bekommt Risse, was mittels Arthroskopie oder Arthrogramm diagnostiziert werden kann. Dadurch kann es später zu einer Arthrose oder zu einer basalen Degeneration der mittleren und der tiefen Zone des Knorpels kommen. Die Ursache der Degeneration kann eine Verletzung, eine Operation, Überlastung oder das Fehlen physiologischer Belastungen, z. B. durch eine

Immobilisation, sein. Das Zohlenzeichen ist positiv und bei der Palpation ist die mediale Gelenkfläche der Patella empfindlich. Die Chondropathia patellae tritt in der Regel bei jungen Menschen auf und betrifft Mädchen häufiger als Jungen. Bei alten Menschen tritt sie im Zusammenhang mit einer Arthrose auf. Häufig haben diese Patienten einen vergrößerten Q-Winkel.

Plicasyndrome

Es gibt verschiedene Beschwerdebilder, die auf einer Irritation der aus der Embryonalzeit übriggebliebenen Synovialgewebe um die Patella herum beruhen, sie entstehen durch ein Mikro- oder Makrotrauma. Wenn die Irritation chronisch wird, bildet sich ein unelastisches, fibröses Band. Im akuten Stadium schmerzt das Gewebe bei der Palpation, im chronischen Zustand ist das Band empfindlich. Man kann das Band in der Regel medial der Patella palpieren, es gibt allerdings auch Variationen in der Lokalisation.

Femoropatellare Schmerzsyndrome

Es gibt die unterschiedlichsten Bezeichnungen für eine Symptomatik, die schleichend mit Kniebeschwerden in der Patellarregion beginnt. Die Beschwerden treten beim Treppensteigen, langem Sitzen oder Hocken mit gebeugten Kniegelenken sowie bei beruflichen, sportlichen und Freizeitaktivitäten auf.

Subluxation und Luxation der Patella

Die Subluxation ist eine Lateralverschiebung der Patella, die Luxation eine Ausrenkung der Patella, d. h. die Patella ist durch einen direkten Schlag oder einen kräftigen Zug des M. quadriceps aus ihrem Gleitlager herausgesprungen. In der Regel ist der Fuß dabei am Boden fixiert und das Hüftgelenk nach außen rotiert, während das Knie gebeugt wird. Patienten mit einer flachen Fossa intercondylaris, einem flachen lateralen Kondylus, schwachen oder überdehnten medialen Kniegelenksstrukturen oder einer Patella alta sind für eine Luxation prädisponiert.

Ätiologie der Symptome

Außer durch ein direktes Trauma oder anatomische Variationen der knöchernen Struktur der Patella oder der Fossa intercondylaris sind Beschwerden ventral am Kniegelenk meist verbunden mit einer Dysbalance der Weichteile, die die Patella in ihrem Gleitlager halten und führen. Wie oben schon ausführlich beschrieben wurde, können Probleme bei der Patellaführung und -stellung durch Faktoren ausgelöst werden, die auch den Q-Winkel vergrößern, durch Muskel- und Faszienverkürzungen an der lateralen Seite der Patella oder durch eine Insuffizienz des M. vastus medialis obliquus.

Häufige Einschränkungen und Beschwerden

1. Schwäche, Inhibition oder mangelhafte Rekrutierung oder Timing des M. vastus medialis.
2. Überdehnung des Retinaculum patellae medialis.
3. Verkürzung des Retinaculum patellae lateralis, des Tractus iliotibialis oder der Faszien in der Umgebung der Patella.
4. Einschränkung des Medialgleitens oder der Medialneigung der Patella.
5. Ein pronierter Fuß.
6. Schmerzen bei der Palpation.
7. Verkürzung des M. triceps surae, der ischiokruralen Muskulatur oder des M. rectus femoris.
8. Irritation der Patellarsehne oder des subpatellaren (Hoffa) Fettkörpers.

Häufige funktionelle Einschränkungen und Behinderungen

1. Schmerzen und schlechte Bewegungskontrolle beim Treppengehen.
2. Schmerzen beim Springen und Laufen, wodurch Sport- und Freizeitaktivitäten beeinträchtigt werden.
3. Schmerzen nach längerem Sitzen oder Hocken in starker Knieflexion.

Konservative Behandlung femoropatellarer Symptome

Akute Phase

In der akuten Phase werden die femoropatellaren Symptome behandelt wie alle akuten Gelenkbeschwerden, mit physikalischen Anwendungen, Ruhigstellung, vorsichtiger Bewegung und Anspannungsübungen innerhalb des schmerzfreien Bewegungsausmaßes. Schmerz und Gelenkerguß können den M. quadriceps inhibieren, so daß es unbedingt erforderlich ist, die Ursachen der Irritation zu beheben. Eine Versorgung der Patella mit einer Schiene oder einem Tapeverband kann das Gelenk entlasten und die irritierenden Belastungen lindern.

Subakute Phase

Verbesserung der Flexibilität der lateralen Faszienzüge und der Insertion des Tractus iliotibialis

1. Die Patella wird mit Medialgleiten mobilisiert (Abb. 12.**1** und Abb. 6.**54**); der Patient liegt in Seitlage. Eine Hand des Therapeuten liegt unter dem Femur, um die Kondylen zu fixieren, mit dem Handballen der anderen Hand wird die Patella nach medial mobilisiert. In der Regel ist die größte Bewegung in Extensionsstellung möglich. Um die Dehnung zu verstärken, stellt man das Kniegelenk mit mehr Flexion ein.
2. Friktionsmassagen an der Lateralseite der Patella.

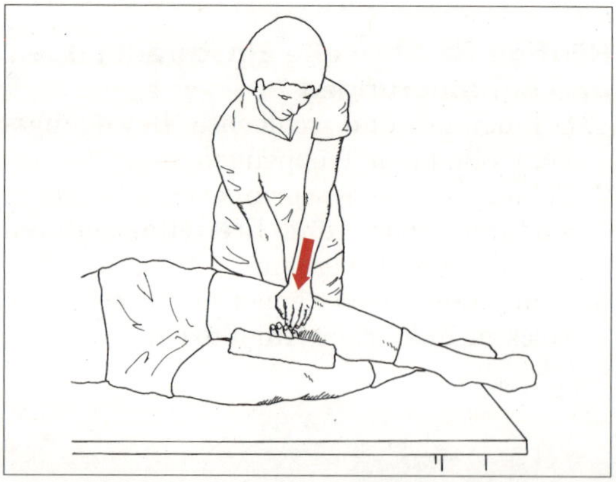

Abb. 12.**1** Medialgleiten der Patella

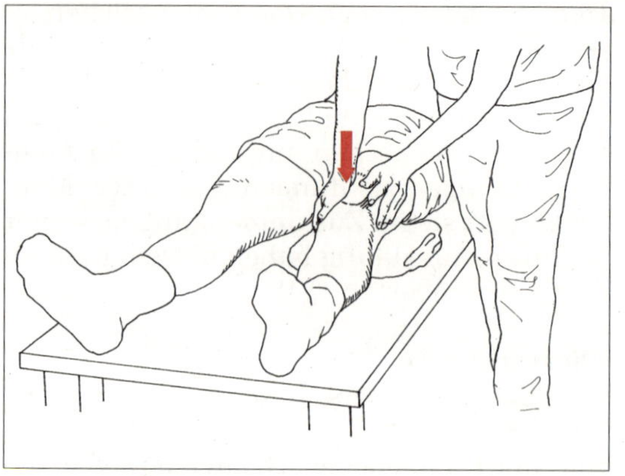

Abb. 12.**2** Friktionsmassage der Lateralkante mit Medialkippen der Patella

3. Kippen der Patella nach medial (Abb. 12.**2**). Der Daumenballen liegt auf der Medialkante der Patella, mit ihm wird direkt nach dorsal Druck ausgeübt, so daß die Patella nach medial kippt. Während die Patella in dieser Position gehalten wird, können mit der anderen Hand an der Lateralseite der Patella Querfriktionen ausgeübt werden. Der Patient kann auch lernen, diese Dehnung selbständig durchzuführen.
4. Ein Tapeverband kann eingesetzt werden, um die Patella wieder in die richtige Position zu bringen und einen anhaltenden Dehnreiz auszuüben. Mit dem Tapeverband können in korrekter Patellaeinstellung unbelastende Übungen gemacht werden.
5. Autodehnung der Insertion des Tractus iliotibialis (Abb. 12.**3**). Der Patient befindet sich in Seitlage, ein Laken oder ein Gurt wird an der Fessel befestigt, das an-

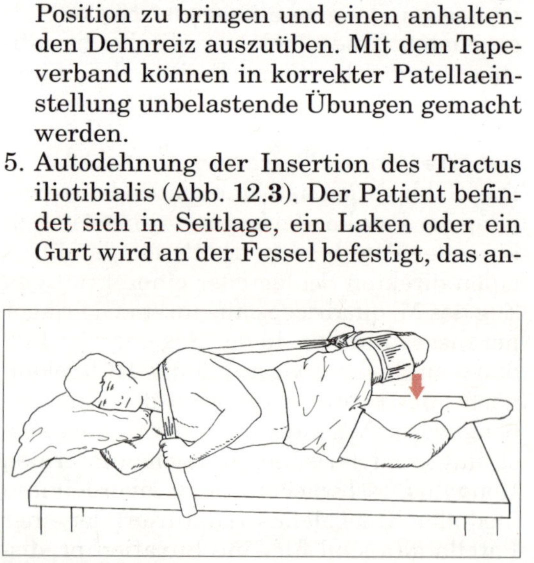

Abb. 12.**3** Autodehnung des Ansatzes des Tractus iliotibialis

dere Ende wird über die Schulter des Patienten gelegt, so daß er es mit der Hand greifen kann. Das Hüftgelenk wird in Extension, Adduktion und leichter Außenrotation gelagert, wobei zuerst das Kniegelenk gebeugt und dann das Hüftgelenk extendiert wird (dadurch wird sichergestellt, daß der Tractus iliotibialis über dem Trochanter major liegt). Zum Schluß wird der Oberschenkel adduziert und leicht außenrotiert, bis der Patient eine Spannung im Tractus iliotibialis und an der lateralen Seite des Kniegelenks spürt. Der Patient hält diese Position, indem er den Gurt festhält. Wenn es toleriert wird, kann zusätzlich ein Gewicht von 1–2,5 kg auf den distalen Anteil des Oberschenkels gelegt werden, um die Dehnung zu verstärken. Diese Position wird 20–30 Minuten gehalten.

Dehnung anderer verkürzter Strukturen

Es werden alle Verkürzungen anderer Muskeln festgestellt und selektiv gedehnt. Dehntechniken für die ischiokrurale Muskulatur und den M. rectus femoris am Knie werden im Abschnitt „Muskuläre Dysbalance", S. 389, beschrieben; die Dehnung der ischiokruralen Muskulatur, des M. tensor fasciae latae und des M. rectus femoris über das Hüftgelenk wird in Kapitel 11, S. 344, beschrieben; die Dehnung des M. triceps surae werden in Kapitel 13, S. 421, beschrieben.

Trainieren und Kräftigen des M. vastus medialis obliquus ohne Körpergewichtsbelastung

Die Übungen werden im Abschnitt „Muskuläre Dysbalance: Übungen", S. 389, noch detaillierter beschrieben.

1. Um die Kontraktion des M. vastus medialis obliquus zu stimulieren, werden taktile Reize, elektrische Stimulation oder Biofeedback eingesetzt.
2. Anspannungsübungen des M. quadriceps femoris in schmerzfreien Stellungen. Der Patient spannt den M. quadriceps in unterschiedlichen Gelenkstellungen an und achtet dabei besonders auf die Spannungsentwicklung im M. vastus medialis obliquus. Es gibt unterschiedliche Meinungen, in welcher Kniegelenksstellung am besten trainiert werden sollte, die sich auf Modelle stützen, an denen die Kompressionskraft der Patella und unschädliche Belastungen berechnet werden. Da die Stellung, in der Beschwerden auftreten, bei allen Patienten unterschiedlich ist, genügt es symptomfreie Positionen zu wählen, um den Patienten nicht zu belasten.
3. Anspannungsübungen des M. quadriceps kombiniert mit Streckhebung. Da viele Fasern des M. vastus medialis obliquus an den Adduktoren entspringen, wird bei einigen beliebten Übungsprogrammen das Hüftgelenk bei der Streckhebung nach außen rotiert, um so durch eine Adduktorenkontraktion eine gute Basis (Punktum fixum) für den M. vastus medialis obliquus zu schaffen. Diese Vermutung konnte jedoch durch EMG-Untersuchungen nicht bewiesen werden.
4. Endstreckung (Abb. 12.**8**). Das Kniegelenk wird ca. 20° flektiert. Wenn der Patient es toleriert und die Bewegung nicht schmerzhaft ist, kann am Sprunggelenk leichter Widerstand gegeben werden. Eine Kräftigung der Endstreckung bedeutet, den Muskel dort zu trainieren, wo er am ineffektivsten arbeitet, da er sich in der verkürzten Stellung befindet und der Hebelarm über die Patella am kürzesten ist (minimale Patellakompression, da sie sich kranial der Fossa intercondylaris befindet).

Training der funktionellen Kontrolle des M. vastus medialis obliquus bei der Belastung

Im Abschnitt „Muskuläre Dysbalance", S. 389, werden die Übungen detaillierter beschrieben. Der Patient soll die Übungen so lange wiederholen, bis sich ein Auftreten der Symptome oder ein Verlust der Bewegungskontrolle abzeichnet. Will man die Ausdauer schulen, darf man diesen Punkt nicht überschreiten.

1. Wenn die Belastung noch schmerzhaft ist, wird mit Anspannungsübungen des M. quadriceps unter Teilbelastung be-

gonnen. Der Patient sitzt, das Kniegelenk ist fast gestreckt, die Ferse berührt den Boden. Nun soll der Patient den M. quadriceps anspannen und sich dabei auf die Kontraktion des M. vastus medialis obliquus konzentrieren.
2. Wenn der Patient belasten kann, wird die Übung bis zur Extension im Einbeinstand gegen elastischen Widerstand gesteigert (Abb. 12.**10**).
3. Eine weitere Steigerung ist in der Schrittstellung möglich. Der Patient verlagert sein Gewicht auf das vordere Bein und kontrolliert dabei das Ausmaß der Knieflexion und der Gewichtsbelastung, während er sich auf die Anspannung des M. vastus medialis obliquus konzentriert. Während des Trainings sollten keine übermäßigen Widerstände eingesetzt werden, damit der Patient sich nicht mehr auf die Anstrengung als auf die Bewegungskontrolle konzentriert.
4. Es wird mit wenig beanspruchenden Übungen, z. B. Auf-niedrige-Stufen-Steigen (step-ups), kleine Sprünge, In-die-Hocke-Gehen und Radfahren auf dem Standfahrrad gegen niedrigen Widerstand innerhalb des schmerzfreien Bewegungsausmaßes begonnen.

Veränderung biomechanischer Beanspruchungen

1. Wenn der Patient den Fuß in Pronationsstellung hat, so können führende und stabilisierende Hilfsmittel (Orthotics) die Beanspruchung des Kniegelenks lindern.
2. Es wird ein Befund aller fehlerhafter Bewegungsmuster der unteren Extremitäten erhoben und diese Bewegungsmuster, wenn möglich, verändert.

Instruktion des Patienten

Bis das Kniegelenk symptomfrei ist, soll der Patient alle Aktivitäten und Stellungen vermeiden, bei denen die Beschwerden ausgelöst werden. Der Patient sollte nicht längere Zeit mit stark gebeugten Knien sitzen.

Ein Hausaufgabenprogramm wird eingeübt, um die Behandlung zu unterstützen.

Chronische Rehabilitationsphase

1. Der Widerstand wird im schmerzfreien Bewegungsausmaß mit geringen Gewichten und vielen Wiederholungen gesteigert. Tritt der Schmerz in der Mitte des Bewegungsausmaßes auf, so kann dem Patienten auf jeder Seite jenseits des schmerzenden Abschnitts Widerstand gegeben werden.
2. Die Übungen für die funktionelle Kontrolle können gesteigert werden, indem die Stufen erhöht werden, die Sprünge größer werden, der Patient tiefer oder im Einbeinstand in die Hocke geht, er gegen Widerstand geht, elastischer Widerstand im Stehen ausgeübt wird oder das Schaukelbrett und ein Quadrizepstrainer (leg-press) eingesetzt werden. Diese Übungen sind auch in Kapitel 11, S. 354, und im Abschnitt „Muskuläre Dysbalance", S. 389, beschrieben.
3. Es wird auf aktivitätsspezifische Übungen übergegangen.

Operationen am femoropatellaren Gelenk und am Extensormechanismus und ihre Behandlung

Wenn die konservative Behandlung der femoropatellaren Dysfunktion erfolglos verläuft, kann ein operativer Eingriff indiziert sein. Eine Operation kann den Sinn haben, die Einstellung des femoropatellaren Gelenks zu verändern, eine Weichteildysbalance auszugleichen, einen pathologischen Q-Winkel zu korrigieren, die Führung der Patella zu verbessern oder den Gelenkknorpel der Patella zu glätten. Alle diese Faktoren können chronischen femoropatellaren Schmerz, Krepitation und wiederkehrende Subluxationen oder Luxationen hervorrufen. Bevor ein operatives Verfahren ausgesucht wird, müssen die Ätiologie der Beschwerden und die dazu beitragenden Faktoren durch einen gründlichen Befund sowie arthroskopische und radiologische Untersuchungen ermittelt werden. Die operativen Möglichkeiten umfassen die Lösung des lateralen Anteils des Retinaculums, Chondroplastik oder eine glättende Arthroplastik der Patella, proximale oder distale Einstellung des Extensormechanismus und Patellektomie. Es kann auch eine Kombination der Verfahren sinnvoll sein.

Die Ziele der postoperativen Behandlung sind:
1. Linderung oder Kontrolle postoperativer Schmerzen und Ödeme,
2. Vermeidung oder Linderung der nachteiligen Immobilisationsfolgen,
3. das Bewegungsausmaß des Kniegelenks so schnell und sicher wie möglich wiederherzustellen,
4. die Funktion des Extensormechanismus, insbesondere des M. vastus medialis obliquus, zu fördern, die endgradige Extension wiederherzustellen und ein Streckdefizit zu vermeiden sowie
5. den Patienten zu instruieren und im gegebenen Fall seine Lebensgewohnheiten zu verändern, um einem Wiederauftreten der Symptome entgegenzuwirken.

Lösung des Retinaculum patellae laterale

Operationsindikationen
1. Chronische laterale Subluxation und übermäßige Kippung der Patella.
2. Pathologische Führung der Patella als Folge einer Fehleinstellung des Extensormechanismus im Zusammenhang mit seit langer Zeit bestehenden femoropatellaren Beschwerden und Schwellung.
3. Verkürzungen der lateralen und schwachen, überdehnten und lockeren medialen Kniestrukturen.
4. Keine Verbesserung der Symptome nach 3–6 Monaten konservativer Therapie unter Einbeziehung von Übungen, Schienenversorgung, Tapeverband, entzündungshemmenden Medikamenten und Veränderungen der Alltagsbewegungen.

Vorgehensweise
1. Die Gewebslösung kann offen oder arthroskopisch durchgeführt werden.
2. Bei einem offenen Verfahren wird ein vertikaler Schnitt am lateralen Rand der Patella gelegt. Dadurch kann der Operateur den seitlichen Rand der Patella, das laterale Retinaculum und die unteren Fasern des M. vastus lateralis einsehen.
3. Ein Längsschnitt wird durch die tiefen und die oberflächlichen Fasern des Retinaculums gelegt und, wenn möglich, auch durch die Fasern des M. vastus lateralis. Dies ermöglicht der Patella nach medial in das physiologische Gleitlager zu rutschen.
4. Es kann auch eine Kapselraffung an der Innenseite des Kniegelenks durchgeführt werden, um die medialen Kniestrukturen zu verkürzen oder zu verstärken.
5. Wird ein arthroskopisches Verfahren gewählt, so werden die gleichen Maßnahmen durch mehrere kleine Öffnungen (Portals), die um die Patella herum gelegt werden, durchgeführt.
6. Dieser Eingriff kann zusammen mit einer Verbesserung der Extensorenführung oder einer Knorpelglättung der Patellarückseite durchgeführt werden.

Behandlung
1. **Immobilisation**
   Das Kniegelenk wird in Extension mit einem Kompressionsverband und in einer stabilisierenden Patellaorthese oder einer dorsalen Schiene 1–3 Tage ruhiggestellt. Ein CryoCuff, das Kälteanwendung und Kompression verbindet, kann zur Verminderung der postoperativen Schwellung und Schmerzen sowie zur Vermeidung einer Hämarthrose eingesetzt werden.
2. **Übungen:**
   Maximale Schutzphase
   a. Zur Linderung von Schmerzen und Schwellungen sowie zur Atrophieprophylaxe werden schmerzfreie, submaximale Anspannungsübungen für den M. quadriceps femoris und die ischiokrurale Muskelgruppe und aktive Streckhebungsübungen für die Hüftmuskulatur in der Bauch-, Rücken- und Seitlage angeleitet. Diese Übungen werden in der Immobilisationsschiene durchgeführt. Um das Rekruitment des M. quadriceps, insbe-

sondere des M. vastus medialis, noch weiter zu steigern, wird Elektrotherapie oder Biofeedback im Zusammenhang mit den Anspannungsübungen eingesetzt.

b. Für die Thromboseprophylaxe und zur Durchblutungsförderung im operierten Bein werden direkt im Anschluß an die Operation Übungen mit der Sprunggelenkspumpe durchgeführt.

c. Die passive Beweglichkeit der Patella wird durch Gleiten nach kranial, kaudal und medial erhalten (Abb. 6.**53**, 6.**54** und 12.**1**).

d. Um die vollständige Kniegelenksbeweglichkeit wiederherzustellen, insbesondere die Flexion, die postoperativ eingeschränkt sein kann, wird die Schiene vorsichtig entfernt und mit leichten, aktiven oder aktiv-assistiven Knieflexionen begonnen. Dazu hält die Ferse im Sitz oder in der Rückenlage Kontakt zur Unterlage und rutscht auf ihr vor und zurück, oder es werden aktive Inhibitionstechniken angewendet, um den M. quadriceps zu verlängern.

e. Eine Teilbelastung des betroffenen Beins und das Gehen an Gehstützen mit der Schiene ist am Tag der Operation oder einen Tag danach zulässig. Die Belastung wird unter Berücksichtigung der Toleranz und der Schmerzen des Patienten aufgebaut.

Achtung: Wenn eine endoskopische Operation am Gelenk durchgeführt wurde, muß der Patient 4–6 Wochen vollständig entlasten (s. Abschnitt „Chondroplastik und Knorpelglättung", S. 375).

f. Durch eine arthroskopische Lösung des lateralen Retinaculums kommt es nur zu äußerst geringen Irritationen der Weichteile. Die Schnitte heilen in der Regel innerhalb von 7–10 Tagen. Die Übungen und die Belastung können dann ähnlich wie bei der konservativen Behandlung der femoropatellaren Dysfunktion schnell gesteigert werden.

Mittlere Schutzphase

2–4 Wochen postoperativ kann das Übungsprogramm folgendermaßen gesteigert werden:

a. Um die endgradige Knieflexion und -extension wiederherzustellen, werden die aktiven Übungen gesteigert. Bei einer anhaltenden Einschränkung wird mit vorsichtigen Gelenkmobilisationstechniken und Weichteildehnungen begonnen.

b. Um die Kondition, die Kraft und die Ausdauer der Kniemuskulatur, insbesondere des M. vastus medialis obliquus, zu verbessern, werden folgende Übungen am Ende der ersten oder zu Beginn der zweiten postoperativen Woche eingeführt:
   - isometrische Übungen aus unterschiedlichen Gelenkstellungen,
   - Fahren auf dem Standfahrrad gegen geringen Widerstand und
   - submaximale Widerstandsübungen in der offenen Kette mit geringem Bewegungsausschlag für die Extension und Widerstand gegen die Flexion für die ischiokrurale Muskelgruppe. Der Widerstand kann manuell oder von Geräten ausgeübt werden.

c. Die Stabilität und die Funktion des Kniegelenks werden zu Beginn mit Übungen in der geschlossenen Kette unter Teil- und später unter Vollbelastung auf dem betroffenen Bein wiederhergestellt. Es werden Hock- und Sprungübungen sowie Step-ups miteinbezogen. Der Patient soll bei den Übungen das Bein etwas nach außen rotieren, um dem M. vastus medialis obliquus bei der Kontraktion einen optimalen Zug zu ermöglichen.

Vorsicht: In den Abschnitten des Bewegungsausmaßes, in denen Schmerzen, Krepitation oder ein Gelenkerguß entsteht, darf nicht geübt werden. Übungen gegen hohen Widerstand oder in Gelenkstellungen, bei denen es zu hohen Kompressionskräften im Femoropatellargelenk kommt, sollen nicht durchgeführt werden.

d. Drei Wochen postoperativ darf der Patient ohne Schiene voll belasten und funktionelle Aktivitäten ausüben.
e. Um das Gleichgewicht zu schulen, werden propriozeptive Afferenzen durch die Steigerung der Belastung betont. Es wird mit statischen Aktivitäten im Zweibeinstand begonnen. Später wird bis zum Einbeinstand auf dem Schaukelbrett oder Sportkreisel gesteigert.

Beachte: Nachdem die Immobilisationsschiene abtrainiert ist, kann es nützlich sein, der Patella eine laterale Führung durch eine Schiene oder einen Tapeverband zu geben, die bei den funktionellen Aktivitäten zu tragen ist.

Minimale Schutzphase und Phase der Funktionsrückkehr

a. Die Übungen in der offenen Kette der unteren Extremität werden durch höhere Wiederholungszahl gesteigert. Es werden isokinetische Kräftigungsübungen mittlerer und schneller Geschwindigkeit hinzugenommen.
b. Durch plyometrisches Training wird die Geschwindigkeit und Intensität der Übungen in der geschlossenen Kette gesteigert.
c. Funktionelle Übungen in der geschlossenen Kette können auf dem „slide board", Nordic track oder auf dem Stepper durchgeführt werden.
d. Geschicklichkeitstraining und Simulationen von Aktivitäten im Beruf, in der Freizeit und im Alltag werden begonnen, wobei alle Aktivitäten, die Schmerzen oder Krepitation auslösen, vermieden werden.
e. Die Patellaführungsorthese wird abtrainiert, wenn die Aktivitäten ohne Auftreten von Symptomen durchgeführt werden können.
f. Die Patienten können in der Regel 6–8 Wochen nach einer Lösung des lateralen Retinaculums zur vollen Aktivität zurückkehren.

Chondroplastik und Knorpelglättung der Patellarückseite

Operationsindikationen

1. Schmerzen und Krepitation im Femoropatellargelenk treten häufig mit Einschränkungen der Kniegelenksbeweglichkeit und der funktionellen Aktivitäten auf.
2. Zerstörung der Gelenkfläche des Femoropatellargelenks mit Osteophytenbildung, freien Gelenkkörpern und Synovitis.

Vorgehensweise

1. Eine Chondroplastik oder eine Abrasionsarthroplastik sind zwei gängige Verfahren der Gelenktoilette, die unabhängig voneinander oder gemeinsam mit anderen operativen Eingriffen am Femoropatellargelenk (z. B. Lösung des lateralen Retinaculums, proximale oder distale Einstellung des Extensormechanismus) zur Anwendung kommen.
2. Die Verfahren werden in der Regel arthroskopisch durchgeführt und enthalten eine Glättung der Gelenkfläche der Patella.
3. Eventuelle Osteophyten werden entfernt. Nekrotische Knochenanteile werden entfernt und durchblutete Anteile freigelegt, um das Wachstum von Faserknorpel und Reparaturvorgänge im Knorpel zu stimulieren.
4. Eine partielle Synovektomie kann bei einer deutlichen Synovitis auch mit durchgeführt werden.

Behandlung

1. Immobilisation

Es wird nur kurzzeitig in einem Kompressionsverband immobilisiert. Kältepackungen oder ein CryoCuff wird zur Linderung postoperativer Schmerzen und Schwellungen eingesetzt.

2. Übungen

a. Die Belastung ist in den ersten 4–6 Wochen postoperativ vollständig oder teilweise eingeschränkt. Eine frühzeitige Belastung kann die Regeneration des Knorpels hemmen. Die Vollbelastung wird erst nach 8–12 Wochen freigegeben.

b. Die Übungen bei der Behandlung der Gelenktoilette entsprechen denen der konservativen Behandlung oder der Behandlung einer Lösung des lateralen Retinaculums. Die Betonung liegt auf frühen Übungen niedriger Intensität in der offenen Kette, um die Knorpelernährung zu unterstützen. Übungen in der geschlossenen Kette sind länger untersagt als im Anschluß an eine Retinaculumlösung. Die Vollbelastung bei Übungen in der geschlossenen Kette kann 6–12 Wochen postoperativ verboten sein.
c. Alle Übungen und Aktivitäten, durch die Kompression auf die Patella, Krepitation, Schmerz oder ein Gelenkerguß ausgelöst werden, müssen vermieden werden.

Beachte: Die Langzeitergebnisse von isoliert durchgeführten artikulären Eingriffen sind bei erfolgreichem Verlauf nur wenig besser als die der konservativen Therapie. Die Ursachen der Gelenkzerstörung werden durch den Gelenkeingriff nicht behoben, so daß die Zerstörung der Gelenkflächen weiter fortschreitet.

Einstellung des Extensormechanismus

Operationsindikationen

1. Wiederholte Subluxation oder Luxation der Patella durch plötzliche Quadrizepskontraktion.
2. Ein vergrößerter Q-Winkel der Patella.
3. Eine laterale Führung der Patella und eine Insuffizienz des M. vastus medialis.
4. Schmerzhafte Kompressionskräfte am Femoropatellargelenk.

Verfahren

1. Die Einstellung erfolgt entweder distal oder proximal. Die unterschiedlichen Verfahren heißen Elmslie-Trillat-, Hauser- oder Maquet-Verfahren.
2. Bei einer distalen Einstellung wird der Ansatz der Patellarsehne mit einem Teil der Tuberositas tibiae osteotomiert, nach distal und medial versetzt und mit einer Schraube fixiert. Das Verfahren kann mit einer knöchernen Elevation (Ventralisation) der Tuberositas tibiae mit einem Knochenspan zur Verminderung der Kompression auf die Patella bei Patienten mit Chondromalacia patellae kombiniert werden.
3. Bei der proximalen Einstellung, die den proximalen Anteil der Patellarsehne betrifft, wird der M. vastus medialis obliquus nach distal versetzt, um ein besseres Verhältnis zwischen der Muskellänge und der Muskelspannung zu erreichen und um eine dynamische Zügelung und Verminderung der Lateraldrift der Patella zu erhalten. Diese Methode wird auch Vorverlegung des M. quadriceps genannt.
4. Es wird ein langer Schnitt parapatellar gelegt, um die Weichteile und die Tuberositas tibiae darzustellen.

Behandlung

1. Immobilisation

Das Knie wird in einer Schiene mit Gelenk oder in einer dorsalen Schiene in voller Extension bis zu 10 Tage oder 2–3 Wochen ruhiggestellt. Einige Operateure erlauben es, die Schiene für passives Bewegen zu entfernen, während andere eine komplette Ruhigstellung vertreten.

2. Übungen

Maximale Schutzphase

a. In den ersten Tagen nach der Operation wird die Immobilisationsschiene entfernt, um das Bein mit einer Bewegungsschiene oder manuell in einem begrenzten Bewegungsausmaß passiv zu bewegen, damit die negativen Folgen der Immobilisation vermindert werden. Wenn das Kniegelenk das erste Mal bewegt wird, ist die Flexion häufig auf $40°–60°$ begrenzt. Im Anschluß an eine proximale Einstellung der Patella wird langsamer vorgegangen als nach einer distalen.
b. In der maximalen Schutzphase während die Immobilisationsschiene getragen wird, darf gar nicht oder nur mit Sohlenkontakt belastet werden.
c. Die Übungen sind ähnlich denen, die nach einer Retinaulumspaltung angeleitet werden. Die Betonung liegt dabei

auf wiederholten schmerzfreien Übungen und der Aktivierung des M. vastus medialis obliquus, was mit Biofeedback und Elektrotherapie unterstützt werden kann. Es werden alle möglichen Versuche gemacht, um einem Quadrizepsdefizit vorzubeugen.

Mittlere Schutzphase

a. Die Belastung, das Bewegungsausmaß sowie die Kondition und die Kraft des M. quadriceps müssen nach einem knöchernen Eingriff langsamer gesteigert werden als nach einem Weichteileingriff. Bei allen wird in der Behandlung die ersten 6–8 Wochen nur sehr vorsichtig vorgegangen. Ansonsten entsprechen die Übungen denen nach einer Spaltung des Retinaculum laterale.

b. 6 Wochen postoperativ sollte der Patient nach einer distalen Einstellung 100–120° Knieflexion und endgradige Knieextension erreicht haben. Im Anschluß an eine proximale Einstellung der Patella wird die Flexion langsamer erweitert.

Beachte: Es kann einige Monate postoperativ zu einem anhaltenden Quadrizepsdefizit aufgrund eines Gelenkergusses, einer Quadrizepsatrophie oder schlechter mechanischer Voraussetzungen des Quadrizepsmechanismus kommen.

Minimale Schutzphase und Phase der Funktionsrückkehr

a. Nach 6–8 Wochen können die Orthese und die Gehstützen abtrainiert werden. Kraft-, Ausdauer-, Stabilisierungs-, Bewegungserweiterungs- und Gleichgewichtsübungen können nun gesteigert werden, vorausgesetzt der Patient ist schmerzfrei. Es sollten Anstrengungen unternommen werden, die Lebensgewohnheiten des Patienten und alle Aktivitäten, die femoropatellare Beschwerden oder Kompression hervorrufen oder die die Stabilität der Patella gefährden, zu vermeiden.

b. 20–24 Wochen postoperativ nach einer distalen, 24 Wochen postoperativ nach einer proximalen Patellaeinstellung kann der Patient zur vollen funktionellen Aktivität zurückkehren.

Verstauchungen und kleine Bänderrisse

Differentialdiagnosen und Verletzungsmechanismus

Bänderverletzungen treten üblicherweise bei Personen im Alter von 20–40 Jahren als Folge einer Sportverletzung auf (z. B. Fußball, Skifahren und American Football). Das vordere Kreuzband ist am häufigsten betroffen. Die Verletzung entsteht, wenn das Knie gewaltsam hyperextendiert wird. Das mediale Kollateralband wie auch das vordere Kreuzband werden durch einen Valgusstreß und eine Außenrotation der Tibia bei fixiertem Fuß verletzt. Das hintere Kreuzband wird in Mitleidenschaft gezogen, wenn die Tibia während der Kniebeugung einen starken Schlag nach dorsal bekommt. Bei einem Unfall sind meist mehrere Bänder betroffen.

Häufige Einschränkungen und Beschwerden

In der Regel schwillt das Gelenk erst einige Stunden nach einer Verletzung an. Wenn es geschwollen ist, ist die Bewegung eingeschränkt. Das Gelenk nimmt dann eine Schonhaltung ein, in der die geringste Belastung auftritt, meist 25° Knieflexion. Ist das Gelenk nicht geschwollen, so schmerzen die Bänder, wenn sie durch einen Test gestreßt werden. Bei einem kompletten Riß des Bandes findet man eine Instabilität beim Bändertest.

Häufige funktionelle Einschränkungen und Behinderungen

1. Im akuten Stadium kann der Patient nicht belasten oder nicht ohne Hilfe gehen.
2. Bei vollständigen Rissen kann das Kniegelenk bei Belastung nachgeben (giving way).

Konservative Behandlung

Akute Verstauchungen und Teilrupturen der Bänder am Kniegelenk können konservativ mit Ruhiggstellung, Gelenkschutz und Übungen behandelt werden. Nach der akuten Phase der Heilung zielen die Übungen auf die Wiederherstellung des physiologischen Bewegungsausmaßes und der Kraft der stabilisierenden Muskulatur ab. Das Ausmaß der Instabilität, die durch den Bänderriß entstanden ist, beeinflußt die Möglichkeit des Patienten, sein Knie bei der Rückkehr zur Funktion zu belasten.

1. Wenn möglich, sollte die Verletzung mit Kälte, Verband und Anspannungsübungen behandelt werden, bevor die Schwellung einsetzt.
2. Wenn das Gelenk geschwollen ist, wird es wie eine akute Gelenkverletzung behandelt (s. Abschnitt „Gelenkbeschwerden und kapsuläre Einschränkungen", S. 359). Das Knie kann für die Anspannungsübungen unter Umständen nicht endgradig gestreckt werden. In diesem Fall wird in der Stellung geübt, die dem Patienten am angenehmsten ist.
3. Bei zurückgehender Schwellung werden aktive Bewegungs- und Kräftigungsübungen für die Flexoren und Extensoren des Kniegelenks angeleitet.

Achtung: Widerstandsübungen in der offenen Kette, bei denen der Widerstand am Unterschenkel gegeben wird, verursachen eine Ventraltranslation der Tibia und sollten nach Verletzungen des vorderen Kreuzbandes nicht durchgeführt werden. In diesem Fall sollten die Übungen in der geschlossenen Kette im Vordergrund stehen.

4. Wenn die Seiten- oder die Koronarbänder betroffen sind, können Querfriktionen der Strukturen die Ausrichtung der heilenden Fasern beeinflussen und ihre Mobilität erhalten.
5. Es kann notwendig sein, eine Schiene zur Verminderung der Beanspruchung der heilenden Strukturen oder zur Stabilisierung des Kniegelenks nach einer Ruptur bei der Vollbelastung anzulegen. Der Patient muß instruiert werden starke Belastungen zu vermeiden, bis eine ausreichende Stabilität erreicht ist.

Bänderrekonstruktion und ihre Behandlung

Die Bänder, die das anatomisch instabile Kniegelenk umgeben, sind besonders anfällig für akute oder chronische Verletzungen. Akute Risse und chronische Insuffizienzen der Kreuz-, Seitenbänder sowie der Kapsel und ihrer Verstärkungen können die funktionellen Fähigkeiten im Beruf und in der Freizeit deutlich beeinträchtigen. Schwere Bänderzerrungen oder -risse können starke Gelenkinstabilität, Gelenkdestruktion, Schmerzen und Bewegungseinschränkungen hervorrufen. Wie schon früher erwähnt, wird das vordere Kreuzband am häufigsten verletzt.

Ein operativer Eingriff wird notwendig, wenn die Gelenkinstabilität Behinderung und funktionelle Einschränkungen hervorruft oder zu einer Zerstörung der Gelenkoberfläche führen könnte. Akute Bänderverletzungen, die in Folge eines Makrotraumas entstanden sind, werden erst operiert, wenn das Gelenk in einem weniger akuten Zustand ist und eine genaue Diagnostik möglich ist. Chronische Defizite werden erst nach einer erfolglosen konservativen Behandlung operiert.

Sowohl arthroskopische als auch offene Eingriffe zur Wiederherstellung von Bändern beinhalten eine direkte Naht der gerissenen Bänder, eine intra- oder extraartikuläre Rekonstruktion der Gelenkstrukturen oder eine Kombination der Verfahren, um die Stabilität des Kniegelenks wiederherzustellen. In den meisten Fällen bringt die direkte Naht der gerissenen Bänder nicht den gewünschten Erfolg. Das liegt daran, daß die Bänder nur gering durchblutet sind, so daß eine lange Immmobilisation und eingeschränkte Belastung notwendig werden, um die heilenden Strukturen zu schonen.

Extraartikuläre Eingriffe sind darauf ausgerichtet, durch die Transposition einer dynamischen Stabilisierung mittels einer Muskel-Sehnen-Einheit oder inerte Zügelungen um das Knie herum, wie der M. semitendinosus, der Tractus iliotibialis oder das Kapselband, eine äußere Stabilisierung des Kniegelenks zu erreichen. Früher war dies ein gängiges Vorgehen, heutzutage werden diese Methoden jedoch nur noch selten angewendet, da sie keine physiologische Arthrokinematik herstellen. Zudem dehnen sich die transferierten Strukturen mit der Zeit aus, und die Gelenkinstabilität kehrt zurück. Heute werden solche extraartikulären Eingriffe meist zusätzlich zu einer intraartikulären Rekonstruktion bei schwierigen Fällen angewendet, z. B. bei Jugendlichen, die noch nicht ausgewachsen sind und bei denen die Epiphysenfuge noch nicht geschlossen ist.

Der erfolgreichste operative Eingriff bei Bandverletzungen ist die intraartikuläre Rekonstruktion, die am häufigsten bei Verletzungen des vorderen und hinteren Kreuzbandes eingesetzt wird. Hierbei wird ein Transplantat aus Eigen- oder Fremdgewebe oder ein synthetisches Implantat, z. B. aus Gore-Tex, eingesetzt. Es hat sich gezeigt, daß die Patellarsehne ähnliche Zugeigenschaften hat wie das vordere Kreuzband, so daß sie sehr häufig als Transplantat für die intraartikuläre Rekonstruktion verwendet wird. Es kommen auch andere Transplantate zum Einsatz, wie z. B. ein Stück aus dem Tractus iliotibialis oder aus der Gracilissehne, die jedoch nicht so haltbar sind wie die Patellarsehne. Fremdgewebe oder ein synthetisches Implantat werden verwendet, wenn zuvor eine Rekonstruktion mit Eigengewebe erfolglos verlaufen ist. Die neuesten Entwicklungen in der Transplantatplazierung und -fixierung und eine Verbesserung und Verfeinerung der arthroskopischen Techniken haben die Notwendigkeit einer langen Ruhigstellung und Entlastungsphase für eine geschützte Heilung des Implantats vermindert.

Die Ziele der operativen Eingriffe und ihrer Behandlung sind:

1. Wiederherstellung der Gelenkstabilität und -beweglichkeit.
2. Schmerzfreie und stabile Belastung.
3. Angemessene Kraft und Ausdauer postoperativ.
4. Die Möglichkeit, zu den funktionellen Aktivitäten, die vor der Verletzung ausgeführt wurden, zurückzukehren.

Ein erfolgreicher postoperativer Verlauf beginnt mit einem präoperativen Übungsprogramm mit Übungen zur Ödemkontrolle, Atrophieprophylaxe und Beweglichkeitserhaltung sowie Gangschule an Hilfsmitteln und Patienteninstruktion. Die Übungen sind ähnlich denen, die bei der konservativen Versorgung von Bänderverletzungen besprochen wurden. Die präoperativen Übungen dürfen das verletzte Gewebe nicht irritieren oder zusätzliche Schwellung oder Schmerzen verursachen.

Die Häufigkeit und die Steigerungen der postoperativen Übungsprogramme variieren. Es konnte kein Programm ermittelt werden, das am effektivsten oder am effizientesten ist. Der Schwerpunkt liegt auf der Vermeidung postoperativer Komplikationen, während das Transplantat fortwährend geschützt wird. Es hat sich gezeigt, daß frühe kontrollierte Bewegung und Belastung das Auftreten postoperativer Komplikationen, wie Kontrakturbildung, femoropatellare Schmerzen und Muskelatrophie verringern und den Patienten ermöglichen, früher zu ihren funktionellen Aktivitäten zurückzukehren, ohne daß die Integrität des rekonstruierten Ligaments beeinträchtigt wird.

Momentan entfernt man sich von den strikten zeitlich festgelegten Protokollen und setzt zunehmend Programme ein, die auf dem Erreichen spezifischer Kriterien und meßbarer Ziele oder funktioneller Tests aufgebaut sind. Ein Übungsprogramm wird beispielsweise nur dann gesteigert, wenn die endgradige Knieextension erreicht wurde oder die Untersuchung mit einem Arthrometer ergibt, daß das Gelenk eine bestimmte Stabilität erlangt hat. Es ist die Verantwortung des Therapeuten, die unterschiedlichen Testverfahren zu kennen und mit den operativen Verfahren sowie mit der Wirkung vertraut zu sein, die die Übungen auf die heilenden Strukturen haben.

Intraartikuläre Rekonstruktion des vorderen Kreuzbandes

Operationsindikationen

1. Schwere akute Risse oder chronische Insuffizienz des vorderen Kreuzbandes mit pathologischer Ventraltranslation der Tibia auf dem Femur (vordere Schublade) oder „Wackelknie". Der Pivot-Shift-Test ist auch pathologisch. Ein Defizit des vorderen Kreuzbandes ist häufig verbunden mit einer Läsion anderer Kniegelenksstrukturen, wie dem medialen Kollateralband, was zu einer Rotationsinstabilität führt.
2. Teilrupturen, die eine Einschränkung der funktionellen Aktivitäten nach sich ziehen.
3. Eine erfolglose konservative Behandlung einer Ruptur des vorderen Kreuzbandes.

Verfahren

1. Hintergründe:
   Es gibt viele unterschiedliche Operationsverfahren für die Behebung eines Defizits des vorderen Kreuzbandes. Dies sind: die extraartikuläre oder intraartikuläre Rekonstruktion oder die direkte Naht des gerissenen Bandes. Welche Methode zum Einsatz kommt, hängt von der Schwere und dem Ort des Risses sowie vom Alter des Patienten und dem Aktivitätsniveau ab, zu dem der Patient zurückkehren möchte.
   Wie schon vorher erwähnt wurde, ist die erfolgreichste und am häufigsten durchgeführte Methode heutzutage die intraartikuläre Rekonstruktion mit der autogenen Patellarsehne, die das gerissene Kreuzband ersetzt.
2. Die intraartikuläre Rekonstruktion beinhaltet eine Arthrotomie oder wird arthroskopisch durchgeführt. Wird eine Arthrotomie benutzt, so wird medial oder lateral der Patella inzisiert. Diese Methode erlaubt die Einsicht in das Kniegelenk und auf das verletzte Gewebe, es wird jedoch eine Kapsulotomie durchgeführt und eine Subluxation oder Dislokation der Patella, was den Extensormechanismus beeinträchtigt und die Schmerzen im M. quadriceps postoperativ verstärkt.
   Für die arthroskopische Rekonstruktion des vorderen Kreuzbandes werden drei kleine Zugänge (Portale) gelegt und ein Schnitt an der Stelle, an der das Transplantat entnommen wird. Die endoskopische Methode zerstört die Strukturen am Kniegelenk nicht so stark und erlaubt ein forscheres Vorgehen in der Rehabilitation.
3. Bei der intraartikulären Rekonstruktion mit einem Patellarsehnentransplantat wird das gerissene Band entfernt und ein Knochenkanal sowohl in die Tibia als auch in den Femur gebohrt. Die Fossa intercondylaris kann erweitert werden, wenn sie ungewöhnlich schmal ist. Das mittlere Drittel der Patellarsehne wird an beiden Enden jeweils mit Knochenspänen entnommen und in die vorbereiteten Bohrlöcher in der Tibia und im Femur eingesetzt. Das Transplantat wird mit Nähten und kopflosen Schrauben oder Klammern befestigt. Die knöchernen Entnahmestellen werden mit der Spongiosa aus den Bohrlöchern aufgefüllt.
4. Das Transplantat wird an derselben Stelle eingesetzt, an der sich das gerissene Band befunden hat. Durch diese **isometrische Plazierung** des Transplantats wird versucht, das Transplantat relativ gleichmäßigen Belastungen auszusetzen, während das Kniegelenk sich in seinem Bewegungsausmaß bewegt. Sie ermöglicht frühzeitige Bewegung nach der Operation.
5. Bei einem arthroskopischen Vorgehen wird das Kniegelenk drainiert und die Einschnitte werden geschlossen. Es werden sofort ein Kompressionsverband und eine Schiene, die die Bewegung kontrolliert, angelegt.

Behandlung

Vor nur 10 oder 20 Jahren mußte nach einer Rekonstruktion des vorderen Kreuzbandes sehr lange in Knieflexion vollständig ruhiggestellt werden und eine lange Zeit (häufig 6–8 Wochen) durfte nur sehr eingeschränkt belastet werden. Der Patient konnte erst nach über einem Jahr zur vollen Aktivität zurückkehren. In den letzten Jahren kann durch die verbesserte Operationstechnik und das bessere Verständnis der Heilungsabläufe im Körper frühzeitig bewegt und belastet werden.

1. Immobilisation

a. Immobilisationsstellung

- Im Anschluß an eine intraartikuläre Rekonstruktion des vorderen Kreuzbandes wird das Knie in einer Schiene, die kontrollierte Bewegungen zuläßt, gelagert. Sie wird in Extension oder in leichter Flexion blokkiert. Obwohl die größte Belastung zwischen 20° Flexion und endgradiger Extension auf das Transplantat wirkt, kann der Patient das Kniegelenk aufgrund der isometrischen Plazierung ohne Gefahr für das Transplantat strecken.
- Wurde der intraartikuläre Eingriff mit einem extraartikulären Eingriff, einer Rekonstruktion eines Kollateralbandes oder einem Eingriff am medialen Meniskus kombiniert, so muß das Kniegelenk in etwa 20°–30° Flexion immobilisiert werden.

b. Dauer der Immobilisation

- Eine vollständige Immobilisation in einer blockierten Orthese mit Gelenk ist in der Regel nicht notwendig, wenn die Rekonstruktion mit der autogenen Patellarsehne durchgeführt wurde. In vielen Fällen wird direkt im Anschluß an die Operation die Behandlung mit einer Bewegungsschiene innerhalb eines sicheren Bewegungsausmaßes begonnen.
- Das Kniegelenk bleibt immobilisiert, es sei denn, der Patient benutzt die Bewegungsschiene oder übt mit dem Therapeuten. Dies ist etwa 4–6 Wochen postoperativ notwendig.
- Im Anschluß an eine extraartikuläre Rekonstruktion des vorderen Kreuzbandes oder der Naht des medialen Kollateralbandes kann eine Bewegungsschiene erst mehrere Wochen postoperativ eingesetzt werden.

2. Übungen

Die Häufigkeit und die Steigerung der Übungen nach einer Rekonstruktion des vorderen Kreuzbandes hängt von der Art des operativen Eingriffs und dem Typ des Transplantats ab. Die Belastung kann im Anschluß an eine arthroskopische Rekonstruktion mit der autogenen Patellarsehne am schnellsten gesteigert werden. Verfahren mit offener Vorgehensweise oder einem geringer haltbaren Transplantat, z.B der Semitendinosussehne, einem Stück aus dem Tractus iliotibialis, oder einem synthetischen Implantat, erfordern eine vorsichtigere Steigerung der Übungen und der Belastung. In der ersten postoperativen Phase besteht ein sensibles Gleichgewicht zwischen dem angemessenen Schutz der heilenden Strukturen durch Immobilisation oder Bewegungsbeschränkungen auf der einen Seite und der frühen kontrollierten Bewegung und Belastung, um Kontrakturen, artikulärer Degeneration und Muskelatrophie vorzubeugen oder zu vermindern. Obwohl die frühzeitige Bewegung die Bildung einer widerstandsfähigen, besser orientierten Narbe im heilenden Ligament unterstützt, können zu forsche Übungen oder eine zu schnelle Steigerung der Belastung das rekonstruierte Gewebe dehnen und verletzen. Die Phase der kontrollierten Bewegung ist notwendig, um eine gute Durchblutung und die korrekte Ausrichtung der Kollagenfasern zu erreichen und um die Zugkraft der Fasern des Bandes zu erhöhen.

Maximale Schutzphase

(1–6 Wochen postoperativ)

a. Für die Schmerz- und Ödemlinderung werden Eis, Kompression und Massage eingesetzt.

b. Um eine Muskelatrophie zu verhindern, wird mit Elektrotherapie, Anspannungsübungen für den M. quadriceps und die ischiokrurale Muskulatur und Streckhebungsübungen in der Rücken-, Bauch- und Seitlage begonnen, wobei die Schiene in endgradiger Knieextension festgestellt ist. Wenn das Kniegelenk sich in der endgradigen

Extension befindet, was seiner verriegelten Stellung entspricht, kommt es zu keiner oder nur sehr geringer Ventraltranslation der Tibia auf dem Femur.

c. Zur Kontrakturprophylaxe und Erhaltung der Beweglichkeit werden folgende Maßnahmen eingesetzt:
   - Passives Bewegen durch den Therapeuten oder mit Hilfe einer Bewegungsschiene zwischen endgradiger Extension und 90° Knieflexion während der ersten beiden postoperativen Wochen. Nach einer Rekonstruktion des vorderen Kreuzbandes konnte auch ein schmerzlindernder Effekt durch den Einsatz der Bewegungsschiene festgestellt werden. Um die Ventraltranslation der Tibia und eine übermäßige Belastung des Transplantats zu vermeiden, wird vorgeschlagen, die Bewegungsschiene ohne eine Fixation des Unterschenkels zu verwenden.
   - Patellamobilisation wird eingesetzt, um Kontrakturen des Extensormechanismus zu verhindern. Eine endgradige, passive Knieextension kann in den ersten beiden Wochen aufgrund der Schwellung des Gewebes erschwert sein.

d. Der Patient kann am Tag nach der Operation mit Stützen gehen, wobei er soviel belasten darf, wie er verträgt und die Schiene in voller Extension festgestellt ist. Die Vollbelastung in der Schiene kann nach 2–3 Wochen postoperativ erreicht werden, woraufhin die Gehstützen weggelassen werden können, vorausgesetzt, daß der Patient eine endgradige Knieextension besitzt. Bei einem konservativeren Übungsprogramm kann es dem Patienten erst nach einer Woche postoperativ erlaubt sein, das operierte Bein zu belasten. In diesem Fall wird die Belastung über 6 Wochen langsam zur Vollbelastung aufgebaut.

e. Um die neuromuskuläre Kontrolle des betroffenen Beins in der späten maximalen Schutzphase (2–6 Wochen postoperativ) zu verbessern, werden bilaterale Übungen in der geschlossenen Kette, wie „Zehenhochziehen" mit extendierten Kniegelenken, Übungen im Wasser in der offenen und geschlossenen Kette, aktiv-assistive Extension in der offenen Kette, isometrische Übungen für den M. quadriceps und die ischiokrurale Muskelgruppe aus unterschiedlichen Gelenkstellungen und später auch Fahren auf dem Standfahrrad angeleitet.

Achtung: Trotz der Tatsache, daß nach 4 Wochen die Knochenspäne des Transplantats gut in den Bohrlöchern eingewachsen sind und die Durchblutung des Transplantats beginnt, ist das Transplantat selbst 4–6 Wochen nach der Operation schwach und nekrotisch. Aus diesem Grund sollten Aktivitäten, die Scherkräfte auf das Transplantat ausüben, wie die resistive endgradige Extension des Kniegelenks in der offenen Kette oder kraftvolle Tibiaventraltranslation, vermieden werden, um den Heilungsprozeß zu schützen.

Mittlere Schutzphase
(6–12 Wochen postoperativ)

a. Zu Beginn dieser Phase ist die endgradige Knieextension möglich, die Vollbelastung schon gut eingeführt und die Gehstützen werden weggelassen. Der Patient muß jedoch die Orthese noch tragen und bei der Belastung (Gehen oder Übungen unter Belastung) feststellen.
b. Bevor die Übungen weiter gesteigert werden, sollte die Integrität des Transplantats, die sich in der Kniestabilität widerspiegelt, mit einem Arthrometer gemessen werden.
c. Die mittlere Schutzphase ist dadurch gekennzeichnet, daß Kräftigungsübungen durchgeführt werden und die Beweglichkeit auf das volle Bewegungsausmaß gesteigert wird. 9 Wochen postoperativ ist die Revaskularisierung des Transplantats gut voran-

geschritten und die Übungen können kraftvoller werden.

d. In dieser Phase der Rehabilitation liegt der Schwerpunkt auf passiven Dehnübungen, um das Bewegungsausmaß zu verbessern, und auf konzentrischen und exzentrischen Übungen in der offenen und geschlossenen Kette, um die Kraft und die Ausdauer des M. quadriceps, der ischiokruralen und der Hüftmuskulatur zu steigern.
   - Der Patient sollte im Laufe dieser Phase 120° Knieflexion erreichen.
   - Die Kräftigung der Knieextensoren und -flexoren wird betont. Der M. quadriceps wird in der frühen postoperativen Phase trotz der sofortigen Anspannungsübungen schnell schwächer, solange der Gelenkerguß anhält. Die Kräftigung der ischiokruralen Muskulatur steht im Vordergrund, um die dynamische Stabilisation des dorsalen Kniegelenksanteils zu verbessern. Die Widerstandsübungen werden in funktionellen Positionen unter Belastung durchgeführt, wenn es irgend möglich ist.

e. Mehrmals am Tag wird die Schiene für vorsichtiges Geradeausgehen entfernt.

Minimale Schutzphase und Phase der Funktionsrückkehr

a. Zwischen der 12. und der 20. postoperativen Woche liegt der Schwerpunkt auf der Einbeziehung leichter funktioneller Aktivitäten, wie Gehen, Joggen und Geschicklichkeitsübungen in das Rehabilitationsprogramm, wenn der Patient etwa 75 %–80 % der Kraft der gelenkumgebenden Muskulatur wiedererlangt hat. Die freigegebene Schiene wird während der meisten funktionellen Aktivitäten getragen, besonders bei den kräftigeren Aktivitäten, bei denen Umwend-, Dreh- oder leichte Sprungbewegungen gefordert sind.

b. In dieser Phase können auch das isokinetische Geschwindigkeitsspektrumtraining und das plyometrische Training in das Programm mitaufgenommen werden.

c. Nach 20–24 Wochen haben die meisten Patienten ihr präoperatives Aktivitätsniveau erreicht. Die Schiene muß bei großen Anforderungen während Freizeitaktivitäten immer noch getragen werden.

Rekonstruktion des hinteren Kreuzbandes

Operationsindikationen

1. Ein vollständiger Riß oder Ausriß des hinteren Kreuzbandes mit dorsolateraler und Rotationsinstabilität des Kniegelenks.
2. Chronische Insuffizienz des hinteren Kreuzbandes mit einer dorsolateralen Instabilität, Einschränkungen bei den funktionellen Aktivitäten und einer Zerstörung der Gelenkfächen des Kniegelenks.

Beachte: Viele Patienten mit einer kompletten Ruptur des hinteren Kreuzbandes können ihr präoperatives Aktivitätsniveau ohne einen operativen Eingriff wiedererlangen. Es gibt keine allgemeine Übereinstimmung über die Operationsindikationen wie bei der Ruptur des vorderen Kreuzbandes. Die operative Rekonstruktion ist eine weitaus üblichere Methode der Behandlung bei Läsionen des vorderen Kreuzbandes als bei Läsionen des hinteren Kreuzbandes.

Verfahren

1. Die arthroskopisch unterstützte intraartikuläre Rekonstruktion des hinteren Kreuzbandes mit dem mittleren Drittel der Patellarsehne oder einem synthetischen Implantat ist die häufigste Methode. Sie entspricht der Rekonstruktion des vorderen Kreuzbandes mit der einzigen Ausnahme, daß das Transplantat ventral am medialen Femurkondylus in einem Bohrloch und dorsal am Tibiaplateau befestigt wird, um die Funktion des hinteren Kreuzbandes nachzuahmen.
2. Die extraartikuläre Rekonstruktion durch eine Transposition der Grazilis – oder Semitendinosussehne, die die Funktion des hinteren Kreuzbandes simulieren sollen, wird seltener durchgeführt.

3. Eine direkte Naht des gerissenen Bandes kann auch versucht werden, sie verläuft meist nicht so erfolgreich wie die Rekonstruktion, da das hintere Kreuzband nur sehr gering durchblutet ist.

Behandlung

1. **Immobilisation**
   Das Kniegelenk wird in der Regel in endgradiger Extension in einer festgestellten Schiene oder einer Gipsschiene ruhiggestellt. In einigen Fällen wird das Kniegelenk auch in 15° Flexion immobilisiert. Die Schiene wird ununterbrochen getragen und nur bei Anwendung der Bewegungsschiene, bei Übungen unter Aufsicht und für das Hausaufgabenprogramm abgenommen.
2. **Übungen**
   Viele der postoperativen Übungen in der maximalen, mittleren und minimalen Schutzphase nach der Rekonstruktion des hinteren Kreuzbandes entsprechen denen des Rehabilitationsprogramms im Anschluß an eine Rekonstruktion des vorderen Kreuzbandes. Im folgenden werden nur die Unterschiede, nicht die Ähnlichkeiten hervorgehoben.
   Maximale Schutzphase (1–6 Wochen)
   a. Nach einer intraartikulären Rekonstruktion wird sofort nach der Operation die Behandlung mit der Bewegungsschiene innerhalb des freigegebenen Bewegungsausmaßes von der endgradigen Extension bzw. der leichten Flexion bis 60° Kniegelenksflexion begonnen. Wird das Kniegelenk weiter gebeugt, so entsteht eine exzessive Beanspruchung des Transplantats, was zu einem Versagen der Rekonstruktion führen könnte.
   b. Die Belastung ist nach der Rekonstruktion des hinteren Kreuzbandes stärker eingeschränkt als nach der Rekonstruktion des vorderen Kreuzbandes. Die Teilbelastung und das Gehen mit Gehstützen dauert mindestens 4–6 Wochen oder sogar länger.
   c. Um die neuromuskuläre Kontrolle des Kniegelenks zu verbessern, wird mit Anspannungsübungen in der Extension und isometrischen Übungen für den M. quadriceps zwischen 0° und 60° Flexion begonnen. Aktive Extension von 60°–0° kann auch geübt werden.

Vorsicht: Starke Kontraktionen der ischiokruralen Muskulatur müssen vermieden werden, da sie eine Translation der Tibia auf dem Femur nach dorsal auslösen und damit das Transplantat schädigen könnten.

Mittlere und minimale Schutzphase

a. Die Übungen und das funktionelle Training werden nach der Rekonstruktion des hinteren Kreuzbandes langsamer gesteigert als bei der des vorderen Kreuzbandes.
b. Der Schwerpunkt liegt weiterhin auf der Kräftigung des M. quadriceps in funktionellen Stellungen.
c. Die resistiven Übungen für die Knieflexion in der offenen Kette werden erst 6–12 Wochen postoperativ eingeführt, um das Transplantat oder die verlegte Sehne zu schonen. Die Bewegungskontrolle und Kräftigung der ischiokruralen Muskulatur wird durch Übungen in der geschlossenen Kette und Hüftextensionsübungen erreicht.
d. Funktionelle Übungen in der geschlossenen Kette können erst später in das Übungsprogramm aufgenommen werden als nach einer Rekonstruktion des vorderen Kreuzbandes, da die Belastung länger eingeschränkt ist.
e. Alles in allem dauert die Rehabilitation zur vollen beruflichen und Freizeitaktivität nach der Rekonstruktion des hinteren Kreuzbandes 3 Monate länger als nach der Rekonstruktion des vorderen Kreuzbandes.

Meniskusrisse

Differentialdiagnose und Verletzungsmechanismus

Am häufigsten ist der mediale Meniskus betroffen. Die Verletzung kann auftreten, wenn der Fuß am Boden fixiert ist und der Femur nach innen rotiert wird, wie beim Drehen auf der Stelle, beim Aussteigen aus dem Auto oder bei einer Einklemmungsverletzung. Verletzungen des vorderen Kreuzbandes sind häufig von Rissen im medialen Meniskus begleitet. Durch eine Außenrotation des Femur auf der fixierten Tibia kann der laterale Meniskus verletzt werden. Einfaches Hinhocken oder ein Unfall können auch Risse verursachen.

Häufige Einschränkungen und Beschwerden

Ein Meniskusriß kann eine akute Blockierung des Kniegelenks oder chronische Beschwerden mit intermittierender Blockierung hervorrufen; zudem Schmerzen im Gelenkspalt bei Belastung der Koronarbänder, einen Gelenkerguß und eine gewisse Quadrizepsatrophie. Bei einer Gelenkblokkierung läßt sich das Kniegelenk nicht endgradig strecken, und es gibt ein federndes Endgefühl, wenn versucht wird,das Knie passiv zu extendieren. Bei einem Gelenkerguß kommt es meist zu einer geringen Einschränkung in Flexions- oder Extensionsrichtung. Der McMurray- oder der Apley-Test ist positiv.

Häufige funktionelle Einschränkungen und Behinderungen

1. Wenn der Meniskusriß akut ist, könnte die Belastung des betroffenen Beins unmöglich sein.
2. Unvorhersehbares Blockieren und Nachgeben (giving way) des Kniegelenks beim Gehen geschieht häufig und ist ein Sicherheitsproblem.

Konservative Behandlung

1. Der Patient kann häufig das Kniegelenk aktiv deblockieren oder es kommt zu einer spontanen Deblockade.
2. Passive Manipulation zur Einrenkung des Meniscus medialis:
   Der Patient liegt in Rückenlage. Der Therapeut beugt das betroffene Kniegelenk und das Hüftgelenk passiv, während er gleichzeitig die Tibia im Kniegelenk nach innen und außen rotiert. Wenn das Knie vollständig gebeugt ist, wird die Tibia nach außen rotiert und ein Valgusstreß auf das Kniegelenk ausgeübt. Der Meniskus kann jetzt zurückschnappen (Abb. 12.**4**). Wieder eingerenkt, reagiert das Knie wie bei einer akuten Gelenkverletzung. Die Behandlung wurde bereits im Abschnitt „Gelenkbeschwerden und kapsuläre Einschränkungen", S. 359, beschrieben.

Operative Naht eines Meniskusrisses

Ist es zu einer starken Zerrung oder einem ausgeprägten Riß des Meniskus gekommen, oder hat eine konservative Therapie einer Teilruptur nicht den gewünschten Erfolg gebracht, so kann ein operativer Eingriff notwendig werden. Dabei sollte jeder Versuch unternommen werden, soviel Meniskusgewebe wie möglich zu erhalten, um eine Langzeitdegeneration der Gelenkflächen des Kniegelenks zu vermeiden. Um die Belastungsübertragung und die abfedernde Wirkung der Menisci zu erhalten, die die Beanspruchung der Kniegelenkflächen vermindern, wird eine operative Wiederherstellung der Menisci bzw. eine Teilresektion einer vollständigen Entfernung vorgezogen. Ein zentraler Riß, der den avaskulären Anteil des Meniskus betrifft, wird meist mit einer Teilresektion versorgt. Eine Verletzung der Peripherie, die gut durchblutet ist, kann häufig genäht werden. Bei ausgedehnten Verletzungen der Peripherie und des Zentrums muß eine Totalresektion durchgeführt werden. In vielen Fällen können die Eingriffe arthroskopisch durchgeführt werden, manchmal ist jedoch eine Arthrotomie unumgänglich.

Viele Patienten, die an einer chronischen Läsion der Menisci leiden, haben einen erfolgreicheren postoperativen Verlauf und können früher zur vollen Aktivität zurückkehren, wenn sie an einem präoperativen Übungsprogramm teilgenommen haben. Die Steigerung des postoperativen Übungsprogramms und die Zeit, die benötigt wird, um zur vollen Aktivität zurückzukehren, hängt vom Ausmaß und der Lokalisation des Risses, vom operativen Zugang und der Methode ab. Die Rehabilitation schreitet im Anschluß an eine Meniskusnaht oder eine Totalresektion langsamer voran als nach einer Teilresektion. Die Verletzung und Versorgung anderer Weichteile des Kniegelenks wird auch den Verlauf und die Steigerung des Rehabilitationsprogramms beeinflussen.

Arthroskopische Wiederherstellung des Meniskus und seine Behandlung

Operationsindikationen

1. Wenn der durchblutete Anteil des Meniskus verletzt ist, so ist eine operative Wiederherstellung des Knorpels möglich.
2. Die Versorgung ist erfolgreicher bei akuten Verletzungen als bei einer chronischen Läsion.

Verfahren

1. Es werden kleine Einschnitte in der Knieregion gemacht und arthroskopisch isotone Salzlösung in den Gelenkspalt eingebracht, um die Kapsel zu dehnen.
2. Der gerissene Anteil des Außenrandes wird wieder angenäht. Alle losen Anteile oder Rückstände werden endoskopisch entfernt.
3. Das Kniegelenk wird gespült, drainiert und die Wunde verschlossen. Es wird ein Kompressionsverband angelegt.
4. Die Meniskusnaht kann gemeinsam mit einer Wiederherstellung oder Rekonstruktion anderer Weichteilstrukturen am Kniegelenk, wie Bänder, durchgeführt werden.
5. Die Operation kann auch offen durchgeführt werden.

Behandlung

1. Immobilisation

a. Eine vollständige Immobilisation ist postoperativ nicht notwendig. Der Einsatz kontinuierlicher passiver Bewegung innerhalb eines begrenzten Bewegungsausmaßes ist angemessen.

b. Um den genähten Knorpel zu schützen und die Bewegung innerhalb eines sicheren Bewegungsausmaßes zu halten, wird während der Frühphase der Rehabilitation dauernd eine Orthese getragen, die die Bewegung limitiert. Abhängig von der Lokalisation der Läsion und der Naht wird die Bewegung zwischen 0° und 90° oder zwischen 20° und 90° Flexion zugelassen.

c. Zur Ödemprophylaxe wird das Bein hochgelagert und Kälte angewendet. Eine intermittierende Kompression in Verbindung mit Kälte, wie beim CryoCuff, ist effektiv bei der Kontrolle des postoperativen Ödems.

2. Übungen

Maximale Schutzphase

(1–2 oder 3 Wochen postoperativ)

a. Als Atrophieprophylaxe und zur Wiederherstellung der neuromuskulären Kontrolle der Kniegelenksmuskulatur wird so früh wie möglich mit angenehmen submaximalen Anspannungsübungen des M. quadriceps und der ischiokruralen Muskulatur begonnen. Die isometrischen Übungen werden durch elektrische Muskelstimulation oder durch Biofeedback unterstützt.

b. Für die Krafterhaltung der Hüftmuskulatur auf der betroffenen Seite werden Streckhebungsübungen in der Rücken-, Bauch- und Seitlage angeleitet. Der Schwerpunkt sollte auf den Übungen in der Bauchlage liegen, um besonders die Hüftextensoren zu kräftigen.

c. Um der Bildung von Kontrakturen entgegenzuwirken, werden aktive und aktiv-assistive Übungen innerhalb eines angenehmen und geschützten Bewegungsausmaßes durchgeführt und vorsichtig gesteigert, während der Patient die Orthese trägt. Zu diesen Übungen gehören:

- Kniebewegungen in der Rückenlage, wobei die Ferse auf der Unterlage entlanggleitet,
- Knieflexion im Sitzen unter Zuhilfenahme der Schwerkraft und
- assistive Knieextension im Sitzen.

d. Das betroffene Bein darf nicht belastet werden, damit der heilende Meniskus geschützt wird. Das Ausmaß des Knorpelschadens durch die akute Verletzung ist auch mit dafür ausschlaggebend, wie stark die Belastung eingeschränkt wird. Dem Patienten wird gezeigt, wie er selbständig an Gehstützen laufen kann.

Mittlere Schutzphase

(3 oder 4–6 oder 8 Wochen postoperativ)

a. Um das Bewegungsausmaß in Flexions- und Extensionsrichtung zu erweitern, wird an der Orthese jede Woche 10° Beweglichkeit mehr zugelassen, bis das endgradige aktive Bewegungsausmaß schmerzfrei erreicht ist. Etwa 8 Wochen postoperativ sollte der Patient 120° Knieflexion und die endgradige Extension erreicht haben.

b. Während der mittleren Schutzphase wird der Patient langsam von den Gehstützen entwöhnt, so daß die Belastung zum Schutz der operierten Gewebe langsam gesteigert wird. Die Geschwindigkeit des Belastungsaufbaus hängt von der Lokalisation und der Vaskularisation des operierten Gewebes sowie vom Erreichen der endgradigen Extension des Kniegelenks in der Orthese ab. Die Vollbelastung wird in der Regel bei einer Naht des peripheren Anteils des Meniskus nach 6 Wochen im Anschluß an eine Naht des zentralen Anteils des Meniskus nach 8 Wochen freigegeben.

c. Um die Kraft und die dynamische Bewegungskontrolle der knieumgebenden Muskulatur in funktionellen Stellungen zu verbessern, wird mit Übungen in der geschlossenen Kette wie Minikniebeugen (erst ohne und dann gegen elastischen Widerstand) (Abb. 12.**11**) und einseitige Endstreckung des Kniegelenks gegen elastischen Widerstand (Abb. 12.**10**) begonnen.

d. Die Übungen in der offenen Kette werden langsam gesteigert, und es wird zu Widerstandsübungen übergegangen. Zusätzlich können submaximale isokinetische Übungen mittlerer oder hoher Geschwindigkeit innerhalb eines sicheren Bewegungsausmaßes durchgeführt werden.

Beachte: Übungen gegen maximalen Widerstand sollten etwa 6 Wochen lang unterlassen werden, bis das Gewebe vollständig geheilt ist.

e. Um die muskuläre Ausdauer und die allgemeine Kondition der unteren Extremität zu verbessern, kann der Patient auf dem Standfahrrad trainieren und schwimmen gehen.

f. Um das Gleichgewicht zu schulen, werden propriozeptive Übungen unter Belastung durchgeführt.

Minimale Schutzphase und Phase der Funktionsrückkehr

Die minimale Schutzphase der Rehabilitation beginnt etwa in der 8. postoperativen Woche. Die Rückkehr zur vollen Aktivität ist in der Regel erst in der 20.–24. postoperativen Woche möglich. Die Steigerung der Aktivität ist vom Bewegungsausmaß, der Kraft und Ausdauer der Kniegelenksmuskulatur und dem Fehlen von Gelenkergüssen und Schmerzen abhängig.

a. Die Kräftigungs- und Gleichgewichtsübungen werden in funktionellen Stellungen wie Marschieren, Ausfallschritten, Treppenübungen (steps-up und steps-down) und mit plyometrischem Training oder Übungen auf dem Slide board bzw. Schaukelbrett gesteigert.

b. Die Kräftigung wird mit isokinetischen Übungen für die untere Extremität und Geschwindigkeitsspektrumtraining fortgeführt.

c. Die allgemeine Ausdauer wird mit aeroben Aktivitäten, wie Schwimmen, Radfahren und Gehen gesteigert.

d. Liegen noch geringe Bewegungseinschränkungen vor, so werden die verkürzten Strukturen mit Weichteiltechniken und Gelenkmobilisationstechniken gedehnt.

e. Wenn die Meniskustests ohne Befund sind, können die funktionellen Fähigkeiten mit simulierten Aktivitäten trainiert werden. Leichtes Joggen, Sprinten oder Springen kann bei den entsprechenden Patienten in das Training miteinbezogen werden.

Arthroskopische Teilmeniskektomie und ihre Behandlung

Operationsindikationen

1. Risse der inneren zwei Drittel (avaskulärer Anteil) des medialen oder lateralen Meniskus des Kniegelenks.
2. Verschiebung des Meniskus mit Blockierung des Kniegelenks.

Verfahren

1. Es werden kleine Schnitte gelegt (in der Regel drei) und das Kniegelenk wird durch einen der Zugänge mit isotoner Kochsalzlösung gedehnt.
2. Der gerissene Anteil des Meniskus wird identifiziert und mit einem endoskopischen Messer oder einer Schere geteilt und abgesaugt. Freie Gelenkkörper und Gewebsreste werden entfernt.
3. Nach der Spülung, Drainage und Wundversorgung des Kniegelenks wird ein weicher Kompressionsverband angelegt.
4. Traten im Zusammenhang mit dem Meniskusriß auch Verletzungen anderer Weichteile, wie der Kreuzbänder oder der Kollateralbänder, auf, so muß eine Wiederherstellung oder Rekonstruktion dieser Strukturen bedacht werden.
5. Muß der Meniskus, z.B. wegen einer kompletten Ruptur, vollständig entfernt werden, kann ein offenes Verfahren mit einer Arthrotomie notwendig werden.

Behandlung

1. Immobilisation

a. Das Knie wird mit einem Kompressionsverband versorgt; eine Orthese oder Schiene, die die Bewegung einschränkt, ist jedoch nicht notwendig.

b. In den ersten postoperativen Tagen wird das betroffene Bein hochgelagert und mit Massage und Kälte behandelt, um die Schmerzen und die Ödembildung zu lindern.

2. Übungen

Am besten wäre es, direkt am Tag nach der Operation mit der Instruktion der Übungen zu beginnen, da jedoch die Meniskusentfernungen in der Regel ambulant durchgeführt werden, vergehen meist mehrere Tage, bis der Patient das erste Mal einen Therapeuten sieht. In diesem Fall ist es hilfreich, dem Patienten präoperativ die Übungen zur Kontraktur- und Atrophieprophylaxe zu zeigen, so daß er sie direkt im Anschluß an die Operation selbständig durchführen kann.

Mittlere Schutzphase

Da durch den operativen Eingriff nur eine geringe Verletzung der Weichteile entsteht, ist eine maximale Schutzphase nicht notwendig. Allerdings muß 3–4 Wochen eine mittlere Schutzphase eingehalten werden. Alle Übungen und die Belastung sollten in den ersten Wochen postoperativ schmerzfrei sein und vorsichtig gesteigert werden.

- Sofort nach der Operation kann der Patient mit Anspannungs- und Streckhebungsübungen sowie mit aktiver Knieflexion und Belastung beginnen, soweit es vertragen wird.
- Die Vollbelastung wird in der Regel nach 4–7 Tagen erreicht; 90° Flexion und endgradige Extension nach 10 Tagen.
- Übungen in der geschlossenen Kette und Fahren auf dem Standfahrrad können einige Tage nach der Operation begonnen werden, um die Bewegungskontrolle des Kniegelenks zu schulen.

> *Vorsicht:* Patienten, bei denen der Meniskus arthroskopisch teilweise entfernt wurde, dürfen sich nicht zu schnell wieder stark belasten, da dies erneut zu Gelenkergüssen und Verletzungen des Gelenkknorpels führen kann.

Minimale Schutzphase und Funktionsrückkehr

a. 3 oder 4 Wochen postoperativ ist nur noch minimaler Schutz notwendig, es sollte jedoch das volle Bewegungsausmaß erreicht sein, bevor Übungen mit hohen Anforderungen durchgeführt werden. Widerstandsübungen, Ausdauertraining, funktionelle Übungen in der geschlossenen Kette unter

Vollbelastung und Gleichgewichtstraining können schnell gesteigert werden.

b. 4–6 oder 6–8 Wochen postoperativ kann mit fortgeschritteneren Trainingsmethoden wie plyometrischem Training, anstrengendem isokinetischem Training und funktionellem Training mit hohen Anforderungen begonnen werden.

Vorsicht: Übungen unter Vollbelastung mit einer stauchenden Komponente, wie Joggen oder Springen, sollten, wenn sie mit ins Programm aufgenommen werden, langsam und vorsichtig gesteigert werden, um einer zukünftigen oder zusätzlichen Knorpelschädigung vorzubeugen.

Muskuläre Dysbalance

Eine muskuläre Dysbalance kann durch die unterschiedlichsten Ursachen ausgelöst werden, einige davon sind: fehlerhafter Gebrauch, eine fehlerhafte Gelenkmechanik, Operationen, Immobilisation (aufgrund einer Fraktur, einer Operation oder einer Verletzung) und eine Nervenschädigung. Abgesehen von der ischiokruralen Muskelgruppe und dem M. rectus femoris haben alle Muskeln, die das Kniegelenk überbrükken, ihre Hauptfunktion im Hüft- oder Sprunggelenk, dennoch wirken sie auf das Kniegelenk. Wenn eine Dysbalance der Hüft- oder Sprunggelenksmuskulatur vorliegt, ist in der Regel auch die Mechanik der gesamten betroffenen unteren Extremität verändert. Um ein umfassendes Bild zu erhalten, sollte man zu diesem Sachverhalt auch in den Kapiteln über das Hüftgelenk und den Fuß nachlesen. Möchte man die Beweglichkeit und die Kraft verbessern, so müssen die Mechanik des Tibiofemoral- und des Femoropatellargelenks und ihre Bedeutung für die Funktion der unteren Extremität mit in Betracht gezogen werden (s. Abschnitt „Aufbau und Funktion des Kniegelenks", S. 355). Hat der Patient Schmerzen retropatellar oder gibt es Faktoren, die zu einer späteren Knorpeldestruktion führen könnten, wie im Anschluß an eine längere Immobilisation des Gelenks oder nach einer Operation oder Verletzung, so sollte starker Widerstand gegen den M. quadriceps femoris in der offenen Kette oder mit dem Knie in mehr als 30° Flexion vermieden werden, um destruktive Kompressionskräfte auf den retropatellaren Knorpel zu umgehen, bis die Heilung abgeschlossen ist und der Patient sicher in die Rehabilitationsphase übergehen kann. Zusätzlich dazu müssen bei bestimmten operativen Eingriffen die Übungen abgewandelt werden. Dies wurde bereits in den Abschnitten über die Operationsverfahren am Kniegelenk besprochen. Da das Kniegelenk ein tragendes Gelenk ist, geht Stabilität vor Beweglichkeit, obwohl die Beweglichkeit gekoppelt mit der angemessenen Kraft auch für die normale Funktion notwendig ist.

Dehnung verkürzter Muskulatur

Ischiokrurale Muskelgruppe

Die Flexibilität der ischiokruralen Muskulatur ist für eine Knieextension, wie auch für viele funktionelle Aktivitäten bei denen die Muskulatur über das Hüft- und Kniegelenk gleichzeitig verlängert wird, notwendig.

1. Aktive Inhibition (postisometrische Relaxation oder contract-relax):
   a. Kann das Kniegelenk endgradig gestreckt werden, verhindert die ischiokrurale Muskulatur aber die Streckhebung (das Kniegelenk beginnt sich zu beugen, wenn das Hüftgelenk flektiert wird), so sollten Techniken der aktiven Inhibition, wie sie in Kapitel 5 und 11 beschrieben wurden, angewendet werden.
   b. Kann das Kniegelenk aufgrund einer starken Verkürzung der ischiokruralen Muskulatur nicht endgradig gestreckt werden, so werden auch aktive Inhibitionstechniken angewandt, der Schwerpunkt liegt jedoch auf der Kniestreckung und nicht auf der Streckhebung.
      - Der Patient liegt auf dem Rücken, Hüft- und Kniegelenk sind soweit wie möglich gestreckt. Der Therapeut übt proximal der Fessel manu-

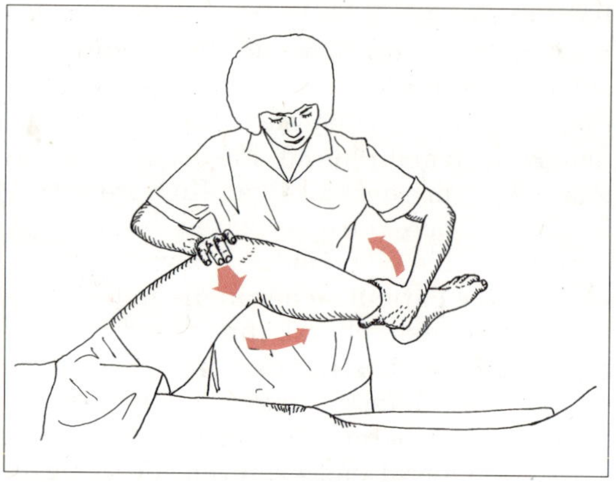

Abb. 12.**4** Manipulation zur Einrenkung des Meniscus medialis

ellen Widerstand gegen die isometrische Knieflexion aus; dann soll der Patient entspannen, und der Therapeut bewegt weiter in die Knieextension.

- Der Patient befindet sich in Bauchlage, Hüft- und Kniegelenk sind soweit wie möglich gestreckt. Es wird oberhalb der Patella ein Handtuch oder ein kleines Polster unter den Oberschenkel gelegt, um eine Kompression der Patella zu vermeiden. Das Becken wird fixiert, um einer Flexion des Hüftgelenks vorzubeugen, und die Technik der postisometrischen Relaxation für die Knieextension durchgeführt.

2. Passive Dehntechniken:
   a. Es wird immer eine Dehnung geringer Intensität und langer Dauer ausgeführt, um sicherzugehen, daß der Patient so entspannt wie möglich bleibt.
   b. Der Patient liegt auf dem Bauch, die Hüftgelenke sind gestreckt, wobei der Fuß des Patienten über die Bankkante nach unten hängt. Es wird eine Handtuchrolle oder ein kleines Polster oberhalb der Patella unter den Oberschenkel und eine Gewichtsmanschette um die Fessel gelegt. Während der Patient entspannt, übt die Gewichtsmanschette einen anhaltenden passiven Dehnreiz auf die ischiokrurale Muskulatur aus, wodurch die Knieextension erweitert wird.

M. quadriceps femoris

Bevor der M. quadriceps femoris gedehnt wird, muß sichergestellt werden, daß die Patella mobil ist, so daß sie in der Fossa intercondylaris gleiten kann, während das Kniegelenk flektiert wird.

1. Aktive Inhibition:
   Der Patient sitzt auf der Kante der Behandlungsbank und beugt sein Kniegelenk soweit wie möglich. Es wird postisommetrische Relaxation, Antagonistenhemmung oder contract-relax eingesetzt, um die Kniebeugung zu erweitern.
2. Autodehnung durch Wallslides (Abb. 12.**5**):
   Der Patient befindet sich in der Rückenlage mit dem Gesäß gegen eine Wand und den Beinen vertikal gegen die Wand gelehnt (Hüftgelenke in Flexion, Kniegelenke in Extension). Das betroffene Bein gleitet an der Wand entlang nach unten, wird in einer angenehmen Stellung gehalten und dann wieder nach oben gestreckt.

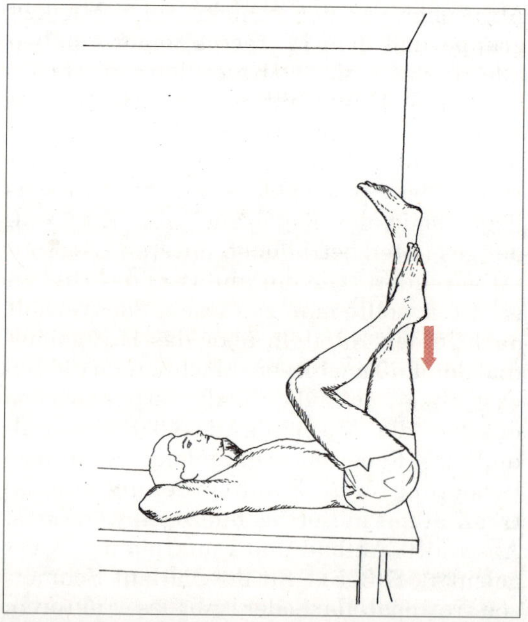

Abb. 12.**5** Autodehnung des M. quadriceps femoris mit Unterstützung der Schwerkraft

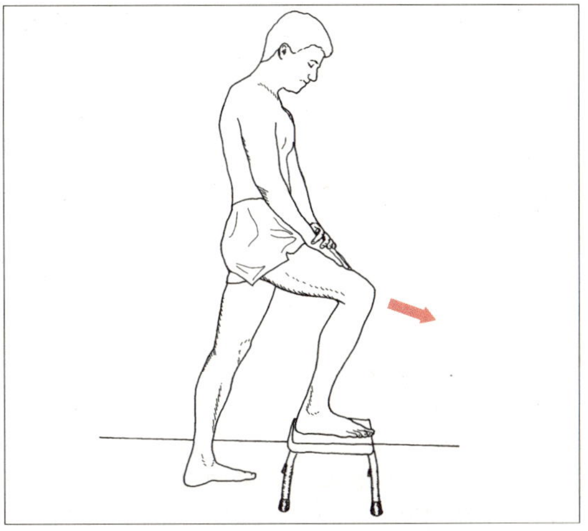

Abb. 12.**6** Autodehnung des M. quadriceps femoris auf einem Schemel

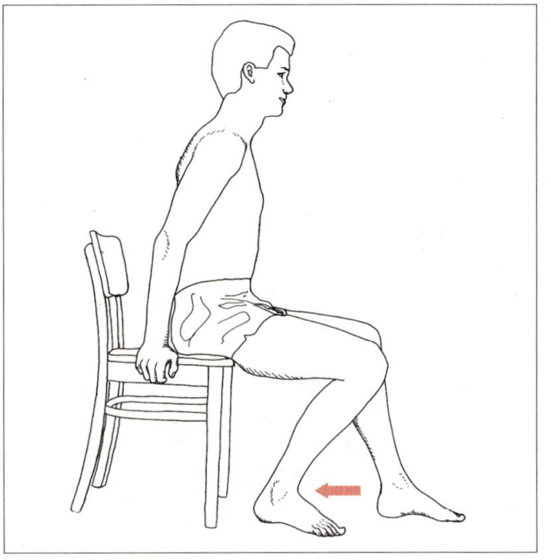

Abb. 12.**7** Autodehnung des M. quadriceps femoris auf einem Stuhl

3. Autodehnung: Wippen auf einer Treppenstufe (Abb. 12.**6**):
   Der Patient steht mit dem Fuß des betroffenen Beines auf einer Stufe. Er lehnt sich nach vorne über den fixierten Fuß, dabei beugt er das Bein bis an die Grenze seines Bewegungsausmaßes. Dann verlagert der Patient das Gewicht wieder nach hinten auf das andere Bein. Der Patient kann nun rhythmisch hin und her wippen oder die Dehnstellung halten. Es wird mit einer niedrigen Stufe oder einem kleinen Schemel begonnen. Später wird die Höhe der Stufe entsprechend den Fortschritten des Patienten gesteigert.
4. Autodehnung im Sitzen (Abb. 12.**7**):
   Der Patient sitzt auf einem Stuhl, das betroffene Kniegelenk ist bis ans Ende seines Bewegungsausmaßes gebeugt und der Fuß steht fest am Boden. Nun soll der Patient auf dem Stuhl nach vorne rutschen, ohne daß der Fuß sich vom Boden löst oder wegrutscht. Der Patient soll die Dehnung in der gedehnten Position für die Dauer einer angenehmen langandauernden Dehnung der Kniegelenksextensoren halten.
5. Dehnung des M. rectus femoris:
   a. Um den M. rectus femoris zu dehnen, liegt der Patient auf dem Rücken, das Hüftgelenk der Gegenseite ist zur Fixierung der Wirbelsäule und des Beckens gebeugt (Stellung des Thomas-Tests). Auf der betroffenen Seite ist das Hüftgelenk gestreckt. Nun wird das betroffene Kniegelenk unter Einsatz von Inhibitionstechniken nach und nach gebeugt.
   b. Autodehnung in Bauchlage:
   Der Patient liegt auf dem Bauch, beide Hüftgelenke sind gestreckt, das betroffene Kniegelenk ist soweit wie möglich gebeugt. Nun umfaßt der Patient den Fuß des betroffenen Beines oder einen Gurt, der um die Fessel des Beines gelegt wurde, und zieht die Ferse zum Gesäß.
   c. Autodehnung im Stand:
   Der Patient steht auf dem gesunden Bein und hält sich mit einer Hand an einem Tisch o. ä. fest, um sein Gleichgewicht zu halten. Nun extendiert er das Hüftgelenk und flektiert das Kniegelenk des betroffenen Beines soweit wie möglich. Dann erfaßt der Patient den distalen Anteil der Tibia und bringt den Fuß in Richtung Gesäß, um das Kniegelenk noch weiter zu beugen.

Vorsicht: Der Patient soll bei der Dehnung seine Lendenwirbelsäule gut stabilisieren, um zu vermeiden, daß durch die Dehnung die lumbale Lordose verstärkt wird. Zu diesem Zweck kann man zunächst eine Beckenaufrichtung anleiten, diese soll der Patient dann mit Hilfe seiner Bauchmuskulatur halten, während er die Dehnung des M. rectus femoris durchführt.

d. Autodehnung im Hürdensitz (Abb. **11.2**).

Isolierung, Training und Kräftigung schwacher Muskulatur

Wenn Kräftigungsübungen für die Kniegelenksmuskulatur ausgesucht, angewendet und gesteigert werden, sind die Hauptgesichtspunkte die Stabilität des Kniegelenks, die durch eine Kokontraktion des M. quadriceps femoris und der ischiokruralen Muskelgruppe zustande kommt, und eine korrekte Biomechanik des Femoropatellargelenks und des Extensormechanismus, so daß die Patella bei der Bewegung gut in ihrem Gleitlager liegt. Wenn eine gute Stabilität und Patellarmechanik erreicht worden ist, wird besonderes Augenmerk auf das Timing und die Koordination der Muskulatur gerichtet. Übungen in der geschlossenen Kette, wobei der Schwerpunkt auf Aktivitäten mit niedriger Intensität und vielen Wiederholungen liegt, sind effektiver für die Verbesserung der Ausdauer und die Entwicklung der dynamischen Bewegungskontrolle unter Belastung als Übungen in der offenen Kette. Bei den Übungen in der geschlossenen Kette ist auch die Gefahr einer Weichteil- oder Gelenkirritation geringer als bei Übungen in der offenen Kette gegen starken Widerstand. Einige Übungen in der geschlossenen Kette werden im Abschnitt „Kräftigung, Stabilisierung und Belastungsaufbau", S. 397, beschrieben. An dieser Stelle soll noch einmal darauf hingewiesen werden, daß das Kniegelenk sowohl in der offenen als auch in der geschlossenen Kette gebraucht wird, und die ischiokrurale Muskulatur und der M. quadriceps femoris sich kokontrahieren und während der funktionellen Aktivitäten exzentrisch und konzentrisch arbeiten. Aus diesem Grund sollten Übungen für alle diese unterschiedlichen Funktionen in das Übungsprogramm aufgenommen werden. Zudem sollte darauf geachtet werden, daß die Stellung des Hüftgelenks während der Übungen für den M. quadriceps und die ischiokrurale Muskulatur variiert, um die Muskeln in unterschiedlichen Längen-Spannungs-Verhältnissen zu trainieren. Erst nach einer gründlichen Befundaufnahme und dem Verständnis des funktionellen Problems des Patienten, kann der Therapeut ein Übungsprogramm entwerfen, das den individuellen Bedürfnissen des Patienten entspricht.

Im folgenden werden immer zuerst die Übungen in der offenen Kette aufgeführt, da direkt nach einer Kniegelenksoperation die Belastung oft nicht freigegeben ist. Eine isolierte Aktivierung der Kniegelenksmuskulatur ist auch für die Funktionen in der offenen Kette notwendig, z. B. das Bein anheben, um in das und aus dem Bett zu gelangen, oder das Kniegelenk beim Anziehen zu beugen oder zu strecken. Übungen in der geschlossenen Kette sollten, sobald die Heilung es zuläßt, zunächst mit Teil- später mit Vollbelastung angeleitet werden, um sie bis zu den dazugehörigen funktionellen Belastungsaktivitäten zu steigern.

Selektives Trainieren und Kräftigen der Extensormuskulatur (M. quadriceps femoris)

Es gibt eine große Auswahl an statischen und dynamischen Übungen, um die Funktion des M. quadriceps femoris in der offenen Kette zu verbessern. Da der Faserverlauf und die Anheftungen der Extensoren voneinander abweicht, ist auch ihre Wirkung auf die Patella unterschiedlich. Häufig wird die isolierte Aktivierung des M. vastus medialis obliquus und des M. vastus medialis betont, aufgrund ihrer Fähigkeit die Patella zu stabilisieren und die Patella in ihrem Gleitlager zu halten. Durch taktile Reize, Biofeedback und elektrische Muskelstimulation kann die selektive Kräftigung dieses Anteils des M. quadriceps verstärkt und die Kontrolle der Patella verbessert werden. Im folgenden Abschnitt wird die Effektivität der verschiedenen Quadrizepsübungen im Hinblick auf das Training und die Kräftigung des M. vastus medialis obliquus besprochen.

1. Anspannungsübungen des M. quadriceps femoris:
   a. Der Patient befindet sich in Rückenlage oder im Langsitz, wobei die Kniegelenke extendiert oder leicht flektiert, jedoch nicht hyperextendiert sind.
   b. Nun soll der Patient den M. quadriceps isometrisch anspannen, wodurch die Patella nach kranial gleitet; in dieser Stellung soll er bis 10 zählen.
      - Es können verbale Kommandos eingesetzt werden: „Versuchen Sie Ihr Knie nach hinten zu drücken und den Oberschenkel anzuspannen." oder „Spannen Sie Ihren Oberschenkelmuskel an und ziehen Sie die Kniescheibe nach oben.". Wenn der Patient den Muskel korrekt anspannt, muß ihm dies sofort verbal signalisiert werden. Dann soll der Patient das Gleiche noch einmal wiederholen.
      - Der Patient soll das obere Sprunggelenk dorsal flektieren und dann die isometrische Kontraktion des M. quadriceps gegen Widerstand halten.
      - Bei den statischen und dynamischen Übungen, die den M. vastus medialis obliquus selektiv trainieren, konnte gezeigt werden, daß die Anspannungsübung des M. quadriceps femoris gekoppelt mit Biofeedback am effektivsten ist.
2. Streckhebungsübungen:
   Der Patient befindet sich in Rückenlage, die Kniegelenke sind gestreckt. In dieser Übung wird die dynamische Hüftgelenksflexion mit der statischen Kniegelenksextension kombiniert. Um das Becken und die Lendenwirbelsäule zu fixieren, wird das Bein der Gegenseite angestellt.

Beachte: Streckhebungsübungen in der Rückenlage produzieren eine isometrische Kontraktion des M. quadriceps mit dem zusätzlichen Widerstand der Schwerkraft. Der effektive Widerstand nimmt bei stärkerer Hüftflexion ab, da der Hebelarm der Schwerkraft kürzer wird (das äußere Drehmoment wird kleiner). Der M. rectus femoris ist der Muskel der Quadrizepsgruppe, der bei den Streckhebungsübungen am aktivsten ist.

   a. Zuerst wird der Patient angeleitet, seinen M. quadriceps anzuspannen, dann soll er das Bein mit gestrecktem Kniegelenk 45° im Hüftgelenk beugen, das Bein in der Stellung 10 Sekunden halten und dann wieder absenken.
   b. Macht der Patient Fortschritte, wird das Bein nur noch 30° von der Unterlage abgehoben, später sogar nur noch 15°. Der größte Widerstand wird dem M. quadriceps während der ersten Grade der Hüftgelenksflexion entgegengesetzt.
   c. Um den Widerstand für den M. rectus femoris zu erhöhen, kann eine Gewichtsmanschette um die Fessel gelegt werden.
   d. Es wurde behauptet, daß bei der Kombination der Streckhebung mit einer Außenrotation oder mit einer isometrischen Abduktion der Hüfte der M. vastus medialis obliquus oder der M. vastus medialis bevorzugt aktiviert und gekräftigt werden. Die Begründung für dieses Vorgehen ist, daß viele Fasern des M. vastus medialis obliquus an der Sehne des M. adduktor magnus entspringen. Obwohl viele Autoren diese Art der Übungsdurchführung empfehlen, um die medialen Kräfte auf die Patella zu vermehren, gibt es bisher keinen wissenschaftlichen Beweis für die These. In zwei quantitativen Studien, bei denen die Muskelaktivität bei Anspannungsübungen des M. quadriceps in Relation zu verschiedenen Variationen der Streckhebungsübungen gesetzt wurden, konnte gezeigt werden, daß die Anspannungs-

übungen mit deutlich höherer Aktivität im M. vastus medialis obliquus und im M. vastus medialis verbunden waren als Variationen der Streckhebung. Aus diesem Grund scheint, wie schon oben erwähnt, eine Kombination von Anspannungsübungen mit Biofeedback der beste Weg einer Aktivierung des M. vastus medialis obliquus zu sein.

3. Absenken des gestreckten Beines:
Der Patient liegt auf dem Rücken. Wenn er wegen einer ausgeprägten Schwäche oder einer aktiven Insuffizienz keine Streckhebungsübungen durchführen kann, so bewegt der Therapeut das Bein mit gestrecktem Kniegelenk passiv in 90° Hüftflexion oder so weit, wie es die Flexibilität der ischiokruralen Muskulatur erlaubt. Dann soll der Patient das Bein langsam absinken lassen, wobei das Knie gestreckt bleiben soll. Der Therapeut muß darauf vorbereitet sein, die Bewegung mit einer Hand unter der Ferse zu kontrollieren, je stärker das äußere Drehmoment wird. Beginnt das Kniegelenk im Laufe der Übung sich zu beugen, so wird die Übung an dieser Stelle unterbrochen und das Bein wird wieder in die Ausgangsstellung zurückgeführt. Die Bewegung wird mit dem Ziel wiederholt, bei jeder Durchführung das Bein mit gestrecktem Kniegelenk ein Stück weiter abzusenken. Wenn der Patient in der Lage ist, das Knie durch das volle Bewegungsausmaß gestreckt zu halten, so kann mit Streckhebungsübungen begonnen werden.

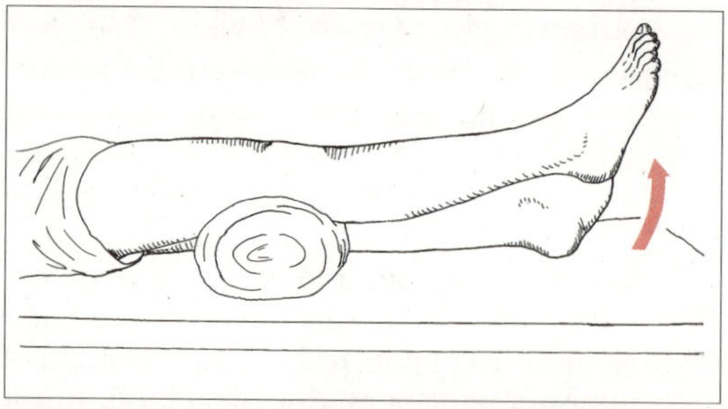

Abb. 12.**8** Endstreckungsübung zur Kräftigung des M. quadriceps femoris

4. Isometrische Übungen aus unterschiedlichen Gelenkstellungen
   a. Der Patient befindet sich in der Rükkenlage oder im Langsitz. Es werden Abhebeübungen des Beines mit dem Kniegelenk aus unterschiedlichen Beugestellungen gemacht, wodurch die Kniegelenksextensoren isometrisch gekräftigt werden.
   b. Der Patient sitzt auf der Kante der Behandlungsbank. Wenn er es verträgt, so kann zusätzlich an der Fessel manuell oder mit Hilfe von Geräten Widerstand gegeben werden, um den M. quadriceps in unterschiedlichen Beugestellungen isometrisch zu kräftigen. Eine effektive Kokontraktion der ischiokruralen Muskulatur kann (bis auf die letzten 10°–15° der Extension) aktiviert werden, indem der Patient dazu aufgefordert wird, während der Knieflexion gegen maximalen Widerstand den Oberschenkel fest auf die Unterlage zu drücken.
5. Endstreckung (Abb.12.**8**):
Der Patient befindet sich in der Rückenlage oder im Langsitz. Ein zusammengerolltes Handtuch oder ein kleines Polster wird unter die Kniekehle gelegt, um es bei der Flexion zu unterstützen. Der Patient kann auch an der Bankkante sitzen und sein Bein auf einem Stuhl ablegen, der die Flexion im gewünschten Ausmaß begrenzt.
   a. Es wird mit dem Kniegelenk in leichter Flexion begonnen. Später wird die Flexionsstellung entsprechend der Toleranz und dem Zustand des Patienten erhöht.
   b. Anfangs wird das Bein nur gegen den Widerstand der Schwerkraft gestreckt, später können auch Gewichtsmanschetten eingesetzt werden, um den Widerstand zu erhöhen, wenn der Patient die bisherigen Übungen ohne Schmerzen oder Krepitation ausführen konnte.

Vorsicht: Wird distal am Bein zusätzlicher Widerstand angelegt, so erhöht sich die Belastung auf den M. quadriceps während der Endstreckung erheblich. In diesem Abschnitt seiner Bewegungsbahn ist der Muskel stark verkürzt und besitzt zudem schlechte mechanische Eigenschaften. In diesem Zustand muß er gegen einen äußeren Widerstand arbeiten, der einen langen Hebelarm hat. Die Muskelkraft, die erzeugt wird, führt zu einem Ventralgleiten, dem das vordere Kreuzband entgegenwirkt. Solche Übungen sind nicht für Patienten geeignet, die eine Knieinstabilität aufgrund einer Verletzung des vorderen Kreuzbandes besitzen oder sich in der postoperativen Phase einer Rekonstruktion des vorderen Kreuzbandes befinden, in der das Band noch nicht vollständig geheilt ist.

c. Die Übung der Endstreckung kann mit isometrischen Halteübungen oder mit Streckhebungsübungen kombiniert werden.
d. Um einer lateralen Scherkraft im Kniegelenk entgegenzuwirken, kann der Patient seinen Fuß während der Extension des Kniegelenks invertieren.

Beachte: Obwohl man früher der Meinung war, daß der M. vastus medialis obliquus für die Endstreckung zuständig sei, konnte jetzt bewiesen werden, daß alle Anteile des M. quadriceps femoris bei der aktiven Streckung aktiv sind.

6. Extension durch das gesamte Bewegungsausmaß:
Der Patient sitzt oder liegt auf dem Rükken.
   a. Es wird von 90° Kniegelenksflexion bis zur endgradigen Extension Widerstand gegeben. Dies sollte jedoch nur in den späten Phasen der Rehabilitation (chronisches Heilungsstadium) durchgeführt werden, wenn das Kniegelenk schmerzfrei und asymptomatisch ist. Hat der Patient Schmerzen, so sollte der Widerstand nur in den Teilen des Bewegungsausmaßes gegeben werden, in denen keine Symptome auftreten.
   b. Es gibt viele Übungsgeräte, die in Kapitel 3 vorgestellt wurden, mit denen man die Kniegelenksextensoren in der offenen kinematischen Kette trainieren kann.
      - Um die Kompressions- und Scherkräfte auf das Kniegelenk bei den Übungen möglichst gering zu halten, werden isotonische Übungen mit vielen Wiederholungen und geringem Widerstand und isokinetische Übungen mit mittlerer bis hoher Geschwindigkeit ausgeführt. Das Polster, gegen das die Tibia bei der Extension drückt, kann auch weiter nach proximal geschoben werden, um eine zu starke Belastung zu vermeiden und die stabilisierenden Strukturen des Kniegelenks zu schonen.
      - Beim Einsatz einer Gewichtsmanschette an der Tibia, kommt es zu einer Distraktion im Kniegelenk und Belastungen auf den Bändern, wenn der Patient sitzt oder in der Rückenlage liegt und das Kniegelenk in 90° Flexion über die Kante der Behandlungsbank nach unten hängt. Um diese Belastung der Bänder zu vermeiden, kann ein Schemel unter den Fuß gestellt werden, der das Bein unterstützt, wenn der Unterschenkel herabhängt.

Selektives Trainieren und Kräftigen der Kniegelenksflexoren (primär die ischiokrurale Muskelgruppe)

1. Anspannungsübungen der ischiokruralen Muskulatur:
Der Patient befindet sich im Langsitz oder in der Rückenlage. Das Kniegelenk ist extendiert oder leicht flektiert und liegt auf einem zusammengerollten Handtuch. Der Patient wird nun angeleitet, die Kniebeuger so anzuspannen, daß er eine Spannung in der Muskulatur fühlt, indem er die Ferse in die Unterlage drückt und die Kontraktion hält. Dann soll er wieder entspannen und die Übung wiederholen.

2. Isometrische Übungen aus unterschiedlichen Gelenkstellungen:
   Der Patient befindet sich in der Rückenlage oder im Langsitz.
   a. Es wird manuell oder mit Hilfe von Geräten Widerstand gegen die statische Kontraktion der ischiokruralen Muskulatur mit dem Kniegelenk in unterschiedlichen Beugestellungen ausgeübt.
   b. Wird die Tibia in Innen- oder Außenrotation eingestellt, bevor Widerstand gegen die Flexion gegeben wird, so wird der mediale bzw. laterale Anteil der ischiokruralen Muskulatur stärker angesprochen.
   c. Der Patient kann angeleitet werden, sich selbst an unterschiedlichen Stellen des Bewegungsausmaßes Widerstand zu geben, indem der Fuß der Gegenseite hinter das Sprunggelenk des betroffenen Beines gelegt wird und den Widerstand ausübt.
3. Dynamische Übungen der ischiokruralen Muskelgruppe (Kniegelenksflexion in der offenen Kette):

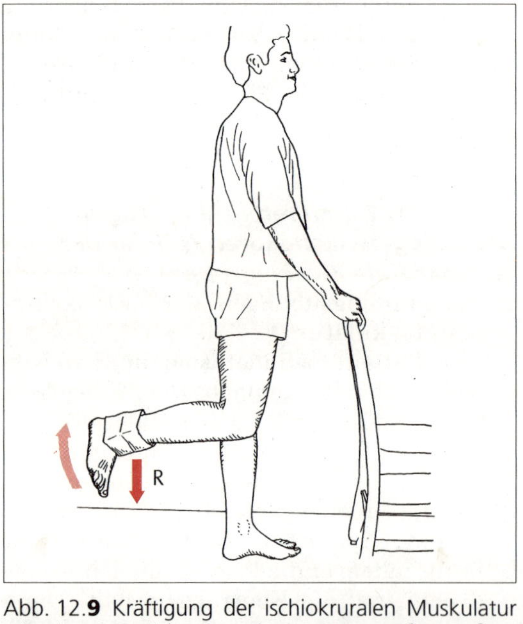

Abb. 12.**9** Kräftigung der ischiokruralen Muskulatur mit einer Gewichtsmanschette; Das größte äußere Drehmoment entsteht bei 90° Knieflexion.

   a. Der Patient steht und hält sich an einem unverrückbaren Gegenstand fest. Der Patient löst den Fuß vom Boden und beugt sein Kniegelenk (Abb. 12.**9**). Der maximale Widerstand durch die Schwerkraft entsteht bei 90° Flexion. Zusätzliches Gewicht kann durch eine Gewichtsmanschette oder einen beschwerten Schuh ausgeübt werden. Wenn der Patient bei der Übung das Hüftgelenk beugen möchte, kann man den Oberschenkel fixieren, indem der Patient ihn gegen die Wand oder einen anderen feststehenden Gegenstand lehnt.
   b. Der Patient liegt auf dem Bauch. Ein kleines Handtuch oder ein kleines Polster wird unter den Oberschenkel direkt proximal der Patella plaziert, um eine Kompression der Patella zwischen dem Behandlungstisch und dem Femur zu vermeiden. Der Patient beugt in dieser Stellung sein Kniegelenk bis 90°. Der maximale Widerstand durch die Schwerkraft entsteht ganz am Anfang der Bewegung bei 0° Flexion. Durch Gewichtsmanschetten oder manuell kann zusätzlich Widerstand gegeben werden. Setzt man in dieser Ausgangsstellung einen Rollzugapparat oder ein isokinetisches Übungsgerät ein, so kann der Widerstand in allen Bereichen der Bewegungsbahn angewendet werden.

Schulen der Kraft, Stabilität und Bewegungskontrolle bei der Belastung

Der Vorteil von Übungen in der geschlossenen Kette ist, daß die Muskulatur der unteren Extremität in spezifischen funktionellen Bewegungsmustern geschult wird. Während sich der M. quadriceps exzentrisch kontrahiert, um die Knieflexion zu kontrollieren, oder sich konzentrisch kontrahiert, um das Kniegelenk zu strecken, arbeiten der M. soleus und die ischiokruralen Muskeln sowohl, um die Tibia gegen die Translationskraft des M. quadriceps im Kniegelenk zu stabilisieren, als auch um das Drehmoment in Richtung Flexion durch die Schwerkraft zu kontrollieren. Diese

Synergie unterstützt die Kreuzbänder. Da sich bei Aktivitäten in der geschlossenen Kette das Hüftgelenk streckt und das Sprunggelenk plantarflektiert, während sich das Kniegelenk streckt (und umgekehrt), gewährleisten die zweigelenkigen ischiokruralen Muskeln und der M. soleus ein günstiges Längen-Spannungs-Verhältnis der Muskulatur während der Aktion an Hüft- bzw. Sprunggelenk. Übungen in der geschlossenen Kette können in ein Rehabilitationsprogramm aufgenommen werden, sobald die Teil- oder Vollbelastung freigegeben ist. Durch Kräftigungsübungen in der geschlossenen Kette werden geringere Scherkräfte auf die Bänder des Kniegelenks ausgeübt, insbesondere weniger Ventraltranslation der Tibia, als durch Kräftigungsübungen des M. quadriceps femoris in der offenen Kette. Aus diesem Grund kann der Widerstand im Anschluß an eine Verletzung oder eine Operation bei Übungen in der geschlossenen Kette schneller gesteigert werden als bei Übungen in der offenen Kette ohne die Heilung der Gewebe, z. B. des vorderen Kreuzbandes, zu gefährden. In der Praxis hat sich gezeigt, daß der Patient durch Übungen in der geschlossenen Kette früher Kraft, Ausdauer und Stabilität der unteren Extremität in funktionellen Mustern im Anschluß an eine Verletzung oder Operation entwickeln kann als durch Übungen in der offenen Kette. Der Übungsaufbau der Übungen in der geschlossenen Kette, wie er in Kapitel 11 beschrieben ist, kann auch in Rehabilitationsprogrammen des Kniegelenks eingesetzt werden.

Wenn der Patient die Vollbelastung nicht verträgt, so kann mit den Übungen im Gehbarren oder im Bewegungsbad begonnen werden, um einen Teil des Körpergewichts zu entlasten. Während der Heilung im Anschluß an eine Operation oder nach Schmerzzuständen ventral am Knie, sollte das Kniegelenk für die Übungen geschient oder mit einem Tapeverband versorgt werden. Die Übungen werden auf dem Niveau begonnen, das der Patient gut vertragen kann und auf dem sich die Beschwerden nicht verschlechtern.

Isometrische Übungen in der geschlossenen Kette

1. Anspannungsübungen (für die Fazilitation der Kokontraktion der Extensoren und der Flexoren):
   Der Patient sitzt auf einem Stuhl, die Kniegelenke sind gestreckt oder leicht gebeugt, die Ferse steht am Boden.
   a. Der Patient wird angeleitet, die Ferse in den Boden und den Oberschenkel auf die Unterlage zu drücken und sich dabei auf die gemeinsame Kontraktion des M. quadriceps und der ischiokruralen Muskelgruppe zu konzentrieren, um eine Kokontraktion um das Kniegelenk zu fazilitieren. Die Kontraktion wird gehalten, entspannt und wiederholt.
   b. Die Kokontraktion kann leichter erlernt und gesteigert werden, wenn Biofeedback zu Hilfe genommen wird.
2. Rhythmische Stabilisation:
   a. Der Patient steht auf beiden Beinen. Der Therapeut gibt am Becken Widerstände in unterschiedliche Richtungen, während der Patient versucht, die Position zu halten. Durch diese Übung wird die isometrische Kokontraktion der Muskulatur an Sprung-, Knie- und Hüftgelenk sowie am Rumpf fazilitiert.
   b. Als Steigerung wird die rhythmische Stabilisation im Einbeinstand auf der betroffenen Extremität durchgeführt.
3. Isometrische Übungen in der geschlossenen Kette gegen elastischen Widerstand: Die Ausgangsstellung entspricht der in Abb. 11.**13 a** und **b** dargestellt.
   a. Der Patient steht auf der betroffenen Extremität mit einem elastischen Widerstand, der um den Oberschenkel der Gegenseite geschlungen und an einem festen Gegenstand befestigt ist. Der Patient beugt und streckt jetzt das Hüftgelenk der Spielbeinseite, um eine Kokontraktion der Muskulatur und Stabilität auf der Standbeinseite auszulösen.
   b. Diese Übungen in der geschlossenen Kette führen außerdem zu propriozep-

tiven Reizen und schulen das Gleichgewicht auf der Standbeinseite.

Dynamische Übungen in der geschlossenen Kette

1. Einseitige Endstreckung des Kniegelenks in der geschlossenen Kette:
   Die Ausgangsstellung des Patienten ist in Abb. 12.**10** zu erkennen. Mit einem elastischen Widerstand, der um den Oberschenkel gelegt und an einem festen Gegenstand befestigt wird, führt der Patient eine aktive Knieextension im Einbeinstand auf dem betroffenen Bein durch.
2. Minikniebeugen; Übungen mit geringem Bewegungsausmaß:
   a. Zunächst wird der Patient angeleitet, seine Kniegelenke 30°–45° zu beugen und wieder zu strecken. Gesteigert wird die Übung durch elastischen Widerstand, der unter den Füßen befestigt wird (Abb. 12.**11**), oder indem der Patient Gewichte in den Händen hält. Der Patient soll den Rumpf aufrecht halten und sich auf die Kontraktion des M. quadriceps konzentrieren, so daß er nicht den Femur mit den Hüftextensoren nach dorsal zieht.
   b. Wenn es für den Patienten notwendig ist, so können die Kniebeugen in der Rehabilitationsphase der Behandlung auch auf ein größeres Bewegungsausmaß ausgedehnt werden.

Beachte: Kniebeugen können auf 2 unterschiedliche Arten ausgeführt werden, jede von ihnen hat Vor- und Nachteile. Beugt man die Kniegelenke so, daß sie vor die Zehen gelangen, so erhöht sich die Scherbelastung auf die Tibia und beansprucht das vordere Kreuzband stark. Diese Form der Kniebeuge kann gefährlich werden, wenn der Patient unbedeutende Gewichte trägt oder im Anschluß an eine Operation am vorderen Kreuzband. Dies ist allerdings die normalere Art, in die Hocke zu gehen und den Schwerpunkt über der Unterstützungsfläche zu halten. Geht man in die Hocke als setze man sich auf einen Stuhl, wobei die Tibia relativ vertikal steht, so wird eine größere Rumpfbeugung notwendig, um das Gleichgewicht zu halten, und eine stärkere Quadrizepskontraktion, um das Beckengewicht in einem Winkel hinter der Knieachse zu halten, in dem die Kompressionsbelastung auf die Pa-

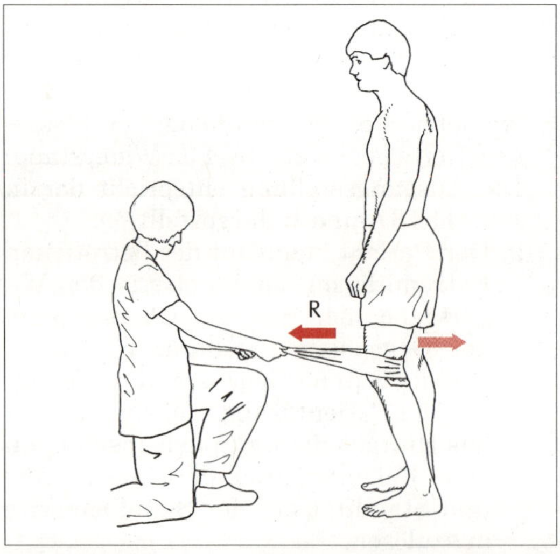

Abb. 12.**10** Unilaterale Endstreckung in der geschlossenen Kette

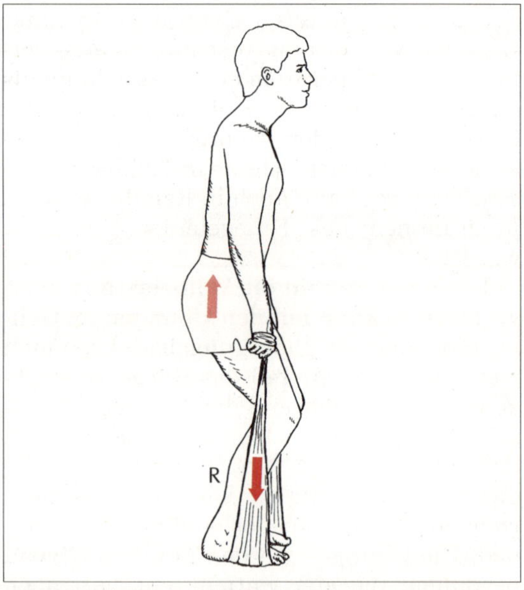

Abb. 12.**11** Minikniebeugen gegen elastischen Widerstand

tella besonders hoch ist. Diese Art, in die Hocke zu gehen, entlastet jedoch das vordere Kreuzband. Die Auswahl der Bewegung sollte sich nach den Symptomen und dem pathologischen Zustand des Patienten richten.

c. Die Schwierigkeit der Übung kann gesteigert werden, indem sie gegen Widerstand im Einbeinstand ausgeführt wird.
d. Es wird angenommen, ist aber noch nicht wissenschaftlich bewiesen, daß der M. vastus medialis obliquus besser aktiviert wird, wenn die Minikniebeugen mit dem Bein in Außenrotation durchgeführt werden.

3. Vorwärts und seitlich auf eine Stufe auf- und absteigen:
   a. Es wird mit einer niedrigen Stufe begonnen, die 5–8 cm hoch ist, die Höhe wird dann entsprechend der Fortschritte des Patienten gesteigert. Es ist wichtig, daß der Patient bei der Übung den Rumpf aufgerichtet hält.
   b. Der Schwerpunkt liegt auf der Kontrolle der Körpergewichts bei der konzentrischen und exzentrischen Quadrizepsaktivität. Damit der Patient den M. quadriceps femoris einsetzt und nicht die Plantarflexoren, wird er angeleitet, die Ferse als letztes vom Boden zu lösen und sie auch als erstes wieder aufzusetzen.
   c. Widerstand kann durch einen Gewichtsgürtel, Hanteln oder Gewichtsmanschetten, die um das unbelastete Bein gelegt werden, wenn dieses über ausreichend Bänderstabilität verfügt, ausgeübt werden.
4. Rutschübungen an der Wand im Stehen:
   a. Der Patient steht mit dem Rücken zur Wand (Abb. 11.**15 a**). Er beugt die Hüft- und Kniegelenke und rutscht mit dem Rücken an der Wand nach unten und wieder hoch, wobei das Körpergewicht abgesenkt und wieder angehoben wird.
   b. Je besser die Kontrolle der Bewegung ist, um so weiter kann der Patient in die Kniebeugung rutschen (bis 60° Flexion). Über 60° Knieflexion sollte nicht hinausgegangen werden, um übermäßige Scherkräfte und Bänderbeanspruchungen sowie hohe Kompressionskräfte auf die Patella zu vermeiden.
   c. Der Patient kann, indem er die Hockstellung hält, auch isometrisch trainieren. Ist der Patient schon fortgeschritten, so kann er in der Hockstellung die Beine im Wechsel nach vorne ausstrekken.
   d. Werden die Übungen mit einem Gymnastikball zwischen dem Rücken des Patienten und der Wand ausgeführt, so wird die Übung instabiler und der Patient muß mehr Bewegungskontrolle entwickeln (Abb. 11.**15 b**).
5. Ausfallschritte/Sprünge:
   a. Der Patient steht in Schrittstellung mit der Belastung auf dem vorderen Bein. Jetzt soll der Patient das Gewicht noch weiter nach vorne verlagern, wobei sich das Kniegelenk leicht beugen darf. Dann soll er das Gewicht wieder nach hinten verlagern und dabei die Extension des Kniegelenks kontrollieren.
   b. Als Steigerung macht der Patient den ganzen Ausfallschritt. Er beginnt im Stand auf beiden Beinen mit den Füßen nebeneinander, dann macht er einen Ausfallschritt nach vorne auf das betroffene Bein. Zunächst wird nur ein kleiner Schritt mit geringer Knieflexion ausgeführt. Später dann ein größerer Schritt mit starker Knieflexion. im Anschluß an den Ausfallschritt wird der Patient angeleitet, sein Körpergewicht durch die Extension des Kniegelenkes zurückzubringen und dann die Füße wieder nebeneinander zu stellen. Der Patient wird instruiert, das Kniegelenk bei der Beugung über dem Fuß eingestellt zu lassen und es nicht über die Zehen hinaus nach vorne zu beugen. Für eine weitere Steigerung kann der Rumpf mit zusätzlichen Gewichten versehen werden oder der Patient bekommt

Hanteln in die Hände. Je besser die Bewegungskontrolle wird, um so höher kann auch die Geschwindigkeit der Übung werden.

Simulation funktioneller Aktivitäten, Ausdauertraining und Spezifik des Trainings

Um die Übungen, die vorher beschrieben wurden, für die Verbesserung der Ausdauer zu steigern, wird auf jedem Niveau des Widerstandes mit größerer Wiederholungszahl oder über ein längeres Zeitintervall gearbeitet. Hat der Patient eine gute Bewegungskontrolle entwickelt, so wird der Schwerpunkt auf die Koordination, das Timing und die Geschicklichkeit gelegt, die für die erwünschte Aktivität des Patienten notwendig sind.

Kraft- und Ausdauertraining

Übungsgeräte, wie Laufband, Standfahrrad, Leg-Press und Treppensteiggeräte, können sinnvoll für die Kräftigung und das Ausdauertraining der Patienten eingesetzt werden und geben dem Patienten gleichzeitig eine Motivationshilfe.

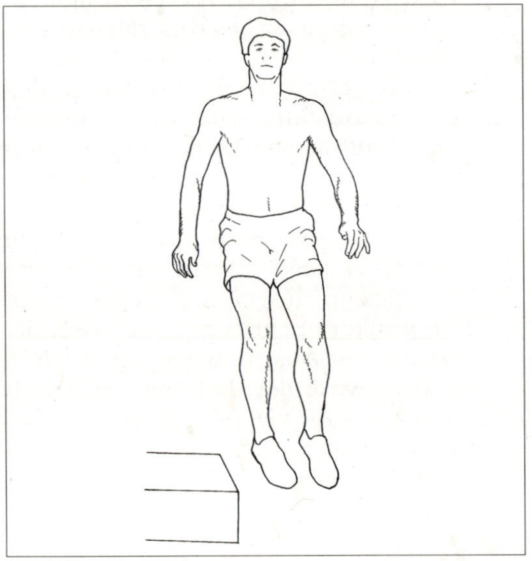

Abb. 12.**12** Plyometrisches Training, seitlicher Sprung von einem Hocker. Beim Landen am Boden werden Hüft- und Kniegelenke flektiert und dann schnell wieder extendiert, um wieder auf den Hocker hochzuspringen. Der M. quadriceps wird vor der Anspannung kurz gedehnt.

Konditionsübungen mit wenig Stauchung

Aktivitäten wie Schwimmen und abgestuftes Gehen sind dazu geeignet die allgemeine Kondition des Patienten zu verbessern und können gut an das Leistungsniveau des Patienten angepaßt werden.

Gleichgewichtsübungen

Übungen auf dem Schaukelbrett oder dem Slide board werden benutzt, um die Propriozeption zu stimulieren sowie das Gleichgewicht, die Koordination und die Geschicklichkeit zu schulen.

Plyometrisches Training (Abb. 12.**12**)

Sprünge auf und von Hindernissen unterschiedlicher Höhe mit eingebauten Richtungswechseln sind auch gut geeignet für die späte Phase der Rehabilitation von Kniegelenksbeschwerden.

Übungssequenzen

Laufen, Sprinten, Seil- und Trampolinspringen, Geschicklichkeitsübungen und sportspezifische Simulationsübungen werden angeleitet und bei der Durchführung auf die korrekte Steigerung und Gelenkmechanik geachtet.

Berufsspezifisches Training

Kehrt ein Patient zu einer Arbeit zurück, bei der er viel Heben muß, so ist für ihn ausreichend Kraft in den Hüft- und Kniegelenksextensoren für einen korrekten Bewegungsablauf bei der Arbeit notwendig. Bei der Steigerung der Hebeübungen während der Rehabilitation muß besonders auf den korrekten Bewegungsablauf geachtet werden. Dies wird noch detaillierter in Kapitel 15, S. 502, besprochen.

Zusammenfassung

Die Anatomie und die Kinesiologie des Kniegelenks wurden am Anfang des Kapitels kurz wiederholt, wobei auch die Verhältnisse des Knie- und Femoropatellargelenks, die Muskelfunktionen und die muskuläre Kontrolle des Kniegelenk beim Gehen besprochen wurden.

Die Richtlinien für die Behandlung häufiger Gelenk-, Muskel-, Bänder- und Meniskusbeschwerden wurden genauso erwähnt wie die üblichen operativen Eingriffe am Kniegelenk und ihre prä- und postoperative Behandlung. Ähnlichkeiten und Unterschiede bei der Behandlung der operativen Verfahren wurden herausgearbeitet.

Zuletzt wurden statische und dynamische Dehn-, Kräftigungs- und Konditionsübungen in der offenen und der geschlossenen Kette für die Kniegelenksregion beschrieben und illustriert.

13 Sprunggelenke und Fuß

Der Aufbau von Gelenken und Muskeln der Sprunggelenke und des Fußes ermöglicht sowohl die Mobilität als auch die Stabilität des distalen Abschnitts der unteren Extremität. Im Stand muß der Fuß das Körpergewicht mit möglichst geringem Energieaufwand tragen können. Gleichzeitig muß er jedoch auch in der Lage sein, Erschütterungen zu absorbieren und sich an unebenen Boden anzupassen. Während der Abdruckphase des Ganges oder beim Laufen, muß der Fuß sogar zu einem festen Hebel werden, über den das Körpergewicht nach vorne beschleunigt werden kann.

Die Anatomie und die Kinesiologie der Sprunggelenke und des Fußes sind komplex, die Zusammenhänge müssen jedoch verstanden werden, wenn man erfolgreich behandeln möchte. Im ersten Abschnitt dieses Kapitels werden die wichtigsten Zusammenhänge der Region dargestellt, die der Leser wissen und kennen sollte. Für ein vertieftes Studium und Erklärungen sei der Leser auf andere Quellen verwiesen. In Kapitel 7 wurden die Grundlagen und Prinzipien der Behandlung aufgeführt. Der Leser sollte mit diesen Inhalten vertraut sein, bevor er ein therapeutisches Übungsprogramm für die Sprunggelenke oder den Fuß entwirft.

Ziele

In diesem Kapitel lernt man:

1. die wichtigen Aspekte von Aufbau und Funktion der Sprunggelenke und des Fußes zu beschreiben,
2. ein therapeutisches Übungsprogramm zur Behandlung von Weichteil- und Gelenkläsionen der Sprunggelenke und des Fußes entsprechend dem Heilungsstadium im Anschluß an eine entzündliche Reaktion des Gewebes unter Berücksichtigung der Besonderheiten der Region zu entwerfen,
3. ein therapeutisches Übungsprogramm zur Behandlung gängiger operativer Eingriffe an den Sprunggelenken und am Fuß zu entwickeln.

Aufbau und Funktion der Sprunggelenke und des Fußes: Wiederholung

Knöcherne Anteile (Abb. 6.**48** und 6.**57**)

Unterschenkel

Zum Unterschenkel gehören die Tibia und die Fibula.

Rückfuß

Der Rückfuß besteht aus dem Talus und dem Kalkaneus.

Fußwurzel

Die Fußwurzel wird aus dem Os naviculare, Os cuboideum und den drei Ossa cuneiformia gebildet.

Mittelfuß und Vorfuß

Zum Mittelfuß gehören die 5 Metatarsalia und zum Vorfuß die 14 Phalangen, die die 5 Zehen bilden (Jeder Zeh besitzt 3 Phalangen, bis auf den Großzeh, der nur aus 2 Phalangen aufgebaut ist.).

Bewegungen in den Sprunggelenken und im Fuß

Definition der Bewegungen in den primären Bewegungsebenen

1. In der Sagittalebene finden die Dorsalflexion und die Plantarflexion statt.
2. Annähernd in der Frontalebene findet die Inversion (den Fuß nach innen drehen) und die Eversion (den Fuß nach außen drehen) statt.
3. In der Transversalebene heißen die Bewegungen Abduktion (von der Mittellinie weg) und Adduktion (zur Mittellinie hin).

Bewegungen in drei Ebenen um eine definierte schiefe Achse

1. Pronation ist die Kombination aus Dorsalextension, Eversion und Abduktion.
2. Supination ist die Kombination aus Plantarflexion, Inversion und Adduktion.

> *Beachte:* Die Begriffe Inversion und Supination sowie Eversion und Pronation werden häufig verwechselt. In diesem Text werden die Begriffe entsprechend der obigen Definition verwendet.

Gelenke und ihre Merkmale

Articulationes tibiofibulares

Anatomisch betrachtet sind das proximale und das distale Tibiofibulargelenk von den Sprunggelenken getrennt, sie machen jedoch Zusatzbewegungen, die ein größeres Bewegungsausmaß der Sprunggelenke ermöglichen; bei einer Fusion oder Immobilisation der Tibiofibulargelenke wird auch die Funktion der Sprunggelenke beeinträchtigt.

1. **Articulatio tibiofibularis superius**
   Das obere Tibiofibulargelenk ist ein flaches Synovialgelenk, das aus dem Fibulaköpfchen und einer Facette, die an der dorsolateralen Fläche des Tibiakondylenrandes liegt, besteht. Die Gelenkfacette zeigt nach dorsal, kaudal und lateral.
2. **Articulatio tibiofibularis inferius/ Syndesmosis tibiofibularis**
   Die Syndesmosis tibiofibularis besteht aus fibroadipösem Gewebe, das die beiden Unterschenkelknochen miteinander verbindet. Es wird von der Membrana interossea cruris und den Ligg. tibiofibularia anterius und posterius verstärkt.
3. Bei der Dorsalextension und der Plantarflexion entstehen geringe Zusatzbewegungen der Fibula.
   a. Bei der Plantarflexion rotiert der laterale Malleolus (Fibula) nach innen und wird nach kaudal gezogen dabei nähern sich die beiden Knöchel einander an. Im oberen Tibiofibulargelenk gleitet die Fibula nach kaudal. Bei der Dorsalextension geschieht das Gegenteil.
   b. Bei der Supination des Fußes gleitet das Fibulaköpfchen nach distal und dorsal (Außenrotation), bei der Pronation gleitet das proximale Ende der Fibula nach kranial und ventral (Innenrotation).

Articulatio talocruralis (oberes Sprunggelenk)

Die Art. talocruralis ist ein Scharniergelenk, die durch eine strukturell kräftige Gelenkverzapfung sowie durch das medial gelegene Lig. deltoideum und die lateralen Kollateralbändern Ligg. talofibularis anterius und posterius und Lig. calcaneofibulare verstärkt wird.

1. Der konkave Gelenkpartner ist die Malleolengabel, die aus dem distalen Anteil der Tibia und den beiden Malleoli besteht. Der Malleolus der Fibula steht weiter nach kaudal als der Malleolus der Tibia. Die gemeinsame Gelenkfläche ist mit der des Talus kongruent. Der Zusammenhalt der Malleolengabel wird durch die Tibiofibulargelenke und die dazugehörigen Bänder gewährleistet.
2. Die konvexe Gelenkfläche ist die Trochlea tali. Die Oberfläche ist keilförmig; nach ventral ist sie breiter als nach dorsal. Zusätzlich ist sie noch kegelförmig, die Spitze des Kegels zeigt nach medial. Daraus resultierend bewegt sich der Talus bei einer Dorsalextension auch in die Abduktion und wenig in die Eversion; bei der Plantarflexion invertiert und adduziert der Talus zusätzlich um eine schräge Achse.
3. Bei den angulären Bewegungen des Fußes gleitet der Talus in die entgegengesetzte Richtung (gegensinnig).

Anguläre Bewegung	Gleitrichtung des Talus
Dorsalextension	dorsal
Plantarflexion	ventral

(S. auch o. Zusatzbewegungen der Fibula unter „Die Tibiofibulargelenke, 3.")

Articulatio subtalaris (unteres Sprunggelenk)

Beim Art. subtalaris handelt es sich um ein einachsiges Gelenk, dessen schräge Bewegungsachse etwa 42° von der Transversalebene und 16° von der Sagittalebene abweicht, wodurch die Pro- und Supinationsbewegung des Kalkaneus in allen drei Raumrichtungen auf dem Talus stattfindet. Die Bewegungen in der Frontalebene Inversion (Ferse einwärts drehen) und Eversion (Ferse auswärts drehen) können nur passiv isoliert durchgeführt werden. Das untere Sprunggelenk wird durch das mediale und die lateralen Kollateralbänder verstärkt, die auch das obere Sprunggelenk stabilisieren. Zusätzlich dazu halten das Lig. talocalcaneum interosseum, das im Sinus tarsi liegt, und die Ligg. talocalcanea mediale und laterale das Gelenk. Bei Aktivitäten in der geschlossenen Kette schwächt das untere Sprungggelenk die rotatorischen Kräfte zwischen dem Bein und dem Fuß so ab, daß in der Regel keine übermäßige Innen- oder Außenrotation des Fußes notwendig wird.

1. Es gibt drei Gelenke zwischen dem Talus und dem Kalkaneus; das hintere ist vom vorderen und mittleren durch den Sinus tarsi getrennt. Er teilt die Articulatio subtalaris in eine vordere und eine hintere Kammer.
2. Das hintere Gelenk hat eine eigene Gelenkkapsel. Die Gelenkfläche an der Unterseite des Talus ist konkav und die gegenüberliegende Gelenkfläche am Kalkaneus ist konvex.
3. Die vorderen beiden Gelenke liegen gemeinsam in der gleichen Gelenkkapsel wie das Art. talonaviculare und bilden so die Articulatio talocalcaneonaviculare. Funktionell arbeiten diese Gelenke zusammen. Die vordere und mittlere Gelenkfacette des Talus sind konvex, die gegenüberliegenden Gelenkflächen am Kalkaneus sind konkav.
4. Bei den physiologischen Bewegungen im unteren Sprunggelenk gleitet der konvexe dorsale Anteil des Kalkaneus gegensinnig und die konkaven vorderen und mittleren Anteile gleichsinnig.

Anguläre Bewegung	Gleitrichtung des hinteren Anteils des Kalkaneus
Supination mit Inversion	lateral
Pronation mit Eversion	medial

Articulatio talonaviculare

Die Articulatio talonaviculare ist funktionell und anatomisch ein Teil der Articulatio talocalcaeonaviculare, und sie wird durch das Lig. calcaneonaviculare plantare, das Lig. deltoideum, das Lig. bifurcatum und die Ligg. talonaviculare dorsalia verstärkt. Die Bewegungen des Os naviculare auf dem Talus in allen drei Raumrichtungen korrelieren in ihrer Funktion mit dem unteren Sprunggelenk, und es entsteht Pronation und Supination. Bei der Pronation sind die Zusatzbewegungen des Os naviculare ein Dorsalgleiten mit Abduktion und Eversion. Beim belasteten Fuß geschieht das, wenn der Talus nach plantar und medial rutscht. Dadurch wird die Längswölbung etwas vermindert. Die gegensätzliche Zusatzbewegung entsteht bei der Supination, der Fuß wird rigide und die Längswölbung verstärkt.

1. Das Caput tali ist konvex, die proximalen Gelenkflächen des Os naviculare sind konkav.
2. Bei den physiologischen Bewegungen des Fußes gleitet das Os naviculare in die Bewegungsrichtung des Vorfußes.
3. Unter Belastung (in der geschlossenen Kette) bewegen sich Talus und Navikulare gegeneinander, so daß das Caput tali nach plantar rutscht und nach innen rotiert, das Navikulare gleitet nach dorsal und rotiert nach außen.

Anguläre Bewegung des Fußes	Gleitrichtung des Os naviculare auf dem Talus
Supination	plantar (und medial)
Pronation	dorsal (und lateral)

Articulatio tarsi transversa (Chopart-Gelenk)

Das quere Fußwurzelgelenk ist ein funktionell zusammengesetztes Gelenk, das aus den Articulationes talonaviculare und calcaneocuboideum besteht.

1. Articulatio talonaviculare (s. o.).
2. Articulatio calcaneocuboideum: Hierbei handelt es sich um ein Sattelgelenk, da die Gelenkfläche des Kalkaneus in dorsoplantare Richtung konkav und in mediolateraler Richtung konvex ist. Die artikulierenden Flächen des Kuboids sind genau entgegengesetzt geformt.
3. Die Articulatio tarsi transversa nimmt an der Pro-/Supinationsbewegung des Fußes teil und macht kompensatorische Bewegungen, um den Fuß an unterschiedliche Bodenbeschaffenheiten anzupassen. Passive Zusatzbewegungen umfassen Ab-/Adduktion, Inversion/Eversion und Dorsal-/Plantargleiten.

Übrige Gelenke der Fußwurzel und zwischen Fußwurzel und Mittelfuß

Bei den übrigen Gelenken der Fußwurzel und den Gelenken zwischen der Fußwurzel und den Mittelfußknochen handelt es sich um flache Gelenke, die die Funktion des Rückfußes unterstützen (s. u. „Funktionelle Zusammenhänge", S. 405).

Articulationes metatarsophalangeae et interphalangeae der Zehen

Diese Gelenke entsprechen den Metakarpophalangeal- und Interphalangealgelenken an der Hand, mit dem Unterschied, daß die Extension an den Zehen wichtiger ist als die Flexion (das Gegenteil trifft für die Hand zu). Die Extension der Metatarsophalangealgelenke ist für den physiologischen Gang notwendig. Ein weiterer Unterschied zur Hand liegt darin, daß der Großzeh nicht isoliert bewegt werden kann wie der Daumen an der Hand.

Funktionelle Zusammenhänge der Sprunggelenke und des Fußes

1. Die physiologische Tibiatorsion beträgt etwa 15°, d. h. die Malleolengabel ist gegen das Tibiaplateau um 15° nach außen rotiert. Bei der Dorsalextension bewegt sich der Fuß nach kranial und etwas nach lateral. Bei der Plantarflexion bewegt er sich nach kaudal und etwas nach medial. Die endgradige Dorsalextension ist die verriegelte Stellung der Articulatio talocruralis. Die Plantarflexion ist die entriegelte Stellung. Das Gelenk ist auch deshalb beim Gehen in hochhackigen Schuhen verletzungsanfälliger, da es sich in der weniger stabilen, plantarflektierten Stellung befindet.
2. Bei Aktivitäten in der geschlossenen Kette, wenn der Fuß belastet wird, führt eine Supination des unteren Sprunggelenks und des queren Fußwurzelgelenks mit einer Pronation des Mittelfußes (Plantarflexion des 1. und Dorsalextension des 5. Mittelfußknochens) zu einer Verstärkung der Fußwölbung. Dies ist zudem die verriegelte und stabile Stellung der Fußgelenke. Diese Position nimmt der Fuß ein, wenn der Körper während der Abdruckphase über den festen Hebel Fuß nach vorn bewegt wird.
3. Werden unteres Sprunggelenk und queres Fußwurzelgelenk bei der Belastung proniert, so führt dies zu einem Absinken der Fußwölbung. Es kommt außerdem zu einer relativen Supination des Mittelfußes mit Dorsalextension des 1. und Plantarflexion des 5. Mittelfußknochens. Dies ist die instabile, entriegelte Stellung des Fußes, die eingenommen wird, wenn der Fuß die Körpergewichtsbelastung und die Rotationskräfte der unteren Extremität beim ersten Bodenkontakt abfedert.
4. Unter Belastung ist die Bewegung im unteren Sprunggelenk abhängig von der Tibiarotation. Eine Supination im unteren Sprunggelenk verursacht eine Außenrotation der Tibia oder wird durch sie hervorgerufen, und umgekehrt führt eine Pronation des unteren Sprunggelenks zu einer Innenrotation der Tibia oder wird durch die Tibiabewegung ausgelöst.
5. Die Fußwölbungen kann man sich wie eine verdrehte, osteoligamentäre Platte vorstellen, dabei sind die Metatarsalköpfchen an der vorderen Kante der Platte horizontal eingestellt und der Kalkaneus

steht vertikal an der hinteren Kante. Die Verdrehung verursacht die Quer- und die Längswölbung. Unter Belastung beobachtet man die Tendenz, die Verdrehung aufzulösen, wodurch sich die Wölbungen leicht abflachen.

a. Die primäre Unterstützung der Wölbungen gewährleistet das Lig. calcaneonaviculare plantare mit Hilfe des Lig. plantare, der Plantarapponeurose und der kurzen plantaren Bänder. Während der Abdruckphase, wenn der Fuß plantarflektiert und supiniert wird und die Metatarsophalangealgelenke in Extension bewegt werden, vergrößert sich die Spannung in der Plantarapponeurose, wodurch die Wölbung wiederum stärker unterstützt wird (windlass effect).
b. Bei einer physiologischen Statik müssen die Muskeln nur sehr wenig arbeiten, um die Fußwölbungen zu erhalten. Beim Gehen tragen sie jedoch sehr zur Erhaltung der Fußwölbungen bei.

6. Eine Person, die eine Varusfehlstellung des Kalkaneus hat (Diagnostik im unbelasteten Zustand), kann dies durch eine Pronation (oder Eversion) des Kalkaneus im Stand kompensieren. Pes planus, pronierter Fuß oder Plattfuß sind Begriffe, mit denen eine pronierte Stellung des Rückfußes mit einer Verminderung der Längswölbung beschrieben wird. Die Begriffe Pes cavus oder supinierter Fuß (Hohlfuß) beschreiben eine verstärkte Fußwölbung.

Muskelfunktionen an den Sprunggelenken und am Fuß

1. Die Plantarflexion wird hauptsächlich durch den zweigelenkigen M. gastrocnemius und den eingelenkigen M. soleus ausgeführt. Sie sind über die Achillessehne am Kalkaneus befestigt.
2. Die weiteren Muskeln, die auch dorsal der Flexions/Extensionsachse verlaufen, plantarflektieren nur wenig, haben aber noch weitere Funktionen:
   a. Der M. tibialis posterior ist ein kräftiger Supinator und Invertor, der die Rückführung aus der Pronation beim Gang kontrolliert.
   b. Der M. flexor hallucis longus und der M. flexor digitorum longus beugen die Zehen und unterstützen die Längswölbung medial. Um eine Krallenbildung der Zehen zu verhindern, müssen auch die intrinsischen Muskeln des Fußes in den Metatarsophalangealgelenken arbeiten.
   c. Die Mm. peronaeus longus und brevis arbeiten hauptsächlich als Evertoren des Fußes und der M. peronaeus longus unterstützt zusätzlich die Längs- und Querwölbung des Fußes.
3. Die Dorsalflexion des oberen Sprunggelenks wird durch die Mm. tibialis anterior (die auch das untere Sprunggelenk evertiert), Mm. extensor hallucis longus und extensor digitorum longus (die zusätzlich die Zehen extendieren) und den M. peronaeus tertius durchgeführt.
4. Die intrinsische Muskulatur ähnelt der der Hand (mit dem Unterschied, daß es keine daumenähnliche Funktion am Fuß gibt), zudem unterstützt sie die Fußwölbungen unter Belastung.
5. Beim physiologischen Stand fällt das Schwerelot vor die Beuge-/Streckachse und erzeugt ein Drehmoment in Dorsalflexionsrichtung. Der M. soleus kontrahiert sich, um der Schwerkraft durch seinen Zug an der Tibia entgegenzuwirken. Andere extrinsische Fußmuskeln stabilisieren den Fuß beim physiologischen Schwanken im Stehen.
6. Die Sprunggelenke und der Fuß während des Gehens:
   a. Während des physiologischen Gangzyklus wird das obere Sprunggelenk in einem Bewegungsausmaß von 35° bewegt; 15° Dorsalextension am Ende der mittleren Standbeinphase und 20° Plantarflexion am Ende der Standbeinphase (Abdruckphase).
   b. Die Funktion der Sprunggelenke und des Fußes bei der Abfederung von Belastungen, der Fortbewegung und bei der Anpassung an die Bodenbeschaffenheit:

- Vom Fersenkontakt bis zur Berührung des Bodens mit dem ganzen Fuß kontrahiert sich der M. tibialis anterior, um die Fußbewegung zu kontrollieren, die Verdrehung des Mittelfußes aufzulösen und den Fuß in die entriegelte Stellung zu führen. Die gesamte untere Extremität rotiert nach innen, was die entriegelte Stellung des Fußes noch verstärkt. Wenn sich die Gelenke in einer entspannten Stellung befinden, kann leichter auf Unterschiede in der Bodenbeschaffenheit reagiert werden, während der Fuß auf dem Boden aufgesetzt wird und es kann etwas von der Wucht beim Auftreten absorbiert werden.
- Steht der Fuß fest am Boden, beginnt die Dorsalflexion, indem die Tibia über den Fuß nach vorne bewegt wird. Die Tibia setzt ihre Innenrotation fort, womit die Pronation des unteren Sprunggelenks und die entriegelte Stellung des Fußes verstärkt werden.
- In der Mitte der Standbeinphase beginnt die Tibia wieder nach außen zu rotieren, wodurch die Supination des Rückfußes und die Verriegelung des queren Fußwurzelgelenks eingeleitet werden. Dadurch erreicht der Fuß seine verriegelte Stellung, die zusätzlich durch die sich anspannende Plantaraponeurose und den windlass effect bei der Extension der Zehen verstärkt wird. Die stabile Stellung macht den Fuß zu einem in sich festen Hebel, der bereit ist, durch die Kontraktion des M. triceps surae bei der Plantarflexion den Körper nach vorne zu beschleunigen.

c. Muskuläre Kontrolle des oberen Sprunggelenks beim Gehen:
  - Die Dorsalextensoren des oberen Sprunggelenks arbeiten vom Fersenkontakt bis der Fuß ganz am Boden steht, um dem Drehmoment in die Plantarflexion entgegenzuwirken und das Absenken des Fußes auf den Boden zu kontrollieren. Sie spannen sich außerdem während der Schwungbeinphase an, um zu verhindern, daß der Fuß plantarflektiert und am Boden schleift. Bei einem Verlust der Dorsalextensoren klatscht der Fuß beim ersten Bodenkontakt mit der ganzen Sohle auf den Boden, und Hüft- und Kniegelenke werden während der Schwungbeinphase übermäßig gebeugt, damit die Zehen nicht auf dem Boden schleifen (Anm. d. Übers.: Stepper-Gang).
  - Die Plantarflektoren arbeiten am Ende der mittleren Standbeinphase, während des Endes der Standbeinphase und vom Fersen lösen bis zum Zehen lösen, um die Geschwindigkeit der Vorwärtsbewegung der Tibia zu kontrollieren und den Fuß beim Abdruck plantar zu flektieren. Eine Lähmung dieser Muskeln führt zu einem Nachziehen des betroffenen Beins am Ende der Standbeinphase und zu einem Fehlen der Abdruckaktivität.

Kompressionssyndrome

Am Fuß enden mehrere wichtige Nerven. Eine Verletzung oder Einklemmung dieser Nerven kann in ihrem gesamten Verlauf von der Lendenwirbelsäule bis kurz vor ihrem Ende am Fuß geschehen. Vor Beginn der Behandlung müssen eine genaue Anamnese und detaillierte Provokationstests durchgeführt werden, um Lokalisation und Ursache des übertragenen Schmerzes und der Veränderungen der Sensibilität herauszufinden.

Nervus peronaeus communis

Nach der Abspaltung vom N. ischiadicus verläuft der N. peronaeus zwischen der Sehne des M. biceps femoris und dem lateralen Kopf des M. gastrocnemius, schlingt sich lateral um das Fibulaköpfchen und tritt durch eine Öffnung in den M. peronaeus longus ein. Druck- oder Krafteinwirkung auf den Nerv auf dieser Strecke kann eine Neuropathie auslösen. Es kommt zu sensiblen Ausfällen im distalen Anteil der Außenseite des Beins und auf dem Fußrücken (den Kleinzeh ausgenommen). Von der Muskulatur können die Dorsalextensoren und Evertoren des Fußes (Mm. peronaeus longus und brevis, tibialis anterior, extensor digitorum longus und brevis, extensor hallucis longus sowie peronaeus tertius) beeinträchtigt sein.

Nervus tibialis posterior

Der N. tibialis posterior verläuft in einer Rinne hinter dem medialen Malleolus gemeinsam mit den Sehnen des M. tibialis posterior, M. flexor hallucis longus und M. flexor digitorum longus. Die Rinne wird von einem Band bedeckt, so daß ein osteofibröser Kanal entsteht. Eine Einklemmung, in der Regel durch einen raumfordernden Prozeß, ist auch unter dem Begriff Tarsaltunnel-Syndrom bekannt. Sensibel versorgt werden die Fußsohle, die Plantarseite der Zehen und der Rücken der distalen Phalangen. Zu Lähmungen kann es in den intrinsischen Fußmuskeln (Mm. abductor hallucis, flexor hallucis brevis, lumbricales, interossei und quadratus plantae) kommen. Eine allgemeine Schwäche und Haltungsveränderungen des Fußes (Pes cavus und Krallenzehen) können auftreten.

Nervus plantaris und Nervus calcaneus

Diese Äste des N. tibialis posterior können bei ihrem Verlauf um die Innenkante des Fußes und der Passage durch die Öffnung im M. adductor hallucis eingeklemmt werden. Bei einer starken Pronation werden die Nerven gegen die Kante dieser Öffnungen gedrückt. Eine Reizung dieser Nerven kann ähnliche Symptome hervorrufen wie eine akute Fußverstauchung (Empfindlichkeit der Fußsohle im dorsomedialen Bereich), eine schmerzhafte Ferse (Entzündung des N. calcaneus) und Schmerzen bei einem Pes cavus. Das Ausmaß der Muskelschwächen ist davon abhängig, welcher der Äste betroffen ist.

Häufige Quellen der in den Fuß übertragenen Schmerzen

1. Lumbosakrale Wirbelsäule
   a. Kleine Wirbelgelenke zwischen L_4 und L_5 oder zwischen L_5 und S_1.
   b. Nervenwurzeln L_4, L_5 und S_1.
2. Aus den Dermatomen, deren Gewebe aus den gleichen spinalen Segmenten entstanden sind wie L_4, L_5 und S_1.

Gelenkbeschwerden: konservative Behandlung

Differentialdiagnosen

Die allgemeine Beschreibung der Arthritis und der Arthrose sowie ihre Ätiologie wurde bereits in Kapitel 7 besprochen. Die folgenden Angaben sind spezifisch für Gelenkbeschwerden der Sprunggelenke und des Fußes:

1. **Rheumatoide Arthritis** befällt in der Regel die Articulatio subtalaris und andere Gelenke des Fußes, was zu Instabilitäten und schmerzhaften Deformitäten führt, die sich unter Belastung noch verstärken.
2. **Arthrose und Gelenkverletzungen**. Degenerative Symptome treten häufig in Gelenken auf, die wiederholt verletzt worden sind. Akute Symptome kommen oft im Zusammenhang mit einer Verstauchung der Sprunggelenke vor.
3. **Steifheit im Anschluß an eine Immobilisation**. Eine durch Kapselschrumpfung hervorgerufene Hypomobilität und ebenso eine Verkürzung der periartikulären Gewebe kann jederzeit durch eine Immobilisation aufgrund einer Fraktur oder einer Operation auftreten.
4. **Gicht**. In der Regel sind die Metatarsophalangealgelenke der Großzehen betroffen. Sie schmerzen am Ende der Standbeinphase, so daß ein kürzerer Schritt mit ungleichmäßigem Abdruck entsteht.

Häufige Einschränkungen und Beschwerden

1. **Eingeschränkte Beweglichkeit**.
   Wenn die Symptome akut auftreten entsteht eine Schwellung und eine schmerz-

haft eingeschränkte Beweglichkeit. Bei chronischen Beschwerden ist die Beweglichkeit eingeschränkt, das Gelenkspiel vermindert und das betroffene Gelenk weist ein festes Endgefühl auf.

a. Articulatio talocruralis: Die Plantarflexion ist stärker eingeschränkt als die Dorsalextension (außer wenn der M. gastrocnemius stark verkürzt ist, dann ist die Dorsalextension entsprechend vermindert).
b. Articulatio subtalaris und Articulatio tarsi transversa: Es entwickelt sich eine fortschreitende Einschränkung der Supination, bis die Gelenke schließlich in Pronationsstellung fixiert sind, wodurch die mediale Längswölbung absinkt. Es wird zunehmend schwieriger, am Ende der Standbeinphase die verriegelte Stellung der Fußwurzel (Supination) zu erreichen.
c. Articulatio metatarsophalangea des Großzehs (Großzehengrundgelenk). Eine starke Einschränkung der Extension und eine geringe Einschränkung der Flexion entstehen. Die anderen Metatarsophalangealgelenke sind unterschiedlich stark befallen. Eine eingeschränkte Extension beeinträchtigt das Ende der Standbeinphase beim Gang durch die Unfähigkeit, auf die Köpfchen der Mittelfußknochen abzurollen.

2. **Hallux valgus.** Diese Deformität entwickelt sich, indem die proximale Phalanx des Großzehs sich nach lateral zum 2. Zeh hin verlagert. Schließlich kommt es auch zu einer Verlagerung der Flexoren und Extensoren des Großzehs nach lateral, wodurch die Deformation noch verstärkt wird. Es kann eine Schleimbeutelentzündung der Bursa über dem medialen Anteil des Köpfchens des Mittelfußknochens entstehen. Dies empfindet der Patient als schmerzhaftes Brennen.
3. **Dislokation der proximalen Phalangen gegen die Metatarsalköpfchen.** Durch diese Deformation wandert das Fettpolster, das normalerweise unter dem Köpfchen des Mittelfußknochens liegt, mit nach dorsal. So ist der Schutz bei der Belastung verloren, was zu Schmerzen, Kallusbildung und einer möglichen Geschwürbildung führen kann.
4. **Krallenzehen** (Hyperextension der Metatarsophalangealgelenke und Flexion der Interphalangealgelenke) und **Hammerzehen** (Hyperextension der Metatarsophalangealgelenke, Flexion der proximalen Interphalangealgelenke und Hyperextension der distalen Interphalangealgelenke). Diese Fehlstellungen resultieren aus einer muskulären Dysbalance der intrinsischen und extrinsischen Muskulatur der Zehen. Durch die Reibung der Schuhe an den Zehen kann es zu Hornhautbildung kommen.
5. **Bewegungseinschränkung in der Articulatio tibiofibularis und in der Syndesmosis tibiofibularis.** Einschränkungen in den Zusatzbewegungen dieser Gelenke treten im Anschluß an eine Immobilisation auf und beeinträchtigen die Beweglichkeit der Sprunggelenke.
6. **Allgemeine Muskelschwäche und schlechte muskuläre Ausdauer.**
7. **Schlechtes Gleichgewicht und schlechte Haltungskontrolle.**
8. **Gangabweichungen.** Der Schritt verkürzt sich in der Regel aufgrund der Schmerzen, weil das obere Sprunggelenk nicht flektiert und der Fuß nicht supiniert werden kann. Dadurch wird das Abdrücken vom Boden beeinträchtigt.

Häufige Einschränkungen und Behinderungen

1. Bei einer akuten Störung wird jede Belastung schmerzhaft sein, so daß das selbständige Gehen beeinträchtigt ist, und der Patient Schwierigkeiten hat, aus einem Stuhl aufzustehen und Treppen zu steigen.
2. Ist die Störung subakut oder chronisch mit Gelenkeinschränkungen und Schwächen, so ist die Fortbewegung beeinträchtigt. Im besten Fall kommt es nur zu einer Verkürzung der Gehstrecke, und der Patient benötigt Gehhilfen. Im schlimmsten

Fall kann der Patient gar nicht mehr gehen und ist auf einen Rollstuhl angewiesen, um sich fortzubewegen.

Behandlung der Gelenkbeschwerden und -einschränkungen

Die Behandlung richtet sich nach den Symptomen des Patienten. Es wird nach den allgemeinen Richtlinien aus Kapitel 7 vorgegangen, abhängig davon, ob das Problem akut, subakut oder chronisch ist. Ein wichtiger Bestandteil der Behandlung ist die Schuhversorgung, um die Gelenke durch optimale Belastungsverteilung und gute Fußunterstützung zu schützen. Eine unzureichende Schuhversorgung kann zu deformierenden Belastungen und zusätzlichen Verkürzungen führen.

Akute und frühe subakute Phase der Behandlung

Schmerzlinderung und Erhaltung der Beweglichkeit

1. Oszillationen oder Traktion Grad I oder II.
2. Vorsichtige Quermassage der betroffenen Bänder.
3. Aktiv-assistives Bewegen (oder aktives Bewegen, wenn die akuten Beschwerden medikamentös behandelt werden). Es darf im akuten Stadium weder gedehnt noch mit Widerständen gearbeitet werden.

Erhaltung der muskulären Integrität und Durchblutungsförderung

Anspannungsübungen der umgebenden Muskulatur.

Verminderung mechanischer Belastungen

Einsatz von Gehhilfen.

Späte subakute und chronische Phase der Behandlung

Der Patient wird auf muskuläre Verkürzungen, Gelenkeinschränkungen oder muskuläre Schwächen untersucht. Übungen und Mobilisationstechniken werden dem Zustand des Patienten entsprechend angeleitet.

Beweglichkeitserweiterung in der Articulatio talocruralis

1. Allgemeine Mobilisierung: Gelenktraktion (Abb. 6.**58**).
2. Erweiterung der Plantarflexion: Ventralgleiten des Talus (Abb. 6.**60**).
3. Erweiterung der Dorsalextension: Dorsalgleiten des Talus (Abb. 6.**59**).
4. Erweiterung der Zusatzbewegungen der Fibula: Ventralgleiten des Fibulaköpfchens (Abb. 6.**55**) und Gleiten des Malleolus lateralis (Abb. 6.**56**).

Beweglichkeitserweiterung in der Articulatio subtalaris

1. Allgemeine Mobilisierung: Gelenktraktion (Abb. 6.**61**).
2. Erweiterung der Inversion: Lateralgleiten des Kalkaneus (Abb. 6.**62 b**).
3. Erweiterung der Eversion: Medialgleiten des Kalkaneus (Abb. 6.**62 a**).

Beweglichkeitserweiterung der Articulationes intertarsalia und tarsometatarsalia

1. Für die Zusatzbewegung des Plantargleitens, die für die Supination und die Verstärkung der Längswölbung notwendig ist, wird der distale Gelenkpartner gegen den fixierten proximalen Gelenkpartner im eingeschränkten Gelenk nach plantar bewegt (Abb. 6.**62**).
2. Für die Zusatzbewegung des Dorsalgleitens, die für die Pronation und die Abflachung der Längswölbung notwendig ist, wird der distale Gelenkpartner gegen den fixierten proximalen Gelenkpartner im eingeschränkten Gelenk nach dorsal bewegt (Abb. 6.**63**).

> *Beachte:* Die Belastung der erkrankten Gelenke und die arthritische Deformation verstärken die Pronation. Aus diesem Grund sollte bei Patienten mit Arthritis in der Regel nicht in die Pronation mobilisiert werden. Diese Techniken sollten nur bei einem Patienten angewendet werden, dessen Fuß aufgrund einer Immobilisation steif geworden ist und beim Gehen nicht mehr ausreichend proniert wird.

Beweglichkeitserweiterung der Articulationes metatarsophalangeae und interphalangeae

Der distale Gelenkpartner wird gegen den fixierten proximalen Gelenkpartner in die Richtung der Einschränkung mobilisiert, die Technik entspricht der an den Fingern (Abb. **6.41**, **6.42** und **6.43**).

Mobilisation der Weichteile und der Muskulatur

Es werden passive Dehntechniken und aktive Inhibition eingesetzt, wie sie in Kapitel 5 beschrieben sind. Autodehnungen werden später in diesem Kapitel abgehandelt.

Wiederherstellung des Gleichgewichts der Muskelkraft

Widerstandsübungen werden auf einem der schwachen Muskulatur angepaßten Niveau angeleitet. Zu Beginn werden isometrische Widerstandsübungen in schmerzfreien Gelenkstellungen durchgeführt und später auf isotonische Übungen innerhalb des schmerzfreien Bewegungsausmaßes in der offenen und der geschlossenen Kette gesteigert. Weitere Widerstandsübungen werden später in diesem Kapitel beschrieben. Übungen unter Belastung können zur Verminderung des Körpergewichts im Wasser durchgeführt werden.

Gelenkschutz

Bei degenerativer oder systemischer Gelenkentzündung müssen die orthopädischen Hilfsmittel und die Schuhe exakt an den Fuß des Patienten angepaßt werden, um ihn optimal zu unterstützen. Es kann ein dauerhafter Gebrauch von Gehhilfen notwendig sein.

Stimulation des Gleichgewichts und der Propriozeption

Es werden vorsichtig Gleichgewichtsübungen in der geschlossenen Kette angeleitet, wie sie im Abschnitt „Überlastungssyndrome", S. 414, beschrieben werden.

Patienteninstruktion

Dem Patienten wird beigebracht, Zeichen einer allgemeinen Erschöpfung (insbesondere bei einer Erkrankung mit rheumatoider Arthritis), einer lokalen Muskelermüdung und der Gelenküberlastung zu erkennen, so daß er auf einem ungefährlichen Niveau üben und aktiv bleiben kann. Die Notwendigkeit des täglichen Bewegens, des Ausdauertrainings sowie des Gelenkschutzes muß hervorgehoben werden, wie auch die Vermeidung einer Fehlstellung des Fußes und der Sprunggelenke.

Operative Eingriffe an den Gelenken und ihre Behandlung

Eine chronische Arthritis der Sprunggelenke und des Fußes kann zu starken Schmerzen, Bewegungseinschränkungen, schwerwiegenden Deformitäten, Instabilitäten und deutlichem Verlust der Funktion der unteren Extremität führen. Zu den operativen Eingriffen zählen die Synovektomie, Arthrodese, Totalendoprothese und Exzisionsarthroplastik. Die Wahl des operativen Verfahrens richtet sich nach dem Ausmaß der Gelenkzerstörung, der Schwere der Gelenkdeformation oder -instabilität und den funktionellen Zielen des Patienten. Eine Sprunggelenksarthrodese ermöglicht die schmerzfreie Belastung und Stabilität des Gelenks bei Patienten mit hohen funktionellen Anforderungen, es wird jedoch die Beweglichkeit eines oder beider Sprunggelenke geopfert. Zudem müssen schmerzfreie kompensatorische Bewegungen der angrenzenden Gelenke möglich sein, um die Belastungen beim Gehen abzufedern. Eine Arthroplastik des Sprunggelenks, die seltener angewendet wird als die Arthrodese, ist eine Alternative für Patienten, die beidseits schwer erkrankt sind, aber nur geringen funktionellen Anforderungen begegnen müssen. Bei ihnen wäre eine bilaterale Fusion der Gelenke unpraktisch und würde die funktionelle Mobilität dramatisch einschränken, z. B. das Treppensteigen oder Aus-dem-Stuhl-Aufstehen.

Die Ziele der Gelenkoperationen und ihrer Behandlung umfassen die Schmerzlinderung bei Belastung und Bewegung, die Stabilität der Sprunggelenke und des Fußes beim Gehen und bei funktionellen Aktivitäten, die Verbesserung der Kraft und der Beweglichkeit sowie die Korrektur von Deformitäten. Das Rehabilitationsprogramm sollte auch postoperative Übungen, Gangschule mit Hilfsmitteln, Patienteninformationen über eine korrekte Schuhversorgung sowie über die Wahl der angemessenen Freizeit- und Alltagsaktivitäten beinhalten.

Totalendoprothese des Sprunggelenks

Operationsindikationen

1. Starke Zerstörung der Articulatio talocruralis und Schmerzen, ausgelöst durch rheumatoide Arthritis oder eine degenerative Gelenkerkrankung.
2. Deutliche Bewegungseinschränkung beider Sprunggelenke.
3. Eine avaskuläre Gelenknekrose, ausgelöst durch wiederholte Verletzungen des Sprunggelenks.
4. Eine Alternative zur Arthrodese bei Patienten, die nur geringe funktionelle Anforderungen stellen, aber eine gute ligamentäre Stabilisation besitzen (die Komponenten einer Sprunggelenksendoprothese gewährleisten keine zusätzliche Stabilität für das Sprunggelenk).

Beachte: Patienten mit einer starken Instabilität, schlechter Durchblutung, unzureichender Knochendichte oder einer muskulären Dysbalance der Sprunggelenksmuskulatur sind keine geeigneten Kandidaten für dieses Verfahren.

Verfahren

1. Der Zugang wird meist ventral in der Mittellinie, in seltenen Fällen auch dorsal gelegt.
2. Es wird sehr wenig Knochen von der Articulatio talocruralis entfernt.
3. Ein vollständig aus Plastik gefertigtes Tibiaimplantat (einachsige Mayo-Prothese) oder eine Tibiaprothese mit Metallschaft und Polyethylengelenkfläche (mehrachsige Waugh-Smith-Prothese) wird eingesetzt und biologisch fixiert oder einzementiert.
4. Die Taluskomponente ist aus Metall und wird mit oder ohne Zement implantiert.
5. Das biologische Einwachsen der Prothese benötigt zwar eine längere Entlastungs- und Rehabilitationsphase, wird jedoch der Zementfixierung vorgezogen, da das Auftreten von Lockerungen viel seltener ist.

Behandlung

1. Immobilisation

a. Soll die Prothese biologisch einwachsen, so wird das Sprunggelenk in einem Gips oder in einer Schiene in der Nullstellung bis zu 6 Wochen ruhiggestellt.
b. Wird die Prothese einzementiert, muß nur 3–5 Tage in einem Verband oder einer Schiene immobilisiert werden.
c. Der Fuß wird in der frühen postoperativen Phase, wenn sich der Patient im Bett befindet, grundsätzlich hochgelagert. Dadurch wird einer Ödembildung, die die Wundheilung beeinträchtigen könnte, vorgebeugt, oder sie wird zumindest verringert.
d. In der frühen postoperativen Phase darf der Patient das Bein bei Umlagerungen nicht belasten, und zum Gehen müssen Gehstützen eingesetzt werden, solange der Verband oder der Gips angelegt ist.

2. Übungen

Maximale Schutzphase

a. Während der Immobilisation werden isometrische Muskelanspannungsübungen der Sprunggelenksmuskulatur, der Mm. glutaei und des M. quadriceps femoris angeleitet. Vorsichtige Widerstandsübungen für die Muskulatur des Hüft- und Kniegelenks können als Vorbereitung auf das Gehen durchgeführt werden.
b. Das nichtoperierte Bein und die Arme werden als Vorbereitung auf das Gehen mit Widerstandsübungen gekräftigt.
c. Um die Beweglichkeit nach dem Entfernen der Immobilisation und einer ausreichenden Wundheilung wiederzuerlangen, werden die Dorsalextension und die Plantarflexion aktiv in der offenen Kette beübt. Der Patient benötigt 10° Dorsalextension und 25°

Plantarflexion für ein physiologisches Gangbild. Zum Treppensteigen werden insgesamt 50°–60° Sprunggelenksbeweglichkeit benötigt. Bei einer mehrachsigen Prothese kann auch die aktive Inversion, Eversion und Zirkumduktion beübt werden.

Mittlere und minimale Schutzphase

a. Um die Sprunggelenksmuskulatur in der offenen Kette weiter zu kräftigen, wird Widerstand durch elastische Bänder ausgeübt.
b. Die Sprunggelenksmuskulatur kann in der geschlossenen Kette gekräftigt werden, indem mit aktiven und resistiven Sprunggelenksübungen auf einem Sportkreisel (BAPS board) begonnen wird. Der Patient sitzt, solange die Belastung eingeschränkt ist, später kann im Stehen unter Teil- und Vollbelastung geübt werden.
c. Um bei eingeschränkter Dorsalextension die Plantarflexoren zu dehnen, können Dehnungen mit einem Handtuch im Langsitz oder im Stand auf einem Keil durchgeführt werden.

Langzeitergebnisse

Die Langzeiterfolge bei der Endoprothetik des Sprunggelenks sind immer noch sehr begrenzt. Die häufigste postoperative Komplikation ist die Prothesenlockerung. Auch Wundheilungsstörungen sind häufig. Obwohl die Patienten schmerzfrei sind, ist die Beweglichkeit meist sehr schlecht und auf 5°–10° Sprunggelenksbeweglichkeit begrenzt.

Arthrodesen an den Sprunggelenken und am Fuß

Operationsindikationen

1. Schwere Gelenkzerstörung und Schmerzen bei der Belastung jeder Anzahl von Gelenken der Sprunggelenke oder des Fußes, ausgelöst durch rheumatoide, degenerative oder traumatische Arthritis.
2. Instabilität eines tragenden Gelenks.
3. Deformation der Zehen, des Fußes oder der Sprunggelenke.
4. Die Arthrodese ist auch geeignet für Patienten mit hohen funktionellen Anforderungen und schmerzfreien kompensatorischen Bewegungen in den benachbarten Gelenken.

Verfahren

1. Die Verfahren, die alle eine knöcherne Ankylose erzielen, sind für alle Gelenke unterschiedlich.
2. Zu den üblichen Verfahren gehören:
   a. Die Dreifacharthrodese des Sprunggelenks:
      - Eine Fusion der Articulationes talocalcanearis, calcaneocuboidea und talonaviculare wird durchgeführt.
      - Sie ermöglicht eine dauerhafte Stabilisierung in medio-lateraler Richtung und eine Linderung der Schmerzen im unteren Sprunggelenk.
      - Die Inversion und Eversion sind nach dieser Operation nicht mehr möglich.
   b. Die Arthrodese des Articulatio talocruralis:
      - Eine Fusion der Tibia mit dem Talus in ca. 5° Plantarflexion lindert die Schmerzen und gewährleistet die Stabilität im oberen Sprunggelenk.
      - Die Dorsalextension und die Plantarflexion sind nach diesem Eingriff nicht mehr möglich, wodurch die Biomechanik des Ganges stark beeinträchtigt ist.
      - Der Mittel- und Vorfuß müssen stabil und schmerzfrei sein, um den Beweglichkeitsverlust im oberen Sprunggelenk auszugleichen.

> *Beachte:* Eine bilaterale Arthrodese des oberen Sprunggelenks ist in der Regel nicht angezeigt, da es das Aufstehen von einem Stuhl sowie das Treppensteigen sehr erschwert.

   c. Die Arthrodese des Großzehengrundgelenks:
      - Es wird eine Fusion der Articulatio metatarsophalangea des Großzehs durchgeführt, um einen Hallux rigi-

dus oder einen Hallux valgus zu behandeln.
- Durch die Operation werden die Schmerzen im Großzehengrundgelenk beim Gehen gelindert.

d. Die Arthrodese der Interphalangealgelenke der Zehen:
- Eine Fusion der proximalen oder distalen Zehengelenke wird bei Hammerzehen durchgeführt, meist am 2. oder 3. Zeh.
- Der Eingriff lindert die Schmerzen beim Gehen.

Behandlung

1. Die fusionierten Gelenke werden in einem Gips oder mit Spikdrähten etwa 6–12 Wochen immobilisiert.
2. Während dieser Zeit darf der Patient gar nicht oder nur teilbelasten. Eine Gangschule mit Hilfsmitteln ist notwendig.
3. Alle anderen Gelenke, die von der Arthritis betroffen sind, müssen aktiv bewegt werden, um die Beweglichkeit zu erhalten.
4. Der Patient muß bezüglich einer optimalen Schuhversorgung beraten werden, die nach der Entfernung der Immobilisationshilfen (Gips bzw. Spikdrähte) angepaßt wird.

Exzisionsarthroplastik bei einer Metatarsalgie

Operationsindikationen

1. Eine Metatarsalgie ist mit starken Schmerzen in der Metatarsophalangealregion des Fußes unter Belastung und beim Gehen verbunden.
   a. Eine chronische Synovitis der Metatarsophalangealgelenke durch eine rheumathoide Arthritis führt zu einer Erosion und Zerstörung der Gelenkflächen.
   b. Die Metatarsalgie beinhaltet eine Subluxation der Köpfchen der Mittelfußknochen nach plantar, durch die Zerstörung der Gelenkkapseln und der Überdehnung der plantaren intertarsalen Bänder.
2. Hammerzehen entwickeln sich aufgrund einer Verkürzung der langen Zehenextensoren und starkem Zug der langen Zehenflexoren.
3. Ein Hallux valgus tritt häufig im Zusammenhang mit der Deformation des Fußes im Sinne einer Metatarsalgie auf.
4. Eine Operation ist angezeigt, wenn die konservative Behandlung wie die Schuhversorgung und Fußorthesen, die Schmerzen beim Gehen nicht mehr ausreichend lindern kann.

Verfahren

1. Das Köpfchen des betroffenen Mittelfußknochens und der proximale Anteil der proximalen Phalanx wird entfernt (Fowler-Verfahren).
2. Wenn primär der Großzeh betroffen ist, so wird die Exostose an der Medialseite des 1. Mittelfußknochens und ein Drittel bis die Hälfte der ersten proximalen Phalanx entfernt (Verfahren nach Keller).

Behandlung

1. Mehrere Wochen postoperativ ist nur Teilbelastung erlaubt. Gangschule mit Gehstützen ist notwendig.
2. Mit aktiven Übungen der intrinsischen Fußmuskulatur wird etwa einen Monat nach der Operation begonnen.
3. Dem Patienten wird ein Metatarsalpolster aus Polyethylenschaum angepaßt, das er im Schuh tragen soll. Dieses Polster gleicht die Druckbelastungen auf die Fußsohle aus, so daß das Gewicht bei der Belastung nach proximal vor die Mittelfußknochen verlagert wird.

Überlastungssyndrome

Differentialdiagnosen und Ätiologie der Beschwerden

Ein Überlastungssyndrom ist eine lokale entzündliche Reaktion durch wiederholte Mikrotraumatisierungen, die z. B. durch eine unphysiologische Stellung der Beinachsen, muskuläre Dysbalance oder Ermüdung, Veränderungen des Trainings oder der Alltagsbelastungen, Trainingsfehler, schlechtes Schuhwerk oder die funktionellen Ansprüche auf die Füße sowie durch eine Kombination dieser Faktoren ausgelöst werden kann. Das Überlastungssyndrom entsteht, weil das Gewebe weiterhin belastet wird, obwohl es noch nicht ausreichend verheilt ist, so daß der Schmerz und die Entzündung anhalten. Eine häufige Ursache, die eine Prädisposition für ein Überlastungssyndrom bedeutet, ist die unphysiologische Pronation im unteren Sprunggelenk. Diese Pronation kann mit unterschiedlichen Ursachen in Verbindung stehen, z. B. einer übermäßigen Gelenkbeweglichkeit, Beinlängenunterschieden, einer verstärkten Anteversion des Femurs, einer Tibiatorsion nach außen, einem Genu valgum oder einer muskulären Dysbalance.

Tendinitis oder Tendosynovitis

Jede Sehne der extrinsischen Muskulatur des Fußes kann beim Verlauf über die Sprunggelenke und an ihrer Anheftung am Fuß gereizt werden. Schmerzen treten dann während und nach wiederholter Belastung auf. Bei einem Test des Fußes und der Sprunggelenke empfindet der Patient Schmerz an der Stelle der Läsion, wenn dem Muskel Widerstand gegeben wird oder wenn die betroffene Sehne gedehnt oder palpiert wird. Eine häufige Lokalisation solcher Beschwerden ist die Anheftung der Achillissehne am Kalkaneus oder ihre Sehnenscheide (Achillistendinitis oder -peritendinitis). Die Symptome entstehen, wenn die Patientin von hochhackigen Schuhen auf flache Schuhe wechselt und dann eine große Strecke geht oder wandert. Häufig treten die Beschwerden auch bei sportlichen Aktivitäten auf, z. B. beim Laufen, Tennis oder Basketball spielen. In der Regel ist der M. triceps surae verkürzt und der Fuß unphysiologisch stark proniert.

Fasciitis plantaris (Fersensporn)

Bei der Fasciitis plantaris empfindet der Patient die Schmerzen an der Sohle der Ferse, wo die Plantarfaszie am Processus medialis tuberis calcanei inseriert. Die Verletzungsstelle ist sehr berührungsempfindlich. Eine starke Pronation im unteren Sprunggelenk, die durch einen verkürzten M. triceps surae noch verstärkt werden kann, macht den Fuß anfällig für unphysiologische Kräfte auf die Plantarfaszie und ihre Reizung. Umgekehrt kann eine Überbeanspruchung der Plantarfaszie auch bei einem Hohlfuß auftreten. Druck auf die irritierte Stelle bei Belastung oder eine Dehnung der Faszie, z. B. bei der Extension der Zehen während der Abdruckphase des Ganges, lösen die Schmerzen aus.

Shin-splints (Schmerzen am Schienbein)

Der Begriff „Shin-splints" wird benutzt, um Schmerzen zu beschreiben, die durch starke Aktivität hervorgerufen wurden und sich an der posteriomedialen und anteriolateralen Fläche der proximalen zwei Drittel der Tibia befinden. Die Pathogenese kann sehr unterschiedlich sein, z. B. kann es sich um eine Musculotendinitis, eine Streßfraktur der Tibia, eine Periostitis, ein Kompartmentsyndrom oder eine Irritation der Membrana interossea cruris handeln.

1. Ventrale Shin-splints werden am häufigsten durch eine Überbeanspruchung des M. tibialis anterior ausgelöst. Ein verkürzter M. triceps surae bei schwachem M. tibialis anterior, wie auch eine Pronationsfehlstellung des Fußes, können ventrale Shin-splints verursachen. Die Schmerzen nehmen bei der aktiven Dorsalextension und bei der Dehnung in die Plantarflexion zu.
2. Dorsale Shin-splints stehen im Zusammenhang mit einem verkürzten M. triceps surae und einem schwachen M. tibialis posterior gemeinsam mit einer Pronationsfehlstellung des Fußes. Die Schmerzen treten auf, wenn der Fuß passiv dorsalextendiert und evertiert wird oder bei aktiver Supination. Eine Muskelermüdung durch anstrengende Übungen, wie Laufen oder Aerobic, kann das Auftreten der Beschwerden begünstigen.

Häufige Einschränkungen und Beschwerden

1. Schmerzen bei wiederholter Aktivität, Palpation der betroffenen Strukturen, Dehnung der betroffenen Muskel-Seh-

nen-Einheit und wenn den betroffenen Muskeln Widerstand gegeben wird.
2. Schmerzen beim Gehen.
3. Muskuläre Dysbalance, insbesondere ein verkürzter M. triceps surae.
4. Unphysiologische Fußstellung (kann auch durch falsches Schuhwerk ausgelöst werden).

Häufige funktionelle Einschränkungen und Behinderungen

1. Verminderte Geschwindigkeit beim Gehen und verkürzte Gehstrecke.
2. Einschränkungen bei der Durchführung von sportlichen oder Freizeitaktivitäten.
3. Möglicherweise kann der Patient nur noch schlecht Schuhe tragen, die keinen guten Halt geben.

Behandlung

Behandlung in der akuten Phase

Während die Entzündung andauert, sollten die Fuß- und Beinbeschwerden mit Ruhigstellung und entsprechenden physikalischen Anwendungen (s. Kapitel 7) wie bei einer akuten Verletzung behandelt werden. Um die Belastung zu vermindern, kann die Immobilisation in einem Gips oder in einer Schiene in leichter Plantarflexion günstig sein oder der Einsatz einer Fersenerhöhung im Schuh.

1. Querfriktionen an der Stelle der Läsion.
2. Leichte Anspannungsübungen oder elektrische Stimulation der betroffenen Muskulatur in schmerzfreien Stellungen kann angeleitet werden.
3. Dem Patienten wird das aktive Bewegen innerhalb des schmerzfreien Bewegungsausmaßes gezeigt.
4. Der Patient wird instruiert, die Aktivitäten zu vermeiden, die die Beschwerden hervorrufen.

Behandlung in der subakuten und chronischen Phase

Wenn die Symptome in das subakute Stadium übergehen, sollte ein vollständiger Befund der gesamten unteren Extremität durchgeführt werden, um eine unphysiologische Beinachsenstellung oder muskuläre Dysbalancen zu erkennen. Es ist wichtig, die Ursache zu beseitigen oder zu modifizieren, um einem Wiederauftreten der Beschwerden entgegenzuwirken.

1. Die Beinachsen müssen korrekt eingestellt werden, unter Umständen mit Hilfe von Orthesen.
2. Verkürzte Strukturen werden gedehnt, z. B. der M. triceps surae (s. unter „Muskuläre Dysbalancen", S. 421).
3. Die dysfunktionierende Muskulatur wird gekräftigt, indem mit resistiven isometrischen Übungen begonnen wird, die dann auf resistive isotonische und isokinetische Übungen in der offenen und geschlossenen Kette gesteigert werden. In der Regel werden die Dorsalextensoren gekräftigt, aber auch die Invertoren (besonders der M. tibialis posterior) und Evertoren sollten zur Stabilisation nach medial und lateral mitbedacht werden.
4. Ist die muskuläre Dysbalance zunehmend ausgeglichen, verlagert sich der Schwerpunkt der Behandlung auf das Training der Ausdauer und der exzentrischen Muskelbelastung.
5. Wenn der Patient zu seiner belastenden Aktivität zurückkehrt, muß er wissen, wie er einer erneuten Überlastung vorbeugen kann. Dazu gehören Dehnungen, leichte Aufwärmübungen und der Einsatz richtiger Fußunterstützung (Schuhwerk). Auf die Notwendigkeit, ausreichend Zeit zur Erholung nach einer Ermüdung und einer Mikrotraumatisierung im Anschluß an ein Trainingsprogramm mit hoher Intensität zu gewähren, muß sehr deutlich hingewiesen werden.

Traumatische Weichteilverletzungen

Verstauchungen und kleine Bänderrisse

Lokalisation und Mechanismus der Verletzung

Nach einem Unfall können die Bänder der Sprunggelenke gedehnt oder gerissen sein. Die häufigste Art der Sprunggelenksverstauchung wird durch ein Inversionstrauma ausgelöst und kann zu einer teilweisen oder vollständigen Zerreißung des Lig. talofibulare anterius führen. Das Lig. talofibularis posterius wird nur bei massiven Inversionstraumen zerrissen. Durch einen Riß der unteren talofibularen Bänder wird die Malleolengabel instabil. In seltenen Fällen sind die Fasern des Lig. deltoideum betroffen. Es ist wahrscheinlicher, daß bei einem Eversionstrauma der Malleolus medialis von einer Ausrißfraktur betroffen ist. Abhängig von der Schwere der Verletzung kann auch die Gelenkkapsel mitbetroffen sein, was zu akuten arthritischen Beschwerden führen kann.

Häufige Einschränkungen und Beschwerden

1. Ist die Verletzung leicht oder mittelschwer, so treten bei der Belastung der betroffenen Strukturen Schmerzen auf.
2. Bei vollständiger Zerreißung der Bänder entsteht eine unphysiologische Beweglichkeit und Instabilität.
3. Es stellen sich Defizite in der Propriozeption ein, wie eine eingeschränkte Wahrnehmung der passiven Bewegung und Schwierigkeiten, das Gleichgewicht zu halten.
4. Gelenkbeschwerden in den dazugehörigen Gelenken und reflektorische Inhibition der Muskulatur können auftreten.

Häufige funktionelle Einschränkungen und Behinderungen

1. Sind die Symptome akut, kann der Patient nicht belasten und braucht Hilfe beim Gehen.
2. Oft tritt eine Wiederholung der Verletzung aufgrund der Instabilität auf, und der Patient stürzt häufig und ist nicht mehr sicher.

Konservative Behandlung

In Kapitel 7 wurden die Grundlagen der Behandlung während der unterschiedlichen Stadien der Entzündung und der Heilung beschrieben.

Behandlung in der akuten Phase

1. Wenn möglich, sollten die Beschwerden behandelt werden, bevor eine Schwellung oder ein Gelenkerguß entsteht. Um die Schwellung zu vermindern, wird Kompression, Hochlagern und Kälte angewendet.
2. Verstauchungen ersten und zweiten Grades verursachen keine starke Instabilität des Sprunggelenks und können konservativ behandelt werden. In der Regel wird das Gelenk in Nullstellung oder in leichter Dorsalextension mit Eversion immobilisiert.
3. Solange die Beschwerden akut sind, wird die Belastung durch den Einsatz von Gehhilfen (Gehstützen) herabgesetzt.
4. Um die Muskelintegrität zu erhalten und die Durchblutung zu fördern, werden Muskelanspannungsübungen eingesetzt.

Behandlung in der subakuten Phase

1. Während die akuten Symptome nachlassen, wird das betroffene Ligament weiterhin bei Belastung mit Hilfe einer Schiene geschützt. Man kann eine Art Steigbügel aus thermoplastischem Material herstellen, der mit einer elastischen Binde befestigt wird. So wird die Stabilität gewährleistet, ohne daß auf die propriozeptiven Reize der Belastung, die auch für eine gute Heilung sorgen, verzichtet werden muß. Für diesen Zweck gibt es auch kommerzielle Fabrikate, z.B. aufblasbare Schienen, die die Stabilität nach medial und lateral gewährleisten und Dorsalextension und Plantarflexion zulassen.
2. Die betroffenen Bänder können jetzt innerhalb des Toleranzbereichs des Patienten mit Querfriktionen behandelt werden.
3. Die Gelenkbeweglichkeit wird mit Gelenkmobilisationstechniken vom Grad II aufrechterhalten.
4. Während der subakuten Phase wird die Schiene zum Bewegen der Gelenke mehrmals täglich entfernt. Dies geschieht innerhalb der Toleranz der beteiligten Gewebe, wobei das heilende Band jetzt vorsichtig mit leichten passiven Dehnungen belastet werden kann, indem der Patient aktiv entgegen der Zugrichtung des Bandes innerhalb des schmerzfreien Bewegungsausmaßes bewegt. Ist das Lig. talofibularis anterius betroffen, so bewegt der Patient in die Plantarflexion und Inversion. Eine Dehnung des M.

triceps surae ist notwendig, um eine ausreichende Dorsalextension zu erreichen. Entsprechend den Heilungsfortschritten des Patienten wird auf belastete Dehnungen gesteigert.

Behandlung in der chronischen Phase

1. Kräftigung der Muskulatur, die das Gelenk stabilisiert; Widerstandsübungen in den Muskeln der Peronaeusgruppe für die laterale Stabilisation der Sprunggelenke. Außerdem sollten alle anderen Muskeln, die beim Befund schwach waren, gekräftigt werden.
2. Um das propriozeptive Feedback für die Entwicklung einer Sprunggelenksstabilität, der Koordination und der Haltungsreflexe zu fördern, wird mit Übungen auf dem Schaukelbrett oder auf dem Sportkreisel begonnen. Später kann auch auf andere Gleichgewichtsübungen übergegangen werden. Unter Berücksichtigung der Rehabilitationsziele wird das Sprunggelenk mit Übungen wie Gehen, Joggen und Laufen sowie mit Geschicklichkeitstraining, wie mit Drehungen und seitlicher Gewichtsverlagerung, trainiert (die entsprechenden Übungen werden im Abschnitt „Muskuläre Dysbalance", S. 423, beschrieben).
3. Nimmt der Patient an sportlichen Aktivitäten teil, sollte das Sprunggelenk geschient, getaped oder fest gewickelt sein, und es sollte das korrekte Schuhwerk getragen werden, um das Band vor erneuter Verletzung zu schützen.

Komplette Bänderrisse: operative Eingriffe und ihre Behandlung

Eine Verstauchung 2. Grades des Sprunggelenks, die in der Regel bei Inversionstraumen entsteht, bringt häufig einen kompletten Riß des Lig. talofibularis anterius und des Lig. calcaneofibulare mit sich. Der gleiche Verletzungsmechanismus kann auch eine Querfraktur des Malleolus lateralis oder eine Abrißfraktur der Basis des 5. Mittelfußknochens verursachen. Ein vollständiger Riß eines oder mehrerer Bänder des Sprunggelenks bedeutet eine deutliche Instabilität und schränkt die funktionellen Aktivitäten der betroffenen Person stark ein.

Eine laterale Rekonstruktion des Sprunggelenks ist häufig bei Patienten mit akuten Verstauchungen 3. Grades angezeigt sowie bei Patienten mit einer chronischen lateralen Spruggelenksinstabilität, die nicht konservativ behoben werden konnte, und wenn die Patienten zu stark belastenden sportlichen oder Freizeitaktivitäten zurückkehren möchten. Das Ziel der Operation und der Behandlung ist, die Stabilität des Sprunggelenks wiederherzustellen und dabei die volle Beweglichkeit zu erhalten.

Operationsindikationen

1. Laterale Sprunggelenksverstauchung 3. Grades.
2. Ein vollständiger Riß des Lig. talofibularis anterius und/oder des Lig. calcaneofibulare.
3. Eine starke Instabilität der Sprunggelenke.

Verfahren

1. Es wird hinter und unter dem Malleolus lateralis inzisiert.
2. Bei einer direkten Bandnaht werden die Bandenden adaptiert.
3. Die gerissenen Bänder können auch durch einen Teil der Sehne des M. peronaeus brevis ersetzt werden (Peronaeustransplantat).

Behandlung

1. Immobilisation

a. Das Sprunggelenk wird 6–8 Wochen in einer Unterschenkelgipsschiene in 0° Dorsalextension und leichter Eversion ruhiggestellt. Die ersten 2–3 Wochen nach der Operation darf der Patient das betroffene Bein nicht belasten. 2–6 Wochen postoperativ darf der Patient in einem Gehgips teilbelasten.

b. In den ersten postoperativen Tagen muß der Fuß hochgelagert werden sobald der Patient sitzt oder liegt, um die Bildung eines postoperativen Ödems zu vermindern.

2. Übungen

Maximale Schutzphase

a. Während der Immobilisation des Sprunggelenks können aktive und vorsichtige resistive Übungen für das Hüft- und Kniegelenk durchgeführt werden, um die Kraft auf der betroffenen Seite zu erhalten.

b. Vorsichtige Anspannungsübungen der Sprunggelenksmuskulatur in schmerzfreien Stellungen können auch angeleitet werden.

Mittlere und minimale Schutzphase

a. Wenn die Immobilisation nach 6–8 Wochen entfernt wird, werden folgende Übungen durchgeführt:
   - Die Gelenkbeweglichkeit kann mit Mobilisationstechniken 3. Grades erarbeitet werden. Dabei sollte jedoch die Dehnmobilisation des unteren Sprunggelenks in laterale Richtung vermieden werden. Es kann auch postisometrische Relaxation mit vorsichtiger manueller und Autodehnungen angewendet werden. Zu Beginn ist es angebracht, die Dehnungen in der offenen Kette oder im Sitzen in der geschlossenen Kette durchzuführen, solange die Belastung noch nicht freigegeben ist. Dehnungen im Stand in der geschlossenen Kette bringen durch die Bodenreaktionskraft auch größere Kräfte auf das Band. Zunächst sollten die Dorsalextension und die Plantarflexion erweitert werden, bevor die Inversion und Eversion in Angriff genommen werden.
   - Kräftigung in der offenen und geschlossenen Kette. Nach der operativen Naht der lateralen Bänder ist die Kraft der Evertoren besonders wichtig für die Verbesserung der Sprunggelenksführung. Die Evertoren können isometrisch gekräftigt werden, indem der Patient die Unterschenkel überkreuzt und die Außenseiten der Füße gegeneinanderdrückt.
   - Das Gleichgewicht und die Haltungskontrolle können mit propriozeptiven Übungen auf dem Schaukelbrett geschult werden.

b. Die Steigerung der Übungen ist ähnlich wie bei der konservativen Behandlung der Sprunggelenksverstauchungen. Es werden isotonische und isokinetische Übungen dazugenommen, wie auch sich steigernde funktionelle Aktivitäten in der geschlossenen Kette.

c. Die meisten Patienten können nach 4–6 Monaten postoperativ, wenn die Kraft der Sprunggelenksmuskulatur 80 %–90 % der Muskulatur auf der gesunden Seite erreicht hat, zu ihrer vollen Aktivität zurückkehren.

Langzeitergebnisse

Ein gutes postoperatives Ergebnis liegt vor, wenn gute laterale Sprunggelenksstabilität erreicht wurde, es tritt jedoch oft eine leichtes Inversionsdefizit von 10° auf.

Komplette Ruptur der Achillessehne: operative Versorgung und ihre Behandlung

Eine komplette Achillessehnenruptur ist das Ergebnis einer kraftvollen exzentrischen Kontraktion des M. triceps surae, meist tritt sie bei älteren Menschen auf, bei denen die Durchblutung der Sehne vermindert ist. Bei jungen, aktiven Menschen tritt eine Achillessehnenruptur während belastender Aktivitäten hoher Intensität auf, wie beim Springen oder bei Bewegungen, die ein schnelles Abstoppen verlangen. Ein vollständiger Riß erzeugt Schmerzen, Schwellung und deutliche Schwäche der Plantarflexoren und steht in Beziehung mit einem positiven Thompson-Test (Abwesenheit der reflektorischen Plantarflexion, wenn der Patient in Bauchlage liegt und sein Unterschenkel gedrückt wird). Obwohl ein Riß der Achillessehne konservativ behandelt werden kann, ist eine Operation angezeigt, wenn die gerissenen Anteile der Sehne nicht durch Lagerung und Ruhigstellung adaptiert werden können.

Operationsindikationen
Ein vollständiger Riß der Achillessehne, wenn die gerissenen Anteile der Sehne durch konservative Maßnahmen nicht korrekt gegenübergestellt werden können.

Verfahren
1. Es wird medial des Sprunggelenks ein Längsschnitt gelegt.
2. Die Sehnenabschnitte werden adaptiert und genäht.
3. Es kann ein Transplantat aus der Sehne des M. plantaris benutzt werden, um die Achillissehne zu rekonstruieren.

Behandlung

1. Immobilisation

Die Sprunggelenke werden in einem Unterschenkelgips 3–4 Wochen ruhiggestellt, das obere Sprunggelenk wird in Plantarflexion mit leichtem Zug auf die genähte Sehne eingestellt. Im Anschluß daran wird ein neuer Gips oder eine Schiene in mehr Dorsalextensionsstellung angepaßt, wodurch die Sehne unter stärkeren Zug gesetzt wird. Diese neue Schiene wird weitere 2–4 Wochen getragen. In der frühen postoperativen Phase darf der Patient nicht belasten und muß mit Gehstützen laufen. Der Fuß und der Unterschenkel müssen hochgelagert werden, sobald der Patient sitzt oder liegt.

2. Übungen

Maximale Schutzphase

a. Solange die Immobilisation angelegt ist, kann mit submaximalen Anspannungsübungen der Sprunggelenksmuskulatur begonnen werden, wenn es für den Patienten angenehm ist. Entsprechend der Fortschritte der Heilung wird die Intensität der isometrischen Übungen gesteigert.

b. Die Kraft der Hüft- und Kniegelenksmuskulatur auf der operierten Seite muß erhalten werden.

Mittlere und minimale Schutzphase

a. Sobald die Schiene für die Übungen entfernt werden darf, die Belastung jedoch noch untersagt ist, kann mit folgenden Übungen begonnen werden:
   - Die Beweglichkeit der Sprunggelenke wird erweitert. Dazu können Gelenkmobilisationstechniken an den Sprung- und Fußgelenken angewendet werden sowie Dehnübungen niedriger Intensität in der offenen Kette, insbesondere des M. triceps surae.
   - Die Kraft der Sprunggelenksmuskulatur wird verbessert, indem in der offenen Kette isometrische Übungen aus unterschiedlichen Gelenkstellungen, isotonische Übungen gegen elastischen Widerstand oder gegen den Widerstand von Gewichtsmanschetten um den Mittelfuß sowie isokinetische Übungen durchgeführt werden. Zu Beginn wird nur in einem begrenzten Ausmaß geübt, später arbeitet der Patient endgradig.
   - Die Muskelausdauer kann durch Radfahren oder Gehübungen im Wasser gesteigert werden.

b. Wenn die Belastung freigegeben ist, werden Übungen dazugenommen, um:
   - das Gleichgewicht und die Bewegungskontrolle der unteren Extremität zu schulen, indem der Patient auf dem Schaukelbrett oder auf dem Sportkreisel steht,
   - die exzentrische Kraft in der geschlossenen Kette der Plantarflexoren zu verbessern, indem z. B. Hockübungen und Federübungen (Heeldrops) angeleitet werden sowie
   - die Muskelflexibilität zu steigern, insbesondere des M. triceps surae, indem der Patient Autodehnungen auf einem Keil oder gegen die Wand durchführt.

c. In der Frühphase der Belastung, nachdem der Gips entfernt worden ist, sollte der Patient eine Fersenerhöhung am Schuh von 1–2,5 cm tragen, um die Belastungen der Achillessehne und die einwirkenden Kräfte möglichst gering zu halten.

d. Während der Patient sich darauf vorbereitet, zur vollen Aktivität zurückzukehren, werden funktionelle Übungen, wie Zehengang, Joggen, Hüpfen, plyometrische Übungen und sportartspezifisches Training, miteinbezogen. Die meisten Patienten können nach 6–9 Monaten postoperativ zur vollen Aktivität zurückkehren.

Muskuläre Dysbalancen

Zu den Ursachen einer muskulären Dysbalance an den Sprunggelenken und am Fuß gehören der fehlerhafter Gebrauch, Nervenverletzungen und progrediente Gelenkdegenerationen. Zusätzlich dazu treten Dysbalancen durch Beanspruchungen, die bei der Belastung der Füße entstehen, auf. Dysbalancen können sowohl die Ursache als auch die Folge fehlerhafter Mechanik der unteren Extremität sein. Da die untere Extremität durch das Körpergewicht belastet wird, ist die Einstellung durch Kräftigungsübungen allein nur von begrenztem Wert. Übungen, die im Zusammenhang mit einer bewußten Kontrolle, adäquater Kräftigung, Gleichgewichtsschulung und anderen notwendigen Maßnahmen (wie der Einsatz von orthopädischen Einlagen oder Schuhzurichtungen, Schienenversorgung oder Operationen) verbessern die Einstellung der Beinachsen nachhaltig, so daß eine strukturell sichere Belastung möglich wird. Zusätzlich sollte auch das Schuhwerk und die Beschaffenheit des Bodens, auf dem der Patient meist geht oder Sport treibt, beobachtet werden, da es auch hier Ursachen für eine fehlerhafte Mechanik geben kann. (Die Beschreibung der Technik der orthopädischen Schuhzurichtung und Schienenversorgung sprengt den Rahmen dieses Buches.) Wenn die muskuläre Dysbalance ausgeglichen werden soll, sind Übungen unter steigender Belastung wichtig, um die Funktion zu stimulieren. Die Vorsichtsmaßnahmen, die in Kapitel 3 und 5 beschrieben wurden, müssen berücksichtigt werden. In diesen Kapiteln werden außerdem die manuelle Dehnung und die Techniken der Widerstandsübungen dargestellt, die sinnvollerweise zu Beginn eines Rehabilitationsprogramms angewendet werden sollten.

Die Ursache konvergierender Fußlängsachsen („Über-den-großen-Onkel-Gehen") muß nicht in einer Sprunggelenksfehlstellung liegen, sie können auch durch eine Innenrotation der Hüftgelenke (Antetorsion), Innentorsion der Tibia oder durch eine starke Adduktion des Mittel- und Vorfußes (Metatarsus varus) verursacht sein. Stark divergierende Fußlängsachsen (Entenfüße) können mit einer Außenrotation der Hüftgelenke (Retroversion), Außentorsion der Tibia oder Plattfüßen verbunden sein. Diese Befunde können vererbt oder erworben sein und sind in einigen Fällen durch Dehnungen und Training zu korrigieren, in einigen Fällen können sie aber auch nicht behoben werden.

Autodehnungen verkürzter Muskulatur

Plantarflexoren des Sprunggelenks

> *Beachte:* Wenn der Patient seine Plantarflexoren unter Belastung dehnt, sollte er Schuhe mit Fußbett tragen oder ein Handtuch unter die mediale Fußkante legen, um die Fußwölbung zu unterstützen.

Um den M. soleus isoliert zu dehnen, wird das Kniegelenk gebeugt. Der zweigelenkige M. gastrocnemius wird gedehnt, indem die Kniestreckung beibehalten wird, während das Sprunggelenk in Dorsalextension bewegt wird.

1. Der Patient befindet sich im Langsitz mit gestreckten Knien und führt eine kräftige Dorsalflexion der Sprunggelenke aus, während er versucht, seine Zehen entspannt zu lassen.
2. Der Patient befindet sich im Langsitz, legt sich einen Gurt oder ein Handtuch unter den Mittelfuß und zieht den Fuß zu sich heran.
3. Der Patient sitzt, der Fuß steht flach auf dem Boden. Nun zieht er den Fuß unter seinen Stuhl, ohne daß die Fußsohle sich vom Boden löst (Abb. 12.**7**).
4. Der Patient steht in Schrittstellung, die Ferse des hinteren Fußes bleibt am Boden. Um Stabilität zu gewährleisten, rotiert er

das hintere Hüftgelenk nach innen, so daß der Fuß in Supinationsstellung kommt und die Gelenke verriegelt sind. Dann verlagert er sein Körpergewicht nach vorne auf das vordere Bein (ähnlich wie in Abb. 11.**1**). Um den M. gastrocnemius zu dehnen, bleibt das Kniegelenk des hinteren Beines gestreckt; um den M. soleus zu dehnen, wird es gebeugt.

5. Der Patient steht mit dem Gesicht zur Wand, die Hände stützen sich in Schulterhöhe gegen sie. Nun lehnt sich der Patient gegen die Wand, wobei er seine Fersen am Boden läßt. Um die Dehnung zu verstärken, wird der Abstand der Füße zur Wand vergrößert. Es kann entweder der M. gastrocnemius oder der M. soleus gedehnt werden, indem die Kniegelenke gestreckt bzw. gebeugt werden.
6. Der Patient steht so auf einem schrägen Brett oder auf einem Keil, daß die Zehen höher liegen als die Ferse (Abb. 13.**1**). Die Dehnung kann verstärkt werden, indem sich der Patient zusätzlich nach vorne lehnt.
7. Der Patient steht so auf einer Stufe oder einem Hocker, daß der Mittel- und Vorfuß auf der Stufe oder dem Hocker und die Ferse frei über der Kante steht. Nun senkt der Patient die Ferse an der Kante nach unten ab, während der Vor- und Mittelfuß auf der Stufe oder dem Hocker stehen bleiben.

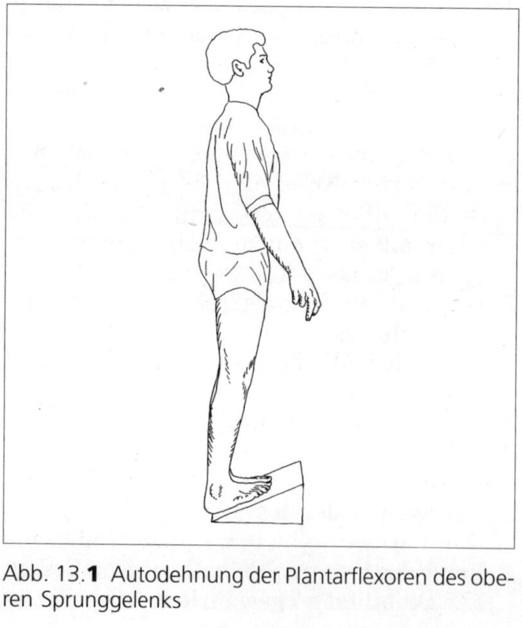

Abb. 13.**1** Autodehnung der Plantarflexoren des oberen Sprunggelenks

Evertoren des Sprunggelenks und des Fußes

1. Im Sitzen legt der Patient den zu dehnenden Fuß über des gegenseitige Knie und benutzt die gegenüberliegende Hand, um den Fuß in Inversion zu bewegen. Bei der Anleitung des Patienten muß betont werden, daß die Ferse mit nach innen bewegt wird, damit nicht nur der Vorfuß verdreht wird (ähnlich der Stellung in Abb. 2.**34**).
2. Wie unter 1., jedoch führt der Patient jetzt die Bewegung aktiv aus.
3. Der Patient sitzt oder steht, die Füße zeigen nach vorne. Der Patient rollt jetzt sein Gewicht auf die Fußaußenkanten. Wenn es möglich ist, kann der Patient noch einige Schritte auf den Außenkanten laufen.
4. Der Patient geht oder steht auf einem schrägen Brett, so daß die Außenkante des zu dehnenden Fußes sich auf der niedrigeren Seite und die Innenkante auf der höheren Seite des Bretts befindet. Wenn man über Bretter verfügt, die mit Scharnieren versehen sind, kann man bilateral dehnen, indem man die Bretter in eine V-Stellung legt und der Patient in der entstandenen Rinne geht oder steht.

Extrinsische Muskulatur der Zehen

1. Der Patient hat im Sitzen den Fuß über das gegenseitige Knie gelegt. Er fixiert den Fuß mit seinen Daumen unter den Metatarsophalangealgelenken und beugt diese passiv, indem er gegen die proximalen Phalangen drückt. Dann versucht er, die Metatarsophalangealgelenke aktiv zu beugen, gelingt dies nicht, kann er die Bewegung assistiv durchführen.
2. Der Patient steht, seine Zehen stehen über die Kante eines Hockers oder eines Buches hinaus. Die Metatarsophalangealgelenke liegen an der Kante. Nun versucht der Patient, die Metatarsophalangealgelenke zu beugen, während er die Interphalangealgelenke der Zehen gestreckt hält.

Kräftigung der Muskulatur, die für die Haltungskontrolle der Sprunggelenke und des Fußes notwendig ist

Die Sprunggelenke und der Fuß werden funktionell am meisten gefordert, wenn sie in der Belastungssituation sind (Körpergewichtsbelastung). Die kinästhetischen Afferenzen der Haut, der Gelenke und der Muskelrezeptoren und die resultierende Muskel- und Gelenkantwort unterscheiden sich bei Aktivitäten in der offenen und geschlossenen kinematischen Kette. Aus diesem Grund sollten Übungen der unteren Extremität, immer wenn es möglich ist, in der geschlossenen Kette durchgeführt werden. Zusätzlich zu den Übungen in der geschlossenen Kette, die im folgenden Abschnitt beschrieben werden, können auch in Kapitel 11 funktionelle Übungen für die gesamte untere Extremität nachgelesen werden.

Trainingsaktivitäten

1. Der Patient befindet sich im Langsitz und dorsalflektiert und invertiert die Füße, um den M. tibialis anterior anzuspannen, dann plantarflektiert und invertiert er den Fuß, um den M. tibialis posterior zu trainieren.
2. Die Füße berühren im Sitzen den Boden. Der Patient rollt seine Zehen gegen den Widerstand des Bodens ein. Ein Handtuch wird unter die Füße gelegt, und er versucht, es mit den Zehen zusammenzuknüllen, wobei er die Fersen am Boden läßt und nur die Zehen beugt. Diese Übung kann auch im Stehen durchgeführt werden.
3. Der Patient sitzt, die Füße stehen am Boden. Nun versucht er, die mediale Fußwölbung zu verstärken, während die Vorfüße und die Rückfüße am Boden bleiben (es darf eine Außenrotation der Tibia im Kniegelenk entstehen, aber keine Außenrotation der Hüftgelenke). Diese Übung wird solange wiederholt, bis der Patient eine gute Bewegungskontrolle hat, dann kann die Übung auch im Stehen durchgeführt werden.
4. Der Patient sitzt und hat beide Füße oder nur den betroffenen Fuß auf einem Schaukelbrett oder einem Sportkreisel. Er führt nun kontrollierte Bewegungen (mit oder ohne Hilfe des gesunden Fußes) in die Dorsalextension, Plantarflexion, Inversion und Eversion aus (Abb. 13.**2**). Beim Einsatz einer Scheibe, kann auch die Zirkumduktion in jede Richtung beübt werden. Diese Übung wird bis in den Stand gesteigert, um die Bewegungskontrolle und das Gleichgewicht zu schulen.

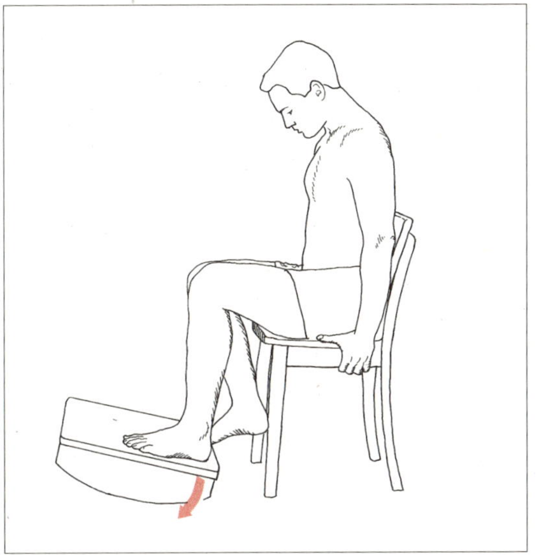

Abb. 13.**2** Einsatz des Schaukelbretts zur Schulung der Bewegungskontrolle der Sprunggelenke im Sitzen. Werden beide Füße auf dem Schaukelbrett aufgesetzt, so kann der gesunde Fuß den kranken unterstützen. Steht nur der betroffene Fuß auf dem Schaukelbrett, so wird die Übung anspruchsvoller.

5. Der Patient übt das Gehen, wobei er sich auf das Aufsetzen der Füße und die Verlagerung des Körpergewichts bei jedem Schritt konzentriert. Zuerst wird das Körpergewicht von der Ferse übernommen, dann wird es entlang der Fußaußenkante zum 5. Mittelfußknochen und von dort zum Großzeh verlagert, von wo aus der Körper abgedrückt wird.

Kräftigung isolierter Muskelfunktionen

1. Der Patient sitzt und hält einen Tennisball zwischen seinen Füßen. Diesen rollt

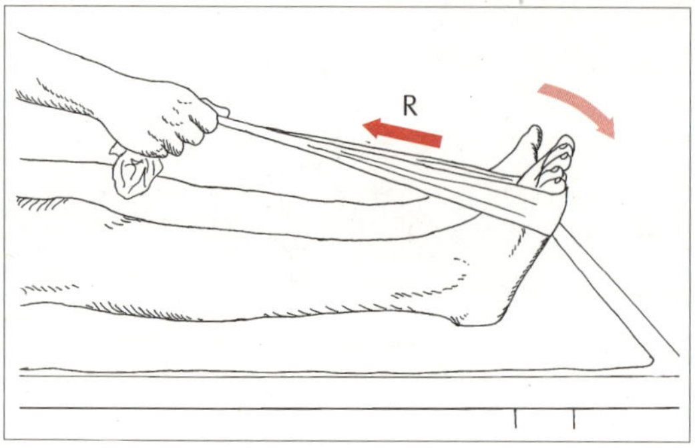

Abb. 13.**3** Elastischer Widerstand gegen die Plantarflexion

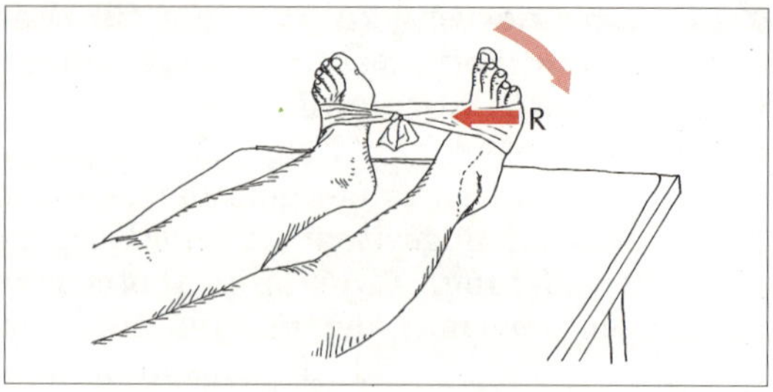

Abb. 13.**4** Elastischer Widerstand gegen die Eversion

er vom Vorfuß zur Ferse und wieder zurück.

2. Im Sitzen muß der Patient kleine Gegenstände wie Murmeln, Steinchen oder Würfel von einer Seite seines Fußes auf die andere bewegen, indem er einen Gegenstand nach dem anderen mit Hilfe einer Zehenflexion aufnimmt und auf der anderen Seite in einen Behälter wirft. Durch diese Übung werden sowohl die plantaren Muskeln als auch die Invertoren und die Evertoren trainiert.
3. Sand, Schaumstoff oder andere dehnbare Stoffe in einer Kiste werden eingesetzt, um den Fußbewegungen Widerstand zu leisten, während der Patient sich vor und zurück, nach rechts und links wiegt oder seine Zehen krallt. Diese Übung wird wiederum zunächst im Sitzen durchgeführt und bis ins Stehen gesteigert.
4. Der Patient befindet sich im Langsitz und hält ein elastisches Band in der Hand, das um seinen Fuß geschlungen ist. Nun plantarflektiert er den Fuß gegen den elastischen Widerstand (Abb. 13.**3**).
5. Der Patient sitzt und schlägt seine Sprunggelenke übereinander. Nun drückt er die Außenkanten seiner Füße gegeneinander und kontrahiert so die Evertoren isometrisch.
6. Eine Schlinge aus elastischem Material wird im Langsitz oder in Rückenlage um beide Füße gelegt. Gegen diesen Widerstand evertiert der Patient seine Füße (Abb. 13.**4**).
7. Der Patient befindet sich im Langsitz oder in der Rückenlage. Am Ende des Bettes ist ein elastisches Band befestigt, das um die Fußrücken gelegt wird. Der Patient dorsalextendiert seine Sprunggelenke gegen den Widerstand (Abb. 13.**5**).

Kräftigungs- und Stabilisationsübungen in der geschlossenen Kette

Die Übungen werden im Stand durchgeführt. Wenn anfangs die Symptome bei Vollbelastung wieder auftreten, kann im Gehbarren oder im Wasser geübt werden, um die Belastung zu vermindern.

1. Es wird damit begonnen, isometrische Kraft und Kontrolle für die Stabilisation zu entwickeln. Dem stehenden Patienten werden am Becken Widerstände gesetzt, gegen die er halten soll (rhythmische Stabilisation). Der Widerstand wird in die unterschiedlichsten Richtungen gegeben,

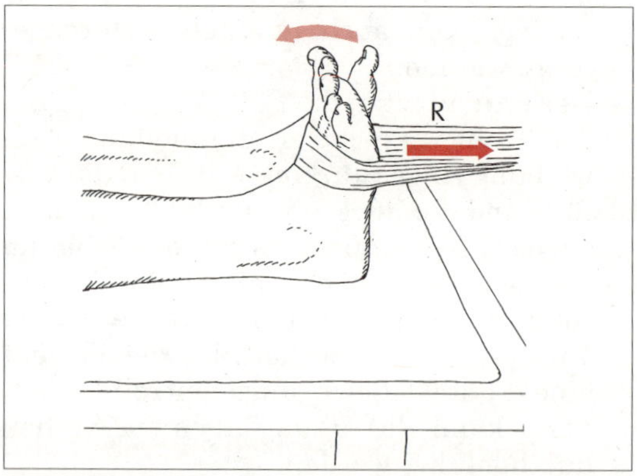

Abb. 13.**5** Elastischer Widerstand gegen die Dorsalextension

zunächst mit verbalen Hinweisen, später ohne Warnung.

2. Der Therapeut und der Patient halten den gleichen Stab mit beiden Händen fest. Über den Stab überträgt der Therapeut Widerstände in verschiedene Richtungen auf den Patienten. Dieser versucht, dagegen zu stabilisieren (Abb. 13.**6**). Die Übung wird bis zum Einbeinstand auf dem betroffenen Fuß gesteigert.
3. Um dynamisch zu kräftigen, geht der Patient wiederholt in den Zehen- oder Fersenstand und schaukelt auf die Fußaußenkante. Zunächst wird die Übung bilateral, später unilateral ausgeführt. Wenn möglich, können auch Gewichtsmanschetten oder Hanteln zur weiteren Steigerung eingesetzt werden.
4. Das Training wird gesteigert, indem der Patient auf den Zehen, auf den Fersen und auf den Fußaußenkanten geht. Die Gehstrecke wird verlängert und der Therapeut kann noch zusätzlich Impulse am Becken geben.

Gleichgewichtsschulung

Auf einem Schaukelbrett oder Sportkreisel soll der Patient sein Gewicht von einer auf die andere Seite oder von vorne nach hinten verlagern, während er versucht, das Gleichgewicht zu halten und die Sprunggelenksbewegungen zu kontrollieren. Es gibt eine Reihe von Übungsgeräten unterschiedlichen Schwierigkeitsgrades.

1. Der Patient sitzt zunächst auf dem Brett, um die Bewegungsrichtung des Gerätes kennen und kontrollieren zu lernen (Abb. 13.**2**).
2. Dann stellt sich der Patient auf das Gerät, wenn nötig wird ihm die Möglichkeit gegeben, sich festzuhalten. Er beginnt zunächst mit beiden Füßen auf dem Brett und steigert zum Einbeinstand (Abb. 13.**7**). Eine zusätzliche Steigerung ist es, mehr Beweglichkeit des Geräts zuzulassen oder einen größeren Sportkreisel zu benutzen und dann ohne Haltemöglichkeit zu trainieren.

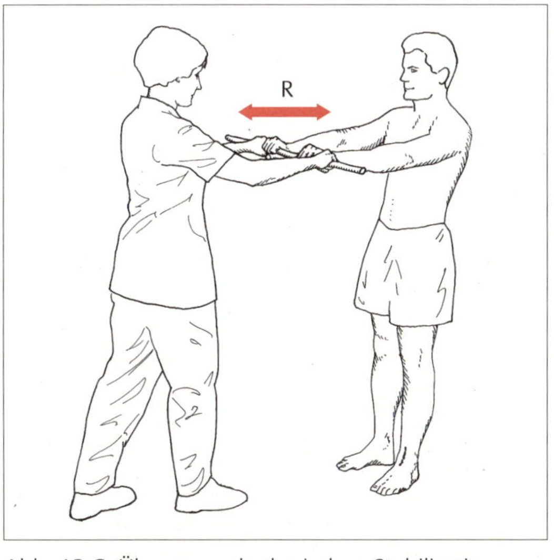

Abb. 13.**6** Übung zur rhythmischen Stabilisation, wobei der Patient steht und sein Gleichgewicht gegen den wechselnden Widerstand des Therapeuten halten muß. Die Widerstände werden durch den Stab in sagittaler, transversaler und rotatorischer Richtung übertragen.

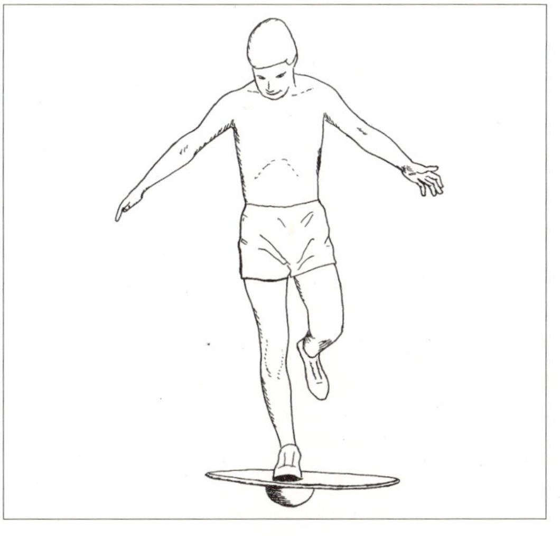

Abb. 13.**7** Bei der fortgeschrittenen Gleichgewichts- und Koordinationsschulung auf dem Sportkreisel ist es wichtig, daß der Patient sich beim Balancieren auf einem Bein nirgendwo festhält.

Simulation funktioneller Aktivitäten, Ausdauerschulung und Spezifik des Trainings

1. Die Belastungsübungen werden gesteigert, indem sie auf unebenem Boden und mit seitlicher Gewichtsverlagerung durchgeführt werden, auf einem Schwebebalken oder durch einen Hindernisparcours gegangen wird sowie Sprünge, Hüpfen und Geschicklichkeitsübungen gemacht werden.
2. Die Ausdauer wird gesteigert, indem die Dauer der Übungsdurchführung verlängert wird.
3. Die funktionellen Aktivitäten, die der Patient im Alltag durchführen muß, werden in Übungen reproduziert und zunächst unter kontrollierten Bedingungen und später mit hohem Tempo und verminderter Kontrolle trainiert.

Zusammenfassung

Die anatomischen und funktionellen Beziehungen sowie die Merkmale der unterschiedlichen Gelenke und Muskeln der Sprunggelenke und des Fußes wurden im ersten Abschnitt des Kapitels kurz wiederholt. Dann wurden die physiotherapeutischen Übungsbehandlungen üblicher Beschwerden der Region unter Einbeziehung von Gelenkbeschwerden, Verstauchungen, kleiner Risse, muskulärer Dysbalancen und Überlastungssyndromen präsentiert. Übungen für die Sprunggelenke und den Fuß, die noch nicht in vorhergehenden Kapiteln erwähnt wurden, wurden beschrieben. Eine Diskussion der Totalendoprothetik am Sprunggelenk, der Arthrodesen unterschiedlicher Gelenke in der Region sowie die Exzisionsarthroplastik und die Versorgung von Weichteilverletzungen waren auch Bestandteil des Kapitels.

14 Wirbelsäule: akute Beschwerden

Theoretisch ist die Behandlung von Beschwerden des Muskel-Skelett-Systems der Wirbelsäule die gleiche wie die Behandlung von Beschwerden des Muskel-Skelett-Systems der Extremitäten. Die komplexen funktionellen Zusammenhänge der Facettengelenke, der Intervertebralgelenke, der Muskulatur und des Nervensystems am Achsenskelett stellen für den Therapeuten jedoch eine besondere Herausforderung bezüglich der Befundaufnahme und der Erarbeitung eines therapeutischen Übungsprogramms dar. Die Symptome und Tests weisen häufig nicht auf eine einzige anatomische Struktur hin, die die Beschwerden verursacht. Meist passen die Symptome auch nicht mit den Befunden zusammen, so daß der Therapeut Schwierigkeiten hat, die optimale Behandlung zu finden. Momentan wird in der Literatur darüber diskutiert, ob die Patienten nach der Pathologie der anatomischen Struktur oder besser nach Kategorien, wie z. B. den Symptomen oder der beruflichen Behinderung, eingeteilt werden sollten. Aufgrund der Schwierigkeit, Kriterien für eine sinnvolle Klassifikation der Patienten zu finden, gab es bisher nur wenige gut überprüfte Studien, um die Validität und Verläßlichkeit der Behandlungsansätze zu beweisen.

Die Forschung hat jedoch zeigen können, wie die Heilung nach einer Verletzung von Geweben abläuft. Die allgemeinen Behandlungsprinzipien, die auf diesen Erkenntnissen beruhen, sind in Kapitel 7 beschrieben und gelten für die Behandlung jeder Verletzung am Bewegungsapparat. Der einzige problematische Faktor an der Wirbelsäule ist die räumliche Nähe zwischen den maßgeblichen Strukturen und dem Rückenmark sowie den Nervenwurzeln. Allgemein anerkannt ist, daß das Gewebe auf eine Verletzung durch einen Unfall oder eine wiederholte Mikrotraumatisierung mit einer Entzündungsreaktion und Schwellung antwortet. Der konstante Schmerz durch die chemische Irritation und die Gewebedehnung sowie die eingeschränkte Beweglichkeit durch die Schwellung und muskuläre Schutzspannung entspricht dem an den Extremitäten. Aus diesem Grund ist der erste Behandlungsansatz bei der Anwesenheit von Entzündungszeichen, die Auswirkungen der Entzündung und die Belastung auf die entzündeten Gewebe zu vermindern und ein gesundes Umfeld für die Gewebe zu schaffen, so daß der Heilungsprozeß beginnen kann. Die althergebrachte Praxis, den Patienten vollständige Bettruhe zu verordnen, wird wegen der nachfolgenden Schwäche und dem Verlust der Gewebeintegrität mehr und mehr in Frage gestellt. Durch frühzeitige schonende Bewegung kann der Patient eher zur vollen Funktion zurückkehren und die Schmerzen können gelindert werden.

Zur Zeit der Verletzung sind keine funktionellen Einschränkungen und Behinderungen bekannt. 80 %–90 % der akuten Verletzungen sind innerhalb eines Monats auskuriert. Das Ausmaß der Behinderung hängt von der Schwere der Verletzung ab. Wenn das Rückenmark mitbeteiligt ist, kann es zu vollständigen Lähmungen kommen. Ist die Nervenwurzel (Cauda equina) involviert, treten Muskelschwächen unterschiedlicher Ausprägung im entsprechenden Myotom auf, die unter Umständen die Alltagsaktivitäten des Patienten beeinträchtigen können. Eine Verletzung der Nervenwurzeln der oberen Körperhälfte betrifft die Funktion der Arme und Hände, die der Nervenwurzeln der unteren Körperhälfte beeinträchtigt die Funktion der Beine und Füße, insbesondere unter Belastung. Studien über das Auftreten chronischer Schmerzsyndrome deuten an, daß das Ausmaß der Behinderung mehr von der psychologischen, ökonomischen und sozialen Situation des Patienten vor der Verletzung abhängig ist, als vom Zustand der tatsächlich betroffenen Gewebe. Eine kürzlich erschienene Studie aus Norwegen dokumentiert, daß die Beteiligung der Nervenwurzel und Schmerzprovokation durch passive Bewegungen in unterschiedlichen Richtungen üblicherweise bei Patienten auftraten, die chronische Schmerzen entwickelten. Die Diskussion der Behandlung von Rückenmarksschädigungen und chronischen Schmerzsyndromen ist nicht Bestandteil dieses Buches.

Im ersten Abschnitt dieses Kapitels werden Anatomie und Funktion der Wirbelsäule wiederholt. Die übrigen Abschnitte des Kapitels sind der Definition der grundlegenden Fähigkeiten der Behandlungstechniken gewidmet (ausgenommen Verletzungen des Rückenmarks), die ein Therapeut benötigt, um akute Beschwerden an der Wirbelsäule zu behandeln. Jeder Therapeut sollte in der Lage sein, einen allgemeinen Rückenbefund zu erheben. Solche Fähigkeiten werden in diesem Kapitel vorausgesetzt. Kapitel 15 beschreibt die Prinzipien und Techniken der Behandlung von Fehlhaltungen und posturalen Dysfunktionen einschließlich der Skoliose sowie der Behandlung von Wirbelsäulenbeschwerden in der subakuten und chronischen Phase der Heilung und der Rehabilitationsphase. Kapitel 16 beschäftigt sich mit den Prinzipien und Techniken der Wirbelsäulentraktion.

Ziele

In diesem Kapitel lernt man:

1. die Hauptkomponenten des Aufbaus und der Funktion der Wirbelsäule kennen (Wiederholung),
2. die funktionellen Wirbelsäulenstellungen kennen und wie sie mit den Beschwerden in Zusammenhang stehen,
3. die Funktion der Zwischenwirbelscheiben und die mechanischen Faktoren, die sie beeinflussen, zu beschreiben,
4. ein therapeutisches Übungsprogramm zu entwerfen, um Bandscheibenläsionen aufgrund der Reaktion des Patienten auf spezifische Test zu behandeln,
5. die Kontraindikationen für die Bewegung bei akuten Bandscheibenschäden kennen,
6. die biomechanischen Zusammenhänge zwischen den Zwischenwirbelscheiben und den Facettengelenken zu beschreiben,
7. ein therapeutisches Übungsprogramm zur Behandlung akuter Gelenk-, Muskel- und Weichteilverletzungen der Wirbelsäulenregion zu entwerfen, basierend auf den im Befund festgestellten Defiziten,
8. ein Programm zur Behandlung von Torticollis, Spannungskopfschmerzen und Kiefergelenksbeschwerden zu entwerfen,
9. schonende Techniken einzusetzen, um die Ziele der Behandlung in der akuten Phase zu erreichen.

Aufbau und Funktion der Wirbelsäule: Wiederholung

Die funktionelle Einheit der Wirbelsäule

Die Wirbelsäule wird in eine ventrale und eine dorsale Säule eingeteilt.

1. Die ventrale Säule wird aus den Corpora vertebrales (Wirbelkörpern) und den Disci intervertebrales (Zwischenwirbelscheiben) gebildet; sie ist der hydraulische, tragende und federnde Anteil der Wirbelsäule.
2. Die dorsale Säule besteht aus den Processi articulares (Gelenkfortsätzen) und den Facettengelenken, die den Gleitmechanismus bei der Bewegung darstellen. Weitere Anteile der hinteren Säule sind die Arcus vertebrae (Wirbelbögen), die Processi transversales (Querfortsätze) und der Processus spinosus (Dornfortsatz). Die Muskeln entspringen an den Fortsätzen, über die sie die Bewegung auslösen und kontrollieren.

Aufbau und Funktion

1. Der **Discus intervertebralis** besteht aus dem Annulus fibrosus und dem Nucleus pulposus; er ist eine Komponente des dreigelenkigen Komplexes zwischen benachbarten Wirbeln.
2. Der **Annulus fibrosus** ist aus einer dichten Schicht Kollagenfasern und Faserknorpel aufgebaut. Die Kollagenfa-

sern jeder einzelnen Lage sind parallel angeordnet und liegen in einem Winkel von ca. 60°–65° zur Wirbelsäulenlängsachse. Die Ausrichtung wechselt von einer Schicht zur anderen. Durch diese Ausrichtung kann der Annulus fibrosus den Zugbeanspruchungen bei der Kompression, Biegung oder Drehung widerstehen und hilft dadurch die unterschiedlichen Wirbelsäulenbewegungen zu begrenzen. Der Faserring ist mit den angrenzenden Wirbeln und die unterschiedlichen Lagen sind untereinander fest verwachsen. Die Fasern der innersten Schicht verbinden sich harmonisch mit der Matrix des Nucleus pulposus. Der Annulus fibrosus wird durch das Lig. longitudinale anterius und das Lig. longitudinale posterius verstärkt.

3. Der **Nucleus pulposus** ist eine gallertartige Masse, die in der Regel innerhalb des Annulus fibrosus, dessen innerste Fasern sich mit der Masse verbinden, eingeschlossen ist. Der Annulus fibrosus liegt in der Mitte der Zwischenwirbelscheibe außer in der Lendenwirbelsäule, wo er näher am dorsalen als am ventralen Rand des Discus liegt. Aggregierende Proteoglykane, die im gesunden Nucleus pulposus in hoher Konzentration vorliegen, haben eine hohe Affinität zu Wasser. Dieser Flüssigkeitsmechanismus des eingeschlossenen Nukleus verteilt den Druck der Belastung gleichmäßig innerhalb der Zwischenwirbelscheibe und von einem Wirbel zum nächsten. Durch die hohe Affinität zu Wasser saugt der Nukleus im entlasteten Zustand Wasser auf, das unter Belastung wieder ausgedrückt wird. Diese Flüssigkeitsdynamik gewährleistet den Transport von Nährstoffen und erhält die Gesundheit der Gewebe innerhalb der Bandscheibe.
4. Die **knorpeligen Endplatten** bedecken den Nucleus pulposus nach kranial und kaudal und liegen zwischen dem Nukleus und den Wirbelkörpern. Jede dieser Endplatten wird vom Uncus apophysalis des entsprechenden Wirbels umgeben. Die Kollagenfasern des inneren Anteils des Annulus fibrosus inserieren an der Endplatte und führen dann zur Mitte, so daß sie den Nukleus einschließen. Nährstoffe diffundieren aus dem Knochenmark der Wirbelkörper durch die Endplatte in die Zwischenwirbelscheibe.
5. Bei der Flexion der Wirbelsäule wird der ventrale Anteil des Discus intervertebralis komprimiert und der dorsale Anteil auseinandergezogen. In der gesunden Zwischenwirbelscheibe bewegt sich der Nucleus pulposus in der Regel nicht. Nur bei der Flexion kann er sich ein wenig verwinden, um die Belastungen besser zu verteilen. Eine asymmetrische Belastung bei der Flexion führt zu einer Verschiebung des Nukleus in Richtung der kontralateralen und posterolateralen Seite, wo die Fasern des Faserringes stark gedehnt werden.

Die physiologischen Wirbelsäulenkrümmungen: Beschreibung und Funktion

1. Eine Krümmung nach ventral gibt es in der Zervikal- und der Lumbalwirbelsäule. Diese ventralen Krümmungen werden auch **Lordosen** genannt, obwohl in einigen Quellen dieser Begriff für eine unphysiologisch starke Krümmung, z. B. beim Hohlkreuz, eingesetzt wird.
2. Eine Krümmung nach dorsal gibt es in der Brustwirbelsäule und am Kreuzbein, sie wird auch **Kyphose** genannt. Der Begriff „kyphotische Haltung" bezeichnet eine unphysiologisch starke Krümmung der Brustwirbelsäule.
3. Das Schwerelot schneidet die Wirbelsäulenkrümmungen, die nach ventral und dorsal im Gleichgewicht sind. Die Abweichung eines Wirbelsäulenabschnitts führt zu einer kompensatorischen Verschiebung eines anderen Abschnitts, um das Gleichgewicht zu halten.
4. Durch die Flexibilität der Wirbelsäulenkrümmungen kann die Wirbelsäule 10fach höheren Kompressionskräften widerstehen als eine gerade Säule. Die Flexibilität und das Gleichgewicht innerhalb der Wirbelsäule sind notwendig, um der Schwerkraft und anderen äußeren Kräften zu widerstehen.

Inerte Strukturen, die die Beweglichkeit und Stabilität der Wirbelsäule beeinflussen

Begrenzt eine Struktur die Bewegung in eine bestimmte Richtung, so wirkt sie stabilisierend in diese Richtung.

Neigung und Einstellung der Gelenkflächen

1. In der Zervikalregion sind die Gelenkfacetten in der Frontalebene ausgerichtet und stehen in einem leicht schrägen Winkel zur Transversalebene, wodurch eine freie Ventral- (Flexion) und Dorsalbewegung (Extension) möglich wird. Vom 2. Halswirbel bis zum 3. Brustwirbel finden die Seitneigung und die Rotation immer gemeinsam und zur gleichen Seite statt, gleichgültig ob die Wirbelsäule sich in Flexion oder in Extension befindet.
2. In der oberen Brustwirbelsäule sind die Gelenkfacetten in der Frontalebene mit leichter Neigung zur Sagittalebene eingestellt. In der unteren Brustwirbelsäule liegen sie zunehmend mehr in der Sagittalebene. Die Rotation, Seitneigung und Vorneigung werden durch die Wirbelgelenke in einem gewissen Maß zugelassen, die Rippen begrenzen die Bewegung. Die Rückneigung wird sowohl durch die Facetten als auch durch die Dornfortsätze limitiert. Die ersten 3 bis 4 Brustwirbel bewegen sich bei der Rotation und Seitneigung mit der Halswirbelsäule. Der Rest der Brustwirbelsäule bewegt sich ähnlich wie die Lendenwirbelsäule, so daß sie aus der Aufrichtung bei der Seitneigung in die entgegengesetzte Richtung rotieren.
3. In der Lendenwirbelsäule stehen die Gelenkfacetten in der Sagittalebene mit geringer Neigung zur Frontalebene, obwohl Unterschiede in der Form und Ausrichtung vorkommen. Diese Stellung der Gelenkflächen ermöglicht die Flexion und Extension sowie etwas Seitneigung. Die Rotation ist hingegen begrenzt, abgesehen von der unteren Lendenwirbelsäule. Bei endgradiger Flexion sind die Gelenkflächen approximiert und gewährleisten Stabilität bei einer weiteren Vorbeugung. In aufgerichteter Stellung treten Seitneigung und Rotation zur Gegenseite gemeinsam auf. Bei der Flexion finden die Seitneigung und die Rotation in die gleiche Richtung statt.

Bänder

1. Die Bänder, die dorsal der Bewegungsachse angeordnet sind, begrenzen die Flexion der Wirbelsäulensegmente. Die größten Belastungen treffen während der Flexion auf das Lig. interspinosus und das Lig. supraspinosus. Auch die Bänder der Gelenkkapseln, das Lig. flavum und das Lig. longitudinale posterius werden gespannt und stabilisieren die Wirbelsäule bei der endgradigen Flexion.
2. Das Lig. longitudinale anterius begrenzt die Extension.
3. Die kontralateralen Ligg. intertransversaria begrenzen gemeinsam mit dem Lig. flavum und den Bändern der Gelenkkapseln die Seitneigung.
4. Die verstärkenden Bänder der Gelenkkapseln halten gegen die Rotation.

Fascia thoracolumbalis

1. Durch ihre Faserausrichtung sowie die Anheftungen an der Lendenwirbelsäule und in der Beckenregion verstärkt die Fascia thoracolumbalis das dorsale Bandsystem.
2. Bei einer Flexion der Wirbelsäule auf dem Becken oder bei einer Aufrichtung des Beckens (Entlordosierung) werden die dorsalen Lagen der Fascia thoracolumbalis passiv gespannt. Diese Spannung stabilisiert die untere Lendenwirbelsäule gegen weitere Flexionskräfte.
3. Die Fascia thoracolumbalis ist auch Ursprung und Ansatz für einige Muskeln, durch die sie eine dynamische Rumpfstabilität gewährleistet (s. u.).

Ausrichtung der Procc. spinosi

Die Form und Stellung der Procc. spinosi begrenzen die Extension.

Größenverhältnis von Wirbelkörpern und Zwischenwirbelscheiben

Je größer der Quotient aus Dicke der Zwischenwirbelscheibe und Höhe des Wirbelkörpers ist, um so größer ist die Beweglichkeit. Das Verhältnis beträgt in der Halswirbelsäule 2:5 (sehr mobil), in der Brustwirbelsäule 1:5 (am wenigsten beweglich) und in der Lendenwirbelsäule 1:3.

Annulus fibrosus

Die konzentrische Anordnung der Fasern des Annulus fibrosus gewährleistet die Zugkraft der Zwischenwirbelscheibe. Dadurch wird Bewegung zugelassen, es spannen sich jedoch bei jeder Bewegung einige Fasern an. In dieser Beziehung verhalten sich die Zwischenwirbelscheiben wie Bänder.

Rippen

1. Die Rippen begrenzen die Thoraxbeweglichkeit.
2. Bei der Seitneigung wird der Thorax angehoben und kontralateral (der Seite der Konvexität) vergrößert, ipsilateral wird er komprimiert.
3. Bei der Rotation stehen die Rippen an der Seite heraus, zu der die Wirbel drehen, auf der anderen Seite flacht sich der Brustkorb ab.

Muskulatur

Wenn die Elastizität der Muskulatur im physiologischen Bereich liegt, begrenzt sie die Bewegungen der Wirbelsäule nicht. Bei einer Verkürzung vermindert sie die Beweglichkeit entgegen ihrer Kontraktionsrichtung. Die Muskulatur gewährleistet die dynamische Stabilität der Wirbelsäule, was im folgenden Abschnitt eingehend beschrieben wird.

Muskelfunktion: dynamische Stabilisierung der Wirbelsäule

Exzentrische Bewegungskontrolle

Die Rumpf- und Nackenmuskulatur dient primär als Stabilisator (Abspannseil) der Wirbelsäule in der aufrechten Haltung. Sie übernimmt die dynamische Bewegungskontrolle gegen die Schwerkraft, wenn sich Segmente aus der Unterstützungsfläche herausbewegen.

1. Verlagert sich der Schwerpunkt nach ventral, so kontrollieren die Extensoren die Bewegung. In diesem Fall arbeiten der M. erector spinae, die dorsale Zervikalmuskulatur und der M. trapezius descendens.
2. Bei einer Verlagerung des Schwerpunkts nach dorsal, sind die Flexoren für die Bewegungskontrolle zuständig. Dazu gehören die Bauchmuskeln, die Mm. intercostales, der M. psoas major, M. longus colli, M. longus capitis, die Mm. scaleni anteriores und der M. sternocleidomastoideus.
3. Wenn sich der Schwerpunkt nach lateral verlagert, müssen die kontralateralen Muskeln stabilisieren. Es handelt sich um den M. psoas major, M. quadratus lumborum, die Mm. scaleni, den M. sternocleidomastoideus, M. erector spinae, die Mm. obliqui internus und externus und die Mm. intercostales.

Haltungstonus

Es wird nur wenig Muskelaktivität benötigt, um die aufrechte Haltung beizubehalten. Bei totaler Muskelentspannung verstärken sich die Krümmungen der Wirbelsäule und die Haltung muß mit Hilfe der passiven Strukturen erhalten werden.

1. Wenn wiederholt am Ende des Bewegungsausmaßes belastet wird, werden diese Strukturen stark beansprucht und es kommt zu Kriechen und einer Umverteilung der Flüssigkeiten in den Stützgeweben, wodurch sie verletzungsanfällig werden.
2. Eine kontinuierliche Verstärkung der Wirbelsäulenkrümmungen führt zu einer Fehlhaltung und Muskeldysbalancen sowie zu Verkürzungen bzw. Hypermobilität der übrigen Weichteile.
3. Muskeln, die gewohnheitsmäßig in einer gedehnten Stellung (jenseits der physiologischen Ruhelänge) gehalten werden, neigen dazu, schwach zu werden. Diesen Zustand nennen wir **Überdehnungsschwäche**.

4. Muskeln, die gewohnheitsmäßig in verkürzter Stellung gehalten werden, verlieren ihre Elastizität. Bei einem Muskelfunktionstest sind diese Muskeln nur in der verkürzten Stellung kräftig und werden schwächer je stärker sie gedehnt werden. Dies nennen wir **Verkürzungsschwäche**.

Wirkung der Extremitätenmuskulatur auf die Stabilität der Wirbelsäule

1. Bei einer unzureichenden Stabilisierung der Wirbelsäule werden die Kontraktionen der Schulter- bzw. Beckengürtelmuskulatur nach proximal übertragen, so daß eine Wirbelsäulenbewegung verursacht wird. Dadurch werden die Strukturen der Wirbelsäule und die stützenden Weichteile unphysiologisch belastet. Eine Stabilisierung des Beckens und der Lendenwirbelsäule ist beispielsweise bei der Kontraktion des M. iliopsoas notwendig, um eine Verstärkung der Lendenlordose und eine Ventraltranslation der Wirbel zu vermeiden. Beim Schieben von Gegenständen müssen die Rippen durch die Interkostal- und Abdominalmuskulatur stabilisiert werden, damit der M. pectoralis major und der M. serratus anterior effektiv arbeiten können.
2. Eine lokale Ermüdung der Wirbelsäulenstabilisatoren kann bei untrainierten Personen auftreten, wenn viel wiederholte Aktivität oder starke Anstrengung von den Extremitäten gefordert wird. Die Verletzungsanfälligkeit der Haltestrukturen ist deutlich höher, wenn die stabilisierende Muskulatur ermüdet.
3. Eine muskuläre Dysbalance der Becken-, Schulter- und Nackenmuskulatur verursacht asymmetrische Beanspruchungen der Wirbelsäule.

Dynamische Stabilisation der Lendenwirbelsäule und der Zwischenwirbelscheiben

1. Die **Fascia thoracolumbalis** ist aus 3 Faszienblättern und den Aponeurosen mehrerer Muskeln, der Mm. latissimus dorsi, serratus posterior inferior, abdominis internus obliquus und transversus abdominis, zusammengesetzt (Abb. 14.**1**).
   a. Das dorsale Blatt der Faszie ist in einem dreieckigen Muster an den Procc. spinosi befestigt und bedeckt die Rückenmuskulatur (Abb. 14.**2 a** und **b**). Die 3 Faszienblätter verschmelzen in der Raphe lateralis, die an der lateralen Kante des M. iliocostalis lumborum liegt.
   b. Das mittlere Blatt entspringt an den Querfortsätzen und den Ligg. intertransversaria. Es bedeckt den M. quadratus lumborum von dorsal. Später

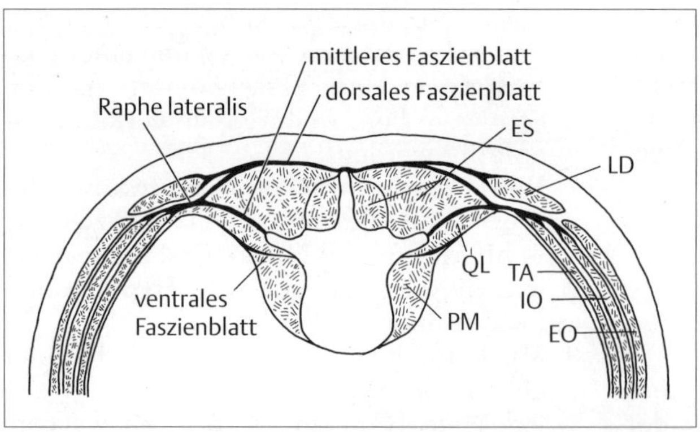

ES = M. erector spinae;
TA = M. transversus abdominis;
IO = M. obliquus abdominis internus;
EO = M. obliquus abdominis externus;
LD = M. latissimus dorsi;
PM = M. psoas major;
QL = M. quadratus lumborum

Abb. 14.**1** Schematischer Querschnitt des Rumpfes in Höhe der Lendenwirbelsäule. Es werden die Beziehungen der 3 Blätter der Fascia thoracolumbalis mit der umgebenden Muskulatur dargestellt sowie deren Anheftungen an der Wirbelsäule.

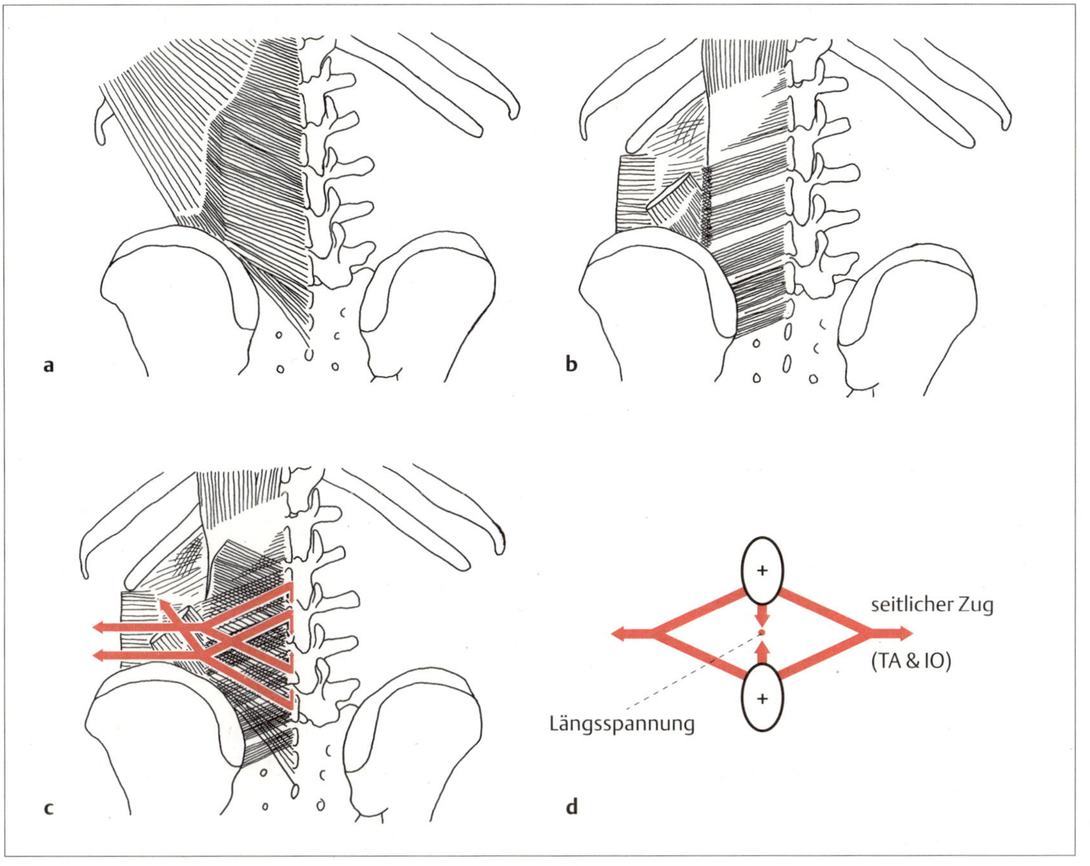

Abb. 14.**2 a–c** Ausrichtung und Anheftung des dorsalen Blattes der Fascia thoracolumbalis

a Von der Raphe lateralis verlaufen die Fasern der oberflächlichen Schicht nach medial und kaudal.

b Die Fasern der tiefen Schicht verlaufen nach medial und kranial.

c Wenn das gesamte dorsale Faszienblatt unter Spannung kommt, wird aufgrund des Faserverlaufs einer Separation der Dornfortsätze entgegengewirkt.

d Schematische Darstellung der Verhältnisse; es resultiert ein Zug zwischen den Dornfortsätzen, der der Flexion entgegenwirkt.

(**a**, **b**, **c** aus Bogduck and MacIntosh; **d** aus Gracovetsky, Farfan und Helleur)

mündet es in die Raphe lateralis und setzt sich im M. transversus abdominis fort. Gemeinsam mit dem dorsalen Blatt umhüllt es den M. erector spinae.

c. Das ventrale Blatt ist sehr dünn, liegt ventral des M. quadratus lumborum und inseriert an den Ventralflächen der Procc. transversales und der Ligg. intertransversaria.

2. Die Anheftungen der Muskulatur sind so angeordnet, daß die Muskelkräfte durch die Faszie auf das Bandsystem übertragen werden, um so Stabilität und Stütze zu gewährleisten, während sie ihre Funktion im Rahmen der Wirbelsäulendynamik ausüben. Größere Spannung in der Faszie oder die Teilnahme eines der Muskeln, die an der Faszie inserieren oder von ihr eingehüllt werden, an der Aktivitätr verstärkt die Stabilisation und gleicht die Kräfte auf die Lendenwirbelsäule aus.

a. Eine Spannung im dorsalen Faszienblatt wird durch die abgewinkelten

Fasern nach kranial und kaudal übertragen, wodurch entgegengesetzte Vektoren entstehen, die einer Separation der Dornfortsätze und damit flektierenden Kräften entgegenwirkt (Abb. 14.**2 c** und **d**).

b. Weil das dorsale und mittlere Blatt der Fascia thoracolumbalis den M. erector spinae umgeben, dehnt der Muskel sich bei seiner Kontraktion gegen die Faszienumhüllung aus und erhöht so die Spannung in der Faszie. Hierdurch entsteht ein hydraulischer Verstärkungsmechanismus (ähnlich wie sich die Stabilität eines biegsamen Schlauches erhöht, den man mit einer Flüssigkeit füllt). Durch die erhöhte Spannung in der Faszie wird der M. erector spinae bei seiner Arbeit während der Vorneigung und bei der Extension gegen die Schwerkraft unterstützt.

c. Der intraabdominale Druck steigt bei einer Kontraktion der Mm. transversus abdominis und obliquus internus und drückt seinerseits nach außen gegen diese Muskeln, wodurch sich ihre Spannung und ihr Zug an der Raphe lateralis, der über die abgewinkelten Fasern der Fascia thoracolumbalis übertragen wird, erhöht (Abb. 14.**3**). Gemeinsam mit dem Muskelzug und der erhöhten Spannung in der Fascia thoracolumbalis hilft dieser Druckmechanismus dem flektierenden Drehmoment in der Lendenwirbelsäule bei Hebeaktivitäten zu widerstehen (Abb. 14.**2 c** und **d**).

d. Durch die Kontraktion des M. latissimus dorsi bei Hebeaktivitäten werden Kräfte auf die Fascia thoracolumbalis übertragen, die ihr Antiflexionsdrehmoment noch verstärken. So erfährt die Lendenwirbelsäule eine zusätzliche Unterstützung beim Bücken und Heben.

e. Bei der Flexion der Wirbelsäule wird der kaudale Anteil des dorsalen Blatts der Faszie gespannt, wodurch die Wirbelsäulensegmente L_4 und L_5 stabilisiert werden. Dies wird über die Anheftungen der Faszien von den Dornfortsätzen bis zum Ilium vermittelt. Die untere Lendenwirbelsäule wird durch diesen Mechanismus noch zusätzlich zum Bandapparat stabilisiert.

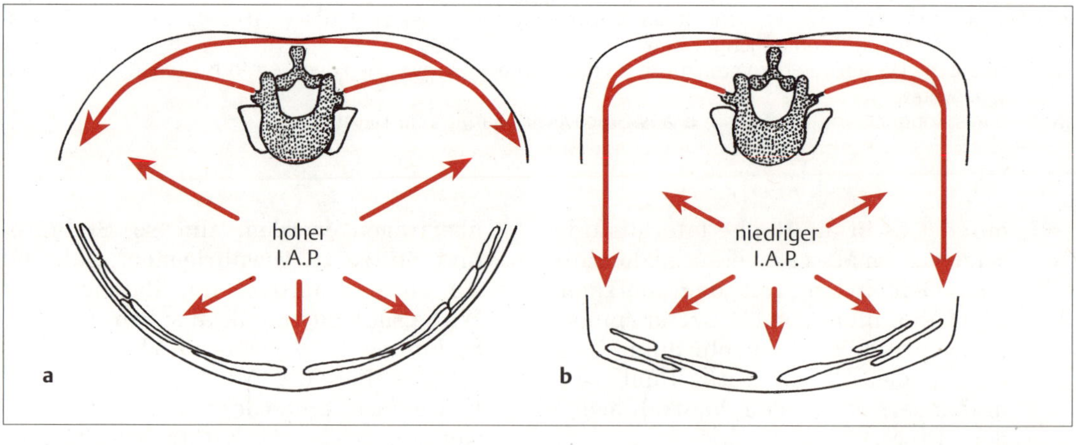

Abb. 14.**3 a** und **b** (aus Gracovetsky)

a Ein hoher intraabdominaler Druck (IAP) wirkt nach außen gegen den M. transversus abdominis und den M. obliquus internus. Dadurch entsteht Spannung in der Fascia thoracolumbalis und es kommt zu einem Antiflexionsdrehmoment.

b Ein geringer intraabdominaler Druck ermöglicht die Flexion der Wirbelsäule.

Dynamische Stabilisation der Halswirbelsäule und des Kopfes

(Abb. 14.**4**)

1. Der Drehpunkt des Kopfes auf der Wirbelsäule ist die Articulatio atlantooccipitalis. Der Schwerpunkt der Kopfes liegt ventral der Bewegungsachse und hat somit ein flektierendes Drehmoment. Dem Kopfgewicht ist der Zug der zervikalen Extensoren entgegengesetzt.
2. Der Unterkiefer wird durch den Zug der Mandibularelevatoren (Mm. masseter, temporalis und pterygoideus internus) in seiner Ruhestellung (teilweise Okklusion) gehalten.
3. Die ventrale Halsmuskulatur (Mm. suprahyoidales und infrahyoidales) hilft beim Schlucken und balanciert den Kiefer gegen die Kaumuskulatur. Sie flektieren auch die Halswirbelsäule, wenn man aus der Rückenlage aufsteht. Bei der Haltung mit ventral translatiertem Kopf sind sie häufig überdehnt und schwach, so daß der Kopf über den M. sternocleidomastoideus angehoben wird.
4. Die Mm. scaleni und der M. levator scapulae fungieren als Abspannseile und stabilisieren gegen die ventralen und dorsalen Translationskräfte, die auf die Halswirbelsäule wirken.

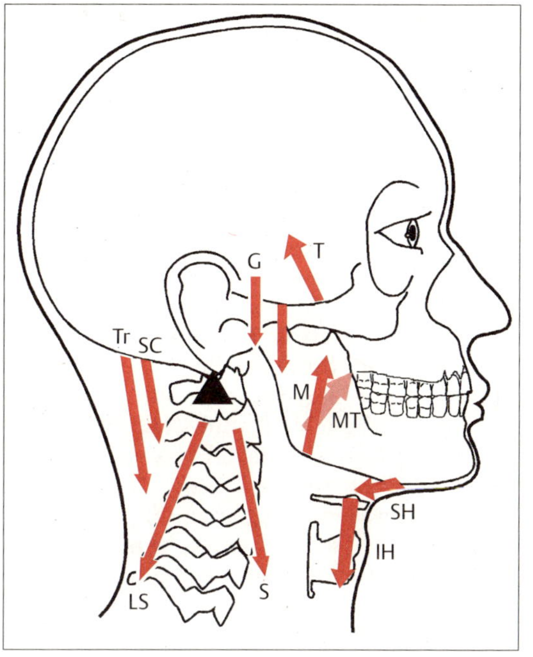

Abb. 14.**4** Balance des Kopfes auf der Halswirbelsäule; Die dorsale Zervikalmuskulatur (M. trapezius und M. semispinalis capitis) hält gegen das Kopfgewicht. Der Unterkiefer wird durch den Zug der Mandibulaelevatoren gegen den kaudalen Zug der Schwerkraft und der ventralen Halsmuskulatur (supra- und infrahyoidale Muskulatur) in seiner Ruhestellung gehalten. Die Mm. scaleni und der M. levator scapulae stabilisieren gegen die ventralen und dorsalen translatorischen Kräfte auf die Halswirbelsäule.
Tr = M. trapezius; SC = M. semispinalis capitis; M = M. masseter; T = M. temporalis; MT = M. pterygoideus medialis; SH = suprahyoidale Muskulatur; IF = infrahyoidale Muskulatur; S = Mm. scaleni; LS = M. levator scapulae; G = Schwerkraft; ▲ Bewegungsachse

Allgemeine Richtlinien zur Behandlung akuter Beschwerden

Wenn man es mit akuten Schmerzen in der Wirbelsäule zu tun hat, muß zunächst eine Fraktur oder Instabilität ausgeschlossen werden, bevor eine Bewegung zugelassen wird. Liegen diese gefährlichen Situationen nicht vor und es gibt trotzdem Symptome, die auf eine Kompression des Rückenmarks oder einer Nervenwurzel hinweisen, so muß die Ursache dafür gefunden und behandelt werden. Zu den Ursachen neurologischer Symptome, die häufig von Physiotherapeuten beobachtet werden, gehören die Bandscheibenprotrusion, die Spinalkanalstenose oder eine knöcherne Einengung des Foramen intervertebrale aufgrund degenerativer Veränderungen oder einer entzündlichen Reaktion des Gewebes und daraus folgender Einklemmung der Nervenwurzel. Gleichgültig, ob der Patient über Schmerzen oder neurologische Ausfälle klagt, wenn die Symptome durch eine Haltungsänderung oder Bewegung verringert werden können, sollte versucht werden, die Beschwerden mit mechanischen Techniken zu behandeln. Ist eine Bandscheibenschädigung die Ursache der akuten Schmerzen, so sollte die Behandlung dieser Struktur zuerst erfolgen.

Finden von entlastenden Positionen

Hat der Patient eine akute Entzündung aufgrund einer Verletzung, so wird er dauernd Schmerz empfinden, nichtsdestotrotz kann häufig eine Körperhaltung gefunden werden, in der die Symptome gelindert werden oder in der sich der Patient wohlfühlt. In dieser Stellung wird das entzündete, gereizte oder geschwollene Gewebe am wenigsten belastet. Diese Haltung wird **funktionelle Position** (funktionelle Ruhestellung) oder **funktionelles Bewegungsausmaß** genannt. Die funktionelle Position kann sich im Laufe der Heilung und mit zunehmender Beweglichkeit und Kraft in der Region verändern. Einige der Pathologien neigen typischerweise dazu, in einem bestimmten Bewegungsausmaß Symptome zu erzeugen, die in einem anderen Abschnitt der Bewegungsbahn gelindert werden. Die folgenden Begriffe wurden basierend auf den Arbeiten von Morgan und Saal und Saal eingeführt.

Entlastungsstellung in Extension

Die Symptome des Patienten lassen in einer Extensionsstellung nach. In einer anhaltenden Flexionsstellung oder bei wiederholten Flexionsbewegungen wird der ventrale Anteil der Bandscheiben und der Facettengelenke belastet, wodurch Flüssigkeit von den komprimierten Gebieten in die gedehnten Gebiete umverteilt wird; dort entsteht eine Schwellung und Kriechen. Dieser Mechanismus tritt häufig bei dorsalen oder dorsolateralen Bandscheibenschäden oder bei Verletzungen des hinteren Längsbandes auf. Sowohl bei einer verletzten Bandscheibe als auch bei gereizten und geschwollenen Geweben können die Symptome durch wiederholte Extensionsbewegungen oder eine Extensionshaltung vermindert werden, weil diese das geschwollene Gewebe massieren und die Flüssigkeit bewegen. Die Stase wird rückgängig gemacht. (Diese Techniken werden detaillierter im Abschnitt über Bandscheibenverletzungen beschrieben, S. 438.)

Entlastungsstellung in Flexion

Die Beschwerden des Patienten lassen in einer Flexionshaltung nach und können durch eine Extension provoziert werden. Dies tritt häufig bei Einengungen der Foramina vertebralia oder des Spinalkanals auf, wie bei einer knöchernen Spinalkanalstenose, Spondylose oder Spondylolisthese.

Entlastungsstellung durch Gewichtsabnahme

Die Beschwerden des Patienten lassen nach, wenn die Körpergewichtsbelastung entfällt, wie beim Liegen, bei der Traktion oder wenn der Patient sich aufstützt (d. h. die Arme einsetzt, um den Rumpf zu entlasten), den Rumpf anlehnt oder im Wasser. Dieser Zustand ist lage- und druckabhängig, da die Symptome beim Stehen, Gehen, Laufen, Husten oder ähnlichen Aktivitäten, die den Druck auf die Wirbelsäule erhöhen, stärker werden.

Probebehandlung

Bei der Probebehandlung wählt man einen Ansatz über die Flexion, die Extension oder die Entlastung. In der Regel wird die Probebehandlung mit wiederholten Extensionsbewegungen begonnen. Physikalische Anwendungen und Massagen können in der akuten Phase eingesetzt werden, um die Schmerzen zu lindern. Schonende Bewegungen innerhalb des schmerzfreien Bewegungsausmaßes sind angemessen, solange sie die Beschwerden nicht verstärken. Im folgenden Abschnitt werden spezifische Techniken für bestimmte Gewebe oder Entlastungshaltungen beschrieben.

Patienteninstruktion und -beteiligung bei der akuten Behandlung

1. Dem Patienten wird beigebracht, die Haltung zu erkennen und einzunehmen, die am bequemsten ist und die Symptome verringert, indem Beckenbewegungen für die Einstellung der Lendenwirbelsäule bzw. Nickbewegungen des Kopfes und Kinnbewegungen für die Einstellung der Halswirbelsäule eingesetzt werden.

Ein Korsett oder eine Halskrause kann im akuten Stadium benutzt werden, um, falls es notwendig ist, die Region zu stabilisieren. Der Patient wird instruiert, wie er im akuten Stadium durch Lagerung die Entlastungsstellung erreichen kann.

a. In der Rückenlage können die Beine angestellt werden, um die Wirbelsäule zu flektieren. Wenn man die Beine streckt, wird die Wirbelsäule extendiert. Ein Kissen unter dem Kopf beugt die Halswirbelsäule, eine kleine Rolle unter dem Nacken fixiert eine leichte Lordose und beläßt den Kopf in der Nullstellung.
b. In der Bauchlage flektiert ein Kissen unter dem Bauch die Wirbelsäule, läßt man das Kissen weg, so wird sie extendiert. Um die Halswirbelsäule in der Nullstellung zu halten und den Patienten davon abzuhalten, den Kopf zu wenden, wird ein kleines Handtuch unter die Stirn gelegt.
c. Beim Sitzen wird die Wirbelsäule in der Regel flektiert, besonders bei starker Knie- und Hüftgelenksbeugung. Um die Flexion zu verstärken, können die Füße auf einen Hocker gestellt werden. Die Extension kann mit Hilfe eines Lumbalkissens oder anderer Unterstützung in der Lendenregion betont werden. Um die Wirbelsäule zu entlasten, werden die Arme auf die Armlehne aufgestützt, oder es wird ein Lehnstuhl (reclinig chair) verwendet.
d. Im Stehen wird die Wirbelsäule meist gestreckt; um eine Flexion zu erreichen, wird der Fuß auf einen Hocker aufgestellt.

2. Wenn der Patient es in der Entlastungsstellung ertragen kann, werden ihm kleine Bewegungen gezeigt, die er selbständig durchführen kann.
   a. Vorsichtige Becken- oder Kinnbewegungen werden in jeder Ausgangsstellung angeleitet, die der Patient toleriert, inklusive Bauch-, Rücken- und Seitlage sowie Sitz und Stand. Der Patient lernt dadurch, wie stark er sich belasten kann, ohne die Symptome zu verstärken.
   b. Dem Patienten wird bewußt gemacht, wie Arm- und Beinbewegungen die Stellung der Wirbelsäule beeinflussen. Jedesmal, wenn die Arme über den Kopf geführt oder die Beine gestreckt werden, extendiert sich die Wirbelsäule; werden die Extremitäten näher an die Körpervorderseite herangeführt, so flektiert sich die Wirbelsäule. Diese leichten Extremitätenbewegungen werden geübt, so daß der Patient wahrnehmen kann, was in der Wirbelsäule geschieht, und lernt, (während der akuten Phase) Bewegungen zu vermeiden, die die Beschwerden verstärken. In der subakuten Phase kann der Patient lernen, die Wirbelsäulenstellung beizubehalten, während er die Extremitätenbewegungen durchführt.
   c. Dem Patienten wird das Drehen en bloc gezeigt, um von Bauch- in Seit- und dann in Rückenlage und wieder zurück zu gelangen. Es muß geübt werden, die Wirbelsäule zu stabilisieren, indem Schulter und Becken frontal eingestellt bleiben, während der Rumpf als Ganzes ohne Drehbewegung der Wirbelsäule herumgerollt wird.
   d. Das Aufstehen aus dem Bett wird eingeübt, indem der Patient en bloc auf die Seite rollt und dann gleichzeitig den Oberkörper mit den Armen in die Senkrechte hochstützt und die Beine über die Bettkante nach unten bringt. Während des Bewegungsübergangs wird darauf geachtet, daß der Patient die Wirbelsäule in Flexion bzw. in Extension hält, entsprechend seiner Entlastungsstellung.
   e. Der Übergang vom Sitzen zum Stehen und zurück wird unter Beibehaltung der entlasteten Wirbelsäulenhaltung geübt. Zunächst stellt der Patient die Entlastungsstellung ein, dann werden die Hüftgelenke mit stabilisierter Wirbelsäule gebeugt bzw. gestreckt. Der Rumpf bewegt sich en bloc.

3. Alle Vorsichtsmaßnahmen, die bei dem Befund des Patienten zu bedenken sind, werden mit ihm durchgegangen. Im folgenden werden die befundspezifischen Vorsichtsmaßnahmen beschrieben.

Bandscheibenverletzungen und Flexionstraumen

Verletzung und Degeneration der Zwischenwirbelscheibe

Ermüdungs- und traumatische Rupturen

Der Annulus fibrosus kann aufgrund einer Ermüdung durch wiederholte Belastung oder durch eine traumatische Ruptur zerstört werden.

1. Ein Ermüdungsriß findet meist nach wiederholter Überbeanspruchung der Wirbelsäule in Flexionsstellung beim asymmetrischen Vorneigen und Torsionsbelastungen statt.
2. Unter Torsionsbelastung wird der Annulus fibrosus verformt. Am deutlichsten wird dies in seinem der Bewegungsrichtung gegenüberliegenden dorsalen Anteil. Die Kohäsion der äußeren Schichten läßt nach, so daß sie beginnen, sich voneinander zu lösen. Jede einzelne Schicht wirkt dann als eigenständige Barriere für den gallertartigen Nukleus. Nach und nach entstehen Risse mit kreisförmigem Verlauf, und es kommt zu einer Kommunikation des Nukleusgewebes der unterschiedlichen Schichten.
3. Auch bei der wiederholten Vorneigung und bei Hebeaktivitäten werden die Lagen des Annulus fibrosus stark beansprucht; die Fasern werden im posterodorsalen Anteil der Bandscheibe eng aneinandergedrückt, und es entwickeln sich kreisförmig verlaufende Fissuren, an denen das Nukleusgewebe entlangwandern kann. Die äußeren Lagen des Annulus fibrosus können das weiche Innenmaterial solange zurückhalten, wie sie eine durchgehende Schicht bilden. Im Anschluß an eine Verletzung neigt der Nukleus dazu, anzuschwellen und den Annulus fibrosus zu verformen. Die größte Verformung findet in dem Bereich statt, in dem der Faserring gedehnt wurde. Wenn die äußeren Schichten zerreißen, kann das Nukleusgewebe durch die Fissuren austreten.
4. Es beginnt die Gewebeheilung, die jedoch durch die geringe Durchblutung der Bandscheibe erschwert wird. Reparaturvorgänge können sein: eine Abkapselung der Verletzungsstelle durch Nukleusgel oder eine Abdichtung des Defekts durch eine Proliferation der Annuluszellen. Jede fibröse Reparatur ist nicht so belastbar wie der physiologische Zustand und dauert besonders wegen der relativen Avaskularität der Bandscheibe lange.
5. Eine traumatische Ruptur einer Bandscheibe kann durch eine einzige Verletzung hervorgerufen werden oder sich aus vielen kleinen Verletzungen des Faserringes aufbauen. Am häufigsten tritt dies bei traumatischen Hyperflexionsverletzungen auf.

Axiale Überlastung

Wird die Wirbelsäule axial überbeansprucht, so resultiert daraus in den meisten Fällen zuerst ein Einbruch der Deckplatten oder eine Fraktur der Wirbelkörper, bevor der Annulus fibrosus verletzt wird.

Alter

Am anfälligsten für eine symptomatische Bandscheibenverletzung sind Personen zwischen 30 und 45 Jahren. Während dieser Zeitspanne ist der Nukleus immer noch in der Lage, Wasser aufzusaugen, aber der Annulus ist bereits durch wiederholte Überlastungen geschwächt und kann somit dem höheren Druck bei übermäßigen Belastungen nicht mehr so gut widerstehen. Das Nukleusgewebe kann gegen die Fissuren drücken, die meist posterolateral auftreten, und bei steigender Belastung die äußeren Faserschichten nach außen wölben. Das Nukleusmaterial kann auch durch einen kompletten Riß im Faserring austreten.

Degenerative Veränderungen

Jede Minderung der Bandscheibengesundheit durch Infektion, Krankheit, Hernienbildung oder durch einen Deckplattendefekt ist ein Stimulus für degenerative Veränderungen der Bandscheibe.

1. Die Merkmale einer Degeneration sind fortschreitende Fibrotisierung des Nukleus und ein Verlust sowohl der ringartigen Anordnung der Schichten des Annulus fibrosus als auch der knorpeligen Deckplatte.
2. Durch die fortschreitende Fibrotisierung verliert der Nukleus seine Fähigkeit, Flüssigkeit aufzusaugen. Der Wasseranteil des Nukleus verringert sich und der Nukleus wird kleiner. Eine akute Protrusion des Nucleus pulposus gegen den Annulus fibrosus oder ein Austreten von gallertigem Gewebe durch einen Riß des Faserringes tritt bei älteren Patienten selten auf.
3. Es gibt auch Protrusionen des Annulus fibrosus ohne Druck des Nucleus pulposus. Eine myxomatöse Degeneration mit einer Protrusion des Annulus konnte bei Bandscheibenläsionen älterer Patienten nachgewiesen werden.

Wirbelsäulenmechanik

Eine Verletzung oder Degeneration der Bandscheibe beeinträchtigt die Mechanik der Wirbelsäule ganz allgemein. Zunächst entsteht eine größere Beweglichkeit des Wirbelsäulensegments mit unphysiologisch großer Flexions-/Extensionsmöglichkeit und stärkerem Ventral- und Dorsalgleiten des Wirbelkörpers. Die Druckverteilung ist im gesamten Segment verändert, was unphysiologische Belastungen der Facetten und der Haltestrukturen verursacht (s. unter „Pathomechanische Beziehungen zwischen der Bandscheibe und den Facettengelenken", S. 449).

Differentialdiagnosen

Eine Bandscheibenprotrusion/Bandscheibenstörung, Flüssigkeitsstase im Gewebe, durch die Bandscheibe verursachte Schmerzen (discogenetic pain) und Schwellung aufgrund einer Entzündung können von einer langanhaltenden Flexionshaltung, wiederholter Mikrotraumatisierung in der Flexion oder traumatischen Flexionsverletzungen ausgelöst werden. Zunächst können sich die Beschwerden durch eine Extension verstärken, aber sie können dann vermindert werden, indem vorsichtige kontrollierte Extensionsbewegungen eingesetzt werden. Es konnte in mehreren Studien nachgewiesen werden, daß Patienten, deren Symptome durch eine Behandlung mit Extensionsansatz gelindert werden konnten, gut auf konservative Behandlungen ansprechen.

Diskogene Schmerzen

Die Symptome können durch ein frühes Stadium der Bandscheibendegeneration oder eine Kompressionsfraktur der Deckplatte des Wirbelkörpers ausgelöst werden. Die Schmerzen treten ohne eine Beteiligung der Nervenwurzel auf, obwohl es zu übertragenen Schmerzen an den Extremitäten kommen kann.

Bandscheibenprotrusion/ Bandscheibenstörungen

1. **Bandscheibenprotrusion**
   Unter einer Bandscheibenprotrusion versteht man jede Veränderung der Annulusform, die dazu führt, daß er über seinen normalen Umfang hinaus vorsteht.
2. **Bandscheibenhernie**
   a. Bandscheibenprolaps
   Hierbei handelt es sich um eine Protrusion des Nucleus pulposus, die von den äußeren Fasern des Annulus fibrosus und den Bandstrukturen eingeschlossen ist.
   b. Bandscheibenextrusion
   Eine Bandscheibenextrusion ist das Austreten von Gewebe des Nucleus pulposus aus dem Annulus fibrosus, das aber noch vom Lig. logitudinale posterius bedeckt ist.
   c. Freier Sequester
   Bei der freien Sequestrierung hat sich das ausgetretene Bandscheibenmaterial vom Ort der Läsion entfernt.

> *Beachte:* Die oben genannten Begriffe werden von den Autoren unterschiedlich gebraucht. Die Definition oben stammt von MacNab. Bogduk definiert den **Prolaps** als eine echte Ruptur von Nukleus-

gewebe in den Wirbelkanal, und eine **Bandscheibenhernie** ist bei ihm der teilweise Austritt von Bandscheibengewebe in den Wirbelkanal, wobei der größte Anteil des Nukleus innerhalb des defekten Annulus verbleibt.

Stase der Gewebsflüssigkeit

Bei einer dauerhaften Flexionshaltung der Wirbelsäule werden die Bandscheiben, Facettengelenke und die Bänder anhaltend beansprucht. Der intradiskale Druck nimmt zu, der Knorpel der Facettengelenke wird komprimiert und das Lig. longitudinale posterius sowie die dorsalen Fasern des Annulus fibrosus werden gedehnt. Es kommt zum Kriechen und einer Flüssigkeitsumverteilung. Plötzliche Bewegungen in die Extension verhindern die korrekte Verteilung der Flüssigkeiten und verstärken die Anfälligkeit der gedehnten Gewebe bezüglich Verletzungen und Entzündung. Die Symptome können ähnlich sein wie bei einer Bandscheibenläsion, weil auch sie durch Extensionsbehandlungen vermindert werden und auf die unten beschriebene Behandlung ansprechen.

Symptome einer Bandscheibenläsion

Ätiologie der Beschwerden

1. Die Bandscheibe ist im großen und ganzen aneural; nicht alle Bandscheibenprotrusionen verursachen Symptome.
2. Die Schmerzen entstehen durch den Druck der Protrusion auf schmerzempfindliche Strukturen (Bänder, Dura mater und die Nervenwurzeln umgebende Blutgefäße).
3. Ein neurologischer Befund kann durch Druck auf das Rückenmark oder auf Nervenwurzeln entstehen. Die einzigen echten neurologischen Befunde sind spezifische motorische Ausfälle und spezifische Sensibilitätsstörungen. (Ausstrahlender Schmerz im Dermatom, gesteigerte myoelektrische Aktivität der ischiokruralen Muskelgruppe, eingeschränkte Flexion des gestreckten Beines sowie verminderte Sehnenreflexe können auch übertragene Schmerzen der spinalen Muskulatur, spinaler Bänder, der Bandscheibe und der Facettengelenke sein und sind aus diesem Grund keine echten Zeichen für Druck auf die Nervenwurzel.)
4. Die Symptome variieren abhängig vom Ausmaß und der Richtung der Protrusion sowie davon, in welchem Wirbelsäulensegment sich die Schädigung befindet.
   a. Am häufigsten treten posteriore oder posterolaterale Schädigungen auf.
   b. Bei kleinen posterioren oder posterolateralen Schäden kann Druck auf das Lig. longitudinale posterius, auf die Dura mater oder ihre Aussackung um die Nervenwurzel herum entstehen. Der Patient beschreibt starke Rückenschmerzen in der Mittellinie oder Schmerzen, die sich vom Rücken ins Gesäß oder ins Bein fortsetzen.
   c. Eine große dorsale Protrusion kann neurologische Befunde, wie den Verlust der Blasenkontrolle oder eine Reithosenanästhesie, verursachen.
   d. Eine große posterolaterale Protrusion kann Symptome der Nervenwurzel oder des Rückenmarks auslösen.
   e. Eine Protrusion nach ventral kann gegen das Lig. longitudinale anterius drücken und Rückenschmerzen auslösen; neurologische Befunde können fehlen.
5. Wenn der Annulus fibrosus noch intakt ist, können sich die Symptome verlagern, da der hydrostatische Mechanismus noch funktioniert.
6. Das ausgetretene Gewebe des Nucleus pulposus kann im Spinalkanal eine Entzündung auslösen und den Durasack, seine Aussackungen um die Nervenwurzeln herum oder die Nervenwurzeln direkt reizen. Die Symptome können lange Zeit anhalten und reagieren nicht auf eine rein mechanische Behandlung. Bei der Durchführung des Lasègue-Tests können die Beschwerden im Rücken die im Bein übertreffen. Eine schlechte Heilung der Entzündung kann zu fibrotischen Veränderungen und chronischen Schmerzen führen.

Beginn und Verhalten der Symptome

1. Die Symptome treten meist im Alter zwischen 20 und 55 Jahren auf und am häufigsten bei Patienten Mitte 30 bis Ende 40.
2. Außer bei einem Unfall steht der Beginn der Beschwerden meist nur im Zusammenhang mit Vorneigen, Vorneigen und Heben oder Aufrichten aus einer sitzenden oder vorgeneigten Stellung. Es tritt manchmal ein Gefühl auf, als ob etwas reißen würde.
3. Bei vielen Patienten ist in der Anamnese eine Flexionsfehlhaltung festzustellen (Flachrücken oder ventral translatierter Kopf, s. Kapitel 15, S. 466).
4. Der Schmerz kann sich während der Inaktivität (beim Sitzen oder nach der Nachtruhe) langsam steigern. Häufig empfinden die Patienten den Beginn der Beschwerden beim Aufstehen aus dem Bett.
5. Bei einer dorsalen oder dorsolateralen Protrusion werden die Symptome in der Regel durch Aktivitäten, die den Druck auf die Bandscheiben vergrößern, verstärkt (z. B. Sitzen, Vorneigen, Husten oder bei der Anstrengung, sich aus einer gebeugten Haltung aufzurichten). Meist nehmen die Beschwerden beim Gehen ab.
6. Während der akuten Phase sind die Schmerzen dauerhaft anwesend; sie variieren jedoch in der Stärke entsprechend der Aktivität oder der Haltung des Patienten.
7. Am häufigsten treten Bandscheibenschäden in den Segmenten $L_{4/5}$ und L_5/S_1 auf.
8. Zunächst tritt ein ungutes Gefühl im Gesäß und der lumbosakralen Region auf. Einige Patienten empfinden auch Schmerzen, die bis in den Oberschenkel ausstrahlen. Taubheit oder Muskelschwächen werden erst wahrgenommen, wenn die Protrusion so weit fortgeschritten ist, daß die Nervenwurzeln, das Rückenmark oder die Cauda equina komprimiert werden.

Objektive klinische Befunde

Die folgenden Informationen beziehen sich auf eine eingeschlossene dorsale oder dorsolaterale Bandscheibenprotrusion in der Lendenwirbelsäule. Die weniger häufige ventrale Protrusion wird im Abschnitt „Mechanische Reduktion einer Bandscheibenprotrusion", S. 444, beschrieben.

1. Der Patient zieht Gehen und Stehen dem Sitzen vor.
2. Der Patient hat eine verminderte oder aufgehobene Lendenlordose und die Wirbelsäule kann nach lateral translatiert sein.
3. Die Vorneigung ist eingeschränkt. Bei einer Wiederholung der Vorneigung nehmen die Beschwerden zu oder treten weiter in der Peripherie auf (peripheralisation), d. h.: sie strahlen weiter in die Extremitäten aus.
4. Die Extension ist eingeschränkt. Bei wiederholter Extension werden die Beschwerden schwächer oder treten zentralisiert in Erscheinung. Zentralisierung der Beschwerden bedeutet, daß die Symptome weniger distal am Bein, sondern nur noch lokal im Rücken auftreten. Es gibt wichtige Ausnahmen dieser Regel:
   a. Bei einer Lateraltranslation der Wirbelsäule verstärken sich die Schmerzen bei der Extension. Wird die Seitverschiebung zuerst korrigiert und dann die Extension ausgeführt, so vermindern oder zentralisieren sich die Beschwerden (s. Abschnitt „Mechanische Reduktion einer Bandscheibenprotrusion").
   b. Bei einer Protrusion, die mechanisch nicht zurückgeführt werden kann, werden die Beschwerden durch die Extension nicht gelindert.
   c. Bei einer ventralen Protrusion werden die Beschwerden durch die Extension verschlechtert und durch die Flexion verbessert.
5. Wird die Flexion der Lendenwirbelsäule in der Bauchlage und die Extension in der Rückenlage getestet, so sind die Beschwerden ähnlich denen im Stand, jedoch nicht so ausgeprägt, da die Schwerkraft ausgeschaltet ist.

6. Ein Lasègue zwischen 30° und 60° ist bezüglich der Durabeweglichkeit positiv, aber nicht kennzeichnend für einen Bandscheibenschaden.
7. Ein eingeschlossener Bandscheibenvorfall ist durch Bewegung beeinflußbar, da der hydrostatische Mechanismus noch intakt ist. Ein sequestrierter Bandscheibenvorfall oder eine Bandscheibenextrusion mit einem kompletten Riß des Annulus fibrosus zerstört den hydrostatischen Mechanismus und kann nicht durch Bewegungen beeinflußt werden.

Behandlungsprinzipien

Haltungsänderungen und Übungen

Veränderungen der Haltung und der Aktivität beeinflussen den intradiskalen Druck. Vergleicht man es mit dem Stehen, so ist der Druck in Rückenlage am geringsten, nimmt im Sitzen mit Knie- und Hüftgelenksbeugung um mindestens 50 % zu und verdoppelt sich, wenn der Patient sich im Sitzen vorbeugt. Die niedrigste Belastung im Sitzen trifft auf die Bandscheiben, wenn die Rückenlehne 120° geneigt ist und die Lendenwirbelsäule von einem 5 cm starken Polster unterstützt wird. Aus diesem Grund sollte das Sitzen mit gebeugten Hüft- und Kniegelenken sowie das Vorneigen beim Sitzen während einer akuten Bandscheibenprotrusion vermieden werden. Ist das Sitzen notwendig, sollte die Lendenwirbelsäule unterstützt werden und die Rückenlehne 120° geneigt sein.

Flüssigkeitsstase und Inhibition

Wenn sich eine Person hinlegt, werden die komprimierenden Kräfte auf die Bandscheibe vermindert und nach einiger Zeit kann der Nukleus mehr Wasser aufnehmen, um den Druck auszugleichen. Beim Aufstehen komprimiert das Körpergewicht die Bandscheibe mit der aufgenommenen Flüssigkeit und der intradiskale Druck nimmt stark zu. Die Schmerzen einer Protrusion werden verstärkt. Um die Beschwerden in der akuten Phase nicht zu verstärken, sollte deshalb eine absolute Bettruhe vermieden werden. In den ersten beiden Tagen bei sehr irritablen Beschwerden ist die Bettruhe notwendig, um eine frühe Heilung zu unterstützen, sie sollte jedoch von kurzen Phasen des Stehens, Gehens und kontrollierten Bewegungen unterbrochen sein.

Dauertraktion

Dieses Phänomen, daß bei vermindertem Druck auf die Bandscheiben Flüssigkeit aufgesogen wird, tritt auch nach Dauertraktionen oder bei dauerhafter Flexionshaltung auf. Aus diesem Grund sollte in der akuten Phase die Traktion nicht länger als 10 Minuten angewendet werden (s. Kapitel 16, S. 508). Ebenso sollte eine dauerhafte Lagerung in Flexion vermieden werden, außer, wenn sie die einzige Stellung ist, in der die Symptome verringert werden können.

Flexion und Extension

Das Ausruhen in leichter Flexionsstellung lindert in der Regel die Beschwerden, da der Nukleus mehr Raum zur Verfügung hat. Der Patient translatiert sein Gewicht oft nach lateral, um den Druck auf die Nervenwurzel zu verringern. Die Bewegung in die Extension verstärkt zunächst die Beschwerden. Bei einer akuten Bandscheibenschädigung mit Lateraltranslation und Flexionsschonhaltung konnten die Beschwerden häufig gelindert werden, wenn eine entgegengesetzte Lateraltranslation mit anschließender passiver Extension durchgeführt wurde, um die Protrusion mechanisch zu komprimieren und nach ventral zu verlagern.

Isometrische Aktivitäten

Isometrische Aktivitäten (Pressen, Widerstand gegen die Beckenbewegungen, (straining)) wie auch aktive Flexions- und Extensionsbewegungen der Wirbelsäule vermehren den intradiskalen Druck über das normale Maß hinaus und sollten aus diesem Grund in der aktiven Phase unterlassen werden.

Reflektorischer Muskelhartspann

Ein reflektorischer Muskelhartspann begleitet häufig eine akute Bandscheibenverletzung und verstärkt die Kompression auf den Diskus. Durch physikalische Anwendungen und oszillierende Traktion der Wirbelsäule kann der Hartspann vermindert werden (s. Kapitel 16, S. 510).

Akute Einschränkungen und Beschwerden

1. Es entstehen Schmerzen durch den Druck der Protrusion auf schmerzempfindliche Strukturen, die von einer muskulären Schutzspannung begleitet werden.
2. Neurologische Befunde treten nur dann auf, wenn die Protrusion gegen eine Nervenwurzel oder das Rückenmark drückt.
3. Es entwickelt sich eine unphysiologische Wirbelsäulenhaltung und ein erhöhter intradiskaler Druck.
4. Die Symptome verlagern sich in die Peripherie, wenn der Patient sich wiederholt vorbeugt oder in einer Flexionsstellung verharrt.
5. Es kann zu einem positiven Lasègue-Zeichen kommen.

Funktionelle Einschränkungen und Behinderungen

Bei guter Heilung und einem vorsichtigen Aufbau des Patienten in der Rehabilitation sollte es nicht zu Langzeitfolgen kommen. Zu den kurzfristigen funktionellen Einschränkungen gehören:

1. die Unfähigkeit längere Zeit in einer flektierten Haltung zu verharren oder zu sitzen,
2. sich vorzubeugen, hinzuhocken oder Gegenstände anzuheben, die schwerer sind als 5 kg sowie
3. bei einem neurologischen Befund Einschränkungen der Kraft der unteren Extremität und des Gehens.

Allgemeine Ziele und Behandlung während der akuten Phase

Ziele	Behandlung
Schmerzlinderung und Muskelentspannung	Bettruhe mit Unterbrechungen durch kontrollierte Bewegungen Physikalische Anwendungen, Massage, Traktion
Reduzierung der Schwellung und des Drucks auf schmerzempfindliche oder neurologische Strukturen	Bewegungen, die die Größe und die Wirkung der geschwollenen Bandscheibe oder des Bandes verringern (Versuch: wiederholte Extension) Vermeidung von Stellungen, Übungen und Aktivitäten, die den intradiskalen Druck vergrößern (Flexion)
Patienteninstruktion	Patienteninstruktion (Umgang mit den Beschwerden) Haltungskontrolle Schonende Lagerungen und Bewegungsmuster

Vorsichtsmaßnahmen und Kontraindikationen während der akuten Phase

1. Akute Schmerzen in der Wirbelsäulenregion, die nicht durch eine Haltungsänderung oder Bewegungen beeinflußt werden können, müssen von einem Arzt bezüglich einer schwerwiegenden Pathologie untersucht werden.
2. Jede Bewegung, die die Beschwerden in die Peripherie verlagert, ist im akuten und im frühen subakuten Stadium kontraindiziert. Eine Verlagerung in die Peripherie kann auf eine Stenose, einen großen lateralen Bandscheibenvorfall oder eine Pathologie der hinteren Säule hinweisen.
3. Die Extension der Wirbelsäule ist kontraindiziert, wenn:
   a. keine Bewegung oder Lagerung gefunden werden kann, die die Beschwerden vermindert oder zentralisiert,
   b. eine Reithosenanästhesie und/oder eine Blasenschwäche vorliegt oder

   c. der Patient so extreme Schmerzen hat, daß er bei jedem Versuch der Haltungskorrektur seinen Rücken muskulär verspannt und damit immobilisiert.
4. Die Flexion der Wirbelsäule sollte vermieden werden, wenn:
   a. die Extension die Beschwerden lindert oder
   b. die Flexionsbewegungen die Beschwerden verstärkt oder in die Peripherie verlagert.
5. Jede Form der Übungen oder Aktivitäten, die den intradiskalen Druck erhöhen, wie Pressen, aktive Beckenbewegungen oder Rumpfhebeübungen, sollten im akuten Stadium unterlassen werden.

Techniken der mechanischen Reduktion einer Diskusprotrusion oder geschwollenen Gewebes der Lendenwirbelsäule

Beachte: Die folgenden Techniken dürfen nur dann angewendet werden, wenn die Testbewegungen gezeigt haben, daß die eingesetzten Haltungen und Bewegungen die Beschwerden verringern. Wenn die Symptome nicht durch eine Testbewegung vermindert werden können, ist dieser mechanische Ansatz der Behandlungen nicht angezeigt.

Starke Beschwerden

Bei starken Beschwerden soll der Patient Bettruhe halten, die nur durch kurze Intervalle des Gehens unterbrochen wird. Gehen unterstützt die Lendenwirbelsäulenextension und stimuliert den Flüssigkeitstransport, der dabei hilft, daß die Schwellung der Bandscheibe oder des Bindegewebes zurückgeht. Der Patient sollte Gehstützen einsetzen, wenn er nicht aufrecht stehen kann, um den erhöhten Druck, der durch die gebeugte Haltung entsteht, zu vermindern.

Dorsale und dorsolaterale Protrusion

1. Passive Extension

   a. Der Patient liegt in der Bauchlage. Wenn die Flexionsstellung stark ist, werden Kissen unter seinen Bauch gelegt. Die Flexionsstellung wird zunehmend reduziert, indem die Kissen nach und nach entfernt werden. Weitere Steigerung kann der Patient dadurch herbeiführen, daß er sich auf seinen Ellenbogen abstützt und dabei das Becken absinken läßt (Abb. 14.**5**). Beim Hochstützen können Kissen, die unter den Brustkorb gelegt werden, die Schultern entlasten. Bevor man von einer Extensionsstufe auf die andere übergeht, wird 5–10 Minuten gewartet, um Zeit zu geben, damit Wasser aus der Protrusion gedrückt werden und sich ihre Größe verringern kann. Die Übungen sollten zu einer weiteren Zentralisation oder Linderung der Beschwerden führen. Zum Schluß kann der Patient sich auf seine Handflächen stützen und das Becken absinken lassen (Abb. 15.**8 a**).
   b. Wird das Halten der Stellung schlecht vertragen, so wird der Patient angeleitet, wiederholte passive Extensionen der Lendenwirbelsäule durchzuführen, indem er sich immer wieder aus der Bauchlage hochstützt (genauso wie in Abb. 15.**8 a**) statt die Position zu halten.

Achtung: Es muß genau beobachtet werden, wie der Patient seine Beschwerden empfindet. Die Symptome sollten sich aus dem Oberschenkel und dem Gesäß zurückziehen, können allerdings im Lendenwirbelbereich zunehmen (Zentralisierung). Wenn die Symptome weiter nach peripher ausstrahlen, müssen die Übungen sofort eingestellt und ein neuer Befund erhoben werden.

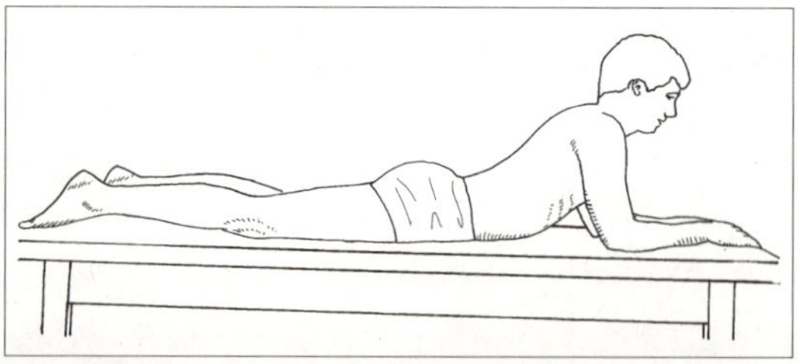

Abb. 14.**5** Passive Lendenwirbelsäulenextension durch Ellenbogenstütz aus der Bauchlage

2. **Korrektur der Translation des Brustkorbs nach lateral** (lateraler Shift)
   Wenn der Patient eine Schonhaltung mit Lateraltranslation einnimmt (Abb. 14.**6**), wird mit der einfachen Extension keine Besserung der Beschwerden erreicht werden, bevor nicht die Translation korrigiert wurde. Ist sie korrigiert, so wird wie unter 1. vorgegangen, um die Korrektur zu erhalten. Es gibt mehrere Methoden für die Korrektur der Lateraltranslation:
   a. Der Therapeut steht auf der Seite, zu der der Brustkorb translatiert ist, und legt seine Schulter gegen den Ellenbogen des Patienten. Nun legt der Therapeut seinen Arm um das Becken des Patienten auf die Gegenseite und zieht gleichzeitig das Becken zu sich heran und schiebt den Brustkorb von sich weg (Abb. 14.**7**). Die Bewegung wird langsam Stück für Stück durchgeführt. Werden die Beschwerden durch die Bewegung zentralisiert, so wird mit der Korrektur fortgefahren. Wenn die Lateraltranslation beseitigt ist, soll der Patient sofort seine Wirbelsäule extendieren (Abb. 15.**8 b**). Es ist auch hier wichtig, ausreichend Zeit für die Anpassungsvorgänge zu gewähren.
   b. Alternative Methode:
   Der Patient wird auf der Seite gelagert, wobei die Seite unten liegt, zu der der Thorax translatiert ist. Ein kleines Kissen oder ein gerolltes Handtuch wird unter den Thorax gelegt. Der Patient verharrt in dieser Stellung, bis die Schmerzen zentralisieren, dann dreht er sich auf den Bauch und beginnt mit den Extensionsübungen, die unter 1. beschrieben wurden.
   c. Alternative Methode:
   Wenn der Patient in der Bauchlage liegt, kann der Therapeut versuchen, den Thorax manuell zur Seite und das Becken zur Mittellinie zu schieben. Die ausgeübte Kraft soll in beide Richtungen gleich sein und in entgegengesetzte Richtung wirken. Wenn die Beschwerden zentralisieren, kann mit der passiven Extension wie unter 1. begonnen werden.

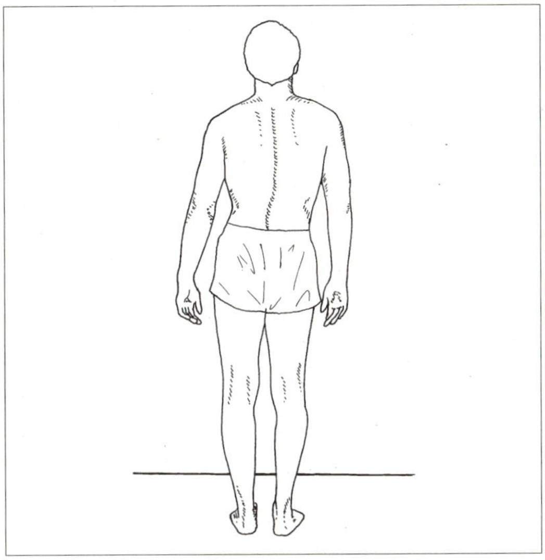

Abb. 14.**6** Lateraltranslation des Körperabschnitts Brustkorb nach rechts; das Becken ist nach links translatiert.

Patienteninstruktion

1. Der Patient wird dabei unterstützt, die Haltungen und Bewegungen herauszufinden, die die Beschwerden vermindern

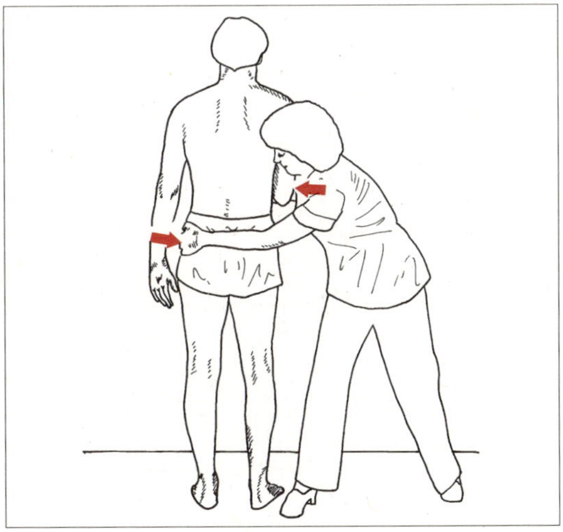

Abb. 14.**7** Zur Korrektur wird der Körperabschnitt Brustkorb über den Ellenbogen und der Körperabschnitt Becken gegeneinander geschoben.

oder verstärken, indem sie unter Aufsicht geübt werden.
2. Der Patient wird angeleitet, die Extensionsübungen eventuell in Verbindung. mit der Translationskorrektur in den ersten Tagen häufig zu wiederholen.
   a. Um die Eigenkorrektur zu üben, soll der Patient auf der Seite, zu der der Brustkorb translatiert ist, eine Hand an den Brustkorb legen und die andere Hand auf dem Beckenkamm der entgegengesetzten Seite. Jetzt drückt er langsam die Körperabschnitte zur Mittellinie und hält die neue Position (Abb. 14.**8**). Schließlich wird der Patient die Korrektur auch bewußt durchführen können.
   b. Unter Umständen kann dem Patienten gezeigt werden, wie er seine Haltung in der Seit- oder Bauchlage korrigieren kann.
3. Der Patient wird aufgefordert, bei jeder Verstärkung oder Verlagerung der Beschwerden in die Peripherie die Übungen sofort abzubrechen.
4. Der Patient wird angeleitet während der Heilung der Schädigung eine extendierte Haltung mit einer passiven Unterstützung der Lendenwirbelsäule einzunehmen.
   a. Der Patient sollte beim Sitzen ein Lendenkissen oder eine Handtuchrolle zur Unterstützung der Lendenlordose benutzen. Besonders wichtig ist dies beim Autofahren oder beim Sitzen in einem weichen Sessel.
   b. Für die Nachtruhe sollte sich der Patient ein 4fach gefaltetes Handtuch um den Bauch herumlegen und befestigen.
5. Der Patient sollte Flexionsaktivitäten, Heben und Tragen sowie andere Funktionen, die den intradiskalen Druck erhöhen, vermeiden, solange die Beschwerden noch akut sind.
6. Es werden rückenschonende Bewegungsabläufe eingeübt, s. o.

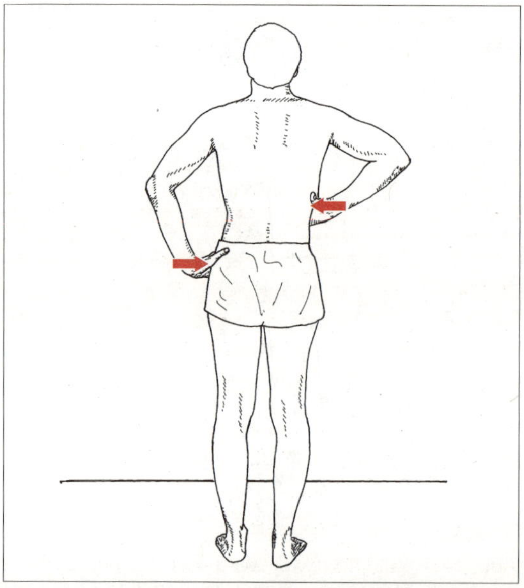

Abb. 14.**8** Autokorrektur der Lateraltranslation

Ventrale Protrusion

Wenn wiederholte Flexionen die Beschwerden vermindern, wiederholte Extensionen sie verstärken und der Patient eine deutlich verstärkte plötzlich auftretende Lendenlordose hat, beginnt die Behandlung folgendermaßen:

1. Korrektur der Lateraltranslation:
   Der Patient steht und legt das der Translation gegenüberliegende Bein auf einen Stuhl, so daß das Hüftgelenk etwa 90° gebeugt ist. Das Bein auf der Seite der Translation wird gestreckt gehalten. Nun beugt der Patient den Rumpf über das gebeugte Bein und übt Druck aus, indem er an der Fessel zieht (Abb. 14.**9**). Dieser Vorgang wird mehrmals wiederholt, aber nicht solange, daß die Beschwerden auf die andere Seite wandern.
2. Passive Flexion:
   Der Patient liegt in Rückenlage. Falls keine Lateraltranslation vorliegt, bringt er seine Knie zur Brust und hält diese Position mit den um die Oberschenkel gelegten Armen einige Minuten (Abb. 15.**5**). Der Patient kann die Beine auch immer wieder ein kleines Stück absenken und dann wieder an die Brust heranziehen, um eine langsame oszillierende Bewegung der Wirbelsäule auszulösen. Nach

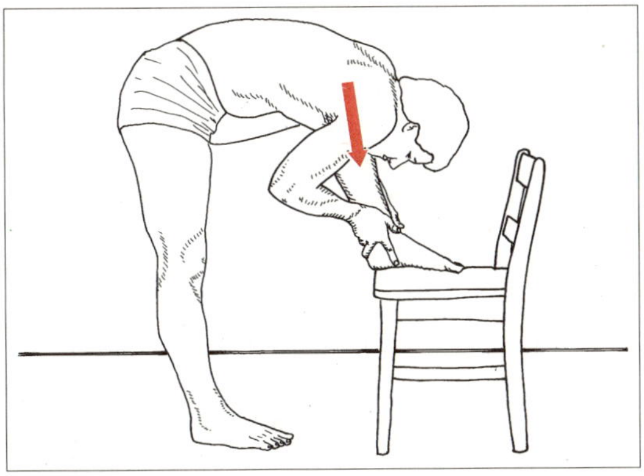

Abb. 14.**9** Autokorrektur einer Lateraltranslation, bei einer Abweichung in Flexion

einigen Tagen kann die Übung auch im Sitzen oder Stehen durchgeführt werden.

Beachte: Auch Patienten, deren Symptome nicht auf eine Protrusion der Bandscheibe, sondern z. B. auf eine Spinalstenose oder eine Spondylose zurückzuführen sind, können von den Flexionsübungen profitieren, da eine Flexion die Foramina intervertebralia erweitert.

Traktion

Traktion wird häufig von den Patienten im akuten Stadium toleriert und hat den Vorteil, daß die Bandscheibenräume erweitert werden, wodurch unter Umständen die Protrusion aufgrund der Druckminderung oder des Zuges am Lig. longitudinale posterius verkleinert werden kann (s. Kapitel 16, S. 508 ff.).

1. Die Dauer der Traktion sollte gering sein, da die osmotischen Kräfte sich schnell ausgleichen. Beim Loslassen der Traktion könnte es sonst zu einem erhöhten intradiskalen Druck kommen, was die Schmerzen wieder verstärkt.
   a. Weniger als 15 Minuten intermittierende Traktion.
   b. Weniger als 10 Minuten gehaltene Traktion.
2. Es muß viel Gewicht eingesetzt werden. In der Regel ist mehr als die Hälfte des Körpergewichts des Patienten notwendig, um die Lendenwirbel zu separieren.
3. Meist kommt es nach einer vollständigen Schmerzlinderung später zu einer Verstärkung der Beschwerden.

Heilung der Bandscheibenläsion: subakute Phase

In der Regel verringern sich die akuten Symptome innerhalb der ersten 4–6 Tage und der Patient lernt, mit den Beschwerden umzugehen.

1. Dem Patienten werden einfache Wirbelsäulenbewegungen innerhalb des schmerzfreien Bewegungsausmaßes gezeigt, die durch kleine Beckenbewegungen initiiert werden. Dem Patienten wird bewußt gemacht, wie weit er sein Becken und seine Wirbelsäule bewegen kann, ohne die Beschwerden zu verstärken. Die Beckenbewegungen werden in Rücken-, Bauch- und Seitlage, im Vierfüßlerstand, im Sitzen und im Stehen angeleitet. Es ist sehr wichtig, die Übungen nur im Rahmen der Fähigkeit des Patienten, seine Symptome zu kontrollieren, durchzuführen. Die Übungen werden immer mit einer Beckenkippung (Flexion) und Wirbelsäulenextension abgeschlossen.
2. Anspannungsübungen der Bauch- und Rückenmuskulatur werden eingesetzt, um dem Patienten beizubringen, wie er die extendierte Wirbelsäulenstellung bei einfachen Extremitätenbewegungen beibehalten kann. Der Patient muß darauf aufmerksam gemacht werden, daß er nicht die Luft anhalten oder pressen soll, weil dadurch der intradiskale Druck erhöht wird.
3. Es wird jegliche Aktivität innerhalb der Toleranzgrenzen des Patienten unterstützt, wie Gehen oder Schwimmen.
4. Das gestreckte Bein wird passiv abgehoben, um die Mobilität der Nervenwurzeln in der Lendenregion zu erhalten.

Behandlung bei stabilisierten Bandscheibenbeschwerden

Zeichen der Besserung

Eine Besserung des Zustandes des Patienten kann daran erkannt werden, daß die Schonhaltung nachläßt, die Wirbelsäulenbeweglichkeit zunimmt und der Lasègue-Test negativ ist. Eine Verminderung der Schmerzen mit einer Verstärkung der neurologischen Symptome bedeutet eine Verschlechterung des Zustands. Um herauszufinden, ob sich die Beschwerden stabilisiert haben, wird der Patient mit wiederholter Flexion und Extension im Stehen in Bauch- und in Rückenlage getestet, wie zu Beginn der Behandlung. Die Tests können Dysfunktionen (Verkürzungen, Verspannungen) erkennen lassen, sollten aber nicht die Beschwerden in die Peripherie verlagern, wie es im akuten Stadium der Fall war.

Einschränkungen und Beschwerden in der späten subakuten und chronischen Phase der Heilung

1. Schmerzen bei Dehnung verkürzter Strukturen.
2. Vermindertes Bewegungsausmaß.
3. Dysbalance der Muskelkraft.
4. Fehlerhafte Bewegungswahrnehmung und Haltungskontrolle.
5. Eine mangelnde Kenntnis des Patienten darüber, wie eine erneute Schädigung vermieden werden kann.

Behandlungsschwerpunkte

Die Schwerpunkte der Behandlung liegen auf der Wiederherstellung der Funktion, der Erarbeitung eines Übungsprogramms für den gesunden Rücken und der Instruktion des Patienten, wie er eine erneute Schädigung vermeiden kann. Die Ziele, der Behandlungsaufbau und die dazugehörigen Übungen werden in Kapitel 15, S. 502 ff., beschrieben. Die Schmerzen durch verkürzte Strukturen werden nachlassen, wenn die physiologische Beweglichkeit, Kraft und Ausdauer wiederhergestellt sind. Flexionsübungen sollte der Patient immer mit einer Extensionsübung beenden.

Patienteninstruktion / Prävention

1. Die Haltungswahrnehmung des Patienten wird geschult. Es werden ihm die Prinzipien der Stabilisation erklärt sowie Rumpfkräftigungs- und Ausdauerübungen, rückenschonendes Verhalten und Bewegungsabläufe gezeigt (s. Kapitel 15, S. 499). Die untere Extremität wird gekräftigt, um das Körpergewicht besser tragen und um die rückenschonenden Bewegungsabläufe durchführen zu können. Die obere Extremität wird gekräftigt, damit die Wirbelsäule beim Tragen nicht translatiert oder beansprucht wird.
2. Die Alltagsbewegungen des Patienten bei der Arbeit, im Haushalt und in der Freizeit werden befundet, um ergonomische Anpassungen vorzunehmen.
3. Dem Patienten wird erklärt, daß er sich, wenn er in gebeugter Haltung verharren muß, mindestens einmal in der Stunde zurücklehnt und die Wirbelsäule extendiert.
4. Wenn der Patient spürt, wie sich eine Protrusion entwickelt, soll er sofort Extensionsübungen aus der Bauchlage durchführen oder im Stehen die Wirbelsäule extendieren, um einer Verstärkung der Symptome entgegenzuwirken (Abb. 15.**8 a** und **b**).

Läsionen der Facettengelenke der Wirbelsäule

Pathologie der Articulationes zygapophysales

1. Bei den Facettengelenken handelt es sich um Synovialgelenke, die von einer Kapsel umgeben und von Bändern geführt werden. Sie reagieren auf Verletzungen und Entzündungen ähnlich wie die peripheren Gelenke.
2. In den Zygapophysalgelenken der Wirbelsäule gibt es verschiedene Formen meniskoider Strukturen oder Invaginationen der Gelenkkapsel. Es sind Synovialduplikaturen, die Fettgewebe und Blutgefäße enthalten. In einigen Fällen entwickelt sich dichtes fibröses Gewebe als Resultat der mechanischen Beanspruchung. Einige Fachleute halten die Einklemmung dieser Strukturen zwischen den Gelenkflächen für eine Ursache von Schmerzen und eingeschränkter Beweglichkeit durch den Zug, der in der gut innervierten Gelenkkapsel entsteht. Bogduk beschreibt diesen Blockierungseffekt

des Rückens (locked-back mechanism) als eine Einklemmung der meniskusähnlichen Struktur in der suprakapsulären oder infrakapsulären Aussackung, die dann die Rückkehr von der Flexion in die Extension verhindert. (Dieser Vorgang wird „Ausklemmung" [extrapment] genannt, da die meniskoide Struktur nicht mehr in die Gelenkhöhle zurückkehrt; es ist eine raumfordernde Läsion in der Gelenkkapselduplikatur, die Schmerzen verursacht, wenn sie eingeklemmt wird und die Kapsel dehnt.)

Pathomechanische Beziehung zwischen der Bandscheibe und den Facettengelenken

1. Die Bandscheibe und die Facettengelenke bilden einen aus drei Gelenken bestehenden Komplex zwischen den Wirbeln und stehen biomechanisch in Verbindung. Eine asymmetrische Verletzung der Bandscheibe beeinträchtigt die Funktion der gesamten Funktionseinheit wie auch die kranial und kaudal benachbarten Gelenke. Dies führt zu asymmetrischen Bewegungen der Facettengelenke, unphysiologischen Belastungen und schließlich zu einer Knorpeldegeneration.
2. Durch eine von der Bandscheibendegeneration hervorgerufene unphysiologische Bewegung, werden die Bänder und die paraspinalen Muskeln beansprucht. Es kommt zu unphysiologischen propriozeptiven Afferenzen, was die Koordination der Bewegung noch weiter einschränkt.
3. Während der Degeneration der Zwischenwirbelscheibe findet eine Verminderung ihres Wassergehalts und ihrer Höhe statt. Die Wirbelkörper nähern sich aneinander an und die Foramina intervertebralia sowie der Spinalkanal werden enger.
   a. Zunächst gibt es mehr Lose (s. Kapitel 6, S. 164) in den Bändern und eine größere Beweglichkeit im Wirbelsäulensegment. Die Stellung der Gelenkfacetten zueinander verändert sich, die Kapsel wird belastet, was zu einer Reizung, Schwellung und zu Muskelverspannung führt.
   b. Nach anhaltender Irritation durch die fehlerhafte Mechanik entstehen schließlich degenerative Veränderungen an den Facetten und den Wirbelkörpern. Es bilden sich Osteophyten entlang der Facetten und spondylitische Ausziehungen und Randzacken an den Wirbelkörpern. Daraus folgend entwickelt sich eine Hypomobilität und eine weitere Einengung des Spinalkanals.
   c. In der Halswirbelsäule verdicken sich die Unkovertebralgelenke, werden rauh und verformen sich.
4. Eine Stenose ist die Einengung einer Passage oder einer Öffnung. An der Wirbelsäule ist eine Stenose jeder Raumverlust des Wirbelkanals (zentrale Stenose), des Nervenwurzelkanals oder der Foramina (laterale Stenose). Eine Stenose kann kongenital oder erworben sein. Eine Einengung kann durch Weichteilgewebe, wie einer Protrusion des Diskus, fibrotisches Narbengewebe oder einen Gelenkerguß, sowie durch knöcherne Ursachen, wie spondylitische Osteophyten oder eine Spodylolisthese, hervorgerufen werden.
5. Eine Nervenwurzel oder das Rückenmark wird in Mitleidenschaft gezogen, wenn:
   a. eine Diskusprotrusion gegen das Rükkenmark oder eine Nervenwurzel drückt,
   b. der Raum zwischen den Wirbelkörpern aufgrund der Verminderung der Bandscheibenhöhe verringert ist oder die Wirbel übermäßig aufeinander gleiten,
   c. eine entzündliche Reaktion als Antwort auf eine Verletzung, Degeneration oder Erkrankung mit einem begleitenden Ödem und Stenose abläuft,
   d. ein Facettengelenk subluxiert und die Nervenwurzel zwischen der Spitze der kranialen Gelenkfläche und dem Pediculus eingeklemmt wird,
   e. die Spondylose zu einer Osteophytenbildung an den Gelenkflächen oder zu Randzackenbildung an den Wirbelkörpern führt, die den Spinalkanal oder die Foramina intervertebralia einengen, sowie

f. wenn eine Spondylolisthese vorliegt, bei der es zu einer Narbenbildung oder Verklebungen im Anschluß an eine Verletzung oder eine Operation kommt.

5. In allen Fällen führt der Teufelskreis aus Dysfunktion oder Verletzung, Schmerz und muskulärer Schutzspannung zu einer weiteren Bewegungseinschränkung, Schmerz und wieder muskulärer Schutzspannung, es sei denn, es wird eine adäquate Therapie eingeleitet.

Übliche Diagnosen, Einschränkungen und Beschwerden

Stauchung der Facette/Verletzung der Gelenkkapsel

Bei der Facettenverstauchung ist in der Anamnese meist ein Sturz des Patienten oder ein Motorradunfall vorausgegangen. Das Gelenk reagiert mit Erguß, Bewegungseinschränkung und muskulärer Schutzspannung. Durch den Gelenkerguß kann eine Stenose des Zwischenwirbellochs mit neurologischen Befunden hervorgerufen werden.

Osteoarthritis, Arthrose, Spondylose

1. In der Regel hat der Patient schon lange eine Fehlhaltung oder war lange Zeit nach einer Verletzung, einem schweren Unfall, wiederholten kleinen Verletzungen oder degenerativen Veränderungen der Bandscheibe immobilisiert.
2. In den frühen Stadien der degenerativen Veränderungen gibt es ein größeres Gelenkspiel oder Hypermobilität im Komplex der drei Gelenke. Nach einiger Zeit führt die Beanspruchung der Strukturen durch die fehlerhafte Mechanik zu einer Osteophytenbildung mit Ausziehungen und Randzacken entlang der Kanten der Wirbelkörper. Es entwickelt sich eine Hypomobilität mit knöcherner Stenose.
3. Bei einer Hypomobilität in einem Wirbelsäulensegment bildet sich in der Regel eine Hypermobilität in den angrenzenden Segmenten.
4. Schmerzen können sowohl aufgrund der Belastung durch übermäßige Mobilität als auch durch die Dehnung hypomobiler Strukturen entstehen. Auch der Druck von Osteophyten gegen schmerzempfindliche Strukturen oder die Schwellung und Reizung durch die unphysiologische Mobilität eines Segments können für die Schmerzen verantwortlich sein.
5. Das Einwachsen der Osteophyten in den Spinalkanal oder in die Zwischenwirbellöcher kann zu neurologischen Symptomen führen.
6. Das degenerierende Gelenk ist anfällig für eine Facetteneinklemmung, Verstauchungen und Entzündung, wie jedes andere arthrotische Gelenk auch.
7. Bei einigen Patienten werden die Beschwerden durch Bewegung gelindert, bei anderen reizt die Bewegung die Gelenke und verstärkt die schmerzhaften Symptome.

Rheumatoide Arthritis (RA)

1. Die rheumatoide Arthritis kann jedes Synovialgelenk der Wirbelsäule und der Rippen befallen. Es entwickeln sich Schmerzen und Schwellungen.
2. RA an der Halswirbelsäule ist ein spezielles Problem. Bei jeder Einengung neurologischer Strukturen durch degenerative Veränderungen und Schwellungen kommt es zu neurologischen Symptomen. Gewebe, das von der RA befallen ist, ist verletzungsanfälliger, durch Osteoporose mit Zystenbildung und Knochenerosion sowie durch Instabilität aufgrund der Bändernekrose. Die häufigsten schwerwiegenden Schädigungen sind die atlantooccipitale Subluxation und die Dislokation in den Segmenten $C_{4/5}$ und $C_{5/6}$.
3. Schmerzen oder neurologische Symptome, die ihren Ursprung in der Wirbelsäule haben, können mit einer Subluxation in Zusammenhang stehen. Wegen einer möglichen Verletzung des Rückenmarks müssen diese Zeichen sehr ernst genommen werden.
4. Eine röntgenologische Untersuchung ist notwendig, um Instabilitäten auszuschließen; nur aufgrund der Symptome kann das nicht entschieden werden.

Achtung: Unangemessene Bewegungen der Wirbelsäule könnten lebensgefährlich werden oder eine starke Behinderung des Patienten auslösen, da eine mögliche Subluxation oder Luxation das Rückenmark oder die Arteria vertebralis verletzen könnte.

Blockierung der Facettengelenke

1. Bei einer plötzlichen oder ungewohnten Bewegung kann die meniskoide Struktur der Gelenkkapsel „ausgeklemmt", eingequetscht oder stark beansprucht werden, wodurch Schmerzen und muskuläre Schutzspannung entstehen. Die Beschwerden treten plötzlich auf und stehen in der Regel im Zusammenhang mit einer Vorneigung und einer Rotation.
2. Es kommt zum Verlust bestimmter Bewegungen und beim Versuch diese auszuführen entstehen Schmerzen. In Ruhe hat der Patient keine Schmerzen.
3. Es gibt keine echten neurologischen Befunde, es kann jedoch zu übertragenen Schmerzen im dazugehörigen Dermatom kommen.
4. Nach einiger Zeit verlagert sich die Belastung auch auf das kontralaterale Gelenk und auf die Bandscheibe, was auch Beschwerden in diesen Strukturen auslöst.

Funktionelle Einschränkungen und Behinderungen

1. Eine verminderte Rumpfbeweglichkeit und Schmerzanfälligkeit beeinträchtigt jede Aktivität, die Dehnung oder wiederholte Rumpfbewegungen beinhaltet, wie wiederholtes Heben und Tragen von schweren Gegenständen.
2. Ist die Stenose mit Gelenkbeschwerden gekoppelt, so kann der Patient keine wiederholten oder dauerhaften Aktivitäten durchführen, die eine Extension der Wirbelsäule beinhalten, z. B. das Über-Kopf-Greifen oder Gehen von langen Strecken.

Behandlung akuter Gelenkbeschwerden

Ruhigstellung und Stabilisierung

1. Eine Halskrause oder ein Lumbalkorsett kann in der akuten Phase hilfreich sein, um die entzündeten Gelenke ruhigzustellen. Die Stabilisation ist auch bei der RA oder anderen Erkrankungen sinnvoll, die mit Hypermobilität oder Instabilität einhergehen.
2. Der Therapeut hilft dem Patienten, eine Entlastungsstellung zu finden, die ihm angenehm ist. Häufig handelt es sich hierbei um eine flektierte Stellung, insbesondere wenn neurologische Symptome dazukommen. Ein Gelenkerguß oder Osteophyten verringern den Raum in den Foramina intervertebralia für die Nervenwurzeln, der durch eine Extension noch weiter eingeengt wird.

Schmerzlinderung und Muskelentspannung

1. Der Einsatz von physikalischen Anwendungen und Massage ist angezeigt. Vorsichtige intermittierende Gelenktraktionen und Gleittechniken können die schmerzhaften Muskelreaktionen inhibieren und gewährleisten den für die Heilung notwendigen Synovialfluß innerhalb des Gelenkes. Die Dosierung ist Grad I und II, um die Dehnung der Gelenkkapsel zu vermeiden. Sie werden in der akuten Phase am besten manuell ausgeübt (s. Kapitel 16, S. 506 ff.).
2. Leidet ein Patient an RA, sind Traktionen und Gelenkmobilisationstechniken wegen der Bändernekrose und der vertebralen Instabilität potentiell gefährlich und deswegen **kontraindiziert**.
3. Wenn ein Patient, der eine Spondylose hat, keine Zeichen einer Entzündung aufweist, aber Symptome einer radikulären Reizung vorliegen, so können starke Traktionen hilfreich sein, um die Zwischenwirbellöcher zu erweitern und somit die Beschwerden vorübergehend zu lindern.

Verminderung der Flüssigkeitsstase

Zur Aktivierung des Flüssigkeitstransports können leichte Bewegungen innerhalb der Schmerzgrenze und Anspanungsübungen angeleitet werden. Die Muskelanspannungen müssen vorsichtig durchgeführt werden, damit keine Gelenkkompression ausgelöst wird und mit ihr Schmerzen und muskuläre Schutzspannung. Es kommen die Techniken zum Einsatz, die im Abschnitt „Muskel- und Weichteilläsionen", S. 453, beschrieben werden.

Instruktion der Selbstbehandlung

Dem Patienten wird gezeigt, wie er seine Entlastungsstellung beibehalten kann, wenn er einfache Bewegungsübergänge, z. B. das Umdrehen, Aufsetzen aus der Seitlage, vom Sitzen zum Stehen und wieder zurück, durchführt (s. Abschnitt „Allgemeine Richtlinien", S. 435).

Vorsichtsmaßnahmen

Weil die Zwischenwirbellöcher ohnehin verengt sind, sollte eine weitere Einengung durch eine Extension oder eine Extension mit Rotation vermieden werden.

Behandlung von Einklemmungen der meniskoiden Strukturen

Die Lösung der eingeklemmten Struktur lindert die Beschwerden und die entstandene muskuläre Schutzspannung. Die Gelenkflächen müssen zu diesem Zweck separiert und die Gelenkkapsel gespannt werden. Zu den allgemeinen Techniken gehört:

1. **Traktion**
   Die Traktion kann manuell oder mit Hilfe eines Gerätes ausgeübt werden (s. Kapitel 16, S. 508). Es muß soviel Kraft angewendet werden, daß die Wirbel separiert werden und somit eine Gleittraktion der Facetten erfolgt (Abb. 16.**4 b**).
2. **Autotraktion**
   a. In der Lendenwirbelsäule wird die Autotraktion ausgeführt, indem die Beine an die Brust gezogen werden (Abb. 15.**5**). Eine gegensinnige Rotation führt zur Distraktion der Facetten (Abb. 16.**4 b**).
   b. In der Halswirbelsäule wird die Autotraktion erreicht, wenn der Patient seinen Nacken axial streckt und mit einer Hand am Okziput das Gewicht des Kopfes abnimmt.
3. **Wirbelsäulenmobilisation und -manipulation**
   Um diese Techniken ausführen zu können, muß der Therapeut fortgeschritten sein. Ihre Beschreibung sprengt den Rahmen dieses Buches.

Behandlung subakuter und chronischer Beschwerden

In Kapitel 15 werden Techniken beschrieben, um den Patienten zu entspannen und dessen Funktionen zu verbessern, indem entsprechend dem Befund gekräftigt, gedehnt, die Haltung verbessert, stabilisiert, Bewegungsabläufe trainiert und die Umweltfaktoren modifiziert werden.

Vorsichtsmaßnahmen bei Gelenkläsionen

1. Hypomobile Gelenke müssen gedehnt werden. Diese Dehnung darf allerdings nicht ausgeführt werden, wenn durch sie hypermobile Strukturen belastet werden. Traktionen können nur dann effektiv sein, wenn die hypermobilen Abschnitte während der Dehnung fixiert sind (s. Kapitel 16, S. 510). Therapeuten, die eine Ausbildung in Gelenkmanipulationstechniken haben, können diese anwenden, um die Facettengelenke selektiv zu dehnen.
2. Bei knöchernen Veränderungen und Osteophytenbildung muß der Patient Haltungen und Aktivitäten mit einer Hyperextension vermeiden, z. B. das Über-Kopf-Arbeiten. Die Umweltanpassungen können die Benutzung eines Hockers beinhalten, so daß nur in Schulterhöhe gearbeitet werden muß. Haltungen und Bewegungen, die eine Flexion der Wirbelsäule beinhalten, werden in der Regel vorgezogen.
3. Bei Patienten, die an einer RA leiden, muß die Stabilisation und Bewegungskontrolle im Vordergrund stehen. Durch die Instabilität aufgrund nekrotischer Gewebe und Knochenerosion können Subluxationen oder Luxationen das Rückenmark oder die Gefäßversorgung verletzen und damit eine schwere Behinderung auslösen oder sogar das Leben des Patienten gefährden.

Muskel- und Weichteilläsionen: Verstauchungen, Risse und Prellungen aufgrund eines Unfalls oder einer Überbeanspruchung

Ätiologie der Symptome, Einschränkungen und Beschwerden

Trauma: allgemeine Symptome

Häufig wird bei einem Unfall nicht nur ein Gewebe isoliert verletzt. Das Ausmaß der Gewebebeteiligung kann in der akuten Phase oft nicht genau festgestellt werden.

1. Es kommt zu Schmerzen, lokaler Schwellung und Berührungsempfindlichkeit.
2. Eine muskuläre Schutzspannung entsteht, gleichgültig, ob das verletzte Gewebe inert oder kontraktil ist. Durch die Schutzspannung der Muskulatur wird das betroffene Gewebe sofort ruhiggestellt. Hält die Spannung der Muskulatur zu lange an, so sammeln sich die Stoffwechselendprodukte an und die Durchblutung wird träge. Durch die so veränderte lokale Umgebung werden die freien Nervenendigungen gereizt und der Muskel wird weiter zur Kontraktion angeregt, was noch zusätzlich zu Schmerzen führt (Abb. 7.**1**).
3. Die Belastung der Bänder ruft zunächst Schmerzen hervor; bei weiterer Belastung werden sie überbeansprucht. Sind sie gerissen, entsteht eine Hypermobilität im betroffenen Segment.
4. Während der Heilung der betroffenen Strukturen, kann es zur Bildung von Verkürzungen oder Verklebungen des Narbengewebes mit der Umgebung kommen, die die Beweglichkeit des Gewebes einschränken und die korrekte Haltung erschweren.

Lokalisation lumbaler Beanspruchungen

In der Lendenregion werden häufig Strukturen entlang des Beckenkamms verletzt, da hier an der Anheftung der Raphe lateralis der Fascia thoracodorsalis, des M. quadratus lumborum, M. erector spinae und der Ligg. iliolumbales viele Kräfte zusammenlaufen. Dieser Bereich wird häufig bei Stürzen und bei wiederholter Belastung durch tragende oder drehende Aktivitäten beeinträchtigt.

Lokalisation zervikaler Verletzungen

Der Nackenbereich und die obere Thoraxregion werden oft durch Flexions-Extensionsunfälle (Schleudertrauma) in Mitleidenschaft gezogen.

1. Wird der Kopf stark in die Extension beschleunigt und durch nichts aufgehalten (z. B. durch eine Kopfstütze im Auto), liegt das Okziput am Ende hinter dem Thorax. Die dorsalen Strukturen, insbesondere die Gelenke, werden komprimiert. Die ventralen Strukturen (Mm. supra- und infrahyoidales) werden gedehnt. Der Unterkiefer öffnet sich durch den Zug und die Kondylen des Kiefergelenks translatieren nach ventral, wodurch die Gelenkstrukturen überlastet und die Kieferelevatoren (Mm. masseter, temporalis und pterygoideus internus) gedehnt werden.
2. Wird der Kopf stark in die Flexion beschleunigt und durch nichts aufgehalten (z. B. ein Airbag im Auto), schlägt das Kinn auf dem Brustbein auf. Der Unterkiefer wird nach dorsal gepreßt, so daß die Kondylen in das retrodiskale Polster innerhalb des Gelenkes gedrückt werden. Die dorsalen Zervikalmuskeln, Bänder und Faszien werden gedehnt.

Beanspruchung durch Fehlhaltung (postural strain)

Die Beanspruchung der dorsalen Zervikal-, Skapular- und Thorakalmuskulatur und Faszien geschieht meist bei Haltungsbelastungen, wie dauerhaftes Sitzen an einem Computerarbeitsplatz, Zeichenbrett oder Schreibtisch.

Emotionale Belastungen

Emotionale Belastungen drücken sich häufig in einer Verspannung der dorsalen Zervikal- oder Lumbalregion aus.

Behandlung in der akuten Phase

Treten die Symptome gemeinsam mit einer entzündlichen Reaktion auf, selbst wenn sie eine alte Verletzung überlagert oder das Ergebnis wiederholter Mirkotraumatisierung ist, wird die Schädigung wie eine akute Verletzung behandelt, bis die Entzündung unter Kontrolle ist. Es ist notwendig, die Ursache der Beschwerden zu beheben, um eine Heilung der Strukturen zu erreichen.

Schmerzlinderung, Ödem- und Entzündungskontrolle

Es werden die angemessenen physikalischen Anwendungen und Massage eingesetzt. Eine äußere Stabilisation kann notwendig werden, um die Muskulatur von der Funktion, das verletzte Gebiet zu schützen, zu entlasten.

1. **Zervikalregion**
   Eine äußere Stabilisation kann durch eine Halskrause erreicht werden. Wie lange sie am Tag getragen werden sollte, richtet sich nach dem Ausmaß der Verletzung und dem benötigten Schutz. Durch die Halskrause wird der Kopf häufig nach ventral translatiert. Dadurch findet die Heilung in einer unphysiologischen Stellung statt, was später zu Haltungsproblemen und Schmerzsyndromen führen kann. In der Regel kann man eine physiologische Kopfhaltung erreichen, wenn man die Halskrause umdreht oder am Kinn ausschneidet.
2. **Lumbalregion**
   Eine äußere Stabilisation kann durch den Einsatz eines Korsetts gewährleistet werden. Wie bei der Zervikalregion richtet sich die Anwendungsdauer nach der Verletzung und danach, wieviel Schutz notwendig ist. Einige Patienten neigen dazu, vom Korsett abhängig zu werden und tragen es auch noch nach Abschluß der Heilung, wenn es nicht mehr dem ursprünglichen Zweck dient. Im Anschluß an die Heilung sollte besser das physiologische Muskelkorsett gekräftigt (Bauch- und Rückenmuskulatur und die Muskeln, die in die Fascia thoracolumbalis einstrahlen) und korrekte Bewegungsabläufe der Wirbelsäule geschult werden (s. Kapitel 15, S. 499).

Erhaltung der Muskelintegrität

Die Entlastungsstellung des Patienten wird herausgefunden. Bei einer Muskelverletzung ist es in der Regel die angenäherte Position. In dieser Stellung wird mit leichten Muskelanspannungsübungen begonnen. Es ist wichtig, exakt zu dosieren; der Widerstand sollte minimal sein, gerade soviel, daß eine Kontraktion ausgelöst wird.

1. **Zervikalregion**
   Der Patient liegt auf dem Rücken, der Therapeut steht am Kopfende der Behandlungsbank und unterstützt den Kopf des Patienten mit seinen Händen. Zu Beginn der Übungen sollte die Muskulatur, die eine Schutzspannung aufgebaut hat, in der verkürzten Stellung bleiben. Der Patient wird gebeten, gegen den leichten Widerstand (so wenig, daß er kaum eine Feder bewegen würde) zu halten. Sowohl die Anspannung als auch die Entspannung sollten langsam erfolgen. Bei der Übung sollten keine Nackenbewegung und keine ruckhaften Bewegungen entstehen.
   a. Wenn die Muskulatur verletzt wurde, werden die Techniken einige Tage lang in der angenäherten Stellung durchgeführt, bevor der betroffene Muskel verlängert wird.
   b. Wenn keine Muskelverletzung vorliegt, kann der Muskel mit der Schutzspannung nach jeder Kontraktions- und Entspannungsphase langsam in die Dehnung geführt werden. Die Bewegung wird ausschließlich innerhalb des schmerzfreien Bewegungsausmaßes des Patienten durchgeführt. Es darf nicht gedehnt werden, wenn der Muskel eine Schutzspannung aufbaut.
2. **Lumbalregion**
   Der Patient liegt in der Bauchlage, die Arme liegen an seiner Seite. Der Patient soll jetzt den Kopf anheben. Dadurch wird der lumbale Anteil des M. erector spinae angespannt. Eine stärkere Kontraktion erhält man, wenn der Patient den Kopf und die Brustwirbelsäule extendiert. Als Alternative kann auch durch eine Hüftextension eine Anspannung der lumbalen Extensoren erreicht werden.

a. Wenn es zu einer Muskelverletzung gekommen ist, wird der betroffene Muskel einige Tage in der angenäherten Position beübt.
b. Wenn keine Muskelverletzung vorliegt oder der Muskel bereits heilt, wird der betroffene Muskel nach jeder Kontraktion langsam gedehnt, indem ein Kissen unter den Bauch gelegt und dann der Thorax über ein größeres Bewegungsausmaß extendiert wird. In der frühen Heilungsphase wird die Dehnung nur im Toleranzbereich des Patienten durchgeführt. Die Symptome dürfen sich nicht verstärken.
c. Eine alternative Ausgangsstellung ist die Rückenlage. Der Patient drückt seinen Kopf und Nacken in die Unterlage und löst so eine Anspannung des M. erector spinae aus.

Vermeidung einer Flüssigkeitsstase und Entlastung der betroffenen Region

Der Patient lernt, seine Entlastungsstellung einzunehmen und bewegt dann den betroffenen Körperteil im schmerzfreien Bewegungsausmaß, auch wenn es nur sehr gering ist.

1. **Zervikalregion**
   Der Patient liegt in Rückenlage und übt axiale Extension aus, eingeleitet durch kleine, vorsichtige Kinnbewegungen. Wenn er das gut verträgt, kann die Übung auch im Sitzen oder Stehen ausgeführt werden.
2. **Lumbalregion**
   Aus der Bauch-, Rücken- oder Seitlage werden vorsichtige Beckenbewegungen angeleitet. Verträgt der Patient dies gut, kann auch im Sitzen oder Stehen geübt werden.

Schulung der Haltungskontrolle in den Entlastungsstellungen

Die Haltungskontrolle wird mit Stabilisationsübungen erreicht. Diese dürfen jedoch nur angeleitet werden, wenn sie die akuten Beschwerden nicht verstärken. Zunächst nimmt der Patient die schmerzfreie Entlastungsstellung ein, hält diese Position und führt kleine Arm- und Beinbewegungen durch. Die Aufmerksamkeit des Patienten wird auf das Gefühl in der sich kontrahierenden stabilisierenden Muskulatur gelenkt, und er wird instruiert, innerhalb der Toleranz des betroffenen Gewebes zu bleiben.

1. Es wird in der Rückenlage begonnen. Der Patient hebt die Arme im Wechsel an und registriert dabei die Muskelreaktion. Je weiter er den Arm über den Kopf bewegt, um so größer wird die stabilisierende Kontraktion. Wenn Schmerzen entstehen, wird mit einem kleineren Bewegungsausmaß gearbeitet. Eine starke Kontraktion kann ausgelöst werden, wenn man die Beine wechselweise auf dem Tisch in kraniale und kaudale Richtung gleiten läßt.
2. Später werden auch die Ausgangsstellungen Bauchlage, Sitz und Stand benutzt und die gleichen Übungssequenzen durchgeführt.

Erhaltung der Integrität und Förderung der Entspannung der Muskulatur, wenn sie nicht direkt verletzt wurde

Um diese Ziele zu erreichen, bietet es sich an, die Muskulatur mit vertauschtem Punctum fixum und Punctum mobile zu fordern (reverse muscle action). Wenn die Nackenbewegungen Schmerzen erzeugen und ein Hartspann vorliegt, so wird nicht der Nakken bewegt, sondern die Muskulatur soll sich in einem funktionellen Bewegungsausmaß kontrahieren und entspannen, indem z. B. Skapulaelevation, -depression, -adduktion und -rotation ausgeführt werden. Die Schulterblattbewegungen können im Sinne einer Zirkumduktion oder in Bewegungsmustern angeleitet werden, solange dies nicht die Halswirbelsäule belastet.

Einsatz der Traktion

Leichte oszillierende Traktionen bewirken eine reflektorische Inhibition der Schmerzen und unterstützen die Synovialbewegung und das Gelenkspiel während der akuten Phase, wenn die Muskulatur noch kein volles Bewegungsausmaß zuläßt. Diese vorsichtigen Techniken werden am besten manuell durchgeführt. Der Körperabschnitt mit dem verletzten Gewebe, wird in angenäherter Stellung gelagert, und es wird weniger Kraft eingesetzt als nötig wäre, um die Wirbel zu separieren. Verletzungen der Muskulatur und Weichteile können durch Traktionstechniken verstärkt werden, wenn das Gewebe beim Einnehmen der Ausgangsstellung in Dehnstellung kommt oder während der Behandlung mit zu großer Kraft gezogen wird.

Anpassungen der Umwelt

Wenn es Aktivitäten oder Haltungen gibt, die die Verletzung hervorrufen oder Symptome provozieren, müssen sie genau analysiert werden, um den Mechanismus herauszufinden und die Aktivität oder die äußeren Bedingungen so zu verändern, daß die Gefahr eines erneuten Schadens behoben ist.

Behandlung in der subakuten und chronischen Phase der Heilung und Rehabilitation

Übungstechniken für den Behandlungsaufbau bis zur vollständigen Rehabilitation des Patienten werden in Kapitel 15, S. 474, beschrieben.

1. Wenn die akuten Symptome nachlassen, kann die Intensität des Übungsprogramms gesteigert werden. Aus dem Befund ergeben sich Muskelschwächen und Gebiete mit eingeschränkter Flexibilität, die jetzt durch forschere Dehnungs- und Kräftigungsübungen unter Berücksichtigung der Toleranzen des Gewebes behandelt werden können.
2. Die Haltungsfehler des Patienten werden korrigiert, indem die Wahrnehmung des Patienten für Haltung und Bewegung verbessert und die Ausdauer trainiert werden.
3. Dem Patienten werden Entspannungstechniken gezeigt, mit Hilfe derer er die Muskelspannung reduzieren kann.
4. Beschwerden des unteren Rückens werden häufig durch eine muskuläre Dysbalance der hüftumgebenden Muskulatur genährt. Übungen zum Ausgleich von Muskeldysbalancen in der Hüftregion sind in Kapitel 11 aufgelistet.
5. Beschwerden und Fehlhaltungen der Halswirbelsäule und der oberen Thoraxregion werden häufig durch muskuläre Dysbalancen des Schultergürtels verstärkt und unterhalten. Übungen zum Ausgleich von Muskeldysbalancen und Haltungsfehlern im Schultergürtel werden in Kapitel 8, S. 265, besprochen.
6. Der Patient kann, sobald er dazu in der Lage ist, zu seinen funktionellen Aktivitäten zurückkehren. Während Kraft und Stabilisation zunehmen, kann das funktionelle Niveau nach und nach gesteigert werden. Der Patient sollte sowohl darüber informiert werden, wie er die äußeren Bedingungen seinen Beschwerden entsprechend anpassen kann, als auch ein Übungsprogramm zur Vermeidung einer erneuten Verletzung oder eines Rückfalls erlernen.

Krankheitsbilder

Torticollis (Schiefhals)

Die Erkrankung beinhaltet eine asymmetrische Kraft oder Funktion des M. sternocleidomastoideus. Der verkürzte Muskel neigt den Kopf und rotiert ihn zur Gegenseite.

Angeborener Schiefhals (Torticollis congenitalis)

1. Ursachen:
   Dem angeborenen Schiefhals liegt eine Verletzung des M. sternocleidomastoideus intrauterin oder unter der Geburt zugrunde, der fibrotisiert und dann kontrakt wird. Die Verletzung kann durch eine falsche Position des Fötus, eine Nervenläsion oder ein direktes Trauma des Muskels ausgelöst werden.
2. Behandlung:
   Vorsichtige passive Bewegung und Dehnung werden unmittelbar nach der Diagnosestellung eingeleitet. Der Kopf wird zur betroffenen Seite rotiert und zur Gegenseite geneigt, wobei die gleiche Technik eingesetzt wird wie bei der Skalenusdehnung (Abb. 15.**3**).

Asymmetrische Schwäche (Muskeldysbalance)

1. Ursachen:
   Eine übliche Ursache ist die Hemiplegie, bei der der kräftigere Muskel den Kopf zur schwächeren Seite dreht. Was zunächst ein funktionelles Problem ist, kann später zu einer statischen Einschränkung werden, wenn der Muskel nicht regelmäßig endgradig bewegt wird.
2. Behandlung:
   Ist der schwächere Muskel innerviert und kann der Patient ihn kontrollieren, werden Kräftigungsübungen angeleitet. Der Kopf wird mehrmals täglich aktiv oder passiv durchbewegt.

Hysterischer Schiefhals

1. Ursachen:
   Für den hysterischen Schiefhals gibt es viele Ursachen; in einigen Fällen wird beschrieben, daß sich die Personen im übertragenen Sinne von einer unguten Situation abwenden.
2. Behandlung:
   Die physiotherapeutische Behandlung besteht darin, Widerstandsübungen für die Muskulatur auf der Gegenseite durchzuführen und den Körperabschnitt durchzubewegen, um die Flexibilität zu erhalten. Entspannungsübungen können bei Patienten helfen, die zur Verspannung neigen. Die Behandlung findet im engen Kontakt mit dem Psychiater oder dem Psychologen statt, der mit dem Patienten arbeitet.

Spannungskopfschmerzen

Spannungskopfschmerzen beruhen in der Regel auf einer Verspannung der dorsalen Halsmuskulatur. Die Schmerzen treten an den Ansätzen der Extensoren, auf und/oder der Schmerz strahlt über den Scheitel und die Seite des Kopfes aus.

Ursachen

Spannungskopfschmerzen können im Anschluß an eine Weichteilverletzung auftreten oder durch eine dauerhafte Fehlhaltung, Nervenirritation oder -einklemmung (der N. occipitalis superior tritt an deren Insertionsstelle durch die Nackenmuskeln) oder durch eine andauernde Verspannung der Muskulatur (durch emotionale Spannung oder Fehlhaltung), die eine Ischämie verursacht, ausgelöst werden. Zu einer erhöhten Spannung der Muskulatur kann es auch aufgrund von Erkrankungen wie Migräne, Allergien oder Sinusitis kommen. Was auch immer die Ursache ist, es entwikkelt sich ein Kreislauf aus Schmerz, Muskelspannung und verminderter Durchblutung, wodurch die Funktion eingeschränkt und eine Weichteildysfunktion möglich wird.

Behandlung

1. Der Kreislauf aus Schmerz und Muskelverspannung kann durchbrochen werden, indem man physikalische Anwendungen, Massage und Anspannungsübungen einsetzt, um die Durchblutung zu verbessern und damit die Stoffwechselendprodukte auszuschwemmen.
2. Es wird ein Befund der Kraft und Dehnbarkeit der Zervikal-, der oberen Thorax- und der Schultergürtelmuskulatur erhoben. Darauf aufbauend wird ein Trainingsprogramm zum Ausgleich der muskulären Dysbalancen als Vorbereitung für die Haltungskorrektur erstellt. Dieser Vorgang ist in Kapitel 15 erklärt. Es ist wichtig, daß die subokzipitalen Muskeln ausreichend dehnfähig sind, um die Spannung in diesem Bereich wirksam zu vermindern.
3. Dem Patienten werden die korrekten Techniken gezeigt, mit denen er die Ursache beheben oder die Irritation behandeln kann.
   a. Ist die Ursache eine schlechte Haltung, lehrt man den Patienten, die korrekte Haltung einzunehmen und beizubehalten.
   b. Befindet sich der Patient in einer Situation, in der die Beschwerden auftreten, werden ihm Entspannungstechniken beigebracht sowie das Durchbewegen, Anspannungsübungen und rükkenschonende Bewegungsabläufe.

Dysfunktion der Articulatio temporomandibularis

Klinischer Befund

Schmerzen unterschiedlicher Ursache werden unter dem Begriff temporomandibuläre Dysfunktion zusammengefaßt.

1. Schmerzen können lokal im Kiefergelenk, im retrodiskalen Polster, in der hinteren Gelenkkammer oder im Ohr auftreten.
2. Schmerzen aufgrund einer Muskelverspannung oder myofasciale Schmerzen im M. masseter, M. temporalis oder im M. pterygoideus internus oder externus werden häufig als Kopfschmerzen bezeichnet.
3. Eine Verspannung der Muskulatur der Halswirbelsäule kann von sich aus Schmerzen auslösen, oder durch die Irritation des N. suboccipitalis. Diese Beschwerden werden auch häufig als Spannungskopfschmerz beschrieben.

Ursachen

Es besteht eine Dysbalance zwischen der Muskulatur des Kopfes, des Kiefergelenks, der Halswirbelsäule und des Schultergürtels. Ursachen können sein:

1. Mangelnde Okklusion, verringerte Kieferöffnung oder andere von den Zähnen ausgehende Beschwerden.
2. Eine fehlerhafte Gelenkmechanik aufgrund einer Entzündung, Subluxation des Meniskus, Luxation des Caput mandibulae, Gelenkkontrakturen oder asymmetrische Immobilisation nach einer rekonstruktiven Operation im Anschluß an eine Kieferfraktur.
3. Muskelverspannung der Kaumuskulatur, wodurch es zu unphysiologischen oder asymmetrischen Gelenkbewegungen kommt. Eine Verspannung kann durch eine emotionale Spannung, fehlerhafte Gelenkmechanik, direkte oder indirekte Verletzung oder einen Haltungsfehler ausgelöst werden.
4. Nebenhöhlen Beschwerden, die den Patienten durch den Mund atmen lassen und so die Haltung und die Kiefergelenksstellung verändern können.
5. Posturale Dysfunktionen (in Kapitel 15 werden ähnliche Themen behandelt). Bei einem nach ventral translatierten Kopf kommt es zu einer Retraktion des Unterkiefers, was zu einer Dehnung der ventralen Halsmuskulatur führt. Als Reaktion darauf entwickeln die Muskeln, die den Kiefer schließen, einen Hypertonus. Die Muskeln und Weichteile in der Subokzipitalregion verkürzen sich, und die Nerven und Gelenke werden komprimiert und gereizt.
6. Unfälle wie ein Schleudertrauma, bei denen der Kiefer gewaltsam geöffnet wird, wenn der Kopf in die Extension beschleunigt wird. Eine direkte Verletzung des Kiefers bei einem Autounfall, beim Boxen, einem Fall oder Ähnlichem oder durch dauerhafte Belastung, z. B. bei einer langandauernden Zahnoperation, bei der der Kiefer lange Zeit geöffnet gehalten werden muß, können Symptome im Kiefergelenk und den stabilisierenden Strukturen auslösen. Auch die starke Beanspruchung durch Kauen großer Stücke harter Lebensmittel kann das Gelenk traumatisieren.

Behandlung

1. Der Behandlungsansatz richtet sich nach der Ursache der Beschwerden. In den einfachen Fällen, in denen die Haltung, eine Gelenkdysfunktion oder eine Muskeldysbalance die Ursache der Beschwerden sind, kann die physiotherapeutische Behandlung das Problem direkt angehen. In vielen Fällen ist es jedoch notwendig, den Patienten zum Zahnarzt, zum Hals-Nasen-Ohrenarzt oder zum Psychologen zu überweisen, damit die primäre Ursache der Beschwerden behandelt wird. Ein vollständiger Befund muß vor dem Beginn der Behandlung erhoben werden.
2. Um die Schmerzen und die Muskelspannung zu vermindern, werden physikalische Anwendungen, Massage und Entspannungstechniken eingesetzt, zusätzlich dazu sollte der Patient weiche Nahrung zu sich nehmen und ein weites Mundöffnen oder festes Zubeißen und Kaubewegungen vermeiden.

3. Um die muskuläre Dysbalance auszugleichen, werden die verkürzten Muskeln entspannt und gedehnt und in ihrer physiologischen Funktion trainiert. Haltungsschulung der Halswirbelsäule und des Schultergürtels werden in Kapitel 15 beschrieben.
4. Schulung der Bewegungskontrolle der Kiefermuskulatur:
   a. Zunächst soll der Patient die Ruhestellung des Kiefers wahrnehmen. Die Lippen werden geschlossen, die Zähne leicht voneinander gelöst und die Zunge liegt entspannt am harten Gaumen hinter den Frontzähnen. Der Patient soll langsam durch die Nase ein- und ausatmen, indem er die Zwerchfellatmung einsetzt.
   b. Das Öffnen und Schließen des Kiefers wird in der ersten Hälfte seines Bewegungsausmaßes geübt. Der Patient öffnet den Mund mit der Zunge am Gaumen und versucht das Kinn in der Mittellinie zu halten. Zur visuellen Unterstützung wird ein Spiegel eingesetzt. Dem Patienten wird gezeigt, wie er das Kiefergelenk beidseitig palpieren und die Symmetrie der Bewegung beider Seiten bei der Kieferöffnung und -schließung beibehalten kann.
   c. Wenn der Kiefer bei den Übungen zu einer Seite abweicht, soll der Patient die Bewegung zur anderen Seite üben. Die Seitbewegung sollte nicht übermäßig sein und keine Schmerzen verursachen.
   d. Als Steigerung kann mit dem Daumen leichter Widerstand am Kinn gegeben werden. Die Muskeln dürfen jedoch nicht überbeansprucht werden.
5. Verbesserung der Beweglichkeit:
   a. Es werden übereinandergelegte Spatel zwischen die Schneidezähne gelegt bis der Patient den Mund so weit öffnen kann, daß die Knöchel des Mittel- und Zeigefingers in den Mund eingeführt werden können.
   b. Eine Autodehnung kann durchgeführt werden, indem die Daumen unter die oberen Zähne und die Zeige- und Mittelfinger über die unteren Zähne gelegt werden und den Mund aufdehnen.
   c. Legt man Watterollen hinter die Backenzähne, während der Patient zubeißt, entsteht eine Traktion zwischen den Gelenkflächen des Kiefergelenks.
   d. Gelenkmobilisationen werden mit der behandschuhten Hand durchgeführt. Die Festlegung der Dosierung und die Vorsichtsmaßnahmen für die Anwendung der Techniken wurden in Kapitel 6, S. 161, beschrieben.
      - Unilaterale Traktion (Abb. 14.**10 a**). Der Patient liegt in Rückenlage oder sitzt, der Kopf wird unterstützt. Die der betroffenen Seite gegenüberliegende Hand des Therapeuten wird eingesetzt. Der Daumen wird in den Mund auf die hinteren Backenzähne, die Finger außen um das Kiefergelenk gelegt. Die Mobilisationsrichtung ist kaudal.
      - Unilaterale Traktion mit Gleiten (Abb. 14.**10 b**). Nach der Traktion (s. o.) wird der Unterkiefer nach ventral gezogen. Die andere Hand kann am Kiefergelenk zur Kontrolle palpieren.
      - Bilaterale Traktion (Abb. 14.**11**). Liegt der Patient auf dem Rücken, so steht der Therapeut am Kopfende

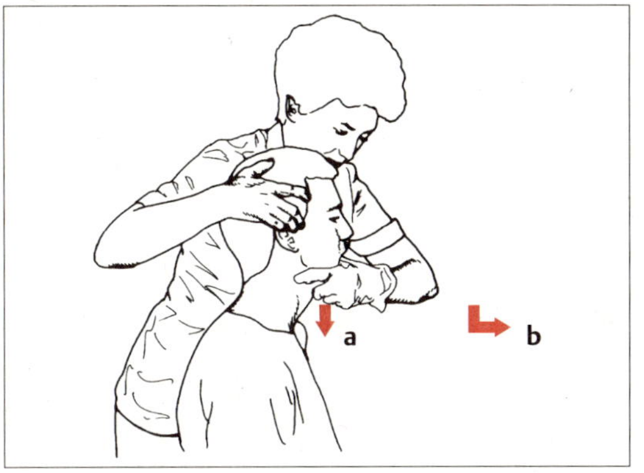

Abb. 14.**10** Unilaterale Mobilisation der Articulatio temporomandibularis
a Traktion in kaudale Richtung
b Traktion in Richtung des Pfeiles; zunächst nach kaudal und dann nach ventral

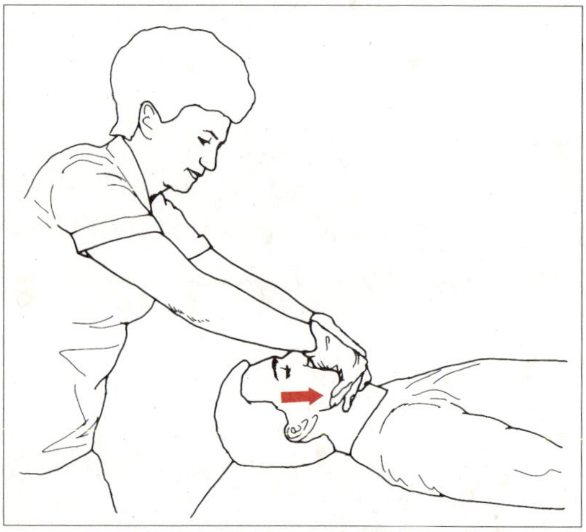

Abb. 14.**11** Bilaterale Traktion in der Articulatio temporomandibularis in der Rückenlage

der Behandlungsbank, sitzt der Patient, steht der Therapeut vor dem Patienten. Beide Daumen werden auf den Backenzähnen jeder Seite des Unterkiefers plaziert. Die Finger werden außen um den Unterkiefer gelegt. Die Mobilisation erfolgt mit gleichmäßiger Kraft in kaudale Richtung.

Zusammenfassung

Im ersten Abschnitt des Kapitels wurden Informationen gegeben, die dem Leser helfen, die grundlegenden Eigenschaften der Mechanik und der Muskelfunktion der Wirbelsäule zu wiederholen, als Vorbereitung auf die Entwicklung eines Übungsprogramms für Patienten mit Rücken- und Nackenbeschwerden. Die übrigen Abschnitte des Kapitels befaßten sich mit der Behandlung häufiger akuter Nacken- und Rückenbeschwerden auf der Grundlage typischer Krankheitsbilder und Symptome und den notwendigen Vorsichtsmaßnahmen. Es wurde über Läsionen der Bandscheiben, der Facettengelenke, der Muskulatur und der Weichteile gesprochen und über einige spezifische Diagnosen, wie Torticollis, Spannungskopfschmerzen und Kiefergelenksbeschwerden. Innerhalb des Abschnitts über die Weichteilläsionen wurden die Behandlungstechniken bei muskulärer Schutzspannung und Muskelverspannung beschrieben. Die Steigerung der Behandlung wurde mit Informationen aus Kapitel 15 in Beziehung gesetzt.

15 Wirbelsäule: subakute, chronische und Haltungsbeschwerden

In Kapitel 14 wurde die Mechanik der Wirbelsäule wiederholt und die physiotherapeutische Behandlung akuter Beschwerden der Bindegewebe, Gelenke und Bandscheiben an der Wirbelsäule beschrieben. Häufig sind Haltungsprobleme die Ursache einer Wirbelsäulenverletzung oder deren Folge. Zu den Einschränkungen des Bewegungsapparates, die durch eine Fehlhaltung oder durch Verletzungen hervorgerufen werden, gehören, schwache Muskulatur, schlechte Ausdauer oder verminderte Dehnfähigkeit der posturalen Muskulatur und eingeschränkte Gelenkbeweglichkeit. Diese Einschränkungen können die funktionellen Möglichkeiten des Patienten so beeinträchtigen, daß wiederholte Aktivitäten und die Beibehaltung einer bestimmten Haltung über einen längeren Zeitraum nicht bewältigt werden können, ohne daß es zur erneuten Verletzung der Strukturen oder schmerzhaften Beschwerden kommt. Zusätzlich sind die betroffenen Personen sich häufig ihrer Fehlhaltung oder ihrer muskulären Dysbalance nicht bewußt, so daß sie nicht wissen, wie sie diesen schmerzhaften Zustand beheben oder belastende Aktivitäten vermeiden können.

In diesem Kapitel werden die üblichen Haltungsfehler, die vielen subakuten und chronischen Nacken- und Rückenbeschwerden zugrunde liegen, dargestellt. Die beschriebenen Zusammenhänge müssen so schnell wie möglich im Anschluß an eine Wirbelsäulenverletzung erkannt und behandelt werden, so daß der Patient schonende Bewegungsmuster erlernt und erfährt, wie er seine Übungen während der Heilung der verletzten Strukturen sicher steigern kann. In diesem Kapitel werden therapeutische Übungen beschrieben, die in der subakuten und chronischen Phase der Heilung angewendet werden können. Mit ihrer Hilfe können die Dehnbarkeit, Kraft und Ausdauer, die für die Bewegungskontrolle und Stabilisierung der Wirbelsäule notwendig sind, wiedererlangt werden. Zusätzlich werden die Prinzipien erklärt, die es ermöglichen, den Patienten auf sein optimales funktionelles Niveau zu bringen. Dazu gehört die Modifizierung von Haltungsgewohnheiten, um Prozesse, die wiederholt zu Schmerzen führen, zu unterbinden oder zu vermeiden, indem ein Gleichgewicht zwischen Länge und Kraft der stabilisierenden Muskulatur hergestellt und das neuromuskuläre System trainiert wird. So kann der Patient den Anforderungen seiner funktionellen Aktivitäten begegnen und einer erneuten Verletzung vorbeugen. Die Übungstechniken und Behandlungsprinzipien, die in diesem Kapitel beschrieben werden, können auch für die präventive Kräftigung, Dehnung, Ausdauerschulung und Haltungskorrektur eingesetzt werden.

Ziele

In diesem Kapitel lernt man:

1. die Dynamik der Haltung zu beschreiben,
2. die Merkmale häufiger Haltungsabweichungen in den unterschiedlichen Wirbelsäulenabschnitten zu erkennen,
3. die typische Haltungseinschränkungen aufgrund einer Wirbelsäulenabweichung zu erfassen,
4. Ziele und Techniken, die für die Behandlung von Haltungsproblemen in der Hals-, Brust- und Lendenwirbelsäule eingesetzt werden können, kennen,
5. ein therapeutisches Übungsprogramm für die Behandlung subakuter und chronischer Beschwerden des Bewegungsapparates, die mit Haltungsproblemen in Beziehung stehen, zu entwickeln.

Dynamik der Haltung

Definition der Haltung

Die Haltung ist „die Stellung oder Einstellung des Körpers, die relative Anordnung der Körperteile für eine spezifische Aktivität oder ein Merkmal, wie jemand seinen Körper trägt."

1. Bänder, Faszien, Knochen und Gelenke sind inerte Strukturen, die den Körper stützen (Anm. d. Übers.: passiver Bewegungsapparat oder Stützgewebe), wohingegen die Muskulatur und ihre sehnigen Anheftungen dynamische Strukturen sind, die den Körper in einer Position halten oder ihn aus einer Position in die andere bewegen (aktiver Bewegungsapparat).
2. Die Schwerkraft fordert die Strukturen, die dafür zuständig sind, die aufrechte Haltung des Körpers zu bewahren. In der Regel fällt das Schwerelot durch die Krümmungen der Wirbelsäule, so daß sich die ventralen und dorsalen Kräfte im Gleichgewicht befinden. Wird das Gewicht in einem Abschnitt der Wirbelsäule vom Schwerelot entfernt, so kompensieren die restlichen Abschnitte der Wirbelsäule, um das Gleichgewicht wiederherzustellen.

Kräftegleichgewicht der Haltung

Damit ein tragendes Gelenk stabil ist oder sich im Equilibrium (Kräftegleichgewicht) befindet, muß das Schwerelot genau durch die Rotationsachse fallen, oder es muß eine Kraft geben, die der Schwerkraft entgegenwirkt. Im Körper kann so eine Kraft entweder von der Muskulatur erzeugt werden oder der Gegenhalt wird von inerten Strukturen gewährleistet. In der aufrechten Position schwankt der Körper etwa 4 cm in ventrodorsaler Richtung.

Im Stehen geschieht an den einzelnen Gelenken:

Sprunggelenk

Der Schwerpunkt liegt vor der Flexions-/Extensionsachse so daß die Schwerkraft die Tibia im Sprunggelenk nach ventral ziehen würde. Die Stabilität in diesem Gelenk wird von den Plantarflexoren gewährleistet, primär durch den M. soleus.

Kniegelenk

Physiologisch liegt der Schwerpunkt vor der Flexions-/Extensionsachse des Gelenks, wodurch das Knie in der Extension gehalten wird. Die Stabilität wird durch das vordere Kreuzband, die dorsale Kapsel („Einrastmechanismus" des Kniegelenks) und die Spannung in den dorsalen Kniegelenksmuskeln (M. gastrocnemius, Mm. ischiocrurales) gewährleistet. Der M. soleus sorgt für aktive Stabilisierung, indem er die Tibia nach dorsal zieht. Bei einer endgradigen Kniegelenksextension ist keine Muskelaktivität in diesem Gelenk notwendig, um die aufrechte Haltung zu bewahren. Wenn das Kniegelenk jedoch nur minimal flektiert wird, fällt das Schwerelot dorsal der Flexions-/Extensionsachse, und der M. quadriceps muß das Knie vor dem einknicken bewahren. (Anm. d. Übers.: Letzteres ist physiologisch!)

Hüftgelenk

Die Lage des Schwerelots zu diesem Gelenk verändert sich bei der Schwankung im aufrechten Stand. Wenn es genau durch das Gelenk fällt, herrscht ein Equilibrium und eine Stabilisierung ist nicht notwendig. Liegt das Schwerelot dorsal der Flexions-/Extensionsachse, wird das Becken etwas aufgerichtet, was jedoch durch die Spannung in den Hüftflexoren (primär im M. iliopsoas) kontrolliert wird. Am Ende der Bewegung verhindert die passive Spannung im Lig. iliofemorale eine Weiterbewegung. Beim hypoaktiven Stehen gewährleistet das Lig. ilifemorale passive Stabilisierung, so daß keine Muskelaktivität notwendig ist. Wird der Schwerpunkt nach ventral verlagert, wird die Stabilität durch die aktive Unterstützung der Hüftextensoren hergestellt.

Rumpf

In der Regel fällt das Schwerelot durch die Körper der zervikalen und lumbalen Wirbel; ist das der Fall, sind die Krümmungen ausgeglichen. Eine geringe Aktivität der Rumpf- und Beckenmuskulatur hilft, das Gleichgewicht zu erhalten. Verlagert sich der Rumpf, so spannen sich jeweils die kontralateralen Muskeln an und wirken als Halteseile. Extreme oder dauerhafte Verlagerungen des Rumpfes werden durch inerte Strukturen gehalten.

Kopf

Der Schwerpunkt des Kopfes liegt ventral der Flexions-/Extensionachse des Atlantookzipitalgelenks. Die dorsale Zervikalmuskulatur arbeitet, um den Kopf im Gleichgewicht zu halten. In Haltungen, in denen der Kopf noch weiter nach ventral verschoben ist, werden diese Muskeln extrem beansprucht. Bei maximaler Flexion verhindert die passive Spannung des Lig. nuchae eine weitere Bewegung in die Beugung.

Ätiologie der Schmerzen bei Haltungsproblemen

1. Die Bänder, die Gelenkkapseln der Facettengelenke, das Periost der Wirbel, die Muskeln, die ventrale Dura mater, die Durascheiden, das epidurale Fettgewebe und die Wände der Blutgefäße sind innerviert und reagieren auf nozizeptive Reize.
2. Die Ausdauer der Muskulatur ist notwendig, um die posturale Kontrolle beizubehalten. Eine lange gehaltene Position benötigt ständig geringe Anpassungen in der stabilisierenden Muskulatur, um den Rumpf gegen die schwankenden Kräfte zu stabilisieren. Große wiederholte Bewegungen benötigen Muskelkraft, um die Aktivität zu kontrollieren. In jedem Fall trifft die Belastung bei einer Ermüdung der Muskulatur auf die inerten Strukturen, die die Wirbelsäule bei endgradigen Bewegungen stützen. Durch langanhaltende Belastung kommt es zum Kriechen und zu einer Dehnung der inerten Strukturen, wodurch eine mechanische Beanspruchung entsteht.
3. Die mechanische Beanspruchung schmerzempfindlicher Strukturen, wie dauerhafte Dehnung der Bänder oder Gelenkkapseln oder die Kompression der Blutgefäße, führt zu einer Dehnung oder Kompression der sensiblen Nervenendigungen, wodurch eine Schmerzempfindung ausgelöst wird. Diese Art der Reizung ereignet sich, ohne daß eine Entzündung vorliegt. Es ist also kein pathologisches Problem, sondern ein mechanisches. Wenn man die schmerzempfindlichen Gewebe wieder entlastet, fehlt der Schmerzreiz und der Patient empfindet keine Schmerzen mehr.
4. Wenn die mechanische Beanspruchung die stützenden Fähigkeiten des Gewebes überschreitet, kommt es zum Zusammenbruch. Wird in dieser Situation der Heilung nicht ausreichend Zeit eingeräumt, so entsteht ein Überlastungssyndrom mit einer entzündlichen Reaktion und Schmerzen, die die Funktion beeinträchtigen, ohne daß eine adäquate Verletzung erkennbar ist. Wenn die Muskulatur ermüdet ist, kommt es leichter zu einer Verletzung. Die gleichzeitige Entlastung der mechanischen Beanspruchung und die Linderung der Entzündung sind wichtig. Die Behandlung akuter Beschwerden ist in Kapitel 14 beschrieben.

Schmerzsyndrome durch schlechte Haltung

Fehlhaltung und haltungsbedingte Schmerzsyndrome

Eine **Fehlhaltung** weicht von der physiologischen Haltung ab, ohne strukturell eingeschränkt zu sein. Ein **haltungsbedingtes Schmerzsyndrom** entsteht, wenn eine Fehlhaltung dauerhaft beibehalten wird. Die Schmerzen lassen in der Regel bei Aktivität nach. Es gibt keine Abweichungen von der physiologische Kraft oder Dehnbarkeit der Muskulatur. Bleibt diese Fehlhaltung jedoch länger bestehen, so kann sich eine muskuläre Dysbalance entwickeln.

Posturale Dysfunktion

Die **posturale Dysfuktion** unterscheidet sich vom haltungsbedingten Schmerzsyndrom dadurch, daß bei ihr Verkürzungen der Weichteile und Muskelschwäche vorliegen. Die Ursache kann eine gewohnheitsmäßige Fehlhaltung sein, oder sie ist das Ergebnis von Kontrakturen und Verklebungen, die sich während der Gewebeheilung nach einer Verletzung oder einer Operation entwickelt haben. Eine Beanspruchung der verkürzten Gewebe löst Schmerzen aus. Darüber hinaus ist dieses Gebiet aufgrund der muskulären Dysbalance auch bei Belastungen, denen ein gesunder Bewegungsapparat standhalten würde, anfälliger für Verletzungen und Überlastungssyndrome.

Haltungsgewohnheiten

Beim Erwachsenen sind gute Haltungsgewohnheiten notwendig, um haltungsbedingte Schmerzsyndrome oder posturale Dysfunktionen zu vermeiden. Eine gute Nachbehandlung in Beziehung auf Dehnungen und Haltungsschulung ist im Anschluß an eine Verletzung oder eine Operation wichtig, damit Dysfunktionen aufgrund von Kontrakturen oder Verklebungen vorgebeugt wird. Bei Kindern vermeiden gute Haltungsgewohnheiten, daß auf die im Wachstum befindlichen Knochen unphysiologische Belastungen treffen und sich die Muskulatur und die Weichteile daran anpassend verändern.

Merkmale und Beschwerden häufiger Fehlhaltungen

Lenden-Becken-Hüft-Region

Hohlkreuz (lordotic posture) (Abb. 15.**1 a**)

Die Merkmale dieser Fehlhaltung sind der vermehrte lumbosakrale Winkel (der Winkel zwischen der Oberkante des ersten Sakralwirbelkörpers und der Horizontalen, der physiologisch 30° beträgt), die verstärkte lumbale Lordose, eine Beckenkippung (Ventralrotation) und Hüftflexion. Diese Fehlhaltung tritt häufig im Zusammenhang mit einer vermehrten Kyphose der Brustwirbelsäule und einem ventral translatierten Kopf auf und wird auch **kypholordotische Haltung** genannt.

1. Potentielle Schmerzursachen:
   a. Beanspruchung des vorderen Längsbandes.
   b. Verringerung des Bandscheibenraumes und Verengung der Zwischenwirbellöcher. Dadurch können die Dura und die Blutgefäße der entsprechenden Nervenwurzeln oder die Nervenwurzel direkt komprimiert werden, besonders wenn der Wirbel oder die Bandscheibe degenerativ verändert sind.
   c. Kompression der Facettengelenke. Die Facettengelenke können sogar tragende Gelenke werden, was eine Synovialreizung und eine entzündliche Reaktion auslöst.
2. Muskuläre Dysbalancen:
   a. Verkürzte Hüftflexoren (Mm. iliopsoas, tensor fasciae latae und rectus femoris) und lumbale Extensoren (M. erector spinae).
   b. Überdehnte und schwache Bauchmuskulatur (Mm. rectus abdominis, obliquus internus und externus).
3. Übliche Ursachen:
   Dauerhafte Fehlhaltung, Schwangerschaft, Übergewicht, schwache Bauchmuskulatur.

Hypoaktiver Stand, sternosymphysale Belastungshaltung, easy-standing-position oder zusammengesunkene Haltung (Abb. 15.**1 b**)

Diese Haltung erscheint wie ein **Hohlrundrücken**. Das Ausmaß der Beckenaufrichtung ist variabel, aber in der Regel ist das gesamte Beckensegment nach ventral translatiert, was eine Hüftextension, eine Translation des Thorax auf der Lendenwirbelsäule nach dorsal und eine Flexion der Brustwirbelsäule zur Folge hat. Dadurch entsteht eine verstärkte Lordose der oberen Lendenwirbelsäule, eine vermehrte Kyphose in der unteren Brustwirbelsäule und meist eine ventraltranslatierte Haltung des Kopfes. Die Stellung der mittleren und oberen Lendenwirbelsäule hängt vom Ausmaß der Brustkorbabweichung ab. Wenn die Person lange Zeit stehen muß, wird ein asymmetrischer Stand eingenommen. Das Gewicht wird meist auf ein Bein verlagert und das Standbein wird in Abständen gewechselt.

1. Potentielle Schmerzursachen:
   a. Beanspruchung der Ligg. iliofemoralia, des vorderen Längsbandes der Lendenwirbelsäule sowie des hinteren Längsbandes der oberen Lenden- und der Brustwirbelsäule. Beim asymmetrischen Stand, wird der Tractus iliotibialis auf der Seite der elevierten Hüfte beansprucht. Es können auch

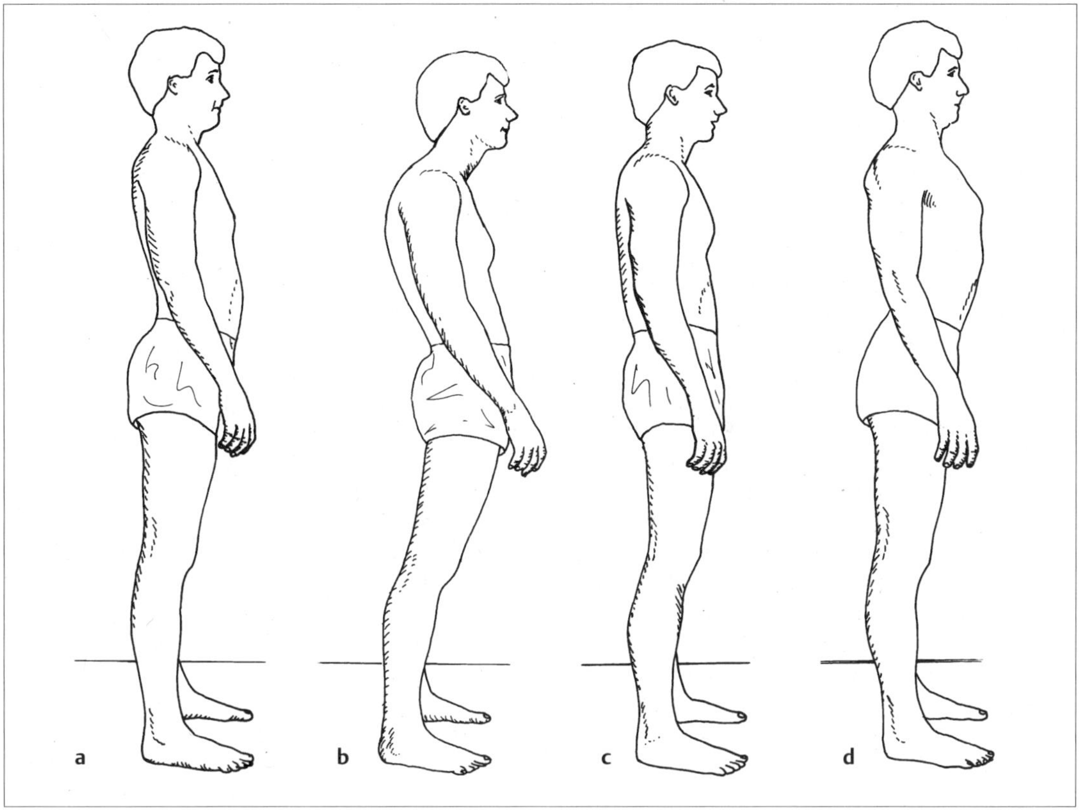

Abb. 15.**1 a–d** Häufige Fehlhaltungen
a Die lordotische Haltung ist gekennzeichnet durch eine verstärkte lumbale Lordose, vermehrte Beckenkippung und Hüftgelenksflexion.
b Die zusammengesunkene Haltung oder der amuskuläre Stand beeinhaltet eine Translation des Körperabschnitts Becken nach ventral, was eine Hüftgelenksextension und eine Translation des Brustkorbs nach dorsal verursacht. Dadurch werden die Brust- und die obere Lendenwirbelsäule flektiert. Man kann auch eine verstärkte thorakale Kyphose und eine Ventraltranslation des Kopfes beobachten.
c Beim lumbalen Flachrücken sind der lumbosakrale Winkel und die Lendenlordose vermindert. Das Becken ist aufgerichtet.
d Ein thorakaler und zervikaler Flachrücken ist durch die Verminderung der thorakalen Wirbelsäulenkrümmung, eine Skapula- und Klavikuladepression und die übermäßige axiale Extension (Flexion des Okziputs auf dem Atlas und Abflachung der zervikalen Lordose) gekennzeichnet.

andere Asymmetrien in der Frontalebene auftreten; s. Abschnitt „Abweichungen in der Frontalebene durch Asymmetrien der unteren Extremitäten", S. 469.

b. Einengung der Zwischenwirbellöcher der unteren Lendenwirbelsäule, was eine Kompression der Blutgefäße, der Dura und der Nervenwurzeln verursachen kann, besonders bei (Arthrose und) Arthritis.

c. Kompression der Facettengelenke in der unteren Lendenwirbelsäule.

2. Muskuläre Dysbalancen:
   a. Verkürzung der kranialen Bauchmuskulatur (kraniale Segmente des M. rectus abdominis und der Mm. obliqui), der Mm. intercostales interni, der Hüftgelenksextensoren und der Extensoren der unteren Lendenwirbelsäule und der dazugehörigen Faszie.

b. Überdehnung und Schwäche der kaudalen Bauchmuskulatur (kaudale Segmente des M. rectus abdominis und der Mm. obliqui), der Extensoren der unteren Thoraxregion und der Hüftgelenksflexoren.
3. Häufige Ursachen:
Wie der Name (amuskulärer Stand) schon sagt, werden in dieser Haltung die Muskeln nicht für die Stabilisation eingesetzt. Die Person gibt vollständig der Schwerkraft nach und wird nur durch die passiven Strukturen am Ende des Bewegungsausmaßes der Gelenke (wie Bänder-, Gelenkkapsel- und Knochenstopp) gehalten. Die Ursache kann die Einstellung (die Person fühlt sich wohl in der zusammengesunkenen Haltung), Muskelermüdung (die Haltung wird beobachtet, wenn Personen lange Zeit stehen müssen), Muskelschwäche (sie kann Ursache oder Folge der Fehlhaltung sein) oder ein schlechtes Übungsprogramm sein (z. B. ein Programm, das die Thoraxflexion betont, s. Kapitel 21).

Lumbaler Flachrücken (flat low-back posture) (Abb. 15.1 **c**)

Die Merkmale dieser Fehlhaltung sind der verminderte lumbosakrale Winkel, eine verminderte Lendenlordose, Hüftgelenksextension und Beckenaufrichtung.

1. Potentielle Schmerzursachen:
   a. Ein Verlust der lumbalen Wirbelsäulenkrümmung vermindert den abfedernden Effekt der Lendenwirbelsäule und macht die Person verletzungsanfälliger.
   b. Beanspruchung des hinteren Längsbandes.
   c. Vergrößerung des Bandscheibenraumes dorsal, so daß der Nucleus pulposus mehr Flüssigkeit aufsaugen und sich unter bestimmten Umständen nach dorsal vorwölben kann, wenn die Person versucht, die Wirbelsäule zu extendieren (s. Kapitel 14, S. 436).
2. Muskuläre Dysbalancen:
   a. Verkürzung der Rumpfbeuger (Mm. rectus abdominis und intercostales) und der Hüftgelenksextensoren.
   b. Überdehnung und Schwäche der lumbalen Extensoren und möglicherweise der Hüftgelenksflexoren.
3. Übliche Ursachen:
Dauerhaftes Zusammensinken oder Vorbeugen beim Sitzen oder Stehen; Überbetonen von Flexionsübungen bei allgemeinen Übungsprogrammen.

Thoraxregion

Rundrücken oder Hyperkyphose (Abb. 15.1 **b**)

Die Merkmale dieser Haltung sind eine vermehrte Krümmung der Brustwirbelsäule, protrahierte Schulterblätter und in der Regel ein ventral translatierter Kopf.

1. Potentielle Schmerzursachen:
   a. Beanspruchung des hinteren Längsbandes.
   b. Ermüdung des M. erector spinae der Brustwirbelsäule und der Mm. rhomboidei.
   c. Thoracic-outlet-Syndrome (s. Kapitel 8, S. 258).
   d. Haltungsprobleme in der Halswirbelsäule (s. u.).
2. Muskuläre Dysbalancen:
   a. Verkürzung der ventralen Thoraxmuskulatur (Mm. intercostales), der Muskulatur der oberen Extremitäten, die am Thorax entspringen (Mm. pectoralis major und minor, latissimus dorsi und serratus anterior), der Muskulatur der Halswirbelsäule und des Kopfes, die am Schulterblatt entspringen (Mm. levator scapulae und trapezius descendens) und der Muskeln der Zervikalregion (s. u.).
   b. Übliche Ursachen:
   Wie auch bei der zusammengesunkenen Haltung oder beim lumbalen Flachrücken ist die Ursache in der Regel eine dauerhafte Fehlhaltung oder die Überbetonung von Flexionsübungen in einem allgemeinen Übungsprogramm.

Thorakaler Flachrücken (Abb. 15.1 **d**)

Die Merkmale dieser Fehlhaltung sind eine Verminderung der Krümmung der Brustwirbelsäule, Skapuladepression, Klavikuladepression und eine steile Halswirbelsäule (s. u.). Sie tritt im Zusammenhang mit einer übertriebenen militärischen Haltung auf, ist jedoch keine häufige Fehlhaltung.

1. Potentielle Schmerzursachen
   a. Ermüdung der posturalen Muskulatur.
   b. Kompression des Gefäß-Nerven-Stranges zwischen Schlüsselbein und Rippen.
2. Muskuläre Dysbalancen:
   a. Verkürzung des M. erector spinae im Thoraxbereich, der Skapularetraktoren und möglicherweise eine eingeschränkte Schulterblattbeweglichkeit, die die Schultergelenkselevation beeinträchtigen könnte, und
   b. Schwäche der Skapulaprotraktoren und der Mm. intercostales der ventralen Rumpfwand.
3. Übliche Ursachen:
   Übertrieben aufgerichtete Haltung.
   (Anm. d. Übers.: Der thorakale Flachrükken ist häufig eine strukturelle Fehlstellung.)

Skoliose

In der Regel sind der Thorakal- und der Lumbalbereich von der Skoliose betroffen. Bei Rechtshändern kommt es üblicherweise zu einer leichten S-Krümmung (thorakal rechts, lumbal links) oder einer leichten lumbalen C-Krümmung. Es kann eine Asymmetrie der Hüftgelenke, des Beckens oder der unteren Extremitäten vorliegen.

Eine **strukturelle Skoliose** beinhaltet eine irreversible Lateralverbiegung mit fixierter Rotation der Wirbel (Abb. 15.**2 a**). Die Wirbel sind in Richtung der Konvexität rotiert. Die Rippen rotieren mit den Wirbeln, so daß am Rücken ein Rippenbuckel an der Seite der Konvexität entsteht und ventral am Brustkorb die Rippen auf der Seite der Konkavität vorstehen. Bei der Vorneigung kann der Rippenbuckel der strukturellen Skoliose am besten erkannt werden (Abb. 15.**2 b**).

Eine nichtstrukturelle Skoliose ist reversibel und kann sich bei der Vor- oder Seitneigung verändern sowie bei Haltungsänderungen, wie in der Rückenlage, bei der

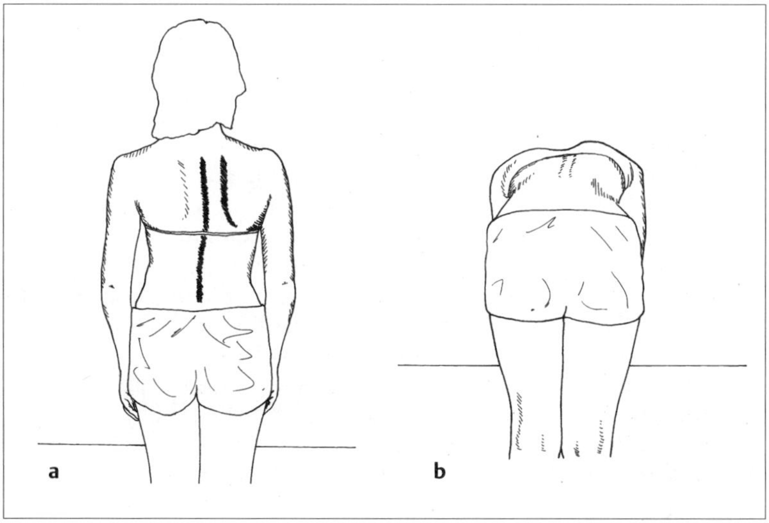

Abb. 15.**2 a** und **b** Leichte strukturelle Skoliose mit rechtsthorakaler und linkslumbaler Seitverbiegung
a Man kann ein Hervorstehen der rechten Skapula erkennen.
b Bei der Vorneigung entsteht ein Rippenbuckel, der auf die fixierte Rotation der Wirbel und des Brustkorbs hinweist.

Korrektur eines Beinlängenunterschieds oder mit muskulärer Hilfe. Sie wird auch **funktionelle** oder **posturale Skoliose** genannt.

1. Potentielle Schmerzursachen:
   a. Muskelermüdung und Bänderbeanspruchung auf der Seite der Konvexität.
   b. Irritation der Nervenwurzeln auf der Seite der Konkavität.
2. Muskuläre Dysbalancen:
   a. Verkürzungen auf der Seite der Konkavität.
   b. Überdehnung und Schwäche auf der Seite der Konvexität.
   c. Wenn eine Hüfte adduziert ist, werden die Adduktoren auf dieser Seite verkürzt und die Abduktoren überdehnt und schwach sein. Auf der gegenüberliegenden Seite wird genau das Gegenteil der Fall sein.
3. Übliche Ursachen der strukturellen Skoliose:
   Neuromuskuläre Erkrankungen oder Funktionsstörungen (wie Zerebralparesen, Querschnittlähmungen oder progrediente neurologische oder muskuläre Erkrankungen), Knochenerkrankungen (wie Osteomalazie, Halbwirbel, Rachitis oder Frakturen) und idiopathische Ursachen, die unbekannt sind.
4. Übliche Ursachen der nichtstrukturellen Skoliose:
   Strukturelle oder funktionelle Beinlängendifferenzen, Schonhaltung aufgrund von Schmerzen im Rücken oder im Nakken und habituelle oder asymmetrische Haltung.

Zervikalregion

Ventral translatierter Kopf (Abb. 15.**1 b**)
Die Merkmale dieser Haltung sind eine vermehrte Flexion der unteren Hals- und oberen Brustwirbelsäule, vermehrte Extension des Okziputs auf dem ersten Halswirbel sowie der oberen Halswirbelsäule. Es kann auch eine temporomandibuläre Dysfunktion mit einer Mandibularetraktion vorliegen.

1. Potentielle Schmerzursachen:
   a. Beanspruchung des vorderen Längsbandes in der oberen Halswirbelsäule und des hinteren Längsbandes in der unteren Hals- und oberen Brustwirbelsäule.
   b. Erhöhte Muskelspannung oder -ermüdung.
   c. Reizung der Facettengelenke in der oberen Halswirbelsäule.
   d. Einengung der Foramina intervertebralia in der oberen Halswirbelsäule, wodurch die Blutgefäße oder die Nervenwurzel eingeklemmt werden können, besonders, wenn zusätzlich eine Degeneration vorliegt.
   e. Einklemmung des Gefäßnervenbündels in der Skalenuslücke (s. auch „Thoracic-outlet-Syndrom", S. 258).
   f. Einklemmung des Plexus cervicalis durch eine Verspannung des M. levator scapulae.
   g. Einklemmung der Nn. occipitales durch eine Verspannung des M. trapezius descendens, wodurch Spannungskopfschmerzen hervorgerufen werden können.
   h. Schmerzen im Kiefergelenk durch die fehlerhafte Kopf-, Nacken- und Mandibulareinstellung und im Zusammenhang damit Spannung in den Muskelfaszien.
   i. Bandscheibenschäden in der unteren Halswirbelsäule aufgrund der fehlerhaften Flexionshaltung.
2. Muskuläre Dysbalancen:
   a. Verkürzungen in den Mm. levatores scapulae, sternocleidomastoidei, scaleni und suboccipitales. Werden die Schulterblätter in Elevation gehalten, so können auch die absteigenden Trapeziusanteile verkürzt sein. Bei Kiefergelenksbeschwerden können die Kaumuskeln einen erhöhten Tonus aufweisen.
   b. Überdehnung und Schwäche der ventralen Halsmuskulatur (das Zungenbein wird durch die gedehnte Stellung in seiner Position fixiert) und des M. erector spinae in der unteren Hals- und oberen Brustwirbelsäule.

3. Übliche Ursachen:
   Die Ursachen für eine ventral translatierte Kopfhaltung sind üblicherweise funktionelle oder berufliche Körperhaltungen, bei denen man sich längere Zeiträume nach vorne lehnen muß, zusammengesunkene Haltung oder das Ergebnis einer fehlerhaften Becken- und Lendenwirbelsäuleneinstellung.

Steil eingestellte Halswirbelsäule (flat-neck-posture) (Abb. 15.1 **d**)

Die Merkmale dieser Haltung sind eine verringerte Lordose der Halswirbelsäule und eine verstärkte Flexion des Kopfes auf dem Atlas (übertriebene axiale Extension). Diese Fehlhaltung kann im Zusammenhang mit einer übertriebenen militärischen Haltung (thorakaler Flachrücken) auftreten. Es kann zu einer Kiefergelenksdysfunktion mit protrahiertem Unterkiefer kommen.

1. Potentielle Schmerzursachen:
   a. Schmerzen im Kiefergelenk und Veränderung der Okklusion.
   b. Verminderung der federnden Funktion der lordotischen Krümmung, die den gesamten Nackenbereich verletzungsanfälliger werden läßt.
   c. Beanspruchung des Lig. nuchae.
2. Muskuläre Dysbalancen:
   a. Verkürzung der ventralen Halsmuskulatur.
   b. Theroretisch eine Überdehnung und Schwäche der Mm. levator scapulae, sternocleidomastoideus und scaleni.
3. Übliche Ursachen:
   Eine langandauernde Übertreibung der militärischen Haltung, die jedoch sehr wenig verbreitet ist.

Abweichungen in der Frontalebene aufgrund von Asymmetrien der unteren Extremitäten

Jede Ungleichheit der Beine hat Auswirkungen auf das Becken, welches dann seinerseits die Wirbelsäule mit ihrem Halteapparat beeinflußt. Bei der Beschäftigung mit der Wirbelsäulenhaltung ist es unbedingt erforderlich, auch die Beinachsen zu befunden sowie die Symmetrie, die Fußstellung, die Bewegungsausmaße und die Kraft. Prinzipien, Techniken und Verfahren der Behandlung von Hüft-, Knie-, Sprunggelenken und des Fußes werden in den Kapiteln 11 bis 13 beschrieben.

Charakteristische Abweichungen, wenn das Gewicht auf beide Beine gleichmäßig verteilt wird

1. Es entsteht eine Elevation des Iliums auf der Seite des langen Beines, auf der verkürzten Seite steht das Becken tiefer.
   a. Das Hüftgelenk auf der Seite des langen Beines steht dadurch in Adduktion, das gegenseitige Hüftgelenk steht in Abduktion.
   b. Das Sakroiliakalgelenk auf der Seite des langen Beines steht vertikaler, auf der anderen Seite horizontaler.
2. Die Lendenwirbelsäule ist zur Seite des langen Beines geneigt und zur Gegenseite rotiert.
   a. Durch diese Stellung der Wirbelsäule werden die Bandscheiben auf der Seite des langen Beines komprimiert und auf der Seite des kurzen Beines distrahiert, und es treten Torsionsbeanspruchungen auf.
   b. Die Facettengelenke auf der Seite des langen Beines (Konkavität) stehen in Extension und werden komprimiert; auf der Seite des kurzen Beines (Konvexität) werden sie distrahiert und stehen in Flexion.
   c. Es entsteht eine Einengung der Foramina intervertebralia auf der Seite des langen Beines.
3. Der Thorax und die Halswirbelsäule entwickeln kompensatorisch eine Skoliose in die Gegenrichtung.

Potentielle Schmerzursachen

1. Im Hüft- und Sakroiliakalgelenk auf der Seite des langen Beines entstehen Scherkräfte in den stabilisierenden Bändern und die tragende Oberfläche innerhalb der Gelenke wird verringert. Auf der Seite des langen Beines kommt es deutlich häufiger zu degenerativen Veränderungen.
2. Eine Stenose der lumbalen Zwischenwirbellöcher auf der Seite des langen Beines

kann eine Gefäßstauung oder eine Wurzelirritation auslösen.
3. Es entsteht eine Kompression und Irritation der lumbalen Gelenkfacetten auf der Seite des langen Beines.
4. Bandscheibenversagen aufgrund der Scherkräfte und der asymmetrischen Belastung (s. Kapitel 14).
5. Durch die asymmetrische Be- und Entlastung kommt es zu Muskelspannung, -ermüdung oder -spasmus.
6. Überlastungssyndrome der unteren Extremität können auftreten.

Muskuläre Dysbalancen

1. Eine Verkürzung der Hüftmuskeln beinhaltet die Adduktoren auf der Seite des langen Beines und die Abduktoren auf der Seite des kurzen Beines. Es kann auch zu Seitenunterschieden in den Mm. iliopsoas, quadratus lumborum, piriformis, erector spinae und multifidi kommen. Diejenigen, die sich auf der konkaven Seite der Krümmung oder auf der Seite des langen Beines befinden, sind stärker verkürzt.
2. Überdehnt und schwach sind die Hüftgelenksabduktoren auf der Seite des kurzen Beines, die Hüftgelenksabduktoren auf der Seite des langen Beines und generell alle Muskeln, die auf der konvexen Seite der Krümmung liegen.

Häufige Ursachen

Asymmetrien der unteren Extremität können durch strukturelle oder funktionelle Abweichung auf der Hüft-, Knie- oder Sprunggelenksebene sowie am Fuß entstehen. Zu den üblichen funktionellen Problemen zählen der einseitige Plattfuß und eine Dysbalance der Muskeldehnbarkeit. Daraus resultieren asymmetrische Kräfte bei der Belastung, die auf das Becken und die Wirbelsäule übertragen werden und dort zu Gewebeschädigungen und Überbeanspruchungen führen können, insbesondere, wenn die betroffene Person älter oder übergewichtig wird oder allgemein durch Inaktivität die Kondition verliert.

Zusammenfassung der Einschränkungen und Beschwerden, die mit einer Fehlhaltung in Zusammenhang stehen

1. Schmerzen: durch die Beanspruchung schmerzempfindlicher Strukturen und Muskelverspannung.
2. Vermindertes Bewegungsausmaß: durch Dysbalancen der Dehnbarkeit.
3. Muskelschwäche und schlechte muskuläre Ausdauer: durch dauerhafte Fehlhaltung oder Mißbrauch.
4. Schlechte Bewegungskontrolle und Stabilisation der Wirbelsäule: aufgrund der Dysbalancen in Muskellänge, -kraft, -ausdauer und -koordination.
5. Veränderte kinästhetische Wahrnehmung der physiologischen Haltung und Bewegung: durch die fehlerhaften Haltungsgewohnheiten.
6. Die Unfähigkeit, die Haltung zu beeinflussen und Schmerzen zu verhindern: aufgrund zu geringer Kenntnisse bezüglich einer physiologischen Wirbelsäulenmechanik.

Einschränkungen und Beschwerden, die häufig in der subakuten Heilungsphase nach einer Verletzung auftreten

Haltungsbeschwerden können die Ursache oder das Ergebnis einer akuten Verletzung sein. Hat ein Patient eine akute Verletzung erlitten und die entzündliche Reaktion ist unter Kontrolle, so werden in der subakuten Heilungsphase schonende Bewegungen eingesetzt, um das Gewebe auf das Training während der Phase der Rehabilitation vorzubereiten. Entsprechend der Schwere der Verletzung dauert die subakute Phase in der Regel etwa 3 Wochen (s. Kapitel 7, S. 200). Eine Behandlung in dieser Phase der Heilung ist absolut notwendig, da der Patient sich entweder gut fühlt und sich überlastet und dadurch erneut verletzt, oder er zu ängstlich ist und die schonende Bewegungen nicht häufig genug durchführt und dadurch Verklebungen entstehen. Beide Extreme verlangsamen den Heilungsprozeß. Es folgt eine Zusammenfassung der Einschränkungen, die in der subakuten Phase der Heilung beobachtet werden können:

1. Schmerzen treten nur auf, wenn sich bildendes Narbengewebe am Ende des Bewegungsausmaßes beansprucht wird.
2. Es kommt zu einem eingeschränkten Bewegungsausmaß durch die Bildung von Verklebungen im Narbengewebe oder die Bildung von Kontrakturen in Geweben, die nicht endgradig Bewegt werden.
3. Die Durchblutung ist verschlechtert, da weniger bewegt wird und in der akuten Phase eine Schwellung vorliegt.
4. Muskelschwächen und schlechte muskuläre Ausdauer entstehen aufgrund reflektorischer Inhibition, eines Mißbrauchs oder einer zugrunde liegenden Fehlhaltung.
5. Schlechte Stabilisation und Bewegungskontrolle der Wirbelsäulenmechanik werden durch Dysbalancen der Länge, Kraft, Ausdauer und Koordination der Muskulatur verursacht.
6. Durch mangelhaft Information des Patienten bezüglich schonender Bewegungsabläufe entsteht Angst vor einer erneuten Verletzung.

Einschränkungen und Beschwerden in der chronischen Phase der Rehabilitation

Ein Patient, der in der akuten und subakuten Phase der Heilung adäquat behandelt wurde, sollte nur noch minimale Einschränkungen haben, die die Alltagsaktivitäten beeinträchtigen. Abhängig von der Schwere der Verletzung dauern die beiden Phasen zusammen etwa 3–6 Wochen. Die Dehnbarkeit, Ausdauer und Kraft der Muskulatur wird immer noch etwas vermindert sein. Patienten, die einen aktiven Alltag im Beruf, in der Freizeit oder beim Sport wünschen oder benötigen, müssen zusätzlich trainiert werden, um die Muskeln so zu kräftigen, daß ein hohes Maß an Stabilisation, Kontrolle und Ausdauer entsteht, um den Anforderungen des Alltags sicher zu begegnen. Einschränkungen in Kraft, Ausdauer, Timing und Geschicklichkeit werden mit den funktionellen Zielen für den bestimmten Patienten in Beziehung gesetzt.

Ziele	**Behandlung**
Schmerzlinderung und Entspannung	Äußere Stabilisation (wenn nötig) Muskelentspannungstechniken Rückenschonendes Verhalten schulen
Bewegungserweiterung	Spezifische Dehnübungen
Kraft, Ausdauer und Funktion der Muskulatur wiederherstellen	Stabilisationstraining Spezifische Widerstandsübungen Ausdauertraining Training der funktionellen Kontrolle
Schulung der kinästethischen Wahrnehmung und der Kontrolle der physiologischen Haltung	Trainings- und Verstärkungstechniken
Einbeziehung und Schulung des Patienten, damit er seine Haltung korrigieren kann und einer erneuten Verletzung vorgebeugt wird.	Schulung des Patienten bezüglich: des rückenschonenden Verhaltens, eines präventiven Übungsprogrammes und einer Entlastungshaltung, Entspannungsübungen für den Umgang mit Muskelverspannungen und der Modifikation der Umwelt (Bett, Stühle, Autositz, Arbeitsplatz)
Steigerung des funktionellen Trainings	Training der Aktivitäten unter Berücksichtigung des gewünschten funktionellen Ergebnisses mit dem Schwerpunkt auf Geschwindigkeit, Timing und Ausdauer der Bewegung

Es folgt eine Zusammenfassung der Einschränkungen, die in der chronischen Heilungsphase auftreten können:

1. Durch Narbengewebe oder Verklebungen kann die Beweglichkeit eingeschränkt sein.
2. Durch die Unfähigkeit, intensive und wiederholte Aktivitäten oder Arbeiten durchzuführen, sind Kraft und Ausdauer der posturalen und der Extremitätenmuskulatur vermindert.
3. Die Bewegungsabläufe sind langsam, schlecht koordiniert und werden nur im geschützten Bewegungsausmaß ausgeführt.

In den folgenden Abschnitten werden die Verfahren und Techniken beschrieben, mit denen die oben genannten Ziele und der Behandlungsplan erfüllt werden können. Die Übungen sind dann angemessen, wenn im Anschluß an eine eingehende Befundaufnahme des Patienten festgestellt wurde, daß er nach einer akuten Verletzung oder einer Bandscheibenschädigung in die subakute Heilungsphase übergegangen ist oder daß seine Schmerzen durch eine Fehlhaltung und damit verbundenen Einschränkungen der Flexibilität und Kraft ausgelöst werden. Es muß jedoch betont werden, daß die folgenden Übungen nicht einen beispielhaften Behandlungsablauf darstellen (Protokoll). Die Übungen sind nicht für alle Patienten geeignet. Es wird eine Vielzahl an Übungen vorgestellt, um die unterschiedlichen Einschränkungen zu behandeln, und es wird dem Therapeuten ermöglicht, eine vorsichtige Auswahl zu treffen und die Übungen herauszufinden, die für die Ziele des Patienten und sein Heilungsstadium am besten geeignet sind.

Linderung von Schmerzen, die durch Überbeanspruchung und Muskelverspannung ausgelöst werden

Beachte: Diese Techniken sind nicht geeignet akute Schmerzen aufgrund einer Entzündung, eines Gelenkergußes oder eines Bandscheibenschadens zu lindern (s. Kapitel 14).

Muskelentspannungstechniken

Aktives Bewegen

Immer, wenn sich ein Unwohlsein durch das Verharren in einer Stellung oder eine Muskelkontraktion über einen längeren Zeitraum entwickelt, kann die Beanspruchung des Halteapparates mit Hilfe des aktiven Bewegens in die Gegenrichtung vermindert werden, weil dadurch die Durchblutung gefördert und die Flexibilität erhalten wird. Die Bewegungen werden langsam und endgradig durchgeführt, dabei wird die Aufmerksamkeit des Patienten auf die Empfindungen innerhalb der Muskulatur gelenkt. Jede Bewegung wird mehrmals wiederholt.

1. **Die Zervikal- und obere Thoraxregion**
   Der Patient sitzt, seine Arme ruhen in seinem Schoß. Die Übung kann auch im Stehen durchgeführt werden. Der Patient wird angeleitet, folgende Dinge zu tun:
   a. Neigen Sie den Hals nach vorne und hinten. (Die Neigung nach hinten (Dorsalextension) ist bei Nervenwurzelsymptomatik kontraindiziert.)
   b. Neigen Sie den Kopf in jede Richtung, dann drehen Sie den Kopf in jede Richtung.
   c. Kreisen Sie die Schultern; vorziehen, hochziehen, zurückziehen und dann entspannen (in einer guten Haltung).
   d. Kreisen Sie mit den Armen (Zirkumduktion des Schultergelenks). Dies kann mit gebeugten oder gestreckten Ellenbogen, in kleinen oder großen Kreisen und indem die Arme nach vorne oder zur Seite zeigen, durchgeführt werden. Die Bewegungen sollten mit dem und gegen den Uhrzeigersinn gemacht werden. Die Zirkumduktion sollte folgendermaßen beendet werden: Der Arm wird nach vorne hoch genommen und dann nach hinten bewegt, so daß die Schulterblätter am Ende in einer retrahierten Stellung sind. Dadurch wird die korrekte aufgerichtete Haltung unterstützt.

2. **Die untere Thorax- und Lumbalregion**
   Der Patient sitzt oder steht. Wenn er steht, sollten die Füße schulterbreit auseinanderstehen und die Kniegelenke leicht gebeugt sein. Er soll die Hände in die Hüfte legen, so daß die Finger nach hinten zeigen. Der Patient wird folgendermaßen angeleitet:
   a. Strecken Sie die Lendenwirbelsäule, indem sie den Rumpf nach hinten lehnen (Abb. 15.**8 b**). Dies ist eine besonders gute Übung für Patienten, die lange Zeit nach vorn geneigt arbeiten müssen.
   b. Beugen Sie die Lendenwirbelsäule durch Anspannung der Bauchmuskulatur, womit sie eine Beckenaufrichtung auslösen. Wenn keine Anzeichen für eine Bandscheibenschädigung vorliegen, kann der Patient den Rumpf auch vorbeugen, die Arme Richtung Boden hängen lassen und die Knie leicht beugen. Diese Bewegung tut Patienten gut, die längere Zeit in einer lordotischen Haltung oder im Hohlkreuz gestanden haben.
   c. Neigen Sie sich zu beiden Seiten.
   d. Drehen sie den Rumpf in beide Richtungen, das Becken sollte die ganze Zeit nach vorne schauen.
   e. Wenn sie lange Zeit sitzen müssen, stehen sie zwischendurch häufig auf und gehen umher.

Allgemeine mentale Entspannungsübungen

Eine Entspannungstechnik für den ganzen Körper sollte den Personen beigebracht werden, die dazu neigen, einen hohen Tonus aufzubauen (s. Kapitel 5, S. 140).

Mentale Entspannungsübungen für die Zervikalregion

Wie bei den allgemeinen Entspannungstechniken wird auch bei den spezifischen Entspannungsübungen für eine Region die Wahrnehmung des Patienten für den Spannungszustand der Muskulatur und die bewußte Senkung eines hohen Muskeltonus geschult. In Verbindung mit der Haltungsschulung kann der Therapeut den Patienten darauf aufmerksam machen, wie der Tonus der Muskulatur sinkt, wenn die korrekte Haltung eingenommen wird und der Kopf auf der Halswirbelsäule balanciert und in der Mittellinie gehalten wird.

Der Patient sitzt bequem mit entspannten Armen, die z. B. auf einem Kissen auf dem Schoß liegen können, die Augen werden geschlossen. Der Therapeut steht neben dem Patienten und setzt taktile Reize an der Muskulatur ein und hilft, wenn nötig, die korrekte Position des Kopfes zu finden. Der Patient wird folgendermaßen angeleitet:

1. Der Patient soll die Zwerchfellatmung einsetzen. Er atmet langsam und tief durch die Nase ein, der Bauch entspannt sich und wird von der Luft ausgedehnt, dann entspannt sich der Patient und läßt die Luft durch den geöffneten Mund wieder entweichen. Diese Atmung wird nach jeder der folgenden Übungen wieder angeleitet, oder es wird daran erinnert.
2. Als nächstes wird der Unterkiefer entspannt. Die Zunge liegt leicht am harten Gaumen hinter den Schneidezähnen, der Kiefer ist leicht geöffnet. Wenn der Patient Schwierigkeiten hat, den Kiefer zu entspannen, soll er mit der Zunge schnalzen und den Unterkiefer fallen lassen. Dies wird solange geübt, bis der Patient fühlt, wie sich der Kiefer entspannt und die Zunge hinter den Frontzähnen liegen bleiben kann. Die Zwerchfellatmung wird angeschlossen.
3. Das Kinn wird langsam in Richtung Brust bewegt. Während der Patient diese Bewegung durchführt, soll seine Wahrnehmung auf die Empfindungen in der dorsalen Halsmuskulatur gerichtet sein. Es können verbale Stimuli eingesetzt werden, z. B.: „Merken Sie, wie die Spannung in der Muskulatur zunimmt, während sie den Kopf nach vorne neigen?"
4. Dann wird der Kopf wieder langsam in die Nullstellung angehoben, langsam eingeatmet und entspannt. Der Therapeut hilft dem Patienten, die korrekte Kopfstellung zu finden. Der Patient wird dar-

auf aufmerksam gemacht, wie die Spannung in der Muskulatur steigt, wenn sie sich kontrahiert, um den Kopf anzuheben und wie die Muskulatur sich wieder entspannt, wenn der Kopf die Mittelstellung erreicht hat.

5. Die Bewegung wird wiederholt. Die Aufmerksamkeit des Patienten wird wieder auf die Kontraktion und die Entspannung der Muskulatur bei der Bewegung gerichtet. Man kann auch mit Vorstellungsbildern arbeiten: „Füllen Sie Ihren Kopf mit Luft und spüren Sie, wie er sich bei der Einatmung von den Schultern abhebt, entspannen Sie sich wieder."
6. Dann werden nur Teile des Bewegungsausmaßes durchlaufen und wieder soll der Patient spüren, wie sich die Muskeln anfühlen.
7. Als nächstes soll der Patient nur in Gedanken den Kopf nach vorn neigen, die Spannung in der Muskulatur aufbauen (Anspannungsübung), den Kopf in Gedanken wieder hochnehmen und entspannen. Die Fähigkeit des Patienten, seine Spannung in der Muskulatur zu beobachten und zu beeinflussen, soll verstärkt werden.
8. Am Ende wird die Muskelan- und -entspannung nur noch gedacht, so daß der Tonus noch weiter gesenkt wird. Weisen sie den Patienten darauf hin, daß er noch mehr Entspannung fühlt. Wenn der Patient erst einmal die Spannung in der Muskulatur wahrnehmen kann, ist er auch in der Lage, seine Muskulatur bewußt zu entspannen. Der Patient kann nun verschiedene Kopfstellungen einnehmen und sie solange korrigieren, bis das Gefühl der Entspannung wieder auftritt.

Äußere Stabilisation

Der Einsatz eines Lumbalkissens beim Sitzen oder die Anpassung des Arbeitsplatzes sollte erwogen werden, um die Beanspruchung durch dauerhafte belastende Körperhaltungen zu vermindern.

Patienteninstruktion

Dem Patienten sollte der Zusammenhang zwischen seiner Fehlhaltung und seinen Schmerzen erklärt werden. Er soll seine Fehlhaltung einnehmen und sie solange halten, bis Schmerzen auftreten. Dann wird er auf die Stellung oder Aktivität aufmerksam gemacht, bei der die Schmerzen auftreten und mit der Haltung in Beziehung gebracht. Nun wird dem Patienten gezeigt, wie er die Belastung durch eine veränderte Haltung oder durch den Einsatz der Techniken, die oben beschrieben wurden, verringern kann (s. Abschnitt „Schulung der kinästhetischen und propriozeptiven Wahrnehmung", S. 499). Der Schwerpunkt liegt auf der Haltungsschulung und dem Erlernen von Entspannungstechniken.

Physikalische Anwendungen und Massage

Der Einsatz passiver Anwendungen sollte verringert oder ganz aufgegeben werden, wenn die akuten Symptome unter Kontrolle sind, so daß der Patient lernt, sich durch Übungen, Entspannungstechniken und Haltungsschulung selbst zu helfen und nicht für sein Wohlergehen von den passiven Anwendungen abhängig wird.

Bewegungserweiterung spezifischer Strukturen

Um eine angemessene Dehnung zu erreichen, muß die Dehnkraft langsam aufgebaut und mindestens 15 Sekunden gehalten werden. Dann wird die Dehnung gelöst und dieser Ablauf 3mal wiederholt. Im Anschluß wird ein Wiederbefund erhoben, um festzustellen, ob mit der gleichen Technik fortgefahren oder ob sie modifiziert werden soll.

Zervikal- und obere Thoraxregion

Dehnung des ventralen Anteils der Mm. intercostales und Mobilisierung des ventralen Anteils des Thorax

1. Der Patient liegt auf dem Rücken mit angestellten Beinen, die Hände befinden sich hinter dem Kopf und die Ellenbogen liegen

auf der Unterlage. Um die Dehnung noch zu verstärken, kann ein längliches Polster zwischen die Schulterblätter unter die Brustwirbelsäule gelegt werden. Die segmentale Atmung (s. Kapitel 19, S. 587) kann auch eingesetzt werden, indem der Patient zu Beginn die Ellenbogen vor dem Gesicht zusammenführt. Bei der Einatmung bewegt er nun die Ellenbogen nach außen auf die Unterlage, hält sie dort und bringt sie bei der Ausatmung wieder nach vorne vor das Gesicht (Abb. 19.**15 a** und **b**).

2. Der Patient liegt auf dem Rücken mit angestellten Beinen, die Arme sind über den Kopf eleviert. Der Patient versucht nun, den Rücken flach auf der Unterlage liegen zu lassen, während der Thorax sich bei der Einatmung nach ventral ausdehnt.
3. Der Patient sitzt auf einem harten Stuhl mit gerader Rückenlehne, die Hände liegen hinter dem Kopf. Jetzt bringt er die Ellenbogen nach außen während die Schulterblätter adduziert und die Brustwirbelsäule gestreckt werden (der Kopf sollte in Nullstellung gehalten und nicht flektiert werden). Um die Übung mit der Atmung zu verbinden, kann der Patient einatmen, während er die Arme zur Seite führt, und ausatmen, wenn die Ellenbogen wieder in die Ausgangsstellung zurückkehren (Abb. 19.**14 a** und **b**).

Dehnung der Mm. scaleni

Da diese Muskeln an den Querfortsätzen der oberen Halswirbelsäule und den ersten beiden Rippen befestigt sind, wird bei einer bilateralen Kontraktion entweder die Halswirbelsäule flektiert oder die ersten beiden Rippen eleviert. Durch eine einseitige Kontraktion verursachen die Mm. scaleni eine Seitneigung der Halswirbelsäule zur gleichen Seite und eine Rotation zur Gegenseite.

1. Der Patient sitzt und verlängert seinen Nacken („Kinn ran und Nacken lang"), dann neigt er den Kopf zur Gegenseite und rotiert ihn zum verkürzten Muskel. Der Therapeut steht hinter dem Patienten und fixiert die obersten Rippen, indem er auf der Seite der verkürzten Muskulatur eine Hand kranial auf den Brustkorb legt und mit der anderen Hand, die um den Kopf und das Gesicht des Patienten gelegt wird, den Kopf des Patienten gegen den eigenen Rumpf fixiert (Abb. 15.**3**). Der Patient atmet ein und aus. Dann fixiert der Therapeut die Rippen in Exspirationsstellung und der Patient soll abermals einatmen. Dieser Vorgang wird wiederholt. Hierbei handelt es sich um ein vorsichtiges Dehnen mit der PIR-Technik.
2. Autodehnung:
Der Patient steht neben einem Tisch und hält sich an der Unterseite der Tischplatte fest. Er stellt seinen Kopf wie unter a. beschrieben ein. Um zu dehnen, lehnt er sich vom Tisch weg, atmet ein und aus und hält die Dehnstellung.

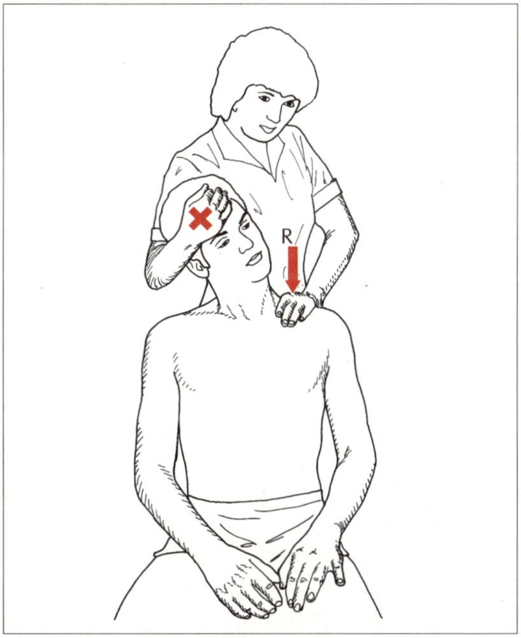

Abb. 15.**3** Einseitige aktive Dehnung der Mm. scaleni. Der Patient führt zunächst die axiale Extension durch, dann neigt er den Kopf zur Gegenseite und rotiert ihn zur Seite der Verkürzung. Der Therapeut fixiert den Kopf und die obere Brustwirbelsäule, während der Patient einatmet und die Muskeln gegen den Widerstand anspannt. Bei der Ausatmung sinkt der Brustkorb ab, der Patient entspannt sich und die Muskeln werden gedehnt.

(Anm. d. Übers.: auch im Sitzen denkbar. Der Patient hält sich dann am Stuhlbein fest.)

Dehnung der kurzen Nackenmuskeln

1. Der Patient sitzt. Der Therapeut palpiert den Dornfortsatz des 2. Halswirbels mit dem Daumen oder mit dem 2. Metakarpophalangealgelenk (Daumen und Zeigefinger werden um die Querfortsätze gelegt), während der Patient langsam nickt und dabei nur eine kleine Kippbewegung mit dem Kopf auf der oberen Halswirbelsäule durchführt. (Abb. 15.**4**). Der Therapeut führt die Bewegung, indem er die andere Hand auf die Stirn des Patienten legt.
2. Der Patient befindet sich in der Rückenlage. Der Therapeut sitzt auf einem Hokker am Kopfende der Behandlungsbank, seine Unterarme liegen auf der Bank. Mit einer Hand fixiert er den 2. Halswirbel, indem er die Querfortsätze zwischen den proximalen Anteilen des Daumens und des Zeigefingers hält, mit der anderen Hand unterstützt er das Okziput. Mit dieser Hand wird der Kopf in Nickstellung gebracht, so daß die Nackenmuskeln gespannt sind. Nun wird der Patient aufgefordert, die Augen in Richtung des Therapeuten zu rollen, dadurch wird eine leichte isometrische Kontraktion der Nackenmuskeln ausgelöst. Diese Kontraktion wird 6 Sekunden gehalten, dann soll der Patient seine Augen Richtung Fußende rollen. Während sich die Nackenmuskeln entspannen, wird der Kopf vom Therapeuten weiter in die Nickstellung bewegt. Es sollte nur eine Bewegung zwischen dem Kopf und dem 2. Halswirbel entstehen. Die Anspannung der Muskulatur darf nur ganz gering sein, damit ein Weiterlaufen der Kontraktion auf die multisegmentalen Mm. erector spinae oder trapezius verhindert wird.

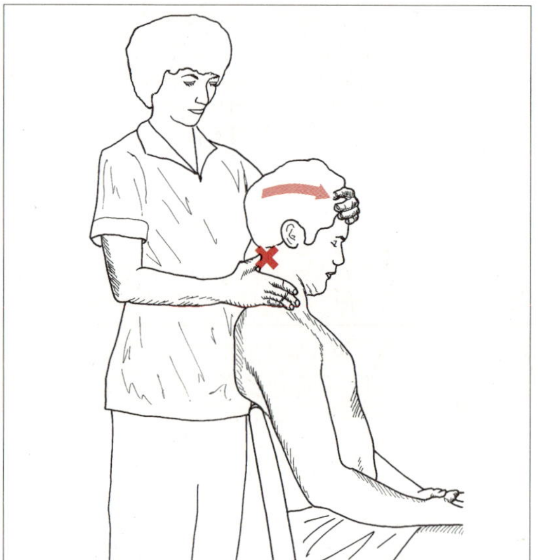

Abb. 15.**4** Dehnung der kurzen Nackenmuskeln. Der Therapeut fixiert den 2. Halswirbel, während der Patient langsam eine Nickbewegung ausführt.

Dehnung der Schulterblatt- und Schultermuskulatur, die die Haltung beeinflußt

Die Haltung des Schultergürtels steht in direktem Zusammenhang mit der Halswirbelsäulen- und Brustkorbstellung. Dehntechniken für die Schulterblatt- und Schultermuskulatur wurden in Kapitel 8 beschrieben. Besonders wichtig sind der M. pectoralis major (Abb. 8.**18** bis 8.**20**), M. pectoralis minor (Abb. 8.**21**), M. levator scapulae (Abb. 8.**22** und 8.**23**) und die Schultergelenksinnenrotatoren (Abb. 4.**8** und 8.**15**).

Allgemeine Mobilisation der Halswirbelsäule und der dazugehörigen Muskulatur

1. Die Inhibitionstechniken, die in Kapitel 5, S. 138, beschrieben wurden, können auf jede Muskelgruppe oder Bewegung angewendet werden. Als Ausgangsstellung für den Patienten bietet sich die Rückenlage an, wobei der Therapeut am Kopfende der Behandlungsbank steht und den Kopf des Patienten mit den Händen unterstützt.
2. Die Traktionstechniken, die in Kapitel 16 beschrieben werden, können eingesetzt werden, um das hintere Längsband, die Muskeln und Kapseln der Facettengelen-

ke zu dehnen. Dies ist eine unspezifische Art des Dehnens.

Dehnung spezifischer Gelenkstrukturen der Halswirbelsäule

Mobilisations- und Manipulationstechniken können von Therapeuten mit einer entsprechenden Ausbildung eingesetzt werden. Die Erklärung dieser schwierigen Techniken sprengt den Rahmen dieses Buches.

Mittlere und untere Thorakal- und Lumbalregion

Dehnung des lumbalen Anteils des M. erector spinae und der Weichteile, die dorsal der Wirbelsäule liegen (Erweiterung der Flexion)

Vorsicht: Wenn die Flexion der Wirbelsäule eine Sensibiltätsveränderung hervorruft oder Schmerzen auslöst, die in die Beine ausstrahlen, muß erneut ein Befund erhoben werden, um festzustellen, ob eine Flexionsbewegung kontraindiziert ist.

1. Der Patient liegt auf dem Rücken mit angestellten Beinen. Er zieht seine Knie nacheinander an die Brust, umgreift die Oberschenkel und zieht diese weiter an die Brust bis das Kreuzbein von der Unterlage abhebt. Der Therapeut kann dabei helfen (Abb. 15.**5**).

Vorsicht: Der Patient sollte nicht die Unterschenkel umfassen, da sonst bei der Dehnung Kompression im Kniegelenk entsteht.

2. Der Patient sitzt im Schneidersitz, legt seine Hände in den Nacken, adduziert die Schulterblätter und extendiert die Brustwirbelsäule, dadurch wird die Brustwirbelsäule verriegelt. Nun lehnt er sich nach ventral über das Becken, dabei wird nur die Lendenwirbelsäule flektiert. Der Therapeut fixiert das Becken, indem er es an den Spinae iliacae anteriores superiores nach dorsal zieht (Abb. 15.**6**).
(Anm. d. Übers.: Durch die Extension der Brustwirbelsäule entsteht Spannung im M. erector spinae, der der Dehnung entgegenwirkt.)
3. Der Patient befindet sich im Vierfüßlerstand und soll den Bauch einziehen, ohne die Brustwirbelsäule zu flektieren (er soll sich darauf konzentrieren, die Lendenwirbelsäule zu flektieren und nicht die Brustwirbelsäule). Diese Position wird gehalten, dann entspannt (Abb. 15.**7**). Die Übung wird wiederholt, diesmal wird die Hüfte über die Füße ge-

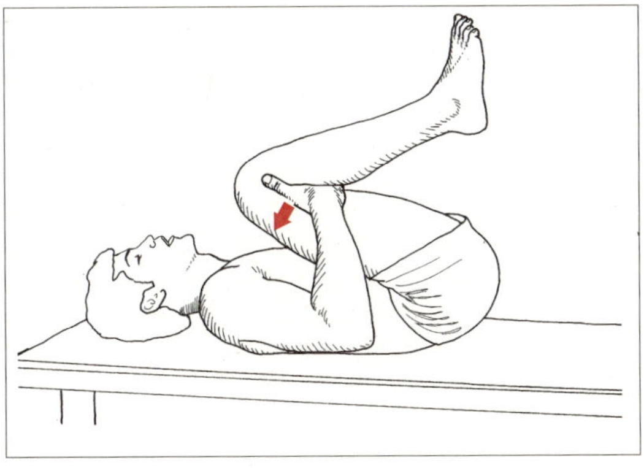

Abb. 15.**5** Autodehnung des lumbalen Anteils des M. erector spinae und der Gewebe dorsal der Lendenwirbelsäule. Der Patient umfaßt die Oberschenkel, um eine Kompression in den Kniegelenken zu vermeiden.

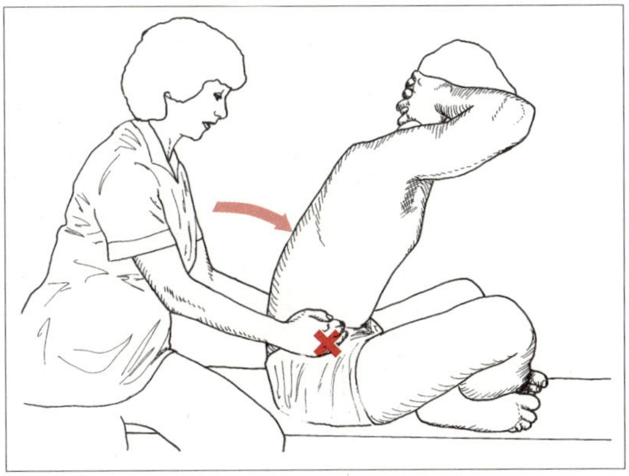

Abb. 15.**6** Dehnung der Gewebe dorsal der Lendenwirbelsäule. Der Patient stabilisiert die Brustwirbelsäule in Extension, und der Therapeut fixiert das Becken.

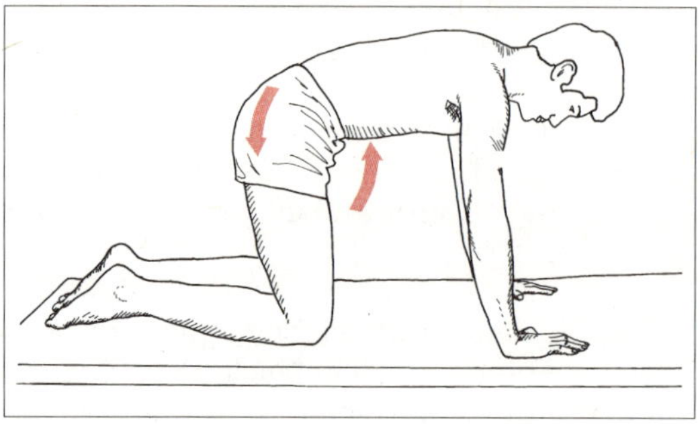

Abb. 15.**7** Aktive Dehnung der Strukturen dorsal der Lendenwirbelsäule. Der Patient leitet über das Becken eine Lendenwirbelsäulenflexion ein und versucht, dabei die Brustwirbelsäule in Extension zu stabilisieren.

schoben, halten und wieder zurück in den Vierfüßlerstand.

4. Um verkürzte Extensoren der Lendenwirbelsäule zu dehnen, können auch aktive Flexionsübungen anhand der Prinzipien der reziproken Hemmung eingesetzt werden.

Dehnung der Weichteile, die ventral der Wirbelsäule liegen (Erweiterung der Extension)

Vorsicht: Die Extension ist kontraindiziert, wenn dadurch eine Sensibilitätsveränderung oder ins Bein ausstrahlende Schmerzen ausgelöst werden (s. Kapitel 14, S. 443).

1. Der Patient liegt auf dem Bauch, seine Hände stützen unter den Schultergelenken. Nun streckt er die Ellenbogengelenke und hebt den Brustkorb von der Unterlage, während er das Becken auf der Unterlage beläßt (Abb. 15.**8 a**). Zur Verstärkung des Dehnreizes kann das Becken auf der Bahandlungsbank festgeschnallt werden. Die Dehnung wird mindestens 6 Sekunden gehalten. Mit dieser Übung werden auch die Hüftgelenksflexoren und die Weichteile der ventralen Hüftgelenksregion gedehnt.
2. Der Patient steht, seine Hände liegen auf der Lumbalregion. Dann lehnt er sich zurück und hält die Dehnung (Abb. 15.**8 b**). (Anm. d. Übers.: Die Indikation dieser unspezifischen Dehnübung sollte genau überprüft werden.)
3. Der Patient befindet sich im Vierfüßlerstand, nachdem er seinen Bauch eingezogen hat, erlaubt er der Lendenwirbelsäule abzusinken, wobei eine Extension in der Lendenwirbelsäule entsteht. Diese Übung kann auch dazu verwendet werden, dem Patienten zu erklären, wie er die Beckenbewegungen kontrollieren kann.

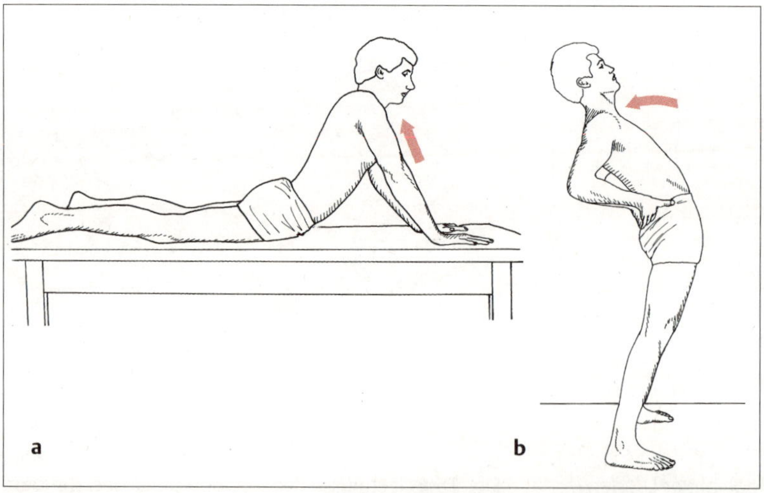

Abb. 15.**8 a** und **b** Autodehnung der Weichteile ventral der Lendenwirbelsäule und der Hüftgelenke
a Aus Bauchlage.
b Aus dem Stand.

4. Jede aktive Rumpfextensionsübung, die unten beschrieben ist, kann eingesetzt werden, solange die Symptome nicht verstärkt werden.

Dehnen der Beinmuskulatur, die die Haltung beeinflußt

1. Die Hüftgelenksmuskulatur hat einen direkten Einfluß auf die Stellung der Wirbelsäule, da sie am Becken inseriert. Spezifische Dehnübungen für diese Muskulatur sind in Kapitel 11, S. 343 ff., beschrieben.
2. Dehnübungen für die Muskulatur des Knie- und Sprunggelenks wie auch des Fußes sind in den Kapiteln 12, S. 389 ff., und 13, S. 421 ff., beschrieben.

Erweiterung der Seitneigung der Wirbelsäule

Mit den folgenden Dehnübungen ist es nicht möglich, eine strukturelle Skoliose zu korrigieren oder ihre Progredienz zu stoppen. Sie können jedoch eingesetzt werden, um bei Patienten mit einer strukturellen Skoliose vor einer operativen Fusion oder Korrektur der Deformität eine gewisse Beweglichkeit zu erreichen. Mit ihrer Hilfe kann bei einer funktionellen Skoliose die Beweglichkeit in der Frontalebene wiedererlangt werden, wenn eine Verkürzung der Muskulatur oder der Faszien vorliegt. Die folgenden Übungen sind alle darauf ausgerichtet, die verkürzten Strukturen auf der konkaven Seite der Krümmung zu dehnen.

Bei Dehnungen am Rumpf ist es notwendig, die Wirbelsäule kranial und kaudal der Krümmung zu fixieren. Hat der Patient eine Doppelkrümmung, muß die eine Krümmung fixiert werden, während die andere gedehnt wird.

Bauchlage

1. Der Patient wird am Beckenkamm der konkaven Seite fixiert. Nun soll der Patient an der konvexen Seite mit der Hand zum Knie fassen, auf der konvexen Seite dehnt der Arm nach über den Kopf (Abb. 15.**9**).
2. Der Patient stabilisiert die Brustwirbelsäule, indem er sich mit beiden Armen an der Kante der Behandlungsbank festhält. (Es darf keine Schultergelenksbewegung entstehen.) Der Therapeut hebt das Becken und die Beine an und bewegt so den Rumpf in eine der Konkavität entgegengesetzten Seitneigung (Abb. 15.**10**).

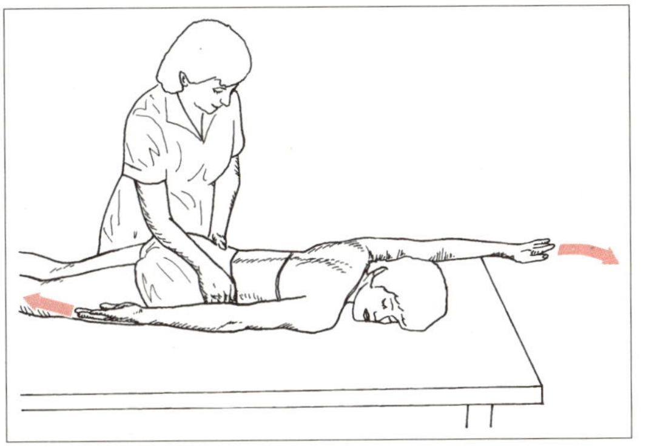

Abb. 15.**9** Dehnung der verkürzten Strukturen auf der konkaven Seite der thorakalen Krümmung. Hier hat der Patient eine rechtsthorakale und eine linkslumbale Krümmung. Der Therapeut fixiert das Becken, während der Patient aktiv die verkürzten Strukturen im thorakalen Bereich dehnt.

Fersensitz

1. Der Patient lehnt sich nach vorne, so daß der Bauch auf der Ventralfläche der Oberschenkel liegt (Abb. 15.**11 a**). Im

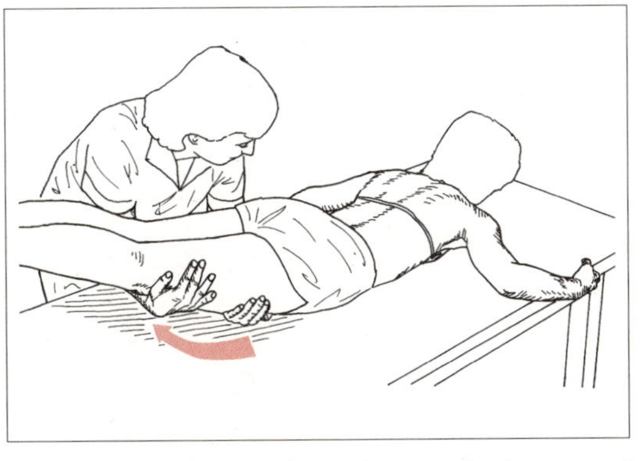

Abb. 15.**10** Dehnung der verkürzten Strukturen auf der konkaven Seite einer linkslumbalen Krümmung. Der Patient stabilisiert den Oberkörper und die thorakale Krümmung, während der Therapeut passiv die lumbalen Strukturen dehnt.

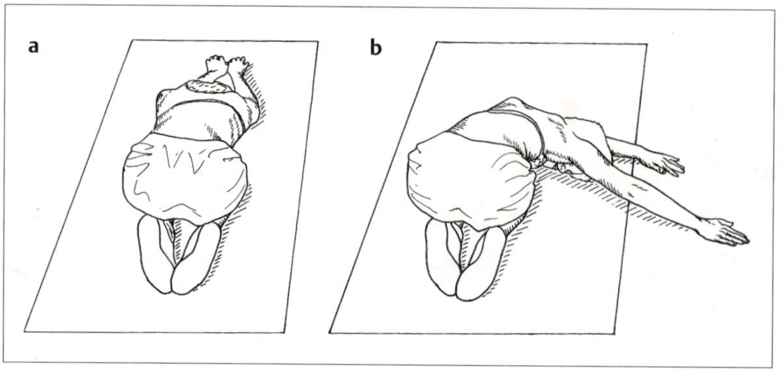

Abb. 15.**11 a** und **b** Dehnung im Fersensitz
a Im Fersensitz wird die Lendenwirbelsäule fixiert.
b Die verkürzten Strukturen auf der konkaven Seite der rechtsthorakalen Krümmung werden gedehnt, indem der Patient mit den Armen über den Kopf greift und mit den Händen nach rechts wandert.

Fersensitz ist die Lendenwirbelsäule fixiert und damit auch die lumbale Krümmung. Die Arme werden beidseits über den Kopf gestreckt und die Hände flach auf den Boden gelegt.

2. Der Patient soll aus dieser Stellung den Rumpf von der Konkavität weg neigen, indem er mit den Händen auf der Unterlage zur konvexen Seite der Krümmung wandert. Die Stellung wird gehalten (Abb. 15.**11 b**).

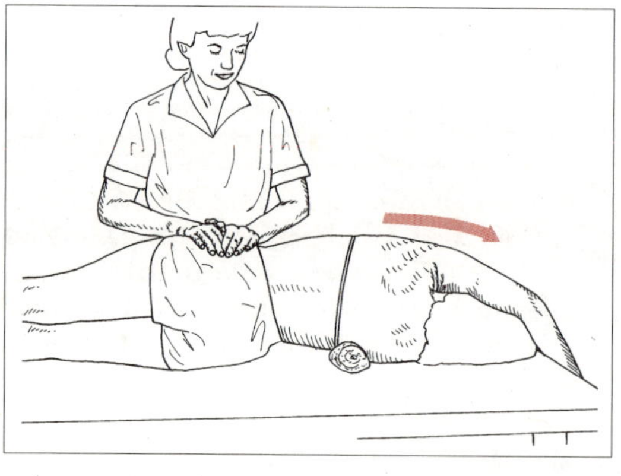

Abb. 15.**12** Dehnung der verkürzten Strukturen auf der konkaven Seite einer rechtsthorakalen Krümmung. In der Seitlage wird ein gerolltes Handtuch unter den Scheitelpunkt der Konvexität gelegt. Der Therapeut fixiert die Lendenwirbelsäule.

Seitlage auf der konvexen Seite

Das Becken wird am Beckenkamm fixiert. Während der Dehnung wird dem Patienten untersagt, nach ventral oder dorsal zu rollen.

1. Der Patient liegt auf einer Matte, der obenliegende Arm wird über den Kopf gedehnt. Ein gerolltes Handtuch liegt unter dem Scheitelpunkt der Krümmung, um sie zu neutralisieren. Die Stellung wird längere Zeit gehalten (Abb. 15.**12**).
2. Der Patient hängt mit dem Kopf über dem Ende der Behandlungsbank, ein gerolltes Handtuch liegt unter dem Scheitelpunkt der Krümmung, der obenliegende Arm dehnt über den Kopf nach kranial. Die hängende Position wird so lange wie möglich gehalten (Abb. 15.**13**).
3. Während der einseitigen Dehnung des Rumpfes wird die segmentale Atmung eingesetzt, um die Lungen zu erweitern sowie die Rippen und die Wirbel zu derotieren. Der Patient konzentriert sich auf die Einatmung und die Erweiterung des Brustkorbs auf der konkaven Seite des Rumpfes. In Kapitel 19, S. 587 ff., werden spezifische Techniken der Atemschulung beschrieben.

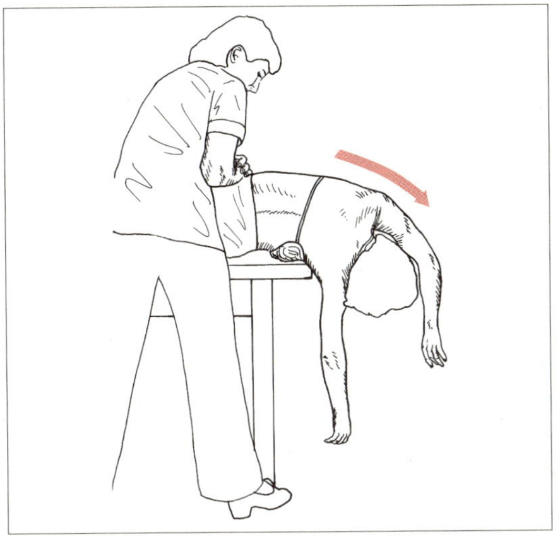

Abb. 15.**13** Der Patient hängt den Oberkörper in Seitlage über das Kopfende der Behandlungsbank nach unten, um die verkürzten Strukturen einer rechtsthorakalen Krümmung zu dehnen. Der Therapeut fixiert das Becken.

Training und Kräftigung der Muskelfunktion und Schulung der Ausdauer für die Haltungskontrolle (Stabilisationsübungen)

Allgemeine Richtlinien

Die primäre Funktion der Nacken- und Rumpfmuskulatur ist es, eine stabile Grundlage für den Einsatz der Extremitätenmuskulatur zu bilden und den Rumpf gegen die Wirkung der Schwerkraft und anderer äußerer Kräfte zu stabilisieren, d. h. die gewünschte Haltung beizubehalten. Der Rumpf ist keine rigide Struktur und muß in der Lage sein, sich den unterschiedlichen Anforderungen und posturalen Bedingungen anzupassen.

1. Das Training wird damit begonnen, daß dem Patienten rückenschonendes Bewegen in verschiedenen Ausgangsstellungen gezeigt wird. Dazu gehören Bauch-, Rücken- und Seitlage, Sitz und Stand. Zusätzlich zu den Bewegungen der Halswirbelsäule wird dem Patienten noch die Verlängerung des Nackens beigebracht, die durch die Bewegung „Kinn ran" eingeleitet wird. In der Lendenwirbelsäule werden die Bewegungen über das Becken eingeleitet.
2. Der Patient findet dann die bequemste Ausgangsstellung der Wirbelsäule und der Muskulatur in der gewünschten Ausgangsstellung. Dies wird funktionelle Stellung oder funktionelles Bewegungsausmaß genannt (**Entlastungsstellung**). Ist der Zustand des Patienten nicht akut, so ist in der Regel die Nullstellung die angenehmste. Die Mittelstellung wird auch **Ruhestellung** oder neutrale Wirbelsäulenstellung genannt. Es ist wichtig zu erkennen, daß diese Position oder dieses Bewegungsausmaß nicht statisch und nicht bei jedem Patienten gleich ist. Es kann sich während der Heilung und des Nachlassens der Schmerzreize verändern. Die Aufmerksamkeit des Patienten wird auf die Stellung der Wirbelsäule und die Empfindungen in der Muskulatur gelenkt, während bei der Übung die Wirbelsäulenstellung beibehalten wird.
3. Nun werden einfache Extremitätenbewegungen durchgeführt, wobei darauf geachtet wird, daß die Fähigkeit der Nacken- und Rumpfmuskulatur, die Entlastungsstellung zu kontrollieren, nicht überschritten werden darf. Dadurch wird eine isometrische stabilisierende Muskelkontraktion ausgelöst. Man nennt dies auch **dynamische Stabilisation**.
4. Um die Kraft und Ausdauer der stabilisierenden Muskulatur schonend zu verbessern, wird vorsichtig der Widerstand an den Extremitäten und die Wiederholungen der Übungen erhöht. Das Ziel ist es, die Rumpfmuskulatur zu fordern, aber nicht zu überfordern. Wiederholungen sind auch nützlich, um eine Gewohnheit zu entwickeln, deshalb ist es wichtig, genaue Instruktionen und Rückmeldungen zu geben. Eine Ermüdung kann daran erkannt werden, daß die Muskulatur den Rumpf und den Nacken nicht mehr in der Entlastungsstellung stabilisieren kann.

a. Es wird mit einem Widerstand begonnen, gegen den der Patient 30 Sekunden bis eine Minute stabilisieren kann; die Übungsdauer wird bis auf 3 Minuten gesteigert.
b. Dann wird mehr Widerstand gegeben oder der Hebelarm verlängert. Zunächst wird wieder nur 30 Sekunden bis eine Minute angespannt, dann wiederum auf 3 Minuten gesteigert.
c. Ein anderer Weg, die Ausdauer der Rumpfmuskulatur zu schulen, ist es, bei den schwierigsten Übungen zu beginnen und dann im Laufe der Ermüdung der Muskulatur auf leichtere Niveaus überzugehen, um trotz der Ermüdung weiterüben zu können. Es ist wichtig, daß der Patient zu keiner Zeit die Kontrolle über die Entlastungshaltung verliert.

5. Die wechselseitige Anspannung der Antagonisten (rhythmische Stabilisation) verbessert auch die stabilisierenden Kontraktionen. Im Sitz und im Stand verbessert die rhythmische Stabilisation zusätzlich das Gleichgewicht.
6. Es werden konzentrische und exzentrische Übungen in das Programm mit einbezogen, um die Kraft und Ausdauer im gesamten Bewegungsausmaß zu verbessern.
7. Zu Beginn der Behandlung stehen die Muskeln im Vordergrund, die für die Stabilisation des Rumpfes in der aufrechten Position, zum Ausüben einfacher Bewegungsabläufe und für das Heben mit der oberen Extremität notwendig sind. Vorgeschlagen werden die zervikalen Flexoren, Hüft- und Kniegelenksextensoren, Schulter- und Ellenbogengelenksflexoren und die Rumpfextensoren und Schulterblattretraktoren.
8. Dem Patienten wird beigebracht, bei Bewegungsübergängen die Entlastungshaltung (funktionelle Position) beizubehalten. Dafür müssen die Rumpfflexoren und extensoren sich abgestuft kontrahieren können und gut koordiniert sein. Man nennt diese Aktivitäten auch transitionelle Stabilisation, und der Patient benötigt für sie eine bessere Wahrnehmung und Konzentration. Eine Bewegung, bei der sich eine oder mehrere Extremitäten vom Rumpf wegbewegen, löst beispielsweise eine Wirbelsäulenextension aus. Also müssen sich die Bauchmuskeln kontrahieren, um die Entlastungsstellung beizubehalten. Wenn die Extremitäten sich wieder auf den Körperschwerpunkt zubewegen, neigt die Wirbelsäule zur Flexion. Um die Entlastungsstellung jetzt beizubehalten, müssen sich die Extensoren kontrahieren.
9. Während der Patient seine Kraft und Bewegungskontrolle verbessert, werden einfache Bewegungsmuster eingeübt, mit dem Ziel, schonende Bewegungen und eine gute Körpermechanik zu entwickeln. Zu den Vorschlägen zählen unvollständige Kniebeugen und kontrollierte Sprünge. Während der Übungen wird die Entlastungsstellung beibehalten. Armbewegungen und Gewichte werden unter Berücksichtigung der Toleranz des Patienten mit einbezogen.
10. Hat der Patient erst einmal Kraft und Ausdauer in den einfachen Bewegungsmustern entwickelt, werden komplexere Bewegungsabläufe mit weniger Kontrolle eingeführt, wie rotatorische oder diagonale Bewegungen. Spezifische funktionelle Aktivitäten werden in ihre Einzelteile aufgeschlüsselt, mit dem Patienten geübt und dann in einen komplexeren Bewegungsablauf integriert. Die Bewegungskontrolle, das Timing, die Ausdauer und die Geschwindigkeit der Durchführung werden einzeln entsprechend den Fortschritten des Patienten bis zum erwünschten funktionellen Ergebnis gesteigert.
11. Die Übungen, die in diesem Abschnitt beschrieben werden, sind nach Schwierigkeit gestaffelt aufgelistet, beginnend bei den einfachsten Übungen bis zu den schwersten. Es handelt sich hierbei um Vorschläge; kreative Anpassungen der Übungen sollten entsprechend den Bedürfnissen des Patienten und um Abwechslung ins Übungsprogramm zu bringen bedacht werden. Es wird auf dem Niveau begonnen, das dem Können und

der Kraft des Patienten entspricht und die Beschwerden nicht verschlechtert. Während der Patient Fortschritte macht, werden die einfacheren Übungen weggelassen und schwierigere hinzugefügt. Aufgrund der integrativen Natur der Übungen können die meisten Übungen eingesetzt werden, um alle Wirbelsäulenabschnitte zu trainieren.

12. Das Training erfolgt nach der Dehnung. Wenn die Antagonisten eine eingeschränkte Flexibilität aufweisen, können die posturalen Muskeln den betreffenden Körperabschnitt nicht in der korrekten Haltung einstellen.

Zervikal- und obere Thoraxregion

Wahrnehmungsschulung und schonendes Bewegen der Zervikalregion

1. Der Patient beginnt in der Rückenlage, und es wird gesteigert, indem im Sitz und dann im Stand geübt wird. Der Patient zieht das Kinn in Richtung Kehlkopf und versucht, die Halswirbelsäule innerhalb des schmerzfreien Bewegungsausmaßes gegen die Unterlage abzuflachen. Dann entspannt er und versucht, die Entlastungsstellung wiederzufinden. Der Kopf kann mit einem kleinen Kissen unterlagert und bei der Bewegung etwas geführt werden, wenn sich die Entlastungsstellung in einer flektierten Position befindet.
2. Die Stellung der Brustwirbelsäule und der Schulterblätter beeinflußt das Bewegungsausmaß der Halswirbelsäule. Deswegen wird der Patient vor der Übung gebeten, den Schultergürtel zu protrahieren und zu retrahieren, indem er die Schultern nach ventral rollt, dann die Schulterblätter am Rücken zusammenführt, um dann die angenehmste Stellung zu finden.
3. Diese Bewegungen werden jedesmal vor einer Übung wiederholt, wenn eine neue Ausgangsstellung eingenommen wurde. Zusätzliche Kommentare und Vorschläge zu diesem Thema sind im Abschnitt „Schulung der kinästhetischen und propriozeptiven Wahrnehmung", S. 499, beschrieben. Die Haltungsschulung ist ein wichtiger Bestandteil des Übungsprogramms.

Training und Kräftigung der Muskulatur, die die axiale Extension und die thorakale Extension durchführt

Beachte: Bei diesen Übungen werden gleichzeitig auch die lumbalen Extensoren als Stabilisatoren benötigt.

1. Der Patient befindet sich in Rückenlage, zieht sein Kinn in Richtung Kehlkopf und versucht, die Halswirbelsäule gegen die Unterlage abzuflachen und gleichzeitig die Schulterblätter zu adduzieren. Eine stärkere isometrische Kontraktion wird erreicht, wenn der Patient den Kopf in die Unterlage preßt. (Anm. d. Übers.: Wird der Kopf in die Unterlage gepreßt, entsteht eine Kontraktion der großen Rückenstrecker und nicht der für die Stabilisation so wichtigen ventralen Halsmuskulatur.)
2. Der Patient liegt in Bauchlage, die Stirn liegt auf der Behandlungsbank auf und die Arme an der Seite des Rumpfes. Der Patient hebt den Kopf von der Unterlage ab, wobei das Kinn herangezogen bleibt und die Entlastungsstellung des Kopfes beibehalten wird (es darf keine Extension in der Halswirbelsäule entstehen). Es ist nur ein geringer Bewegungsausschlag möglich (Abb. 15.**14**).

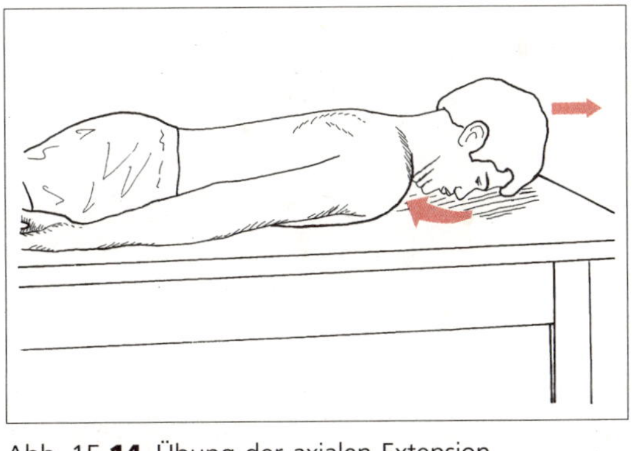

Abb. 15.**14** Übung der axialen Extension.

Gesteigert wird diese Übung, indem der Patient die gesamte kraniale Hälfte des Brustkorbs von der Unterlage abzuheben versucht. Die Arme können zunächst neben dem Rumpf liegenbleiben und später zur weiteren Steigerung bis 90° abduziert oder vollständig eleviert und mit abgehoben werden.

3. Im Vierfüßlerstand über einem Gymnastikball oder einem gepolsterten Hocker zieht der Patient wieder das Kinn in Richtung Kehlkopf, wobei die Augen auf die Unterlage gerichtet bleiben, um die Entlastungsstellung zu erhalten. In dieser Stellung werden Armbewegungen durchgeführt, während der Kopf in seiner Stellung stabilisiert werden soll. Die Arme können z. B. zur Seite oder über den Kopf bewegt werden oder Schwimmbewegungen durchführen.
   Eine Steigerung kann mit Gewichten, die in den Händen gehalten werden, erreicht werden (Abb. 15.**15**).
4. Der Patient sitzt auf einem Stuhl oder auf der Bankkante; als Steigerung können instabile Unterlagen, wie ein Gymnastikball, und später der Stand gewählt werden. Der Patient stellt seine Wirbelsäule korrekt ein und stabilisiert diese dann gegen Armbewegungen. Es wird Widerstand an den Armen gegeben, soweit es der Patient verträgt. Um besonders die Muskulatur der Halswirbelsäule und der oberen Brustwirbelsäule zu erreichen, werden Bewegungen wie Ziehen, transversale Abduktion und später Rotation mit Skapulaadduktion gegen einen elastischen Widerstand oder Rollzugapparat durchgeführt. Es wird auf Bewegungsmuster übergegangen, die die erwünschte funktionelle Aktivität nachahmen (Abb. 8.**32** und 15.**28**).

Beachte: Diese Übungen eignen sich auch für die Stabilisation der Lendenwirbelsäule.

5. Der Patient steht. Ein aufblasbarer Ball von der Größe eines Basketballes wird zwischen den Hinterkopf des Patienten und die Wand gelegt. Die Kopfstellung wird beibehalten, während die Arme bewegt werden.
   Gesteigert wird die Übung, indem der Patient Hanteln in den Händen hält (Abb. 15.**16**).

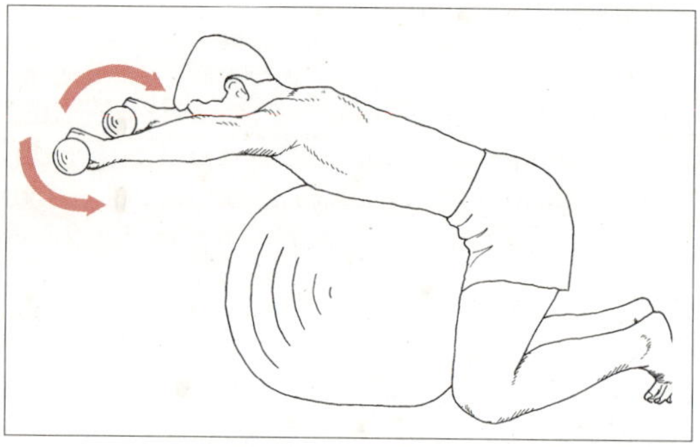

Abb. 15.**15** Schulung der zervikalen und thorakalen Stabilisation. Der Patient hält Kopf und Nacken in der Nullstellung, während durch Armbewegungen unterschiedliche Widerstände ausgelöst werden. Die instabile Ausgangsstellung auf dem Gymnastikball fordert eine größere Bewegungskontrolle.

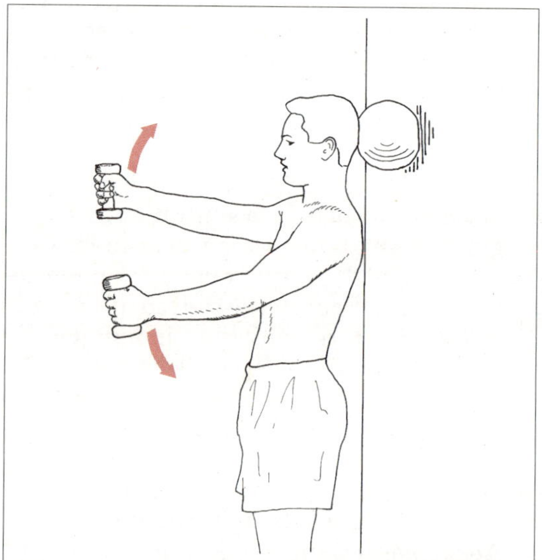

Abb. 15.**16** Kräftigung der Hals- und Brustwirbelsäulenmuskulatur. In der instabilen Ausgangsstellung mit dem Kopf am Softball wird durch die Armbewegungen variabler Widerstand ausgeübt.

Training und Kräftigung der Halswirbelsäulenflexoren

Beachte: Bei einer Fehlhaltung mit ventral translatiertem Kopf setzt der Patient häufig den M. sternocleidomastoideus ein, um den Kopf anzuheben, anstelle der überdehnten und schwachen Halswirbelsäulenflexoren. Um diese muskuläre Dysbalance zu beseitigen, werden sehr vorsichtige Bewegungen mit viel Feedback eingesetzt.

1. Der Patient liegt in Rückenlage. Kann der Patient nicht das Kinn in Richtung Kehlkopf bewegen und den Nacken strekken, um den Kopf von der Unterlage zu heben, kann man auf einem Schrägbrett oder mit einem keilförmigen Kissen unter Kopf und Brustkorb beginnen, um den Einfluß der Schwerkraft zu verringern. Der Patient übt nun, das Kinn heranzuziehen und den Nacken zu strecken. Die Bewegung wird solange assistiv durchgeführt, bis der Patient das korrekte Bewegungsmuster erlernt hat (Abb. 15.**17**).
   Zur Steigerung kann der Winkel zwischen dem Schrägbrett und der Horizontalen verringert werden, später kann in der Horizontalen Widerstand ausgeübt werden, solange der Patient nicht mit den Mm. sternocleidomastoidei substituiert.
2. Der Patient steht mit einem aufblasbaren Ball von der Größe eines Basketballes zwischen der Stirn und der Wand. Der Patient soll den Nacken gestreckt halten und nicht in eine ventral translatierte Kopfhaltung ausweichen, dabei werden Armbewegungen durchgeführt.
   Gesteigert wird, indem Hanteln in den Händen gehalten werden.
3. Der Patient befindet sich in der Rückenlage, sein Kopf hängt über die Kante der Behandlungsbank, dabei wird der Nakken gestreckt und der Kopf in der funktionellen Stellung gehalten. Um diese fortgeschrittene Stabilisationsübung durchzuführen, muß der Patient in der Lage sein, seinen Kopf in der sicheren funktionellen Stellung zu halten. Die Position wird solange wie möglich gehalten. Zur Steigerung werden Armbewegungen durchgeführt, später auch mit Gewichten.
4. Die kurzen Halswirbelsäulenflexoren können auch mit der oben beschriebenen Stabilisationsübung aus der Bauchlage und aus dem Vierfüßlerstand trainiert werden, indem der Patient ein kleines Handtuch zwischen Kinn und Hals festklemmt, um die Flexion der oberen Halswirbelsäule zu betonen.

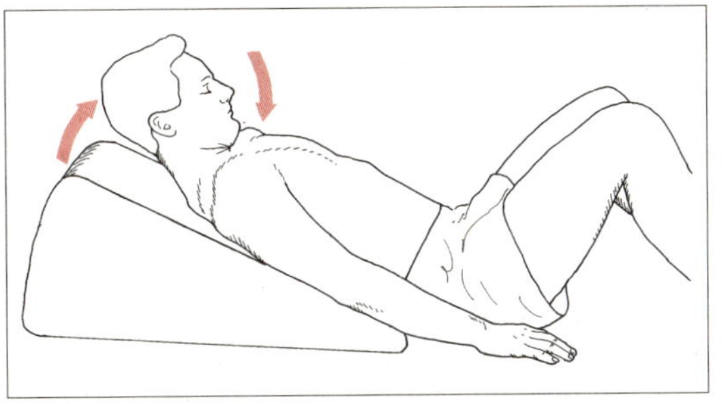

Abb. 15.**17** Training der kurzen zervikalen Flexoren unter Verminderung der Aktivität des M. sternocleidomastoideus, um ein Kräftegleichgewicht der ventralen Halswirbelsäulenstabilisatoren herzustellen.

Kräftigung der Zervikalmuskulatur mit manuellem Widerstand

Der Patient liegt auf dem Rücken und der Therapeut steht am Kopfende der Behandlungsbank, um den Kopf des Patienten bei den einzelnen Übungen zu unterstützen.

1. Um manuellen Widerstand auszuüben, wird eine Hand auf den Kopf des Patienten gelegt, mit der Widerstand entgegen der Bewegungsrichtung ausgeübt wird. Es darf nicht am Unterkiefer Widerstand ausgeübt werden, da die Kraft sonst auf das Kiefergelenk übertragen wird. Der Widerstand wird gegen spezifische Muskelfunktionen oder gegen generelle Bewegungen gegeben, je nachdem, wodurch das Muskelgleichgewicht am besten wiederhergestellt werden kann.
2. Um isometrischen Widerstand auszuüben, werden die gleichen Übungen wie unter „Training und Kräftigung der

Muskulatur, die die axiale Extension und die Halswirbelsäulenextension ausübt", s. S. 433, durchgeführt, mit dem Unterschied, daß keine Bewegung entstehen darf. Der Kopf kann in jede Ausgangsstellung gebracht werden, bevor der Widerstand angelegt wird. Um eine ruckhafte Bewegung zu vermeiden, wenn der Widerstand angelegt oder gelöst wird, sollte er immer langsam gesteigert und wieder abgebaut werden. Dabei wird der Patient aufgefordert, dem Widerstand des Therapeuten entgegenzukommen, so daß keine Bewegung entsteht, dann zu halten und beim Entspannen langsam mit dem Therapeuten die Spannung aus der Muskulatur zu lösen.

Autostabilisation mit isometrischen Übungen für die Halswirbelsäule

Die Übungen werden im Sitz durchgeführt.

1. Flexion:
   Der Patient legt beide Hände an die Stirn und drückt mit der Stirn gegen die Hände; dabei bleibt der Nacken gestreckt, und es darf keine Bewegung entstehen (Abb. 15.**18 a**).
2. Seitneigung:
   Der Patient drückt seine Hände gegen die Seite des Kopfes und versucht diesen zur Seite zu neigen („Ohr zur Schulter"), läßt diese Bewegung aber nicht zu.
3. Axiale Extension:
   Der Patient drückt seinen Hinterkopf in beide Handflächen, die kranial am Kopf liegen (Abb. 15.**18 b**).
4. Rotation:
   Der Patient drückt eine Hand gegen das Gesicht direkt kranial und lateral des Auges und versucht, den Kopf in diese Richtung zu bewegen, indem er mit den Augen über die Schulter sieht, die Bewegung jedoch nicht zuläßt. (Anm. d. Übers.: Widerstand an der Nasenwurzel ist sehr effektiv.)

Transitionale Stabilisation der Halswirbelsäule und der oberen Brustwirbelsäule

1. Der Patient steht an der Wand und hält einen aufblasbaren Ball von der Größe eines Basketballes zwischen seinem Kopf und der Wand. Nun rollt er den Ball mit dem Kopf an der Wand entlang.

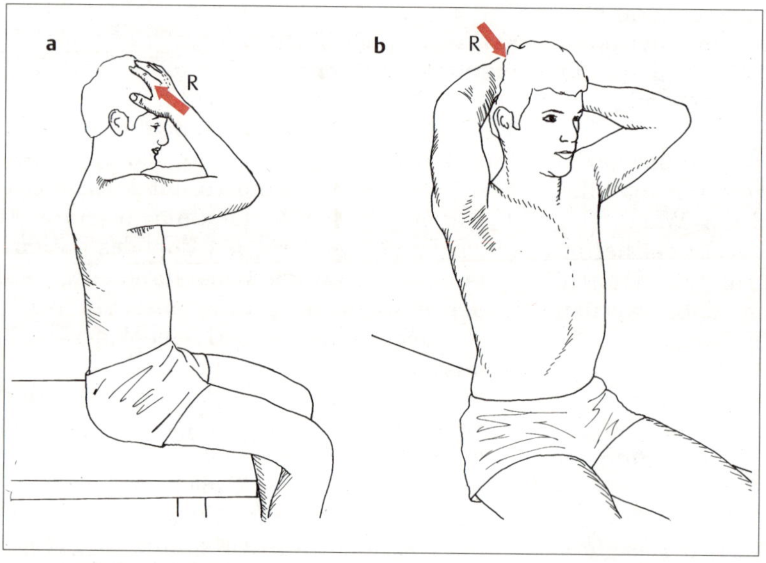

Abb. 15.**18 a** und **b** Der Patient gibt sich selbst Widerstand gegen die isometrische Muskelanspannung
a Isometrische Flexion der Halswirbelsäule.
b Isometrische axiale Extension der Halswirbelsäule.

Dabei muß der Patient seinen Körper drehen, während er an der Wand entlanggeht.

2. Der Patient sitzt auf einem Gymnastikball. Nun wandert er mit den Beinen nach vorne, bis der Ball unter dem Brustkorb liegt (Abb. 15.**19 a** und **b**). Die Wirbelsäule sollte die ganze Zeit in der funktionellen Stellung gehalten werden, wobei die Aktivität in der ventralen Halsmuskulatur betont wird. Dann wandert der Patient noch weiter, so daß der Ball unter dem Kopf zu liegen kommt. Nun liegt der Schwerpunkt auf den Extensoren (Abb. 15.**19 c**). Der Patient kann jetzt mit den Füßen nach vorne und hinten laufen und damit die Extensoren und die Flexoren im Wechsel belasten.
Gesteigert wird auch diese Übung, indem Armbewegungen und später Armbewegungen mit Hanteln hinzugenommen werden.

Beachte: Für diese Übung wird einige Kraft in den Extensoren benötigt, um das Körpergewicht zu halten. Deswegen sollte die Übung auch nur in der Phase der Rehabilitation eingesetzt werden, in der der Patient so weit fortgeschritten ist, daß er mit dieser Belastung umgehen kann.

Training und Kräftigung der Schultergürtelmuskulatur, die die Haltung beeinflußt

Die Übungen der Schultergürtelmuskulatur sind in Kapitel 8, S. 271 ff., beschrieben. Der Schwerpunkt sollte bei der Kräftigung mit dem Ziel der Haltungsverbesserung auf dem Training der Skapularetraktoren und der Außenrotatoren des Schultergelenks liegen.

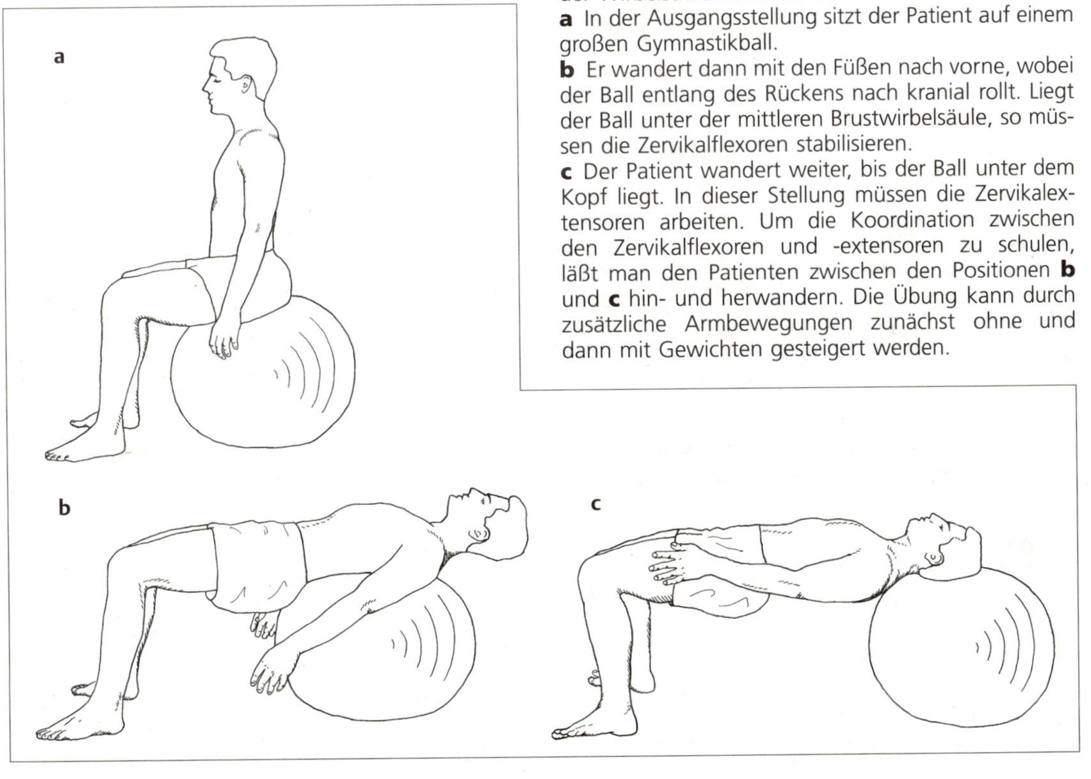

Abb. 15.**19 a–c** Fortgeschrittene Stabilisationsübung der Wirbelsäulenmuskulatur
a In der Ausgangsstellung sitzt der Patient auf einem großen Gymnastikball.
b Er wandert dann mit den Füßen nach vorne, wobei der Ball entlang des Rückens nach kranial rollt. Liegt der Ball unter der mittleren Brustwirbelsäule, so müssen die Zervikalflexoren stabilisieren.
c Der Patient wandert weiter, bis der Ball unter dem Kopf liegt. In dieser Stellung müssen die Zervikalextensoren arbeiten. Um die Koordination zwischen den Zervikalflexoren und -extensoren zu schulen, läßt man den Patienten zwischen den Positionen **b** und **c** hin- und herwandern. Die Übung kann durch zusätzliche Armbewegungen zunächst ohne und dann mit Gewichten gesteigert werden.

Mittlere und untere Brust- und Lendenwirbelsäule

Wahrnehmungsschulung schonender Bewegungen der Lendenwirbelsäule

1. Beckenbewegungen
   Der Patient befindet sich in der Rückenlage mit angestellten Beinen oder in der Bauchlage. Ihm werden die Beckenbewegungen erklärt, indem er eine Hand unter die Lendenwirbelsäule legen und den Rücken in die Hand drücken soll. Dann soll er ein Hohlkreuz bilden, um eine Beckenkippung (Flexion des Bekkens im Hüftgelenk) zu erreichen. Dies wird solange wiederholt, bis der Patient die Beckenbewegungen beherrscht.
2. Beckenbewegungen aus dem Vierfüßlerstand
   Der Patient befindet sich im Vierfüßlerstand und übt dort die Beckenbewegungen, indem er von der Beckenkippung (Flexion des Beckens im Hüftgelenk) in die Beckenaufrichtung (Extension des Beckens im Hüftgelenk) bewegt (Abb. 15.**7**). Es muß genau beobachtet werden, ob die Bewegungen im Hüftgelenk und in der Lendenwirbelsäule und nicht in der Brustwirbelsäule entstehen.
3. Später werden die Beckenbewegungen innerhalb des schmerzfreien Intervalls auch im Sitz, im Stand und in anderen funktionellen Ausgangsstellungen durchgeführt. Weitere Vorschläge für die Wahrnehmungs- und Haltungsschulung finden sich im Abschnitt „Schulung der kinästhetischen und propriozeptiven Wahrnehmung", S. 499.

Kräftigung und Ausdauerschulung der Bauchmuskeln in ihrer Funktion als Stabilisatoren des Rumpfes und des Beckens

Jede Übung oder jede Kombination verschiedener Übungen wird zunächst eine Minute durchgeführt und dann auf 3 Minuten gesteigert. Danach wird erst der Übungswiderstand und dann die Übungsgeschwindigkeit gesteigert.

1. Der Patient liegt auf dem Rücken, Becken und Lendenwirbelsäule befinden sich in der funktionellen Stellung. Der Patient soll die Bauchmuskeln anspannen, um das Becken zu stabilisieren, während Arm- und Beinbewegungen für den Widerstand sorgen.
   a. Die Arme werden im Wechsel hinter den Kopf bewegt. Eine Steigerung ist durch den Einsatz von Gewichten möglich.
   b. Beide Arme werden gleichzeitig über den Kopf bewegt, später auch mit Gewichten.
   c. Ein elastischer Widerstand oder ein Rollzug wird über dem Kopf angebracht. Der Patient soll gegen den Widerstand nach kaudal ziehen, entweder im Wechsel oder mit beiden Armen gleichzeitig. Zur Steigerung können diagonale Muster eingeführt werden (Abb. 15.**20**).
   d. Es wird ein Knie nach dem anderen im Wechsel an die Brust und zurück geführt; gesteigert werden kann die Übung, indem das Bein im Wechsel gebeugt und gestreckt wird, wobei das gegenüberliegende Bein auf der Matte liegt oder angestellt ist, so daß immer nur ein Bein Widerstand leistet. Eine weitere Steigerung kann mit Gewichtsmanschetten an den Fesseln erreicht werden (Abb. 15.**21 a**).
   e. Beide Beine werden jetzt in der 90/90-Stellung gehalten (Hüft- und Kniegelenke sind jeweils 90° gebeugt). Nun werden die Beine im Wechsel gestreckt (abgewandeltes Radfahren, Abb. 21.**3**). Es wird mit kleinen Bewegungsaus-

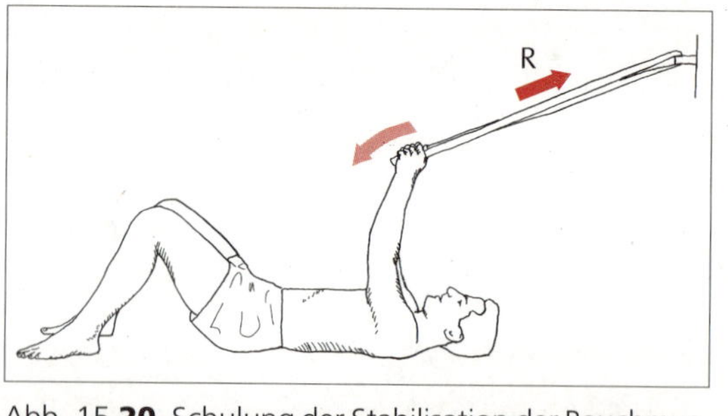

Abb. 15.**20** Schulung der Stabilisation der Bauchmuskulatur unter Einsatz von elastischen Bändern oder Rollzugapparaten.

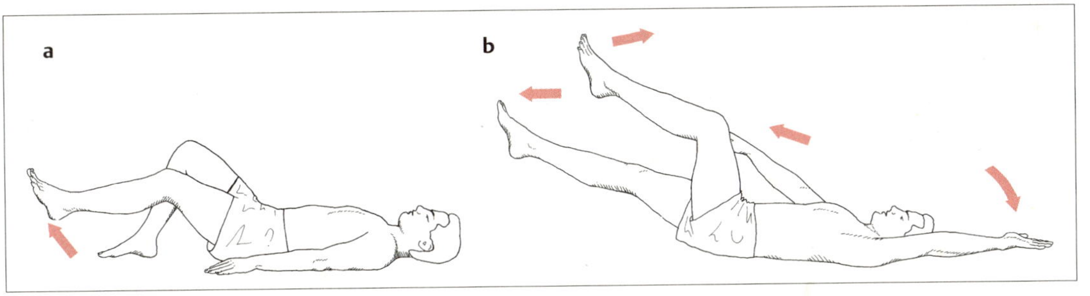

Abb. 15.**21 a** und **b** Kräftigung der Bauchmuskulatur, während sie die Wirbelsäule in der funktionellen Stellung stabilisiert

a Geringer Widerstand wird ausgeübt, wenn nur eine untere Extremität abgehoben wird, während die andere mit stabilisiert.

b Die Bauchmuskulatur muß gegen starken Widerstand stabilisieren, wenn Arme und Beine sich in einem reziproken Muster gegeneinander bewegen.

schlägen begonnen. Kann der Patient diese stabilisieren, können die Bewegungen größer werden. Eine Steigerung durch Gewichtsmanschetten an den Fesseln ist möglich.

f. Ein Arm und das gegenüberliegende Bein werden gleichzeitig gestreckt im Wechsel mit dem jeweils anderen Arm und Bein (Abb. 15.**21 b**). Eine Steigerung mit Gewichtsmanschetten an Unterarm und Unterschenkel ist möglich.

g. Eine weitere Steigerung bedeutet es, wenn man den Patienten die oben beschriebenen Übungen auf einer instabilen Unterlage durchführen läßt. Dazu kann der Patient beispielsweise mit der Brustwirbelsäule oder dem Kopf (nur, wenn die zervikalen Stabilisatoren kräftig genug sind) auf einem Gymnastikball liegen (Abb. 15.**19**).

2. Der Patient sitzt. Wenn eine vollständige Unterstützung des Patienten notwendig ist, kann er auf einem Stuhl mit Rückenlehne sitzen. Eine Steigerung ist es, wenn er ohne Rückenlehne sitzt und später auf einem instabilen Untergrund, wie auf einem Gymnastikball. Der Patient soll die Bauchmuskulatur anspannen, um die funktionelle Position der Wirbelsäule zu halten.

   a. Die Arme werden im Wechsel über den Kopf flektiert, später auch gegen Widerstand.

   b. Die Arme werden gleichzeitig über den Kopf flektiert, später gegen Widerstand.

   c. Die Beine werden im Wechsel abgehoben, indem die Hüftgelenke leicht gebeugt und die Kniegelenke in unterschiedlicher Extensionsstellung gehalten werden, entsprechend der Bewegungskontrolle des Patienten. Gesteigert wird die Übung, indem ein Bein und der gegenüberliegende Arm gleichzeitig abgehoben werden (Abb. 15.**22**).

   d. Eine fortgeschrittene Übung ist es, beide Beine gleichzeitig anzuheben und dann alle vier Extremitäten auf einmal.

3. Der Patient kniet oder steht. Er spannt die Bauchmuskeln an, um die funktionelle Wirbelsäulenstellung zu halten, während er die folgenden Übungen durchführt.

Beachte: Wenn man vom Sitzen über das Knien zum Stand übergeht, so werden zunehmend mehr Extremitätenmuskeln benötigt, um die Hüfte, das Knie- und die Sprunggelenke zu stabilisieren, wodurch die Übungen mehr den funktionellen tragenden Aktivitäten des Alltags entsprechen.

   a. Die Bauchmuskeln werden angespannt, dann werden die Arme wechselseitig über den Kopf geführt. Da-

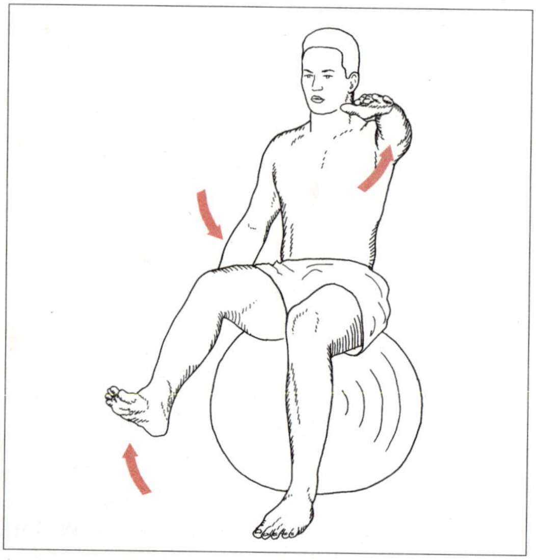

Abb. 15.**22** Kraft, Gleichgewicht und Koordination werden im Sitz auf dem Gymnastikball benötigt, um die Wirbelsäule zu stabilisieren, während die Extremitäten bewegt werden. Zusätzliche Steigerung ist durch den Einsatz von Gewichten möglich.

nach werden beide Arme gleichzeitig eleviert. Zum Schluß werden noch Gewichte eingesetzt.

b. Über dem Kopf oder hinter dem Patienten wird ein elastischer Widerstand oder ein Rollzug befestigt. Der Patient spannt die Bauchmuskeln an und zieht dann gegen den Widerstand nach ventral oder nach kaudal (Abb. 15.**23 a**). Unterschiedliche Bewegungsmuster, wie die Schulterextension, transversale Adduktion und diagonale Extensionsmuster sowie uni- oder bilaterale Armbewegungen, verändern den Zugwinkel und damit das benötigte Stabilisationsmuster. Es ist schwieriger, wenn der Patient die Ellenbogengelenke bei der Bewegung der Schultergelenke gestreckt hält. Diese isometrischen Übungen können im Wechsel mit konzentrischen Übungen für die Rumpfflexoren durchgeführt werden (Abb. 15.**23 b**).

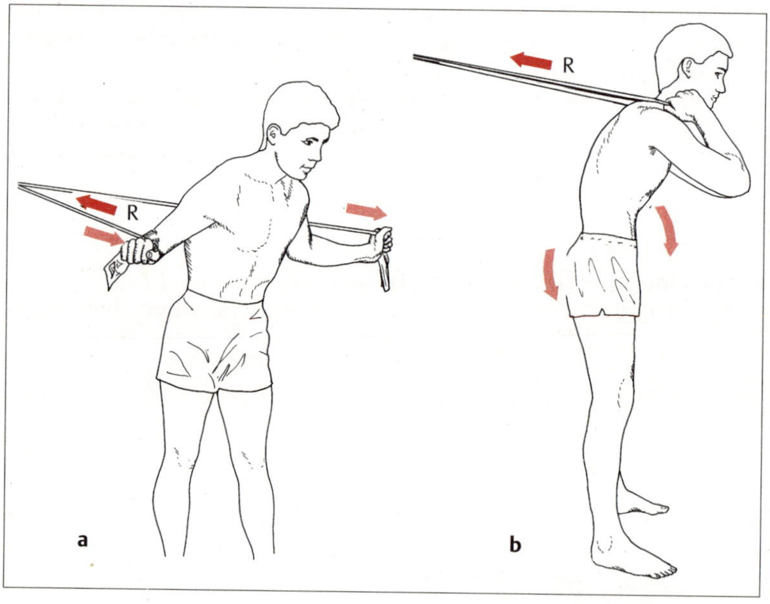

Abb. 15.**23 a** und **b** Training der Bauchmuskeln im Stand mit elastischem Widerstand
a Die Bauchmuskeln werden isometrisch angespannt, während die Arme gegen den elastischen Widerstand nach vorne gebracht werden.
b Resistive Rumpfflexion; Der Patient soll dabei auf die Beckenaufrichtung (Extension des Beckens in den Hüftgelenken) und die Bewegung der Rippen in Richtung des Schambeins achten.

Kräftigung der Bauchmuskeln in der gesamten Bewegungsbahn

1. Rumpfbeuge (Aufsetzen):
   Der Patient befindet sich in der Rückenlage mit angestellten Beinen, die Lendenwirbelsäule liegt flach auf der Unterlage. Zunächst wird eine Beckenaufrichtung ausgeführt. Jetzt wird der Kopf von der Unterlage abgehoben, dadurch spannen sich die Bauchmuskeln an. Nun werden die Schultern weiter abgehoben, bis die Schulterblätter und der Brustkorb die Unterlage verlassen haben. Die Arme sollten in der Horizontalen gehalten werden (Abb. 15.**24**). Der Patient sollte nicht vollständig aufsitzen, da der Rest der Bewegung von den Hüftgelenksflexoren verursacht wird. Gesteigert werden kann die Übung, indem die Armposition verändert wird, zuerst horizontal, dann vor der Brust verschränkt und zuletzt hinter dem Kopf gefaltet. Bei allen diesen Aktivitäten sollte die Lendenwirbelsäule nicht extendiert werden. Kann der Patient dies nicht vermeiden, muß die Schwierigkeit der Übung reduziert werden.
2. Rumpfbeuge umgekehrt:
   Wenn der Patient nicht in der Lage ist, Übung 1. zu bewältigen, so kann folgende Übung durchgeführt werden:
   Der Patient beginnt im Langsitz oder im Sitzen mit angestellten Beinen. Nun senkt er den Rumpf solange nach hinten ab, bis er die Lendenwirbelsäule nicht mehr flektiert halten kann. Dann kehrt er zur Ausgangsstellung zurück. Erreicht der Patient die Rückenlage, wird die Übung umgekehrt, wie unter 1. beschrieben, durchgeführt.
3. Diagonale Rumpfbeuge:
   Um die schrägen Bauchmuskeln zu trainieren, insbesondere den M. obliquus externus, führt der Patient eine diagonale Rumpfbeuge durch, indem er, während des Aufrichtens, mit der Hand in Richtung der Außenseite des gegenüberliegenden Kniegelenks reicht. Die Muskelkontraktion kann umgekehrt werden (Vertauschen von Punctum fixum und Punctum mobile), wenn das Knie nach kranial zur gegenüberliegenden Schulter geführt wird.
4. Beide Kniegelenke werden zur Brust geführt:
   Um den kaudalen Anteil des M. rectus abdominis zu trainieren, kann der Patient eine Beckenaufrichtung ausführen und dann beide Knie an die Brust führen und wieder in die Ausgangsstellung zurückkehren. Die Übung wird schwieriger, wenn der Winkel der Knie- und Hüftgelenksflexion geringer wird (Abb. 15.**25**).
5. Beckenhebungen
   Der Patient beginnt mit 90° gebeugten Hüft- und gestreckten Kniegelenken.

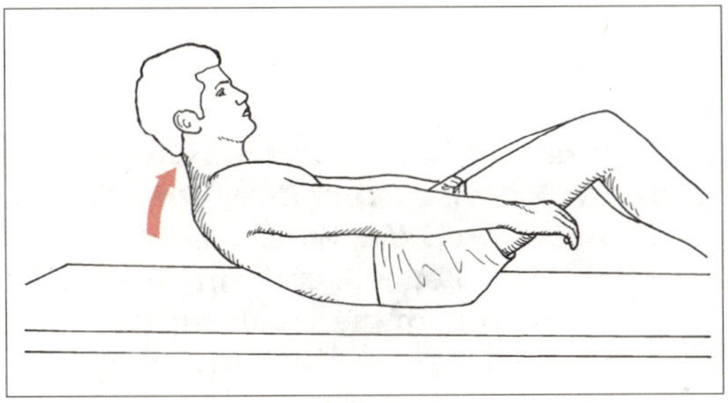

Abb. 15.**24** Kräftigung der Bauchmuskulatur; der Brustkorb wird auf der Lendenwirbelsäule flektiert. Hier üben die Arme den geringsten Widerstand aus, eine Steigerung kann durch eine Veränderung der Armstellung erreicht werden.

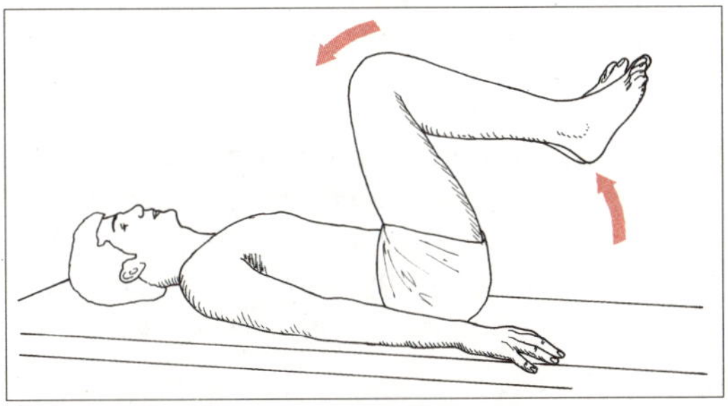

Abb. 15.**25** Kräftigung der Bauchmuskulatur; Becken und Beine werden auf der Lendenwirbelsäule flektiert; in der gezeigten Stellung üben die Beine den geringsten Widerstand aus. Eine Steigerug ist durch eine Verminderung der Flexionswinkel der Hüft- und Kniegelenke möglich.

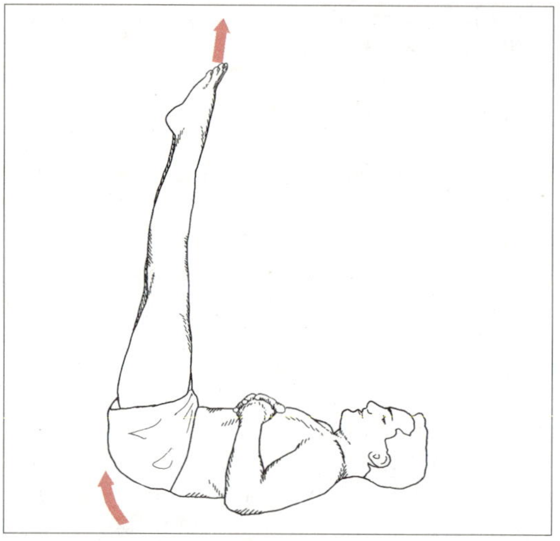

Abb. 15.**26** Beckenhebungen. Die gestreckten Beine stehen senkrecht über den Hüftgelenken und das Gesäß wird leicht von der Unterlage abgehoben.

Nun richtet er sein Becken auf (Entlordosierung der Lendenwirbelsäule) und hebt das Gesäß von der Unterlage (es entsteht nur eine kleine Bewegung). Dabei bewegen sich die Füße zur Decke (Abb. 15.**26**). Der Patient sollte nicht die Hände einsetzen, um sich von der Matte abzudrücken.

6. Bilaterale Streckhebung (straight-leg raising, SLR):
Bei dieser Übung handelt es sich um eine schwierigere Form der Übung 4. Sie sollte nur durchgeführt werden, wenn die Muskulatur kräftig genug ist, um die Beckenaufrichtung beizubehalten. Der Patient beginnt mit beiden Beinen in Extension. Als erstes führt er eine Beckenaufrichtung durch, dann werden beide Hüftgelenke gebeugt, die Kniegelenke bleiben gestreckt. Abduziert man die Hüftgelenke vor der Übung etwas, werden die schrägen Bauchmuskeln mehr gefordert.

Achtung: Der kräftige Zug des M. psoas major bringt Scherkräfte auf die Lendenwirbel. Wenn der Patient Beschwerden in der Lendenwirbelsäule hat oder Instabilitäten bzw. Hypermobilitäten in diesem Gebiet vorliegen, so darf diese Übung auch dann nicht durchgeführt werden, wenn die Bauchmuskeln kräftig genug sind, die Beckenaufrichtung beizubehalten.

7. Bilaterales Absenken der gestreckten Beine:
Ist die Übung 6. noch zu schwer für den Patienten, so kann er in der Endstellung 90° Hüftgelenksflexion und Kniegelenksextension beginnen und die Beine solange absenken, wie er noch in der Lage ist, die Beckenaufrichtung zu halten. Dann werden die Beine wieder in 90° Hüftgelenksflexion angehoben.
8. Konzentrischer-exzentrischer Widerstand gegen die Rumpfbeugung:
Der Patient sitzt oder steht. Elastische Widerstände oder Rollzüge werden auf Schulterhöhe hinter dem Patienten angebracht.
   a. Der Patient hält die Enden des Materials in jeder Hand. Er beugt den Rumpf, wobei er die Rippen zum Schambein bewegt und eine Beckenaufrichtung durchführt, und nicht, indem er eine Hüftgelenke beugt (Abb. 15.**23 b**).
   b. Diagonale Bewegungen werden erreicht, indem ein Arm zum gegenüberliegenden Knie geführt wird, wobei die Betonung auf der Bewegung des Brustkorbes zur gegenüberliegenden Seite des Beckens liegt. Die Übung wird in beiden Diagonalen durchgeführt.
   c. Der Widerstand wird den Fortschritten des Patienten entsprechend gesteigert.

Kräftigung und Ausdauerschulung der lumbalen Extensoren in ihrer Funktion als Stabilisatoren der Wirbelsäule

Die Ausdauer der Muskulatur wird verbessert, indem man die Übungen zunächst eine Minute lang ausführt und dann bis auf 3 Minuten steigert. Die Kraft wird durch eine Erhöhung des Widerstandes verbessert. Eine Erhöhung des Übungstempos und der Komplexität der Übungen sollte auch mit in das Training einbezogen werden.

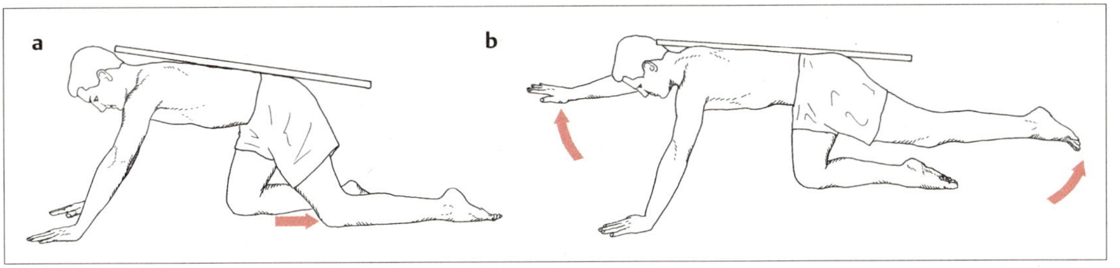

Abb. 15.**27 a** und **b** Übungen aus dem Vierfüßlerstand zur Schulung der Bewegungskontrolle und Kräftigung der Wirbelsäulenextensoren

a Leichter Widerstand wird ausgeübt, wenn die Beine im Wechsel auf der Unterlage nach hinten geschoben und wieder unter den Bauch gezogen werden. Das Balancieren eines Stabes auf dem Rücken verdeutlicht, daß der Rumpf bei der Übung nicht rotiert werden soll.

b Eine Steigerung der Übung wird erreicht, wenn ein Arm und das gegenüberliegende Bein gemeinsam abgehoben werden. Die Übung wird danach mit den anderen beiden Extremitäten wiederholt.

1. Der Patient liegt auf dem Rücken, mit der Wirbelsäule in der bequemsten funktionellen Stellung.
   a. Es werden elastische Widerstände oder Rollzüge am Fußende befestigt. Der Patient zieht diese mit einem oder beiden Armen gleichzeitig oder im Wechsel nach kranial und konzentriert sich dabei auf die Beibehaltung der Wirbelsäulenstellung.
   b. Zur Steigerung werden diagonale Muster angeleitet.
2. Der Patient befindet sich im Vierfüßlerstand. Benötigt er Unterstützung, so kann er sich über einen gepolsterten Hokker, einen Stuhl oder einen Gymnastikball legen. Diese Übung kann auch aus der Bauchlage ausgeführt werden, die Hüftgelenke und die Wirbelgelenke sind in dieser Stellung allerdings schon endgradig gestreckt, und es ist nur noch ein geringe Extensionsbewegung möglich. In der frühen Heilungsphase ist die Bauchlage auch in der Regel sehr schwierig einzunehmen, da meist eine Verkürzung der Hüftgelenks- und Rumpfflexoren vorliegt. Es ist sehr wichtig, daß die Halswirbelsäule während dieser Übungen in ihrer funktionellen Stellung verharrt. Dies kann gefördert werden, indem der Patient ein gerolltes Handtuch zwischen Kinn und Hals halten soll. In der Bauchlage kann ein kleines Polster unter der Stirn eingesetzt werden, um den Kopf korrekt eingestellt zu lassen und der Nase Raum zu gewähren.
   a. Die Arme werden im Wechsel abgehoben. Es können Hanteln in den Händen gehalten werden, um den Widerstand zu vergrößern.
   b. Die Beine schleifen wechselseitig auf dem Boden nach kaudal. Kann dabei die Wirbelsäule gut stabilisiert werden, so können die Beine im Wechsel abgehoben werden. Mit einem Stab, der auf den Rücken gelegt wird, kann dem Patienten taktile Information darüber gegeben werden, ob er seine Wirbelsäule korrekt stabilisiert (Abb. 15.**27 b**).
   c. Eine Steigerung ist es, einen Arm und das gegenüberliegende Bein gleichzeitig abzuheben (Abb. 15.**27 b**).
   d. Liegt der Patient über einem Gymnastikball, so kann er beide Arme gleichzeitig abheben und Schwimmbewegungen machen.
3. Der Patient sitzt mit aufgerichteter Wirbelsäule vor einem Rollzug oder einem elastischen Widerstand. Sitzt er auf einem großen Gymnastikball, so kann gleichzeitig das Gleichgewicht geschult werden (Abb. 15.**28 a**). Bei guter Stabilisation kann im Stand weitergeübt werden (Abb. 15.**28 b**).
   Es wird mit ein- oder beidseitiger Skapularetraktion, transversaler Schulterge-

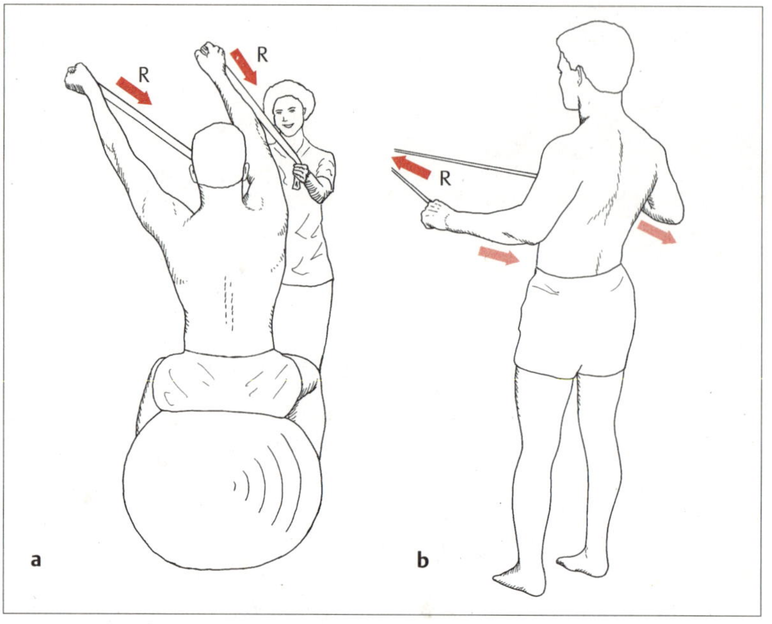

Abb. 15.**28 a** und **b** Einsatz von elastischem Widerstand zur Stabilisation der aufrechten Haltung
a Im Sitz auf einer instabilen Unterlage.
b Im Stand.

lenksabduktion, Abduktion mit Außenrotation, Extension oder in diagonalen Mustern gegen den Widerstand gezogen.

Training und Kräftigung der lumbalen Extensoren in endgradiger Bewegung

1. Der Patient liegt auf dem Bauch, die Arme hält er an der Seite. Er wird angeleitet, eine Brücke mit seinem Rücken zu bilden, indem nur sein Nacken und sein Kreuzbein den Boden berühren (Abb. 15.**29**).

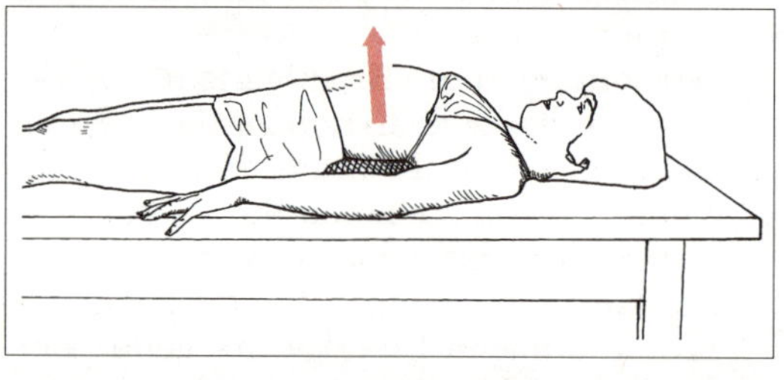

Abb. 15.**29** Zur Kräftigung der Wirbelsäulenextensoren soll der Patient in der Rückenlage eine Brücke bauen.

2. Der Patient befindet sich in der Bauchlage die Arme liegen neben dem Körper. Der Patient wird angeleitet, sein Kinn in Richtung Kehlkopf zu ziehen und den Kopf von der Unterlage abzuheben. Dadurch wird eine stabilisierende Kontraktion der lumbalen Extensoren hervorgerufen. Ein größeres Bewegungsausmaß wird erreicht, wenn auch der Brustkorb mit abgehoben wird (Abb. 15.**14**).
   a. Um den Widerstand zu erhöhen, kann die Armposition variiert werden. Zuerst werden sie an der Seite des Rumpfes gehalten, dann hinter den Kopf gelegt und zum Schluß nach vorne ausgestreckt neben dem Kopf gehalten. Die Beine müssen bei dieser Übung fixiert werden (Abb. 15.**30**).
   b. Der Patient hebt die Beine im Wechsel einige Zentimeter von der Unterlage ab (Hüftgelenksextension). Gesteigert wird die Übung, indem beide Beine gleichzeitig abgehoben werden.
   c. Eine weitere Steigerung ist es, die Beine und die elevierten Arme gleich-

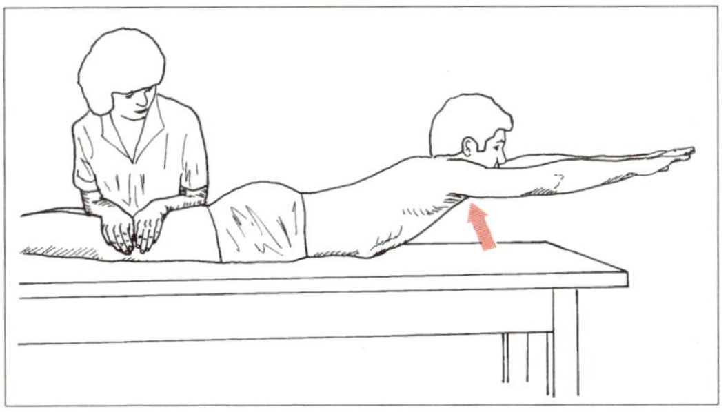

Abb. 15.**30** Kräftigung der Extensoren. In der abgebildeten Stellung üben die Arme den größten Widerstand aus. Eine weitere Steigerung ist durch den Einsatz von Gewichten möglich.

zeitig von der Unterlage anzuheben (Abb. 15.**31**).

d. Der Widerstand kann bei jeder der oben beschriebenen Übungen durch den Einsatz von Hanteln oder Gewichtsmanschetten erhöht werden.

3. Der Patient sitzt oder steht.
   a. Vor dem Patienten wird ein elastischer Widerstand oder ein Rollzug in Schulterhöhe befestigt. Er hält die Enden des Materials, stellt das Becken ein und extendiert die Wirbelsäule (Abb. 15.**32**). Eine Ruderbewegung mit den Armen kann auch die Rumpfextensoren effektiv stimulieren. Eine Steigerung der Übung kann durch eine Erhöhung des Widerstandes erreicht werden.
   b. Rotation mit Extension
   Der Patient steht. Ein Rollzug oder ein elastisches Band ist unter seinem Fuß befestigt. Der Patient zieht mit dem gegenüberliegenden Arm gegen den Widerstand, wobei er den Rumpf rotiert und extendiert. Durch eine Veränderung des Zugwinkels wird dem Therapeuten ermöglicht, funktionelle Bewegungsabläufe nachzuahmen, die für die Bedürfnisse des Patienten spezifisch sind (Abb. 15.**33**).

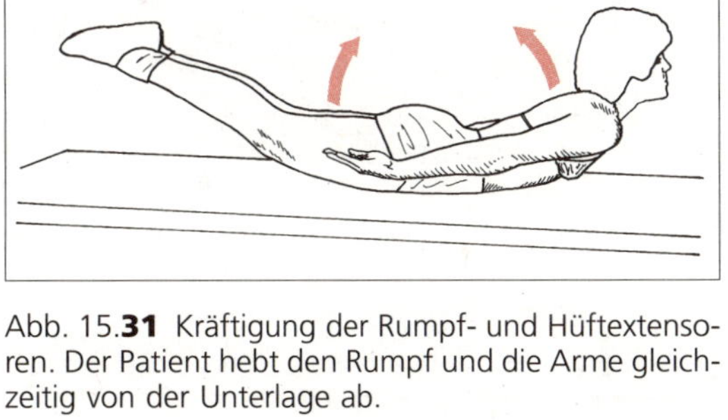

Abb. 15.**31** Kräftigung der Rumpf- und Hüftextensoren. Der Patient hebt den Rumpf und die Arme gleichzeitig von der Unterlage ab.

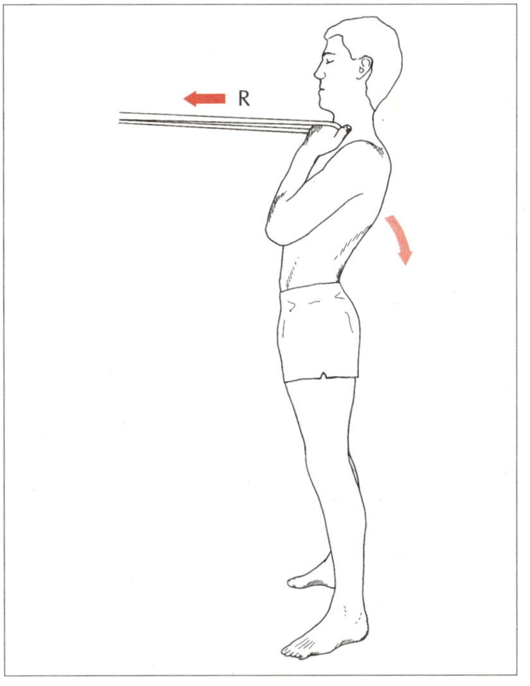

Abb. 15.**32** Konzentrische und exzentrische Kräftigung der Rumpfextensoren im Wechsel mit elastischem Widerstand.

Training und Kräftigung der Muskulatur der unteren Extremität, die die Haltung beeinflußt

Das Training und die Kräftigung der Muskulatur der unteren Extremität wurde in den Kapiteln 11 bis 13 beschrieben.

Vorbereitung auf funktionelle Aktivitäten

Eine Reihe der in den Extremitätenkapiteln beschriebenen Übungen sind auch für die Vorbereitung auf das funktionelle Training der Haltung geeignet. Bei Haltungsproble-

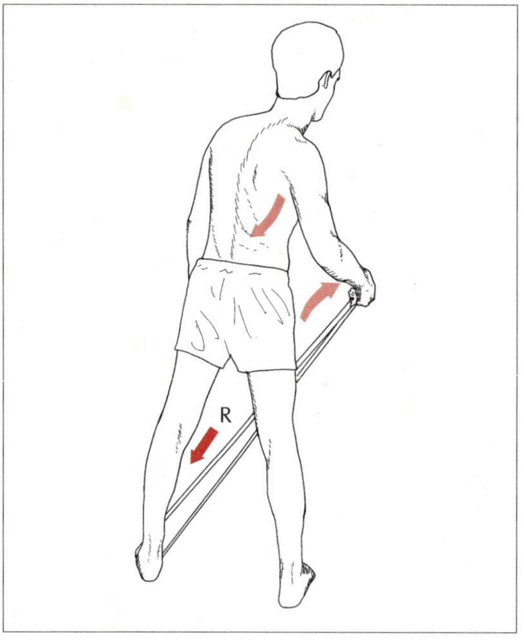

Abb. 15.**33** Kombination von Extension und Rotation zur funktionellen Kräftigung der Rumpfextensoren.

men und der Rehabilitation nach Verletzungen der Wirbelsäule ist es absolut notwendig, die funktionelle Wirbelsäulenhaltung vor und während der Übungen, die den ganzen Körper miteinbeziehen, in den Vordergrund zu stellen. Viele der Stabilisations- und Bewegungsübungen, die in den vorhergehenden Abschnitten behandelt wurden, können in Intensität, Wiederholungszahl, Geschwindigkeit und Koordination so gesteigert werden, daß sie den Patienten auf die Rückkehr zu funktionellen Aktivitäten vorbereiten.

Modifizierte Bridging-Übungen

Bei den modifizierten Bridging-Übungen ist eine Stabilisation durch die Rumpfflexoren und -extensoren in Zusammenarbeit mit dem M. glutaeus maximus und dem M. quadriceps femoris gefordert. Die Bauchmuskeln arbeiten gemeinsam mit dem M. glutaeus maximus, um die Beckenaufrichtung zu kontrollieren, die Extensoren der Lendenwirbelsäule stabilisieren die Wirbelsäule gegen den Zug des M. glutaeus maximus.

1. Der Patient liegt auf dem Rücken mit angestellten Beinen, die funktionelle Wirbelsäulenstellung wird beibehalten, während das Becken angehoben und abgesenkt wird. Der Patient soll sich auf die Bewegung in den Hüftgelenken konzentrieren und darauf, die Stellung der Wirbelsäule nicht zu verändern (Abb. 15.**11**).
2. Die Brücke wird gehalten, um die isometrische Bewegungskontrolle zu fördern.
   a. Die Armbewegungen können variiert werden und zur Steigerung kann mit Hanteln gearbeitet werden.
   b. Die Füße können im Wechsel abgehoben werden, wie beim Gehen auf der Stelle (Abb. 15.**34 a**). Eine Steigerung ist es, bei jedem „Schritt" das Knie zu

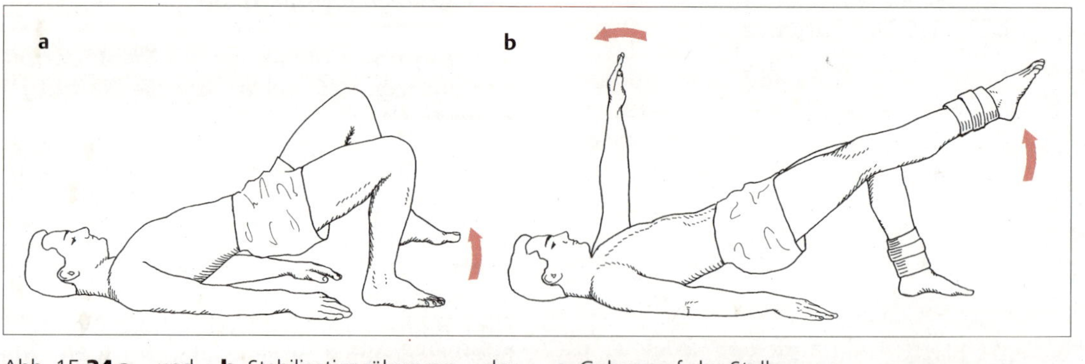

Abb. 15.**34 a** und **b** Stabilisationsübungen der Rumpfmuskulatur durch Halten der Bridgingstellung und zusätzlichen Extremitätenbewegungen
a Gehen auf der Stelle.
b Gehen auf der Stelle mit zusätzlicher Streckung der Extremitäten und Gewichtsmanschetten.

strecken. Wenn der Patient es toleriert, können Gewichtsmanschetten um die Fesseln gelegt werden (Abb. 15.**34 b**).

   c. Die Oberschenkel können ab- und adduziert werden, dabei darf das Becken nicht absinken.

3. Die Übung kann weiter gesteigert werden, wenn die Füße während der Übung auf einen Hocker, Stuhl oder auf einen Gymnastikball gestellt werden.

Rhythmische Stabilisation

Der Aufbau der Ausgangsstellung beginnt in Rückenlage und setzt sich dann auf einer festen Unterlage, Sitzen auf einer instabilen Unterlage, wie einem Gymnastikball, und Knien bis zum Stehen fort.

1. Der Patient hält die gestreckten Arme in 90° Schultergelenksflexion und einen Stab mit beiden Händen. Der Therapeut ergreift den gleichen Stab und drückt und schiebt, während der Patient versucht, isometrisch gegen die Widerstände zu halten (Abb. 8.**30**). Es sollte keine Bewegung stattfinden.
   a. Zu Beginn gibt der Therapeut noch verbale Hilfen, wie: „Ziehen Sie gegen meinen Widerstand, aber nicht stärker als ich. Fühlen Sie die Anspannung in ihrer Bauchmuskulatur, wenn ich jetzt in die Gegenrichtung ziehe. Begegnen Sie meinem Widerstand und spüren Sie, wie sich Ihre Rückenmuskulatur anspannt." Später wird die Richtung des Widerstandes ohne verbale Hilfen verändert. Eine weitere Steigerung ist es, die Richtungsänderungen schneller aufeinander folgen zu lassen.
   b. Kann der Patient den Widerständen in der Sagittalebene gut begegnen, gibt der Therapeut Impulse an den Seiten und rotatorischen Widerstand.
2. Es werden zwei Stäbe eingesetzt. Der Therapeut und der Patient halten die Enden. Wieder werden, wie oben beschrieben, Widerstände in wechselnden Richtungen gegeben.
3. Der Patient liegt auf dem Rücken, die Hüftgelenke sind etwa 90°, die Kniegelenke endgradig flektiert. Der Therapeut gibt an den Knien Widerstand in die Knieflexion, -extension oder -rotation, während der Patient mit isometrischen Kontraktionen antwortet.

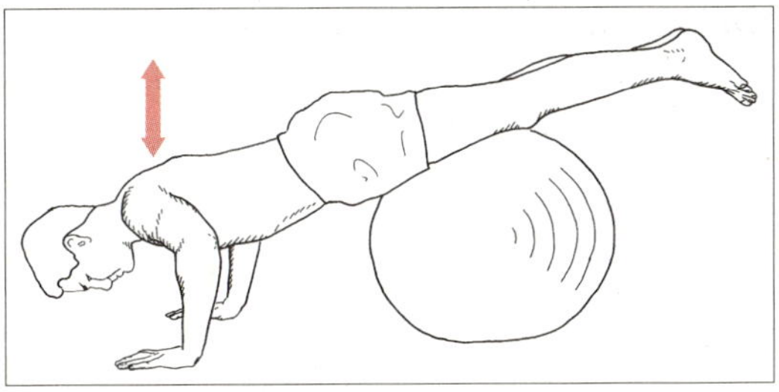

Abb. 15.**35** Liegestützen mit den Beinen auf einem Gymnastikball kräftigen die Armmuskulatur und schulen die Bewegungskontrolle der Rumpfmuskulatur.

Liegestützen mit Rumpfstabilisation

Der Patient liegt bäuchlings auf einem Gymnastikball. Mit den Händen wandert er auf dem Boden nach vorn, bis die Oberschenkel auf dem Ball aufliegen, die ganze Zeit wird die Wirbelsäule in der funktionellen Position stabilisiert. Zur Steigerung wandert der Patient noch weiter nach vorne bis die Unterschenkel auf dem Ball aufliegen und das Körpergewicht stützen (Abb. 15.**35**).

Rutschübungen an der Wand (Wallslides)

Der Patient steht mit dem Rücken zur Wand, die Wirbelsäule ist in der funktionellen Stellung. Ein Handtuch, das hinter dem Rücken liegt, erleichtert die Übung. Schwieriger ist es, wenn ein Gymnastikball zwischen Patient und Wand gelegt wird (Abb. 11.**15**).

1. Der Patient rutscht nun an der Wand herunter bis in eine leichte Knieflexion. In dieser Stellung verharrt er und kann währenddessen noch zusätzlich Armbewegungen ausüben. Zur Steigerung können Gewichte eingesetzt werden.
2. Der Patient wird angeleitet, wiederholt an der Wand hoch und runter zu rutschen, dabei übt der Patient reziproke Armbewegungen aus.

Sprünge und Kniebeugen

Diese Übungen wurden in den Kapiteln 11 und 12 eingehend beschrieben. Sie sind geeignet, den gesamten Körper zu kräftigen und Bewegungsabläufe zu schulen, die den ganzen Körper mit einbeziehen. Gewichte an den Armen können als zusätzlicher Widerstand eingesetzt werden. Für eine gleichzeitige Koordinationsschulung können Arm- und Beinbewegungen verbunden werden.

Gehen gegen Widerstand

Elastischer Widerstand oder ein Rollzuggerät wird am Becken des Patienten befestigt, oder er hält die Griffe in der Hand. Nun geht er vorwärts, rückwärts oder diagonal gegen den Widerstand. Im Vordergrund steht die Stabilisation der korrekten Wirbelsäulenhaltung.

Zur Steigerung kann der Patient mit den Armen Gewichte schieben oder ziehen, wieder unter Beibehaltung der funktionellen Wirbelsäulenstellung.

Gewichtsverlagerung und Umdrehen

Der Patient übt sein Gewicht vor- und rückwärts und von einer auf die andere Seite zu verlagern, während die funktionelle Wirbelsäulenstellung beibehalten wird und die Kräfte von den Hüft- und Kniegelenken absorbiert werden. Das Umdrehen wird geübt, indem der Patient sich mit kleinen Schritten umdreht und in den Hüftgelenken rotiert anstatt in der Wirbelsäule. Der Patient soll sich vorstellen, es würden zwei unbiegsame Stäbe von seinen Schultergelenken zu den Hüftgelenken reichen, die keine Drehbewegung in der Wirbelsäule zulassen. Es können zusätzlich Gewichte eingesetzt werden.

Stabilisation bei Bewegungsübergängen (transitional stabilisation)

Der Patient lernt, seine Wirbelsäule gegen alternierende Rumpfbewegungen zu stabilisieren.

1. Es wird im Vierfüßlerstand begonnen. Der Patient schaukelt nach hinten, so daß das Gesäß auf den Fersen liegt und wieder nach vorne in eine liegestützähnliche Stellung. Dabei konzentriert sich der Patient auf die Kontrolle der Beckenbewegung, so daß weder endgradige Flexion beim Absetzen auf die Fersen, noch endgradige Extension der Wirbelsäule in der Stützhaltung auftritt.
2. Aus dem Stand heraus greift der Patient nach kaudal und geht etwas in die Knie. Es soll sich darauf konzentrieren, die funktionelle Wirbelsäulenstellung beizubehalten. Dann steht der Patient wieder auf und greift über den Kopf nach kranial, dabei werden die Rumpfflexoren eingesetzt, um die Wirbelsäule in der Nullstellung zu stabilisieren. Als Steigerung können Gegenstände unterschiedlichen Gewichts angehoben und abgesetzt werden.

Kräftigung in der Frontalebene

Diese Übungen werden durchgeführt, um die Muskulatur zu kräftigen, die den Rumpf zu Seite neigt. Bei einer strukturellen Skoliose kann die Progredienz der Erkrankung allein durch Übungen nicht verlangsamt oder gestoppt werden. Jedoch können die Übungen im Zusammenhang mit anderen Korrekturmethoden, wie Korsetts, gute Erfolge erzielen. Wenn eine skoliotische Verkrümmung vorliegt, sind die Muskeln auf der konvexen Seite in der Regel überdehnt und schwach. Im folgenden werden Übungen beschrieben, die die Seite der Konvexität kräftigen sollen. Haltungsübungen, die in diesem Abschnitt beschrieben wurden (s. o.), sind geeignet, die allgemeine Kraft und Kondition bei eine Skoliose zu verbessern.

1. Der Patient steht, auf der Seite der Konkavität wird ihm ein Ende eines elastischen Bandes unter den Fuß gelegt, das andere Ende hält er in der Hand. Jetzt neigt er den Rumpf zur Seite der Konvexität. Statt des elastischen Widerstandes kann der Patient auch ein Gewicht auf der konkaven Seite in der Hand halten.
2. Der Patient liegt auf der Seite der Konkavität, der untenliegende Arm wird über die Brust gelegt. Der Therapeut fixiert den Beckenkamm. Nun soll der Patient den Rumpf derotieren und Kopf und

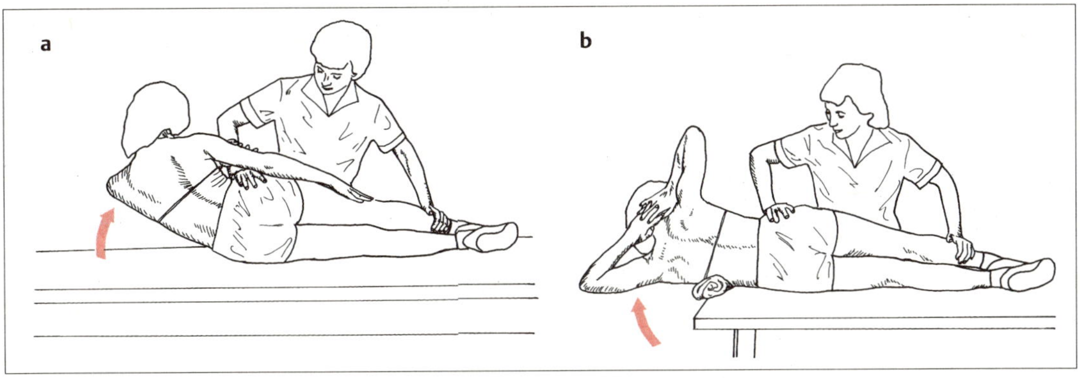

Abb. 15.**36 a** und **b** Kräftigung der schwachen Muskulatur auf der konvexen Seite einer rechtsthorakalen Krümmung. Der Patient liegt auf der linken Seite und hebt den Rumpf von der Unterlage ab.
a Die Arme liegen an der Seite des Rumpfes.
b Die Arme werden hinter dem Kopf verschränkt, um größeren Widerstand auszuüben; wenn der Brustkorb über das Kopfende der Behandlungsbank hängt, wird ein größeres Bewegungsausmaß möglich.

Schultern abheben (Seitneigung des Rumpfes), der oben liegende Arm gleitet an der Seite des Rumpfes in Richtung Knie (Abb. 15.**36 a**). Um einen größeren Bewegungsausschlag zu erreichen, kann der Oberkörper in der Ausgangsstellung über die Behandlungsbank nach unten gehängt werden.
Zur Steigerung kann der Patient seine Hände hinter dem Kopf verschränken und dann gegen die Schwerkraft zur Seite hochkommen (Abb. 15.**36 b**).

Schulung der kinästhetischen und propriozeptiven Wahrnehmung zur Haltungsverbesserung

Verbesserung der Wahrnehmung des Patienten

Anfangs kann die korrekte Aufrichtung der Wirbelsäule aufgrund von Verkürzungen der Weichteile oder Wirbelfehlstellungen verhindert werden, trotzdem sollten schon frühzeitig im Übungsprogramm die Wahrnehmung und die Wirkungen einer ausgeglichenen Haltung geschult werden, immer im Zusammenhang mit Dehnübungen und Muskelkräftigung.

Verstärkungstechniken bei der Behandlung

Verbale Verstärkung

Während der Arbeit mit dem Patienten sollte die Wahrnehmung der Muskelkontraktion oder der Körperstellung, in der er sich befindet, häufig benannt werden. Insbesondere dann, wenn es um das Erlernen von Entspannungstechniken oder die Wirbelsäulenhaltung geht.

Visuelle Verstärkung

Mit der Hilfe von Spiegeln kann der Patient seine Haltung sehen und und die Schritte erkennen, die notwendig sind, um die korrekte Haltung einzunehmen. Sieht er sich in der korrekten Haltung, kann er registrieren, wie er sich in dieser Haltung fühlt. Das, was der Patient sieht, sollte verbal verstärkt werden.

Taktile Verstärkung

Dem Patienten wird manuell geholfen, seinen Kopf und seinen Rumpf in die richtige Haltung zu bringen. Die Muskulatur, die benötigt wird, um die Körperabschnitte zu bewegen oder zu halten, wird berührt.

Erlernen physiologischer Bewegungsabläufe und Gleichgewichtskontrolle

Der Patient wird angeleitet, jeden Körperabschnitt, der nicht korrekt eingeordnet ist, isoliert zu bewegen. Ist nur ein Körperabschnitt schlecht eingeordnet, so ist es wahrscheinlich, daß die gesamte Wirbelsäule aus dem Gleichgewicht geraten ist, um den Fehler zu kompensieren. Aus diesem Grund sollte die Verbesserung der gesamten Haltung im Vordergrund stehen. Die Wahrnehmung des Patienten wird auf korrekte Bewegungsabläufe, Muskelkontraktion und Muskelentspannung gelenkt. Es werden die oben beschriebenen Verstärkungstechniken eingesetzt. Es kann nützlich sein, den Patienten in eine überkorrigierte Haltung zu bringen, diese dann langsam zurückzuführen und die optimale Stellung halten zu lassen.

Training der Nackenverlängerung zur Verminderung der Ventraltranslation des Kopfes

Der Patient sitzt oder steht, die Arme hängen entspannt an der Seite. Man berührt den Patienten leicht an der Oberlippe direkt unterhalb der Nase und bittet ihn, den Kopf nach oben und von der Hand weg zu bewegen (Abb. 15.**37 a**). Eine korrekte Bewegung wird sofort verbal verstärkt, und der Patient wird auf die Wahrnehmung der neuen Stellung hingewiesen. Der Patient soll nun eine überkorrigierte Haltung einnehmen und dann langsam zur optimalen Stellung zurückkehren.

Schulung der Skapularetraktion

Der Patient sitzt oder steht. Man gibt taktile und propriozeptive Hilfe, indem man am Angulus inferior leichten Widerstand anlegt und den Patienten bittet, die Schulterblätter hinter dem Rücken zusammenzuführen. Der Patient sollte bei der Bewegung nicht die Schultergelenke extendieren oder den Schultergürtel elevieren (Abb. 15.**37 b**).

Kontrolle der Becken- und Lendenwirbelsäulenstellung

Der Patient sitzt und steht dann mit dem Rücken gegen die Wand gelehnt. Wenn der Patient die Beckenkippung erlernt hat, wird er angeleitet, die Kontrolle der Beckenbewegungen zu üben und die Lendenwirbelsäule vom extremen Hohlkreuz in die extreme Abflachung zu bewegen und dann die Mittelstellung einzunehmen. Dem Patienten wird gezeigt, daß es möglich sein sollte, die Hand zwischen den Rücken und die Wand zu schieben und daß er die

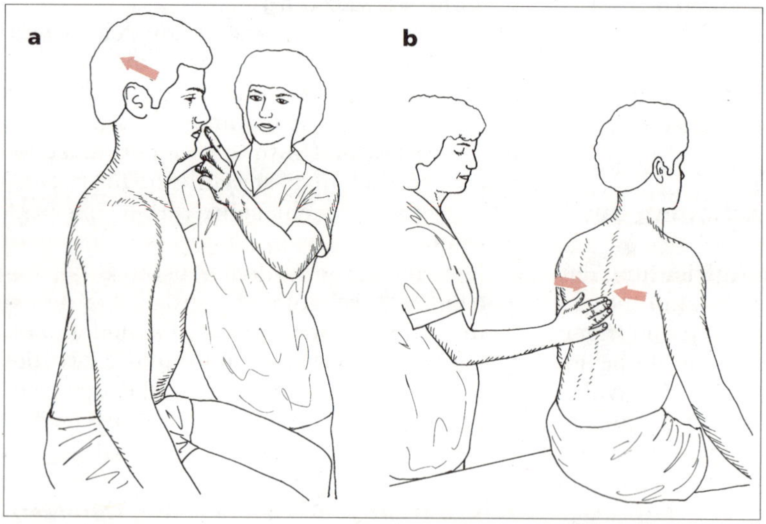

Abb. 15.**37 a** und **b**
a Korrektur der ventraltranslatierten Kopfhaltung.
b Korrektur der protrahierten Schulterblattstellung.

Wand mit der einen Seite der Hand und den Rücken mit der anderen Seite fühlen kann.

Schulung der Kontrolle des Brustkorbs und der Brustwirbelsäule

Der Patient steht. Die Stellung des Brustkorbs beeinflußt die Stellung der Lendenwirbelsäule und des Beckens und wird aus diesem Grund in die Haltungsschulung der Lendenwirbelsäule einbezogen. Während der Patient eine leichte Lendenlordose einstellt, soll er einatmen und seinen Brustkorb anheben (Extension). Ihm wird geholfen, eine ausgewogene Haltung und nicht eine extreme Extensionshaltung einzunehmen.

Es kann notwendig sein, dem Patienten zu zeigen, wie es sich anfühlt, wenn der Brustkorb nach ventral und dorsal translatiert und wie sich dabei die Stellung der Lendenwirbelsäule verändert. Es gibt einen deutlichen Unterschied zwischen einer lordotischen Haltung (starke Lordose der Lendenwirbelsäule mit exzessiver Beckenkippung) und einer Easy-standing-Position (starke Extension der Lendenwirbelsäule mit plötzlicher Gegenkrümmung in die Flexion in der oberen Lendenwirbelsäule und im Thorax) (s. Abschnitt „Merkmale und Beschwerden üblicher Fehlhaltungen", S. 464). Es ist wichtig, den Unterschied zwischen diesen beiden Haltungen zu erkennen. Aus einer Fehldiagnose heraus wird häufig mit Patienten mit einer Easy-standing-Position ein Flexionsübungsprogramm durchgeführt, um die Lendenwirbelsäule abzuflachen. Bei diesem Vorgehen wird die flektierte Haltung der Brust- und oberen Lendenwirbelsäule übersehen und verstärkt, wodurch das Problem meist noch vermehrt wird. Ist der Leser jetzt verwirrt von der Beschreibung, so kann er das folgende ausprobieren:

1. Hinstellen; mit einer normalen Lordose beginnen. Hierfür muß der Brustkorb angehoben werden. Es kommt zu einer leichten Kippung des Beckens nach ventral und zu einer leichten lumbalen Lordose.
2. Nun wird das Becken nach ventral gekippt und eine stärkere Lordose eingenommen; spüren Sie die damit verbundene Hüftgelenksflexion. Die Haltung ist in der Tat extrem und bei einigen Patienten ist dies auch die Ursache des Problems.
3. Nun wird wieder die Mittelstellung eingenommen (dafür muß das Becken ein wenig nach dorsal aufgerichtet werden). Aus der Nullstellung wird nun in die Easy-standing-Position übergegangen, dafür wird dem Becken erlaubt, nach ventral und dem Brustkorb nach dorsal zu translatieren, und der Brustkorb sinkt in Richtung Becken ab. Beobachten Sie, daß sich die Hüftgelenke jetzt in Extensionsstellung befinden, die untere Lendenwirbelsäule jedoch auch extendiert ist. Im wesentlichen ist der Brustkorb auf der oberen Lendenwirbelsäule flektiert. Wenn eine Person diese Stellung einnimmt, verlagert sie häufig das Gewicht auf ein Bein, was noch zur Asymmetrie des Gesamtbildes beiträgt.

Diese Easy-standing-Position darf nicht durch einen Flexionsansatz behandelt werden, wie es bei einer lordotischen Haltung angezeigt wäre. Isolierte Bauchmuskelübungen würden die Flexionshaltung des Brustkorbs auf der Lendenwirbelsäule nur verstärken. Im Gegenteil, die Bewegung muß Extension sein. In der unteren Lendenwirbelsäule und den Hüftgelenken ist etwas Flexion notwendig. Für diese Region sollte die Beckenkippung eingeübt werden. Die Kräftigung kann mit modifizierten Radfahrübungen und dem bilateralen Heranziehen der Knie an den Brustkorb bei Patienten durchgeführt werden, bei denen die Flexion der unteren Lendenwirbelsäule im Vordergrund steht. Bei der Easy-standing-Position ist also ein kombinierter Extensions-Flexions-Ansatz notwendig, um die korrekte Haltung zu schulen. Der Patient muß lernen, den Brustkorb anzuheben und ihn nach ventral zu translatieren, während das Becken die Gegenbewegung macht. Eine Bewegung, als wenn man einen unordentlichen Bücherstapel geraderichtet. Es kann helfen, dem Patienten zu sagen, er solle sich groß machen, einatmen, um den ventralen Anteil des Brustkorbs zu erweitern, und seinen Kopf heben. Zusätzlich können Signalwörter dem Patienten helfen, sich die korrekte Haltung vorzustellen und einzunehmen.

Schulung der Wahrnehmung der korrekten Haltung und Entwicklung der Bewegungskontrolle der Wirbelsäule

Der Patient sitzt und wird angeleitet, die gesamte Wirbelsäule beginnend mit dem Kopf zu flektieren. Danach soll er sie wieder aufrichten, während der Therapeut taktile Stimuli gibt. Soll der Patient die Lendenwirbelsäule aufrichten, so berührt der Therapeut diese usw. Um den Brustkorb zu erweitern, soll der Patient einmal tief durchatmen. Dann wird die Aufmerksamkeit auf die Adduktion der Schulterblätter gelenkt und an den Anguli inferiores leichter Widerstand gegeben. Für die Aufrichtung des Kopfes wird leicht gegen die Oberlippe gedrückt. Ist die korrekte Haltung erreicht worden, wird verbal und visuell verstärkt.

Demonstration der Zusammenhänge zwischen Fehlhaltung und Beschwerden

Der Patient soll seine Fehlhaltung einnehmen und halten. Wenn er Schmerzen zu empfinden beginnt, wird die Ursache benannt, die korrekte Haltung eingenommen und die Schmerzlinderung hervorgehoben. Viele Patienten wollen diesen einfachen Zusammenhang zwischen Schmerzen und Belastung nicht einsehen. Sie werden aufgefordert, während des Tages und im Anschluß an die Nachtruhe zu beobachten, in welcher Haltung sie sich befinden, wenn die Schmerzen auftreten, und ob sie in der Lage sind, diese mit den erlernten Techniken zu lindern.

Erinnerungsstütze

Es ist niemandem möglich, ununterbrochen eine gute Haltung zu bewahren. Aus diesem Grund braucht der Patient Anhaltspunkte während seines Tagesablaufes, die ihn daran erinnern, seine Haltung zu korrigieren. Zum Beispiel kann er seine Haltung immer dann überprüfen, wenn er an einem Spiegel vorbeiläuft, an einer roten Ampel wartet, sich zum Essen hinsetzt oder wenn er einen Raum betritt. Man kann mit dem Patienten gemeinsam herausfinden, welche Routine sich in seinem Alltag am besten eignet, um ihn an seine Haltung zu erinnern. Er soll dies üben und berichten, ob es erfolgreich war. Es muß positiv verstärkt werden, wenn sich der Patient aktiv am Umlernprozeß beteiligt.

Haltungsschienen

Wenn es nötig ist, wird der Patient mit einer äußeren Stabilisation versorgt, um einer extremen Fehlhaltung mit protrahierten Schultern entgegenzuwirken. Sie unterstützt die korrekte Muskelfunktion und erinnert den Patienten an die richtige Haltung, wenn er sich hängen läßt. Zusätzlich verhindert die äußere Stabilisation, daß eine Dehnstellung eingenommen wird und hilft dadurch eine Überdehnungsschwäche zu vermindern.

Schulung des Umgangs mit der Haltung zur Vermeidung eines Rückfalls

Körpermechanik

1. Der Patient wird angeleitet, sich zum Heben eines Gegenstandes zuerst zu bücken, den Gegenstand nahe an den Körper heranzunehmen, den Rücken in eine funktionelle Stellung oder in die Nullstellung einzustellen und dann den Gegenstand mit Hilfe der Kniegelenksextensoren anzuheben.
   a. Heben aus der Nullstellung ermöglicht eine bessere Stabilität der Wirbelsäule, und es werden sowohl das ligamentäre als auch das muskuläre System eingesetzt, um zu stabilisieren und die Bewegung zu kontrollieren.
   b. Im Anschluß an eine Rückenverletzung muß die bevorzugte Rücken-

haltung jedoch häufig angepaßt werden, abhängig von der Art der Verletzung und der Reaktion der Gewebe auf Belastungen.

c. Wenn aus der flektierten Stellung (mit aufgerichtetem Becken) gehoben wird, so wird die Stabilität zum größten Teil von den inerten Strukturen (Bänder, Fascia lumbodorsalis, Annuli fibrosi dorsales und den Facetten) gewährleistet. Es gibt nur wenig Muskelaktivität.
   - Diese Haltung kann notwendig sein, um beim Bücken den Boden zu erreichen. Es ist häufig auch die Stellung der Wahl bei Patienten, die eine Verletzung der Rückenmuskulatur haben, da die Muskulatur in der flektierten Haltung „still" (inaktiv) ist.
   - Das Heben aus flektierter Stellung kann einige Probleme verursachen. Wenn sehr langsam gehoben wird, mit der Lendenwirbelsäule in Flexion, wird die Last auf die Bänder übertragen und es kommt zum Kriechen in den inerten Strukturen; das Risiko einer Verletzung in dem ohnehin schon geschwächten Gewebe wird noch erhöht. Zusätzlich dazu befindet sich die Muskulatur in Dehnstellung und ist entspannt, so daß es zu einem ungünstigen Längen-Spannungsverhältnis kommen kann, wenn die Muskulatur schnell reagieren muß, um auf eine Veränderung der Belastung zu reagieren. Das Risiko einer Verstauchung ist beim Heben aus der flektierten Stellung erhöht.

d. Wenn mit extendierter Lendenwirbelsäule gehoben wird, unterstützen die Muskeln die Wirbelsäule aktiver, dadurch erhöht sich die Kompressionskraft auf die Zwischenwirbelscheiben. Durch diese Haltung wird die Belastung auf die Bänder vermindert. Bei Personen, deren Rückenmuskulatur schnell ermüdet, kann diese Haltung bei wiederholtem Heben die Wirbelsäule schädigen, da die Bänder entspannt sind und die Wirbelsäule nicht halten können.

2. Der Patient soll üben, Gegenstände nah am Körperschwerpunkt zu tragen, so daß das Gleichgewicht leichter zu erspüren ist. Je näher ein Gegenstand beim Anheben am Körperschwerpunkt gehalten wird, um so geringer ist die Beanspruchung der Strukturen des Rückens und der Hüftgelenke.
3. Der Patient sollte üben, die Belastung von einer auf die andere Seite zu verlagern und sich mit einer Last umzuwenden. Die Aktion sollte von den Beinen eingeleitet werden, während die Wirbelsäule stabilisiert und nur minimale Rotation zugelassen wird.
4. Die Bewegungsabläufe im beruflichen Alltag des Patienten werden simuliert und schonende Alternativen eingeübt.

Vorbeugende Übungen

1. Die folgenden Prinzipien sollten wiederholt werden:
   a. Langes Verharren in einer Haltung. Fordert die Situation langes Verharren in einer Stellung, so sollten häufig (mindestens einmal alle 30 Minuten) kleine Pausen eingelegt werden, in denen der Körper Bewegt wird. Alle Übungen werden damit beendet, eine korrekte Haltung einzunehmen.
   b. Den Nacken zu überstrecken, eine ventral translatierte Kopfhaltung einzunehmen oder dauerhaft nach vornüber geneigt zu sein. Es müssen Wege gefunden werden, wie die Aktivität abgewandelt werden kann, um sie auf Augenhöhe oder mit entsprechender Unterstützung der Lendenwirbelsäule zu erledigen.
   c. Wenn man sich in einer Spannung erzeugenden Situation befindet, wende man mentale Entspannungstechniken an.
   d. Es sollten immer der gesunde Menschenverstand eingesetzt und gute Sicherheitsvorkehrungen getroffen werden.
2. Wiederholung der Dehn- und Kräftigungsübungen, die für den Patienten an-

gemessen sind, um ein gutes Bewegungsausmaß und Kraft für eine gute Kondition zu entwickeln.

3. Wiederholung der Zusammenhänge zwischen Haltung und Schmerz; Wenn Schmerz empfunden wird, muß die Haltung überprüft werden.

Anpassung der Umgebung

1. Gehen Sie die berufliche Situation und die häusliche Umgebung mit dem Patienten durch.
   a. Stühle und Autositze sollten eine gute Unterstützung in der Lendengegend haben. Wenn nötig, kommen gerollte Handtücher oder Lendenkissen zum Einsatz.
   b. Die Sitzhöhe sollte so angepaßt sein, daß die Kniegelenke gebeugt werden können und die Spannung in der ischiokruralen Muskulatur weichen kann, die Oberschenkel aufliegen und die Füße bequem am Boden abgestellt werden können.
   c. Die Tisch- oder Schreibtischhöhe sollte so eingestellt sein, daß sich die Person bei der Arbeit nicht vornüber beugen muß.
   d. Die Gewohnheiten bei der Arbeit und beim Autofahren sollten erlauben, daß der Patient häufig die Haltung ändern kann. Hat man eine sitzende Tätigkeit, sollte man einmal in der Stunde aufstehen und herumgehen.
2. Gehen Sie die Schlafsituation mit dem Patienten durch.
   a. Die Matratze muß einen festen Halt gewährleisten und gegen extreme Belastungen vorbeugen. Ist sie zu weich, so hängt der Patient durch und die Bänder werden belastet; ist sie zu fest, so können einige Patienten sich nicht entspannen.
   b. Die Kissen sollten eine angenehme Höhe und Dichte haben, um die Entspannung zu ermöglichen. Sie sollten die Gelenke nicht in eine extreme Stellung bringen. Schaumstoffkissen erzeugen häufig Verspannungen, da sie der Muskulatur dauernd Widerstand entgegensetzen.
   c. Ob der Patient auf dem Bauch, auf dem Rücken oder auf der Seite schlafen sollte, muß für jeden Patienten einzeln herausgefunden werden. Idealerweise ist die bequemste Stellung in der Mittelstellung, in der keine Haltestrukturen belastet werden. Schmerzen, die am Morgen auftreten, stehen meist im Zusammenhang mit der Schlafposition. Ist dies der Fall, muß man sich sehr genau die Beschreibung der Schlafsituation des Patienten anhören, um zu analysieren, ob sie mit den Schmerzen im Zusammenhang steht. Dann muß versucht werden, die Schlafposition entsprechend zu verändern.

Zusammenfassung

Der erste Abschnitt dieses Kapitels enthielt Informationen über die Dynamik der Haltung und die Merkmale und Beschwerden aufgrund häufiger Fehlhaltungen. Es wurden Richtlinien für die Entwicklung eines Übungsprogramms gegeben, basierend auf den üblichen Beschwerden bei Schmerzsyndromen durch Fehlhaltung und Dysfunktionen. Die übrigen Abschnitte des Kapitels befaßten sich mit dem Behandlungsaufbau von Dehn-, Kräftigungs- und Ausdauerübungen sowie dem Training der funktionellen Selbständigkeit. Der Schwerpunkt lag auf dem Ausgleich muskulärer Dysbalancen der Spinalmuskulatur und der Entwicklung der Bewegungskontrolle der Wirbelsäule bei der Stabilisation während funktioneller Aktivitäten.

16 Wirbelsäule: Traktionstechniken

Traktion ist ein Vorgang des Ziehens oder „Zerrens". Wird die Traktion an der Wirbelsäule eingesetzt, so nennt man das Spinaltraktion. Die Traktion ist eine therapeutische Maßnahme, die in das Gebiet der Übungen gehört, weil sie einen Effekt auf das Muskel-Skelett-System ausübt und als Dehnungs- und Mobilisationstechnik eingesetzt wird. In den meisten Fällen wird die Spinaltraktion mittels Geräten ausgeübt, obwohl auch ein Therapeut auf die Gelenke der Wirbelsäule Traktion ausüben kann, indem er manuelle Techniken mit spezifischen Ausgangsstellungen verbindet. Es gibt verschiedenste Ziele und Anwendungsmöglichkeiten der Traktion. Diese richten sich mehr nach dem Befund und der klinischen Reaktion des Patienten als nach objektiven wissenschaftliche Argumenten über den Erfolg der Reduzierung der Symptome. Bis jetzt gibt es noch keine randomisierten klinischen Studien, die die Effizienz der Traktion innerhalb der therapeutischen Intervention unterstützen oder widerlegen.

Die Behandlungsziele und der Behandlungsaufbau verschiedener Wirbelsäulenbeschwerden und Haltungsprobleme werden in den Kapiteln 14 und 15 besprochen. In vielen Fällen ist dort der Einsatz der Traktion empfohlen, so daß die Informationen dieses Kapitels gleichzeitig mit den Informationen der vorangegangenen Kapitel erarbeitet werden sollten, um einen vollständigen Überblick zu erhalten.

Ziele

In diesem Kapitel lernt man:

1. die Wirkungen der Spinaltraktion kennen,
2. die unterschiedlichen Arten der Traktion und ihre Anwendung zu unterscheiden,
3. die Indikationen, Einschränkungen, Kontraindikationen und Vorsichtsmaßnahmen für den Einsatz der Spinaltraktion kennen,
4. die Traktionstechniken in ein Gesamttherapiekonzept einzuordnen,
5. die Sicherheitsvorkehrungen und Verfahren der manuellen und maschinellen Traktion zu beschreiben,
6. die grundlegenden maschinellen, stellungsabhängigen und manuellen Traktionstechniken an der Wirbelsäule anzuwenden.

Wirkung der Spinaltraktion

Maschinelle Traktion der Wirbelsäule

Die Wirkung der Traktion ist die mechanische Separation der Wirbel, wodurch:

1. die Spinalmuskeln gedehnt,
2. die Bänder und die Kapseln der Facettengelenke gespannt,
3. die Foramina intervertebralia erweitert und
4. die Wirbelsäulenkrümmungen begradigt werden,
5. es zu einem Gleitvorgang in den Facettengelenken kommt und
6. eine Bandscheibenprotrusion beeinflußt werden kann.

Faktoren, die das Ausmaß der Separation der Wirbel beeinflussen

1. Stellung der Wirbelsäule:
   Je größer der Flexionswinkel ist, in den die Wirbelsäule vor der Anwendung der Traktion gebracht wird, um so stärker ist die Separation der Wirbel, insbesondere auf der dorsalen Seite.
2. Zugrichtung:
   Der Winkel, in dem die Traktionskraft wirkt, beeinflußt das Ausmaß der Flexion in der Wirbelsäule.
   a. In der Halswirbelsäule kann die größte dorsale Dehnung erreicht werden, wenn in einem 35° Winkel gezogen wird.
   b. In der Lendenwirbelsäule wird eine Flexion eher durch einen Zug am Kreuzbein ausgelöst, als durch Zug an den Beckenschaufeln.

3. Größe der Zugkraft:
   Die effektive Kraft wird durch die jeweilige Körperposition, das Gewicht des Körperteils, der Reibungswiderstand der Behandlungsbank und die eingesetzten Geräte bestimmt. Im allgemeinen gilt:
   a. In der Halswirbelsäule werden die Wirbel unter reibungsfreien Bedingungen von einer Kraft, die ca. 7 % des Körpergewichts entspricht, separiert. Eine minimale Kraft von 11,25–13,5 kg ist notwendig, um das Kopfgewicht im Sitzen anzuheben und dem Muskelwiderstand entgegenzuwirken. Die größte Separation findet in den ersten Minuten der Behandlung bei einer definierten Kraft statt.
   b. In der Lendenwirbelsäule ist unter reibungsfreien Bedingungen eine Kraft von mindestens der Hälfte des Körpergewichts notwendig, um eine mechanische Separation zu bewirken.
4. Entspannung und bequeme Lagerung:
   Der Patient muß entspannt sein und sich in einer bequemen Ausgangsstellung befinden, damit eine Wirbelseparation den größtmöglichen Erfolg hat.

Mobilisation der Facettengelenke (Articulationes zygapophysales)

Mobilisationswirkung unterschiedlicher Positionen und Kräfte auf die Wirbelsäule

1. Es entsteht Gleiten oder Translation der Gelenkflächen,
2. Distraktion oder Separation der Gelenkflächen und
3. Kompression oder Approximation der Gelenkflächen.

Faktoren, die die Richtung der Facettenbewegung beeinflussen

1. Flexion der Wirbelsäule:
   Durch Lagerung des Patienten in Flexion wird ein Gleiten der Gelenkflächen aufeinander ausgelöst. Eine Longitudinaltraktion verstärkt den Gleiteffekt und vergrößert das erreichbare Ausmaß der Dehnung.
2. Seitneigung der Wirbelsäule:
   Eine Lagerung des Patienten in Seitneigung löst eine Gleitbewegung der Facetten auf der konvexen Seite der Krümmung aus. Wird zusätzlich eine Longitudinaltraktion angewendet, so verstärkt sich die Dehnwirkung auf der konvexen Seite.
3. Rotation der Wirbelsäule:
   Wird der Patient in einer Rotation gelagert, so entsteht eine Distraktion der Facetten, die auf der der Rotation zugewandten Seite der Wirbelsäule liegen, und eine Kompression auf der Gegenseite. Die betrachtete Rotationsrichtung ist die des kranialen Wirbels.

Muskelentspannung

Wirkungen der Entspannung

1. Durch die Entspannung vermindern sich Schmerzen, die durch Muskelhartspann oder eine muskuläre Schutzspannung ausgelöst werden und
2. es ist eine größere Separation der Wirbel untereinander möglich.

Faktoren, die die Entspannung beeinflussen

1. Ausgangsstellung des Patienten:
   Im Sitzen ist die Aktivität der Zervikalmuskulatur höher als in Rückenlage. Rein subjektiv fühlen sich die Patienten meist in der Rückenlage entspannter und sie neigen nicht so stark dazu, die eingestellte Position zu verändern, wie im Sitz. Der Patient muß sich sicher und gut unterstützt fühlen.
2. Wirbelsäuleneinstellung:
   Die elektrische Aktivität im M. trapezius descendens wird um so größer je mehr die Zervikaltraktion in Flexionsrichtung ausgeübt wird; ein geringerer Traktionswinkel ergibt eine stärkere Entspannung.
3. Dauer der Traktion:
   Sowohl die intermittierende als auch die gehaltene Traktion verursachen zu Beginn eine erhöhte Aktivität der sakrospinalen Muskulatur, die jedoch nach etwa 7 Minuten zum Niveau der Ruhespan-

nung zurückkehrt. Nach einem Überblick über die Literatur stellt Harris fest, daß 20–25 Minuten Traktion notwendig sind, um eine Muskelentspannung zu bewirken.

4. Kraft:
   Eine Muskelentspannung kann mit geringerer Zugkraft erreicht werden, als die, die für eine Separation der Wirbel (in der Halswirbelsäule: 4,5–6,75 kg) notwendig ist.

Schmerzlinderung

Effekte, die die Inhibition oder Linderung von Schmerzen bewirken

1. Mechanische Effekte:
   a. Eine Bewegung im Wirbelsäulenabschnitt kann die Durchblutung verbessern und Stenosen durch Durchblutungsverlangsamung vermindern. Dadurch wird der Druck auf die Dura, die Blutgefäße und die Nervenwurzeln in den Foramina intervertebralia geringer. Eine verbesserte Durchblutung kann auch die Konzentration schädlicher und reizender Chemikalien vermindern.
   b. Die Separation der Wirbel vergrößert vorübergehend die Foramina intervertebralia, wodurch der Druck auf eingeklemmte Nervenwurzeln nachläßt.
   c. Eine Spannung der Facettengelenkskapseln oder eine Distraktion der Gelenkflächen kann das Meniskoid aus der „Aus-" bzw. Einklemmung befreien.
   d. Eine mechanische Dehnung der verkürzten Gewebe sollte die Beweglichkeit des Segments verbessern und so die Schmerzen, die durch eine eingeschränkte Beweglichkeit oder die Beanspruchung verkürzter Strukturen entstanden sind, lindern.
2. Neurophysiologische Effekte:
   a. Eine Stimulation der Mechanorezeptoren kann die Übermittlung nozizeptiver Impulse auf spinaler Ebene oder im Hirnstamm blockieren.
   b. Eine Inhibition der muskulären Schutzspannung verringert das unangenehme Gefühl, das durch verspannte Muskulatur ausgelöst wird.

Faktoren, die das Ausmaß der Schmerzlinderung beeinflussen

1. Ausgangsstellung des Patienten:
   Der Patient wird in eine Ausgangsstellung gebracht, die ihm angenehm ist und dem Therapeuten ermöglicht, die Techniken gut auszuführen.
2. Wirbelsäuleneinstellung
   a. Im akuten Stadium wird die betroffene Region in der Regel so gelagert, daß sich die verletzten Gewebe entspannt (on a slack) und in einem schmerzfreien Bereich befinden.
   b. Bei subakuten und chronischen Beschwerden wird die betroffene Region, bzw. die damit in Beziehung stehenden Weichteile, in der Regel in Dehnstellung gelagert.
3. Kraft und Dauer der Behandlung:
   a. Im akuten Stadium, wenn eine Verletzung und Entzündung des Gewebes vorliegt, werden nur Oszillationen niedriger Intensität und kurzer Dauer eingesetzt (keine Dehnung).
   b. Im subakuten und chronischen Stadium kann die Mobilisationskraft und die Dauer der Behandlung langsam gesteigert werden, unter Berücksichtigung des Behandlungsziels, der Art der Traktion, der behandelten Erkrankung und der Toleranz des Patienten.
   c. Wenn das Meniskoid die Bewegung blockiert, ist eine Dehnung notwendig, um es wieder zu befreien.

Definitionen und Beschreibung der Traktion

Definition der Anwendungsarten

Statische oder konstante Traktion

Eine gleichbleibende Kraft wird angelegt und längere Zeit gehalten.

1. **Kontinuierliche oder dauerhafte Traktion**
   Hierbei handelt es sich um eine Traktion, bei der der Zug mehrere Stunden bis Tage

gehalten wird. Meist wird diese Art der Traktion im Bett angewendet.
   a. Es werden nur geringe Kräfte toleriert.
   b. Es ist ineffektiv bei der Separation der Wirbel und wird primär zur Immobilisation eingesetzt.
2. **Gehaltene Traktion**
   Die gehaltene Traktion ist ein statischer Zug, der einige Minuten bis zu einer halben Stunde beibehalten wird.
   a. Es bewährt sich als dauerhafte Dehnung spinaler Strukturen.
   b. Es können größere Gewichte eingesetzt und toleriert werden als bei der kontinuierlichen Traktion.

Intermittierende Traktion

Die Zugkraft wird in häufigen Intervallen im Wechsel angelegt und gelöst, meist mit rhythmischem Muster. Es werden größere Zugkräfte toleriert als bei der statischen Traktion.

Art der Anwendung

Maschinell

Es sind eine Reihe von Geräten für den Einsatz in der Klinik, in der Praxis oder Zuhause erhältlich, inklusive motorgetriebener Geräte, Traktionsliegen und Traktionsrahmen, die mit der Schwerkraft wirken. Die motorgetriebenen Geräte haben meist einen objektiven Indikator, der die angelegte Zugkraft mißt.

Manuell

Durch die Ausgangsstellung des Patienten und den Griff kann der Therapeut im gewünschten Wirbelsäulensegment Traktion ausüben. Eine objektive Erfassung der ausgeübten Traktionskraft ist nicht möglich.

Stellungsabhängig

Durch die Lagerung des Patienten kann eine Kraft dauerhaft auf ein spezifisches Segment der Wirbelsäule wirken. Diese Art der Traktion kann symmetrisch oder asymmetrisch erfolgen.

Indikationen der Spinaltraktion

Einklemmung einer Spinalnervenwurzel

Bandscheibenhernie

Dieser Zustand verlangt eine Zugkraft, die groß genug ist, um die Wirbel zu separieren. Die Separation hat mehrere Effekte auf die sich vorwölbende Bandscheibe: Die Fasern des Annulus fibrosus und des Lig. longitudinale posterior werden gespannt, wodurch die Protrusion abgeflacht und der intradiskale Druck vermindert wird. Dadurch sinkt auch der Druck auf die Vorwölbung. Die Traktion sollte von kurzer Dauer sein, da sich der Druck bald ausgleicht und dann beim Lösen der Traktion wieder ansteigt. Um die nachteiligen Auswirkungen eines steigenden Drucks nach dem Lösen der Traktion zu vermeiden, sollte eine Behandlung mit gehaltener Traktion 10 Minuten und mit intermittierender Traktion 15 Minuten nicht überschreiten. In der akuten Phase wird eine intermittierende Traktion häufig nicht gut toleriert. Die Steigerung der Techniken richtet sich nach der Reaktion des Patienten. Sind die Symptome nicht mehr leicht auslösbar, werden größere intermittierende Kräfte toleriert.

Spinale oder foraminale Stenose aufgrund von Bänderbeteiligung, Spondylose, Ödemen oder Spondylolisthese

Die Symptome dieser Erkrankungen können durch eine Kraft, die ausreicht, die Wirbel zu separieren und die Foramina intervertebralia zu vergrößern, vorübergehend gelindert werden. Sind die Symptome sehr leicht auszulösen und verschlechtern große Gewichte den Zustand, so kann mit einer leichten gehaltenen Traktion begonnen werden (weniger Kraft als zur Separation der Wirbel notwendig ist, die nicht länger als 10 Minuten angewendet werden sollte). Die Steigerung hängt von der Reaktion des Patienten ab. Wenn das Auftreten der Symptome vorhersehbar wird, kann auf die intermittierende Traktion übergegangen werden und größere Zugkräfte, die eine Separation erlauben, werden vertragen.

Hypomobilität der Gelenke aufgrund degenerativer Veränderungen

Wann immer die Beweglichkeit eingeschränkt ist, kann die spinale Traktion für die Mobilisation eingesetzt werden, da die longitudinal wirkende Kraft ein Gleiten der Gelenkfacetten aufeinander verursacht. Der Nachteil der spinalen Traktion ist, daß sie auf mehr als ein Gelenk wirkt und es dadurch zu einer unspezifischen Dehnung kommt.

Traktion in der Halswirbelsäule

1. Wenn man die Halswirbelsäule in Nullstellung einstellt, wirkt die Traktion primär in den kranialen Segmenten.
2. Wenn man die Halswirbelsäule in Flexion einstellt, wirkt die Traktion vor allem in den kaudalen Segmenten.

Traktion der Lendenwirbelsäule

1. Lagert man die Lendenwirbelsäule in Nullstellung, so werden die kaudalen Segmente erreicht.
2. Lagert man die Lendenwirbelsäule und die Kniegelenke in Flexion, so werden die kranialen Segmente der Lendenwirbelsäule und die kaudalen Segmente der Brustwirbelsäule erreicht.

Einseitige Traktion

Um einseitige Traktion auszuüben, wird die Wirbelsäule vor der Traktion in Seitneigung oder Seitneigung mit Rotation eingestellt. Die stellungsabhängige Traktion wird für den gleichen Zweck eingesetzt.

1. Um eine maximale Distraktion der Facetten auf einer Seite der Halswirbelsäule zu erreichen, wird die Halswirbelsäule zur Gegenseite geneigt und zur gleichen Seite rotiert.
2. Um maximales Gleiten einseitig zu erreichen, wird die Halswirbelsäule zur Gegenseite geneigt und auch zur Gegenseite rotiert.
3. Um eine maximale Distraktion und maximales Gleiten in der Lendenwirbelsäule zu erreichen, wird sie zur Gegenseite geneigt und zur gleichen Seite rotiert.

Dehnung

Um eine Dehnung zu erreichen, muß eine Separation der Wirbel erfolgen. Die Behandlung wird entsprechend den Reaktionen des Patienten gesteigert.

Vorsichtsmaßnahmen

Bei degenerativ veränderten Gelenken muß mit Vorsicht vorgegangen werden, da zuviel Bewegung die Reizschwelle senken kann. Wenn durch die Traktion die Schmerzen zunehmen oder das Bewegungsausmaß geringer wird, so wurde entweder eine zu große Zugkraft ausgeübt, oder die Traktion ist nicht die richtige Methode der Behandlung. Liegen bei einem Patienten möglicherweise ligamentäre Nekrosen aufgrund einer rheumatoiden Arthritis oder anderer Erkrankungen vor, die eine Langzeitbehandlung mit Steroiden verlangen, so darf keine Traktion angewendet werden.

Gelenkbeschwerden aufgrund symptomatischer Facettengelenke

Akutes Stadium

Kleine Bewegungen innerhalb des freien Bewegungsausmaßes sollen die Mechanorezeptoren stimulieren und die Schmerzempfindung auf spinaler Ebene blockieren sowie den physiologischen Flüssigkeitsaustausch erhalten. Intermittierende Traktion mit geringer Kraft kann Schmerzen lindern. Der angewandte Zug sollte keine Separation der Wirbel auslösen oder verletztes Gewebe dehnen.

Chronisches Stadium

Schmerzen, die durch eine Hypomobilität ausgelöst werden, müssen mit einer Zugkraft behandelt werden, die eine Dehnung der einschränkenden Gewebe erzeugt. Die Reaktion des Patienten schreibt vor, ob eine höhere Dosierung intermittierender Traktion oder eine geringere Dosierung gehaltener oder stellungsabhängiger Traktion eingesetzt wird.

Muskelhartspann oder muskuläre Schutzspannung

1. Wenn die Ursache des Hartspanns oder der Schutzspannung eine Bandscheiben-

protrusion ist oder mit einem Facettenproblem in Beziehung steht, muß die Ursache und nicht nur der Muskelhartspann behandelt werden.

2. Bei einer Weichteilverletzung oder einer Muskelzerrung sollte das verletzte Gebiet während der akuten Phase in angenäherter Stellung verbleiben und erst in die Dehnstellung geführt werden, wenn die Narbe wiederstandsfähiger wird (s. Kapitel 7, S. 202).
   a. Durch die Flexion der Wirbelsäule werden die dorsalen Weichteilstrukturen und Spinalmuskeln gedehnt, und das Ausmaß der Muskelkontraktion wird gesteigert. Aus diesem Grund sollte die Flexion in der akuten Heilungsphase vermieden werden.
   b. Die Wirbelsäule wird in einer schmerzfreien Stellung gelagert.
   c. In der Regel wird bei einer akuten Verletzung, wenn das Ausmaß der Weichteilbeteiligung nicht bekannt ist, eine leichte intermittierende Traktion vorgezogen.
   d. Wenn eine Verschlechterung der Beschwerden auftritt, darf keine Traktion angewendet werden.

Blockierung des Meniskoids

Ein eingeklemmtes Meniskoid blockiert die Bewegung; häufig befindet sich der Patient in einer nach vorn geneigten Haltung und kann sich nicht mehr aufrichten. Eine Longitudinaltraktion wird die Facetten gegeneinander gleiten lassen und außerdem die Gelenkkapsel unter Spannung setzen; eine stellungsabhängige Traktion distrahiert die Gelenkflächen und spannt die Gelenkkapsel. Beide Methoden können ein blokkiertes Meniskoid lösen, wenn sie mit ausreichend hohem Zug angewendet werden und die gewünschte Facettenbewegung entsteht.

Diskogener Schmerz, Kompressionsfraktur und andere Erkrankungen der Wirbelsäule

Auch diese Krankheitsbilder können positiv auf eine Spinaltraktion reagieren. Das betreffende Segment wird vor der Behandlung in der Nullstellung oder in einer schmerzfreien Position gelagert. Die Symptome sollten genau beobachtet und die Techniken entsprechend der Reaktion des Patienten abgewandelt werden.

Grenzen der Methode, Kontraindikationen und Vorsichtsmaßnahmen

Grenzen der Traktionsbehandlung

1. Die Wirkung der Separation der Wirbel ist nur vorübergehend, wobei diese vorübergehende Linderung der Beschwerden den reflektorischen Schmerzkreislauf durchbrechen kann.
2. Es gibt keine übereinstimmenden Protokolle; die Grundprinzipien sind hypothetisch mit unterschiedlichen Erfolgen. Die persönliche Erfahrung und die Reaktion des Patienten bestimmen die Methode, die Zugkraft, die Behandlungsdauer und -häufigkeit.
3. Eine Longitudinaltraktion ist nicht für ein bestimmtes Segment spezifisch, sondern betrifft die gesamte Region.

Kontraindikationen

1. Jede Wirbelsäulenerkrankung oder Verletzung, bei der Bewegung kontraindiziert ist.
2. Akute Zerrungen, Verstauchungen und Entzündungen sowie alle schmerzhaften Zustände, die sich durch eine Traktion verschlechtern.
3. Dehnreize in Gebieten spinaler Hypermobilität.
4. Rheumatoide Arthritis der Halswirbelsäule, bei der mögliche Nekrosen der Bänder, eine Instabilität, Subluxation oder Luxation eines Wirbels hervorgerufen werden kann. Es besteht die Gefahr einer Rückenmarksverletzung.
5. Jeder Zustand an der Wirbelsäule, bei dem die strukturelle Integrität beeinträchtigt ist, wie eine spinale Malignität, Osteoporose, ein Tumor oder eine Infektion.
6. Eine Traktion der Lendenwirbelsäule ist in der Schwangerschaft, bei unkontrol-

liertem Bluthochdruck, Aortenaneurysma, starken Hämorrhoiden, koronarer Herzkrankheit, abdominalen Hernien und Leistenhernien kontraindiziert.

Vorsichtsmaßnahmen

1. Bei der Anwendung von Halterungen zur Traktion der Halswirbelsäule können Schmerzen im Kiefergelenk ausgelöst werden, insbesondere dann, wenn z. B. ein Kinnriemen starke Kräfte auf den Unterkiefer überträgt. Dies tritt am ehesten bei einer leichten Flexionshaltung des Kopfes ein. Wenn die Schmerzen im Kiefergelenk zunehmen, gibt es verschiedene Möglichkeiten:
   a. Es kann manuelle Traktion angewendet werden, wobei Druck unter dem Kiefergelenk vermieden wird.
   b. Es können Watterollen zwischen die Backenzähne gelegt werden; ein Druck von kaudal gegen das Kinn durch den Kinnriemen erzeugt dann eine Traktion im Kiefergelenk.
   c. Es kann ein Traktionsgerät für die Halswirbelsäule eingesetzt werden, das keinen Kinnriemen benötigt. Bei diesen Geräten wird der Kopf durch einen Stirnriemen fixiert und der Zug über ein Polster unter dem Okziput übertragen.
2. Gebißträger sollten das Gebiß nicht entfernen, da das Kiefergelenk in eine unphysiologische Ruhestellung gebracht wird und durch den Druck des Kinnriemens verletzt werden könnte.
3. Für einige der unter Kontraindikationen aufgezählten Zustände kann eine vorsichtig angelegte Traktion förderlich sein. Ist eine maschinelle Traktion zu stark für die Erkrankung, so sind manuelle oder stellungsabhängige Traktion die Alternativen.
4. Patienten mit Atembeschwerden oder solche, die in einem Traktionsapparat klaustrophobisch werden, müssen mit Vorsicht behandelt werden.

Allgemeine Verfahren

Probebehandlung mit manueller Traktion

Die Techniken sind in den Abschnitten „Zervikale und lumbale Traktionstechniken", S. 512 ff., beschrieben.

1. Wenn durch die manuelle Traktion die Beschwerden gelindert wurden, wird eine erste Behandlung durchgeführt.
2. Umgekehrt gilt, wenn die Probebehandlung die Beschwerden verstärkt, sollte keine Traktionsbehandlung durchgeführt werden.
3. Bei der Befundaufnahme wird der Zug in unterschiedlichen Flexions-, Extensions-, Rotations- und Seitneigungsstellungen ausgeübt, um die Stellung zu finden, in der die Symptome am besten gelindert werden können. Diese Stellung wird bei der ersten Behandlung eingenommen.
4. Direkt nach der Behandlung und am Tag danach wird ein Wiederbefund des Patienten erhoben, um festzustellen, ob die Traktion verändert oder fortgesetzt werden sollte.

Es wird festgestellt, ob manuelle, stellungsabhängige oder maschinelle Traktion angewendet werden sollte.

Lagerung des Patienten

Der Patient wird so gelagert, daß er sich in einer Ausgangsstellung befindet, in der er sich gut entspannen kann. Wird maschinelle Traktion angewendet, so wird die Halterung erst am Patienten angelegt und dann an der Maschine befestigt. Der Therapeut muß sich vergewissern, daß das Zugseil in die richtige Richtung zieht.

Dosierung und Behandlungsdauer

Im Abschnitt „Indikationen der Spinaltraktion", s. S. 508, sind Richtlinien für die Dosierung unter Berücksichtigung der Beschwerden aufgelistet. Um von der Behandlung ausgelöste Beschwerden zu vermeiden, sollte:

1. die Dosierung der ersten Behandlung so gering sein, daß keine Separation der Wirbel hervorgerufen wird. (Die Steigerung des Gewichts richtet sich nach der

Reaktion des Patienten und den zu behandelnden Beschwerden.)
2. die Dauer sich nach der Traktionsmethode (intermittierend oder gehalten), dem eingesetzten Gewicht, der klinischen Situation des Patienten und nach den Behandlungszielen richten.

Sicherheitsvorkehrungen bei der maschinellen Traktion

1. Nur vollständig intakte Seile und Kabel dürfen benutzt werden.
2. Die Ausrüstung sollte so gesichert sein, daß sie sich bei der Wirkung der Traktion nicht verschiebt.
3. Der Therapeut muß sich vergewissern, daß das Gewicht auf Null gestellt ist, bevor der Patient das Gerät benutzt oder die Maschine angeschaltet wird.
4. In regelmäßigen Abständen sollte die Eichung des Gerätes überprüft werden.
5. An den Stellen, an denen die Halterung die Haut, das Gesicht oder das Haar des Patienten berührt, sollte sie mit Mull oder Gaze unterlagert werden, die nach dem Gebrauch weggeworfen wird. Es gibt auch Einmalhalterungen; sie eignen sich jedoch nicht für alle Patienten.
6. Der Patient sollte niemals ohne Aufsicht im Traktionsgerät verbleiben, es sei denn, er hat die Möglichkeit, das Gerät per Nothalt zu stoppen und um Hilfe zu bitten.

Techniken der Zervikaltraktion

Manuelle Traktion

1. Der Patient liegt in Rückenlage auf der Behandlungsbank. Er sollte so entspannt wie möglich sein.
2. Der Therapeut befindet sich am Kopfende der Behandlungsbank und hält den Kopf des Patienten in den Händen. Die Griffhaltung richtet sich danach, wie es dem Patienten angenehm ist. Zu den Möglichkeiten zählen:
   a. Die Finger beider Hände liegen unter dem Okziput (Abb. **16.1 a**),
   b. eine Hand wird unter das Okziput, die andere auf die Stirn gelegt (Abb. **16.1 b**) oder
   c. der Zeigefinger wird um den Dornfortsatz gelegt, der kranial des Gebiets liegt, in dem die Traktion wirken soll. Dadurch findet die Bewegung nur kaudal der fixierenden Hand

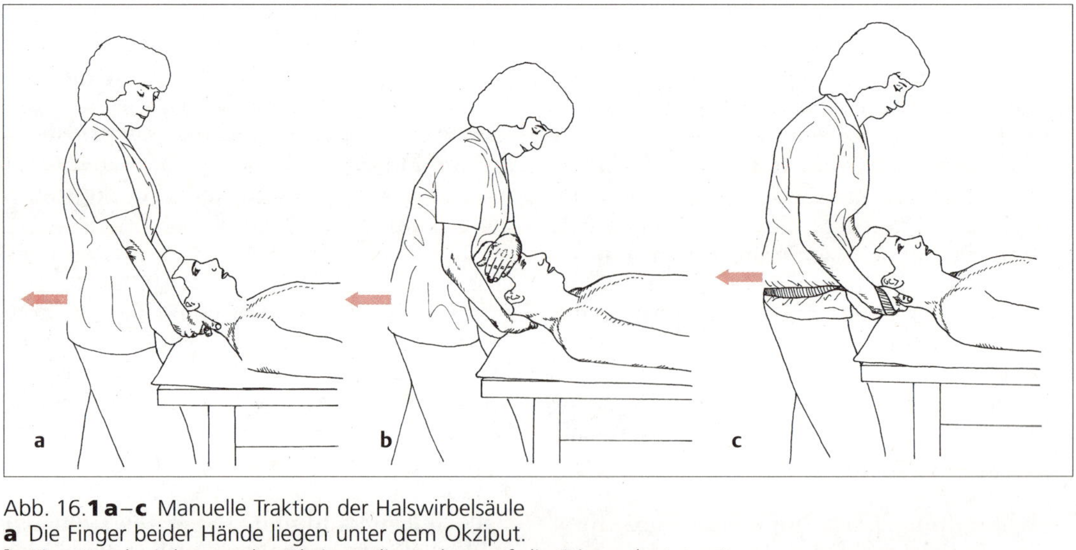

Abb. 16.**1 a–c** Manuelle Traktion der Halswirbelsäule
a Die Finger beider Hände liegen unter dem Okziput.
b Eine Hand wird unter das Okziput, die andere auf die Stirn gelegt.
c Ein Gurt wird zur Unterstützung der Hände eingesetzt.

statt. Der Therapeut kann einen Gurt um seine Hüften legen, um die Finger zu unterstützen und die Traktion leichter anwenden zu können (Abb. 16.**1 c**).

3. Wenn die manuelle Traktion zur Befundaufnahme angewendet wird, muß die Kopfhaltung des Patienten in Flexion, Extension, Seitneigung und Seitneigung mit Rotation eingestellt werden. In jeder Stellung wird die Traktion ausprobiert und die Reaktion des Patienten beobachtet.
4. Für die Behandlung wird die Stellung verwendet, in der die Beschwerden am effektivsten gelindert werden konnten.
5. Der Therapeut übt die Zugkraft aus, indem er seine Arme isometrisch fixiert, einen sicheren Stand einnimmt und sich vorsichtig zurücklehnt. Wenn ein Gurt eingesetzt wird, überträgt sich die Zugkraft durch den Gurt. Setzt man ausschließlich die Armmuskulatur zum Ziehen ein, so ermüdet der Therapeut schnell.
6. In der Regel wird die Traktion intermittierend angewendet, wobei der Zug langsam und gleichmäßig aufgebaut und gelöst wird. Der Intensität und Dauer sind in der Regel durch die Kraft und Ausdauer des Therapeuten Grenzen gesetzt.
7. Vorteile manueller Traktion:
   a. Der Traktionswinkel und die Kopfhaltung können vom Therapeuten kontrolliert werden.
   b. Durch die Fixierung eines bestimmten Wirbels mit den Zeigefinger kann das Niveau, in dem die Traktion wirkt, etwas besser kontrolliert werden.
   c. Das Kiefergelenk wird nicht, wie es bei vielen Traktionsgeräten der Fall ist, beansprucht.

Stellungsabhängige Traktion

1. Der Patient liegt in Rückenlage auf der Behandlungsbank.
2. Der Therapeut steht am Kopfende der Behandlungsbank und hält den Kopf des Patienten in den Händen. Das Segment, in dem die Traktion ausgeübt werden soll, wird festgelegt und der Dornfortsatz kranial davon palpiert.
3. Vorgehen: Der Kopf wird flektiert, bis der Dornfortsatz auf dem festgelegten Niveau sich gerade anfängt mitzubewegen. Der Kopf wird nun in dieser Stellung unterlagert. Nun wird der Kopf zu der Seite geneigt, die der Stelle, wo die Traktion wirken soll, gegenüberliegt. Und zwar soweit, bis wieder Bewegung des palpierten Dornfortsatzes zu spüren ist. Zum Schluß wird der Kopf noch etwas zu der Seite rotiert, auf der die Traktion stattfinden soll. Das Lagerungsmaterial wird jetzt so angepaßt, daß in dieser Stellung eine gehaltene Traktion niedriger Intensität auf die Facettengelenke und das umgebende Weichteilgewebe wirkt.
4. Vorteile stellungsabhängiger Traktion: Die größte Traktionskraft kann auf ein spezifisches Segment gerichtet werden. Das kann förderlich sein, wenn eine selektive Dehnung angezeigt ist, wie z. B. wenn das Segment kranial oder kontralateral hypermobil ist und nicht gedehnt werden sollte.

Maschinelle Traktion

1. Zuerst sollte der Therapeut sich mit dem Gerät vertraut machen, indem er die Bedienungsanleitung liest. Er sollte über die Möglichkeiten, Grenzen und Einstellungen des Gerätes informiert sein.
2. Der Patient wird bequem gelagert.
   a. Sitz
      - Diese Ausgangsstellung benötigt weniger Platz im Behandlungsraum, es muß jedoch mehr Kraft eingesetzt werden als in der Rükkenlage, um die Muskelspannung zu überwinden und eine Separation der Wirbel zu bewirken.
      - Es sollte ein bequemer Stuhl mit Armlehnen verwendet werden, oder man legt dem Patienten ein Kissen auf den Schoß, auf dem er die Arme ablegen kann.
      - Der Stuhl sollte so hoch sein, daß die Oberschenkel gut aufliegen und die Füße bequem den Boden erreichen

oder auf einem Hocker aufgestellt werden können.

b. Rückenlage
   - In dieser Ausgangsstellung muß nicht so viel Kraft eingesetzt werden wie im Sitz, um die Muskelspannung zu überwinden.
   - Die Lordose der Halswirbelsäule wird in der Regel durch den Einfluß der Schwerkraft auf die Wirbel abgeflacht.
   - Der Patient wird mit Kissen so gelagert, wie es ihm am bequemsten ist.
   - Abhängig von der Zugrichtung muß die Reibung des Kopfes auf der Unterlage mitberücksichtigt werden.

c. Halb zurückgelehnt
   - Ein Lehnstuhl oder eine Art Stehbrett können alternative Stellungen zum Sitzen oder zur Rückenlage ermöglichen.
   - Die Schwerkraft hat je nach Zugrichtung unter Umständen einen Einfluß auf die Stellung der Halswirbelsäule.

3. Bei der Befundaufnahme wird sowohl die Kopfstellung des Patienten festgestellt als auch die zu behandelnde Schwäche.
   a. Um eine Separation der Wirbel zu erreichen, sollte der Kopf in eine Flexionsstellung bis zu 35° gebracht werden. Je größer die Flexion um so stärker die Dehnung der dorsalen Strukturen.
   b. Um eine stärkere Entspannung der Muskulatur zu erreichen, muß man den Kopf mehr in Richtung Nullstellung lagern.
   c. Um einen einseitigen Effekt zu erzielen, wird der Kopf in einer Seitneigung eingestellt oder in Seitneigung mit leichter Rotation (s. „Stellungsabhängige Traktion", S. 517), bevor die Traktion angelegt wird. Der Brustkorb des Patienten wird mit einem Gurt fixiert, um zu vermeiden, daß er sich durch den Traktionszug in Zugrichtung einstellt.

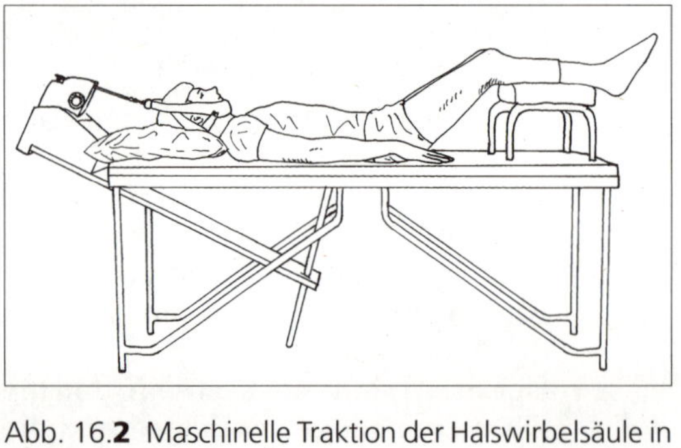

Abb. 16.**2** Maschinelle Traktion der Halswirbelsäule in der Rückenlage.

4. Die Kopfhalterung wird angelegt.
   a. Zuerst wird die Halterung mit Gaze ausgepolstert (abgefüttert).
   b. Die Halterung wird so angelegt, daß sie bequem am Kopf des Patienten anliegt. Der größte Teil der Traktionskraft sollte am Okziput und nicht am Kinn wirken, um die Belastung des Kiefergelenkes so gering wie möglich zu halten. Zwischen den Zähnen oder unter dem Kinn können Polster helfen, den Druck zu absorbieren.
   c. Ein Gebiß darf nicht entfernt werden, da das Kiefergelenk sonst unphysiologischen Belastungen ausgesetzt ist.
   d. Trägt der Patient eine Brille, so sollte diese abgenommen und sicher verwahrt werden.
5. Die Halterung wird am Gerät befestigt. Es wird noch einmal überprüft, ob der Patient auch korrekt gelagert und ausgerichtet ist.
6. Die Einstellungen am Gerät werden vorgenommen.
   a. Das Gewicht sollte vor dem Einschalten des Gerätes auf Null gestellt sein.
   b. Wenn das Gerät eine Zeitschaltuhr für die intermittierende Traktion besitzt, sollte diese auf die gewünschten Zeitintervalle eingestellt werden.
      - Es werden pro Zyklus nur 7 Sekunden benötigt, um eine maximale Separation zu erzeugen, aber ein so schneller Wechsel ist für die Patienten meist verwirrend.
      - Vorgeschlagen werden Intervalle von 30 Sek. Zug, 30 Sek. Entspannung oder 1 Min. Zug und 30 Sek. Entspannung.

7. Das Gerät wird eingestellt und der Zug langsam gesteigert.
   a. Um zu vermeiden, daß durch die Behandlung Beschwerden ausgelöst werden, sollte bei der ersten Behandlung der Zug 5–13 kg nicht überschreiten.
   b. Die Steigerung der Dosierung in den folgenden Behandlungen richtet sich nach der Reaktion des Patienten und den Behandlungszielen.
8. Die Behandlung kann bei gehaltener oder intermittierender Traktion zwischen 10 und 30 Min. dauern, abhängig vom Zustand des Patienten und dem Behandlungsziel.
9. Dem Patienten wird gezeigt, wie er das Gerät abschalten kann, wenn die Symptome sich verstärken.
10. Am Ende der Behandlung werden alle Einstellungen auf Null zurückgestellt. Die Halterung wird vom Gerät entfernt und dann dem Patienten abgenommen.
11. Es wird ein Wiederbefund erhoben. Dem Patienten darf nicht schwindelig oder übel sein, wenn er den Behandlungsraum verläßt.
12. Wenn der Patient sich über Kopfschmerzen, Übelkeit, Ohnmachtsgefühl oder eine Verstärkung der Beschwerden während oder nach der Behandlung beklagt, muß das Gewicht oder die Länge der Behandlung verringert oder die Behandlung ganz abgebrochen werden.

Traktion Zuhause mit Geräten

1. Der Patient sollte das Anlegen und Einstellen der Traktionseinrichtung unter Aufsicht üben. Der Therapeut muß sicher sein, daß der Patient verstanden hat:
   a. welche Ausgangsstellung und Kopfhaltung eingenommen werden soll.
      - Wird ein Rollzugsystem im Türrahmen eingesetzt, so sitzt der Patient mit dem Gesicht zu den Gewichten, wenn eine flektierte Haltung eingenommen werden soll.
      - Bei einer extendierten oder Nullstellung sitzt der Patient mit dem Rücken zu den Gewichten. In der Nullstellung sollte der Kopf direkt unter dem Rollzug sein, bei der Extension wird der Stuhl etwas nach vorne gerückt.
      - Ist die Rückenlage die erwünschte Ausgangsstellung, so wird der Kopf in der Regel in Flexion eingestellt und mit einer Halterung am Rollzugsystem befestigt. Das Körpergewicht bildet das Gegengewicht.
   b. wie man es sich bequem macht.
   c. wie der Zug sicher angelegt und wieder gelöst werden kann.
2. Die Übertragung des Gewichtes kann mit unterschiedlichen Methoden erfolgen. Die häufigste Methode ist, Gewichte an einem Rollzugsystem zu befestigen (Abb. 16.**3**). Wenn der Patient Gewichte benutzt, sollten sie auf einem Tisch oder Stuhl neben dem Patienten liegen. Der Patient soll das Anlegen und Lösen der Gewichte so lange üben, bis er den Zug allmählich und sicher aufbauen kann.
3. Am einfachsten ist es, eine gehaltene Traktion (bis zu 30 Min.) mit geringen

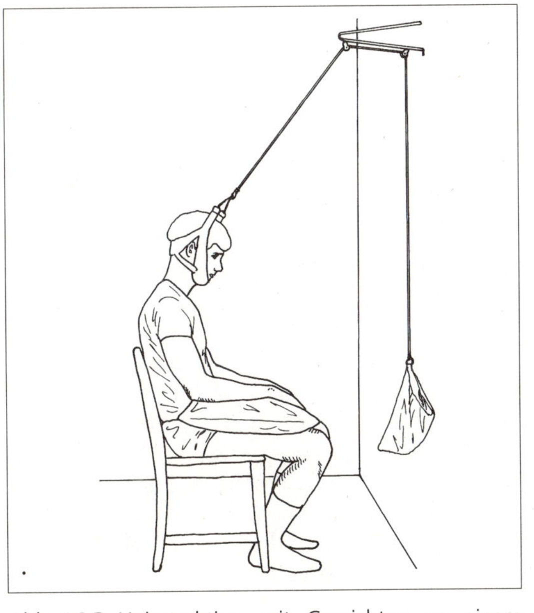

Abb. 16.**3** Heimtraktion mit Gewichten an einem Rollzug; die Traktion wird in Flexion ausgeführt. Soll die Traktion in der Nullstellung oder in der Extension wirken, so muß der Patient mit dem Rücken zum Gewicht direkt unter dem Rollzug sitzen.

Gewichten (ca. 5 kg) anzuwenden. Eine intermittierende Traktion verlangt vom Patienten, daß er das Gewicht in regelmäßigen Abständen anhebt, um die Traktion an der Halswirbelsäule zu lösen. Beide Techniken sollten ausprobiert werden, um festzustellen, welche von ihnen die Beschwerden am effektivsten lindert.

Autotraktion

1. Der Patient sitzt oder liegt. Ihm wird erklärt, wie er die Hände in den Nacken legen kann; die ulnaren Handkanten und Finger liegen kaudal des Okziputs und Mastoids. Dann wird der Kopf in kraniale Richtung gezogen. Um eine isoliertere Wirkung zu erreichen, kann der Kopf vor der Traktion in Flexion, Extension, Seitneigung oder Rotation eingestellt werden. Die Traktion kann intermittierend oder gehalten durchgeführt werden.
2. Eine stellungsabhängige Traktion kann auch vom Patienten selbständig ausgeführt werden. Er lernt, die vom Therapeuten bestimmte Haltung einzunehmen (s. Abschnitt „Stellungsabhängige Traktion", S. 517).

Traktion der Lendenwirbelsäule

Manuelle Traktion

1. Eine manuelle Traktion der Lendenwirbelsäule kann nicht so leicht durchgeführt werden wie in der Halswirbelsäule, da mindestens die Hälfte des Körpergewichts des Patienten bewegt sowie der Reibungswiderstand des Körperteils auf der Unterlage überwunden werden muß.
2. Der Patient liegt in Rückenlage auf der Behandlungsbank, vorzugsweise auf einer geteilten Traktionsliege, um den Reibungswiderstand herabzusetzen.
3. Die Ausgangsstellung des Therapeuten variiert entsprechend der Hüftgelenks- und Beinstellung des Patienten.
   a. Sind die Beine und die Lendenwirbelsäule extendiert, so kann der Therapeut die Traktion an den Fesseln anlegen.
   b. Wenn der Patient die Beine in den Hüftgelenken 90° gebeugt hat und die Lendenwirbelsäule sich in Flexion befindet, können die Beine über die Schultern des Therapeuten gelegt werden. Die Traktion übt der Therapeut dann über die Oberschenkel des Patienten aus.
   c. Ein Beckengurt mit seitlichen Zügeln kann auch eingesetzt werden.
4. Wird die manuelle Traktion als Probebehandlung eingesetzt, muß das Ausmaß der Flexion, Extension oder Seitneigung variiert und die Reaktion des Patienten genau beobachtet werden.
5. Zur Behandlung wird dann die Wirbelsäulenstellung benutzt, in der die Symptome am effektivsten gelindert werden können.
6. Der Therapeut muß sein gesamtes Körpergewicht einsetzen, um überhaupt eine Traktion zu erzeugen. Wenn eine starke Traktion durchgeführt werden soll, muß der Thorax des Patienten fixiert werden. Es können Traktionsgurte um den Brustkorb gelegt und am Kopfende der Behandlungsbank befestigt werden, oder eine zweite Person fixiert den Patienten, indem sie am Kopfende steht und die Arme des Patienten hält. (Anm. d. Übers.: Wenn an den Armen des Patienten fixiert wird, wirkt die Traktion zunächst in den Schultergelenken.)

Stellungsabhängige Traktion

1. Der Patient liegt auf der Seite. Die Seite, die behandelt werden soll, liegt oben. Eine Rolle wird an der Stelle unter die Wirbelsäule geschoben, die behandelt werden soll; dadurch entsteht eine nach oben konvexe Seitneigung zur Gegenseite und damit ein Auseinandergleiten der Facetten (Abb. 16.**4 a**).
2. Der Therapeut steht an der Seite der Behandlungsbank mit dem Gesicht zum Patienten. Das Segment, in dem die größte Traktion wirken soll, wird bestimmt und der dazugehörige und der nächsthöhere (kraniale) Dornfortsatz werden palpiert.
3. Vorgehen: Der Patient entspannt sich in der zur Seite geneigten Stellung. Es

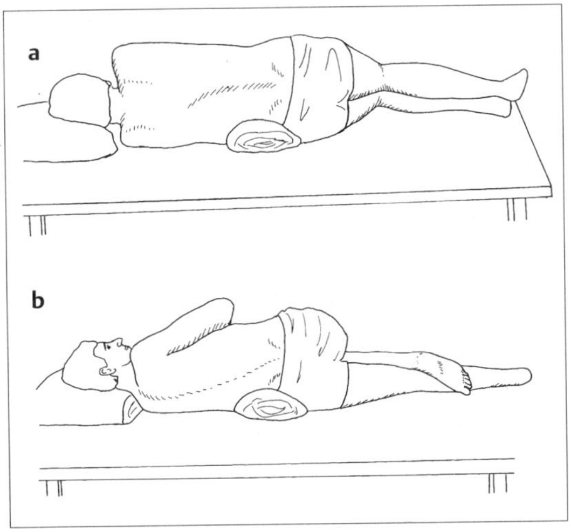

Abb. 16.**4 a** und **b** Stellungsabhängige Traktion der Lendenwirbelsäule
a Mit der Seitneigung über eine Rolle erreicht man eine Longitudinaltraktion der oben liegenden Segmente.
b Durch eine Seitneigung mit Rotation erreicht man eine zusätzliche Traktion in den oben liegenden Facetten.

wird noch zusätzlich eine Rotation eingestellt, um mit der Traktionskraft das gewünschte Segment zu erreichen. Der Brustkorb wird rotiert, indem der Therapeut am unten liegenden Arm zieht, bis er spürt, daß die Rotation im Segment kranial der Behandlungsebene angekommen ist. Dann wird das oben liegende Hüftgelenk gebeugt, bis die Flexion die Behandlungsebene erreicht ist. Das Segment, indem sich die beiden gegensätzlichen Bewegungen treffen, erfährt die größte Traktionskraft (Abb. 16.**4 b**).

4. Vorteile der stellungungsabhängigen Traktion:
   Man kann selektiv die Seite oder das spezielle Segment ansprechen, in dem die Symptome auftreten oder, eine selektive Dehnung erreichen.

Traktion mit Geräten (Abb. 16.**5**)

1. Der Therapeut macht sich mit dem Gerät vertraut, indem er die Bedienungsanleitung durchliest. Am effektivsten ist die Traktion auf einer geteilten Traktionsliege, da so der Reibungswiderstand des Körpers auf der Unterlage nicht überwunden werden muß.
2. Der Traktions- und der Fixationsgurt werden angelegt.
   a. Saunders empfiehlt stabile Vinylgurte, die direkt auf der Haut des Patienten liegen, um ein Verrutschen zu vermeiden.
   b. Die Traktionshalterung wird so um das Becken gelegt, daß der kraniale Anteil oberhalb des Beckenkamms des Patienten liegt.
   c. Die Fixationshalterung soll den Patienten vor dem Rutschen bewahren. Sie wird um den Brustkorb gelegt.
3. Der Patient liegt in Rücken oder Bauchlage.
   a. Der Thorax sollte sich auf dem fixen Teil der Traktionsliege und das Becken auf dem beweglichen Teil befinden (der bewegliche Teil der Liege wird solange verriegelt gelassen, bis alle Einstellungen vorgenommen worden sind, und das Gerät eingeschaltet werden kann), so daß die Lendenwirbelsäule über dem Spalt in der Liege liegt.
   b. Ob die Wirbelsäule in Flexion, Extension oder Seitneigung eingestellt wird, ist durch die Probebehandlung, den Zustand und die Bequemlichkeit des Patienten sowie durch die Behandlungsziele bestimmt.
   c. Um eine dorsale Separation der Wirbel zu erreichen, muß die Lendenwirbelsäule in Flexion eingestellt werden.
      - In der Rückenlage werden die Hüftgelenke flektiert und die Beine auf einem gepolsterten Hocker abgelegt.
      - In der Bauchlage werden Kissen unter den Bauch des Patienten gelegt.
4. Die Gurte werden angelegt.
   a. Die Fixationshalterung wird am Kopfende der Traktionsliege befestigt.
   b. Die Traktionshalterung wird am Traktionsseil befestigt.
   c. Wenn eine unilaterale Traktion erfolgen soll, wird das Zugseil nur an dieser Seite am Beckengurt eingehakt.

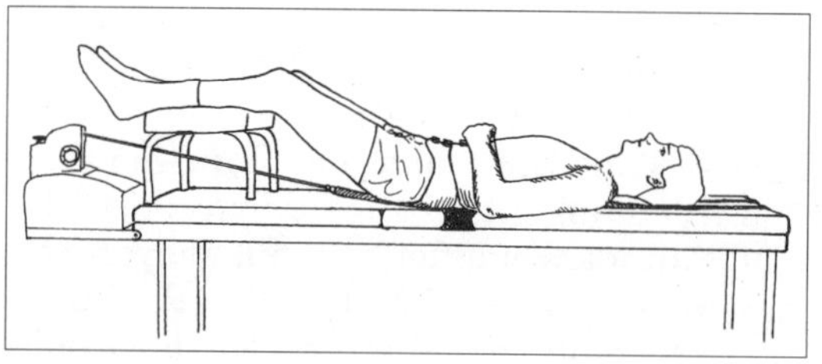

Abb. 16.**5** Maschinelle Traktion der Lendenwirbelsäule in Flexion auf einer geteilten Traktionsliege.

   d. Der Therapeut überprüft noch einmal, ob der Patient korrekt eingestellt ist und entfernt die Lose aus den Gurten.
5. Einstellungen am Gerät werden vorgenommen.
   a. Der Therapeut sollte mit dem Gerät vertraut sein. An computergesteuerten Traktionsliegen kann möglicherweise eine Aufbauphase dazugeschaltet werden, in der das Traktionsgewicht langsam gesteigert wird. An anderen Geräten muß vor Beginn der Traktion das Gewicht auf Null gestellt werden.
   b. Besitzt das Gerät die Möglichkeit, die Intervalle für die intermittierende Traktion anzugeben, werden diese jetzt eingestellt.
   c. Die Dauer der Behandlung wird festgelegt. An den meisten Geräten kann eine Dauer von bis zu 30 Min. eingestellt werden. Die Dauer richtet sich nach den Behandlungszielen und nach der Reaktion des Patienten auf die Traktion sowie seinem Zustand.
6. Die Blockierung des geteilten Traktionstisches wird gelöst.
7. Das Gerät wird eingeschaltet und das Traktionsgewicht langsam und kontinuierlich erhöht. (Es sei denn, dieser Vorgang konnte programmiert werden.)
   a. Um Beschwerden durch die Behandlung zu vermeiden, sollte in der ersten Behandlung das Traktionsgewicht nicht größer sein als die Hälfte des Körpergewichts des Patienten.
   b. Die Steigerung der Dosierung in den folgenden Behandlungen richtet sich nach den Behandlungszielen und der Reaktion des Patienten auf die Traktion.
8. Der Patient wird eingewiesen, wie er das Gerät im Notfall abschalten kann, wenn sich die Beschwerden verstärken. Der Therapeut muß sich vergewissern, daß der Patient die Möglichkeit hat, Hilfe herbeizurufen.
9. Nach Beendigung der Behandlung:
   a. Alle Kontrollen werden abgeschaltet und die Einstellungen auf Null zurückgestellt.
   b. Der bewegliche Teil der Traktionsliege wird festgestellt, bevor der Patient absteigt.
   c. Es wird ein Wiederbefund des Patienten erhoben; jede Veränderung der Symptome oder des Bewegungsausmaßes wird dokumentiert.

Autotraktion: mit Gerät

1. Es gibt eine Reihe von Traktionsgeräten für den Hausgebrauch. Es sollte das ausgewählt werden, mit dem die Behandlungsziele am besten erreicht werden können. Der Aufbau und die Bedienung sind für jedes Gerät unterschiedlich. Der Patient soll das Anlegen der Traktion unter Aufsicht üben. Der Therapeut sollte sicher sein, daß der Patient versteht,
   a. welche Ausgangsstellung er einnehmen soll,
   b. wie er es sich bequem machen kann und
   c. wie er das Traktionsgewicht sicher anlegen und lösen kann.
2. Da die meisten Geräte für den Hausgebrauch ein Rollzugsystem mit Gewichten besitzen, kann man am leichtesten eine gehaltene Traktion ausüben. Es wird eine Behandlungsdauer für den Patienten bestimmt, die die Behandlungsziele berücksichtigt.

Autotraktion: manuell

1. Um die dorsalen Segmente der Lendenwirbelsäule zu separieren, nimmt der Patient die Rückenlage ein. Er zieht nun beide Knie an die Brust und hält sie dort (der Patient umfaßt dafür die Ober-

schenkel). Diese Übung kann intermittierend ausgeführt werden, indem der Patient die Beine ein wenig löst, etwas absenkt und dann wieder an den Brustkorb heranzieht (Abb. 15.**5**).

Vorsicht: Bei einer derartigen Flexion der Wirbelsäule erhöht sich der intradiskale Druck. Aus diesem Grund sollte die Technik nicht angewendet werden, wenn der Patient Symptome einer akuten Bandscheibenprotrusion zeigt.

2. Auch die stellungsabhängige Traktion kann als Autotraktion ausgeführt werden. Der Patient lernt, die vom Therapeuten bestimmte Haltung einzunehmen (s. Abschnitt „Stellungsabhängige Traktion", S. 516, und Abb. 16.**4**).

Zusammenfassung

In diesem Kapitel wurden die grundlegenden Konzepte, Indikationen, Kontraindikationen und Vorsichtsmaßnahmen der Spinaltraktion beschrieben, gefolgt von den Richtlinien und Methoden der Anwendung zervikaler und lumbaler Traktion mit manuellen stellungsabhängigen und maschinellen Techniken. Da es sich bei der Spinaltraktion nur um eine von mehreren Techniken zur Behandlung von Wirbelsäulenbeschwerden handelt, wurde vorgeschlagen, dieses Kapitel im Zusammenhang mit den Kapiteln 14 und 15 zu bearbeiten.

III Spezialgebiete der Physiotherapie

17 Übungsprinzipien in der Geburtshilfe

Cathy J. Konkler, BS, PT
Carolyn Kisner, MS, PT

Es ist eine besondere Herausforderung für die Physiotherapeuten, Frauen während und nach einer Schwangerschaft zu betreuen. Die Schwangerschaft ist eine Zeit, in der enorme körperliche und emotionale Veränderungen stattfinden, wobei es sich trotz allem um einen physiologischen Zustand handelt. Bei den meisten Frauen kann ein Therapeut die körperlichen Veränderungen in einem Befund festhalten und im Verlauf der Schwangerschaft unter dem Gesichtspunkt beobachten, die Gesundheit zu erhalten. Bei spezifischen Beschwerden des Bewegungsapparates ist der Therapeut in der Lage, der Schwangeren zu helfen, indem er das Wissen über Verletzung und Heilung des Gewebes mit dem über die Veränderungen in der Schwangerschaft verbindet. In diesem Kapitel wird kein definiertes Übungsprogramm präsentiert, das in der Schwangerschaft und im Wochenbett durchgeführt werden kann; dem Leser werden vielmehr grundlegende Informationen über die körperlichen Veränderungen in der Schwangerschaft gegeben, damit er aufgrund dieses Wissens ein effektives Übungsprogramm entwerfen kann. In diesem Kapitel werden auch Modifikationen allgemeiner Übungen besprochen, um sie an die Bedürfnisse des Patienten in der Geburtshilfe anzupassen. Des weiteren werden Fakten aufgezählt, die dem Leser entscheiden helfen, aus welchen Übungen ein Übungsprogramm für Frauen mit einer unkomplizierten Schwangerschaft zusammengesetzt sein kann. Am Ende des Kapitels werden die Kaiserschnittgeburt und die Risikoschwangerschaften separat behandelt sowie die besonderen Bedürfnisse der davon betroffenen Frauen.

Ziele

In diesem Kapitel lernt der Leser:

1. die Stadien und Merkmale der Schwangerschaft, der Wehen und der Geburt zu erkennen,
2. die physiologischen Veränderungen der Organe und des Bewegungsapparates in der Schwangerschaft zu beschreiben,
3. die üblichen Haltungsveränderungen während der Schwangerschaft wahrzunehmen,
4. die Rektusdiastase und ihre Bedeutung während der Schwangerschaft zu definieren,
5. die Befundtechnik und Übungen zur Korrektur der Rektusdiastase zu beschreiben,
6. die Erkrankungen des Bewegungsapparates, die durch die Schwangerschaft ausgelöst werden, zu erkennen,
7. die Struktur, Funktion und Bedeutung des Beckenbodens kennen,
8. die Übungen zur Rehabilitation des Beckenbodens anzuleiten,
9. die Ziele und Richtlinien eines Übungsprogramms in der Geburtshilfe bei unkompliziertem Schwangerschaftsverlauf zusammenzufassen,
10. die absoluten und relativen Kontraindikationen für Übungen in der Schwangerschaft kennen,
11. ein sicheres Übungsprogramm zu entwerfen, das sich den Veränderungen während der Schwangerschaft widmet und auf die Geburt vorbereitet,
12. die Reaktionen der Schwangeren und des Fötus auf die Übungen kennen,
13. eine Kaiserschnittentbindung und eine Risikoschwangerschaft zu definieren,
14. die Ziele und Übungen für Frauen mit Kaiserschnittentbindung und Risikogeburten zu benennen,
15. die Modifikationen und Zusätze eines Übungsprogramms bei Kaiserschnittentbindungen oder Risikoschwangerschaften zu beschreiben.

Überblick über Schwangerschaft und Geburt (Wehentätigkeit und Entbindung)

Schwangerschaft

Die Schwangerschaft dauert 40 Wochen von der Empfängnis bis zur Geburt und wird in 3 Trimester eingeteilt.

Veränderungen im 1. Trimester: 1.–12. Schwangerschaftswoche

1. Die Implantation des befruchteten Eis findet 7–10 Tage nach der Befruchtung statt.
2. Übelkeit und Erbrechen können auftreten, die Schwangere fühlt sich müde und muß infolge des Drucks, der vom wachsenden Uterus ausgelöst wird, häufig die Blase entleeren.
3. Die Brüste können sich vergrößern.
4. Es kommt zu einer geringen Gewichtszunahme von 0–1455 g.
5. Es können emotionale Veränderungen auftreten.
6. Am Ende der 12. Schwangerschaftswoche ist der Embryo 6–7 cm lang und wiegt etwa 20 g. Der Embryo kann treten und den Kopf wenden; diese Bewegungen können jedoch von der Mutter noch nicht wahrgenommen werden. Der Embryo kann außerdem schlucken und sein Herz schlägt.

Veränderungen im 2. Trimester: 13.–26. Schwangerschaftswoche

1. Die Schwangerschaft wird jetzt für andere sichtbar.
2. Die Schwangere beginnt die Kindsbewegungen um die 20. Schwangerschaftswoche herum zu spüren.
3. In diesem Trimester fühlen sich die meisten Frauen sehr wohl. Übelkeit und Müdigkeit lassen nach.
4. Am Ende des 2. Trimesters ist der Fötus 19–23 cm lang und ca. 600 g schwer.
5. Er hat Augenbrauen, Augenlider und Fingernägel. Bei einer Frühgeburt zu diesem Zeitpunkt hätte der Fötus nur eine geringe Überlebenschance.

Veränderungen im 3. Trimester: 27. bis 40. Schwangerschaftswoche (38–42 Wochen werden als physiologische Schwangerschaftsdauer angegeben)

1. Der Uterus ist sehr groß und kontrahiert sich in regelmäßigen Abständen. Diese Kontraktionen werden jedoch nur selten von der Schwangeren wahrgenommen.
2. Beschwerden im 3. Trimester sind häufiges Urinieren, Rückenschmerzen, Müdigkeit und Ödeme in den Beinen, Schmerzen der Mutterbänder, Kurzatmigkeit und Verstopfung.
3. Zum Zeitpunkt der Geburt wird das Baby 40–50 cm lang sein und ca. 3400 g wiegen.

Geburt

Einsetzen der Wehen

1. Der exakte Mechanismus, durch den die Wehen ausgelöst werden, ist noch nicht bekannt.
2. Regelmäßige starke Kontraktionen der glatten Uterusmuskulatur sind das Leitsymptom der Geburt.
3. Echte Geburtswehen verursachen tastbare Veränderungen der Cervix uteri (Muttermund).
   a. Der Muttermund verkürzt sich bzw. wird dünner; von 5 cm zu Beginn der Geburt bis er nur noch so dünn ist wie ein Blatt Papier (Abb. 17.**1**).
   b. Gleichzeitig öffnet sich der Muttermund von der Größe einer Fingerspitze bis auf 10 cm (Abb. 17.**1**).

Eröffnungsphase und Übergangsphase

In der Eröffnungs- und Übergangsphase verkürzt und öffnet sich der Muttermund vollständig. Am Ende ist der Fötus bereit, geboren zu werden.

1. Eröffnungsphase:
   a. Zunächst öffnet sich der Muttermund 3 cm und verkürzt sich fast vollständig. Der Uterus kontrahiert sich von kranial nach kaudal, wodurch der Muttermund geöffnet und der Fötus in Richtung Beckenausgang geschoben wird. Dieser Abschnitt wird auch „langsame Phase" genannt.

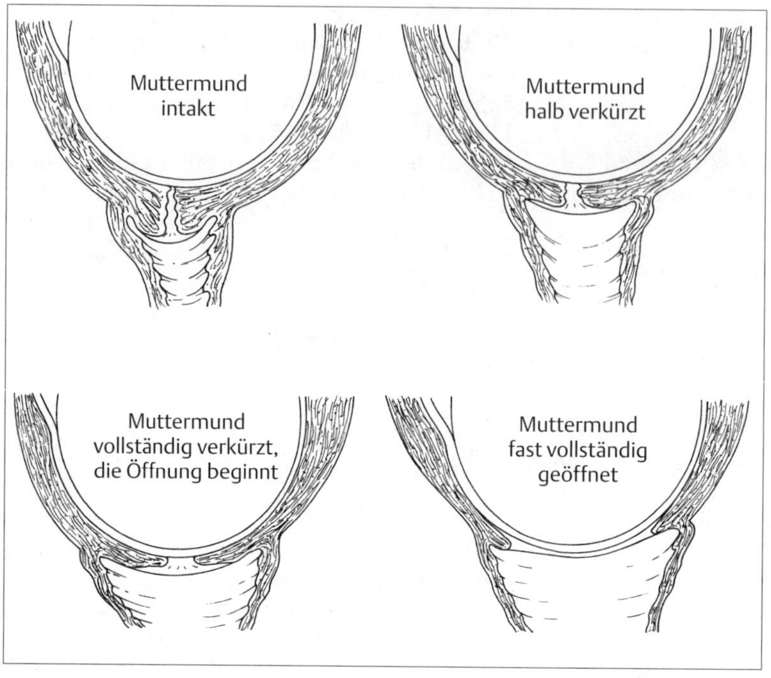

Abb. 17.**1** Öffnung und Verkürzung des Muttermundes (Sandberg, s. S. 192, mit freundlicher Genehmigung).

   b. Dann öffnet sich der Muttermund von 4 auf 7 cm und die Wehen werden stärker und regelmäßiger. Dieser Abschnitt wird auch „aktive Phase" genannt
2. In der Übergangsphase öffnet sich der Muttermund vollständig von 8 auf 10 cm und die Wehen sind jetzt sehr stark und dicht hintereinander.

Austreibungsphase

1. Der Fötus wird hauptsächlich durch erhöhten intraabdominalen Druck geboren. Dieser Druck wird von der Gebärenden willkürlich erzeugt, indem sie die Bauchmuskeln und das Zwerchfell anspannt.
2. Abstieg des Fötus
   Die Stellungsveränderungen (Kardinalbewegungen) des Fötus ermöglichen ihm, durch das knöcherne Becken zu gelangen und geboren zu werden (Abb. 17.**2**).
   a. Eintritt in das Becken. Der größte Durchmesser des Kopfes tritt durch die Beckeneingangsebene (die kraniale Öffnung des kleinen Beckens).
   b. Abstieg. Der Fötus senkt sich weiter nach kaudal ab.
   c. Flexion. Das Kinn des Fötus wird näher an seinen Brustkorb gebracht. Dies geschieht durch den Widerstand der Beckenwände und des Beckenbodens beim Abstieg des Kopfes.
   d. Innenrotation. Der Fötus dreht seinen Hinterkopf zur Symphyse der Mutter, wenn er die Höhe der Tubera ischiadica erreicht hat. Diese Phase endet mit der Geburt des Kopfes.
   e. Außenrotation. der Fötus dreht den Hinterkopf zum Kreuzbein der Mutter, damit die Schultern geboren werden können.
3. Austreibung
   Die ventrale Schulter tritt unter der Symphyse hindurch und es folgt der Rest des Körpers.

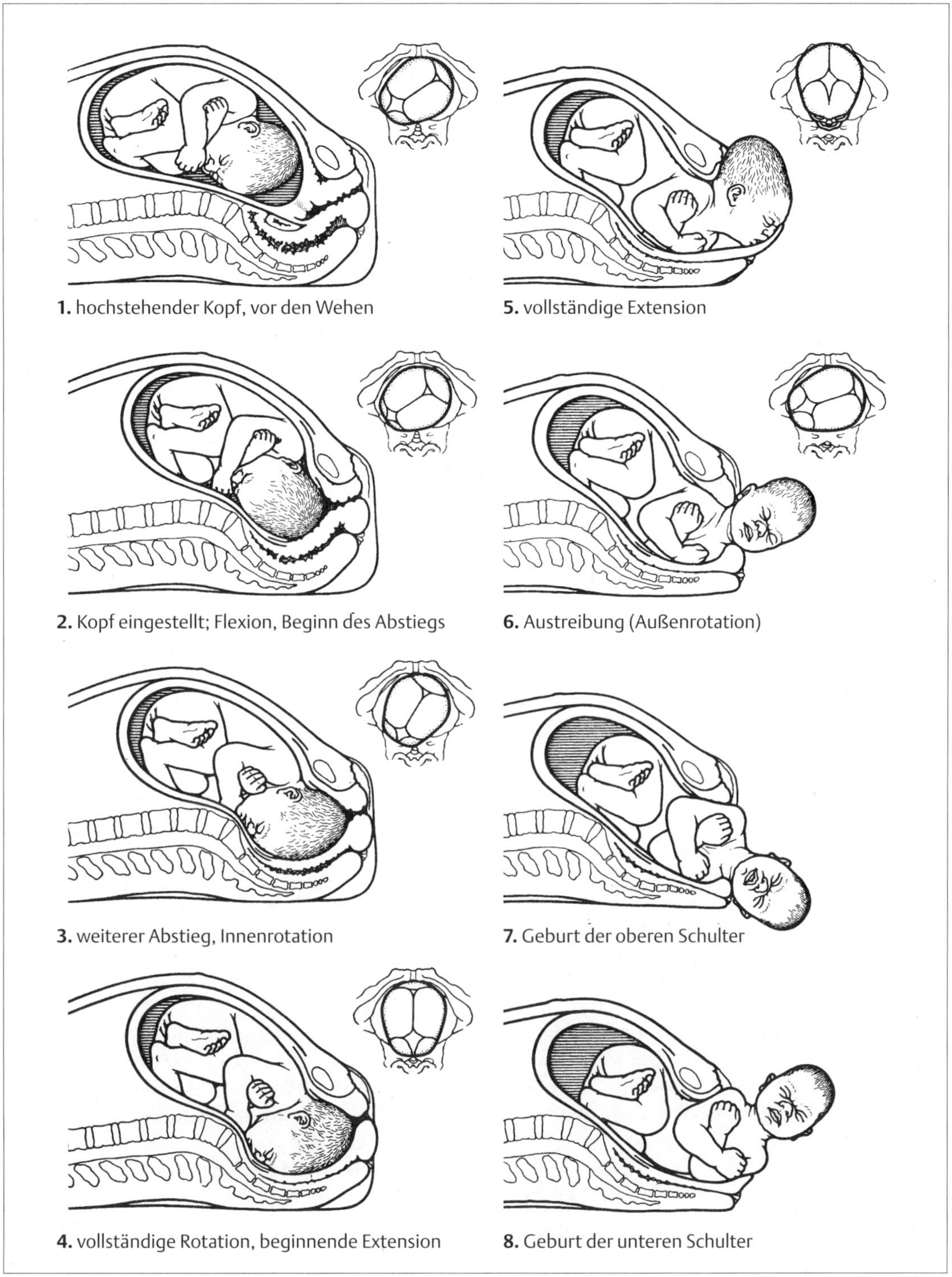

Abb. 17.**2** Fetale Bewegungen während des Geburtsverlaufs bei der 1. Hinterhauptslage (aus Pitchard, mit freundlicher Genehmigung).

Nachgeburt

1. Plazentaphase
   (Ausstoßung der Plazenta)
   a. Der Uterus kontrahiert sich weiterhin und schrumpft nach der Geburt des Kindes. Während er kleiner wird, löst sich die Plazenta von der Uteruswand, die Gefäße werden konstringiert und die Blutung wird gestillt. Dies kann 5–30 min nach der Geburt des Kindes geschehen.
   b. Es bildet sich ein Hämatom über der Ablösungsstelle der Plazenta, die einen weiteren starken Blutverlust verhindert; eine leichte Blutung hält noch 3–6 Wochen nach der Geburt an (Lochien oder Wochenfluß).
2. Postpartale Uterusinvolution
   (Rückbildung der Gebärmutter)
   Der Uterus kontrahiert sich weiterhin und verringert seine Größe innerhalb von 3–6 Wochen nach der Geburt; er bleibt jedoch etwas größer als vor der Schwangerschaft.

Anatomische und physiologische Veränderungen während der Schwangerschaft

Gewichtszunahme

Es kommt während der Schwangerschaft zu einer physiologischen Gewichtszunahme. Sie ist notwendig, um den Fötus zu ernähren. Die Gewichtszunahme setzt sich aus folgenden Geweben zusammen:

Gewebe	Gewicht
Fötus	3,63–3,88 kg
Plazenta	0,48–0,72 kg
Fruchtwasser	0,72–0,97 kg
Uterus und Mammae	2,42–2,66 kg
Blut und Körperflüssigkeiten	1,94–3,99 kg
Muskulatur und Fett	0,48–2,91 kg
Gesamte Gewichtszunahme	9,7–14,55 kg

Organsysteme

Genitalorgane

1. Der Uterus vergrößert sich von 5 cm x 10 cm vor der Schwangerschaft auf 25 cm x 36 cm am Ende der Schwangerschaft.
2. Der Uterus nimmt um das 5- bis 6fache in der Größe, das 3000- bis 4000fache in der Kapazität und das 20fache an Gewicht zu bis zum Ende der Schwangerschaft zu.
3. Am Ende der Schwangerschaft hat sich jede Muskelzelle des Uterus ungefähr um das 10 fache verlängert, im Verhältnis zur Länge vor der Schwangerschaft.
4. Hat der Uterus durch die Ausdehnung in kraniale Richtung das Becken verlassen, so handelt es sich eher um ein abdominales Organ als um ein Beckenorgan.

Harnorgane

1. Die Nieren werden 1 cm länger.
2. Die Harnleiter (Ureter) treten aufgrund der Uterusvergrößerung in einem rechten Winkel in die Blase ein. Dadurch kann es leichter zu einem Rückfluß des Urins aus der Blase in die Harnleiter kommen, und es erhöht sich das Risiko einer Harnwegsinfektion aufgrund einer Urinstauung während der Schwangerschaft.

Atmung

1. In den oberen Atemwegen kann es in der Frühschwangerschaft aufgrund der hormonellen Veränderungen zu Ödembildung oder Stauungen kommen.
2. Es gibt eine hormonell ausgelöste Hypersekretion in den oberen Atemwegen.
3. Die untere Thoraxapertur erweitert sich, die Rippen heben sich nach kranial, lateral.
4. Der ventrodorsale und transversale Thoraxdurchmesser vergrößern sich jeweils um 2 cm.
5. Der Gesamtumfang des Brustkorbs nimmt um 5–7 cm zu und kehrt nicht immer nach der Geburt in seine Ausgangslage zurück.
6. Die Rippenstellung wird hormonell verändert und geschieht vor der Vergrößerung der Gebärmutter.

7. Das Diaphragma (Zwerchfell) wird durch die veränderte Rippenstellung ca. 4 cm angehoben.
8. Die Atemfrequenz ist unverändert, die Atemtiefe nimmt jedoch zu.
9. Das Atemzugvolumen und das Atemminutenvolumen nehmen zu, die Lungenkapazität bleibt jedoch unverändert oder nimmt nur sehr wenig zu.
10. Der Sauerstoffverbrauch steigert sich um 15 %–20 %; während der Schwangerschaft gibt es eine physiologische Hyperventilation. Dadurch wird der erhöhte Sauerstoffbedarf in der Schwangerschaft gedeckt.
11. Die Atemarbeit nimmt aufgrund der Hyperventilation zu. Bei leichter Anstrengung kommt es zu Dyspnoe, manchmal schon ab der 20. Schwangerschaftswoche.

Herz-Kreislauf-System

1. Das Gesamtblutvolumen nimmt kontinuierlich um 35 %–50 % (1,5–2 l) im Verlauf der Schwangerschaft zu und kehrt zu seinem Ursprungswert ca. 6–8 Wochen nach der Entbindung zurück.
2. Das Plasmavolumen nimmt mehr zu als die roten Blutkörperchen, so daß eine physiologische Anämie entsteht, bei der es sich nicht um eine echte Anämie handelt, sondern die nur den größeren Zuwachs des Plasmavolumens ausdrückt. Das Plasmavolumen nimmt aufgrund hormoneller Stimulation zu, um den erhöhten Sauerstoffbedarf während der Schwangerschaft zu decken.
3. Der venöse Blutdruck in den unteren Extremitäten steigt beim Stehen infolge des vergrößerten Uterus und einer erhöhten Dehnbarkeit der Venen an.
4. Der Druck in der Vena cava inferior erhöht sich in der Spätschwangerschaft, insbesondere in der Rückenlage, da der Uterus in dieser Stellung das Gefäß direkt kaudal des Zwerchfells komprimiert. Bei einigen Frauen kann sich durch den verringerten venösen Rückstrom und dem sich daraus ergebenden niedrigeren Herzschlagvolumen ein hypertensives Syndrom entwickeln. Die Aorta wird in der Rückenlage teilweise verschlossen.
5. Die Herzgröße nimmt zu, und das Herz wird aufgrund des erhöhten Zwerchfellstandes angehoben.
6. Störungen im Herzrhythmus treten in der Schwangerschaft häufiger auf.
7. Die Herzfrequenz erhöht sich in der Regel bis zum Ende der Schwangerschaft um 10–20 Schläge in der Minute; innerhalb von 6 Wochen nach der Entbindung kehrt sie wieder zum Ausgangswert zurück.
8. Das Herzminutenvolumen steigt während der Schwangerschaft um 30 %–60 %. Die größte Zunahme kann beobachtet werden, wenn die Schwangere auf der linken Seite liegt. In dieser Stellung übt der Uterus am wenigsten Druck auf die Aorta aus.
9. Zu Beginn des ersten Trimesters sinkt der Blutdruck ab. Der diastolische Blutdruck sinkt stärker ab als der systolische. Der Blutdruck erreicht seinen Tiefstand etwa in der Mitte der Schwangerschaft, danach steigt er wieder an und erreicht 6 Wochen nach der Entbindung wieder seinen Stand von vor der Schwangerschaft. Trotz der Zunahme des Herzminutenvolumens nimmt der Blutdruck aufgrund der erhöhten Dehnbarkeit der Venen ab.

Bewegungsapparat

1. Die Bauchmuskeln werden am Ende der Schwangerschaft bis an ihre Elastizitätsgrenze gedehnt.
2. Der hormonelle Einfluß auf die Bänder ist enorm, es entsteht eine systemische Verringerung der Bänderstärke und eine Erhöhung der Mobilität der Strukturen, die von den Bändern gehalten werden.
3. Aufgrund der Bänderschwäche entsteht eine Hypermobilität der Gelenke, die die Schwangere gegenüber Gelenk- und Bänderverletzungen anfälliger machen kann. Dies gilt besonders für die tragenden Gelenke des Rückens, Beckens und der unteren Extremitäten.
4. Die Beckenbodenmuskulatur muß das Gewicht des Uterus tragen. Der Beckenboden kann bis zu 2,5 cm absinken.

5. Während der Geburt kann der Beckenboden stark gedehnt oder eingerissen bzw. eingeschnitten werden.

Thermoregulationssystem

1. Während der Schwangerschaft steigt der Grundumsatz, und die Wärmeproduktion nimmt zu.
2. Die Schwangere muß ca. 300 kcal. pro Tag mehr zu sich nehmen, um dem gesteigerten Grundumsatz zu begegnen.
3. Der Blutzuckerspiegel liegt bei Schwangeren im nüchternen Zustand in der Regel niedriger als bei nichtschwangeren Frauen.

Mechanische Veränderungen

Körperschwerpunkt

Der Körperschwerpunkt verlagert sich nach kranial und nach ventral, weil die Vergrößerung des Uterus und der Brüste eine posturale Kompensation für das Gleichgewicht und die Stabilität verlangt.

Haltung

1. Der Schultergürtel und der kraniale Abschnitt der Wirbelsäule werden meist kyphotischer, mit einer Skapulaprotraktion und Innenrotation in den Schultergelenken, ausgelöst durch die Vergrößerung der Brüste und die Haltung für die Säuglingspflege im Anschluß an die Geburt.
2. Die Zervikallordose nimmt zu, besonders in der oberen Halswirbelsäule, und es entwickelt sich eine Ventraltranslation des Kopfes, um die Schulterstellung zu kompensieren.
3. Die Lumballordose nimmt vom Brustkorb her zu, was einer Gewichtsverlagerung nach vorne entspricht, um dem veränderten Körperschwerpunkt Rechnung zu tragen. Die Kniegelenke werden hyperextendiert, höchstwahrscheinlich wegen des veränderten Schwerelots.
4. Die veränderte Körperhaltung korrigiert sich nach der Entbindung nicht spontan, sie kann sogar als Gewohnheitshaltung bestehen bleiben. Das Tragen des Säuglings auf den Armen kann die Fehlhaltung noch unterstützen.

Gleichgewicht

Mit der Gewichtszunahme und der Umverteilung der Körpermasse kommt es zu Kompensationsvorgängen, um das Gleichgewicht zu bewahren.

1. Das Gangbild der Schwangeren verändert sich derart, daß sie eine größere Unterstützungsfläche erhält.
2. Einige Aktivitäten wie Gehen, In-die-Hocke-Gehen, Treppensteigen und Nach-oben-Reichen werden schwieriger.
3. Aktivitäten, die ein gutes Gleichgewicht und schnelle Richtungsänderungen beinhalten, wie Aerobics und Fahrradfahren, können gefährlich werden, insbesondere während des 3. Trimesters.

Pathologie der Schwangerschaft

Rektusdiastase

Definition

Bei einer Rektusdiastase handelt es sich um eine Separation der beiden Mm. recti abdomini in der Mittellinie an der Linea alba. Die Ätiologie ist unbekannt; die Kontinuität der Bauchwand ist unterbrochen (Abb. 17.**3**).

Auftreten

Jede Separation, die größer ist als 2 cm, wird als signifikant eingestuft.

1. Dieser Zustand tritt nicht ausschließlich bei Schwangeren auf, ist unter ihnen aber besonders häufig zu beobachten.
2. Eine Rektusdiastase tritt in der Schwangerschaft als Resultat der hormonellen Einflüsse auf das Bindegewebe und der biomechanischen Veränderungen auf. Die Rektusdiastase ist nicht unangenehm.
3. Im 1. Trimester ist eine Rektusdiastase sehr ungewöhnlich, die Wahrscheinlichkeit ihres Auftreten erhöht sich im Verlauf der Schwangerschaft und erreicht im 3. Trimester ihren Höhepunkt.
4. Nicht immer kommt es zu einer Spontanheilung nach der Entbindung, sondern

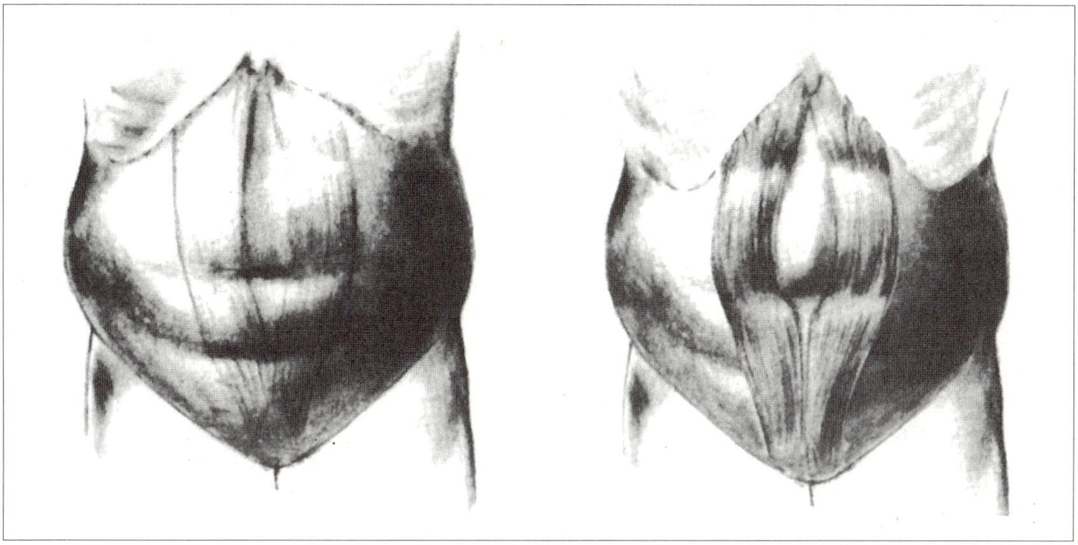

Abb. 17.**3** Schematische Darstellung einer Rektusdiastase (Walder, s. S. 97, mit freundlicher Genehmigung)

sie kann noch über die Dauer des Wochenbettes hinaus bestehen bleiben.

5. Eine Rektusdiastase kann kranial oder kaudal des Nabels auftreten. Am häufigsten kann man sie jedoch in Nabelhöhe beobachten.
6. Bei Frauen mit einem guten Tonus der Bauchdecke vor der Schwangerschaft scheint die Rektusdiastase seltener vorzukommen.

Bedeutung

1. Eine Rektusdiastase kann Beschwerden am Bewegungsapparat auslösen (z. B. Schmerzen im unteren Rücken). Wahrscheinlich werden diese durch die geringere Fähigkeit der Bauchmuskulatur, die Becken- und Lendenwirbelsäulenstellung zu kontrollieren, ausgelöst.
2. In schweren Fällen wird die vordere Rumpfwand nur noch aus Haut, Unterhaut, Faszien und Peritoneum zusammengesetzt. Das Fehlen einer festen Bauchdecke vermindert den Schutz des Fötus.
3. Schwere Ausprägungen einer Rektusdiastase können zur Bildung von Hernien der Baucheingeweide durch die Bauchwand führen.

Test auf Rektusdiastase

Die Patientin befindet sich in der Rückenlage mit angestellten Beinen. Sie soll den Kopf und die Schultern langsam von der Unterlage abheben und dabei die Arme zu den Knien führen, bis die Wirbelsäule und die Schulterblätter die Unterlage verlassen haben. Der Therapeut legt die Finger einer Hand transversal auf die Mittellinie des Bauches und den Nabel (Abb. 17.**4**). Wenn

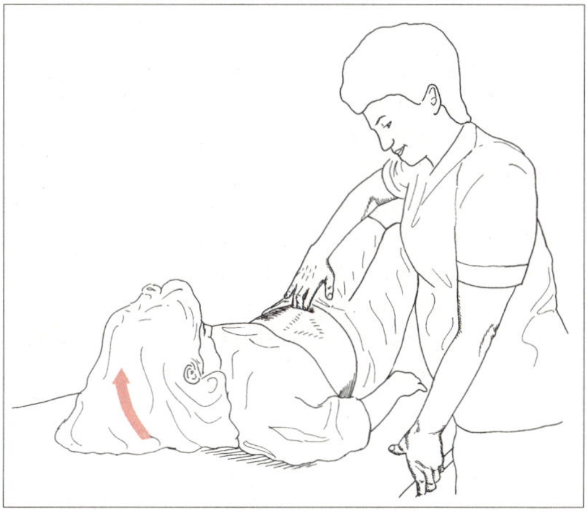

Abb. 17.**4** Test auf Rektusdiastase

eine Separation vorliegt, werden die Finger in den Spalt hineinsinken. Die Diastase wird gemessen, indem man die Anzahl der Finger angibt, die man in den Spalt zwischen den Bauchmuskeln legen kann. Eine Diastase kann sich auch in Form einer länglichen Vorwölbung entlang der Linea alba zeigen. Weil eine Rektusdiastase auch kranial und kaudal des Nabels auftreten kann, muß auch in diesen Bereichen getestet werden.

Behandlung der Rektusdiastase

1. Alle Schwangeren müssen auf eine Rektusdiastase hin untersucht werden, bevor Bauchmuskelübungen mit ihnen durchgeführt werden.
2. Bis die Diastase nur noch 2 cm oder weniger beträgt, sollten ausschließlich Übungen zur Korrektur der Rektusdiastase geübt werden (Abschnitt „Übungen in der Schwangerschafts- und Rückbildungsgymnastik", s. S. 534). Ist die Rektusdiastase rückläufig, können andere Bauchmuskelübungen wiederaufgenommen werden. Die Integrität der Linea alba sollte jedoch weiterhin gut beobachtet werden, um sicher zu gehen, daß die Rektusdiastase weiter rückläufig ist.

Beschwerden im unteren Rücken und im Becken

Haltungsbedingte Rückenschmerzen: Symptome und Behandlung

1. Die Beschwerden treten meist infolge der veränderten Haltung in der Schwangerschaft, der Bänderschwäche und der eingeschränkten Funktion der Bauchmuskulatur auf.
2. Die Beschwerden im Rücken nehmen häufig bei einer Ermüdung der Muskulatur aufgrund dauerhafter statischer Haltung oder am Ende des Tages zu. Durch Ruhe oder eine Veränderung der Haltung lassen die Schmerzen meist nach.
3. Die Rückenbeschwerden können in der Regel mit Haltungsschulung, rückenschonendem Verhalten und einer Verbesserung der Arbeitsmechanik positiv beeinflußt werden (Kapitel 15 und Abschnitt „Übungen in der Schwangerschafts- und Rückbildungsgymnastik", s. S. 534). Der Einsatz von Tiefenwärme, elektrischer Stimulation und Traktion ist im allgemeinen während der Schwangerschaft kontraindiziert.
4. In der Regel verschwinden die Symptome nach der Schwangerschaft, wenn im Alltag und in der Säuglingspflege die richtige Körpermechanik eingesetzt wird.
5. Frauen, die körperlich fit sind, haben in der Regel weniger Rückenschmerzen in der Schwangerschaft.

Schmerzen in der Kreuzbeinregion: Symptome und Behandlung

1. Das Auftreten von Schmerzen in der Kreuzbeinregion ist unbekannt, es scheint jedoch während der Schwangerschaft relativ häufig zu sein. In einer Studie wird berichtet, daß Kreuzbeinschmerzen bei Schwangeren 4mal häufiger vorkommen als Schmerzen im unteren Rükken. Die sakroiliakalen Symptome könnten durch die Verbindung der Bänderschwäche mit einer Haltungsanpassung entstehen.
2. In der Regel findet sich der Schmerz dorsal am Becken und wird als tiefliegender, stechender Schmerz im Gesäß beschrieben, distal und lateral von L_5/S_1. Die Schmerzen können in den dorsalen Bereich des Oberschenkels oder des Knies, jedoch nicht in den Fuß ausstrahlen.
3. Zu den Symptomen gehören Schmerzen nach längerem Sitzen, Stehen oder Gehen; Schmerzen beim Treppensteigen oder beim Umdrehen im Bett; bei asymmetrischem Stand oder Aktivitäten, die eine Drehung beinhalten. Die Schmerzen können meist nicht durch Ruhe gelindert werden und verschlechtern sich bei Aktivität. Es kann zudem zu Beschwerden oder einer Luxation an der Symphyse kommen oder zu beidem.
4. Der Einsatz einer äußeren Stabilisation, z. B. mit einer Bandage oder einem Korsett, das speziell für Schwangere entwikkelt wurde, hilft die Beschwerden zu lindern, insbesondere beim Gehen.

5. Die Übungen müssen bei diesen Frauen so verändert werden, daß die Beschwerden sich nicht verstärken. Die einseitige Belastung sollte vermieden werden. Die Aktivitäten müssen unter Umständen abgewandelt werden, damit die betroffenen Gewebe möglichst wenig belastet werden, wie z. B. beim Aussteigen aus dem Auto, indem die Beine geschlossen gehalten und dann gemeinsam mit dem Rumpf en bloc gedreht werden; in der Seitlage kann ein Kissen zwischen die Beine gelegt werden und während des Geschlechtsverkehrs sollte die endgradige Hüftabduktion vermieden werden.

Varikose

1. Varizen werden durch die Schwangerschaft aufgrund des Uterusgewichts, der venösen Stase in den Beinen und der größeren Dehnbarkeit der Venen verstärkt.
2. Es kann unter Umständen zu leichten bis starken Schmerzen in den Beinen kommen, insbesondere dann, wenn die Beine herabhängen.
3. Treten Schmerzen auf, kann es notwendig sein, die Übungen so abzuwandeln, daß die Beine nur selten herabhängen müssen.
4. Die Schwangere sollte Kompressionsstrümpfe tragen, um einen äußeren Druck gegen die gedehnten Venen zu gewährleisten, und sie sollte angehalten werden, die Beine so häufig wie möglich hochzulagern.

Beckenbodeninsuffizienz

Aufbau des Beckenbodens (Abb. 17.**5 a**)
Der Beckenboden besteht aus mehreren Lagen Muskulatur, die sich zwischen dem Schambein und dem Os coccygis aufspannen und so die kaudale Abgrenzung des kleinen Beckens bilden. Die Urethra, die Vagina und das Rektum treten durch den Beckenboden. Der wichtigste Muskel des Beckenbodens ist der M. pubococcygeus.

Funktion des Beckenbodens

1. Der Beckenboden stützt die Beckenorgane mit ihrem Inhalt,
2. hält gegen einen erhöhten intraabdominalen Druck,
3. ermöglicht die Kontrolle über den Verschluß der Öffnungen der perinealen Organe und
4. ist beim Geschlechtsverkehr aktiv.

Dysfunktion des Beckenbodens

1. Schwäche der Muskulatur und der Weichteile
   a. Die Beckenorgane senken sich aufgrund des erhöhten Drucks auf den Beckenboden aus ihrer physiologischen Stellung ab und können sogar prolabieren (Abb. 17.**5 b**).
   b. Eine Streßinkontinenz (unfreiwilliger Abgang von Urin bei erhöhtem intraabdominalem Druck) kann auftreten und sich bei folgenden Schwangerschaften, Gewichtszunahme oder im Alter noch verstärken.

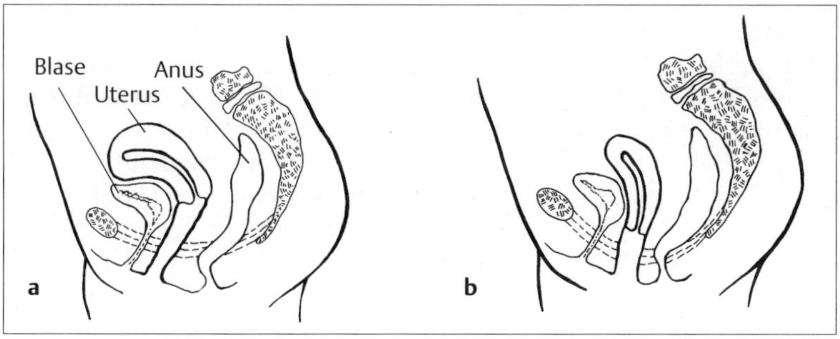

Abb. 17.**5 a** und **b**
a Physiologische Stellung der Organe im kleinen Becken.
b Beckenbodeninsuffizienz; Senkungszustand der Organe.

2. Riß des Beckenbodens
   a. Episiotomie (Dammschnitt): Hierbei handelt es sich um einen Schnitt in den Beckenboden, der während der Geburt gelegt wird, um die Vaginalöffnung zu erweitern und die Geburt zu beschleunigen. Komplikationen einer Episiotomie sind anhaltende Schmerzen, eine Vernarbung oder eine Infektion.
   b. Ein Riß kann während der Geburt auftreten, insbesondere wenn das Kind sehr groß ist oder eine Zangengeburt notwendig wird.
3. Hypertonus des Beckenbodens: Darunter verstehen wir eine erhöhte Muskelspannung oder eine Verspannung der Faszien des Beckenbodens, die so stark ausgeprägt ist, daß sie normale sexuelle Aktivitäten verhindert und auch weitere Funktionen eingeschränkt sind. Ein Hypertonus kann durch eine schlechte Heilung nach der Entbindung entstehen und sehr schmerzhaft sein.

Behandlung von Beckenbodeninsuffizienzen

1. Die Ziele der therapeutischen Übungen für den Beckenboden sind eine verbesserte Muskelkontrolle und Entspannung der Muskulatur (Abschnitt „Übungen in der Schwangerschafts- und Rückbildungsgymnastik", s. S. 534).
2. Physikalische Anwendungen, z. B. oberflächliche Wärme und Massage, können vor der Geburt eingesetzt werden, um Schmerzen zu lindern. TENS (transkutane, elektrische Muskelstimulation) und elektrische Muskeleinzelreizung können nach der Entbindung zur Anwendung kommen, um die Schmerzen zu lindern bzw. eine Muskelkontraktion auszulösen.

Hypermobilität der Gelenke

Bedeutung

1. Alle Gelenkstrukturen sind während der Schwangerschaft und direkt im Frühwochenbett verletzungsanfälliger als normal.
2. Die Zugkraft der Bänder ist vermindert, so daß leicht Verletzungen entstehen, wenn die Frauen nicht auf gelenkschonendes Verhalten hingewiesen wurden.

Behandlung hypermobiler Gelenke

1. Der Frau werden schonende Übungen beigebracht, die sie während der Schwangerschaft und der ersten 3 Monate nach der Entbindung durchführen kann. Dazu gehört auch die Veränderung bestimmter Übungen, um die Gelenkbelastung möglichst gering zu halten (Abschnitt „Übungen in der Schwangerschafts- und Rückbildungsgymnastik", s. S. 534).
2. Unbelastende oder wenig belastende Übungen wie Schwimmen, Gehen und Radfahren werden empfohlen, besonders für die Frauen, die vor der Schwangerschaft nur sehr wenig trainiert haben.

Wirkungen aerober Übungen während der Schwangerschaft

Reaktion der Mutter auf aerobe Übungen

1. Aerobes Training vermindert nicht den Blutfluß zum Gehirn und zum Herzen. Es verursacht jedoch eine Umverteilung des Blutes aus den inneren Organen und möglicherweise auch aus dem Uterus in die Muskulatur. Daraus ergeben sich folgende Bedenken: Die Verminderung der Durchblutung kann auch eine verringerte Sauerstoff- und Nährstoffversorgung des Fötus bedeuten, und es könnten vorzeitige Wehen oder Uteruskontraktionen ausgelöst werden. Das Herzschlagvolumen und das Herzminutenvolumen nehmen durch aerobe Übungen zu. Verbunden mit dem größeren Blutvolumen und einer Verminderung des Gefäßwiderstandes während der Schwangerschaft könnte dies die Wirkung der Umverteilung (des vaskulären Shunting) kompensieren.
2. Die Atemfrequenz der Schwangeren scheint sich an leichte Übungen anzupassen, sie erhöht sich jedoch nicht pro-

portional bei mittleren und schweren Übungen, im Vergleich zu den Verhältnissen vor der Schwangerschaft. Die Schwangere erreicht bei ihre maximale Trainingskapazität einem niedrigeren Arbeitsniveau als eine nicht schwangere Frau, weil sie für die Durchführung der Übungen mehr Sauerstoff benötigt.

3. Der Bluthämatokrit ist während der Schwangerschaft erniedrigt; er nimmt jedoch innerhalb der ersten 15 Minuten eines anstrengenden Übungsprogramms um 10 Prozentpunkte zu. Dieser Zustand hält noch 4 Wochen nach der Entbindung an. Daraus ergibt sich eine verminderte kardiale Reservekraft während der Übungen.
4. Die Vena cava inferior kann ab dem 4. Schwangerschaftsmonat durch Übungen komprimiert werden, wodurch der venöse Rückstrom und das Herzminutenvolumen beeinträchtigt werden können. Dies wird als eine mögliche Ursache für eine **Abruptio placentae**, eine vorzeitige Ablösung der Plazenta von der Uteruswand, angeführt.
5. Während der Schwangerschaft entsteht sehr viel schneller eine Hypoglykämie. Aus diesem Grund ist es wichtig, daß Schwangere vor dem Training ausreichend Kohlenhydrate zu sich nehmen. Eine Schwangere, die Übungen durchführt, muß täglich 500 kcal, mehr zu sich nehmen, um dem erhöhten Energiebedarf zu begegnen. Im Vergleich dazu muß eine Schwangere mit sitzender Lebensführung täglich nur 300 kcal zusätzlich zuführen.
6. Durch anstrengende körperliche Aktivitäten und Flüssigkeitsverlust aufgrund der Transpiration kann die Körperkerntemperatur ansteigen. Dies geschieht bei jeder Person, die trainiert. Es wurden jedoch Sorgen laut, daß dies für Schwangere nicht gut sei, da man einen Zusammenhang zwischen erhöhter Körperkerntemperatur und Schädigungen des Neuralrohrs des Fötus festgestellt hat. In Studien konnte gezeigt werden, daß bei trainierten Schwangeren die Körperkerntemperatur bei den Übungen sogar absinkt. Offensichtlich besteht bei ihnen eine bessere Fähigkeit der Temperaturregulation, so daß die Temperaturbelastung auf das ungeborene Kind verringert ist.
7. Die Blutspiegel von Adrenalin und Noradrenalin steigen bei Übungen an. Noradrenalin erhöht die Kraft und Frequenz der Uteruskontraktionen. Dies kann bei Frauen mit einer Neigung zu vorzeitigen Wehen ein Problem werden.
8. Einige Studien haben gezeigt, daß gesunde Frauen, die während der Schwangerschaft weiterhin joggen, im Durchschnitt 5–7 Tage früher entbinden als eine Kontrollgruppe. Clapp untersuchte Läuferinnen, Jazztänzerinnen und Kontrollgruppen und fand keinen Unterschied zwischen den verschiedenen Gruppen bezüglich vorzeitiger Wehen (vor der 37,5. Schwangerschaftswoche) oder einem vorzeitigen Blasensprung und empfiehlt, daß Übungen auch unter Belastung (sogar mit ruckartigen Bewegungen, wie sie beim Jazztanzen vorkommen) bis in die mittlere und Spätschwangerschaft durchgeführt werden können, ohne daß ein erhöhtes Risiko vorzeitiger Wehen oder eines vorzeitigen Blasensprunges entsteht. Diese Behauptung wird von der letzten Aussage des American College of Obstetricians and Gynecologists (Amerikanische Hochschule für Gynäkologen und Geburtshelfer) unterstützt.

Reaktion des Fötus auf aerobe Übungen

1. Keine überzeugenden Forschungen konnten einen schädlichen Einfluß leichter oder mittelschwerer Übungen der Schwangeren auf den Fötus nachweisen. Die neusten Studien legen sogar nahe, daß auch sehr anstrengende Übungen keinen nachteiligen Effekt auf den Fötus haben, wie bisher gefürchtet wurde. Aus diesem Grund wurden die Einschränkungen des Trainings, die aus Angst, man könne dem Fötus schaden, eingeführt wurden, zurückgenommen.
2. Das Wohlergehen des Fötus wird erst dann beeinträchtigt, wenn die Durchblutung des Uterus um mehr als 50 % ab-

sinkt (Diese Angaben stützen sich auf Tierversuche.). Ein derartiger Abfall der Uterusdurchblutung konnte bei Schwangeren, die trainieren (sogar sehr stark) nicht beobachtet werden. Es wird davon ausgegangen, daß die kardiovaskulären Anpassungsmechanismen bei einer schwangeren Frau in gutem Trainingszustand die Umverteilung des Blutes zugunsten der Muskulatur kompensieren.

3. Kurze submaximale Übungen der Schwangeren (bis zu 70 % der aeroben Leistung) haben keine negative Wirkung auf die Herzfrequenz des Fötus. Zu Beginn der Übungen der Schwangeren nimmt die fetale Herzfrequenz in der Regel um 10–30 Schläge pro Minute zu. Bei leichten bis mittelschweren Übungen kehrt die fetale Herzfrequenz innerhalb von 15 min. wieder auf den Ausgangswert zurück, in einigen Fällen kann sie nach anstrengenden Übungen auch bis zu 30 Min. nach Beendigung der Übungen noch erhöht bleiben. Eine fetale Bradykardie, die eine fetale Asphyxie (Sauerstoffnot) anzeigt, konnte während des Trainings der Schwangeren auch beobachtet werden. Die Herzfrequenz kehrte ca. 3 Min. nach der Übung wieder auf den Ausgangswert zurück, gefolgt von einer kurzen Tachykadie. Ein gesunder Fötus scheint diese kurzen Asphyxieepisoden ohne negative Folgen zu verkraften.
4. Der Fötus hat keine Möglichkeit, über Transpiration oder Atmung Wärme abzugeben. Da bewiesen werden konnte, daß körperlich gut trainierte Schwangere ihre Körperkerntemperatur regulieren und Wärme abgeben können, ist dies nicht länger ein Grund, das Training einzuschränken.
5. Es wird berichtet, daß bei Kindern von Frauen, die bis ins 3. Trimester Ausdauertraining betreiben, eine geringe Verminderung des Geburtsgewichts um durchschnittlich 310 g auftritt. Es gibt keine Unterschiede im Kopfumfang oder der Körperlänge. Das verminderte Geburtsgewicht wird auf die etwas frühere Geburt und weniger subkutanes Fettgewebe zurückgeführt.

Übungen in der Schwangerschafts- und Rückbildungsgymnastik

Zusammenfassung der möglichen Einschränkungen und Beschwerden während der Schwangerschaft

1. Entwicklung einer Fehlhaltung.
2. Überbelastung der oberen Extremitäten aufgrund der körperlichen Veränderungen während der Schwangerschaft und der muskulären Anforderungen der Säuglingspflege.
3. Veränderung des Körperbildes.
4. Veränderung der Durchblutung, Varikose, Beinödeme.
5. Starke Belastung oder Verletzung des Beckenbodens.
6. Überdehnung, Verletzung und Rektusdiastase der Bauchmuskulatur.
7. Verminderung der kardiovaskulären Kondition aufgrund unzureichenden Wissens über die möglichen und sicheren Übungen.
8. Unzureichendes Wissen bezüglich der körperlichen Veränderungen während Schwangerschaft und Geburt erhöht das Risiko unfallträchtigen Verhaltens.
9. Schlechte Entspannungstechniken, die für die Wehen und die Geburt wichtig sind.
10. Inkorrektes Bewegungsverhalten.
11. Entwicklung von Erkrankungen am Bewegungsapparat im Zusammenhang mit der Schwangerschaft (Abschnitt „Erkrankungen während der Schwangerschaft“, s. S. 528).
12. Fehlen einer körperlichen Vorbereitung (Kraft- Ausdauer- und Entspannungstraining), die für die Wehenarbeit und die Entbindung notwendig ist.
13. Unvorsichtige Steigerung der Übungen im Wochenbett.

Allgemeine Ziele und Behandlung

Ziele	Behandlung
Unterstützung einer guten Haltung während und nach der Schwangerschaft	Haltungsbefund Dehnungs- und Kräftigungsübungen sowie Übungen zur Bewegungskontrolle der posturalen Muskulatur
Wahrnehmungsschulung der korrekten Bewegungsabläufe	Bewegungsabläufe für Sitzen, Stehen, Tragen und Liegen sowie die Bewegungsübergänge schulen
Vorbereitung der Arme auf die Anforderungen der Säuglingspflege	Widerstandsübungen für die entsprechende Muskulatur
Wahrnehmungsschulung und Schulung eines positiven Körperbildes	Körperwahrnehmungsübungen und Übungen zur Schulung der Propriozeption Haltungsschulung
Vorbereitung der unteren Extremität auf die Anforderungen der Gewichtszunahme und die veränderte Durchblutungssituation	Befund der Beinkraft und -gefäße Einsatz von Kompressionsstrümpfen Dehnübungen zur Linderung von Krämpfen Widerstandsübungen der entsprechenden Muskulatur zur Kräftigung Befund des Schuhwerks
Wahrnehmungs- und Anspannungsschulung der Beckenbodenmuskulatur	Wahrnehmung der Kontraktion und Entspannung des Beckenbodens Kräftigung und Anspannungskontrolle der Beckenbodenmuskulatur
Erhaltung der Bauchmuskelfunktion oder Korrektur der Rektusdiastase	Befund und Beobachtung einer Rektusdiastase Anleitung schonender Bauchmuskelübungen
Entwickeln oder Erhalten einer guten kardiovaskulären Kondition	Anleitung zur schonenden Steigerung aerober Übungen entsprechend der Richtlinien des American College of Obstetricians and Gynecologists (ACOG) und der American Physical Therapy Association (APTA)
Patienteninstruktion über die Veränderungen während der Schwangerschaft und Geburt	Geburtsvorbereitungskurse
Verbesserung der Entspannungsfähigkeit	Entspannungstraining
Vorbeugung vor Schwangerschaftsbeschwerden (z. B. Rückenschmerzen, Beckenbodeninsuffizienz, verminderte Durchblutung)	Information der Schwangeren über mögliche Beschwerden während der Schwangerschaft Anleitung vorbeugender und lindernder Übungen
Körperliche Vorbereitung auf die Geburtsarbeit und die Säuglingspflege)	Kräftigung der Muskulatur, die bei der Wehenarbeit und der Entbindung benötigt wird.
Patienteninstruktion bezüglich sicherer Rückbildungsgymnastik	Anleitung von Übungen für das Wochenbett und die Rückbildung

Richtlinien für die Übungsanleitung

1. Den Schwangeren wird empfohlen, sich vor der Teilnahme an einem Übungsprogramm einer ärztlichen Untersuchung zu unterziehen.
2. Vor der Teilnahme sollte von jeder Frau ein physiotherapeutischer Befund erhoben werden, um festzustellen, ob Beschwerden am Bewegungsapparat und welcher Haltungs- und Konditionsstatus vorliegen. Die Übungsintensität sollte nicht höher sein als vor der Schwangerschaft.
3. Dehnübungen sollten immer nur eine Muskelgruppe oder einen einzelnen Muskel betreffen und nicht mehrere Muskelgruppen auf einmal. Eine asymmetrische Muskeldehnung oder die Dehnung mehrerer Muskelgruppen auf einmal kann eine Gelenkinstabilität auslösen. Schleudernde (schwungvolle) Bewegungen sollten vermieden werden.
4. Kein Gelenk sollte über das physiologische Ausmaß hinaus bewegt werden.
5. Die ischiokrurale Muskulatur und die Adduktoren sollten mit Vorsicht gedehnt werden. Eine Überdehnung dieser Muskelgruppen kann zu einer Beckeninstabilität oder -hypermobilität führen.
6. Aktivitäten, bei denen nur ein Bein belastet oder auf einem Bein balanciert werden muß, sollten nur eingeschränkt eingesetzt werden, weil neben dem Verlust des Gleichgewichts auch Beschwerden im Iliosakralgelenk oder an der Symphyse ausgelöst werden können.
7. Es wird empfohlen, die Rückenlage nicht länger als 5 Min. am Stück einzunehmen, wenn die Teilnehmerinnen den 4. Schwangerschaftsmonat überschritten haben, um eine Kompression der Vena cava durch den Uterus zu vermeiden. In der Rückenlage sollte ein kleiner Keil oder eine Handtuchrolle unter die rechte Beckenhälfte gelegt werden, um den Druck des Uterus auf die abdominalen Gefäße zu verringern und das Herzminutenvolumen zu vergrößern. Zu diesem Zweck kann die Schwangere sich etwas auf die linke Seite drehen (Abb. 17.**6**).
8. Um einen orthostatischen Blutdruckabfall zu vermeiden, sollten die Teilnehmerinnen langsam vom Boden aufstehen.
9. Die Teilnehmerinnen müssen darauf hingewiesen werden, daß sie nicht die Luft anhalten sollen. Aktivitäten, die leicht ein Pressen auslösen können, sollten unterlassen werden, da dies zu unerwünschten Kaudalbewegungen des Uterus und des Beckenbodens führen kann.
10. Es sollten oft Pausen eingelegt werden, damit die Teilnehmerinnen etwas trinken können. Das Risiko der Dehydratation ist in der Schwangerschaft erhöht.
11. Vor den Übungen sollten die Teilnehmerinnen ihre Blase vollständig entleeren. Eine volle Blase erhöht den Druck auf den ohnehin schon geschwächten Beckenboden.
12. Es werden Übungen zum Aufwärmen und „Abwärmen" mitaufgenommen.
13. Jede Übung, die Schmerzen verursacht, wird abgewandelt oder entfällt.
14. In der Bauchlage sollte vermieden werden, daß die Knie unter den Bauch gezogen werden und das Gesäß über das Brustniveau angehoben wird, insbeson-

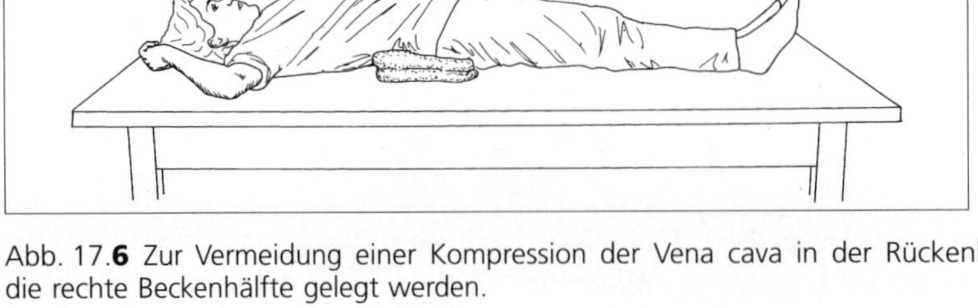

Abb. 17.**6** Zur Vermeidung einer Kompression der Vena cava in der Rückenlage kann ein Handtuch unter die rechte Beckenhälfte gelegt werden.

dere nach der Entbindung, da in dieser Stellung das Risiko einer Luftembolie besteht. Bei einer Schwangeren besteht dies Risiko nur, wenn sie blutet oder andere Symptome einer frühzeitigen Plazentalösung vorliegen. Eine Luftembolie kann eintreten, wenn das Gesäß angehoben wird und der Uterus nach kranial rutscht. Die Druckveränderung verursacht, daß Luft in die Vagina und den Uterus angesaugt wird, wo sie über die offene Plazentawunde in das Gefäßsystem gelangen kann.

15. Die Teilnehmerinnen müssen ständig beobachtet werden, um jedes Anzeichen einer Überbelastung oder Komplikation zu bemerken. Die folgenden Symptome sind Abbruchkriterien für die Übungen, im Anschluß sollte die Schwangere einen Arzt aufsuchen:
    a. Schmerzen,
    b. Blutung,
    c. Kurzatmigkeit,
    d. Herzrhythmusstörungen,
    e. Schwindel,
    f. Ohnmacht,
    g. Tachykardie,
    h. Rückenschmerzen oder Schmerzen an der Symphyse oder
    i. Schwierigkeiten beim Gehen.

Empfehlungen für Konditionsübungen

> *Beachte:* Diese Empfehlungen sind für Schwangere gedacht, bei denen keine Risikofaktoren für Mutter oder Kind vorliegen, und sind vom ACOG übernommen.

1. Momentan gibt es keinen Hinweis darauf, daß Schwangere ihre Übungsintensität mindern oder ihre Zielherzfrequenz verringern sollten, aber sie sollten die Übungen wegen der schlechteren Sauerstoffversorgung entsprechend ihrer Symptome variieren. Ermüdet die Schwangere, sollte sie die Übungen unterbrechen und nie bis zur Erschöpfung trainieren.
2. Es sollte besser 3mal wöchentlich geübt werden als nur ab und zu.
3. Übungen ohne Belastung, wie Fahren auf dem Standfahrrad und Schwimmen, sollten eingesetzt werden, um das Risiko einer Verletzung zu vermindern. Wenn die Frau jedoch dazu in der Lage ist, kann sie auch weiterhin joggen oder jazztanzen.
4. Wenn eine Schwangere wegen der Gewichtsverlagerung und -zunahme Schwierigkeiten hat, das Gleichgewicht zu halten, sollte sie von Übungen Abstand nehmen, bei denen sie fallen und sich oder ihr Kind verletzen könnte. Sie sollte auch Aktivitäten vermeiden, bei denen eine abdominale Verletzung entstehen könnte.
5. Es ist wichtig, daß ausreichend Kalorien und Flüssigkeit aufgenommen werden und die Kleidung eine Wärmeabgabe ermöglicht.
6. Während der Rückbildung sollten nach und nach die Aktivitäten wieder aufgenommen werden, die vor der Schwangerschaft ausgeübt wurden. Die physiologischen und morphologischen Veränderungen dauern noch 4–6 Wochen nach der Entbindung an.

Kontraindikationen und Vorsichtsmaßnahmen

Kontraindikationen für Übungen

1. Zervixinsuffizienz: Eine Öffnung des Muttermundes bevor die Schwangerschaft ausgetragen ist.
2. Vaginale Blutungen jeder Stärke.
3. Placenta praevia: Die Plazenta befindet sich an einem Ort, an dem sie sich lösen könnte, bevor das Kind geboren ist.
4. Blasensprung: Fruchtwasser geht verloren, bevor die Wehen einsetzen.
5. Vorzeitige Wehen: Wehen treten vor der 37. Schwangerschaftswoche auf.
6. Herzerkrankung der Schwangeren: Die Schwangere ist an Diabetes oder Bluthochdruck erkrankt.
7. Wachstumsverzögerung des Fötus.

Vorsichtsmaßnahmen bei der Durchführung

Eine Frau, die ein oder mehrere der folgenden Symptome aufweist, kann unter ärztlicher und physiotherapeutischer Kontrolle an einem Übungsprogramm teilnehmen, solange keine Komplikationen auftreten. Unter Umständen müssen die Übungen abgewandelt werden.

1. Mehrlingsschwangerschaft (Die Kinder werden in der Regel unreif geboren. Einige Übungen können Uteruskontraktionen hervorrufen, aus diesem Grund sollten die Frauen genau beobachtet werden.).
2. Anämie: Hierbei handelt es sich um eine Abnahme der roten Blutkörperchen, des Hämoglobins oder um beides (dies ist die Ursache für eine Verminderung der Sauerstofftransportkapazität des Blutes).
3. Systemische Infektion.
4. Extreme Müdigkeit.
5. Beschwerden oder Schmerzen am Bewegungsapparat.
6. Überhitzung.
7. Phlebitis (Venenentzündung).
8. Rektusdiastase.
9. Uteruskontraktionen, die mehrere Stunden nach den Übungen noch anhalten.

Empfehlungen für Übungssequenzen

1. Allgemeine rhythmische Aktivitäten zum Aufwärmen.
2. Leichte Dehnübungen.
3. Aerobes kardiovaskuläres Konditionstraining (15 Min. oder weniger).
4. Kräftigungsübungen für die unteren und oberen Extremitäten.
5. Leichte Übungen zur Beruhigung (cooldown activities).
6. Bauchmuskelübungen.
7. Beckenbodenübungen.
8. Entspannungstechniken.
9. Informationen, je nach Bedarf.
10. Übungen für Wochenbett und Rückbildung (z. B. wann mit dem Üben begonnen werden kann, wie die Übungen schonend gesteigert werden können, Vorsichtsmaßnahmen), da die Frauen unter Umständen nach der Entbindung keine Gruppe mehr besuchen.

Übungsschwerpunkte und ausgesuchte Übungstechniken

Haltungsschulung

Der wachsende Fötus belastet zunehmend die posturale Muskulatur; um dies zu kompensieren und die Stabilität zu erhalten, wird der Körperschwerpunkt nach ventral kranial verlagert, und die Körperabschnitte verschieben sich gegeneinander. Zusätzlich dazu werden nach der Entbindung die posturalen Muskeln durch das Halten und die Pflege des Säuglings stark beansprucht. Im folgenden werden die Muskeln aufgezählt, die schwerpunktmäßig Kräftigung und Dehnung benötigen. Die allgemeinen Übungsbeschreibungen finden sich in den entsprechenden Kapiteln. In den folgenden Abschnitten wird außerdem die Anpassung der Übungen an die Arbeit mit Schwangeren beschrieben.

1. Dehnung (vorsichtig)
   a. Extensoren der oberen Halswirbelsäule und die Mm. scaleni (s. Kapitel 15, S. 475).
   b. Skapulaprotraktoren, Schultergelenksinnenrotatoren und der M. levator scapulae (s. Kapitel 8, S. 267).
   c. Extensoren der unteren Lendenwirbelsäule (s. Kapitel 15, S. 477).
   d. Hüftgelenksadduktoren (s. Kapitel 11, S. 347). Achtung: Diese Muskulatur darf bei Frauen mit einer Beckeninstabilität nicht überdehnt werden.
   e. Kniegelenksflexoren (s. Kapitel 12, S. 389): Achtung: Diese Muskulatur darf bei Frauen mit einer Beckeninstabilität nicht überdehnt werden.
   f. Sprunggelenksplantarflexoren (s. Kapitel 13, S. 421).
2. Kräftigung
   a. Flexoren der oberen Halswirbelsäule, Extensoren der unteren Halswirbelsäule und der oberen Brustwirbelsäule (s. Kapitel 15, S. 483).
   b. Skapularetraktoren und -depressoren (s. Kapitel 8, S. 274).
   c. Schultergelenksaußenrotatoren (s. Kapitel 8, S. 274).
   d. Bauchmuskulatur (s. Kapitel 15, S. 488).

e. Hüftgelenksextensoren (s. Kapitel 11, S. 349).
f. Kniegelenksextensoren (s. Kapitel 12, S. 393).
g. Sprunggelenksdorsalextensoren (s. Kapitel 13, S. 423).

Bauchmuskelübungen

In der fortgeschrittenen Schwangerschaft werden große Belastungen von der Bauchmuskulatur nicht mehr vertragen. Aus diesem Grund müssen die Übungen angepaßt werden, um den Bedürfnissen der einzelnen Schwangeren zu genügen. Vor der Anleitung von Bauchmuskelübungen muß grundsätzlich untersucht werden, ob eine Rektusdiastase vorliegt. Die folgenden Übungen steigern sich von leicht bis sehr schwer.

1. Übungen zur Korrektur einer Rektusdiastase (Abb. 17.**7**)
   a. Kopfabheben
   Die Schwangere liegt in Rückenlage mit angestellten Beinen, ihre Hände liegen auf der Diastase, um diese Region zu unterstützen. Bei der Ausatmung hebt sie nur den Kopf von der Unterlage, oder sie hebt ihn, bis sich im Gebiet der Diastase etwas vorwölbt. Dann wird der Kopf langsam wieder abgelegt und entspannt. Bei dieser Übung wird der M. rectus abdominis stark beansprucht, die Mm. obliqui müssen fast nicht arbeiten.
   b. Kopfabheben mit Beckenaufrichtung
   Die Schwangere befindet sich in der Rückenlage mit angestellten Beinen, die Arme werden über der Rektusdiastase verschränkt und zur Mittellinie gezogen. Langsam hebt sie den Kopf von der Unterlage, während sie gleichzeitig das Becken aufrichtet (s. Kapitel 15, S. 488), dann wird der Kopf langsam wieder abgelegt und entspannt. Alle Bauchmuskelanspannungen sollten während der Ausatmung geschehen, so daß der intraabdominale Druck nicht zu stark ansteigt. Diese Übung und das reine Kopfabheben sollten solange durchgeführt werden, bis die Rektusdiastase nur noch 2 cm beträgt bzw. 2 Finger breit ist.
2. „Beingleiten" (Abb. 17.**8 a** und **b**)
   a. Die Patientin liegt auf dem Rücken, mit angestellten Beinen und aufgerichtetem Becken. Die Beckenaufrichtung wird beibehalten, während ein Bein auf der Unterlage nach kaudal geschoben wird, bis es ausgestreckt liegt. Die Bewegung wird an der Stelle gestoppt, an der die Schwangere die Beckenaufrichtung nicht mehr halten kann. Das Bein wird dann langsam wieder herangezogen und in der Ausgangsstellung aufgestellt. Der ganze Vorgang wird mit dem anderen Bein wiederholt. Die Atmung sollte so koordiniert werden, daß die Bauchmuskeln mit der Exspiration angespannt werden.
   b. Die Übung kann auch mit beiden Beinen gleichzeitig durchgeführt werden,

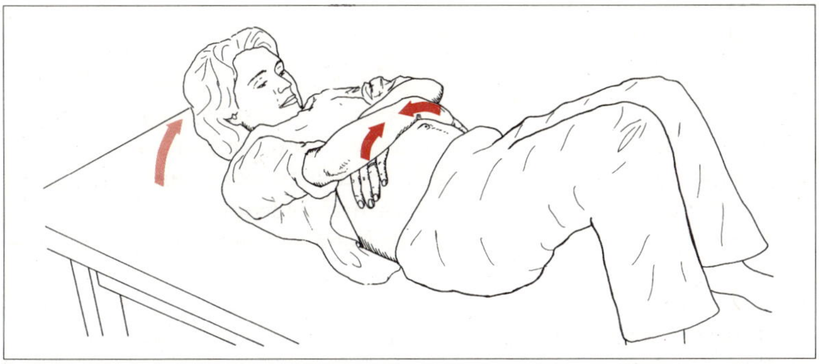

Abb. 17.**7** Übung zur Korrektur einer Rektusdiastase; die Patientin zieht die Arme in Richtung Mittellinie.

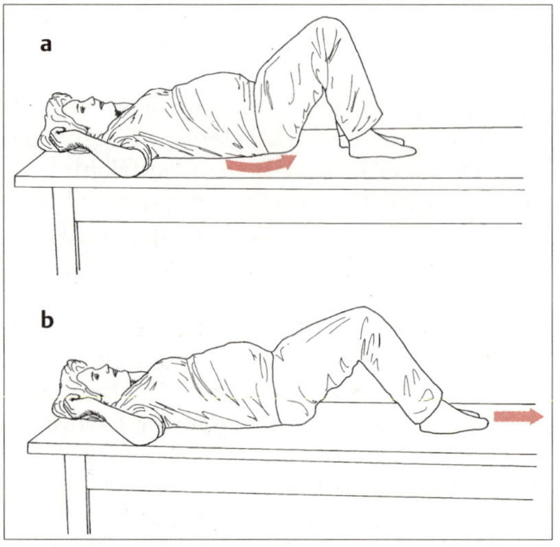

Abb. 17.**8** **a** und **b** „Beingleiten"
a Ausgangsstellung Rückenlage mit angestellten Beinen und Beckenaufrichtung (Entlordosierung).
b Unter Beibehaltung der Beckenaufrichtung gleiten die Beine auf der Unterlage in Richtung Fußende.

wenn die Schwangere die ganze Zeit die Beckenaufrichtung beibehalten kann.

3. Beckenaufrichtung im Vierfüßlerstand
   a. Die Schwangere steht im Vierfüßlerstand. Sie wird angeleitet, eine Beckenaufrichtung durchzuführen. Während die Wirbelsäule in der funktionellen Stellung verbleibt, wird der Bauch eingezogen und so gehalten. Dann löst sie die Spannung und führt eine geringgradige Beckenkippung aus.
   b. Zusätzlich kann, während Bauch und Rücken angespannt sind, der Rücken lateralflektiert werden, bis die Schwangere ihre Hüfte sehen kann. Jeweils rechts und links im Wechsel.
   c. Die Beckenbewegungen können in den unterschiedlichsten Ausgangsstellungen geübt werden, auch in der Seitlage und im Stand.
4. Rumpfbeugen
   a. Rumpfbeugen von kranial oder von kaudal sind klassische Bauchmuskelübungen, die durchgeführt werden können, wenn keine Rektusdiastase vorliegt. Die Linea alba wird mit den Händen geschützt (Abb. 17.**7**), während die Rumpfbeugen durchgeführt werden.
   b. Diagonale Rumpfbeugen werden eingesetzt, um die Mm. abdomini obliqui zu kräftigen. Die Frau reicht mit einer Hand zur Außenseite des gegenüberliegenden Knies und hebt dabei die entsprechende Schulter mit ab.
5. Widerstand gegen die Beckenaufrichtung
   a. Beckenabheben (Abb. 15.**26**). Die Schwangere liegt auf dem Rücken, die Beine sind in 90° Hüftgelenksbeugung angehoben. Das Becken wird jetzt von der Unterlage abgehoben, dabei werden die Beine weiter zur Decke geschoben. Ist diese Übung im 3. Trimester wegen der Uterusgröße zu schwierig, so muß sie entfallen. Wenn die Frau nach der Geburt die Beckenbewegungen wiedererlernt hat, so kann diese Übung wiederaufgenommen werden.
   b. Verändertes Radfahren. Die Frau liegt auf dem Rücken, ein Bein ist gebeugt, das andere teilweise gestreckt. Die Bauchmuskeln stabilisieren das Becken gegen das Beingewicht, während die Beine im Wechsel gebeugt und gestreckt werden, wie auf dem Fahrrad. Je weiter die Beine gestreckt sind, um so größer ist der Widerstand für die Bauchmuskulatur. Um den Rücken nicht zu verletzen, muß dieser die ganze Zeit auf der Unterlage aufliegen. Das Ausmaß der Radfahrbewegung muß dieser Bedingung angepaßt werden (Abb. 21.**3**).
   c. Übungen, bei denen die Beine gestreckt abgesenkt werden, bedeuten eine massive Belastung für den unteren Rücken und sollten aus diesem Grund in der Schwangerschaft nicht durchgeführt werden. Nach der Entbindung können sie wieder angeleitet werden. Die Beine werden in dem Ausmaß abgesenkt, in dem die Beckenaufrichtung noch kontrolliert und die Lendenwirbelsäule am Boden gehalten werden kann. Wenn Beschwerden in

der Wirbelsäule auftreten, oder der Rücken von der Unterlage abhebt, darf diese Übung nicht fortgesetzt werden. Der Zug des M. psoas major kann Scherkräfte auf die Lendenwirbel übertragen und die Bänder können beansprucht werden.

Stabilisationsübungen

Übungen zur dynamischen Bewegungskontrolle des Beckens und der unteren Extremitäten sollten wie in Kapitel 15, s. S. 500, beschrieben, angeleitet und gesteigert werden, immer mit der Intensität, die die Schwangere gut kontrollieren kann. Derartige Übungen können während der gesamten Schwangerschaft und der Zeit der Rückbildung durchgeführt werden. Da sich die Rumpfmuskulatur bei der Stabilisation isometrisch kontrahiert, gibt es eine Neigung, die Luft anzuhalten. Dadurch können der Blutdruck und die Herzfrequenz negativ beeinflußt werden. Die Frauen sollten darauf hingewiesen werden, daß es wichtig ist, während der anstrengenden Phase der Übungen auszuatmen.

Einüben der Beckenbewegungen

Diese Übungen werden dazu eingesetzt, die propriozeptive Wahrnehmung und die Bewegungskontrolle des Körperabschnitts Becken zu entwickeln.

1. „Beckenuhr"
   Die Patientin befindet sich in der Rükkenlage, mit angestellten Beinen. Sie soll sich vorstellen, daß das Becken das Zifferblatt einer Uhr ist. 12 Uhr ist die Symphyse und 6 Uhr ist das Sakrum. Jetzt soll das Becken im Uhrzeigersinn bewegt werden, wobei die Bewegung langsam und gleichmäßig durchgeführt werden soll. Dann wird gegen den Uhrzeigersinn bewegt.
2. Steigerung der „Beckenuhr"
   Wenn die Übung beherrscht wird, kann sie auch in der Seitlage, im Vierfüßlerstand, im Sitzen und im Stehen ausgeführt werden.

Wahrnehmungsschulung und Kräftigung des Beckenbodens

1. „Isometrische Übungen"
   a. Die einfachsten Ausgangsstellungen für diese Übungen sind die Rücken- oder Seitlage. Später kann auch im Sitzen und im Stand geübt werden.
   b. Die Frau wird angeleitet, den Beckenboden anzuspannen, indem sie sich vorstellt, sie würde den Urinstrahl unterbrechen wollen. Dies wird 3–5 Sek. gehalten und dann entspannt. Für die Übungen sollte die Blase geleert sein.
   c. Diese Übungen sind ein wichtiger Bestandteil bei der Behandlung einer Harninkontinenz, die beim Husten, Niesen, Lachen oder anderen den Bekkenboden belastenden Aktivitäten auftreten kann. Die Patientin soll diese Technik und die Sphinkterkontrolle üben, wenn sie auf die Toilette geht und den Urinstrahl in Abständen unterbricht.
   d. Die Muskulatur des Beckenbodens ermüdet leicht. Die Kontraktionen sollten nicht länger als 5 Sek. und nicht häufiger als 10mal in einer Übungseinheit durchgeführt werden. Ist die Bekkenbodenmuskulatur ermüdet, so versuchen sich die Patientinnen häufig mit den Glutaeen, den Bauchmuskeln und den Adduktoren zu helfen.
2. „Liftübung"
   a. Die Frau soll sich vorstellen, sie würde mit dem Lift fahren. Genau wie der Lift von einem Stockwerk zum nächsten hochfährt, soll sie nun die Spannung im Beckenboden stufenweise erhöhen.
   b. Die Muskulatur wird in der gleichen Art Stück für Stück wieder entspannt, als wenn ein Lift wieder ein Stockwerk nach dem anderen herunterfährt.

Veränderte Kräftigungsübungen für die obere und untere Extremität

Je größer der Bauchumfang wird, um so unangenehmer ist es, die Bauchlage einzunehmen. Übungen, die in der Regel in der Bauchlage ausgeführt werden, müssen entsprechend verändert werden.

1. Liegestützen im Stand
   Die Schwangere steht etwa eine Armlänge von der Wand entfernt mit dem Gesicht zur Wand, die Füße zeigen nach vorne und stehen schulterbreit auseinander. Die Handflächen werden in Schulterhöhe gegen die Wand gelegt. Nun soll die Frau ihre Ellenbogengelenke langsam beugen und das Gesicht nah an die Wand bringen, während die Beckenstellung gehalten wird und die Fersen weiterhin den Boden berühren. Wenn die Ellenbogen sich auf Schulterhöhe befinden, drückt sie sich langsam wieder mit den Armen in die Ausgangsstellung zurück.
2. Hüftextension
   a. Bridging aus der Rückenlage (Abb. 11.**11**).
   b. Beinstreckung aus dem Vierfüßlerstand (Abb. 17.**9 a** und **b**)
   Die Patientin befindet sich im Vierfüßlerstand (die Hände können als Faust oder offen auf den Handflächen aufgestützt werden). Jetzt soll zunächst das Becken aufgerichtet, dann langsam ein Bein nach hinten ausgestreckt werden, wobei das Bein nicht über die Beckenebene hinaus gehoben und die Beckenaufrichtung beibehalten werden sollte. Das Bein wird langsam wieder in die Ausgangsstellung zurückgeführt und die Übung mit der anderen Seite wiederholt. Das Kniegelenk kann bei der Übung gebeugt oder gestreckt werden. Die Übung wird genau beobachtet und sofort abgebrochen, wenn eine Belastung des Sakroiliakalgelenks oder der Bänder entsteht. Kann die Patientin das Becken während der Beinbewegung nicht stabilisieren, kann sie das Bein auf der Unterlage nach hinten schieben und dann in die Ausgangsstellung zurückführen (Abb. 15.**27 a**).

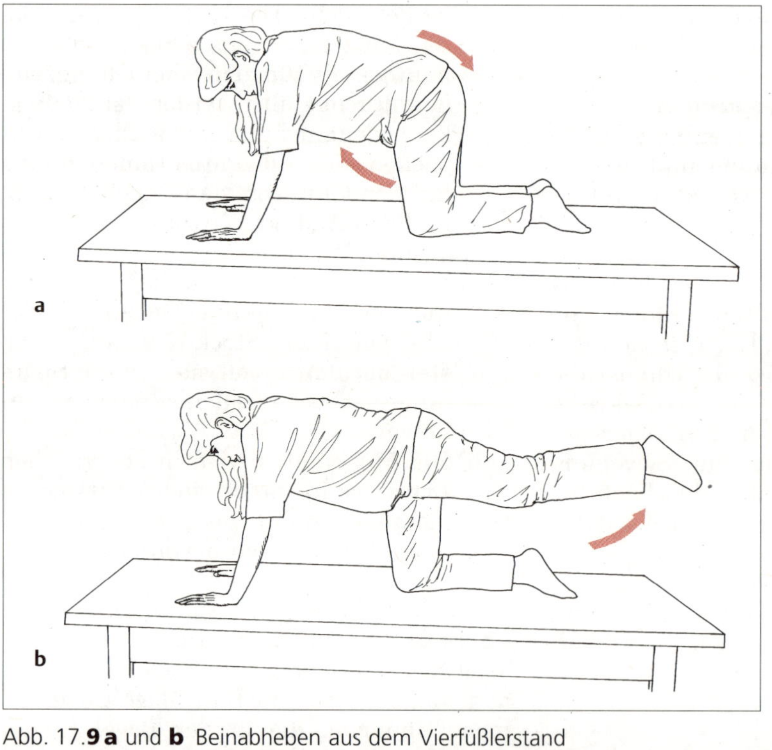

Abb. 17.**9 a** und **b** Beinabheben aus dem Vierfüßlerstand
a Ausgangsstellung mit Entlordosierung.
b Ein Bein wird abgehoben, bis es auf Höhe des Rumpfes steht.

3. Veränderte Kniebeugen
   Diese Übung wird eingesetzt, um die Knie- und Hüftgelenksextensoren für die rückenschonenden Bewegungsabläufe zu kräftigen und die Unterschenkelregion für die Entbindung zu dehnen.
   a. Die Schwangere soll ihre Füße schulterbreit oder sogar noch weiter auseinanderstellen und sich vor einen Tisch oder einen Stuhl stellen oder vor einen anderen Gegenstand, auf den sie ihre Hände aufstützen kann. Dann soll sie langsam in die Hocke gehen, soweit wie es ihr noch angenehm ist, dabei werden die Knie über den Füßen ausgerichtet und der Rücken aufgerichtet gehalten. Um die Füße zu schützen, sollte sie Schuhe mit einem guten Fußbett tragen. Frauen mit Kniegelenksbeschwerden sollten nur einen Teil des Bewegungsausmaßes beschreiben.
   b. „Wandrutschen". Die Schwangere steht mit dem Rücken gegen eine Wand und die Füße stehen schulterbreit auseinander. Sie gleitet mit dem Rücken an der Wand nach unten und wieder hoch, die Hüft- und Kniegelenke werden jeweils nur so weit gebeugt, wie es ihr angenehm ist (Abb. 11.**15**)
4. Skapularetraktion
   Wenn die Übungen in der Bauchlage nicht mehr durchgeführt werden können, kann im Sitzen weitertrainiert werden (Abb. 8.**32**).

Dehnung des Damms und der Adduktoren

Zusätzlich zu den abgewandelten Kniebeugen bereiten diese Übungen die Beine und das Becken auf die Geburt vor. Die Schwangere kann diese Übungen selbständig durchführen.

1. Die Frau soll in der Rücken- oder Seitlage die Beine abduzieren und die Knie an sich heranziehen. Diese Position wird solange wie möglich gehalten (mindestens jedoch 10 Sek.).
2. Die Frau setzt sich auf einen niedrigen Hocker und abduziert die Beine soweit wie möglich, die Kniegelenke sind gebeugt und die Füße flach auf dem Boden aufgestellt.

Entspannungs- und Atemübungen

Um die Entspannungsfähigkeit zu entwikkeln, muß man zuerst Belastung und Muskelspannung wahrnehmen können. Die Techniken der bewußten Entspannung ermöglichen einer Person, mit den verschiedensten Belastungen umzugehen und sie zu kontrollieren, indem sie mental wachsam ist, um die Anforderungen anzunehmen, während die Muskulatur entspannt wird, die für die entsprechende Aktivität überflüssig ist. Dies ist insbesondere während der Wehen und bei der Entbindung notwendig, da es in deren Verlauf immer wieder Situationen gibt, bei denen die Frau sich entspannen und die physiologischen Prozesse geschehen lassen soll, ohne übermäßige Spannung in der Muskulatur. Entspannungstechniken, um Belastungen zu verkraften, werden in Kapitel 15 beschrieben. Außerdem werden folgende Richtlinien empfohlen, um die Schwangere auf die Geburt vorzubereiten.

1. Vorstellungsbilder
   Musik und verbale Führung werden eingesetzt, um der Frau zu helfen, sich auf ein entspannendes mentales Bild zu konzentrieren. Der Schwangeren wird vorgeschlagen, sich dieses Bild beim Entspannungstraining vor Augen zu führen, so daß sie später dies Bild abrufen kann, wenn sie sich entspannen möchte.
2. Muskelanspannung
   a. Die Schwangere soll sich bequem hinlegen.
   b. Es wird mit der kaudalen Körperhälfte begonnen. Sie soll die Muskulatur der Füße, der Unterschenkel, der Oberschenkel, des Beckenbodens und des Gesäßes nacheinander leicht anspannen.
   c. Als nächstes werden die Muskeln der oberen Extremitäten und des Rumpfes und zum Schluß des Kopfes angespannt. Dann soll sie entspannen und der Entspannung nachspüren.
   d. Es wird betont, wie wichtig es ist, sich genau zu konzentrieren und auf die

Wahrnehmung der Muskeln und der Muskelentspannung zu achten.

3. Selektive Spannung
   Die Entspannungsübung wird weiter gesteigert, indem die Muskulatur eines Körperabschnitts angespannt wird, während der andere entspannt bleiben soll. Bei der Anspannung der Faust und der oberen Extremität sollen die Füße und die Beine entspannt bleiben. Der Schwerpunkt liegt auf der Wahrnehmung der beiden unterschiedlichen Spannungszustände und der Fähigkeit, diese zu kontrollieren.
4. Atmung
   Allgemeine Atemtechniken werden in Kapitel 19, s. S. 585, beschrieben. Langsame und tiefe Zwerchfellatmung ist die effektivste Methode des Luftaustauschs für die Anwendung bei Enspannungstechniken und zum Einsatz während der Wehen.
   a. Der Schwangeren wird beigebracht, den Bauch während der Einatmung zu entspannen, so daß sie das Gefühl hat, der Bauch würde sich mit Luft füllen. Bei der Ausatmung wird der Bauchraum wieder kleiner. Ein Einsatz der Bauchmuskulatur ist bei der entspannten Ausatmung nicht notwendig.
   b. Um eine Hyperventilation zu vermeiden, darf nicht tief und schnell geatmet werden. Wenn sich die Schwangere schwindelig fühlt oder ein Kribbeln in den Lippen und den Fingern empfindet, soll sie die Atemintensität herabsetzen.
5. Entspannung des Beckenbodens
   a. Die Schwangere wird angeleitet, den Beckenboden wie bei den Kräftigungsübungen anzuspannen und dann die Spannung bewußt zu lösen und dabei die Entspannung des Beckenbodens zuzulassen.
   b. Diese Übung wird mit der Atmung koordiniert. Die Frau soll sich auf eine ruhige tiefe Atmung konzentrieren und den Beckenboden vollständig entspannen.
6. Entspannung und Atmung während der Wehen
   a. Eröffnungs- und Übergangsphase:
      Wenn die Wehen eingesetzt haben, steigern sich die Kontraktionen des Uterus. Die Entspannung wird also zunehmend schwieriger. Die Schwangere muß mit den empfohlenen Techniken vertraut sein, um sich gut entspannen zu können.
      - Der Vater des Kindes, ein Familienmitglied oder ein enger Freund sollte anwesend sein, um sie zu unterstützen und es ihr so bequem wie möglich zu machen.
      - Es sollen unterschiedliche entspannende Positionen gesucht werden. Dazu gehören Gehen, von Kissen unterstützt Liegen und leichte Bekkenbewegungen.
      - Bei jeder Wehe soll möglichst langsam geatmet werden, dabei kann das Vorstellungsbild aus der Schwangerschaft oder die Konzentration auf ein reales Bild helfen. Andere Vorschläge sind Singen, Sprechen oder Stöhnen während der Wehe, um zu verhindern, daß die Luft angehalten wird, und um eine langsame Atmung zu unterstützen.
      - In der Übergangsphase empfindet die Schwangere häufig einen Preßdrang. In diese Phase kann die Frau hecheln, um nicht zu pressen.
      - Massagen oder Druck auf die schmerzenden Gebietehelfen, die Aufmerksamkeit von den Wehen abzulenken, besonders wenn die Gebärende ihre eigenen Hände einsetzt.
      - Wärme- oder Kälteanwendungen können lokal an den schmerzenden Stellen eingesetzt werden. Das Gesicht kann mit einem kalten Tuch abgewischt werden.
   b. Austreibungsphase:
      Wenn der Muttermund vollständig geöffnet ist, kann sich die Frau aktiv am Geburtsvorgang beteiligen, indem sie die Uteruskontraktion unterstützt und das Kind durch den Geburtskanal drückt.

- Während der Wehe atmet die Frau tief ein, spannt die Bauchmuskeln an und atmet langsam wieder aus. Dadurch erhöht sich der Druck intraabdominal und gleichzeitig entspannt sich der Beckenboden.

Vorsicht: Wenn die Frau die Luft anhält, erhöht sich die Spannung und der Widerstand des Beckenbodens. Außerdem hat das Pressen mit geschlossener Glottis nachteilige Effekte auf das Herz-Kreislauf-System.

- Für eine effektive Austreibung ist es besonders wichtig, die Bein- und Dammuskulatur locker zu lassen, es kann hilfreich sein dabei Gesichts- und Kiefermuskulatur zu entspannen.
- Zwischen den Kontraktionen, sollte eine Ganzkörperentspannung erfolgen.
- Bei der Geburt des Kindes sollte die Frau angeleitet werden, loszulassen und leicht zu hecheln oder zu stöhnen, um den Beckenboden zu entspannen, während er gedehnt wird.

Kontraindizierte Übungen während der Schwangerschaft

Bilaterale Streckhebung

Diese Übung belastet die Bauchmuskulatur und den unteren Rücken mehr, als in der Regel toleriert werden kann. Sie kann zu Verletzungen oder einer Rektusdiastase führen und sollte aus diesen Gründen auch nicht versucht werden.

„Feuerhydrantübung"

Bei dieser Übung befindet sich die Patientin auf allen Vieren; die Hüft- und Kniegelenke sind gebeugt. Aus dieser Stellung wird ein Bein abduziert. Wird das Bein zu weit abgehoben, kann es zu einer Kompression des Iliosakralgelenkes kommen. Die Übung kann durchgeführt werden, solange die Hüftabduktion sich auf das physiologische Bewegungsausmaß beschränkt (Abb. 21.**4**). Frauen, die schon Beschwerden im Iliosakralgelenk hatten, sollten diese Übung nicht durchführen.

Hüftgelenksextension im Vierfüßlerstand

Diese Übung kann in der Art, wie vorher beschrieben (Abb. 17.**9**), schonend ausgeführt werden. Sie wird erst dann gefährlich und kann Beschwerden im unteren Rücken auslösen, wenn das Bein über das physiologische Bewegungsausmaß hinaus nach oben angehoben wird,

Aktivitäten mit Einbeinbelastung

Die unilaterale Belastung (wozu auch die Easy-standing-Position gehört, wenn die Hauptbelastung nur auf einem Bein ist und das Becken der Gegenseite absinkt) kann während der Schwangerschaft Irritationen des Iliosakralgelenks auslösen und sollte insbesondere von den Frauen vermieden werden, die in ihrer Anamnese schon Iliosakralbeschwerden hatten. Zusätzlich kann die einseitige Belastung wegen der Gewichtszunahme und der Verlagerung des Körperschwerpunkts auch Gleichgewichtsprobleme mit sich bringen. Die Haltung wird zu einem besonderen Problem, wenn die Frau nach der Entbindung das Kind auf einer ihrer Hüften trägt. Jede vorhandene Asymmetrie wird betont, und es können sich schmerzhafte Beschwerden entwickeln.

Wichtige Übungen während des Wochenbetts und der Rückbildung

Komplikationslose vaginale Geburt

Mit den Übungen kann begonnen werden sobald die Frau nach der Entbindung zu üben bereit ist. Alle Übungen, die während der Schwangerschaft durchgeführt wurden, können auch bedenkenlos im Anschluß an die Geburt gemacht werden. Einige Übungen sollten so bald wie möglich nach der Geburt angeleitet werden.

1. Beckenbodenkräftigung: Die Übungen sollten so bald wie möglich nach der Geburt begonnen werden. Diese Übungen verbessern die Durchblutung und unterstützen die Heilung.

2. Korrektur einer Rektusdiastase: Etwa 3 Tage nach der Geburt kann mit den entsprechenden Übungen begonnen werden. Sie sollten solange fortgesetzt werden, bis die Rektusdiastase auf 2 cm verkleinert wurde. Ab diesem Zeitpunkt können auch schwierigere Bauchmuskelübungen angeleitet werden. Die ersten 3 Tage nach der Geburt ist die Bauchmuskulatur noch so überdehnt, daß kein genauer Test bezüglich der Rektusdiastase durchgeführt werden kann. Deswegen sollte der Test erst 3 Tage nach der Entbindung gemacht werden.
3. Ausdauer- und Kräftigungsübungen: Sobald die Frau sich wieder wohlfühlt, kann mit einem gesteigerten Übungsprogramm begonnen werden. Bevor jedoch anstrengende Übungen ausgeführt werden, sollte die Frau einer körperlichen Untersuchung unterzogen werden.

Vorsichtsmaßnahmen

1. Wenn die Blutung zunimmt oder das Blut hellrot wird, sollten die Übungen verschoben werden. Die Frau sollte sich mehr schonen und längere Ruhezeiten einhalten.
2. Die Gelenkschwäche kann noch einige Zeit nach der Entbindung anhalten, insbesondere, wenn die Frau stillt. Aus diesem Grund sollte ein guter Gelenkschutz durchgeführt werden (s. o.).
3. Es ist wichtig, daß die Frau sich gut aufwärmt und die Übungen mit einer „Cooldown-Phase" beendet.
4. Die Stellung in Bauchlage mit den Knien unter den Brustkorb gezogen sollte die ersten 6 Wochen nach der Geburt wegen der Gefahr einer Luftembolie vermieden werden (Abschnitt „Übungen in der Schwangerschafts- und Rückbildungsgymnastik", s. S. 534).

Kaiserschnittgeburt

Definition

Eine Kaiserschnittgeburt ist die Entbindung eines Kindes durch einen Schnitt in der Bauchdecke und den Uterus im Gegensatz zur Geburt durch den Beckenkanal und die Vagina. Es kann eine Vollnarkose, spinale oder epidurale Anästhesie eingesetzt werden.

Bedeutung für die Physiotherapeuten

1. In den Vereinigten Staaten ist der Kaiserschnitt die am häufigsten durchgeführte Operation.
2. 22,7 % aller Lebendgeburten waren 1985 Kaiserschnittentbindungen; Physiotherapeuten, die in der Geburtshilfe tätig sind, haben mit hoher Wahrscheinlichkeit auch Frauen nach einem Kaiserschnitt zu behandeln.
3. Frauen, die mit Kaiserschitt entbunden haben, müssen auch ihren Beckenboden rehabilitieren. Viele haben eine lange Wehenaktivität und viele Preßversuche hinter sich, bevor die Entscheidung für einen Kaiserschnitt getroffen wurde. Aus diesem Grund haben die Beckenbodenmuskulatur und die anderen Gewebe auch die Belastungen der Wehen erfahren. Außerdem bedeutet die Schwangerschaft selbst schon eine gewisse Beanspruchung des Beckenbodens.
4. Die Behandlung einer Frau nach einem Kaiserschnitt entspricht im großen und ganzen der Nachbehandlung einer vaginalen Geburt. Allerdings ist ein Kaiserschnitt eine große Bauchoperation mit allen möglichen Komplikationen und Risiken. Deswegen bedarf eine Frau nach einem Kaiserschnitt noch zusätzlich einer allgemeinen postoperativen Behandlung.
5. Viele Geburtsvorbereitungskurse bereiten die Frauen bzw. die Ehepaare nicht ausreichend auf eine Kaiserschnittgeburt vor. Aus diesem Grund haben viele Frauen nach einem Kaiserschnitt das Gefühl, daß ihr Körper versagt hat, und es treten oft stärkere emotionale Schwierigkeiten auf als bei Frauen, die auf traditionelle Weise entbunden haben.

Allgemeine Ziele und Behandlung

Ziele	Behandlung
Verbesserung der Lungenfunktion und Pneumonieprophylaxe	Atemtherapie, Hust- und Hüsteltechniken
Schmerzlinderung an der Inzision beim Husten, bei Bewegungen oder beim Stillen	Postoperatives TENS Stützen der Wunde mit einem Kissen beim Husten oder Stillen Schutz der Wunde mit den Händen oder einem Kissen während der Übungen Instruktion bezüglich der Wundpflege und des Verletzungsrisikos
Thromboseprophylaxe	Aktive Beinübungen Frühmobilisation
Heilungsförderung des Schnitts; Adhäsionsprophylaxe	Leichte Bauchmuskelübungen unter Schutz der Wunde Narbenmobilisation und Friktionsmassagen
Linderung der postoperativen Beschwerden, wie Blähungen, Juckreiz, oder der durch den Katheter hervorgerufenen Beschwerden	Instruktion über die Lagerung, Massage, und unterstützende Übungen
Haltungsverbesserung	Haltungsschulung
Sichere Alltagsbewegungen zur Vermeidung von Verletzungen	Instruktion bezüglich der Wundschienung und der Ausgangsstellungen für die Alltagsbewegungen Einüben der Bewegungsabläufe
Beckenbodenrehabilitation	Beckenbodenübungen

Empfohlene Aktivitäten nach einer Kaiserschnittentbindung

Alle Übungen aus der Schwangerschafts- und Rückbildungsgymnastik sollten von der Frau durchgeführt werden (s. dort)

1. Die Frau sollte angeleitet werden, so bald wie möglich nach dem Kaiserschnitt mit vorbeugenden Übungen zu beginnen.
   a. Übungen mit der Sprunggelenkspumpe, aktives Bewegen der Beine und Gehen, um die Durchblutung zu unterstützen und eine venöse Stase zu vermeiden.
   b. Anleitung von Beckenbodenübungen, um den Tonus wiederherzustellen und die Kontrolle der Muskulatur wiederzuerlangen.
   c. Atemübungen und Husttechniken werden eingesetzt, um einer Pneumonie vorzubeugen.
2. Die Bauchmuskelübungen müssen langsamer gesteigert werden. Es wird auf eine Rektusdiastase hin untersucht und das Wundgebiet geschützt, wie auch bei den Übungen zur Korrektur einer Diastase. Zu Beginn werden vorsichtige Anspannungsübungen durchgeführt und dann entsprechend der Toleranz der Patientin gesteigert.
3. Die Haltungskorrektur wird geschult, um, wenn es nötig ist, die Haltungswahrnehmung zu verbessern und die Haltung vor der Schwangerschaft wieder zu erreichen. Die Bewegungskontrolle des Schultergürtels wird auch trainiert, damit die Muskulatur besser den gestiegenen Anforderungen bei der Säuglingspflege begegnen kann.
4. Der Patientin wird erklärt, daß eine tiefe Zwerchfellatmung für die Lungenbelüftung von großer Bedeutung ist, ins-

besondere bei den Übungen, sowie entspannende Atemtechniken zur Verminderung von Streß und zur Förderung der Entspannung.
5. Die Frau sollte mindestens 6–8 Wochen warten, bis sie wieder anstrengende Trainingseinheiten absolviert. Sie sollte darauf hingewiesen werden, daß es wichtig ist, das Trainingspensum in einem sicheren und kontrolierten Maß zu steigern und nicht sofort mit dem Trainingsniveau, das vor der Schwangerschaft ausgeführt wurde, zu beginnen.

Husten oder druckloses Hüsteln

1. Das Husten wird durch die Schmerzen erschwert. Eine Alternative ist das Hüsteln. Es handelt sich hierbei um einen Ausatemstoß, der durch das Zwerchfell und nicht mit Hilfe der Bauchmuskulatur ausgelöst werden sollte. Die Bauchmuskeln sollten sogar nach kranial und innen gezogen anstatt nach außen geschoben werden, um den intraabdominalen Druck zu verringern und die Narbe weniger zu belasten.
2. Das Hüsteln muß schnell geschehen, um ausreichend Kraft zu entwickeln den Schleim zu befördern.
3. Anleitung des Patienten:
   a. Der Schnitt wird mit einem Kissen oder mit der Hand geschützt.
   b. Nun wird kraftvoll „ha" gesagt und dabei der Bauch eingezogen.

Übungen, um Blähungsschmerzen zu vermindern

1. Der Bauch wird massiert oder geknetet, während die Frau auf der linken Seite liegt.
2. Gemeinsam mit der Massage können auch Beckenbewegungen oder Bridging durchgeführt werden.
3. Bridging und Rumpfdrehungen können verbunden werden. Die Frau hält das Becken in der Bridgingposition oben, während sie gleichzeitig die Hüften nach rechts und links dreht. Zu Beginn des Wochenbetts sollte diese Übung nur mit Vorsicht angewendet werden, da sie eine Luftembolie begünstigen kann.
4. Bauchmuskelübungen (partial abdominal curl up).

Narbenmobilisation

Sobald die Heilung der Narbe weit genug fortgeschritten ist, können Querfriktionen eingesetzt werden. Dadurch wird Verklebungen vorgebeugt, die später zu Haltungsproblemen und damit verbundenen Rückenbeschwerden führen könnten.

Risikoschwangerschaften

Definition

Eine Risikoschwangerschaft liegt bei den Frauen vor, die Erkrankungen oder Beschwerden haben, die für die Mutter oder das ungeborene Kind ein erhöhtes Risiko von Krankheit oder Tod bedeuten. Ein solcher Zustand kann schon vor der Schwangerschaft existieren, durch sie ausgelöst sein, oder es handelt sich um eine unphysiologische Reaktion während der Schwangerschaft. Das Ziel der ärztlichen Intervention ist, eine frühzeitige Geburt zu vermeiden, indem Bettruhe, allgemeine Schonung und Medikamente unter Berücksichtigung des Befundes verordnet werden.

Zustände, die ein erhöhtes Risiko bedeuten

Vorzeitiger Blasensprung

Unter einem vorzeitigen Blasensprung versteht man das Zerreißen der Fruchtblase und den Verlust von Fruchtwasser, bevor die Geburt begonnen hat. Der Fötus kann dadurch gefährdet werden, wenn er zu diesem Zeitpunkt noch nicht vollständig entwickelt ist. Die Geburt kann kurze Zeit nach dem Blasensprung einsetzen. Außerdem steigt das Risiko einer Infektion des Fötus, wenn der Schutz der Fruchtblase nicht mehr besteht.

Vorzeitige Wehen

Von vorzeitigen Wehen spricht man, wenn sie vor der 37. Schwangerschaftswoche oder bevor die Entwicklung des Kindes abgeschlossen ist, einsetzen. Das Leben des Fötus ist gefährdet, wenn die Geburt zu früh stattfindet.

Zervixinsuffizienz

Hierbei handelt es sich um eine schmerzlose Dilatation des Muttermundes während des 2. Trimesters (nach der 16. Schwangerschaftswoche) oder zu Beginn des 3. Trimesters. Sie führt zu einem vorzeitigen Blasensprung und der Geburt eines unreifen Fötus, der nicht in der Lage ist, zu überleben.

Placenta praevia

Eine Plancenta praevia liegt vor, wenn die Plazenta sich sehr kaudal an der Uteruswand in der Nähe des Muttermundes angesiedelt hat. Bei der Erweiterung des Muttermundes beginnt sich die Plazenta von der Wand des Uterus zu lösen und kann vor dem Fötus in den Geburtskanal fallen. Dadurch kann das Leben des Kindes gefährdet werden. Symptome einer Placenta praevia können intermittierend wiederkehrende schmerzlose Blutungen sein, die an Intensität zunehmen.

EPH-Gestose (schwangerschaftsinduzierte Hypertonie (SIHT) oder Präeklampsie)

Die Symptome einer EPH-Gestose sind Wassereinlagerungen im Gesicht und den Beinen (E), eine Proteinurie (P) und eine Hypertonie (H). Dies kann bei einer Verstärkung der Symptome zu Krampfanfällen, Koma und Tod der Mutter führen (Eklampsie). In der Regel tritt die EPH-Gestose im letzten Schwangerschaftsdrittel auf und verschwindet wieder nach der Geburt. Die Ursachen sind nicht bekannt.

Mehrlingsschwangerschaften

Wenn die Frau mehr als einen Fötus austrägt, kann es zu folgenden Komplikationen kommen: vorzeitige Wehen und Geburt, eine Erhöhung der perinatalen Säuglingssterblichkeit, geringeres Geburtsgewicht der Kinder und ein höheres Risiko von Komplikationen bei der Mutter (z. B. Hypertonie).

Allgemeine Ziele und Behandlung bei den Risikoschwangeren mit verordneter Bettruhe

Ziele	Behandlung
Verminderung der Steifigkeit	Lagerung Anleitung von Gelenkbewegungen im freien Bewegungsausmaß
Erhaltung von Muskellänge und -kraft, Verbesserung der Durchblutung	Dehnungen und Dehnungsübungen innerhalb der Grenzen, die durch den Arzt gesetzt werden
Verbesserung der Wahrnehmung	Bewegungsübungen mit so vielen Körperteilen wie möglich
Verbesserung der Haltung innerhalb der gesetzten Grenzen	Haltungsschulung entsprechend der erlaubten Aktivität Mobilisierung im Bett und Schulung der Lagewechsel, wenn möglich
Linderung der Langeweile	Variation der Übungen und der Ausgangsstellungen
Bewältigung der emotionalen Belastungen und Entspannungsverbesserung	Entspannungstechniken
Geburtsvorbereitung	Erklärung des Geburtsverlaufs, Atemschulung, Übungen vor und während der Wehen
Beschleunigung der Erholung nach der Geburt	Anleitung der Übungen und Erstellung eines Hausprogrammes für Wochenbett und Rückbildung Schulung korrekter Bewegungsabläufe

Diabetes

Eine Erkrankung an Diabetes kann bei der Mutter schon vor der Schwangerschaft vorliegen oder erst durch die physiologischen Belastungen während der Schwangerschaft auftreten. Gestationsdiabetes heilt in der Regel nach der Geburt aus, es bleibt jedoch ein erhöhtes Risiko einer erneuten Diabeteserkrankung in der Zukunft.

Beschwerden und Komplikationen bei Patientinnen mit Bettruhe

1. Steifigkeit der Gelenke und Muskelschmerzen.
2. Muskelschwäche und -atrophie.
3. Vaskuläre Komplikationen.
4. Verminderung der Wahrnehmung der distalen Körperabschnitte.
5. Obstipation als Folge des Bewegungsmangels.
6. Haltungsveränderungen.
7. Langeweile.
8. Emotionale Belastungen; es kann das Risiko bestehen, daß die Patientin ihr Kind verliert.
9. Schuldgefühle, da die Patientin denkt, daß ihre Aktivität die Probleme verursacht hat, oder sie nicht gut genug auf sich aufgepaßt hat.
10. Angst vor der bevorstehenden Geburt oder der Situation zu Hause.

Richtlinien und Vorsichtsmaßnahmen

1. Alle Übungsprogramme für Risikoschwangere sollten individuell entsprechend der Diagnose, der Einschränkungen des physiotherapeutischen Befundes und nach Absprache mit den Ärzten erstellt werden. Die Aktivitäten sollten sich nach den Bedürfnissen der Patientin richten, den Zustand jedoch nicht weiter verkomplizieren.
2. Der Therapeut sollte nach jeder Behandlung einen Wiederbefund erstellen und jede Veränderung notieren.
3. Die Patientin muß während jeder Übung genau beobachtet werden.
4. Einige Übungen, z.B. Bauchmuskelübungen, können Uteruskontraktionen auslösen und müssen in diesem Fall verändert oder ganz weggelassen werden.
5. Eine volle Blase kann auch Wehen auslösen. Aus diesem Grund sollte die Patientin aufgefordert werden, häufig ihre Blase zu entleeren.
6. Jede Kontraktion des Uterus, Blutung oder Abgang von Fruchtwasser muß genau beobachtet und dem zuständigen Arzt gemeldet werden.
7. Die Patientin darf auf keinen Fall pressen. Jede Druckerhöhung im intraabdominalen Raum sollte vermieden werden.
8. Die Übungen sollten langsam, fließend, einfach und nicht anstrengend sein.
9. Es ist wichtig, eine gute Beziehung zur Patientin aufzubauen; sie muß dem Therapeuten vertrauen.
10. Viele Risikoschwangerschaften enden mit einer Kaiserschnittgeburt, aus diesem Grund sollten die Frauen genau über den Ablauf einer solchen Geburt und deren Nachbehandlung informiert werden.
11. Jede Bewegung sollte eine maximale Muskelanspannung beinhalten.
12. Die Patientin wird angeleitet, sich selbst zu beobachten.

Beispielhafte Übungsprogramme für Risikoschwangere

1. Anleitung verschiedener Lagerungen:
   a. Seitlage auf der linken Seite, um eine Kompression der Vena cava zu vermeiden, das Herzminutenvolumen zu erhöhen und die Ödeme in der unteren Extremität zu verringern.
   b. Unterstützung verschiedener Körperabschnitte mit Kissen, um die Entspannung zu fördern.
   c. Es kann auch kurze Zeit auf dem Rücken gelegen werden, mit einem Keil unter der rechten Hüfte, um eine Kompression der Vena cava inferior zu vermindern (Abb. 17.**6**).
   d. Abgewandelte Bauchlage (aus der Seitlage rollt die Patientin teilweise auf den Bauch, wobei ein Kissen unter den Bauch gelegt wird). In dieser Lage können Rückenschmerzen und Druckschmerzen gelindert werden.

2. Anleitung zum Bewegen:
   a. Aktives Bewegen aller Gelenke wird miteinbezogen.
   b. Die Bewegungen sollten langsam, unbelastend und, wenn möglich, durch das gesamte Bewegungsausmaß durchgeführt werden.
   c. Ist die Bewegung gegen die Schwerkraft zu belastend, so wird unter Ausschaltung der Schwerkraft geübt.
   d. Die Anzahl der Wiederholungen und die Übungshäufigkeit richtet sich nach dem individuellen Befund der Patientin.
3. Empfohlene Übungen:
   a. Ausgangsstellung Liegen:
      - In der Rücken- oder Seitlage werden die Knie im Wechsel zur Brust gezogen,
      - Übungen mit der Sprunggelenkspumpe,
      - Schulter-, Ellenbogen- und Fingergelenke werden flektiert und extendiert; Schulterkreisen, die Arme zur Decke strecken,
      - unilaterale Streckhebung aus der Rücken- oder Seitlage,
      - bilaterale aktive Bewegungen der Arme und Beine in diagonalen Mustern,
      - Ab- und Adduktion der Beine,
      - Beckenbewegungen, Bridging und Anspannungsübungen für den M. glutaeus maximus,
      - Bauchmuskelübungen (Test auf Rektusdiastase); diese Übungen sollten nur sehr sanft sein, und die Reaktion der Patientin sollte genau beobachtet werden, sowie
      - Beckenbodenübungen.
   b. Ausgangsstellung Sitzen (kann untersagt sein):
      - Füße über die Bettkante baumeln lassen,
      - Dehnung der Hüftgelenksadduktoren und -innenrotatoren (Schneidersitz),
      - Liegestützen mit der oberen Extremität,
      - aktives Bewegen in diagonalen Mustern der Arme und Beine,
      - Übungen mit der Sprunggelenkspumpe,
      - aktive, alternierende Kniegelenksflexion und -extension,
      - Knieextension in Kombination mit Dorsalextension des oberen Sprunggelenks zur Dehnung der ischiokruralen Muskelgruppe,
      - Arme zur Decke strecken, dann zur Seite, dann Armkreisen,
      - Skapularetraktion, wobei die Arme hinter dem Kopf gehalten werden, sowie
      - Bewegen der Halswirbelsäule mit dem Schwerpunkt auf die Flexion und Seitneigung.
   c. Ausgangsstellung Gehen (dies ist meist kontraindiziert; wenn es erlaubt ist, so nur, um die Toilette zu benutzen):
      - Gute Haltung beim Gehen,
      - Zehen- und Fersengang,
      - vorsichtige geringgradige Kniebeugen zur Dehnung des M. quadriceps femoris sowie
      - Rotationen der unteren Extremitäten.
4. Entspannungstechniken (Abschnitt „Übungen in der Schwangerschafts- und Rückbildungsgymnastik", s. S. 534)
5. Mobilisierung im Bett und Schulung der Bewegungsübergänge:
   a. Bewegung zum Kopfende, zum Fußende und von einer Seite zur anderen im Bett,
   b. Rollen im Bett: die Halswirbelsäule und die Extremitäten werden eingesetzt, um bei der Bewegung zu helfen, sowie
   c. Bewegungsübergang von der Rückenlage zum Sitz mit Hilfe der Arme.
6. Geburtsvorbereitung:
   a. Entspannungstechniken,
   b. abgewandelte Hocke: in der Rücken-, Seitlage oder im Sitz werden die Knie an die Brust gezogen (Abschnitt „Kaiserschnitt", s. S. 546)
   c. Beckenbodenentspannung sowie
   d. Atemübungen.

7. Anleitung der Rückbildungsübungen (Abschnitt „Übungen in der Schwangerschaft- und Rückbildungsgymnastik", s. S. 534).

Zusammenfassung

In diesem Kapitel wurde für die Therapeuten, die in der Geburtshilfe arbeiten, ein Überblick über die Schwangerschaft und die Geburt gegeben. Es wurden die anatomischen und physiologischen Veränderungen während der Schwangerschaft aufgezählt. Dazu gehören die Gewichtszunahme, Veränderungen der Organsysteme und Haltungsveränderungen. Einige von der Schwangerschaft verursachte Pathologien wurden beschrieben, wie die Rektusdiastase, Rückenschmerzen, Varikose, Bekkenbodeninsuffizienz und Schwächung des Bandapparates sowie die Richtlinien ihrer Behandlung. Es wurden auch die Reaktionen der Schwangeren und des Kindes auf aerobe Übungen besprochen.

Spezifische Übungen in der Schwangerschafts- und Rückbildungsgymnastik wurden erklärt, wobei auch die Schwerpunkte, Kontraindikationen und Dosierungen der Übungen miteinbezogen wurden. Am Ende des Kapitels wurde die Kaiserschnittentbindung und die Behandlung von Risikoschwangeren gesondert behandelt.

18 Erkrankungen des Gefäß- und Lymphsystems der Extremitäten

Gefäßerkrankungen, die die Durchblutung der Extremitäten beeinträchtigen, können zu einem deutlichen Funktionsverlust entweder der oberen oder der unteren Extremität führen. Die Störung der Durchblutung kann durch eine ganze Anzahl unterschiedlicher akuter und chronischer Pathologien hervorgerufen werden, die unter dem Begriff periphere (oder arterielle) Verschlußkrankheit zusammengefaßt werden (AVK). Es kann das arterielle, venöse oder lymphatische Gefäßsystem betroffen sein. Auch ein chirurgischer Eingriff, der das lymphatische System in Mitleidenschaft zieht, kann eine periphere Verschlußkrankheit auslösen. Ein Beispiel dafür ist die Lymphknotenentfernung oder -bestrahlung bei der Behandlung eines Mammakarzinoms. Beide Vorgehensweisen können für die effektive Behandlung des Karzinoms notwendig werden, jedoch auch zu einem chronischen Lymphödem der oberen Extremität führen.

Um einen umfassenden Befund eines Patienten mit einer peripheren Gefäßerkrankung zu erheben und ihn adäquat zu behandeln, muß der Therapeut ein umfangreiches Wissen über die körperlichen Einschränkungen haben, die mit den unterschiedlichen arteriellen, venösen und lymphatischen Erkrankungen einhergehen. Zusätzlich dazu sollte der Physiotherapeut sich auch des Nutzens und der Grenzen therapeutischer Übungen bei der Befundaufnahme und Behandlung von Patienten mit Gefäßerkrankungen bewußt sein. Therapeutische Übungen sind nur eines von vielen Verfahren für die Behandlung bei Gefäßerkrankungen. Sie werden hier jedoch besonders hervorgehoben, wenn ihre Anwendung angezeigt ist.

Ziele

In diesem Kapitel lernt man:

1. häufige akute und chronische Gefäßerkrankungen der Extremitäten zu definieren, die infolg chirurgischer Eingriffe auftreten und das arterielle, venöse oder lymphatische System betreffen,
2. die primären und sekundären Einschränkungen, die mit den unterschiedlichen Gefäßerkrankungen einhergehen, zu beschreiben,
3. die Bedeutung der Übungen bei der Befundaufnahme und Vorsorgeuntersuchung (Screening) von Patienten mit bekannten oder vermuteten Gefäßerkrankungen der Extremitäten zu erklären,
4. die Prinzipien und die Effektivität therapeutischer Übungen bei der Rehabilitation von Patienten mit bestimmten Gefäßerkrankungen zu beschreiben,
5. die Behandlungsziele und den Behandlungsaufbau für Patienten mit akuten oder chronischen peripheren Gefäßerkrankungen, die zu einer Dysfunktion der arteriellen, venösen oder lymphatischen Durchblutung führen, zu umreißen,
6. die vaskulären, respiratorischen und funktionellen Beschwerden sowie die Beschwerden am Bewegungsapparat aufzuzählen, die bei Patienten im Anschluß an eine Mammaamputation auftreten können,
7. die Behandlungsziele und den Behandlungsaufbau für Patienten nach einer Mammaamputation kennen,
8. die Vorsichtsmaßnahmen und Kontraindikationen bei der Behandlung von Patienten mit Gefäßerkrankungen zu erklären.

Arterielle Erkrankungen

Formen der arteriellen Erkrankungen

Akuter arterieller Verschluß

1. Ein akuter Stillstand der peripheren arteriellen Durchblutung kann durch einen Thrombus (Blutgerinnsel), eine Embolie oder eine Verletzung der Arterie ausgelöst werden.

a. Am häufigsten ist die Lage eines arteriellen Embolus an der Bifurkation der A. femoralis und der A. poplitea; er kann natürlich auch an allen anderen Bifurkationen der Extremitätenarterien auftreten.
b. Quetschungsverletzungen der Extremitätengefäße können auch die arterielle Durchblutung unterbrechen und müssen schnell operiert werden, um die Durchblutung wiederherzustellen und eine Nekrose zu vermeiden.

2. Infolge eines Verschlußes kann die Durchblutung der Extremität vollständig oder teilweise unterbrochen werden, und es kommt zu einem Verlust oder einer Verminderung des Extremitätenpulses.
3. Die Bedeutung des Problems hängt von der Lokalisation und der Größe des Verschlusses sowie von der Verfügbarkeit von Kollateralen in diesem Gebiet ab.
4. Gibt es nur wenige oder keine Kollateralen, führt ein arterieller Verschluß zu einer Ischämie des Gewebes und möglicherweise zu einem Gangrän des distalen Abschnitts der Extremität.

Chronische arteriosklerotische Gefäßerkrankung (arterielle Verschlußkrankheit, AVK)

1. Die AVK ist die häufigste aller arteriellen Erkrankungen, die die untere Extremität betreffen.
2. Die Durchblutung wird durch eine Verengung, Fibrose und Verschluß der großen und mittleren Arterien in der Regel der unteren Extremitäten zunehmend schlechter.
3. Die Erkrankung ist bei alten Menschen am häufigsten und steht oft in Zusammenhang mit einem Diabetes mellitus.

Thrombangiitis obliterans (Winiwarter-Buerger-Erkrankung)

1. Bei dieser chronische Erkrankung, die vor allem bei jungen männlichen Rauchern auftritt, kommt es zu einer entzündlichen Reaktion der Arterien auf das Nikotin.
2. Anfangs tritt sie in den kleinen Gefäßen der Hände und Füße auf und breitet sich dann nach proximal aus, führt zu einer Vasokonstriktion, verminderten arteriellen Extremitätendurchblutung, Ischämie und letztendlich zu einer Nekrose und Ulzeration der Weichteile.
3. Das Ergebnis ist eine verminderte arterielle Extremitätendurchblutung.
4. Die entzündliche Reaktion sowie die daraus resultierenden Symptome können unter Kontrolle gebracht werden, wenn der Patient das Rauchen einstellt.

Morbus Raynaud

1. Hierbei handelt es sich um eine funktionelle Gefäßerkrankung, bei der es zu einem Vasospasmus kommt, der meist die Arteriolen und kleinen Arterien der Finger betrifft.
2. Die Ursache ist eine Abnormalität des sympathischen Nervensystems und tritt in der Regel bei jungen Patienten auf.
3. Kennzeichen der Raynausch-Krankheit sind:
   a. Kälteempfindlichkeit,
   b. Erblassen und Zyanose der Fingerspitzen und des Nagelbetts sowie
   c. starke Schmerzen, Sensibilitätsverlust (Kribbeln oder Taubheit) und eine Einschränkung der Handfunktion.
4. Die Symptome sind langsam rückläufig, wenn die Hand wieder warm wird.

Symptome arterieller Erkrankungen

Veränderungen der Hautfarbe und -temperatur

1. Pallor (Blässe): die Haut wird kreidebleich, weiß.
2. Die Haut glänzt und erscheint wachsartig, der Haarwuchs distal der Insuffizienz vermindert sich.
3. Absinken der Hauttemperatur.
4. Die Haut ist trocken.
5. Ulzerationen treten insbesondere an belasteten Stellen und über Knochenvorsprüngen auf.
6. Auftreten eines Gangräns.

Veränderungen der Sensibilität

1. Verminderung der Kälte- und Hitzetoleranz.
2. Parästhesien:
   a. Kribbeln, eventuell Taubheit der distalen Extremitätenabschnitte.
   b. Anfälligkeit für Wundinfektionen nach banalen Hautverletzungen.

Schmerzen

1. Claudicatio intermittens
   a. Muskelkrämpfe und Schmerzen bei Belastungentstehen, wenn es zu einer insuffizienten Blutversorgung und Ischämie in der arbeitenden Muskulatur kommt.
   b. Muskelkrämpfe treten distal des Verschlusses auf. Die häufigste Lokalisation einer Claudicatio intermittens ist in der Wadenmuskulatur als Resultat einer verschlossenen A. femoralis. Schmerzen entstehen bei einem Verschluß der A. poplitea auch im Fuß oder sehr viel seltener bei einem Verschluß der A. iliaca oder der Aorta im Gesäß oder im kaudalen Abschnitt des Rückens.
   c. In Ruhe sind die Beschwerden rückläufig.
   d. Bei Fortschreiten der Krankheit vermindert sich die Belastbarkeit zunehmend, und es kommt immer früher zu ischämischen Schmerzen.
2. Ruheschmerzen
   a. Brennen und kribbelnde Schmerzen entsteht infolge einer starken Ischämie in den Extremitäten.
   b. Häufig geschieht dies in der Nacht, weil die Herzfrequenz und die Durchblutung der Extremitäten in Ruhe erniedrigt sind.
   c. Eine teilweise oder vollständige Linderung der Beschwerden kann erreicht werden, wenn die Beine in eine herabhängende Stellung gebracht werden, z. B. über die Bettkante gehängt werden.
   d. Wird die betroffene Extremität hochgelagert, werden die Schmerzen stärker.

Lähmungen

1. Es kann bei einer progredienten Gefäßerkrankung zu einer Muskelatrophie und letztendlich zu einem Verlust der motorischen Funktion der Extremität kommen, insbesondere in den Händen und Füßen.
2. Der Funktionsverlust tritt gemeinsam mit Schmerzen auf, wodurch die Funktion noch weiter eingeschränkt wird.

Befund arterieller Erkrankungen

Um festzustellen, um welchen Typ der arteriellen Erkrankung es sich handelt, wie weit sie fortgeschritten ist und welcher Erfolg von einer Behandlung zu erwarten ist, muß ein vollständiger Befund der arteriellen Durchblutung erhoben werden. Einige der Tests können auch von einem Physiotherapeuten durchgeführt werden, andere nur von einem Arzt. Ein Verständnis der Testverfahren und der Interpretation der Ergebnisse ist jedoch auf jeden Fall notwendig, damit der Therapeut einen effektiven Behandlungsplan entwerfen kann.

Palpation des Pulses

1. Jeder Befund der arteriellen Durchblutung basiert auf der Palpation der Pulse in den distalen Extremitätenabschnitten.
2. Die Pulse werden mit normal, abgeschwächt und nicht vorhanden beschrieben. Ist der Puls nicht zu spüren, so ist das ein Zeichen einer schweren arteriellen Insuffizienz.
3. Am Bein werden in der Regel der Femoralispuls, der Puls der A. poplitaea, der A. dorsalis pedis und der A. tibialis posterior beurteilt.
4. Am Arm werden meist der Ulnaris-, der Radialis- und der Brachialispuls palpiert.

> *Beachte:* Die Stärke eines Pulses ist sehr schwer objektiv festzulegen. Es gibt andere nichtinvasive Tests, z. B. die Doppler-Sonographie, mit deren Hilfe das Ergebnis der Palpation ergänzt werden kann.

Hauttemperatur

1. Die Temperatur der Haut kann durch die Palpation grob eingeschätzt werden. Eine Extremität mit verminderter Durchblutung wird sich kalt anfühlen.
2. Gibt es einen Unterschied zwischen der betroffenen und der nicht betroffenen Extremität, so sollte eine Untersuchung mit einem elektronischen Thermometer angeschlossen werden.

Integrität und Pigmentierung der Haut

1. Eine verminderte oder unterbrochene arterielle Durchblutung verursacht trophische Hautveränderungen in der Peripherie.
2. Die Haut des Patienten ist trocken und blaß (Pallor). Sie kann auch geringer behaart sein und glänzen. Ulzerationen der Haut können auftreten.

Test auf eine reaktive Hyperämie (Rubor)

1. Es wird festgestellt, ob die Hautfarbe infolge einer veränderten Durchblutung variiert, wenn die Extremität hochgelagert oder hängen gelassen wird.
2. Verfahren:
   a. Die Beine werden einige Minuten über Herzniveau gehalten, während der Patient auf dem Rücken liegt.
   b. Wenn die arterielle Durchblutung schlecht ist, wird die Haut der Füße innerhalb einer Minute blaß werden.
   c. Es wird notiert, wieviel Zeit vergangen ist, bis die Hautfarbe sich verändert hat.
   d. Die Beine werden nun wieder abgesenkt und heruntergehängt. Die Farbe der Füße wird notiert.
   e. In der Regel erscheint eine rosige Verfärbung der Füße einige Sekunden nach dem Herabhängen.
   f. Bei einer arteriellen Verschlußkrankheit entsteht eine starke Rötung (Rubor) des Unterschenkels und der Füße.
   g. Es können bis zu 30 Sekunden vergehen, bis diese Rötung auftritt.
3. Alternatives Verfahren:
   a. Eine reaktive Hyperämie kann auch untersucht werden, wenn die Durchblutung des Unterschenkels vorübergehend mit einer Blutdruckmanschette unterbrochen wird.
   b. Durch die Unterbrechung der Blutzufuhr entsteht eine Ansammlung von CO_2 und Milchsäure im Unterschenkel. Diese Metaboliten wirken vasodilatatorisch auf das Gefäßbett im von der Durchblutung abgeschnittenen Teil des Beines.
   c. Wird die Manschette wieder geöffnet und die Durchblutung im Unterschenkel wiederhergestellt, so entsteht eine normale Hyperämie (rosige Färbung) innerhalb der ersten 10 Sekunden.
   d. Wenn eine AVK vorliegt, so können bis zu 1 oder 2 Minuten vergehen, bis eine Rötung entsteht.

Beachte: Diese Methode, eine reaktive Hyperämie festzustellen, ist schmerzhaft und wird sowohl von Gesunden wie auch von Kranken nicht gut vertragen.

Dauer der Claudicatio (Claudicatio time)

1. Es wird ein objektiver Befund der Claudicatio intermittens erhoben, indem festgestellt wird, wie lange der Patient üben kann, bevor die Schmerzen und Krämpfe in der distalen Muskulatur beginnen.
2. Ein üblicher Test ist es, den Patienten in einem festgelegten Tempo (1–2 mph = 1,6–3,2 km/h) auf einem Laufband gehen zu lassen. Es wird die Zeit notiert, die der Patient gehen kann, bis Schmerzen einsetzen oder ein Weitergehen verhindern.
3. Diese Messungen sollten gemacht werden, um eine Grundlage der Trainingstoleranz des Patienten zu erhalten, bevor ein Übungsprogramm zur Verbesserung der Trainingstoleranz angeleitet wird.

Doppler-Sonographie

1. Mit dieser nichtinvasiven Befundtechnik, die den Doppler-Effekt ausnutzt, wird festgestellt, wie hoch die relative Fließgeschwindigkeit des Blutes in den großen Arterien und Venen ist.
2. Ein Schallkopf, der mit Gel bestrichen ist, wird direkt über der Arterie, die untersucht werden soll, auf die Haut

aufgesetzt. Ein Ultraschallstrahl wird direkt durch die Haut in die Arterie geleitet.
3. Die Blutzellen, die sich durch den Verlauf des Strahles bewegen, verändern die Frequenz des reflektierten Geräuschs.
4. Die Frequenz des reflektierten Geräuschs verändert sich entsprechend der Geschwindigkeit des Blutflusses.
5. Diese Information kann visuell auf eine Oszilloskop oder auf ein Papier übertragen oder auditiv über einen Lautsprecher oder ein Stethoskop wahrgenommen werden.
6. Der systolische Blutdruck kann auf diese Art auch an unterschiedlichen Stellen der Arterie gemessen werden.

Beachte: Obwohl die Doppler-Sonographie in der Regel nicht von Physiotherapeuten durchgeführt wird, konnte gezeigt werden, daß die Therapeuten, die in dieser Methode unterwiesen wurden, akkurat und kompetent damit umgehen können.

Arteriographie

1. Eine Arteriographie ist ein invasives Verfahren, auf das in der Regel nur als letzte diagnostische Möglichkeit zurückgegriffen wird. Sie gibt dem Gefäßchirurgen vor einem rekonstruktiven Eingriff ein klares Bild der Verhältnisse.
2. Ein Kontrastmittel wird in die Arterie injiziert.
3. Es wird eine Serie von Röntgenbildern aufgenommen, um eine Behinderung der Passage des Kontrastmittels festzustellen und einen teilweisen oder vollständigen Verschluß der Arterie sichtbar zu machen.
4. Mittels dieser Methode kann das akkurateste Bild der Lokalisation und des Ausmaßes der arteriellen Obstruktion erstellt werden.
5. Die Arteriographie ist eine unverzichtbare Maßnahme im Vorfeld einer Gefäßoperation.

Behandlung eines akuten arteriellen Verschlusses

Die Behandlung eines akuten arteriellen Verschlusses ist in der Regel ein Notfall,

Ziele	Behandlung
Verminderung der Ischämie durch Wiederherstellung oder Verbesserung der Durchblutung	**Medikamentöse** Therapie: Bettruhe; vollständige systemische Antikoagulationstherapie **Physikalische** Therapie: reflektorische Erwärmung des Rumpfes oder der gegenseitigen Extremität ***Achtung:*** Lokale, direkte Wärmeanwendungen an der betroffenen Extremität sind kontraindiziert, weil man leicht eine Verbrennung im ischämischen Gewebe auslösen kann. Stützstrümpfe dürfen nicht getragen werden, da sie den peripheren Widerstand erhöhen können. Eine Lagerung des Patienten im Bett mit erhöhtem Kopfteil kann die Durchblutung in den distalen Abschnitten der Extremitäten verbessern. **Chirurgische** Therapie: Thrombemboloektomie; rekonstruktive Arterienoperation oder Bypassoperation.
Schutz der Extremität	Die Extremität muß vor jeglicher Verletzung geschützt werden. Der Druck auf die Haut sollte so gering wie möglich gehalten werden, indem man den Patienten auf eine spezielle Matratze bettet und ihn in einem festgelegten Rhythmus umlagert. ***Vorsicht:*** Jeglicher Druck auf die Operationsstelle durch einengende Kleidung muß unbedingt vermieden werden, da er die Durchblutung beeinträchtigen könnte.

der medikamentöses oder chirurgisches Eingreifen verlangt. Das Überleben der Extremität hängt von der Lokalisation und dem Ausmaß des Verschlusses sowie von der Anwesenheit von Kollateralen ab. Medikamentöse und chirurgische Maßnahmen müssen ergriffen werden, um die Ischämie zu verringern und die Durchblutung wiederherzustellen. Der häufigste chirurgische Eingriff ist die Thrombembolektomie. Wenn die Durchblutung nicht deutlich verbessert oder wiederhergestellt werden kann, wird sich in kurzer Zeit ein Gangrän entwickeln, und die Extremität muß amputiert werden. Bei einem akuten Verschluß sind therapeutische Übungen kontraindiziert, und der Einsatz physikalischer Maßnahmen beschränkt sich auf die reflektorische Erwärmung bei einem arteriellen Verschluß.

Behandlung chronischer arterieller Verschlußkrankheiten

Eine chronische arteriosklerotische Gefäßerkrankung kann in der Regel konservativ mit medikamentöser und physikalischer Therapie behandelt werden. Meist wird ein notfallmäßiges Eingreifen nicht notwendig, außer in den sehr weit fortgeschrittenen Stadien. Konservative Therapie ist auch bei der Behandlung einer Thrombangiitis und des Morbus Raynaud sinnvoll.

In allen Fällen müssen die Patienten so beraten werden, daß sie das Rauchen einstellen und ihre Diät umstellen, um ihren Cholesterinspiegel im Blut zu senken und den Gebrauch von Speisesalz, Zucker und Alkohol vermindern. Diese Maßnahmen heilen nicht die chronische Gefäßerkrankung, aber sie verringern die Risikofaktoren.

Andere Krankheiten, die mit der Gefäßerkrankung im Zusammenhang stehen, werden auch behandelt. Ein Diabetes tritt häufig mit einer AVK gemeinsam auf, muß diagnostiziert und eingestellt werden. Ein Bluthochdruck sollte ebenfalls medikamentös eingestellt werden.

Patienten mit einer leichten Erkrankung werden mit einem abgestuften Übungsprogramm, das aus Gehen oder Fahrradfahren besteht behandelt, um die Trainingstoleranz und die funktionelle Kapazität bei der Durchführung der Alltagsaktivitäten zu verbessern. Es hat sich gezeigt, daß ein regelmäßiges Programm mit leichten bis mittelschweren Übungen das Auftreten der Claudicatio intermittens deutlich vermindert.

Beachte: Buerger- oder Buerger-Allen-Übungen, die vor vielen Jahren entwickelt wurden, um die Bildung von Kollateralkreisläufen zu unterstützen, enthalten eine Serie von Stellungswechseln der betroffenen Extremität, gekoppelt mit aktiven Übungen der Sprunggelenkspumpe. Obwohl diese Übungen heutzutage immer noch in einige Programme für Patienten mit peripheren Gefäßerkrankungen aufgenommen werden, gibt es nur wenige Anhaltspunkte, daß sie die Durchblutung der Extremitäten verbessern. Die Autoren dieses Textes empfehlen sie nicht.

Bei Patienten mit Ruheschmerzen kann es angezeigt sein, eine Bypassoperation durchzuführen. Ein abgestuftes Übungsprogramm im Anschluß an den rekonstruktiven Eingriff kann die periphere Durchblutung erhalten. Patienten, die eine vasospastische Erkrankung haben, können von einer Sympathikusblockade oder einer Sympathikoektomie zur Verbesserung der Durchblutung profitieren. Wenn Patienten jedoch eine Ulzeration oder ein Gangrän entwickeln, das medikamentös oder mittels rekonstruktiver Operationen nicht zu behandeln ist, wird eine Amputation notwendig.

Ziele und Behandlung: chronischer arterieller Verschluß

Ziele	**Behandlung**
Verbesserung der Trainingstoleranz bei Alltagsbewegungen und Verminderung des Auftretens von Claudicatio intermittens	Regelmäßiges, abgestuftes, aerobes Übungsprogramm mit Gehen oder Radfahren (s. Kapitel 4, S. 113)
Verbesserung der Vasodilatation	Vasodilatation durch Iontophorese Vasodilatation durch reflektorische Wärmeanwendungen Trotz der Empfehlung dieser Maßnahmen ist ihre Wirkung fraglich
Linderung der Ruheschmerzen	Beim Schlafen sollten die Beine über die Bettkante nach unten hängen oder das Kopfteil erhöht werden
Vorbeugung einer Gelenkkontraktur und Muskelatrophie, insbesondere bei bettlägerigen Patienten	Aktive oder leichte resistive Bewegungsübungen der Extremitäten
Vorbeugung gegen Hautulzerationen	Patienteninstruktion über die Pflege und den Schutz der Haut, besonders an den Füßen Korrekte Schuhversorgung Kein Tragen von Stützstrümpfen
Unterstützung der Heilung von Hautdefekten	Es gibt eine große Auswahl an therapeutischen Maßnahmen zur Behandlung von ischämischen Ulzerationen, dazu gehören:

Prinzipien und Verfahren der abgestuften Übungsprogramme bei Patienten mit chronischer arterieller Insuffizienz

Grundlagen abgestufter Übungen

1. Während der aktiven Kontraktion der Muskulatur vermindert sich die Durchblutung vorübergehend. Direkt nach der Kontraktion kommt es jedoch zu einem schnellen, verstärkten Blutstrom.
2. Nach der Beendigung einer Übung kommt es zu einer sofortigen Verminderung der Durchblutung innerhalb der ersten 3–4 Minuten. Danach folgt ein langsamerer Abfall, bis der Ruhezustand nach etwa 15 Minuten erreicht ist.
3. Bei wiederholten Übungen mittlerer Schwierigkeit kann die Durchblutung auf das 10- bis 12fache der Ruhedurchblutung gesteigert werden.
4. Es wird angenommen, daß regelmäßiges, tägliches Üben die Gehstrecke bis zum Eintreten der Schmerzen verlängert. Obwohl es fraglich ist, ob ein derartiges Übungsprogramm die Bildung von Kollateralen bei Patienten mit Gefäßerkrankungen begünstigt, konnte gezeigt werden, daß die Übungen nach einiger Zeit die Sauerstoffausschöpfung der beübten Muskulatur verbessern. Dadurch kann der Patient die Übungen längere Zeit tolerieren, bevor die Schmerzen eintreten.

Verfahren

1. Der Patient sollte dazu ermutigt werden, soweit wie möglich radzufahren oder zu gehen, ohne daß die Claudicatio intermittens auftritt.
2. Die abgestuften Ausdauerübungen sollten 3- bis 5mal in der Woche durchgeführt werden.
3. Vor den Übungen sollte der Patient ein leichtes Aufwärmtraining machen. Dazu könnten statische Dehnungen der Wadenmuskulatur und aktive isotonische Pumpübungen der Sprunggelenke und der Zehen gehören.
4. In Kapitel 4 ist näher erklärt, wie ein aerobes Übungsprogramm entworfen werden kann.

Vorsichtsmaßnahmen

1. Es sollte eine maximale Herzfrequenz festgelegt werden. Eine Diskussion der maximalen Herzfrequenz findet sich in Kapitel 4, S. 104.
2. Der Patient sollte vermeiden, bei extrem kaltem Wetter draußen zu trainieren.
3. Das Schuhwerk sollte gut sitzen, so daß keine Hautreizungen, Blasen oder Druckschmerzen auftreten.
4. Patienten mit einer zusätzlichen Herzerkrankung müssen sehr genau beobachtet werden. Ein Überblick über die Befundverfahren kann in Kapitel 4, S. 101, gefunden werden.

Kontraindikationen

1. Das Gehen oder Radfahren sollte sofort abgebrochen werden, wenn die Schmerzen in den Beinen im Laufe der Zeit zunehmen statt abnehmen.
2. Patienten mit Ruheschmerzen sollten nicht an einem Geh- oder Radfahrtraining teilnehmen.
3. Patienten, die Ulzerationen oder Wund- bzw. Pilzinfektionen an den Füßen haben, sollten nicht an einem Gehtraining teilnehmen.

Venöse Erkrankungen

Arten venöser Erkrankungen

Akute Thrombophlebitis

1. Hierbei handelt es sich um einen akuten, entzündlichen Zustand mit dem Verschluß einer oberflächlichen oder tiefen Vene durch einen Thrombus.
   a. Oberflächliche Venenthrombose
      Ein Blutgerinnsel sitzt in einer oberflächlichen Vene. Dieser Zustand gibt sich in der Regel nach einiger Zeit ohne Langzeitkomplikationen.
   b. Tiefe Venenthrombose
      Eine **Thrombophlebitis** einer tiefen Vene kann eine lebensbedrohliche Lungenembolie auslösen.
2. **Phlebothrombose** ist ein anderer Begriff, der für den Verschluß einer Vene durch ein Blutgerinnsel verwendet wird.
3. Akute venöse Erkrankungen betreffen in der Regel die untere Extremität.
4. Risikofaktoren einer Thrombophlebitis:
   a. Immobilisation und Bettruhe über lange Zeit,
   b. Adipositas,
   c. Alter des Patienten (das Risiko erhöht sich im Alter),
   d. orthopädische Verletzungen,
   e. postoperative Patienten,
   f. dekompensierte Herzinsuffizienz,
   g. Malignität,
   h. Einnahme oraler Kontrazeptiva und
   i. Schwangerschaft.

Chronische Venenerkrankungen

1. Varikose
2. Chronisch-venöse Insuffizienz
3. Diese chronischen Erkrankungen treten gemeinsam mit einem venösen Hypertonus und einer Stase in der unteren Extremität sowie einem unzureichenden Rückfluß des Blutes zum Herzen auf.
   a. Die Venenklappen sind insuffizient, und Übungen verbessern nicht mehr den venösen Rückfluß.
   b. Eine chronisch-venöse Insuffizienz oder eine Varikose kann sich im Anschluß an eine akute Thrombophlebitis entwickeln.

Symptome einer venösen Erkrankung

Akute Thrombophlebitis

> *Beachte:* Die Symptome sind deutlicher, wenn es sich um eine tiefe Venenthrombose handelt.

1. Schwellung der Extremität, häufiger bei der tiefen Venenthrombose.
2. Schmerzen
3. Empfindlichkeit der Wadenmuskulatur, die sich verstärkt, wenn das Sprunggelenk dorsalflektiert wird.
4. Entzündung und Erblassen der Extremität.

Chronisch-venöse Insuffizienz

1. Ödem bei herabhängender Extremität
   a. Es tritt bei langandauerndem Stehen und Sitzen auf.

b. Am Ende des Tages wird der Zustand in der Regel schlechter.
c. Das Ödem verringert sich, wenn das Bein hochgelagert wird oder der Patient auf dem Rücken liegt.
2. Schmerzen und Müdigkeit in den Beinen.
3. Stärkere Pigmentierung und Stase der Extremität.
4. Hautulzerationen und sekundäre Infektionen, die zu Zellulitis führen können.

Diagnose venöser Erkrankungen

Phlebographie

1. Hierbei handelt es sich um eine Untersuchung, die von den Ärzten zusätzlich zur Inspektion und körperlichen Untersuchung eingesetzt wird, um venöse Erkrankungen zu diagnostizieren.
2. Es ist ein invasives Verfahren, das der Angiographie ähnlich ist. Es wird Kontrastmittel in das Venensystem injiziert und Röntgenbilder werden aufgenommen. Mit diesem Verfahren kann eine Thrombose nachgewiesen werden.

Umfangsmessungen der Extremität

1. Umfangsmessungen der Extremität werden gemacht, um ein Ödem (oder eine Atrophie) zu erkennen und zu quantifizieren.
   a. Der Umfang der betroffenen Extremität kann mit der nicht betroffenen verglichen werden.
   b. Wenn immer das gleiche Verfahren angewendet wird, um die Umfänge festzustellen, kann der Therapeut an den Messungen den Erfolg seiner Therapie ablesen.
2. Eine anerkannte Methode ist es, die Umfänge alle 10 cm über die gesamte Länge der Extremität zu messen.

Perkussionstest der Vena saphena magna

1. Der Test wird bei Patienten mit einer Varikose angewendet.
2. Verfahren:
   a. Der Patient wird gebeten, solange zu stehen, bis sich die Varizen mit Blut füllen.
   b. Der Abschnitt der V. saphena magna distal des Kniegelenks wird palpiert, und dann wird die Vene proximal des Kniegelenks stark perkutiert (geklopft).
   c. Wenn man distal des Kniegelenks einen Blutschwall fühlen kann, dann sind die Venenklappen insuffizient.

Test auf eine mögliche tiefe Venenthrombose

1. Homans-Zeichen
   a. Der Patient liegt auf dem Rücken, der Fuß wird kraftvoll vom Therapeuten dorsalflektiert und die Wade fest gedrückt.
   b. Viele Patienten mit einer Thrombophlebitis, aber nicht alle, werden bei dieser Untersuchung einen deutlichen Schmerz in der Wadenmuskulatur empfinden.
2. Anlegen einer Blutdruckmanschette um die Wade:
   a. Die Manschette wird aufgeblasen, bis der Patient Schmerzen in der Wade empfindet.
   b. Patienten mit einer akuten Thrombophlebitis werden in der Regel einen Druck über 40 mmHg nicht aushalten.

Thromboseprophylaxe

1. Bei Risikopatienten sollte jeder Versuch unternommen werden, das Auftreten einer Thrombophlebitis zu verhindern.
2. Es ist bekannt, daß der venöse Rückfluß sich bei langer Bettruhe vermindert.
3. Bettruhe ist die primäre Ursache einer akuten, postoperativen, tiefen Beinvenenthrombose.
4. Das Risiko einer postoperativen Thrombophlebitis kann deutlich gesenkt werden, wenn die Patienten bald nach der Operation aufstehen und gehen dürfen und wenn folgende Übungen ausgeführt werden:
   a. Aktive Übungen mit der Sprunggelenkspumpe (Dorsalflexion und Zirkumduktion der Sprunggelenke und des Fußes) im Bett in regelmäßigen Abständen während des Tages.

b. Aktives oder leichtes resistives Durchbewegen der unteren Extremität, wenn es der postoperative Zustand zuläßt.
c. Wenn aktive Übungen infolge einer neuromuskulären Erkrankung nicht möglich sind, sollte der Patient täglich passiv bewegt werden.

5. Während der postoperativen Bettruhe sollten die Beine in regelmäßigen Abständen hochgelagert werden.

Behandlung einer akuten Thrombophlebitis

Bei dieser lebensbedrohlichen Komplikation ist eine sofortige ärztliche Behandlung notwendig. Zu Beginn der Behandlung muß der Patient absolute Bettruhe halten und steht unter systemischer Antikoagulationstherapie, die betroffene Extremität wird hochgelagert. Die Bewegung der betroffenen Extremität bereitet Schmerzen und verstärkt die Enge in den Venen in der Frühphase der Entzündung.

Achtung: In der Frühphase der Entzündung ist sowohl passives als auch aktives Bewegen kontraindiziert.

Ziele und Behandlung: akute Thrombophlebitis

Ziele	Behandlung
Schmerzlinderung während der Phase der akuten Entzündung	Anwendungen mit feuchter Wärme, wie hot packs (heiße Wickel) auf der gesamten Länge der Extremität.
Wiederherstellen der funktionellen Mobilität in der späteren Phase, wenn die Symptome rückläufig sind	Gehen, das Bein wird mit einem elastischen Verband gewickelt oder mit einem Stützstrumpf versorgt.
Vermeidung eines Rückfalls	Der Patient sollte vermeiden, längere Zeit zu sitzen oder zu stehen. Er wird ermuntert, sich im Liegen mit hochgelegtem Bein auszuruhen oder herumzugehen.

Behandlung der chronisch-venösen Insuffizienz und der Varikose

Der Hauptbestandteil der Behandlung einer chronisch-venösen Insuffizienz und der Varikose besteht in der Information und Schulung des Patienten. Der Patient

Ziele und Behandlung: chronisch-venöse Insuffizienz und Varikose

Ziele	Behandlung
Verbesserung des venösen Rückflusses und Verminderung von Ödemen	Ein individuell angepaßter Kompressionsstrumpf sollte beim Gehen getragen werden. Manuelle Massage der betroffenen Extremität von distal nach proximal (Streichungen). (Anm. d. Übers.: Streichen über oberflächliche Varizen wird oft als schmerzhaft empfunden.) Einsatz einer intermittierenden Kompressionspumpe regelmäßiges Gehen, Radfahren oder Durchführen eines aktiven Übungsprogramms. ***Beachte:*** Der Patient wird angeleitet, sein Bein nach dem Gehen oder Üben solange hoch zu lagern, bis die Herzfrequenz auf das normale Niveau abgesunken ist. Er soll vermeiden, lange Zeit zu stehen oder mit herabhängenden Beinen zu sitzen.
Vorbeugung gegen Hautulzerationen und Wundinfektionen	Gute Hautpflege.

wird unterrichtet, wie er am besten ein lageabhängiges Ödem, Hautulzerationen und Infektionen vermeiden kann. Die Physiotherapeuten können bei einigen Behandlungsschritten miteinbezogen werden: 1. bei der Messung der Extremität und Anpassung des Stützstrumpfes, 2. bei der Schulung des Patienten, wie er den Strumpf anziehen kann, bevor er aufsteht, 3. bei der Ausarbeitung eines aktiven Übungsprogramms und 4. bei der Schulung des Patienten, wie er eine guten Hautpflege durchführen kann.

Lymphatische Erkrankungen

Erkrankungen des lymphatischen Systems: mögliche Ursachen für ein Lymphödem

1. Primäre oder angeborene Zerstörung des Lymphsystems.
2. Verschluß des Lymphsystems im Anschluß an eine Verletzung oder eine Entzündung (Zellulitis) von extravaskulärem Gewebe.
3. Chronisch-venöse Insuffizienz.
4. Operative Entfernung von lymphatischem Gewebe:
   a. Die häufigste Operation, bei der Lymphgefäße entfernt werden, ist die modifizierte radikale oder die radikale Mammaamputation. Ein Lymphödem kann sich auch im Anschluß an eine Bestrahlungstherapie im Gebiet der Lymphknoten entwickeln.
   b. Die postoperative Problematik nach einer Mammaamputation enthält mehr als nur das Lymphödem der oberen Extremität. Aus diesem Grund wird die Mammaamputation separat und im Detail im Abschnitt, ‚Mammaamputation", s. S. 564, behandelt.

Lymphödem: Hintergründe

1. Ein **Lymphödem** ist eine übermäßige Ansammlung extravaskulärer und extrazellulärer Flüssigkeit im Gewebe. Es wird durch eine Störung des Wasser- und Proteingleichgewichts an den Kapillarmembranen verursacht.
   a. Das lymphatische System ist darauf spezialisiert, Plasmaproteine abzutransportieren, die in das Gewebe ausgetreten sind.
   b. Ein Verschluß oder eine Entfernung der Lymphgefäße führt zu einem Zurückhalten der Proteine im Gewebe.
   c. Die erhöhte Proteinkonzentration entzieht große Mengen von Wasser in den Interstitialraum, was ein Lymphödem hervorruft.
2. Symptome lymphatischer Erkrankungen
   a. Ein Lymphödem (schmerzlose Schwellung) der distalen Abschnitte der Extremitäten kann man am häufigsten am Hand- oder Fußrücken beobachten. Ein weiches Ödem signalisiert eine vorübergehende Schwellung des Gewebes, ein hartes Ödem steht im Zusammenhang mit einer langandauernden venösen Insuffizienz.
   b. Größeres Gewicht oder Schweregefühl der Extremität.
   c. Veränderungen der Sensibilität an Händen oder Füßen.
   d. Steifigkeit der Finger oder der Zehen.
   e. Gespannte Haut.
   f. Anfälligkeiten für Hautirritationen und -verletzungen.
   g. Ein verminderter Widerstand gegen Infektionen, wodurch es häufig zu Zellulitisepisoden kommt.

Diagnose einer lymphatischen Erkrankung

1. Umfangsmessungen der Extremität.
2. Volumetrische Messungen der Extremität:
   a. Die betroffene Extremität wird in ein Wasserbassin eingetaucht.
   b. Es wird gemessen, wieviel Wasser von der Extremität verdrängt wird.
3. Die herabhängende Extremität wird palpiert, um festzustellen, ob es sich um ein eindrückbares oder ein hartes Ödem mit einer subkutanen Fibrose handelt.

Behandlung eines Lymphödems

Bei den meisten Patienten, die von Physiotherapeuten aufgrund eines Lymphödems in der Klinik behandelt werden, liegt als

Ziele und Behandlung: Lymphödem

Ziele	Behandlung
Verminderung des Lymphödems	Intermittierende mechanische Kompression mit einer pneumatischen Pumpe mehrere Stunden täglich. Hochlagerung der Extremität über Herzniveau (ca. 30°–45°) während der Nachtruhe und so häufig wie möglich tagsüber. Manuelle Massage von distal nach proximal über die ganze Länge der Extremität. Isometrische und isotonische Pumpübungen der distalen Muskulatur.
Vorbeugung gegen weitere Ödeme	Elastischer Kompressionsstrumpf oder -ärmel, der individuell angepaßt wird. Regelmäßige Hochlagerung des Armes. Vermeiden von Aktivitäten, die das lymphatische System stark belasten, wie: statisches Herabhängenlassen der Extremität, lokale Wärmeanwendung, langandauernder Einsatz der Muskulatur, auch nicht für leichte Tätigkeiten, hohe Umgebungstemperatur.
Vorbeugung gegen Infektionen und Zellulitis	Pflege von Hautabschürfungen, kleinen Verbrennungen und Insektenstichen. Vermeidung von scharfen Chemikalien und Waschmitteln. Häufiges Eincremen der Haut. Einsatz von Antibiotika.

primäre Ursache ein Verschluß des lymphatischen Systems infolge einer Verletzung, Infektion, Bestrahlung oder eines operativen Eingriffs vor. Besteht das Risiko für den Patienten, ein Lymphödem zu entwikkeln, so ist die Vorbeugung die beste Therapie.

Um den lymphatischen Abfluß zu verbessern, muß der hydrostatische Druck auf das Gewebe verstärkt werden. Dies kann durch eine äußere Kompression der Haut erreicht werden. Der lymphatische und der venöse Rückstrom können außerdem durch das Hochlagern der Extremität verbessert werden. Ein Lymphödem, das aufgrund einer lymphatischen Erkrankung entstanden ist, reagiert nicht so gut auf eine Hochlagerung, wie ein Lymphödem, das durch eine venöse Insuffizienz hervorgerufen wurde.

Mammaamputation

Nach Angaben der American Cancer Society ist der Brustkrebs eine der häufigsten Formen des Karzinoms bei Frauen über 40 Jahren. Es ist die häufigste Todesursache bei Frauen zwischen 40 und 60 Jahren. Etwa eine von 10 Frauen wird im Verlauf ihres Lebens an Brustkrebs erkranken. Tumore, die frühzeitig entdeckt werden, können erfolgreich mit operativen Eingriffen, Bestrahlung, Chemotherapie und Hormontherapie behandelt werden. Obwohl operative Eingriffe, wie die Lumpektomie und die Quadrantenresektion immer häufiger angewendet werden, ist die Mammaamputation immer noch das üblichste Verfahren bei der Vermeidung einer weiteren Ausbreitung des Brustkrebs und verspricht eine gute Überlebenschance.

Im Anschluß an eine Mammaamputation und eine begleitende Entfernung oder Bestrahlung der axillären Lymphknoten kann sich ein Lymphödem in der oberen

Extremität entwickeln, die Schulterbeweglichkeit eingeschränkt werden und der funktionelle Einsatz des Armes und der Hand gefährdet sein. Eine Entfernung der Lymphknoten verlangsamt und unterbricht den Fluß der Lymphe, was wiederum zu einem Lymphödem der oberen Extremität führen kann. Durch die Bestrahlung kann eine Fibrose in der Achsel ausgelöst werden, wodurch die Lymphgefäße eingeengt werden und sich als Folge ein Lymphstau im Arm und in der Hand entwickelt. Die Schultergelenksbeweglichkeit wird aufgrund der Schmerzen am Schnitt, verzögerter Wundheilung und Hautulzerationen, die durch die Bestrahlung verursacht werden, eingeschränkt. Außerdem kommt es zu einer postoperativen Schwäche der Schulter- und Schultergürtelmuskulatur. Um ein Lymphödem sowie den Funktionsverlust der oberen Extremität zu verhindern oder zu vermindern, muß ein umfassendes Übungsprogramm entworfen werden, daß individuell auf den Befund und die Bedürfnisse der Patientin ausgerichtet ist.

Alle Therapeuten sollten mit Reach to Recovery vertraut sein. Hierbei handelt es sich um eine Einzelberatung der Patientin, die von der American Cancer Society gesponsort wird. Vertreter dieses Programms geben den Patientinnen und ihren Familien emotionale Unterstützung und informieren sie über die Möglichkeiten einer Brustprothese oder einer Rekonstruktionsoperation.

Operative Verfahren

Radikale Mastektomie

1. Bei einer radikalen Mastektomie werden die Brust, der M. pectoralis major, die Brustfaszie sowie die axillären Lymphknoten der betroffenen Seite entfernt. Zusätzlich wird das Gebiet bestrahlt und eine Chemotherapie eingeleitet. Einige Nerven zur Brustkorb- und Schultermuskulatur werden dabei in Mitleidenschaft gezogen.
2. Bis 1970 war die radikale Mastektomie die Therapie der Wahl. Heutzutage wird sie nur noch in fortgeschrittenen Stadien des Brustkrebses angewendet.
3. Die Folge einer radikalen Mastektomie sind ein Lymphödem, eine Schwäche der oberen Extremität und eine deutliche Verstümmelung der Patientin.

Modifizierte radikale Mastektomie

1. Die gesamte Brust, die Faszie des Brustmuskels und die axillären Lymphknoten werden entfernt.
2. Der M. pectoralis bleibt intakt, wodurch die kosmetische Veränderung und die Schwäche der oberen Extremität deutlich vermindert wird.
3. Eine Bestrahlung und eine Chemotherapie können nach der Operation notwendig werden.
4. Die modifizierte radikale Mastektomie wird heutzutage weit häufiger bei Brustkrebserkrankungen eingesetzt als die radikale Mastektomie.

Einfache Mastektomie

1. Die gesamte Brust wird entfernt.
2. Das lymphatische System und der M. pectoralis bleiben intakt.
3. In der Regel wird eine postoperative Bestrahlung durchgeführt, um ein regionales Wiederauftreten der Erkrankung zu verhindern. Obwohl das Lymphgefäßsystem intakt bleibt, kann durch die Bestrahlung eine Fibrose ausgelöst werden und die Patientin für ein Lymphödem anfällig machen.

Segmentale Mammaresektion (Quadrantenresektion) und Lumpektomie

1. Diese Verfahren, die einen Teil des normalen Brustgewebes erhalten, werden zunehmend als Alternative zur Mastektomie gesehen.
2. Um das Risiko einer erneuten Erkrankung an Brustkrebs zu vermindern, werden in der Regel auch die axillären Lymphknoten entfernt.
3. An dieses Verfahren wird eine Bestrahlung angeschlossen.
4. Das Risiko, postoperativ ein Lymphödem zu entwickeln, ist hier ähnlich hoch wie im Anschluß an eine modifizierte radikale Mastektomie.

Postoperative Einschränkungen und Beschwerden

Postoperative Schmerzen

1. Schmerzen an der Inzision
   a. Es wird ein transversaler Schnitt über die Brust gelegt, um das Brustgewebe und die darunterliegende Faszie zu entfernen.
   b. Die Haut, die über der Brust zusammengenäht wurde, kann entlang der Schnittführung spannen. Bei Armbewegungen entsteht ein Zug am Schnitt, der für die Patientin unangenehm ist.
   c. Es kann aufgrund der Bestrahlungstherapie zu einer verzögerten Wundheilung kommen, wodurch die Schmerzen im Operationsgebiet länger anhalten.
2. Nacken und Schultergürtelbeschwerden
   a. Durch die muskuläre Schutzspannung kann es im Schultergürtel- und im Nackenbereich zu Verspannungen der Muskulatur kommen.
   b. Die Mm. levator scapulae, teres major und minor sowie infraspinatus sind häufig berührungsempfindlich und schränken die aktive Schulterbeweglichkeit ein.
   c. Ein verminderter Einsatz des Armes nach der Operation erhöht das Risiko, eine Schultersteife und ein Lymphödem in der Hand und im Arm zu entwickeln.

Lymphödem

1. Eine Entfernung der axillären Lymphknoten unterbricht die physiologische Zirkulation der Lymphe und verursacht eine Schwellung der oberen Extremität.
2. Durch die Bestrahlungstherapie kann sich Narbengewebe in der Achsel bilden und als Folge der Chemotherapie kann sich eine Sklerose der Gefäße entwickeln. Beide Komplikationen können den Lymphabfluß behindern.
3. Ein verminderter Einsatz des Armes für funktionelle Aktivitäten und das Herabhängenlassen des Armes können noch zur Entwicklung eines postoperativen Lymphödems beitragen.
4. Eine Ansammlung extravaskulärer und extrazellulärer Flüssigkeiten in der oberen Extremität an der operierten Seite führt zu:
   a. einer Vergrößerung der Extremität,
   b. gespannter Haut und dem Risiko von Hautreizungen und Infektionen,
   c. Steifigkeit und verminderter Beweglichkeit der Finger,
   d. Veränderungen der Sensibilität in der Hand und
   e. zu einer eingeschränkten Funktion der betroffenen oberen Extremität.

Verklebungen an der Brustwand

1. Eine einschränkende Vernarbung der Gewebe, die unter dem Operationssitus auf der Brustwand liegen, kann eine Folge der Operation, einer Bestrahlungsfibrose oder einer Wundinfektion sein.
2. Solche Verklebungen in der Brustwand verursachen:
   a. ein erhöhtes Risiko postoperativer Lungenkomplikationen,
   b. den Verlust der Beweglichkeit des Schultergelenks auf der betroffenen Seite,
   c. eine Fehlhaltung und
   d. Schmerzen im Nacken, im Schultergürtel und in der Brustwirbelsäule.

Schwäche der betroffenen oberen Extremität

1. Schwäche der Transversaladduktoren des Schultergelenks:
   a. Bei einer radikalen Mastektomie wird der M. pectoralis major entfernt.
   b. Die Folge daraus ist eine dauerhaft verminderte Kraft und eingeschränkte aktive Beweglichkeit des Schultergelenks der betroffenen Seite.
2. Schwäche des M. serratus anterior
   a. Sowohl bei der modifizierten radikalen und bei der radikalen Mastektomie als auch bei einigen segmentalen Mastektomien oder Lumpektomien werden die axillären Lymphknoten entfernt.
   b. Der N. thoraxicus longus kann durch den Schnitt in der Achsel und die Entfernung der Lymphknoten vorübergehend verletzt werden.

c. Dadurch entsteht eine Schwäche des M. serratus anterior, was die Schultergelenksfunktion und -stabilisation beeinträchtigt.
d. Ohne die Stabilisation und Außenrotation der Skapula, die physiologischerweise durch den M. serratus anterior gewährleistet wird, ist die Flexion und die Abduktion der Schulter eingeschränkt.
e. Eine fehlerhafte Biomechanik und das Auftreten von Ausweichbewegungen mit dem M. trapezius descendens und dem M. levator scapulae während der Schulteraktivitäten können zu einer subakromialen Einklemmung und Schulterschmerzen führen. Dies kann der Vorläufer einer Schultersteife sein.

3. Häufig ist auch der Faustschluß infolge des Lymphödems und der daraus resultierenden Steifigkeit der Finger kraftlos.

Fehlhaltung

1. Im Sitzen kommt es häufig infolge der Schmerzen, der Spannung der Haut und aus psychologischen Gründen zu einer kyphotischen Haltung mit protrahiertem Schultergürtel. Dadurch wird die unphysiologische Biomechanik des Schultergelenks noch verstärkt und kann letztendlich den aktiven Einsatz der betroffenen oberen Extremität einschränken.
2. Besonders bei Frauen mit großen Brüsten kann es aufgrund der deutlichen Gewichtsverlagerung nach lateral zu einer Asymmetrie des Rumpfes und einer unphysiologischen Schulterblattstellung kommen.

Einschränkung der Schultergelenksbeweglichkeit

Viele Patientinnen erfahren postoperativ und durch die damit in Zusammenhang stehenden Therapie eine Einschränkung der Schulterbeweglichkeit. Die folgenden Ursachen können dafür verantwortlich sein:

1. Schmerzen an der Inzision,
2. Verklebungen in der Brustwand,
3. Empfindlichkeit und muskuläre Schutzspannung des Schultergürtels und der dorsalen Zervikalmuskulatur,
4. vorübergehende oder dauerhafte Schwäche der Muskulatur des Schultergürtels,
5. eine kyphotische Schulter- und Rumpfhaltung,
6. ein Lymphödem und
7. ein verminderter Einsatz des betroffenen Arms bei funktionellen Aktivitäten.

Psychologische Faktoren

1. Eine Patientin, die wegen Brustkrebs in Behandlung ist, muß sich mit einer Vielzahl emotionaler und sozialer Gedanken auseinandersetzen. Die Bedürfnisse und Ängste der Patientin und ihrer Familie müssen berücksichtigt werden. Die Patientin und die Familie müssen sich mit der möglicherweise lebensbedrohlichen Natur der Krankheit und den belastenden Therapiemöglichkeiten auseinandersetzen.
2. Häufig fühlen die Patientinnen Angst, Unruhe, Wut, Depression und haben Verlustängste sowie deutliche Gefühlsschwankungen während der Behandlung und Rehabilitation des Mammakarzinoms.
3. Außer den offensichtlichen körperlichen Veränderungen und einem veränderten Körperbild durch die Mastektomie können auch die Medikamente wie Immunsuppressiva und Kortikosteroide den emotionalen Zustand der Patientin beeinträchtigen.
4. Psychologische Faktoren wirken sich auch auf das körperliche Wohlbefinden sowie die Motivation für die Behandlung negativ aus und tragen zu der allgemeinen Müdigkeit bei. Die Patientinnen fühlen sich häufig behindert.

Beachte: Es sollte offensichtlich sein, daß viele dieser Probleme und möglichen Einschränkungen zueinander in Beziehung stehen. Dies muß bedacht werden, wenn der Therapeut einen umfassenden Behandlungsplan für die Patientin erarbeitet.

Ziele und Behandlung: Mammaamputation

Ziele	Behandlung
Pneumonieprophylaxe (postoperativ)	Präoperativ sollten die Zwerchfellatmung und das effektive Husten eingeübt werden.
Vermeidung oder Verminderung des postoperativen Lymphödems	Hochlagerung der betroffenen oberen Extremität auf einem Kissen (ca. 30°), wenn die Patientin liegt oder sitzt. Elastische Wicklung des Armes oder Tragen eines Kompressionshandschuhs. Pumpübungen mit dem betroffenen Arm. Frühzeitiges Bewegen und Bewegungsschulung mit dem betroffenen Arm. ***Achtung:*** Ein statisches Herabhängen des Armes sollte vermieden werden.
Verminderung des Lymphödems	Täglicher Einsatz einer mechanischen Kompressionspumpe (mind. 1,5–2 Stunden 2mal täglich). Dauerhafte Hochlagerung des betroffenen Armes während der Nachtruhe, Tragen eines Kompressionshandschuhs während des Tages. Aktiver Einsatz der betroffenen Extremität bei funktionellen Aktivitäten. Massage von distal nach proximal bei hochgelagertem Arm.
Vorbeugung gegen eine Fehlhaltung	Anleitung zur guten Lagerung im Bett (präoperativ oder am ersten postoperativen Tag), dabei wird die Ausrichtung der Schultern und des Rumpfes an der Mittellinie betont. Übertragung der symmetrischen Haltung in Sitz und Stand. Ermuntern der Patientin, im Sitzen und Stehen eine aufrechte Haltung einzunehmen. Haltungsschulung mit dem Schwerpunkt auf Schulterblattretraktionsübungen.
Vorbeugung gegen muskuläre Schutzspannung und Verspannungen in der Zervikalmuskulatur	Aktive Bewegungen der Halswirbelsäule zur Entspannungsförderung. Schulterkreisen. Leichte Massage der Zervikalmuskulatur.
Erhaltung des physiologischen Bewegungsausmaßes des Schulter- und der Armgelenke auf der betroffenen Seite	Aktiv-assistives und aktives Bewegen des Schulter-, Ellenbogen- und des Handgelenks sollten so bald wie möglich, aber mit Vorsicht, nach der Operation angeleitet werden (in der Regel am ersten postoperativen Tag). Die Übungen können auch dann angeleitet werden, wenn die Drainagen und Fäden noch nicht entfernt sind. ***Vorsicht:*** Der Schnitt und die Naht sollten während der Übungen genau beobachtet werden. Jede Spannung oder Blässe der Narbe bei den Übungen sollte vermieden werden. „Gangschaltungsübungen" (Abb. 8.**9**). Autodehnungen der Schultergelenksmuskulatur, wobei der betroffene Arm auf dem Tisch abgelegt wird (Abb. 8.**14** und 8.**15** bis 8.**17**).
Erhaltung oder Verbesserung der Muskelkraft auf der betroffenen Seite	Isometrische Übungen der Schultermuskulatur; am 1. postoperativen Tag können Abdruckübungen in der geschlossenen Kette gegen die Wand angeleitet werden, um die Skapulafixatoren zu kräftigen (Abb. 9.**29**). Dynamische Übungen gegen manuellen Widerstand können 3–4 Tage nach der Operation begonnen werden. Widerstand kann bei Übungen in der offenen Kette mit Hanteln (1–1,5 kg) oder elastischen Bändern ausgeübt werden.

Ziele und Behandlung: Mammaamputation (Fortsetzung)

Ziele	**Behandlung**
Verbesserung der Trainingstoleranz und des Wohlbefindens, Verminderung der Ermüdung	Abgestuftes aerobes Übungsprogramm niedriger Intensität, wie Gehen oder Radfahren.
Vorbereitung der Patientin auf aktive Mitarbeit bei einem Hausaufgabenprogramm und mögliche Teilnahme an einer Mammagruppe (Unterstützungsgruppe für Krebsüberlebende)	Die Schulung der Patientin in diese Richtung sollte am 1. postoperativen Tag beginnen. In der Regel befinden sich die Patientinnen postoperativ einige Tage bis zu einer Woche im Krankenhaus.

Beachte: Obwohl die Kontrolle des Lymphödems und Übungen für Patientinnen nach einer Mastektomie empfohlen werden, gibt es nur wenige Studien zur Effektivität der spezifischen Rehabilitationsverfahren. Außerdem werden einige Patientinnen nach einer Mastektomie nicht zu einem Physiotherapeuten überwiesen, weil die Ärzte häufig nicht von der Effektivität der physiotherapeutischen Behandlung überzeugt sind und Angst haben, daß zu frühzeitige Bewegungen das Auftreten postoperativer Komplikationen, wie verzögerte Wundheilung, auslösen könnten. Die wenigen Studien, die es gibt, unterstützen jedoch die Effektivität eines physiotherapeutischen Rehabilitationsprogrammes (bestehend aus aktiv-assistiven, aktiven und resistiven Bewegungsübungen; PNF; funktionellen Aktivitäten und der Pflege des Armes und der Hand) und die positive Wirkung auf das Bewegungsausmaß und den funktionellen Einsatz der betroffenen oberen Extremität postoperativ. In diesen Studien war die Effektivität der physiotherapeutischen Maßnahmen (im allgemeinen frühzeitige Schulterbewegungen) bezüglich der Vermeidung oder Verminderung eines Lymphödems nicht durchgängig erkennbar. Es muß jedoch angemerkt werden, daß nur wenig, wenn überhaupt, beschrieben wurde, welche und ob Übungen gemacht wurden, um ein Lymphödem zu beeinflussen. Postoperative Physiotherapie verlängert weder den Aufenthalt im Krankenhaus, noch erhöht sie das Auftreten postoperativer Komplikationen.

Zusammenfassung

In diesem Kapitel wurde ein Überblick über die peripheren Gefäßerkrankungen gegeben, mit einer spezifischen Diskussion arterieller, venöser und lymphatischer Erkrankungen. Die Symptome akuter und chronischer Erkrankungen wurden beschrieben. Es wurden kurz die diagnostischen Verfahren und Befundtechniken erwähnt, um Gefäßerkrankungen festzustellen. Die Behandlungsziele und der Behandlungsaufbau für die Behandlung von akuten oder chronischen arteriellen und venösen Erkrankungen sowie lymphatischen Dysfunktionen wurden aufgelistet. Am Ende des Kapitels schloß sich eine ausführliche Beschreibung der Mastektomie und der damit verbundenen Komplikationen an, da diese zur Bildung eines Lymphödems und zur Einschränkung der Funktion der betroffenen oberen Extremität führen können.

19 Atemtherapie

Die Atemtherapie ist ein facettenreiches Gebiet der Physiotherapie, das aus der Untersuchung und Behandlung von akuten und chronischen Erkrankungen der Lunge bei Patienten aller Altersgruppen besteht. Es wird eine weitgefächerte Auswahl an therapeutischen Übungen und physikalischen Anwendungen eingesetzt, um einen detaillierten Befund und eine effektive Behandlung des Patienten mit kardiopulmonalen Dysfunktionen zu ermöglichen. Die Ziele der Atemtherapie sind:

1. eine Obstruktion der Atemwege und eine Ansammlung von Sekret zu vermeiden oder einzuschränken, die die physiologische Atmung behindern,
2. die Säuberung der Atemwege und die Ventilation durch Mobilisation und Drainage des Sekrets zu verbessern,
3. die Ausdauer und die allgemeine Trainingstoleranz zu verbessern,
4. den Energieverbrauch bei der Atmung durch eine Atemschulung zu verringern,
5. Fehlhaltungen, die mit Atemerkrankungen einhergehen zu korrigieren oder zu vermeiden,
6. Entspannung zu fördern,
7. die Thoraxbeweglichkeit zu erhalten oder zu verbessern und
8. die Hustentechnik zu effektivieren.

Das Umfeld der Behandlung variiert stark. Patienten in Kliniken können auf der Intensivstation, einer Abteilung für chronisch Kranke oder in einer postoperativen Station behandelt werden. Ambulante Patienten werden zu Hause, in einer Einrichtung für Lungenerkrankungen oder in einem Rehabilitationszentrum betreut.

Ziele

In diesem Kapitel lernt man:

1. die Atemtherapie zu definieren,
2. die Ziele der Atemtherapie zu benennen,
3. das Befundschema bei Lungenerkrankungen zusammenzufassen,
4. die verschiedenen Befundtechniken zu beschreiben,
5. die Ziele, Indikationen und Grundprinzipien der Atemübungen und der Atemschulung zu erkennen,
6. das Verfahren und den Ablauf des Unterrichtens in einer bestimmten Atemtechnik zu beschreiben,
7. das Ziel und die Techniken der Thoraxmobilisation kennen,
8. den physiologischen Hustmechanismus zu erklären,
9. die Faktoren zusammenzufassen, die den Hustmechanismus behindern,
10. das Verfahren zu erklären, wie man einem Patienten effektives Husten beibringt,
11. die Ziele, Indikationen und Prinzipien der Drainagelagerungen zu nennen,
12. das Verfahren, die Stellungen und die Technik der Drainagelagerungen zu beschreiben.
13. Die Vorsichtsmaßnahmen und die Kontraindikationen der Drainagelagerungen kennen.

Aufbau und Funktion des Atemtraktes: Wiederholung

Thorax

Funktion

1. Die Hauptfunktion des Thorax ist es, die inneren Organe der Atmung, des Kreislaufs und der Verdauung zu schützen.
2. Am Thorax setzen die Atemmuskeln an, die ihn bei der Inspiration erweitert und bei der Exspiration verkleinert.
3. Außerdem entspringen Muskeln für die obere Extremität an ihm, die beim Heben, Ziehen und Schieben eingesetzt werden.

Knöcherner Aufbau

1. Dorsal:
   Der dorsale Anteil der Rippen artikuliert mit den 12 Brustwirbeln in den Kosto-

transversal- und den Kostovertebralgelenken.

2. Ventral:
   a. Die 1.–7. Rippe artikulieren über den Rippenknorpel mit dem Sternum.
   b. Die 8.–10. Rippe sind über einen Knorpelbogen an der darüberliegenden Rippe befestigt.
   c. Die 11. und 12. Rippe sind freie Rippen (Costae fluiantes).

Atemmuskulatur

Inspiration

1. Diaphragma (Zwerchfell)
   a. Das Zwerchfell ist der wichtigste Atemmuskel und ist bei der entspannten Einatmung primär verantwortlich.
   b. Wenn sich das Zwerchfell kontrahiert, bewegt es sich nach kaudal und erweitert den Innenraum des Thorax.
   c. Es wird vom N. phrenicus innerviert.
2. Mm. intercostales
   a. Die Mm. intercostales externi sind bei der Inspiration aktiv. Die Mm. intercostales interni und transversales sind nur gering daran beteiligt.
   b. Ihre Funktion ist es, die Zwischenrippenräume zu erhalten und den Tonus entsprechend dem wechselnden intrathorakalen Druck zu variieren. Die Mm. intercostales externi vergrößern zusätzlich bei der Inspiration den Durchmesser des Brustkorbs in ventrodorsaler und transversaler Richtung, indem sie die Rippen anheben.
   c. Sie werden von den Nn. intercostales segmental innerviert.
3. Hilfsmuskulatur der Einatmung
   Die Mm. sternocleidomastoideus, trapezius descendens und scaleni beteiligen sich während der Ruheatmung nicht an der Rippenbewegung. Je größer die Inspirationsanstrengung ist, besonders bei starker körperlicher Belastung, um so stärker wird die Aktivität der Hilfsmuskulatur. Wenn das Zwerchfell infolge einer chronischen Lungenerkrankung oder eines neuromuskulären Schadens ineffektiv arbeitet oder schwach ist, können sie die wichtigsten Einatemmuskeln werden.
   a. Der M. sternocleidomastoideus hebt das Sternum an, um den ventrodorsalen Thoraxdurchmesser zu vergrößern. Bei Patienten mit schwachem Zwerchfell fungiert der M. sternocleidomastoideus als Hauptinspirationsmuskel. Er wird vom 11. Hirnnerv (N. accessorius) und segmental von C_2 und C_3 innerviert.
   b. Der M. trapezius descendens hebt bei der angestrengten Inspiration den Schultergürtel und dadurch indirekt auch den Brustkorb an. Er fixiert auch die Halswirbelsäule, so daß die Mm. scaleni ein Punktum fixum haben. Er wird vom 11. Kranialnerv innerviert.
   c. Die Mm. scaleni beteiligen sich nur sehr wenig an der Ruheatmung, um die 1. Rippe zu stabilisieren. Bei der tiefen oder pathologischen Atemarbeit heben die Mm. scaleni die 1. und die 2. Rippe und erweitern so den intrathorakalen Raum, wenn ihr Ursprung an der Halswirbelsäule fixiert ist.
   d. Bei der Tiefatmung können sich auch andere Muskeln an der Einatmung beteiligen, wenn eine Umkehr von Punktum fixum und Punktum mobile durch eine Fixierung der oberen Extremität stattfindet. Zu diesen Muskeln gehören: M. serratus anterior und die Mm. pectoralis major und minor.

Exspiration

1. Exspiration in Ruhe
   Die Exspiration ist ein passiver Vorgang, wenn der Mensch in Ruhe ist. Entspannt sich das Diaphragma nach der Kontraktion, so hebt es sich nach kranial und die Rippen sinken nach kaudal ab. Die elastischen Anteile des Gewebes verringern den intrathorakalen Raum und erhöhen den Druck auf die Lunge, wodurch die Exspiration ausgelöst wird.
2. Aktive Exspiration
   Die Muskelkontraktion, insbesondere der Bauchmuskeln und der Mm. intercostales interni, verursacht die aktive Exspiration.
   a. Mm. abdominales

- Der M. rectus abdominis, die Mm. obliqui abdominis internus und externus und der M. transversus abdominis ziehen die Rippen nach kaudal und pressen die Bauchorgane gegen das Zwerchfell. Wenn sich die Bauchmuskeln anspannen, erhöht sich der intrathorakale Druck und die Luft wird aus den Lungen gedrückt.
- Die Bauchmuskeln werden segmental von Th_{10} – Th_{12} innerviert.

b. Mm. intercostales
- Die Mm. intercostales interni arbeiten vor allem bei der kraftvollen Exspiration, indem sie die Rippen nach kaudal ziehen.
- Sie werden segmental von den Nn. intercostales (Th_1 – Th_{12}) innerviert.

Atemmechanik

Thoraxbewegungen bei der Atmung

Jede Rippe hat ihr individuelles Bewegungsmuster, man kann jedoch einige Dinge verallgemeinern. Die Rippen sind ventral mit dem Sternum (außer der 11. und der 12. Rippe) verbunden und dorsal mit den Wirbelkörpern, den Querfortsätzen und den Bandscheiben, wodurch eine geschlossene kinematische Kette entsteht. Bei der Inspiration erweitert sich der Thorax in alle drei Raumrichtungen.

1. Erweiterung des ventrodorsalen Durchmessers
   a. Es kommt zu einer ventrokranialen Bewegung der oberen Rippen und des Sternums, die auch Pumpschwengelbewegung genannt wird.
   b. Die dynamisch stabilisierte Brustwirbelsäule ermöglicht eine Exkursion des Sternums.
2. Erweiterung des transversalen Durchmessers
   a. Es entsteht eine Elevation und Außenrotation der lateralen Anteile der Rippen, die auch Korbhenkelbewegung genannt wird.
   b. Die unteren Rippen (8.–10. Rippe), die nicht direkt am Sternum befestigt sind, öffnen sich zusätzlich nach außen, so daß der epigastrische Winkel vergrößert wird. Diese Bewegung wird auch Zirkelbewegung genannt (caliper motion).
   c. Der Winkel am Übergang zwischen Rippe und Rippenknorpel wird vergrößert, wodurch das Rippensegment bei der Inspiration länger wird.
3. Erweiterung in vertikaler Richtung
   a. Der zentrale Sehnenspiegel des Diaphragmas senkt sich bei der Kontraktion ab. Dies wird als Kolbenaktion bezeichnet.
   b. Die Elevation der Rippen erweitert den Thorax in vertikaler Richtung und effektiviert die Funktion des Zwerchfells.
4. Am Ende der Inspiration entspannen sich die Muskeln; die elastischen Gewebeanteile lassen das Zwerchfell nach kranial wandern. Die Rippen kehren in die Ruheposition zurück.

Bewegung der Atemluft: Ventilation

1. Die Ventilation ist der Gasaustausch in den und aus dem Körper.
   a. Während der Thorax sich bei der Inspiration erweitert, sinkt der Druck innerhalb der Lunge (intraalveolärer Druck) ab und wird geringer als der atmosphärische Druck. Dadurch fließt Luft in die Lunge.
   b. Am Ende der Inspiration entspannen sich die Muskeln und die Elastizität der Lunge drückt die Luft nach außen. Es entsteht die Exspiration.
   c. Die Bewegung der Luft kann durch Atemübungen beeinflußt werden.
2. Der Begriff Ventilation sollte nicht mit dem Begriff Respiration verwechselt oder synonym verwendet werden. Bei der Respiration handelt es sich um den Gastransport im Blut zu den Geweben und den Gasaustausch zwischen Blut und Gewebe.

Compliance der Lunge

1. Der Begriff „Compliance" bezeichnet die Dehnbarkeit bzw. die elastischen Eigenschaften der Lunge. Sie drückt aus, wie leicht die Lunge sich bei der Inspiration ausdehnen läßt.

2. Im physiologischen Zustand sind die Lungen sehr dehnbar (hohe Compliance).
3. Die Compliance nimmt im Alter und bei Erkrankung ab.

Atemwegswiderstand

1. Der Widerstand, der dem Luftstrom entgegengesetzt wird, hängt von folgenden Faktoren ab:
   a. Von der Bifurkation und der Verästelung der Atemwege.
   b. Der Größe (dem Durchmesser) des Lumens der Luftwege. Das Lumen kann durch folgende Faktoren verengt werden:
      - Schleim (Mucus) oder Ödeme in den Atemwegen und
      - Kontraktion der glatten Muskulatur.
   c. Der Elastizität des Lungengewebes (Lungenparenchyms).
2. Unter physiologischen Bedingungen erweitern sich die Atemwege bei der Inspiration und verengen sich bei der Exspiration.
3. Je geringer der Durchmesser der Atemwege um so höher ist der Widerstand gegen den Luftstrom.
4. Bei Erkrankungen, bei denen die Schleimproduktion erhöht ist (chronische Bronchitis) oder bei denen es zu einem Bronchospasmus kommt (Asthma), wird der Atemwegswiderstand bei der Exspiration noch größer sein als unter physiologischen Bedingungen. Patienten mit derartigen Erkrankungen haben Probleme, die Luft auszuatmen.

Flow

1. Der Flow (Fließgeschwindigkeit) ist ein Maß für die Menge der Luft, die innerhalb einer bestimmten Zeit durch die Atemwege gelangen kann. Der Flow, der mit dem Atemwegswiderstand in Beziehung steht, zeigt an, wie leicht die Lunge ventiliert werden kann.
2. Der Exspirationsflow wird durch das Luftvolumen bestimmt, das ausgeatmet wird, geteilt durch die Zeit, die benötigt wird, um das Luftvolumen auszuatmen.
3. Der Flow verändert sich bei Erkrankungen, die den Bronchialbaum und die Brustwand betreffen. Bei einer chronisch-obstruktiven Lungenerkrankung ist der Flow im Vergleich zum physiologischen Zustand erniedrigt, d. h. es wird länger dauern, ein bestimmtes Luftvolumen auszuatmen als normal.

Anatomie und Funktion des Respirationstraktes

Obere Atemwege

1. Nasenraum
2. Rachen (Pharynx)
   a. Funktion
      - Hier wird die Luft auf Körpertemperatur erwärmt.
      - Es werden Partikel aus der Luft gefiltert und entfernt. Die Schleimhaut enthält schleimproduzierende Zellen mit Zilien (Flimmerhärchen). Der Schleim und die Zilien fangen die Partikel. Durch Niesen werden die großen Partikel entfernt.
   b. Bei Krankheit und erhöhter Körpertemperatur:
      - Die Schleimhaut neigt dazu, auszutrocknen, so daß der Körper mehr Schleim produziert. Dieser Schleim trocknet wiederum aus, und der Zyklus beginnt von neuem.
      - Durch den getrockneten Schleim wird die Aktivität der Flimmerhärchen unterbunden.
      - Der Patient neigt dazu, durch den Mund zu atmen, was die Befeuchtung des Schleim vermindert und seine Viskosität weiter erhöht.
3. Kehlkopf (Larynx)
   a. Er erstreckt sich von $C_3 - C_6$.
   b. Er kontrolliert den Luftstrom und verhindert, wenn der Kehldeckel sich schnell schließt, daß Nahrung, Flüssigkeiten oder Fremdkörper in die Luftwege gelangen.

Untere Atemwege: Bronchialbaum

(Abb. 19.1)

Es gibt 23 Abzweigungen im Bronchialbaum.

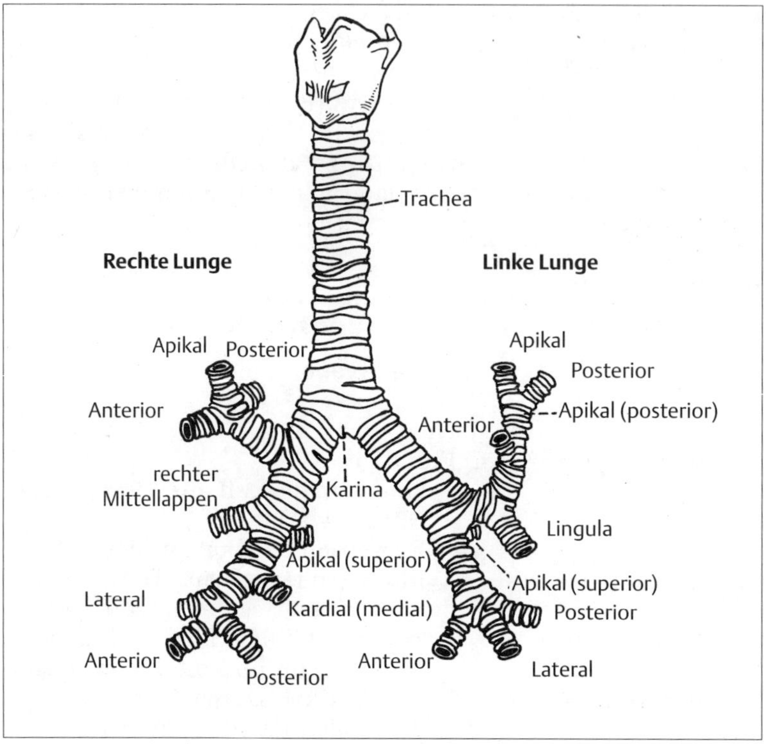

Abb. 19.**1** Untere Atemwege, Bronchialbaum (Frownfelter, s. S. 26; mit freundlicher Genehmigung).

1. Luftröhre (Trachea)
   a. Sie erstreckt sich von C_6 bis zum Angulus sternalis (auf Höhe der 2. Rippe, bzw. Th_5), wo die Bifurkation liegt.
   b. Die Trachea verläuft schräg nach kaudal.
   c. Es handelt sich um einen flexiblen Schlauch mit ovalem Durchmesser, der durch Knorpelspangen verstärkt wird und dessen dorsale Wand aus einem glatten Muskel besteht.
   d. Sie enthält die gleiche Anzahl Flimmerepitelzellen wie schleimproduzierende Becherzellen.
2. Hauptbronchien
   (Bronchius principalis): 2
   a. Der Rechte verläuft annähernd vertikal.
   b. Der Linke verläuft schräg.
3. Lappenbronchien (Bronchi lobares): 5
   a. Die 2 Hauptbronchien verzweigen sich in 5 Lappenbronchien, 3 rechts und 2 links.
   b. Die Haupt- und die Lappenbronchien haben einen hohen Knorpelanteil.
4. Segmentbronchien
   (Bronchi segmentales): 18
   a. Die Lappenbronchien verzweigen sich in 10 rechte und 8 linke Segmentbronchien.
   b. Die Segmentbronchien sind mit Knorpelplatten, glatter Muskulatur und elastischen Fasern verstärkt und besitzen ein Kapillarbett.
   c. Die Haupt-, Lappen- und Segmentbronchien haben eine der Trachea vergleichbare Schleimhaut.
5. Kleine Bronchien (Bronchioli)
   a. Die Segmentbronchien teilen sich in Subsegmentbronchien und kleine Bronchien auf, die immer weniger Knorpel und Flimmerepithel enthalten. Diese kleinen Bronchien verzweigen sich dann zu Endbronchien (Bronchioli terminales) auf. Sie enthalten

keinen Knorpel und keine Flimmerepithelzellen mehr.

b. Die terminalen Bronchioli teilen sich in die Bronchioli respiratorii und bilden eine Übergangszone zwischen den Bronchiolen und den Alveolen. Die Bronchioli respiratorii teilen sich in Ductuli alveolares und Sacculi alveolares auf (Abb. 19.**2**). Die Ductuli können zu mehreren Sacculi führen und enthalten glatte Muskelfasern, die ihr Lumen bei Kontraktion verengen können.

6. Alveolen (Alveoli): ca. 300 Millionen in der erwachsenen Lunge
   a. Sie liegen in der Peripherie der alveolaren Ductuli und Sacculi.
   b. Sie stehen in Kontakt mit den Kapillaren (alveoloarterielle Membran).
   c. Hier findet der Gasaustausch statt.

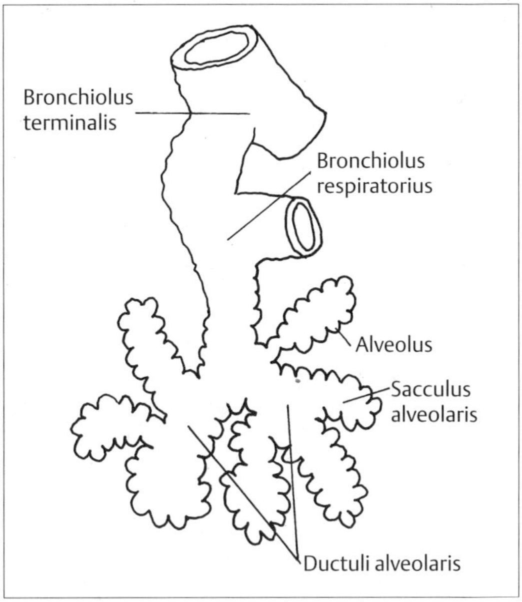

Abb. 19.**2** Bronchopulmonales Segment.

Funktion des Bronchialbaumes

1. Transport der Luft in das Alveolarsystem,
2. Befeuchtung und Reinigung der Luft mit Hilfe der Schleimhaut.
3. Binden von Partikeln und Schleimtransport in rostraler Richtung,
4. Erwärmen der Luft durch die Durchblutung der Schleimhäute und
5. Auslösen des Hustreflexes durch die Aktivität der chemischen Rezeptoren.

Anatomie der Lunge (Abb. 19.**3**)

1. Rechter Lungenflügel
   a. 3 Lappen: oberer, mittlerer und unterer Lungenlappen (Lobus superior, medius und inferior).
   b. 10 Segmente
2. Linker Lungenflügel
   a. 2 Lappen: oberer und unterer Lungenlappen und die Lingula.
   b. 8 Segmente.
3. Jeder Lungenflügel wird von Pleura bedeckt.
   a. Pleura viscerales, hierbei handelt es sich um das innere Pleurablatt, das dem Lungengewebe aufliegt.
   b. Pleura parietalis, darunter verstehen wir das Pleurablatt, das der Brustwand aufliegt.
   c. Ein Unterdruck zwischen den Pleurablättern gewährleistet, daß die Lunge mit Luft gefüllt bleibt.
   d. Zwischen den Pleurablättern sorgt eine Flüssigkeit dafür, daß sie bei der Atembewegung gut aufeinander gleiten.

Lungenvolumen und Lungenkapazität (Abb. 19.**4**)

Lungenfunktionstests, die die Lungenkapazität und das Lungenvolumen messen, werden eingesetzt, um die mechanische Funktion der Lunge zu beurteilen. Das Lungenvolumen und die Lungenkapazität stehen in Beziehung mit dem Alter, Gewicht, Geschlecht, Rasse und der Körperstellung des Probanden. Ein grundlegendes Verständnis dieser Tests ist für einen Therapeuten, der Patienten mit Lungendysfunktion behandelt, nützlich.

Totalkapazität (TK)

1. Die Totalkapazität der Lunge ist das gesamte Volumen der Luft, daß die Lunge am Ende einer maximalen Inspiration aufnehmen kann.

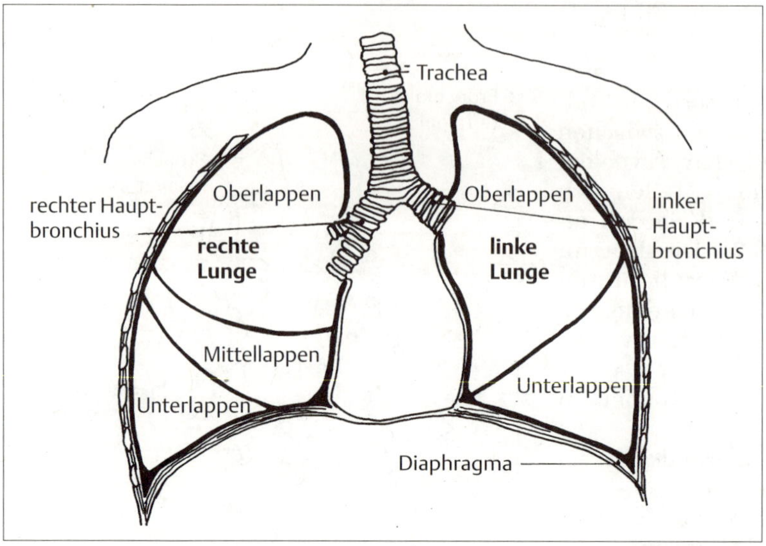

Abb. 19.**3** Aufbau der rechten und der linken Lunge.

2. Sie kann in 4 Volumen eingeteilt werden: das Atemzugvolumen, das inspiratorische Reservevolumen, das exspiratorische Reservevolumen und das Residualvolumen.
3. Wenn 2 oder mehrere Lungenvolumina addiert werden, dann spricht man von Lungenkapazitäten.
4. Die Vitalkapazität und das Residualvolumen ergeben gemeinsam die Totalkapazität.
5. Ein gesunder junger Erwachsener hat in der Regel eine Totalkapazität von 6 l.

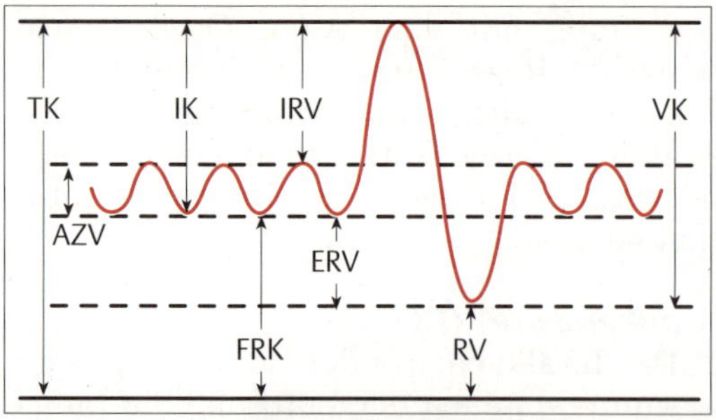

Abb. 19.**4** Physiologische Lungenvolumina und Lungenkapazitäten.

Atemzugvolumen (AZV)

1. Beim Atemzugvolumen handelt es sich um das Luftvolumen, das bei einer entspannten Inspiration und einer folgenden entspannten Exspiration ausgetauscht wird.
2. Bei einem gesunden jungen Erwachsenen beträgt das Atemzugvolumen etwa 500 ml; ca. 350 ml der Atemluft erreichen die Alveolen und nehmen am Gasaustausch teil.

Inspiratorisches Reservevolumen (IRV)

Wir verstehen unter inspiratorischem Reservevolumen das Luftvolumen, das eine Person maximal im Anschluß an eine entspannte Inspiration noch einatmen kann (ca. 3 l).

Exspiratorisches Reservevolumen (ERV)

Exspiratorisches Reservevolumen wird das Luftvolumen genannt, das eine Person im Anschluß an eine entspannte Exspiration noch maximal ausatmen kann (ca. 1 l).

Residualvolumen (RV)

Das Residualvolumen ist das Luftvolumen, das nach einer maximalen Ausatmung noch in der Lunge verbleibt (1,5 l).

Inspiratorische Kapazität (IK)

Inspiratorische Kapazität nennt man die Luftmenge, die eine Person nach einer entspannten Exspiration maximal einatmen kann (ca. 3,5 l).

Funktionelle Residualkapazität (FRK)

Bei der funktionellen Residualkapazität handelt es sich um die Luftmenge, die nach einer entspannten Ausatmung noch in der Lunge verbleibt (ca. 2,5 l)

Vitalkapazität (VK)

Die Vitalkapazität ist die Summe aus der inspiratorischen Kapazität und dem Exspiratorischen Reservevolumen. Die Vitalkapazität wird gemessen, indem der Proband maximal einatmet und dann eine maximale Exspiration folgen läßt (ca. 4,5 l).

Wirkung des Alters, der Körperstellung und Erkrankungen auf das Lungenvolumen und die Lungenkapazitäten

1. Die Vitalkapazität
   a. vermindert sich im Alter,
   b. vermindert sich in der Rückenlage im Vergleich zur aufrechten Position (Sitz oder Stand) und
   c. vermindert sich bei restriktiven und obstruktiven Lungenerkrankungen.
2. Das Residualvolumen
   a. nimmt im Alter zu und
   b. nimmt bei obstruktiven Lungenerkrankungen (z. B. Lungenemphysem) zu.

Respiration

Die Respiration ist ein allgemeiner Begriff, der eingesetzt wird, um den Gasaustausch im Körper zu beschreiben, und wird in die interne und externe Respiration unterteilt. Die grundlegenden Begriffe werden im folgenden erklärt, eine tiefgehende Diskussion der Respirationsphysiologie jedoch, die auch die Diffusion und die Perfusion beinhaltet, sprengt den Rahmen dieses Buches. Der Leser sei an dieser Stelle auf andere Quellen hingewiesen, um die Verhältnisse im Detail nachzulesen.

Externe Respiration (äußere Atmung)

1. Mit dem Begriff „externe Respiration” wird der Gasaustausch an der Kapillarmembran der Alveolen beschrieben.
2. Wenn eine Person einatmet und die Luft durch den Bronchialbaum zu den Alveolen transportiert wird, diffundiert Sauerstoff durch die Alveolarwand, das Interstitium und die Kapillarmembran der Lungenkapillare in das Blut. Kohlendioxid diffundiert in die entgegengesetzte Richtung.

Interne Respiration (innere Atmung)

1. Bei der internen Respiration handelt es sich um den Gasaustausch zwischen den Lungenkapillaren und den Zellen des umgebenden Gewebes.
2. Die interne Respiration findet statt, wenn der Sauerstoff im arteriellen Blut von den roten Blutkörperchen in die Gewebe, die Sauerstoff für ihre Funktion benötigen, diffundiert. Das Kohlendioxid diffundiert wiederum in die entgegengesetzte Richtung.

Befundaufnahme in der Atemtherapie

Ziele

1. Feststellen der primären und sekundären Einschränkungen der Respiration und der Ventilation, die die körperliche Funktion des Patienten beeinträchtigen.
2. Festlegung der Eignung des Patienten für die Teilnahme an einem Rehabilitationsprogramm.
3. Entwicklung eines individualisierten Behandlungsplans für den Patienten.
4. Festlegung eines Ausgangsstatus, an dem der Erfolg der Therapie und die Fortschritte des Patienten abgelesen werden können.
5. Festlegung des Therapieendes.
6. Planung und Anwendung eines Hausaufgabenprogramms.

Hintergründe und Techniken der Befundaufnahme in der Atemtherapie

Gespräch mit Patient und Familie

1. Die Befundaufnahme beginnt mit einem Gespräch mit dem Patienten und unter Umständen auch mit den Angehörigen. Während des Gesprächs kann der Therapeut beobachten, wie der Patient und seine Angehörigen die funktionellen Einschränkungen subjektiv wahrnehmen, welches die Hauptbeschwerden sind und warum der Patient die Behandlung wünscht.
2. Als Vorbereitung des Gesprächs werden die medizinischen Daten des Patienten seinem Krankenblatt entnommen oder etwas allgemeiner von ihm und seiner Familie erfragt.
3. Die berufliche und die soziale Anamnese werden erhoben; besonders wichtig sind dabei die körperlichen Anforderungen der beruflichen Situation, die Umgebung des Arbeitsplatzes sowie die sozialen Gewohnheiten, wie Rauchen oder Trinken, die die Gesundheit des Patienten beeinflussen.
4. Die Familienanamnese kann auch beinhalten, welche Verantwortungen der Patient innerhalb der Familie übernimmt, die häusliche Situation und wie verfügbar Unterstützung durch die Familie ist.

Allgemeine Erscheinung des Patienten

1. Vitalzeichen
   Herzfrequenz, Atemfrequenz und Blutdruck werden vor, während und nach der Behandlung gemessen.
2. Beobachtung des Patienten
   a. Bewußtseinsniveau
      Wach, reaktionsfähig, lethargisch, kooperativ, orientiert? Gibt es Veränderungen des Bewußtseinsniveaus aufgrund einer Hyperkapnie (erhöhter Pco_2) oder einer Hypoxie (erniedrigter Po_2)?
   b. Farbe
      Periphere Zyanose (Nagelbetten)? Zentrale Zyanose (Lippen)? Eine Zyanose entsteht, wenn der Patient an einer Hypoxie leidet.
   c. Kopf- und Halsregion
      - Zeichen im Gesicht und im Ausdruck. Gibt es Anzeichen einer respiratorischen Ermüdung oder Unwohlsein, inklusive Nasenflügeln, verengte oder erweiterte Pupillen, Schwitzen?
      - Mund- oder Nasenatmung
      - Treten die Venae jugulares hervor? (Dies steht im Zusammenhang mit einem erhöhten venösen Druck und ist ein Zeichen einer Rechtsherzinsuffizienz.)
      - Hypertrophie der Atemhilfsmuskeln. Sie werden bei Patienten mit chronischen Lungenerkrankungen oder einer Schwäche des Diaphragmas auch bei der Ruheatmung eingesetzt.
      - Einziehungen supraklavikulär oder interkostal. (Dies ist Ausdruck einer angestrengten Atmung.)
      - Lippenbremse. Patienten, die Schwierigkeiten mit der Exspiration haben, setzen die Lippenbremse ein, meist steht dies im Zusammenhang mit einer chronisch obstruktiven Lungenerkrankung.
   d. Peripherie
      - Hautbeschaffenheit.
      - Trommelschlegelfinger (bei einer chronischen Hypoxie des Gewebes).
      - Ödeme (als Zeichen einer Rechtsherzinsuffizienz).
   e. Körpertyp
      Adipös, normal, kachektisch (dies kann auf die Trainingstoleranz hinweisen; eine starke Übergewichtigkeit kann das Atemmuster verändern).

Thoraxanalyse: Konstitution und Haltung

1. Symmetrie des Thorax und des Rumpfes
   Der Thorax wird von ventral, dorsal und von lateral begutachtet, physiologischerweise ist er seitengleich.
2. Mobilität des Rumpfes
   Die aktiven Bewegungen in alle Richtungen werden überprüft und jede Einschränkung der Wirbelsäulenbeweglichkeit notiert, insbesondere in der Brustwirbelsäule.

3. Konstitution des Thorax
   Der sagittale Durchmesser des Brustkorbs ist geringer als der transversale Durchmesser.
4. Häufige Thoraxdeformitäten
   a. **Faßthorax:** Der Umfang des kranialen Thoraxabschnitts nimmt zu, das Sternum hebt sich nach vorn und der sagittale Thoraxdurchmesser ist vergrößert. Viele Patienten, die an einer chronisch-obstruktiven Bronchitis leiden, atmen hauptsächlich kostosternal und entwickeln einen Faßthorax.
   b. **Trichterbrust** (Pectus excavatum)**:** Der kaudale Anteil des Sternums steht nach innen und die unteren Rippen stehen nach außen. Patienten mit einer solchen Brustkorbdeformität atmen hauptsächlich mit dem Diaphragma; es entsteht eine übermäßige Bewegung des Bauches bei der Atmung und kaum Bewegung der Rippen.
   c. **Hühnerbrust** (Pectus carinatum)**:** Das Sternum ist nach ventral gewölbt.
5. Haltung
   a. Patienten, die infolge einer chronischen Lungenerkrankung Atembeschwerden haben, stützen sich häufig im Sitz oder Stand auf die Arme und Hände, um den Schultergürtel zu fixieren und mit der Schultergürtelmuskulatur die Atmung zu unterstützen (Abb. 20.**2**). Dadurch können die Mm. pectoralis major und serratus anterior effektiver für die Atmung eingesetzt werden.
   b. Fehlhaltungen oder Wirbelsäulendeformitäten, wie eine Hyperkyphose, Skoliose oder eine posturale Asymmetrie aufgrund einer Thoraxoperation, die die Thoraxmobilität einschränken und die Atmung behindern können, werden notiert.

Atemmuster

1. Die Atemfrequenz, der Atemrhythmus und die Lokalisation der Atmung werden in Ruhe und bei der Aktivität beobachtet. Das Verhältnis zwischen der In- und Exspiration ist physiologischerweise in Ruhe 1:2 und bei Aktivität 1:1. Patienten mit einer chronischen Lungenerkrankung können in Ruhe ein Verhältnis von 1:4 haben, was die Schwierigkeiten während der Exspirationsphase reflektiert. Unter physiologischen Verhältnissen läuft die Atmung folgendermaßen ab: Das Diaphragma kontrahiert sich und senkt sich ab, wodurch der Bauch sich nach ventral vergrößert, dann erweitert sich der Thorax nach lateral, durch die Rippenbewegung nach lateral und kranial. Zum Schluß hebt sich der kraniale Anteil des Thorax (kostosternal).
2. Bei gesunden Menschen unterstützen die Nackenmuskeln nur die Tiefatmung.
3. Unphysiologische Atemmuster:
   a. **Dyspnoe:** Kurzatmigkeit; Unwohlsein und erschwerte Atmung.
   b. **Tachypnoe:** schnelle, flache Atmung; vermindertes Atemzugvolumen, erhöhte Atemfrequenz; tritt im Zusammenhang mit restriktiven und obstruktiven Lungenerkrankungen und mit dem Einsatz von Atemhilfsmuskulatur auf.
   c. **Bradypnoe:** langsame Atemfrequenz mit flacher oder physiologischer Atemtiefe und regelmäßigem Atemrhythmus; kann im Zusammenhang mit einer Überdosis Drogen stehen.
   d. **Hyperventilation:** tiefe, schnelle Atmung; erhöhtes Atemzugvolumen und erhöhte Atemfrequenz; regelmäßiger Atemrhythmus.
   e. **Orthopnoe:** Schwierigkeiten, in der Rückenlage zu atmen.
   f. **Apnoe:** Atemstillstand in der Expirationsphase.
   g. **Apneusis:** Atemstillstand in der Inspirationsphase.
   h. **Cheyne-Stokes-Atmung:** Phasen, in denen sich das Atemzugvolumen nach und nach erhöht, dann wieder erniedrigt, gefolgt von einer Phase der Apnoe. Diese Atmung kann manchmal im Zusammenhang mit schweren Kopfverletzungen beobachtet werden.

Palpation

1. Symmetrie der Thoraxbewegung
Die Hand wird auf den Thorax des Patienten gelegt und die Atembewegung bei der In- und Exspiration beurteilt. Jede der drei Regionen der Lungenlappen kann gesondert beurteilt werden.
   a. Um die Expansion des oberen Lungenlappens zu beobachten, steht man dem Patienten gegenüber, die Daumenkuppen liegen in der Mittellinie auf dem Sternum. Die Finger werden gestreckt, so daß sie auf der Klavikel liegen. Der Patient soll jetzt tief ein- und ausatmen.
   b. Die Expansion des mittleren Lungenlappens wird überprüft, indem die Daumen auf den Proc. xyphoideus und die Finger nach lateral um die Rippen gelegt werden. Wieder soll der Patient tief ein- und ausatmen.
   c. Zur Beurteilung der Expansion des unteren Lungenlappens steht der Therapeut hinter dem Patienten. Die Daumen treffen sich an den Dornfortsätzen der unteren Brustwirbelsäule, die Finger werden in den Verlauf der Rippen gelegt. Der Patient soll wiederum tief ein- und ausatmen.
   d. Während der Patient tief ein- und ausatmet, wird die Symmetrie der Bewegung auf beiden Seiten des Rumpfes überprüft.
2. Größe der Atembewegung
   a. Die Atembewegung kann gemessen werden, indem man auf 3 Höhen (axillar, am Proc. xyphoideus und subkostal) den Thoraxumfang in der Inspirations- und in der Exspirationsstellung mißt.
   b. Die Größe der Atembewegung kann auch beurteilt werden, wenn man die Hände, wie unter 1. beschrieben auf den Thorax auflegt und dann den Raum, der nach der Inspiration zwischen den Daumen entsteht, abmißt.
3. Fremitus
   a. Der vokale oder taktile Fremitus ist die Vibration, die der Therapeut spürt, wenn er die Rumpfwand palpiert, während der Patient spricht. Mit diesem Verfahren kann das Gewebe beurteilt werden, das unter der Hand des Therapeuten liegt.
   b. Vorgehen:
   Die Handflächen werden sanft auf den Thorax aufgelegt, dann wird der Patient gebeten, einige Worte zu sprechen oder mehrere Male hintereinander „99" zu sagen.
   c. In der Regel wird der Fremitus überall am Thorax gleichmäßig gespürt.
   d. Bei der Anwesenheit von Sekret ist der Fremitus stärker. Wenn die Luft infolge einer Obstruktion der Atemwege gefangen ist, so kann der Fremitus vermindert sein oder ganz fehlen.
4. Schmerzen am Thorax
   a. Bei der Palpation können bestimmte Schmerzgebiete oder Schmerzpunkte am Thorax gefunden werden.
   b. Vorgehen:
   Die palpierende Hand wird fest gegen den Thorax gedrückt und so der ganze Thorax auf Druckschmerzen untersucht. Der Patient wird auch gebeten, tief durchzuatmen und den Ort der Schmerzen zu zeigen.

Beachte: Schmerzen des Thorax, die ihren Ursprung im Muskel-Skelett-System haben, verstärken sich in der Regel bei der punktuellen Palpation oder bei der Tiefatmung. Schmerzen des Thorax, die mit einer Angina pectoris einhergehen, werden sich durch Palpation nicht verändern.

5. Das Mediastinum
   a. Die Trachea liegt physiologischerweise zentral und kaudal der Fossa jugularis. Die Stellung der Trachea verändert sich bei asymmetrischen, intrathorakalen Druckverhältnissen oder Lungenvolumina. Wurde einem Patienten beispielsweise eine Lunge entfernt (Pneumonektomie), dann nimmt das Lungenvolumen auf der operierten Seite ab und die Trachea verlagert sich auf diese Seite. Leidet der Patient an einem Hämothorax, so passiert das Gegenteil. Der intrathorakale Druck

auf der betroffenen Seite nimmt zu, und die Trachea verlagert sich zur Gegenseite.

b. Vorgehen:
Um eine Veränderung der Verhältnisse im Mediastinum festzustellen, stellt man sich dem Patienten gegenüber. Der Patient wird aufgefordert, seinen Kopf in der Mittellinie zu halten und den Kopf leicht nach vorne zu neigen, um den M. sternocleidomastoideus zu entspannen. Mit dem Zeigefinger palpiert man nun die Weichteile rechts und links der Trachea in der Fossa jugularis. Es wird bestimmt, ob die Trachea sich in der Mittellinie befindet oder nach rechts oder links verlagert ist.

Perkussion

1. Definition:
Hierbei handelt es sich um eine Befundtechnik zur Beurteilung der Lungendichte, insbesondere der belüfteten Anteile der Lunge.
2. Vorgehen:
Der Mittelfinger der nicht dominanten Hand wird flach entlang der Interkostalräume auf den Thorax aufgelegt. Mit der Spitze des Mittelfingers der anderen Hand wird fest auf den auf dem Thorax aufliegenden Finger geklopft. Dies wird an mehreren Punkten auf der rechten und linken sowie auf der ventralen und dorsalen Fläche des Thorax durchgeführt.
3. Durch das Klopfen entsteht eine Resonanz; die Höhe des Tones verändert sich entsprechend der Dichte des darunterliegenden Gewebes.
4. Der Klopfschall wird dumpf und flach, wenn sich an dieser Stelle mehr festes Gewebe (z. B. durch Tumor oder Fibrose) als Luft im Vergleich zum physiologischen Zustand befindet.
5. Der Klopfschall wird hyperresonant, wenn sich in dem Gebiet mehr Luft als normal befindet (Emphysem).
6. Jede Asymmetrie oder Abweichung des Klopfschalls wird notiert. Der Patient sollte für weitere Diagnostik (z. B. Röntgenuntersuchung) zu einem Arzt überwiesen werden.

Auskultation

1. Definition:
Dies ist eine Befundtechnik, bei der die Geräusche innerhalb des Körpers, in diesem Fall die Atemgeräusche, beurteilt werden.
2. Physiologische und unphysiologische Atemgeräusche entstehen durch die Luftbewegungen bei der In- und Exspiration. Um die Geräusche zu verstärken, wird ein Stethoskop eingesetzt. Die Atemgeräusche können folgende Fragen klären:
   a. Gibt es Gebiete in der Lunge, in denen sich Sekret gesammelt hat, das mobilisiert werden sollte?
   b. Ist die Drainagelagerung, die angewendet wird, effektiv?
   c. Ist die Lunge nach der Behandlung sekretfrei oder muß die Behandlung fortgesetzt werden?
3. Vorgehen:
   a. Der Patient soll sich bequem und entspannt hinsetzen. Das Stethoskop wird direkt auf die Haut des Patienten ventral und dorsal auf den Thorax aufgesetzt.
   b. Es wird einem systematischen Schema gefolgt (Abb. 19.**5 a** und **b**) und das Stethoskop auf den festgelegten Punkten entlang der rechten und linken Seite des Thorax aufgesetzt (Th_2, Th_6, Th_{10}).
   c. Der Patient wird gebeten, tief ein- und schnell auszuatmen, während der Therapeut mit dem Stethoskop von Punkt zu Punkt wandert.
   d. Die Qualität, Intensität und die Tonhöhe des Atemgeräuschs wird notiert.
4. Die physiologischen Atemgeräusche werden folgendermaßen eingeteilt:
   a. Ort.
   b. Tonhöhe und Intensität.
   c. Anteil des Geräusches, der während der Inspiration zu hören ist, gegenüber der Exspiration.
5. Arten physiologischer Atemgeräusche:
   a. Tracheal:
   Dies ist ein lautes, hartes Atemgeräusch sehr hoher Tonhöhe; es kann

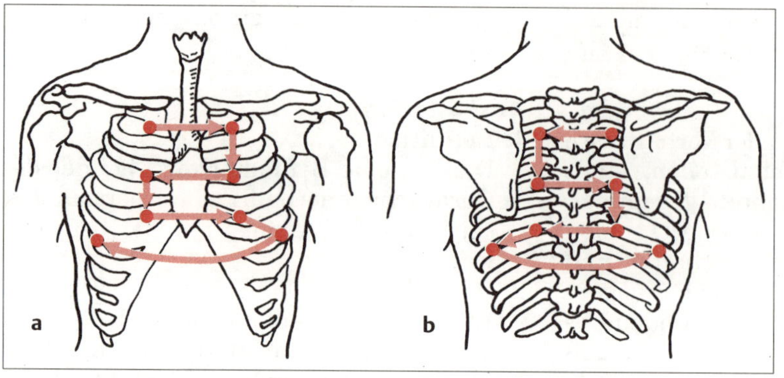

Abb. 19.5 **a** und **b** Auskultationsschema (Frownfelter, s. S. 135)

a ventral
b dorsal

nur über der Trachea gehört werden. Ein tracheales Atemgeräusch wird gleichermaßen bei der In- und Exspiration gehört.

b. Bronchial:
Hierbei handelt es sich um ein lautes, hohles Geräusch mit hoher Tonhöhe; es kann von ventral zwischen der Klavikel und dem Manubrium sterni und von dorsal zwischen den Schulterblättern gehört werden. Dieses Atemgeräusch ist bei der Exspiration länger zu hören als bei der Inspiration.

c. Bronchiovesikulär:
Dieses Atemgeräusch hört sich weicher an und hat eine mittlere Tonhöhe; es wird bei der In- und Exspiration gleichstark wahrgenommen. Von ventral hört man es nur neben dem Sternum und von dorsal zwischen den Skapulae.

d. Vesikulär:
Dies ist ein weiches, windartiges, leises Geräusch. Es kann in den meisten Gebieten des Thorax wahrgenommen werden, außer nahe der Trachea und den Bronchien und nicht zwischen den Skapulae. Während der Inspiration ist das Geräusch viel länger zu hören als während der Exspiration.

Beachte: Es ist wichtig, daß der Therapeut die Auskultationstechnik am Gesunden übt und die physiologischen Atemgeräusche differenzieren kann.

6. Unphysiologische und Nebengeräusche:
   a. Die Terminologie, die für unphysiologische und Nebengeräusche der Atmung verwendet wird, ist nicht einheitlich. Die Begriffe, die in diesem Lehrbuch Verwendung finden, sind den Richtlinien für die Nomenklatur der American Thoracic Society und dem American College of Chest Physicians entnommen.
   b. Atemgeräusche können vollständig fehlen was einen vollständigen Verschluß der Luftwege und fehlende Belüftung anzeigt. Die Geräusche können auch deutlich vermindert sein. Dies kann durch einen Bronchospasmus (Asthma), einen Kollaps der Luftwege (Atelektase, Emphysem) oder die Blockierung der Luftwege durch Sekret (Pneumonie) entstehen.
   c. Nebengeräusche der Atmung:
      - **Rasseln:**
        Das Rasseln ist ein feines, unterbrochenes Geräusch (ähnlich dem Geräusch von platzenden Blasen (Seifenblasen) oder von gegeneinander geriebenen Haaren). Rasselgeräusche, die leicht oder hart sein können, werden vor allem während der Inspiration gehört, da sie durch Sekret, das sich in den Luftwegen bewegt oder durch verschlossene Luftwege, die sich schnell wieder öffnen, verursacht werden.

- **Pfeifen:**
  Hierbei handelt es sich um ein kontinuierliches expiratorisches Geräusch hoher oder niedriger Tonhöhe. Es können sogar Töne zustande kommen und in seltenen Fällen auch während der Inspiration. Eine Verengung des Lumens der Luftwege infolge eines Bronchospasmus oder einer Sekretansammlung löst das Pfeifen aus.

Husten und Sputum

1. Ein produktiver Husten ist scharf und tief. Bei einem Patienten kann das Husten oberflächlich, weich, guttural, trokken oder feucht sein. Wenn der Husten vollständig unproduktiv ist, kann es notwendig werden, den Patienten abzusaugen.
2. Das Sputum wird beurteilt nach:
   a. Farbe (klar, weiß, gelb, grün, mit Blut versetzt). Ein klares Sekret ist physiologisch. Gelbes oder grünes Sekret zeigt eine Infektion an. Das mit Blut versetzte Sekret wird auch Hämoptyse genannt.
   b. Konsistenz (viskös, dünnflüssig, schaumig).
   c. Menge.

Andere Befunde

1. Bewegungsausmaße, insbesondere der Schultergelenke und des Rumpfes.
2. Muskelkraft.
3. Allgemeine Ausdauer (s. Kapitel 4, S. 101).
4. Selbständigkeit.
5. Schmerzen.
6. Einsatz von Atemhilfsgeräten.

> *Beachte:* Um eine vollständige Diagnose des Atempatienten zu erhalten, müssen zusätzlich zum Atembefund noch andere Befundverfahren eingesetzt werden, wie Blutgasanalyse, Röntgenbilder, Lungenfunktionstests, Ausdauertests und bakteriologische Untersuchungen.

Atemübungen

Atemübungen werden in der Regel in das allgemeine Rehabilitationsprogramm für Atempatienten mit akuten oder chronischen Lungenerkrankungen integriert. Sie sind so entwickelt worden, daß sie die Atemmuskulatur kräftigen, die Ventilation verbessern oder umverteilen, die Atemarbeit erleichtern und den Gasaustausch sowie die Sauerstoffversorgung verbessern. Aktive Bewegungsübungen der Schultergelenke und des Rumpfes unterstützen die Thoraxerweiterung, fazilitieren die Tiefatmung und stimulieren häufig den Hustenreflex.

Die Studien zu diesem Thema zeigen, daß die Atemübungen zwar die Atemfrequenz und die Atemtiefe des Patienten beeinflussen und möglicherweise verändern, jedoch nicht notwendigerweise den Gasaustausch oder die Sauerstoffversorgung auf alveolärer Ebene beeinflussen. Aus diesem Grund sind Atemübungen nur ein Teil der Behandlung zur Verbesserung des Atemstatus sowie der allgemeinen Ausdauer und Funktion bei Alltagsaktivitäten. Abhängig vom Befund des Patienten werden die Atemübungen mit Medikamenten, Drainagelagerungen, dem Einsatz von Geräten zur Atemtherapie und einem Konditionsprogramm kombiniert.

Indikationen der Atemübungen

1. Akute oder chronische Lungenerkrankungen.
   a. Chronisch-obstruktive Lungenerkrankungen.
   b. Pneumonie.
   c. Atelektasen.
   d. Lungenembolie.
   e. Akute Atemnot.
2. Schmerzen am Thorax oder im Abdomen infolge einer Verletzung oder einer Operation.
3. Eine sekundäre Obstruktion der Luftwege aufgrund eines Bronchiospasmus oder festsitzenden Sekretes.
4. Defizite im Zentralnervensystem, die zu einer Muskelschwäche führen
   a. Hohe Querschnittlähmungen.

b. Akute, chronische oder progrediente myopathische oder neuropathische Erkrankungen.
5. Schwere orthopädische Abnormalitäten, z. B. Skoliosen oder Hyperkyphosen, die die Atemfunktion einschränken.
6. Streßbewältigung.

Ziele der Atemübungen

1. Die Ventilation verbessern.
2. Die Effektivität des Hustens verbessern.
3. Einschränkungen der Lungenfunktion vorbeugen.
4. Kraft, Ausdauer und Koordination der Atemmuskulatur erhöhen.
5. Die Mobilität der Brustwirbelsäule und des Brustkorbs erhalten und verbessern.
6. Ineffiziente und unphysiologsche Atemmuster korrigieren.
7. Entspannung fördern.
8. Den Patienten im Umgang mit Atemnotattacken schulen.
9. Die allgemeine funktionelle Kapazität des Patienten verbessern.

Allgemeine Prinzipien der Atemtherapie

1. Wenn möglich, sollte die Instruktion von Atemübungen in einer ruhigen Umgebung erfolgen, in der so wenig Störungen wie möglich auftreten.
2. Dem Patienten werden zuerst die Ziele und der Sinn der Atemübungen für seine individuellen Beschwerden und funktionellen Einschränkungen erklärt.
3. Der Patient soll nun eine bequeme, entspannte Ausgangsstellung einnehmen und lockere Kleidung tragen, die ihn nicht einengt.
   a. Zu Beginn ist die Rückenlage im Bett mit angestellten Beinen, wobei Kopf und Rumpf etwa 45° erhöht liegen, wünschenswert. Durch die vollständige Unterlagerung des Rumpfes und des Kopfes, die Flexion der Hüft- und Kniegelenke und die Unterlagerung der Beine mit Kissen können die Bauchmuskeln ganz entspannt bleiben.
   b. Es können auch andere Ausgangsstellungen, z. B. Rückenlage, Sitz oder Stand eingenommen werden, entweder gleich zu Beginn oder wenn der Patient Fortschritte macht.
4. Das natürliche Atemmuster des Patienten wird in Ruhe und bei Aktivität beobachtet und befundet.
   a. Es wird festgelegt, ob eine Umschulung der Atmung notwendig ist und
   b. ob der Schwerpunkt des Übungsprogramms auf der Inspiration oder der Exspiration liegen sollte.
   c. Es wird ein Basiswert erstellt, an dem Veränderungen und der Erfolg der Therapie abgelesen werden können.
5. Wenn notwendig, werden dem Patienten Entspannungstechniken beigebracht. Dadurch wird die Muskulatur des Rumpfes, des Nackens und der Schultern entspannt und die Aktivität der Atemhilfsmuskulatur minimiert. Besonderes Augenmerk sollte auf die Entspannung der Mm. sternocleidomastoideus, scaleni, trapezius descendens und levator scapulae gelegt werden.
6. Dem Patienten wird das erwünschte Atemmuster demonstriert,
7. Der Patient wird aufgefordert, das neue Atemmuster in unterschiedlichen Ausgangsstellungen sowie in Ruhe und in Aktivität zu üben.

Vorsichtsmaßnahmen

Bei der Schulung von Atemübungen sollten folgende Vorsichtsmaßnahmen beachtet werden:

1. Der Patient sollte die Exspiration nie forcieren. Die Ausatmung sollte entspannt und passiv erfolgen. Eine aktive Exspiration erhöht nur die Turbulenzen in den Atemwegen, die zu Bronchospasmen und einer größeren Enge der Luftwege führen können.
2. Der Patient darf nicht zu lange ausatmen, da die folgende Inspiration sonst eine Art Schnappatmung sein könnte. Das gesamte Atemmuster wird dadurch unregelmäßig und ineffizient.
3. Dem Patienten wird nicht erlaubt, die Inspiration mit der Atemhilfsmuskulatur oder kostosternal zu beginnen. Der kostosternale Anteil des Brustkorbs

sollte während der Atmung relativ ruhig gehalten werden.

4. Die Tiefatmung sollte nur 3- bis 4mal hintereinander geübt werden, um eine Hyperventilation zu vermeiden.

Atemübungen und Instruktionsmethoden

Alle Atemmuster sollten tief, willkürlich und entspannt stattfinden, gleichgültig welches Atemmuster dem Patienten beigebracht wird.

Zwerchfellatmung

1. Das Zwerchfell kontrolliert die Atmung unbewußt, der Patient kann aber Atemkontrolle durch bewußten Einsatz des Zwerchfells und Entspannung der Atemhilfsmuskulatur erlernen.
2. Übungen für die Zwerchfellatmung sollen die Effektivität der Ventilation verbessern, die Atemarbeit verringern, die Beweglichkeit des Zwerchfells (Absinken) verbessern sowie den Gasaustausch und die Sauerstoffversorgung erhöhen. Die Zwerchfellatmung wird auch zur Sekretmobilisation während einer Drainagelagerung eingesetzt.
3. Vorgehen:
   a. Der Patient sitzt entspannt und bequem in einer halben Fowler-Lagerung (Sitz mit halb zurückgelegter Rückenlehne), das Atemmuster wird befundet und die korrekte Zwerchfellatmung demonstriert.
   b. Die Hände des Therapeuten liegen auf der Bauchdecke auf dem M. rectus abdominis direkt unterhalb der Rippen (Abb. 19.**6**).
   c. Nun soll der Patient langsam und tief durch die Nase einatmen. Die Schultern sollen dabei entspannt und das kostosternale Gebiet ruhig bleiben. Der Bauch darf sich heben.
   d. Dann soll der Patient die Luft langsam wieder gehen lassen, indem er die Ausatmung kontrolliert.
   e. Dies soll der Patient jetzt 3- oder 4mal üben und dann eine Pause machen. Der Patient darf nicht hyperventilieren.

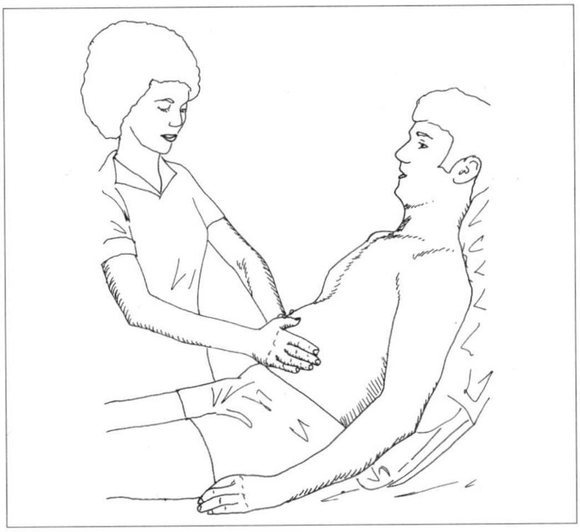

Abb. 19.**6** Die halbsitzende Ausgangsstellung bietet sich für die Anleitung der Zwerchfellatmung an.

   f. Nun kann der Patient seine eigenen Hände auf den Bauch legen und die Bewegung spüren (Abb. 19.**7**). Die Hände des Patienten sollten bei der Inspiration durch den Bauch angehoben werden und bei der Exspiration mit dem Bauch absinken.

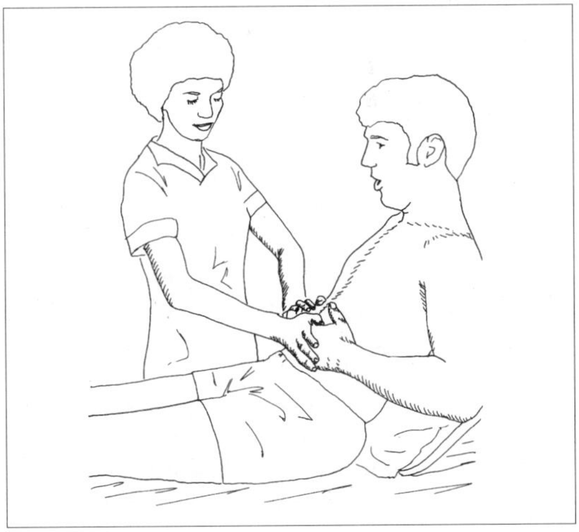

Abb. 19.**7** Der Patient legt seine Hände auf den Bauch, um die korrekte Bewegung bei der Zwerchfellatmung zu spüren. Er kann außerdem die Anspannung der Bauchmuskulatur bei der kontrollierten Ausatmung fühlen.

g. Wenn der Patient die Zwerchfellatmung verstanden hat und durchführen kann, wird er aufgefordert, durch die Nase ein- und durch den Mund auszuatmen.
h. Die Zwerchfellatmung wird anschließend in unterschiedlichen Ausgangsstellungen (Sitzen und Stehen) und bei Aktivität (Gehen oder Treppensteigen) geübt.

Beachte: Die Wirkung der Zwerchfellatmung auf die Ventilation, Sauerstoffversorgung und die Zwerchfellbeweglichkeit bei Gesunden und Lungenkranken ist noch unklar. Studien haben die obengenannten positiven Wirkungen bestätigt und in Frage gestellt. Die Zwerchfellatmung bleibt ein Hauptbestandteil der meisten Atemtherapien, während die Forschung über ihre Wirkung weitergeht.

Training der Atemmuskulatur

Der Prozeß der Kräftigung und des Ausdauertrainings der Atemmuskultur wird als ventilatorisches Muskeltraining (VMT) bezeichnet. Die Techniken legen ihren Schwerpunkt in der Regel auf die inspiratorische Muskulatur. VMT wurde bei der Behandlung von Patienten mit einer Vielzahl von akuten und chronischen Lungenerkrankungen eingesetzt, die mit einer Schwäche, Atrophie oder Ineffektivität der Einatemmuskulatur, insbesondere der Interkostalmuskulatur und des Diaphragmas verbunden sind. Unterstützt durch Tierversuche wird postuliert, daß die Prinzipien der Überlast und der Spezifik sich auf alle Skelettmuskeln und damit auch auf die Atemmuskulatur beziehen.

Da man beim Menschen die morphologischen oder histochemischen Veränderungen am Diaphragma, die durch die Kräftigung oder das Ausdauertraining ausgelöst werden, nicht mit invasiven Techniken messen kann, muß man sich auf indirekte Beurteilungen verlassen. Die Verbesserung der Ausdauer in den Atemmuskeln wurde mit der maximalen bewußten Ventilation oder der Verminderung der Zwerchfellermüdung, die sich im geringeren Einsatz der inspiratorischen Atemhilfsmuskulatur widerspiegelt, gemessen. Die Kraft der Atemmuskulatur wurde auch indirekt über die Messung der inspiratorischen Kapazität und des inspiratorischen Munddrucks mit Hilfe eines Spirometers bestimmt.

Es gibt drei Arten des VMT: Bauchmuskeltraining mit Gewichten, inspiratorisches Widerstandstraining und Training mit dem Atemrohr.

1. Zwerchfelltraining mit Bauchgewichten

a. Der Patient liegt flach auf dem Rücken oder mit etwas aufgerichteterem Oberkörper.
b. Der Patient wird angeleitet, so zu atmen, daß hauptsächlich das Zwerchfell aktiv ist.
c. Es wird ein kleines Gewicht (1,3 bis 2,2 kg) direkt unterhalb des epigastrischen Winkels auf den Bauch des Patienten gelegt.
d. Nun wird der Patient angeleitet, tief einzuatmen und dabei den kostosternalen Brustkorbabschnitt möglichst ruhig zu halten. Der Widerstand sollte die volle Beweglichkeit des Zwerchfells nicht einschränken.
e. Die Zeit, die der Patient gegen den Widerstand atmen soll, wird nach und nach erhöht. Kann der Patient 15 Minuten gegen diesen leichten Widerstand atmen, wird das Gewicht erhöht.

Beachte: Obwohl diese Methode immer wieder für Patienten mit schwachem Zwerchfell empfohlen wird, wurde die Effektivität dieser Methode durch das Ergebnis einer Studie an gesunden Individuen in Frage gestellt. Bei einer anderen Studie, bei der Patienten mit zervikalem Querschnitt beobachtet wurden, waren das Zwerchfelltraining mit Bauchgewichten und das inspiratorische Widerstandstraining effektive Methoden, um die Kraft und die Ausdauer der Atemmuskulatur zu verbessern. Es wäre berechtigt, noch weitere Studien einzuleiten, die

die Effektivität des Zwerchfelltrainings mit Bauchgewichten und andere Formen des VMT untersuchen.

2. **Inspiratorisches Widerstandstraining**
   a. Für das inspiratorische Widerstandstraining wurden besondere Übungsgeräte entwickelt, die die Kraft und Ausdauer der inspiratorischen Muskulatur verbessern und ihre Ermüdung verringern.
   b. Vorgehen:
      - Der Patient atmet durch ein in der Hand gehaltenes Gerät ein, das den Atemwegswiderstand erhöht und so der inspiratorischen Muskulatur Widerstand entgegensetzt, so daß sie gekräftigt wird. Solche Geräte bestehen meist aus engen Röhren unterschiedlichen Durchmessers. Je enger der Durchmesser, um so größer der Widerstand.
      - Der Patient atmet mehrmals am Tag für eine bestimmte Zeitdauer durch das Gerät ein. Die Zeit wird langsam bis auf 20–30 Minuten pro Trainingseinheit erhöht, um die Ausdauer der Atemmuskulatur zu trainieren.
      - Verbessern sich Kraft und Ausdauer der Atemmuskulatur, so kann der Durchmesser des Atemgerätes verringert werden. Die im Handel erhältlichen Geräte haben 6 verschiedene Durchmesser, so daß man für alle Patienten den angemessenen Widerstand wählen kann.
   c. Die Effektivität des inspiratorischen Widerstandstrainings wird weiterhin untersucht. Einige Studien zeigten, daß Kraft und Ausdauer der Atemmuskulatur mit Hilfe dieser Geräte gesteigert werden kann. In anderen Studien wurde nachgewiesen, daß sich die Atemfrequenz verringert und die Trainingstoleranz nach einiger Zeit verbessert.
3. **Atemrohr** (Giebel-Rohr)
   a. Durch das Atemrohr wird die anhaltende maximale Inspiration betont. Es handelt sich um ein Widerstandstraining geringer Intensität. Die anhaltende maximale Inspiration kann auch ohne Einsatz von Geräten geübt werden. Während der Patient so tief wie möglich durch das Atemrohr einatmet, gibt es eine visuelle oder auditive Rückmeldung. Mit Hilfe des Atemrohres kann das Volumen der eingeatmeten Luft vergrößert werden, und es wurde eingesetzt, um postoperativ einen Kollaps der Alveolen zu vermeiden und die inspiratorische Muskulatur bei Patienten mit neuromuskulären Erkrankungen zu kräftigen.
   b. Vorgehen:
      - Der Patient wird in eine bequeme Ausgangsstellung gebracht (Rückenlage oder halb aufgerichtet).
      - Der Patient soll 3–4mal langsam und entspannt einatmen.
      - Nach dem 4. Einatmen soll der Patient maximal ausatmen.
      - Dann soll er das Atemrohr in den Mund nehmen und maximal durch das Rohr einatmen und diese Einatmung mehrere Sekunden anhalten.
      - Dieser Ablauf wird 5–10mal am Tag wiederholt.

Achtung: Die inspiratorische Muskulatur sollte nicht zu lange hintereinander gegen Widerstand arbeiten. Denn die Atemmuskulatur kann nicht, wie die Muskulatur der Extremitäten, vollständig entspannen, um sich von der Anstrengung zu erholen. Der Einsatz der inspiratorischen Atemhilfsmuskulatur ist ein Zeichen, daß das Zwerchfell zu ermüden beginnt.

Segmentales Atmen

Es ist fraglich, ob Patienten angeleitet werden können, in selektive Richtungen zu atmen und damit umschriebene Lungenabschnitte zu belüften. Es ist jedoch bekannt, daß einzelne Lungenabschnitte, z. B. bei einer Pneumonie, Atelektase oder nach einer Operation, hypoventiliert werden. Daher gibt es Situationen, in denen

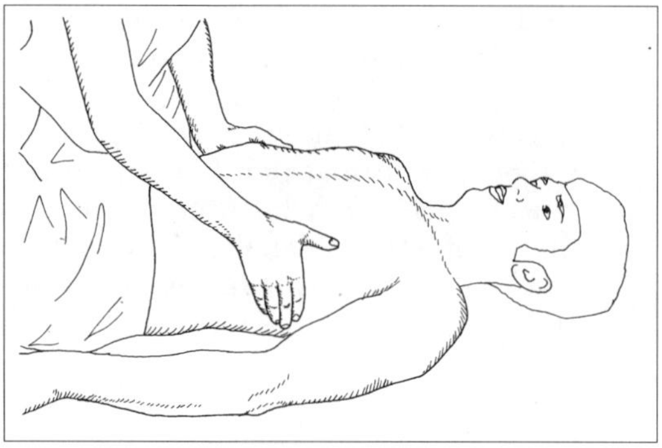

Abb. 19.**8** Übung der bilateralen Rippenbewegung nach lateral aus Rückenlage.

es notwendig wird, die Belüftung bestimmter Lungenabschnitte zu betonen.

1. Expansion nach lateral
   a. Die laterale Brustkorberweiterung kann ein- oder beidseitig durchgeführt werden.
   b. Der Patient kann sitzen oder mit angestellten Beinen auf dem Rücken liegen.
   c. Der Therapeut legt seine Hände seitlich auf den Brustkorb auf die Gebiete, in denen die Bewegung stattfinden soll, um die Aufmerksamkeit des Patienten dahin zu leiten (Abb. 19.**8** und 19.**9**).

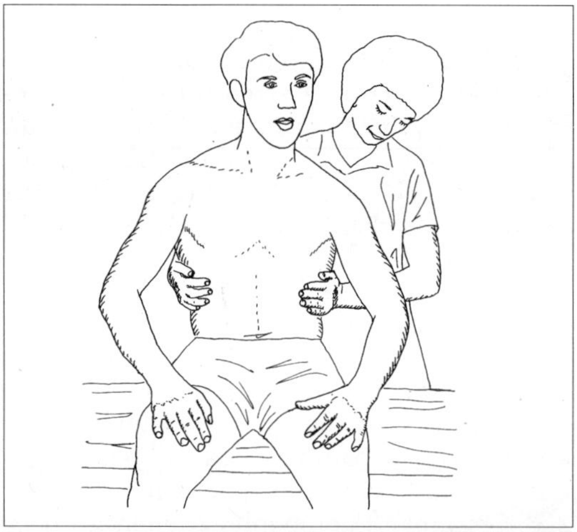

Abb. 19.**9** Übung der bilateralen Rippenbewegung im Sitzen.

   d. Der Patient wird gebeten, auszuatmen und dabei die Bewegung des Brustkorbes nach kaudal und innen zu spüren.
   e. Die Ausatmung kann vom Therapeuten durch Druck von den am Brustkorb liegenden Händen nach kaudal und innen verstärkt werden.
   f. Direkt vor der Inspiration kann der Therapeut einen schnellen kurzen Stretch am Brustkorb in Ausatemrichtung geben. Dadurch werden die Mm. intercostales externi gedehnt und ihre Kontraktion fazilitiert. Sie bewegen die Rippen bei der Inspiration nach außen und kranial.
   g. Der Patient wird aufgefordert, seine Rippen während der Einatmung gegen die Hände des Therapeuten zu bewegen.
   h. Während der Einatmung gibt der Therapeut einen leichten Führungswiderstand mit den Händen, um die Wahrnehmung des Patienten in diesem Bereich für die Brustkorbausdehnung und die Rippenbewegung zu verstärken.
   i. Bei der Ausatmung wird der Brustkorb wieder sanft zusammengedrückt.
   j. Dann kann der Patient dieses Vorgehen erlernen. Er kann die Hände auf den Brustkorb legen (Abb. 19.**10**) oder sich mit Hilfe eines Gürtels selbst Widerstand geben (Abb. 19.**11 a** und **b**).

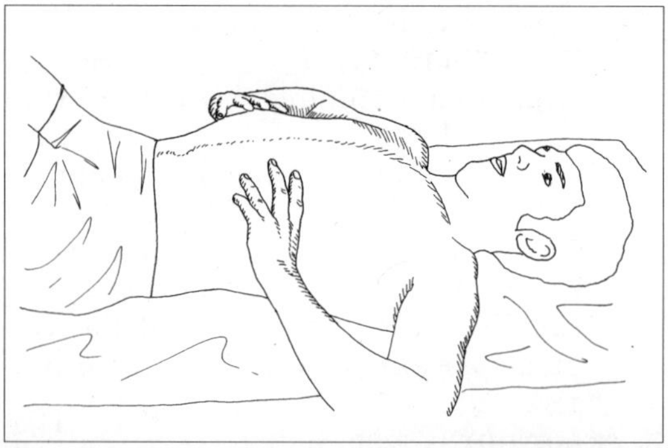

Abb. 19.**10** Der Patient gibt sich selbst gegen die Rippenbewegung nach lateral Widerstand.

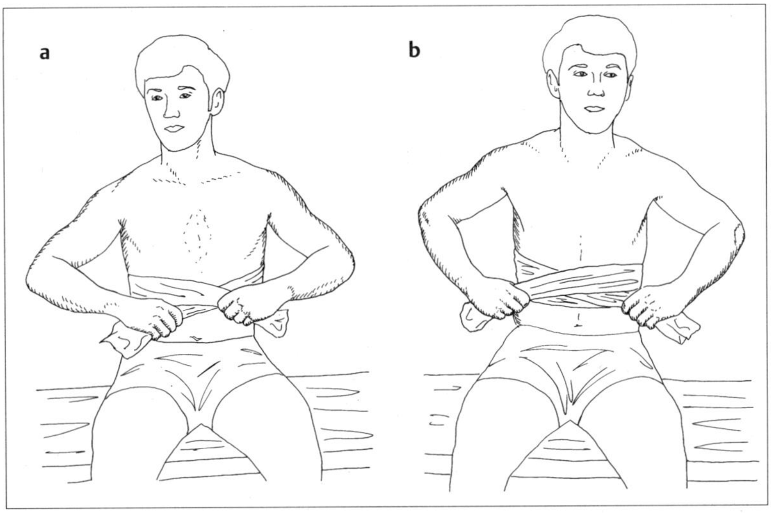

Abb. 19.**11 a** und **b** Übungen mit einem Gurt verstärken die laterale Rippenbewegung.
a Widerstand gegen die Rippenbewegung bei der Inspiration. **b** Hilfe bei der Exspiration durch Zug am Gurt.

2. Basale Expansion nach dorsal
   a. Der Patient sitzt und lehnt sich nach vorne, wobei die Hüftgelenke leicht gebeugt werden.
   b. Die Hände werden auf die Dorsalfläche der kaudalen Rippen gelegt.
   c. Es wird wie unter 1. vorgegangen.
   d. Diese Form des segmentalen Atmens ist besonders für die Patienten wichtig, die im Anschluß an eine Operation längere Zeit in halb aufgerichteter Stellung im Bett verbleiben müssen. Häufig sammelt sich bei ihnen Sekret in den dorsalen Segmenten des unteren Lungenlappens.
   e. Wenn der Patient seine Hände auf den Bauch legt, kann er auch die Anspannung der Bauchmuskulatur spüren, die bei der kontrollierten Ausatmung und beim Husten entsteht.
3. Expansion des rechten Mittellappens oder der Lingula
   a. Der Patient sitzt.
   b. Die Hände werden entweder rechts oder links direkt distal der Achsel auf den Brustkorb des Patienten gelegt.
   c. Es wird wie unter 1. beschrieben vorgegangen.
4. Apikale Expansion (Expansion der Lungenspitze) (Abb. 19.**12**)
   a. Der Patient sitzt.
   b. Es wird in der Regel einseitig Druck mit den Fingerspitzen direkt kaudal des Schlüsselbeins gegeben.

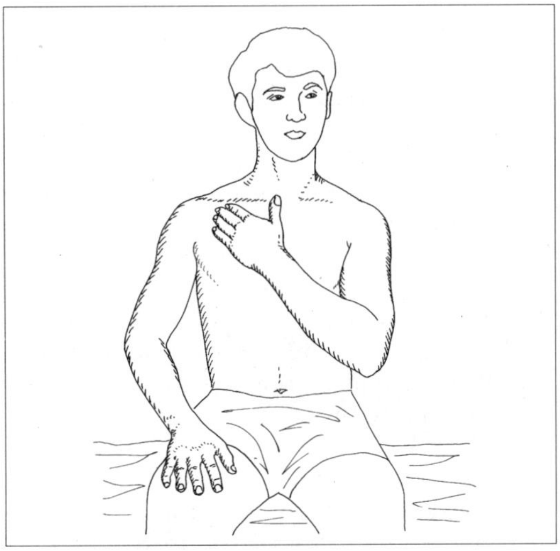

Abb. 19.**12** Segmentale Atmung in die apikalen Lungensegmente.

c. Diese Form des segmentalen Atmens ist angezeigt, wenn nach einer Lobektomie ein apikaler Pneumothorax besteht.

Glossopharyngeales Atmen

1. Die glossopharyngeale Atmung ist eine Methode, die inspiratorische Kapazität eines Patienten zu vergrößern, wenn er eine deutliche Schwäche der inspiratorischen Muskulatur hat. Sie wird den Patienten gezeigt, die Schwierigkeiten haben, tief einzuatmen, um z. B. zu husten.
2. Diese Atemform wurde ursprünglich für Poliopatienten entwickelt, die an einer Schwäche der Atemmuskulatur litten. Heutzutage wird sie in seltenen Fällen bei Patienten mit hohen Querschnitten eingesetzt, die leicht Komplikationen der Lungen entwickeln können.
3. Vorgehen:
   Der Patient nimmt mehrere große „Schlucke" Luft in seinen Mund. Dann schließt er den Mund und drückt die Luft mit der Zunge nach hinten, so daß sie im Pharynx gefangen ist. Die Luft wird dann in die Lunge gedrückt, wenn sich die Glottis öffnet. Dadurch wird die Atmung vertieft und die Vitalkapazität erhöht.

Beachte: Diese Atemtechnik ist sehr schwer zu vermitteln und zu erlernen, und sie ist auch nur für einen sehr begrenzten Patientenkreis von Nutzen.

1. Lippenbremse
   Der Sinn der Lippenbremse ist noch zu diskutieren.
   a. Die meisten Therapeuten haben den Eindruck, daß die Lippenbremse, die während der kontrollierten Ausatmung eingesetzt wird, eine sinnvolle Maßnahme ist, um die Atemwege offen zu halten. Sie wird Patienten mit einer chronisch-obstruktiven Lungenerkrankung (COPD) gezeigt, damit sie diese in der Atemnotsituation anwenden können. Es wurde in Studien belegt, daß die Lippenbremse die Atemfrequenz senkt, das Atemzugvolumen erhöht und die Trainingstoleranz verbessert.
   b. Einige Patienten zeigen auch spontan (ohne vorherige Anleitung) diese Atemform. Wenn dies so ist, sollten sie nicht davon abgehalten werden.
   c. Die Autoren dieses Buches vertreten die Meinung, daß die Lippenbremse eine gute Methode ist (verbunden mit einer passiven Ausatmung), mit Atemnotsituationen umzugehen und daß Patienten mit COPD die Technik der Lippenbremse erlernen sollten.

Achtung: Eine forcierte oder verlängerte Exspiration bei Einsatz der Lippenbremse kann die Turbulenzen in den Atemwegen steigern und eine weitere Verengung der kleinen Bronchiolen hervorrufen und sollte vermieden werden. Einige Therapeuten sind der Meinung, daß es leicht zu einer fehlerhaften Anwendung kommen kann und Patienten diesem Risiko nicht ausgesetzt werden sollten.

2. Vorgehen:
   a. Der Patient wird aufgefordert, eine bequeme Ausgangsstellung einzunehmen und sich so weit wie möglich zu entspannen.
   b. Er wird darauf hingewiesen, daß die Ausatmung passiv und entspannt erfolgen soll und die Bauchmuskeln nicht eingesetzt werden dürfen.
   c. Der Therapeut legt seine Hände auf den Bauch des Patienten, um jede Anspannung der Bauchmuskulatur wahrzunehmen.
   d. Der Patient soll langsam einatmen.
   e. Bei der Ausatmung soll er nun die Lippen locker aufeinander legen.

Linderung und Vermeidung von Atemnotattacken

1. Viele Patienten mit einer COPD (z. B. Emphysem oder Asthma) können an gelegentlichen Atemnotattacken (Dyspnoe) leiden, insbesondere bei körperlicher Anstrengung oder beim Kontakt mit Allergenen. Immer, wenn das physiologische

Atemmuster des Patienten unterbrochen wird, besteht das Risiko einer Atemnot. Es ist hilfreich, den Patienten zu zeigen, wie sie versuchen können, Atemnot zu vermeiden, indem sie kontrolliert atmen und ihre Aktivitäten einteilen. Dafür muß ihnen bewußt werden, in welchen Situationen und durch welche Aktivitäten eine Dyspnoe ausgelöst wird.

2. Das Einteilen der funktionellen Aktivitäten, wie Gehen, Treppensteigen oder berufliche Arbeiten, sollte innerhalb der Atemkapazitäten des Patienten erfolgen. Einige Patienten werden intuitiv verstehen, bis zu welchen Grenzen sie mit ihren funktionellen Aktivitäten gehen können, andere Patienten müssen erst lernen, die ersten Anzeichen einer Dyspnoe zu erkennen. Wenn der Patient etwas außer Atem kommt, muß er lernen, sofort die entsprechende Aktivität zu unterbrechen und die Lippenbremse einzusetzen, bis die Atemnot vorüber ist.
3. Vorgehen:
   a. Der Patient wird angeleitet, eine entspannte, nach vorn geneigte Stellung einzunehmen (Abb. 20.**2**, 20.**3** und 20.**4**). Diese Position unterstützt die Zwerchfellatmung (Die Baucheingeweide senken sich nach ventral und kaudal ab und das Zwerchfell kann sich leichter nach kaudal bewegen).
   b. Die verordneten Bronchiodilatatoren werden eingenommen.
   c. Der Patient soll seine Atmung wieder unter Kontrolle bringen und die Atemfrequenz mit Hilfe der Lippenbremse verringern. Er darf nicht forciert sondern kontrolliert ausatmen.
   d. Im Anschluß an die Ausatmung mit Lippenbremse soll der Patient mit dem Zwerchfell und möglichst ohne Unterstützung der Atemhilfsmuskulatur einatmen.
   e. Der Patient soll in dieser Position verbleiben und so entspannt wie möglich atmen.

Thoraxmobilisationsübungen

Definition

Übungen zur Thoraxmobilisation sind Übungen, die aktive Rumpf- oder Extremitätenbewegungen mit einer Tiefatmung verbinden.

Ziele

1. Die Erhaltung oder Verbesserung der Rumpf- und Schultergelenksbeweglichkeit, wenn sie die Atmung beeinflußt. Ein Patient, dessen Rumpfmuskulatur auf einer Seite isoliert verkürzt ist, wird den Brustkorb auf dieser Seite bei der Einatmung nicht vollständig erweitern. Übungen, die die Dehnung dieser Muskulatur mit der Atmung kombinieren, werden die Ventilation der Lunge auf der betroffenen Seite verbessern.
2. Verstärkung oder Betonung der Atemtiefe oder der kontrollierten Exspiration. Ein Patient kann z. B. seine Exspiration verbessern, indem er die Hüftgelenke während der Ausatmung flektiert oder den Rumpf nach vorne neigt. Die Bauchorgane werden durch diese Bewegungen nach dorsal und kranial gegen das Zwerchfell gedrückt, so daß die Exspiration verstärkt wird.

Spezifische Übungen

1. Mobilisierung einer Thoraxseite
   a. Beim Sitzen soll der Patient sich von der verkürzten Seite wegneigen, um die kurzen Strukturen zu dehnen und die betroffene Seite bei der Inspiration zu erweitern (Abb. 19.**13 a**).
   b. Dann soll der Patient seine Faust gegen die betroffene Seite des Brustkorbs stemmen, während er ausatmet (Abb. 19.**13 b**).
   c. Die Dehnung kann verstärkt werden, indem der Patient bei der Seitneigung den Arm mit über den Kopf streckt. Dadurch werden die verkürzten Strukturen noch zusätzlich gedehnt.
2. Mobilisierung des kranialen Anteils des Thorax und Dehnung des M. pectoralis major
   a. Der Patient sitzt auf einem Stuhl, die Hände hat er hinter dem Kopf ver-

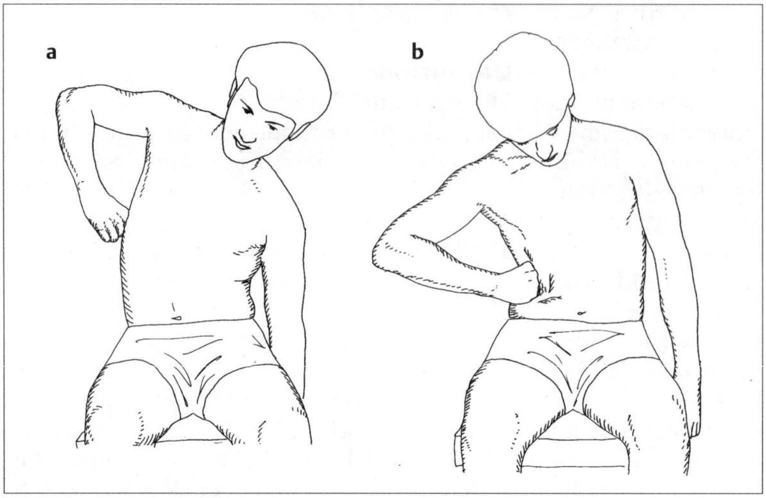

Abb. 19.**13 a** und **b** Thoraxmobilisation bei der In- und Exspiration
a Der Patient dehnt bei der Einatmung durch Seitneigung.
b Bei der Ausatmung lehnt er sich zur verkürzten Seite.

schränkt. Er wird angeleitet, die Arme bei der Inspiration transversal zu abduzieren (Dehnung des M. pectoralis major) (Abb. 19.**14 a**).

b. Dann soll er die Ellenbogen zusammenführen und sich nach vorne neigen, um die Exspiration zu unterstützen (Abb. 19.**14 b**).

3. Mobilisierung des kranialen Anteils des Thorax und der Schultergelenke
   a. Der Patient sitzt auf einem Stuhl und hebt bei der Inspiration beide Arme (bilaterale endgradige Schultergelenksflexion und leichte Abduktion) (Abb. 19.**15 a**).

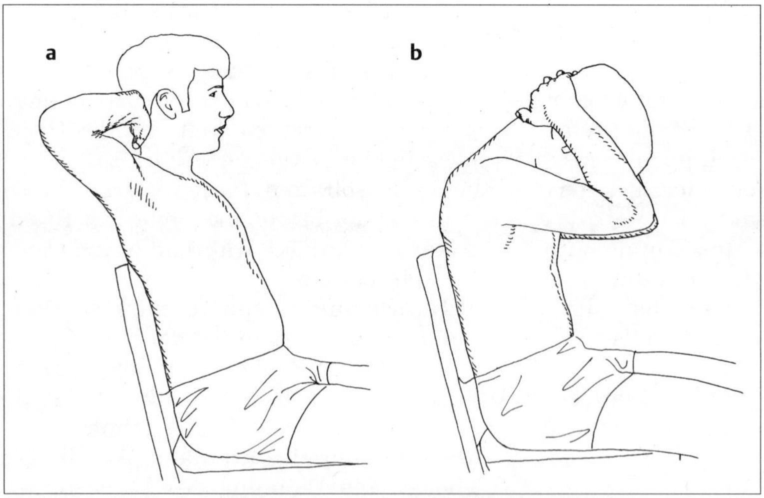

Abb. 19.**14 a** und **b**
a Dehnung des M. pectoralis major bei der Inspiration.
b Die Exspiration wird unterstützt, indem die Ellenbogen vor der Brust zusammengeführt werden.

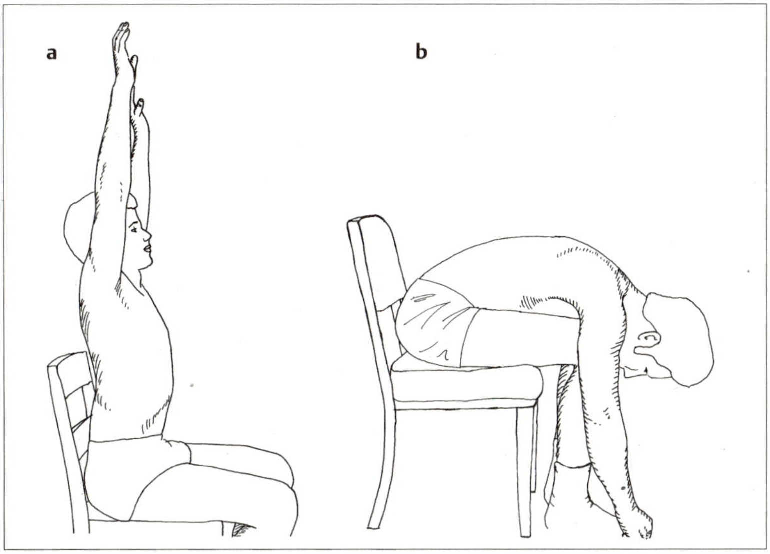

Abb. 19.**15 a** und **b**
a Die Thoraxerweiterung nimmt zu, wenn beide Arme bei der Inspiration endgradig eleviert werden.
b Die Exspiration wird durch die Armbewegung und die Rumpfneigung nach vorn unterstützt.

   b. Bei der Exspiration beugt er sich nach vorne (Abb. 19.**15 b**).
4. Erweiterung der Exspiration bei der Tiefatmung
   a. Der Patient liegt auf dem Rücken, mit angestellten Beinen und atmet entspannt (Abb. 19.**16 a**).
   b. Er soll dann bei der Exspiration beide Beine (nacheinander, um die Lendenwirbelsäule zu schonen) an den Brustkorb ziehen (Abb. 19.**16 b** und **c**).
5. Stabübungen zur Erweiterung der Schultergelenksbeweglichkeit bei der Inspiration können auch mit der Atmung kombiniert werden (s. Kapitel 2, S. 41).

Weitere Aktivitäten

Zusätzlich zu den Übungen, die speziell auf die Mobilisation des Thorax ausgerichtet sind, kann der Therapeut den Patienten in folgenden Dingen anleiten:
1. Haltungsschulung.
2. Manuelle Dehnung des Rumpfes.
3. Bewegungsübungen zur Erhaltung oder Verbesserung der Gelenkbeweglichkeit an den Extremitäten.

Husten

Eine effektive Husttechnik ist notwendig, um respiratorische Obstruktionen zu beseitigen und die Lungen frei zu halten. Die Schulung des produktiven Hustens ist ein wichtiger Bestandteil der Therapie bei Patienten mit akuten und chronischen Lungenerkrankungen.

Hustmechanismus

Der folgende Ablauf vollzieht sich, wenn ein Patient hustet:
1. Tiefe Inspiration.
2. Schluß der Glottis und Anspannung der Stimmbänder.
3. Kontraktion der Bauchmuskulatur und Elevation des Zwerchfells, wodurch der intrathorakale und der intraabdominale Druck erhöht werden.
4. Öffnung der Glottis.
5. Explosive Exspiration.

Physiologische Hustenpumpe

1. Husten kann reflektorisch oder willentlich ausgelöst werden.

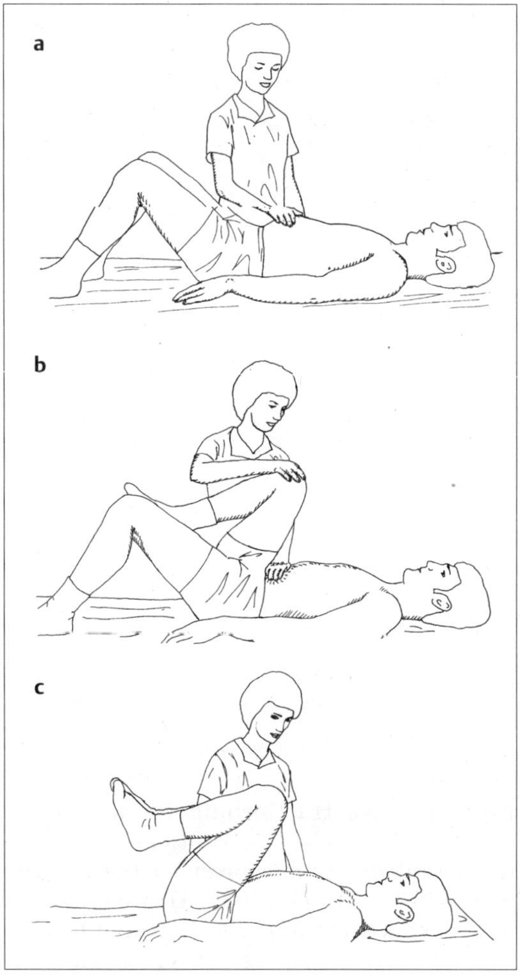

Abb. 19.**16 a–c**
a Die Inspiration wird in Rückenlage mit angestellten Beinen begonnen.
b Zunächst wird bei der Ausatmung ein Knie zur Brust geführt.
c Dann wird auch das 2. Knie zur Brust geführt, um die Ausatmung zu beenden.

2. Bei den gesunden Menschen funktioniert die Hustenpumpe bis in die Verzweigung 7. Grades der Bronchien (es gibt insgesamt 23 Verzweigungen am Bronchialbaum).
3. Beim Gesunden sind Flimmerepithelzellen bis in die Terminalbronchien vorhanden, die das Sekret nach rostral befördern.

Faktoren, die die Effektivität des Hustens und der Hustenpumpe verringern

Verminderung der inspiratorischen Kapazität

1. Schmerzen, deren Ursache sein können:
   a. akute Lungenerkrankung,
   b. Rippenfraktur,
   c. Thoraxtrauma oder
   d. vorhergehende Thorax- oder Bauchoperation.
2. Spezifische Muskelschwächen, die das Diaphragma oder die Atemhilfsmuskulatur betreffen. Dies kann ausgelöst sein durch:
   a. einen hohen Querschnitt oder
   b. eine Erkrankung der motorischen Vorderhornzellen (Guillain-Barré-Syndrom).
3. Eine Dämpfung des Atemzentrums infolge einer allgemeinen Anästhesie oder Schmerzmedikation.

Die Unfähigkeit des Patienten, die Luft kraftvoll auszustoßen

Dies kann durch folgende Faktoren verursacht werden:

1. Eine Verletzung des Rückenmarks kranial von Th_{12},
2. eine myopathische Erkrankung und Schwäche, wie die muskuläre Dystrophie,
3. eine Tracheostomie,
4. eine komplizierte Erkrankung, die den Patienten sehr stark schwächt, sowie
5. eine Inzision der Brust- oder Bauchwand.

Verringerung der Zilienaktivität des Flimmerepithels

Dies kann durch folgende Faktoren ausgelöst werden:

1. Allgemeine Anästhesie und Intubation,
2. COPD (chronisch-obstruktive Lungenerkrankung), z. B. eine chronische Bronchitis; dabei kommt es zu einer Verminderung der Anzahl an Flimmerepithelzellen,
3. Rauchen.

Erhöhte Menge oder geringere Viskosität des Schleims

1. Aufgrund einer zystischen Fibrose (Mukoviszidose),
2. einer chronischen Bronchitis,
3. einer Lungeninfektion, z. B. einer Pneumonie,
4. einer Dehydratation oder
5. durch eine Intubation.

Schulung des produktiven Hustens

Da das produktive Abhusten ein zentraler Bestandteil einer effektiven Freilegung der Luftwege ist, muß dem Patienten der Stellenwert, das Erzeugen und Kontrollieren sowie der richtige Zeitpunkt eines produktiven Hustens erklärt werden.

1. Der willentliche und der reflektorische Husten des Patienten werden befundet.
2. Der Patient begibt sich in eine bequeme und entspannte Ausgangsstellung, in der er tief durchatmen und husten kann.
   a. Im Sitzen oder leicht vornübergeneigt kann meist am besten gehustet werden.
   b. Die Halswirbelsäule des Patienten sollte leicht flektiert sein, um das Husten angenehmer zu machen.
3. Dem Patienten wird die tiefe Zwerchfellatmung beigebracht, wobei die Betonung auf der Inspiration liegt.
4. Ein scharfer, tiefer, doppelter Husten wird demonstriert.
5. Die korrekte Muskelaktivität (Kontraktion der Bauchmuskulatur) beim Husten wird dem Patienten vorgeführt.
6. Der Patient soll nun seine Hände auf die Bauchdecke legen und in drei Stößen ausatmen, um die Kontraktion der Bauchmuskulatur zu spüren (Abb. 19.**7**).
7. Der Patient soll jetzt üben, ein „K"-Geräusch zu machen, um die Anspannung der Stimmbänder und den Schluß der Glottis wahrzunehmen.
8. Wenn der Patient diese drei Aktionen zusammen ausgeführt hat, wird er angeleitet, tief einzuatmen und im Anschluß scharf doppelt zu husten. Der zweite Atemstoß bei einer einzigen Inspiration ist produktiver.
9. Wenn es notwendig ist, kann zur Verstärkung der Inspiration bei ausgesuchten Patienten mit einer Schwäche der inspiratorischen Muskulatur die glossopharyngeale Atmung angewendet werden.
10. Der Patient sollte vor dem Husten nicht nach Luft schnappen, weil dadurch
    a. die Atemarbeit erhöht wird und der Patient schneller ermüdet,
    b. die Turbulenzen und der Widerstand in den Atemwegen ansteigen und zu einem stärkeren Bronchospasmus führen kann sowie
    c. der Schleim oder der Fremdkörper durch das Nach-Luft-Schnappen tiefer in die Atemwege gedrückt werden kann.

Zusätzliche Maßnahmen, einen Hustenstoß zu fazilitieren

Manuell unterstütztes Husten

1. Wenn der Patient eine Schwäche der Bauchmuskulatur hat (z. B. als Ergebnis einer Rückenmarksverletzung des Zervikal- oder oberen Thorakalmarks), kann der manuelle Druck auf den Bauch helfen, einen größeren intraabdominalen Druck für einen produktiven Husten zu erzeugen. Der manuelle Druck kann entweder vom Therapeuten oder vom Patienten ausgeübt werden.
2. Vorgehen:
   a. Mit Hilfe des Therapeuten (Abb. 19.**17** und 19.**18**).

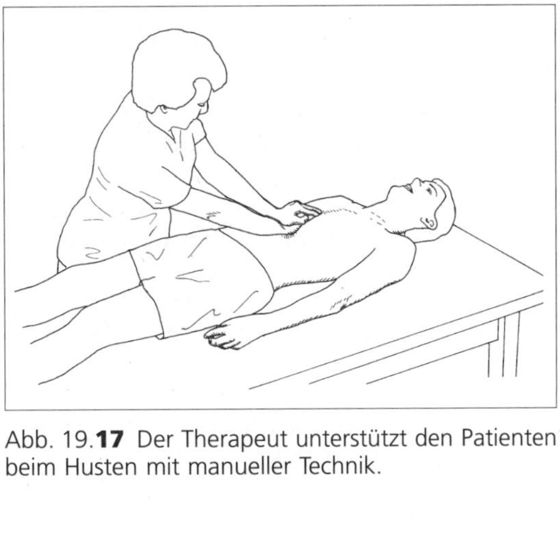

Abb. 19.**17** Der Therapeut unterstützt den Patienten beim Husten mit manueller Technik.

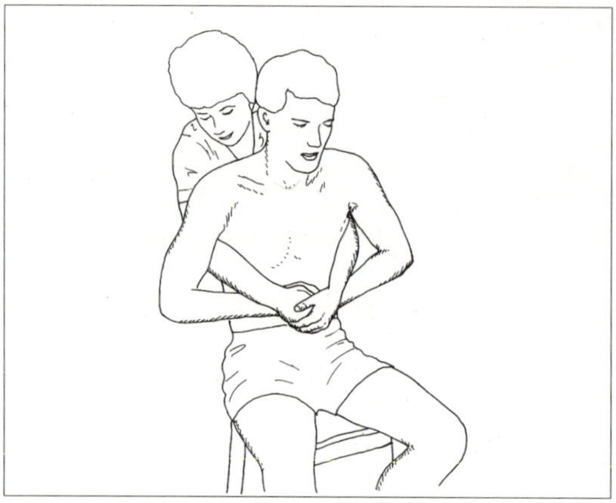

Abb. 19.**18** Husttechnik mit manueller Unterstützung vom Therapeuten oder vom Patienten.

- Der Patient liegt auf dem Rücken. Der Therapeut legt seinen Handballen in der epigastrischen Region auf den Bauch des Patienten direkt unterhalb des Proc. xyphoideus und seine andere Hand obendrauf. Die Finger beider Hände können verschränkt werden oder die Hände bleiben geöffnet.
- Nachdem der Patient so tief wie möglich eingeatmet hat, unterstützt der Therapeut den Patienten, während dieser zu husten versucht. Der Druck des Therapeuten ist nach innen und kranial gerichtet, um das Zwerchfell nach kranial zu drücken und einen produktiven Husten zu erzeugen.
- Die gleiche Methode kann angewendet werden, wenn der Patient auf einem Stuhl sitzt. Der Therapeut oder ein Familienmitglied steht hinter dem Rücken des Patienten und übt während der Exspiration den manuellen Druck aus.

Achtung: Ein direkter Druck auf den Proc. xyphoideus sollte vermieden werden.

b. Der Patient unterstützt den Husten selbst (Abb. 19.**18**).

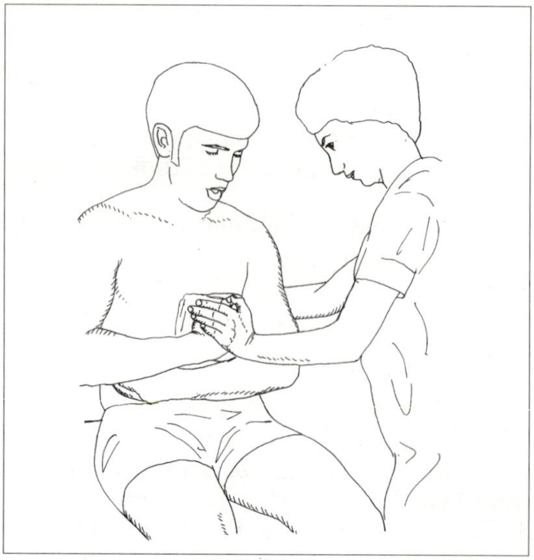

Abb. 19.**19** Fixieren einer ventralen Inzision.

- In einer sitzenden Position verschränkt der Patient die Arme über dem Bauch.
- Im Anschluß an eine tiefe Inspiration drückt er mit den Handgelenken und Unterarmen nach kranial und innen und lehnt sich gleichzeitig nach vorne, während er zu husten versucht.

Schienen

Wenn die Schmerzen eines Operationsschnittes das Husten behindern, wird der Patient angeleitet, die Inzision zu fixieren.

1. Der Patient kann seine Hände oder ein Kissen auf den Schnitt drücken, um das schmerzhafte Areal zu stützen, während er hustet (Abb. 19.**19**).
2. Wenn der Patient die Inzision nicht erreichen kann, sollte ihm der Therapeut beim Husten helfen (Abb. 19.**20**).

Atemluftbefeuchtung

Wenn das Sekret sehr dickflüssig ist, wird es vor der Übungseinheit mit Hilfe intermittierender Beatmung gegen erhöhten Druck oder durch einen Ultraschallvernebler befeuchtet.

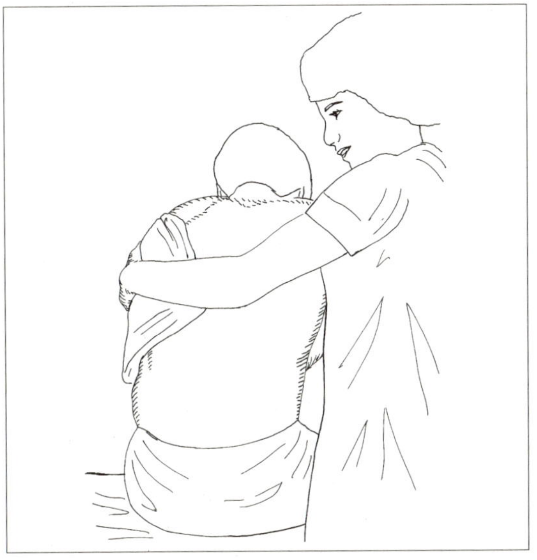

Abb. 19.**20** Fixieren einer dorsalen Inzision.

Tracheale Stimulation

Die tracheale Stimulation oder auch tracheales Kitzeln kann bei der Therapie von Kindern und desorientierten Erwachsenen, die nicht kooperieren können, hilfreich sein.

1. Dieses etwas unangenehme Verfahren löst einen reflektorischen Hustenstoß aus.
2. Der Therapeut legt zwei Finger in die Fossa jugularis und führt mit ihnen eine kreisförmige Bewegung durch, während er in Richtung Trachea Druck ausübt, um einen reflektorischen Hustenstoß zu fazilitieren.

Vorsichtsmaßnahmen

1. Ein unkontrollierter Hustenkrampf (paroxysmales Husten) muß vermieden werden.
2. Bei Patienten, die bezüglich eines zerebrovaskulären Insults oder eines Aneurysmas gefährdet sind, sollte ein kraftvolles Husten vermieden werden. Diese Patienten dürfen beim Husten nicht die Glottis schließen, wenn sie die Atemwege frei machen wollen.
3. Der Patient soll nur dann husten, wenn er sich in einer annähernd aufgerichteten Position befindet.

Absaugen: eine Alternative zum Husten

1. Das endotracheale Absaugen kann die einzige Möglichkeit sein, die Atemwege bei Patienten frei zu bekommen, die nicht willentlich husten können und bei denen auch kein reflektorischer Hustenreiz ausgelöst werden kann.
2. Alle Patienten mit künstlichen Atemwegen müssen abgesaugt werden.
3. Durch das Absaugen können nur die Trachea und die Hauptbronchien gesäubert werden.

Achtung: Das Absaugen darf nur von dem Personal durchgeführt werden, das die richtige Technik erlernt hat. Wenn das Absaugen falsch ausgeführt wird, kann eine Infektion in die Trachea getragen oder das empfindliche Schleimhautgewebe der Trachea oder der Bronchien verletzt werden. Ein nichtfachmännisches Absaugen kann außerdem eine Hypoxie, eine Steigerung der Herzfrequenz und Atelektasen verursachen. Eine eingehende Beschreibung der korrekten Absaugtechnik wird in mehreren weiterführenden Büchern beschrieben.

Drainagelagerungen

Definition

Mit der Hilfe von Drainagelagerungen kann das Sekret in einem oder mehreren Lungensegmenten mobilisiert und in die zentralen Atemwege geleitet werden, indem der Patient in eine Stellung gebracht wird, in der die Schwerkraft die Drainage unterstützt. Ist das mobilisierte Sekret in die zentralen Atemwege gelangt, kann es durch Absaugen oder Husten beseitigt werden. Die Drainagelagerungen werden in Kombination mit anderen manuellen Techniken eingesetzt, wie Perkussionen und Vibrationen sowie dem kontrollierten Husten.

Ziele der Drainagelagerungen

1. Vorbeugung gegen eine Ansammlung von Sekret bei Patienten, die bezüglich einer pulmonalen Komplikation gefährdet sind. Dazu gehören:

a. Patienten, deren Erkrankung mit einer erhöhten Schleimproduktion einhergeht, z. B. bei einer chronischen Bronchitis oder der zystischen Fibrose.
b. Patienten, die lange Bettruhe einhalten müssen.
c. Patienten, die aufgrund einer Operation eine Vollnarkose erhalten haben und möglicherweise durch Schmerzen an einem tiefen Schnitt nicht produktiv husten können.
d. Alle Patienten, die beatmet werden, sobald ihr Zustand stabil genug ist, um die Therapie zu verkraften.

2. Entfernung des Sekrets, das sich aufgrund folgender Faktoren bereits in der Lunge angesammelt hat:
   a. Akute oder chronische Lungenerkrankungen, wie Lungenentzündung, Atelektasen, akute Lungeninfektionen und COPD.
   b. Allgemeine Schwäche oder hohes Alter.
   c. Künstliche Atemwege.

Kontraindikationen für die Drainagelagerungen

Hämorrhagie (schweres Bluthusten)

1. Viel Blut im Sputum.
2. Es unterscheidet sich deutlich von einer geringen Blutzeichnung im Sputum.

Unbehandelte akute Erkrankung

1. Schweres Lungenödem.
2. Dekompensierte Herzinsuffizienz.
3. Großer Pleuraerguß.
4. Lungenembolie.
5. Pneumothorax.

Kardiovaskuläre Instabilität

1. Kardiale Arrhythmie.
2. Starke Hypertonie oder sehr niedriger Blutdruck.
3. Kurz zuvor aufgetretener Herzinfarkt.

Rehabilitationsphase einer neurologischen Operation

Wenn ein Patient sich erst kürzlich einer neurologischen Operation unterzogen hat, so sollten Positionen, in denen der Kopf nach kaudal hängt, vermieden werden, da bei ihnen der intrakraniale Druck ansteigt.

Manuelle Techniken zur Anwendung während der Drainagelagerungen

Zusätzlich zu den Lagerungen werden die Tiefatmung und produktiver Husten eingesetzt, um die Säuberung der Atemwege zu fazilitieren. Die Effektivität der Sekretmobilisation kann durch unterschiedliche manuelle Techniken noch gesteigert werden. Dazu gehören Perkussionen, Vibrationen, Schüttelungen und Rippenmobilisationen. Die Ergebnisse der Studien zur Effektivität dieser Techniken sind unterschiedlich.

Perkussion / Klopfungen

1. Diese Technik wird eingesetzt, um festsitzenden Schleim mechanisch zu lockern und aus der Lunge zu befördern.
2. Die Klopfungen werden mit der hohlen Hand über dem zu drainierenden Lungensegment ausgeführt (Abb. 19.**21 a**). Die hohl geformten Hände klopfen im Wechsel rhythmisch auf die Brustwand des Patienten (Abb. 19.**21 b**). Der Therapeut sollte versuchen, seine Schulter-, Ellenbogen- und Handgelenke dabei locker zu halten. Die maschinelle Perkussion ist eine Alternative zu den manuellen Klopfungen.
3. Die Klopfungen werden einige Minuten durchgeführt oder solange, bis der Patient seine Position verändern muß, um zu husten.
4. Das Vorgehen sollte für den Patienten nicht schmerzhaft oder unangenehm sein. Um einer Irritation empfindlicher Haut vorzubeugen, kann der Patient ein leichtes Hemd tragen. Auf dem Brustgewebe der Frauen und auf Knochenvorsprüngen dürfen keine Klopfungen durchgeführt werden.
5. **Relative Kontraindikationen**
   Vor der Anwendung der Klopfungen bei den Drainagelagerungen muß der Therapeut den Nutzen der Therapie den möglichen Risiken gegenüberstellen. In den folgenden Fällen sollte der Einsatz von Klopfungen vermieden werden:

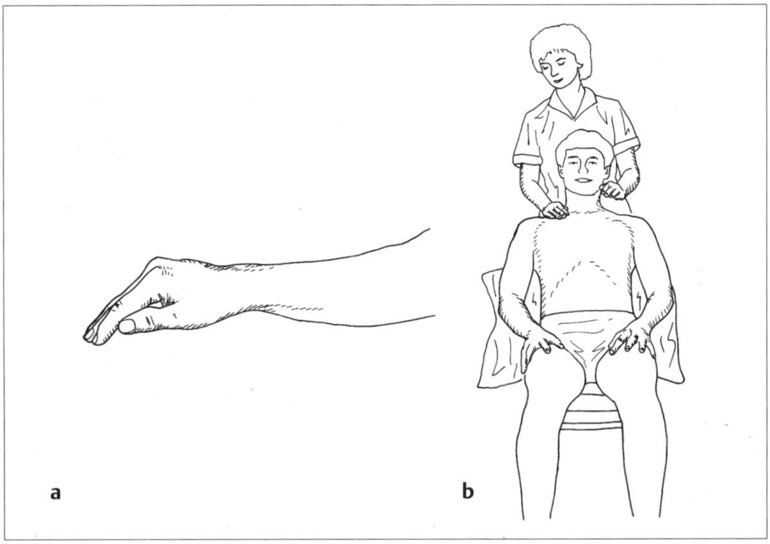

Abb. 19.**21 a** und **b**
a Handstellung für die Klopfungen.
b Der Therapeut klopft abwechselnd die Lungensegmente, die drainiert werden sollen.

a. über Frakturlinien, spinalen Fusionen oder osteoporotischem Knochen,
b. über Gebieten mit Tumoren,
c. wenn der Patient eine Lungenembolie hat,
d. wenn der Patient bezüglich einer Blutung gefährdet ist, weil er eine geringe Thrombozytenanzahl hat oder eine Antikoagulationstherapie erhält,
e. wenn der Patient unter instabiler Angina pectoris leidet oder
f. wenn der Patient Thoraxschmerzen hat, etwa nach einer Operation.

Vibrationen

1. Diese Technik wird häufig gemeinsam mit den Klopfungen angewendet. Sie werden nur bei der Exspiration angewendet, wenn der Patient versucht, mit Hilfe der Tiefatmung das Sekret in die größeren Atemwege zu befördern.
2. Die Vibrationen werden durchgeführt, indem beide Hände des Therapeuten direkt auf die Haut des Thorax gelegt werden. Während der Patient ausatmet, wird der Thorax leicht nach innen gedrückt und eine schnelle Vibration mit den Händen erzeugt (Abb. 19.**22**).
3. Der Druck wird in die gleiche Richtung gegeben, in die sich der Brustkorb bei der Exspiration bewegt.
4. Die Vibrationen werden erzeugt, indem der Therapeut seine Muskulatur von den Schultern bis zu den Händen isometrisch anspannt (Abb. 19.**22**).

Schüttelungen

1. Schüttelungen sind eine heftigere Form der Vibrationen, die während der Exspiration eingesetzt werden, indem inter-

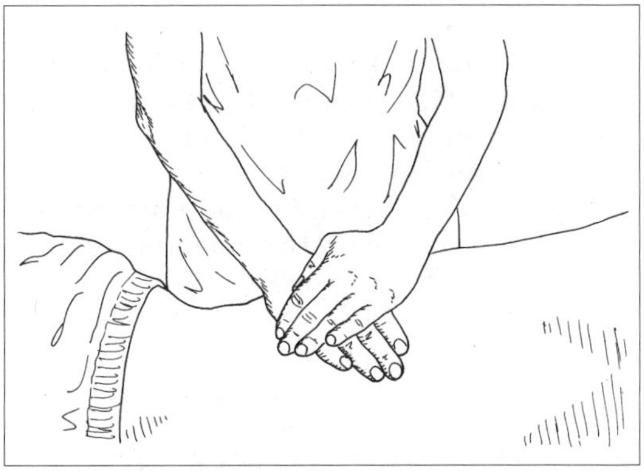

Abb. 19.**22** Handstellung für Vibrationen.

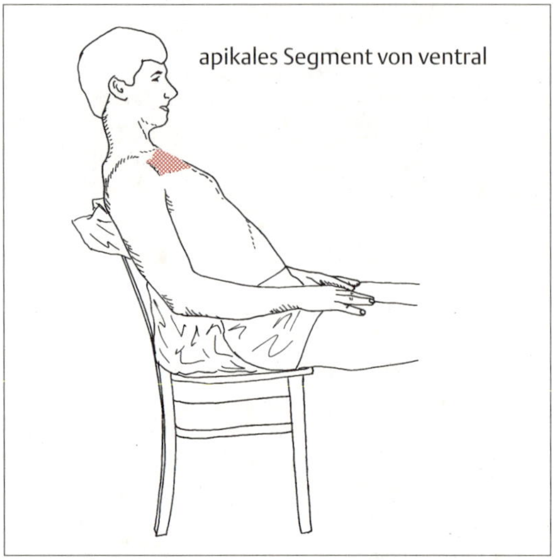

Abb. 19.**23** Es wird direkt unterhalb des Schlüsselbeins geklopft.

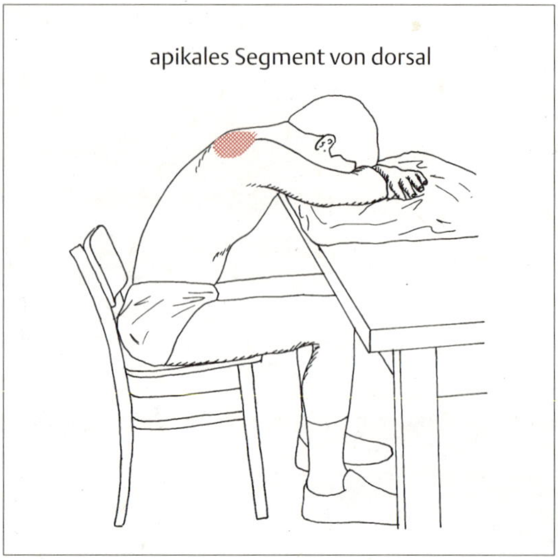

Abb. 19.**24** Es wird direkt oberhalb der Schulterblätter geklopft.

mittierend weite Bewegungen mit den Händen des Therapeuten ausgeführt werden.

2. Der Therapeut verschränkt die Daumen und legt die geöffneten Hände direkt auf die Haut des Patienten, die Finger legen sich dabei um den Thorax herum.

Drainagelagerungen: Stellungen

1. Die Stellungen der Lagerungen richten sich nach der Anatomie der Lunge und des Bronchialbaumes (Abb. 19.**1** und 19.**3**).
2. Die verschiedenen Segmente der Lungenlappen werden, wie es in den Abb. 19.**23**–19.**35** gezeigt ist, drainiert. Das graue Feld auf den Abbildungen zeigt das Gebiet auf dem Thorax an, wo die Vibrationen oder Perkussionen gemacht werden können.
3. Die Drainagelagerungen kann man auf
   a. einem speziellen Drainagetisch durchführen, der gekippt werden kann,
   b. auf einer Kippliege,
   c. auf einer gepolsterten Behandlungsbank mit Hebevorrichtung oder
   d. im Krankenhausbett.
4. Bei kleinen Kindern kann man die Drainagelagerunen auf dem Schoß einstellen.

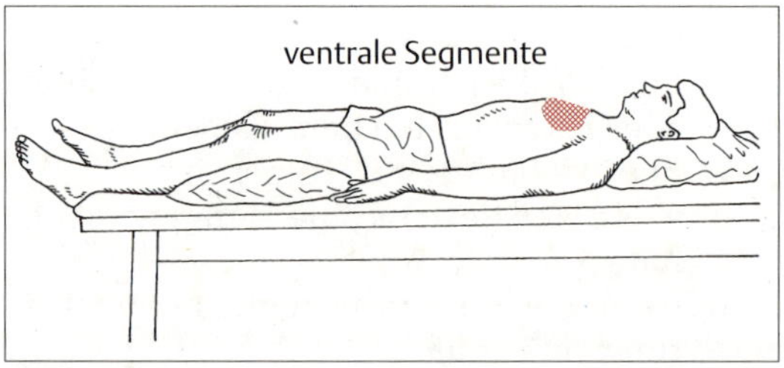

Abb. 19.**25** Es wird beidseitig direkt oberhalb der Brustwarze bzw. direkt oberhalb des Brustgewebes geklopft.

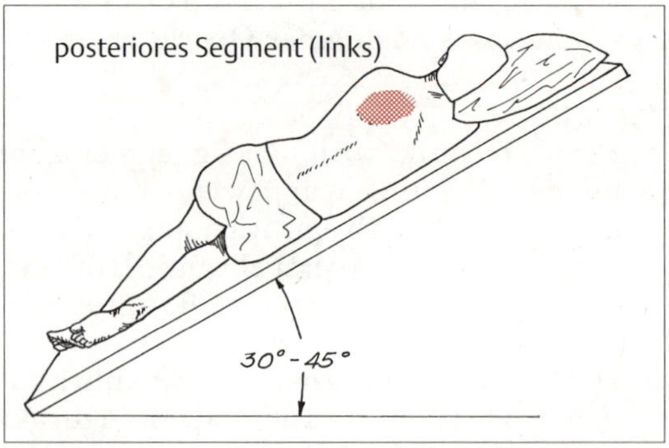

Abb. 19.**26** Der Patient liegt mit einer Vierteldrehung von der Bauchlage in Richtung Seitlage und ruht auf der rechten Seite. Kopf und Schultern liegen etwa 45° erhöht. Die Klopfungen werden direkt oberhalb der linken Skapula ausgeführt.

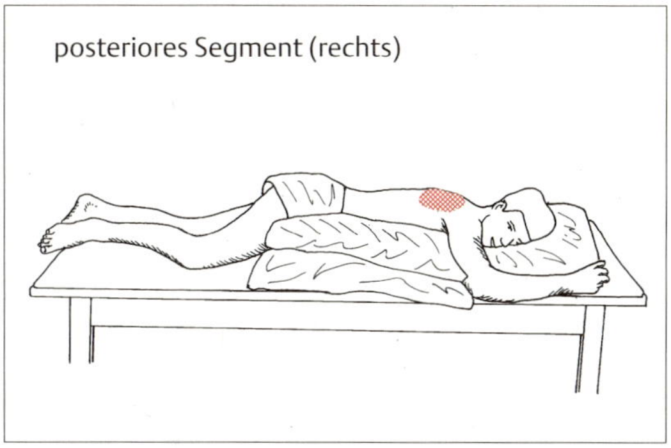

Abb. 19.**27** Der Patient liegt flach mit einer Vierteldrehung aus der Bauchlage in Richtung Seitlage auf seiner rechten Seite. Es wird direkt oberhalb der rechten Skapula geklopft.

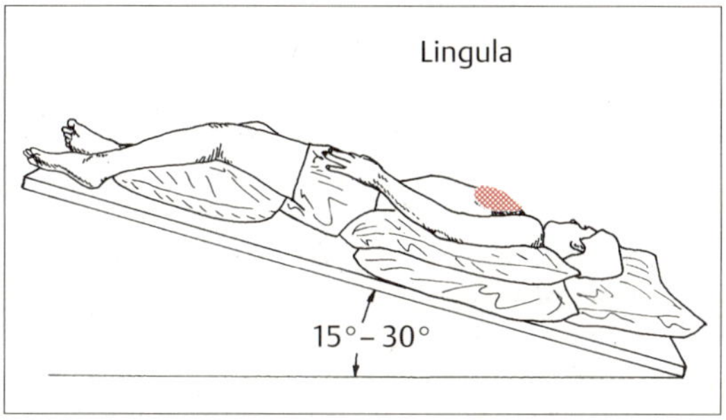

Abb. 19.**28** Der Patient liegt mit einer Vierteldrehung aus der Rückenlage auf seiner rechten Seite und wird mit Hilfe von Kissen in einer 30°-Stellung mit dem Kopf nach unten gelagert. Die Klopfungen werden direkt unterhalb der linken Brust ausgeübt.

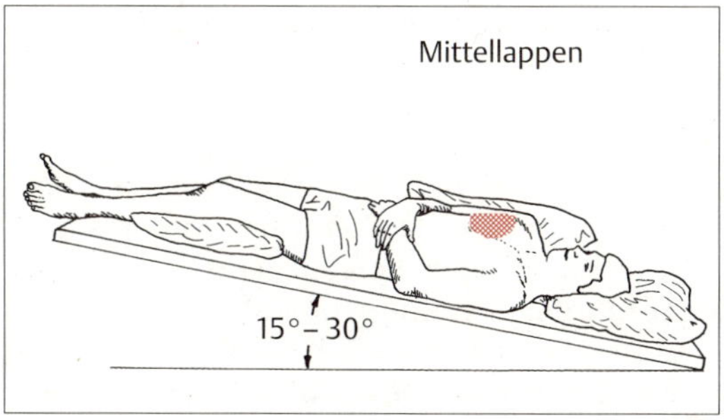

Abb. 19.**29** Der Patient liegt mit einer Vierteldrehung aus der Rückenlage auf seiner linken Seite und etwa 30° mit dem Kopf nach unten. Die Stellung wird von Kissen in seinem Rücken unterstützt. Es wird unterhalb der rechten Brust geklopft.

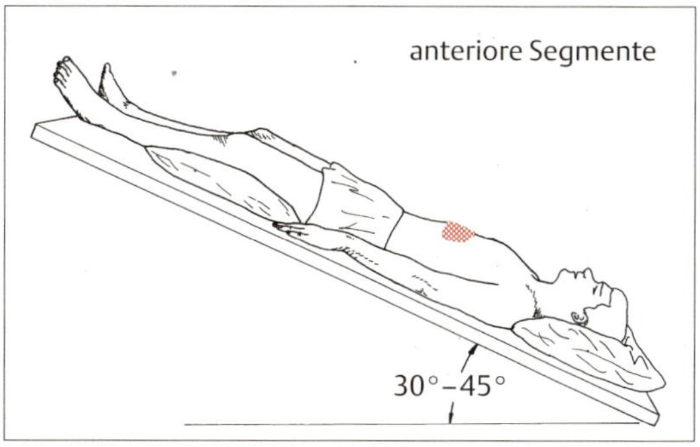

Abb. 19.**30** Der Patient liegt auf dem Rücken, mit einem Kissen unter den Knien, das Kopfende ist 45° nach unten geneigt. Es wird beidseits auf den kaudalen Rippen geklopft.

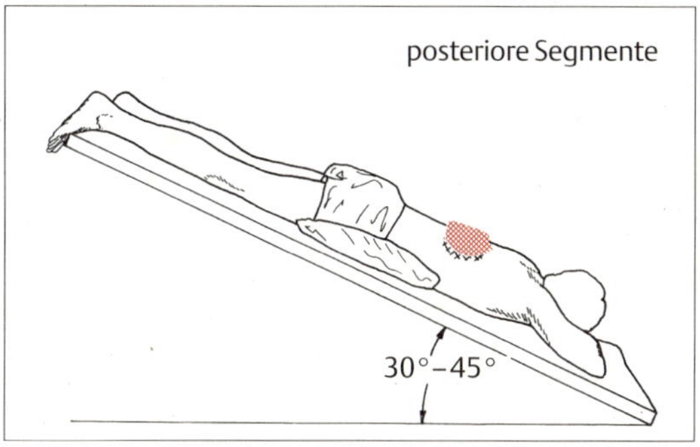

Abb. 19.**31** Der Patient liegt in Bauchlage mit einem Kissen unter dem Bauch. Es wird beidseits auf den kaudalen Rippen perkutiert.

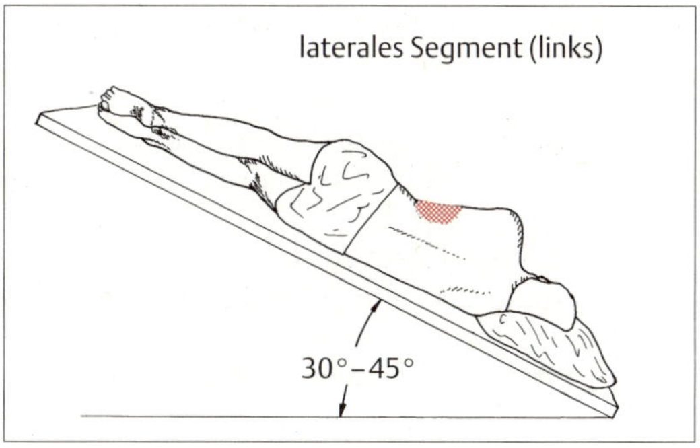

Abb. 19.**32** Der Patient liegt auf der rechten Seite mit dem Kopf etwa 45° nach unten. Die Klopfungen werden an der linken Seite auf den kaudalen Rippen ausgeführt.

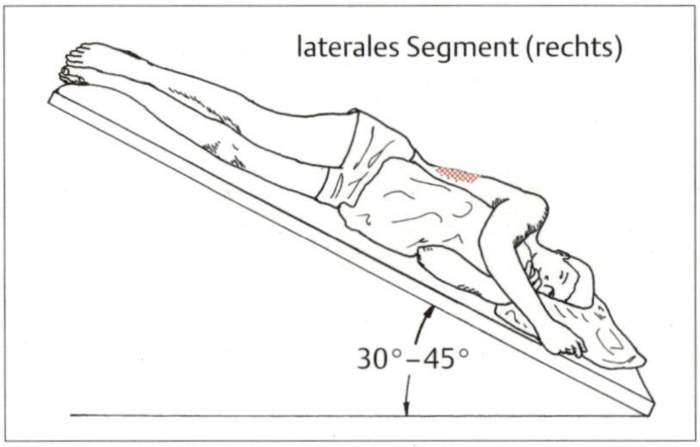

Abb. 19.**33** Der Patient liegt auf der linken Seite in einem 45°-Winkel mit dem Kopf nach unten. Es wird auf der rechten Seite am kaudalen Anteil des Brustkorbs geklopft.

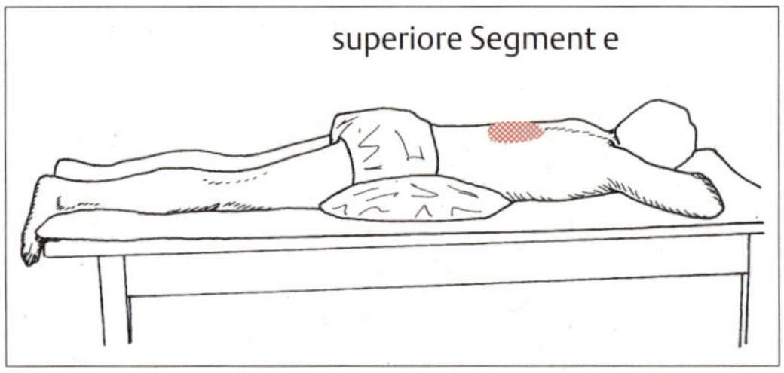

Abb. 19.**34** Der Patient liegt auf dem Bauch, mit einem Kissen unter dem Bauch, um die Lendenwirbelsäule zu entlordosieren. Es wird beidseitig direkt unterhalb der Schulterblätter geklopft.

Vorgehen bei der Behandlung mit Drainagelagerungen

Allgemeine Beobachtungen

1. Tageszeit
   a. Die Drainagelagerungen sollten niemals direkt nach dem Essen durchgeführt werden.
   b. Die Behandlung sollte mit der Anwendung der Aerosoltherapie koordiniert werden. Dafür gibt es unterschiedliche Philosophien:
      - Einige Therapeuten sind der Meinung, daß die Aerosoltherapie, verbunden mit einer Atemluftbefeuchtung, vor der Drainagetherapie durchgeführt werden sollte, um das Sekret zu lockern und damit die Produktivität zu erhöhen.
      - Andere Therapeuten glauben, daß die Aerosoltherapie am besten im Anschluß an die Drainage durchgeführt werden sollte, da die Lungen nun freier sind und das Aerosol seine maximale Wirkung entfalten kann.
   c. Es sollten die Tageszeiten gewählt werden, die für den Patienten angenehm sind:
      - Einige Patienten haben besonders morgens einen sehr produktiven Husten, da sich in der Nacht viel Sekret angesammelt hat.
      - Eine Drainage am frühen Abend macht die Lungen vor dem Schlafen frei und ermöglicht so eine gute Nachtruhe.
2. Die Häufigkeit der Behandlung hängt von der Erkrankung des Patienten und seinem Zustand ab.
   a. Bei viel und dickflüssigem Sekret sollte 2- bis 4mal am Tag behandelt werden, bis die Lungen frei sind.
   b. Um den Zustand zu erhalten und eine weitere Ansammlung von Sekret zu vermeiden, reichen 1–2 Behandlungen pro Tag aus.

Vorbereitung des Patienten

1. Enge oder dicke Kleidung wird entfernt oder gelockert. Es ist nicht notwendig, den Patienten bis auf die Haut zu entkleiden. Der Patient kann ein leichtes Hemd oder eine Bluse tragen.
2. Ein Sputumbecher und Tücher sollten bereitgelegt werden.
3. Es müssen ausreichend Kissen zur Lagerung in den unterschiedlichen Stellungen vorhanden sein.
4. Dem Patienten wird der Behandlungsablauf erklärt.
5. Vor Beginn der Drainage werden dem Patienten die Tiefatmung und das produktive Husten beigebracht.
6. Wenn der Patient große Mengen an Sputum produziert, wird er angeleitet, vor der Lagerung abzuhusten, oder er wird abgesaugt.
7. Kabel oder Schläuche sollten so arrangiert werden, daß sie bei der Behandlung nicht behindern oder behindert werden.

Behandlungsablauf

1. Es wird ein Befund des Patienten erhoben, um festzustellen, welches Segment drainiert werden soll.
   a. Einige Patienten, z. B. mit zystischer Fibrose, müssen in allen Stellungen drainiert werden.
   b. Andere Patienten benötigen nur eine Säuberung weniger Segmente, in denen sich das Sekret angesammelt hat.
   c. Jeden Tag sollte die Akte des Patienten eingesehen werden, um seinen Allgemeinzustand zu erfahren.
   d. Die Vitalzeichen des Patienten, wie Puls und Atemfrequenz sollten überprüft werden.
   e. Die Atemgeräusche werden mit Hilfe eines Stethoskops untersucht.
2. Der Patient wird in der entsprechenden Drainagelagerung gelagert. Er sollte in dieser Stellung entspannt und bequem liegen können.
3. Wenn möglich, sollte der Therapeut vor dem Patienten stehen, um dessen Gesichtsfarbe zu beobachten.
4. Die gewünschte Position sollte, wenn der Patient es verträgt, mindestens 5–10 Minuten gehalten werden oder solange sie produktiv ist.
5. Der Patient wird angeleitet, während der Drainage tief und ruhig zu atmen. Der Patient darf nicht hyperventilieren oder kurzatmig werden.
6. Es werden Klopfungen auf dem drainierten Gebiet angewendet, solange der Patient in der korrekten Stellung liegt.
7. Der Patient wird dazu angehalten, scharf, tief und doppelt zu husten, wann immer es nötig ist. Es kann dem Patienten angenehmer sein, zum Husten eine halbaufgerichtete Stellung einzunehmen.
8. Wenn der Patient nicht spontan während der Klopfungen in der Drainagelagerung hustet, wird der Patient angeleitet, einige Male tief durchzuatmen, und es werden während der Exspiration Vibrationen durchgeführt. Dadurch kann das Husten fazilitiert werden.
9. Wenn innerhalb von 5 oder 10 Minuten der Husten nicht produktiv war, wird in die nächste Stellung übergegangen. Sekret, das während einer Behandlung gelöst wurde, kann auch erst 30–60 Minuten nach der Behandlung abgehustet werden.
10. Jede einzelne Behandlung sollte nicht länger sein als 40–45 Minuten, da sie für den Patienten sehr ermüdend ist.
   a. Einige Patienten muß man 2- bis 4mal täglich behandeln.
   b. Es sollten mehrere Behandlungen am Tag eingeplant werden, wenn die Lungen sehr produktiv sind oder viele oder sogar alle Segmente drainiert werden müssen.

Beenden der Behandlung

1. Der Patient soll sich langsam aufsetzen und eine kurze Zeit nach der Behandlung ausruhen. Beim Aufsetzen aus der Rückenlage oder einer Stellung mit herunterhängendem Kopf sollte auf Zeichen eines orthostatischen Blutdruckabfalls geachtet werden.
2. Der Patient wird aufgeklärt, daß der Husten, auch wenn er während der Behandlung nicht produktiv war, es im Anschluß an die Therapie sein kann.
3. Die Effektivität der Behandlung wird überprüft und in der Akte des Patienten festgehalten.
   a. Art, Farbe, Konsistenz und Menge des abgehusteten Sekrets.
   b. Wie hat der Patient die Behandlung vertragen?
   c. Die Vitalzeichen des Patienten werden nach der Behandlung noch einmal überprüft.
   d. Die Segmente, die behandelt wurden, werden abgehört, um eine mögliche Veränderung der Atemgeräusche festzustellen.
   e. Die Atmung des Patienten wird beobachtet, um festzustellen, ob sie tiefer, langsamer, entspannter oder weniger angestrengt ist.
   f. Die Symmetrie der Thoraxbewegung wird überprüft.

Veränderte Drainagelagerung

1. Einige Patienten, bei denen eine Drainagelagerung angezeigt ist, können die erforderliche Stellung nicht einnehmen oder nicht vertragen, z. B.
   a. kann ein Patient mit einer dekompensierten Herzinsuffizienz eine Orthopnoe entwickeln,
   b. kann einem Patienten nach einer neurologischen Operation eine Stellung mit hängendem Kopf untersagt sein, da durch sie der intrakraniale Druck erhöht wird,
   c. kann ein Patient nach einer Operation des Herzens oder der Lunge Schläuche und Kabel am Thorax haben, die die Lagerung einschränken.
2. Bei diesen Patienten sollte die Lagerung entsprechend angepaßt werden, um sowohl der Sekretmobilisation zu dienen als auch die Einschränkungen durch die spezielle Erkrankung oder Operation zu berücksichtigen. Ein Kompromiß ist in diesem Fall besser, als keine Drainage durchzuführen.

Hausprogramm mit Drainagelagerungen

1. Patienten mit chronischen Lungenerkrankungen müssen unter Umständen auch zu Hause regelmäßig die Drainagelagerungen durchführen.
2. Die Patienten werden angeleitet, die erforderlichen Lagerungen einzunehmen und günstige Lagerungsmaterialien zu verwenden.
   a. Ein Erwachsener kann Kissen über harte Keile legen oder Zeitungsstapel verwenden, um im Bett eine Stellung, bei der der Kopf nach unten hängt, zu erreichen. Er kann auch den Brustkorb über die Bettkante nach unten hängen und die Arme auf einem Hokker abstützen.
   b. Ein Kind kann auf einem Bügelbrett gelagert werden, das gegen ein Sofa gelehnt wird.
3. Ein Familienmitglied sollte angeleitet werden, wie es dem Patienten bei der Lagerung und, wenn nötig, auch mit Klopfungen helfen kann.
4. Den Richtlinien und Vorsichtsmaßnahmen, die oben beschrieben wurden, sollten auch zu Hause beherzigt werden.

Abbruch der Drainagetherapie

1. Wenn die Röntgenbilder keine Verschattungen der Lunge mehr zeigen,
2. wenn der Patient 24–48 Stunden fieberfrei ist,
3. wenn bei der Auskultation normale oder beinahe normale Atemgeräusche wahrgenommen werden und
4. wenn der Patient ein regelmäßiges Hausaufgabenprogramm durchführt, kann die Behandlung mit Drainagelagerungen abgebrochen werden.

Zusammenfassung

In diesem Kapitel wurde ein kurzer Überblick über den Aufbau und die Funktion des Atemapparates gegeben. Die Anatomie des Thorax, der Atemwege und der Lunge wurde von einer Diskussion der Atemmechanik gefolgt. Der Schwerpunkt lag auf der Darstellung der Funktion der Atemmuskulatur, der Brustkorbbewegungen und der Mechanik des Luftstroms, die der Therapeut mit seiner Behandlung beeinflussen kann. Dann wurden die Befundtechniken und Untersuchungen beschrieben, die für den Bereich der Lungendiagnostik spezifisch sind. Es folgte eine Zusammenfassung der allgemeinen Ziele der Atemtherapie. Es wurden die Ziele, das Vorgehen und die Vorsichtsmaßnahmen bei Atemübungen, bei der Thoraxmobilisation, dem produktiven Husten und den Drainagelagerungen aufgezählt. Die Anwendung dieser therapeutischen Methoden wird in Kapitel 20 im Zusammenhang mit der Diskussion häufiger chronischer und akuter Lungenerkrankungen dargestellt.

20 Behandlung obstruktiver und restriktiver Lungenerkrankungen

Dieses Kapitel will einen Überblick über die klinische Problematik und die Haupteinschränkungen sowie über die Ziele und Techniken der Behandlung üblicher Lungenerkrankungen geben. Die zwei allgemeinen Klassen von Lungenerkrankungen, die in diesem Kapitel besprochen werden, sind die obstruktiven und die restriktiven Lungenerkrankungen. Die spezifischen Techniken, die zur Behandlung dieser Erkrankungen notwendig sind, z. B. der spezielle Befund, Atemübungen, Drainagelagerungen, Husten und Mobilisierungsübungen, wurden in Kapitel 19 beschrieben und illustriert. Die Richtlinien für ein allgemeines Konditions- und Ausdauertraining, die ein wichtiger Teil eines Rehabilitationsprogramms für die Lunge sind, können in Kapitel 4 nachgelesen werden.

Ziele

In diesem Kapitel lernt man:

1. obstruktive und restriktive Lungenerkrankungen zu definieren,
2. die häufigsten Ursachen der obstruktiven und restriktiven Lungenerkrankungen kennen,
3. die allgemeine klinische Problematik bei Patienten mit obstruktiven und restriktiven Lungenerkrankungen zusammenzufassen,
4. die allgemeinen Behandlungsziele und den Behandlungsablauf bei obstruktiven und restriktiven Lungenerkrankungen zu unterscheiden,
5. die allgemeine klinische Problematik zu beschreiben, die Einschränkungen zusammenzufassen und die Behandlungsziele und Behandlungstechniken der folgenden obstruktiven Lungenerkrankungen zu erklären: chronische Bronchitis, Emphysem, Asthma, Mukoviszidose und Bronchiektasen,
6. die allgemeine klinische Problematik zu beschreiben, die Einschränkungen zusammenzufassen und die Behandlungsziele und Behandlungstechniken der folgenden restriktiven Lungenerkrankungen zu erklären: Nachbehandlung eines thoraxchirurgischen Eingriffs, Atelektasen, Pneumonie,
7. die besonderen Vorsichtsmaßnahmen für jede der beschriebenen Krankheiten zu beschreiben.

Obstruktive Lungenerkrankungen

Definition

Unter obstruktiven Lungenerkrankungen versteht man eine ganze Anzahl chronischer Lungenerkrankungen, denen eine Obstruktion des Luftstroms im Atemtrakt gemeinsam ist, die die Ventilation und den Gasaustausch beeinträchtigt. Eine Anzahl spezifischer Erkrankungen sind obstruktiv. Jede dieser Krankheiten hat ihre individuellen Eigenschaften und sie können anhand der Ursache der Obstruktion, dem Beginn der Erkrankung, der Lokalisation der Obstruktion und der Reversibilität der Obstruktion unterschieden werden.

Spezifische obstruktive Lungenerkrankungen

1. Chronisch-obstruktive Lungenerkrankungen (COPD):
   a. Periphere Atemwegserkrankung,
   b. chronische Bronchitis und
   c. Emphysem.
2. Asthma.
3. Mukoviszidose.
4. Bronchiektasen.
5. Bronchopulmonale Dysplasie.

Begriffe, die synonym mit COPD verwendet werden

1. COAD: chronic obstruktive airway disease (chronisch-obstruktive Luftwegserkrankung).
2. COLD: chronic obstructive lung disease.

Beachte: Der Begriff COPD (chronic obstructive pulmonary disease) wird manchmal benutzt, um chronische Lungenerkrankungen zu beschreiben, die obstruktive Merkmale besitzen, und nicht nur für chronische Bronchitis, periphere Atemwegserkrankungen und Emphysem. In diesem Text wird der Ausdruck COPD ausschließlich für die chronische Bronchitis, das Lungenemphysem und die periphere Atemwegserkrankung verwendet, wie es von der American Thoracic Society beschrieben wird.

Veränderungen im Zusammenhang mit einer obstruktiven Lungenerkrankung

1. Verengung und Obstruktion der Atemwege.
2. Entzündung der Atemwege.
3. Zerstörung der Alveolar- und Bronchialwände.
4. Gesteigerte Produktion und Verbleiben des Schleims in der Lunge.
5. Unphysiologische Ergebnisse beim Lungenfunktionstest (Abb. 20.**1**):

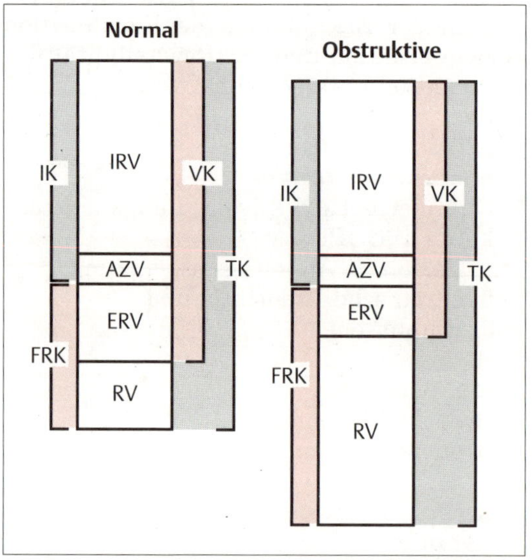

Abb. 20.**1** Die physiologischen Lungenvolumina und -kapazitäten sind den pathologisch veränderten, die bei einer obstruktiven Lungenerkrankung zu beobachten sind, gegenübergestellt.

   a. Verminderung der Vitalkapazität und des exspiratorischen Reservevolumens.
   b. Steigerung des Residualvolumens.
   c. Verlangsamung des exspiratorischen Luftstroms (Flow).

Einschränkungen und Beschwerden der Patienten mit einer obstruktiven Lungenerkrankung

1. Belastungsdyspnoe
   Schon bei geringer körperlicher Anstrengung empfinden die Patienten mit einer obstruktiven Lungenerkrankung häufige Dyspnoe-Episoden.
2. Verminderte Trainingstoleranz
   Die Patienten haben eine geringere Kapazität, Übungen durchzuführen, und eine unzureichende Ausdauer bei den Alltagsaktivitäten.
3. Chronischer, in der Regel produktiver Husten
   Aufgrund der starken Produktion und vermehrten Ansammlung des Bronchialsekrets in der Lunge leiden die Patienten meist unter chronischem, aber produktivem Husten.
4. Häufige Infektionen der Atemwege
5. Haltungsschäden

Es folgt eine detaillierte Beschreibung spezifischer obstruktiver Lungenerkrankungen (chronische Bronchitis, periphere Atemwegserkrankung, Emphysem, Asthma, Mukoviszidose und Bronchiektasen). Danach werden die Behandlungsziele und der Behandlungsablauf erklärt.

Spezifische obstruktive Lungenerkrankungen

COPD: periphere Atemwegserkrankung, chronische Bronchitis und Emphysem

Die periphere Lungenerkrankung, die chronische Bronchitis und das Lungenemphysem werden unter dem Begriff chronisch-obstruktive Lungenerkrankungen (COPD) zusammengefaßt. Da diese Erkrankungen häufig untereinander in Beziehung stehen und gemeinsam auftreten, sind die Behandlungsziele und -prinzipien sehr ähnlich.

Periphere Atemwegserkrankung: Klinik

1. Die periphere Atemwegserkrankung ist gekennzeichnet durch die Entzündung, Fibrose und Verengung der kleinen, distalen Atemwege (Durchmesser < 2 mm), insbesondere der Bronchioli respiratorii und terminales.

Beachte: Die periphere Atemwegserkrankung wird häufig eher als Auslöser denn als Komponente der COPD bezeichnet.

2. Die Entzündung der kleinen distalen Atemwege wird durch den chronischen Kontakt mit Reizstoffen hervorgerufen, meist durch Zigarettenrauch.
3. Die pathologischen Veränderungen in den peripheren Atemwegen sind folgende:
   a. Aufquellen des Gewebes und Verengung der kleinen, peripheren Atemwege,
   b. Hypertrophie der glatten Muskulatur in den Atemwegen und
   c. zu vernachlässigende Veränderungen im Lungenfunktionstest.
4. Der Patient empfindet kaum oder keine Beschwerden oder Symptome und keine Veränderung der funktionellen Kapazität. Die Entzündung und die frühen strukturellen Veränderungen der distalen Atemwege ist teilweise oder vollständig reversibel, wenn der Patient das Rauchen einstellt, bevor dauerhafte Veränderungen der Atemwege im Zusammenhang mit einem Lungenemphysem eingetreten sind.

Chronische Bronchitis: Klinik

1. Bei der chronischen Bronchitis handelt es sich um eine Entzündung der Bronchien, die mindestens drei Monate anhält und in zwei aufeinanderfolgenden Jahren auftritt.
2. Dieser Zustand entwickelt sich in der Regel bei starken Rauchern. Andere Faktoren, die neben dem Rauchen zu einer chronischen Bronchitis führen können, sind die berufliche Exposition, wie z. B. von Gemüse- oder Metallstäuben, sowie Umweltverschmutzung.
3. Die pathologischen Veränderungen bei einer chronischen Bronchitis sind:
   a. eine Vermehrung der schleimproduzierenden Becherzellen in der Bronchialschleimhaut,
   b. eine Verminderung der Anzahl der Flimmerepithelzellen, die das Sekret mobilisieren und helfen, die Atemwege frei zu halten und
   c. eine Verengung der Atemwege aufgrund der chronischen Entzündung, Aufquellen der Schleimhaut und teilweiser Verlegung des Bronchialbaums.
4. Allgemeines Erscheinungsbild der Patienten:
   a. Chronischer, produktiver Husten.
   b. Zyanotisch durch Sauerstoffunterversorgung (Hypoxämie)
   c. Kurzatmigkeit.
   d. Aufgeschwemmt und häufig ödematös, durch eine venöse Stase und eine Rechtsherzinsuffizienz.
   e. Übergewichtigkeit.

Lungenemphysem: Klinik

1. Bei einem Lungenemphysem handelt es sich um die chronische Entzündung, Verengung, Aufquellung und Zerstörung der Bronchioli respiratorii und der Alveolen. Die Bronchien vernarben, verformen sich und knicken ab, die Alveolen verlieren ihre Elastizität, werden dann schwächer und reißen. Das Ergebnis ist, daß der Patient Atemnot und eine chronische Obstruktion des Luftstroms bei der Ausatmung empfindet, die Luft bleibt in der Lunge gefangen (das Residualvolumen vergrößert sich). Bei einem Anhalten der Erkrankung über Jahre führen die chronische Bronchitis und das Emphysem häufig zu einer dekompensierten Herzinsuffizienz und dadurch zum Tod.
2. Ein Emphysem entwickelt sich in der Regel als Folge einer peripheren Atemwegserkrankung oder einer chronischen Bronchitis. In seltenen Fällen kann das Emphysem auch eine Primärerkrankung sein, die durch ein Defizit des Enzyms Antitrypsin gekennzeichnet ist und bei Nichtrauchern auftritt.

3. Die pathologischen Veränderungen, die bei einem Emphysem auftreten, sind:
   a. Überblähung der Lunge und die Bildung von Lufttaschen, die Bullae genannt werden. Dadurch wird der belüftete Raum der Lunge vergrößert.
   b. Zerstörung der Alveolen und Verlust von Lungenoberfläche, die zum Gasaustausch dient,
   c. Verlust der Elastizität des peripheren Lungengewebes.
4. Allgemeines Erscheinungsbild des Patienten:
   a. Chronisch angestrengte Atmung und Kurzatmigkeit mit supraklavikulären oder interkostalen Einziehungen,
   b. rosige Gesichtsfarbe, dünn,
   c. Fehlhaltung: ventral translatierter Kopf, protrahierter und elevierter Schultergürtel,
   d. Trommelschlegelfinger,
   e. übermäßiger Einsatz und dadurch Hypertrophie der Atemhilfsmuskulatur und verminderte Zwerchfellatmung bei der Inspiration,
   f. Einsatz der Lippenbremse bei der Ausatmung sowie
   g. Vergrößerung des sagittalen Thoraxdurchmessers (Faßthorax).

Zusammenfassung der Einschränkungen und Beschwerden bei der COPD

1. Steigerung der Viskosität und der Menge der Schleimproduktion.
2. Ein chronischer, häufig produktiver Husten.
3. Atemnotattacken (Dyspnoe).
4. Angestrengte Atmung, die zu folgenden Reaktionen führen kann:
   a. Erhöhung der Atemfrequenz,
   b. Einsatz der Atemhilfsmuskulatur und Verminderung der Zwerchfellexkursion,
   c. kostosternale Atmung und
   d. schlechter Luftaustausch in den kaudalen Lungenlappen.
5. Die größten Schwierigkeiten treten bei der Exspiration ein: Einsatz der Lippenbremse.
6. Veränderungen der Lungenfunktion:
   a. Vergrößerung des Residualvolumens,
   b. Verminderung der Vitalkapazität und
   c. Verminderung des exspiratorischen Flows (Luftstroms).
7. Abnahme der Brustkorbbeweglichkeit: es bildet sich ein Faßthorax.
8. Unphysiologische Haltung: ventral translatierter Kopf, protrahierter und elevierter Schultergürtel.
8. Verminderung der allgemeinen Ausdauer bei funktionellen Aktivitäten.

Beachte: Die Effektivität eines allgemeinen Konditionstrainings und dessen Wirkung auf die Lungenfunktion und die Atemmuskulatur bei Patienten mit COPD ist nicht geklärt. Es existieren nur wenig quantitative Daten, die zeigen, daß Atemschulung, Kräftigung der Bauchmuskulatur oder allgemeine Ausdauerübungen die Lungenfunktion verbessern. Patienten mit COPD, die an einem Rehabilitationsprogramm teilgenommen haben, das aerobe Ausdauerübungen beinhaltete, berichten jedoch von einem gesteigerten allgemeinen Wohlbefinden, selteneren Atemnotzuständen, geringerer Verausgabung bei körperlicher Aktivität und einer höheren funktionellen Kapazität. Die physiotherapeutische Behandlung (Atemtherapie und Ausdauertraining) kann den Krankheitsprozeß nicht verlangsamen oder die Lungenfunktion verbessern. Die Patienten mit einer leichten bis mittelschweren COPD profitieren mehr von einem Ausdauertraining als Patienten im Spätstadium der Erkrankung. Ein entsprechender quantitativer Befund vor und nach der Teilnahme an einem Ausdauertraining wird helfen, die Effektivität des Programms festzustellen.

Asthma

Bei Asthma handelt es sich um eine obstruktive Lungenerkrankung, die meist bei jungen Patienten auftritt. Sie steht im Zusammenhang mit einer Übersensibilität und Reaktivität der Trachea und der Bronchien, und es treten Atemschwierigkeiten infolge eines Bronchiospasmus und einer erhöhten Produktion von Bronchialsekret auf.

Allgemeine Ziele und Behandlung: obstruktive Lungenerkrankungen

Ziele	Behandlung
Verminderung der Menge und der Viskosität des Bronchialsekrets und Vorbeugung gegen Lungeninfektionen.	Anwendung von Bronchiodilatatoren, Antibiotika und Atemluftbefeuchtung. Wenn der Patient raucht, sollte er bestärkt werden, es aufzugeben.
Entfernung des Sekrets oder Vorbeugung gegen die Ansammlung von Sekret. (Dies wird besonders wichtig, wenn ein Emphysem gemeinsam mit einer chronischen Bronchitis auftritt oder eine akute Atemwegsinfektion vorliegt.)	Tiefes und produktives Husten. Drainagelagerungen für die Segmente, in denen sich das Sekret gesammelt hat. ***Beachte:*** Die Lagerungen müssen angepaßt werden, wenn der Patient in der Lagerung mit dem Kopf nach unten Atemnot empfindet.
Entspannung der Atemhilfsmuskulatur, um die kostosternale Atmung zu vermindern und die Muskelspannung bei der Atemnot zu verringern.	Entlastungsstellungen (entspannte Körperstellungen): Entspannte Kopfhochlagerung im Bett: Rumpf, Arme und Kopf werden unterlagert. Sitz: leichte Vorneigung, die Arme stützen sich auf den Oberschenkeln ab (Kutschersitz) (Abb. 20.**2**). Sitz: Vorneigung gegen Kissen, die auf einem Tisch aufgestapelt sind (Abb. 20.**3**). Stehen: Nach vorne auf einem festen Gegenstand abstützen, auf den Oberschenkeln abstützen (Abb. 20.**4**) oder mit dem Rücken gegen die Wand lehnen. Entspannungsübungen für die Schultermuskulatur, aktives Schulterhochziehen mit anschließender Entspannung, Schulter- und Armkreisen, transversale Ab- und Adduktion der Schultergelenke.
Verbesserung des Atemmusters und der Ventilation. Betonung der Zwerchfellatmung und der entspannten Exspiration, Verminderung der Atemarbeit, der Atemfrequenz und des Einsatzes der Atemhilfsmuskulatur. Übertragung der kontrollierten Atmung auf funktionelle Aktivitäten.	Atemübungen: entspannte Zwerchfellatmung mit geringer kostosternaler Bewegung, laterale (kostale) Atmung, Lippenbremse (forcierte Exspiration vermeiden), inspiratorische Widerstandsübungen, Schulung der kontrollierten Atmung beim Stehen, Gehen, Treppensteigen etc.
Veminderung der Atemnot bei einer Attacke.	Der Patient soll eine entspannte Stellung einnehmen (Abb. 20.**2**–20.**4**), so daß der kraniale Anteil des Brustkorbs so entspannt wie möglich und der kaudale Anteil des Brustkorbs so beweglich wie möglich ist. Die entspannte und kontrollierte Zwerchfellatmung wird betont. Der Patient soll so schnell wie möglich ausatmen, ohne die Exspiration zu forcieren. ***Beachte:*** Zunächst wird die Atmung schnell und flach sein. Wenn der Patient die Kontrolle über seine Atmung wiedererlangt, wird sie tiefer und langsamer werden. Bei einer schweren Dyspnoe kann zusätzlich Sauerstoff gegeben werden.
Verbesserung der Mobilität des kaudalen Anteils des Thorax.	Thoraxmobilisationsübungen, Schwerpunkt auf den Bewegung des kaudalen Brustkorbanteils bei der Atmung.
Verbesserung der Haltung.	Haltungsschulung (s. Kapitel 8 und 15).
Verbesserung der Trainingstoleranz.	Konditions- und Ausdauertraining (s. Kapitel 4).

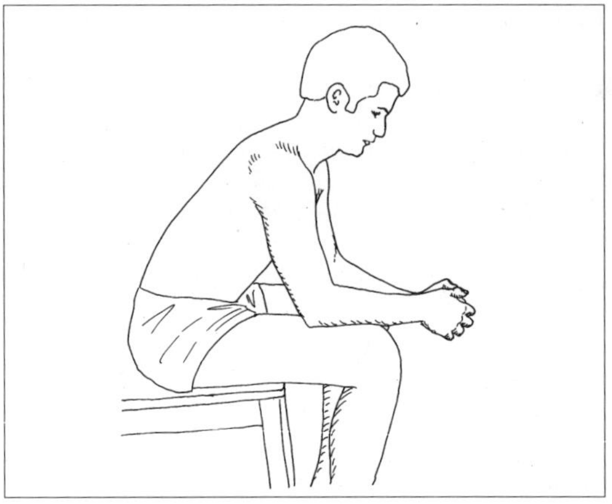

Abb. 20.**2** Um die Kurzatmigkeit zu lindern, setzt sich der Patient entspannt hin, lehnt sich nach vorne und stützt sich mit den Unterarmen auf den Oberschenkeln oder auf ein auf dem Schoß liegendes Kissen auf.

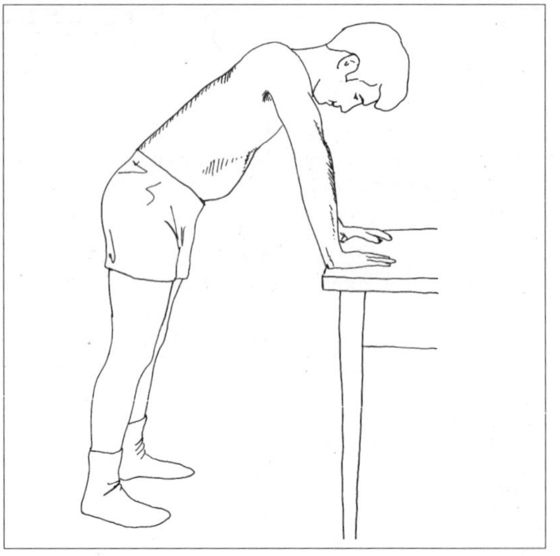

Abb. 20.**4** Der Patient kann sich im Stehen nach vorn aufstützen und mit den Armen Gewicht übernehmen, um die Kurzatmigkeit zu lindern.

Klinik

1. Die Mehrheit der Asthmatiker sind Kinder.
2. Ein Asthmaanfall beinhaltet akute, schwere Atemnot, wenn der Patient mit dem entsprechenden Allergen in Kontakt kommt. Ein Asthmaanfall kann auch durch starke körperliche Aktivität ausgelöst werden (Belastungsasthma). Der Patient hat eine beschleunigte Atmung und setzt primär die Atemhilfsmuskulatur zur Atmung ein. Es tritt ein hörbares Pfeifen auf, und der Patient empfindet eine starke Enge in der Brust. Es kann Husten auftreten. Die Exspiration ist unvollständig oder verlängert.

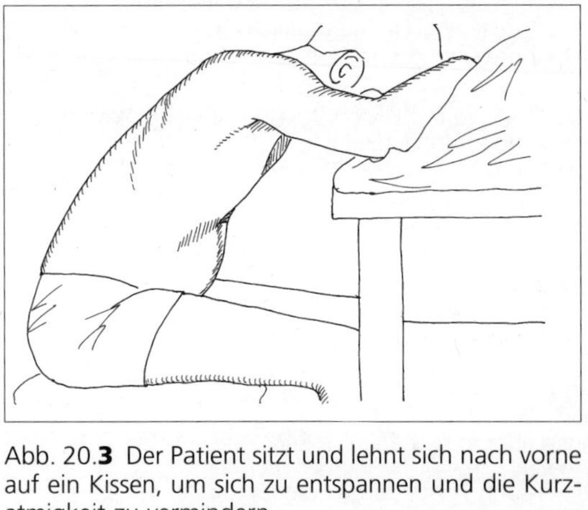

Abb. 20.**3** Der Patient sitzt und lehnt sich nach vorne auf ein Kissen, um sich zu entspannen und die Kurzatmigkeit zu vermindern.

3. Pathologische Veränderungen:
   a. Schwerer Spasmus der glatten Muskulatur der Bronchien.
   b. Verengung der Atemwege.
   c. Schleimhautentzündung der Trachea und des Bronchialbaumes und übermäßige Schleimproduktion. Der Schleim ist in der Regel sehr zäh und dadurch obstruktiv, er kommt durch die Vergrößerung und Vermehrung der Becherzellen im Epithel zustande.
   d. Schweres Asthma kann im Verlauf von Jahren zu einem Emphysem führen.
4. Allgemeines Erscheinungsbild des Patienten:
   a. angestrengte Atmung und Kurzatmigkeit,
   b. chronische Erschöpfung,
   c. dünn/kachektisch,
   d. Fehlhaltung: protrahierter Schultergürtel, ventral translatierter Kopf und Hypertrophie der Atemhilfsmuskulatur.

Allgemeine Ziele und Behandlung: Asthma

Ziele	Behandlung
Verminderung des Bronchiospasmus.	Entfernung der Allergene; Einsatz von Bronchiodilatatoren.
Verminderung der Atemnotanfälle und Verbesserung der Atemkontrolle.	Entspannung des kranialen Anteils des Brustkorbs und der Atemhilfsmuskulatur durch Lagerung (Abb. 20.**2**–20.**4**) Zwerchfellatmung, kontrollierte, aber nicht forcierte Exspiration. Lippenbremse, wenn nötig. Kontrolle der Atemfrequenz.
Sekretmobilisation nach einem Asthmaanfall.	Atemluft- und Sekretbefeuchtung mit Hilfe der Aerosoltherapie. Produktives Husten. Drainagelagerungen (erst nach dem Asthmaanfall, während des Anfalls kann durch die Lagerung der Bronchiospasmus verstärkt werden).
Verbesserung der Haltung.	Haltungsschulung (s. Kapitel 8 und 15).
Verbesserung der Trainingstoleranz und Ausdauer bei funktionellen Aktivitäten.	Dauerhafte körperliche Aktivität sollte vermieden werden. Fördern einer leichten bis mittleren Aktivität über kurze Intervalle, gefolgt von Ruhe. Während der Anstrengung wird die kontrollierte Atmung eingesetzt.

Zusammenfassung der Einschränkungen und Beschwerden

1. Schwere Atemnotsanfälle.
2. Husten: in der Regel während des Anfalls unproduktiv und später produktiv.
3. Unphysiologisches Atemmuster; unphysiologischer Einsatz der Atemhilfsmuskulatur, der eine kostosternale Atmung und eine erhöhte Atemfrequenz zur Folge hat.
4. Fehlhaltung: protrahierter Schultergürtel und ventral translatierter Kopf.

Bronchiektasen

Bei Bronchiektasen handelt es sich um eine obstruktive Lungenerkrankung, die durch eine dauerhafte Dilatation der mittleren Bronchien (in der Regel 4.–9. Verzweigung des Bronchialbaums) und durch wiederholte Infektionen in diesem Gebiet gekennzeichnet sind. Die Erkrankung beginnt meist im Kindesalter und wird wahrscheinlich durch eine vorhergehende nekrotisierende Infektion ausgelöst.

Klinik

1. Schwere Infektion der dilatierten Bronchiolen.
2. Produktiver Husten mit eitrigem Sputum und Hämoptyse.
3. Pathologische Veränderungen:
   a. Wiederholte Infektionen der dilatierten Bronchien und Bronchiolen in den unteren Lungenlappen.
   b. Destruktion der Flimmerepithelzellen im entzündeten Gewebe.
   c. Ansammlung von viel eitrigem Sekret.
4. Wenn die Infektionen lokalisiert auftreten, so kann eine Lobektomie angezeigt sein.

Zusammenfassung der Einschränkungen und Beschwerden

1. Wiederholte Infektionen der betroffenen Lungenabschnitte.
2. Ansammlung eitrigen Sekrets.
3. Produktiver Husten.
4. Dyspnoe.

Allgemeine Ziele und Behandlung: Bronchiektasen

Ziele	Behandlung
Befreiung der Atemwege von Sekret.	Produktiver Husten. Drainagelagerungen während der akuten Phase.
Erhaltung der angemessenen Befeuchtung, um das Sekret zu verdünnen.	Ausreichende Flüssigkeitsaufnahme (viel trinken und inhalieren).
Vermeidung oder Kontrolle der wiederholten Infektionen.	Hausprogramm mit Drainagelagerungen, die lebenslang durchgeführt werden müssen. Entsprechende Immunisierung und antibiotische Therapie.

Vorsichtsmaßnahmen

1. Wenn eine leichte Hämoptyse (Blutstreifen im Sputum) auftritt, werden die Drainagelagerungen weitergeführt, die Klopfungen aber für mindestens 24 Stunden unterbrochen.
2. Wenn eine starke Hämoptyse (Bluthusten) auftritt, muß die Drainagetherapie unterbrochen werden, solange der Arzt es empfiehlt.

Zystische Fibrose (Mukoviszidose)

Bei der Zystischen Fibrose (CF) handelt es sich um eine genetische Erkrankung (autosomal rezessiv), die eine Fehlfunktion der exokrinen Drüsen beinhaltet, was zu unphysiologischen Sekretionen im Körper führt. Die Krankheit ist durch eine sehr hohe Natrium- und Chlorkonzentration im Schweiß, eine diffuse Lungenerkrankung und eine Fehlfunktion des Pankreas gekennzeichnet. Die Krankheit muß lebenslang diätetisch, mit dem Ersatz der Pankreasenzyme, mit Medikamenten und mit vorbeugender physiotherapeutischer Atemtherapie behandelt werden, sobald sich beim Kind die ersten Symptome zeigen.

Klinik

1. Kinder, die an Mukoviszidose erkrankt sind, sind in der Regel für ihr Alter zu klein, da die Fehlfunktion des Pankreas zu einer verminderten Absorption der Nahrung führt.
2. Die Fehlfunktion der exokrinen Drüsen führt in der Lunge zur starken Produktion eines hochviskösen Schleims, der eine Obstruktion verursacht. Durch die chronische Obstruktion und die Ansammlung von Sekret in der Lunge werden die Kinder anfällig für Infektionen der Lunge.
3. Die an CF erkrankten Kinder haben einen chronischen, produktiven Husten und zeigen häufig Dyspnoe, Tachypnoe und eine Zyanose.
4. Der exspiratorische Flow verlangsamt sich, und das Residualvolumen nimmt als Folge der Überblähung der Lunge mit der Zeit zu.
5. Die Überlebenschancen haben sich in den letzten 25 Jahren deutlich verbessert. Die durchschnittliche Lebenserwartung liegt heutzutage bei Ende 20 bis Anfang 30. Die Erkrankung des Verdauungstrakts kann durch die Diät beherrscht werden, die Patienten sterben an den Folgen der Lungenerkrankung.

Zusammenfassung der Einschränkungen und Beschwerden

1. Erhöhte Produktion viskösen Schleims in der gesamten Lunge.
2. Wiederholte Lungeninfektionen.
3. Chronischer Husten.
4. Angestrengtes Atmen und unphysiologischer Einsatz der Atemhilfsmuskulatur bei der Exspiration.
5. Verminderte Trainingstoleranz und schlechte Ausdauer bei funktionellen Aktivitäten.
6. Mögliche Compliance-Probleme der Patienten bei der lebenslangen Drainagearbeit zu Hause und der Vermeidung von Lungeninfektionen.

Allgemeine Ziele und Behandlung: zystische Fibrose

Ziele	Behandlung
Vermeidung und Verminderung der Ansammlung von Sekret und von Lungeninfektionen.	Tägliche Drainage zu Hause, in der Regel BID, wenn keine akuten Beschwerden auftreten; Einsatz von Bronchiodilatatoren.
Verminderung der Sekretviskosität.	Atemluftbefeuchtung und intermittierende Aerosoltherapie.
Verminderung des Einsatzes der Atemhilfsmuskulatur.	Zwerchfellatmung, laterale Brustkorberweiterung und Kräftigung der inspiratorischen Muskulatur. Tägliches Üben und Einsatz der Tiefatmung während der Drainage. Die Betonung liegt auf der entspannten Exspiration, so daß ein Bronchiospasmus werden.
Sekretmobilisation während der akuten Infektion.	Drainagelagerungen QID oder länger als benötigt. Einsatz der entsprechenden Antibiotika.
Verbesserung der Trainingstoleranz und Steigerung der Ausdauer für funktionelle Aktivitäten.	Ausdauer- und Konditionstraining (s. Kapitel 4)

Beachte: Der Schlüssel zu einer erfolgreichen Vorbeugung gegen die Komplikationen der zystischen Fibrose ist ein konsequentes Durchführen der Drainagetherapie zu Hause. Dafür ist eine unterstützende und kooperative Atmosphäre in der Familie notwendig.

Restriktive Lungenerkrankungen

Definition

Restriktive Lungenerkrankungen sind durch die Unfähigkeit der Lunge gekennzeichnet, sich infolge einer intra- oder extrapulmonalen Restriktion vollständig zu entfalten.

1. Das Atemzugvolumen, die inspiratorische Kapazität sowie die Vital- und die Lungenkapazität sind vermindert.
2. Die Atemfrequenz ist in der Regel erhöht (Tachypnoe).
3. Bei einer restriktiven Lungenerkrankung ist es für die Patienten extrem schwierig, tief einzuatmen.

Ursachen einer restriktiven Lungenerkrankung

Extrapulmonale Restriktionen

1. Pleuraerkrankungen (Pleuraerguß).
2. Verletzungen oder Unbeweglichkeit der Brustwand.
   a. Schmerzen an der Brustwand im Anschluß an eine Verletzung (durch eine Wunde des Thorax oder Thoraxchirurgie).
   b. Strukturelle Abnormalitäten (Sklerodermie, Pectus excavatus).
   c. Posturale Deformitäten (Hyperkyphose, ankylosierende Spondylitis (Morbus Bechterew)).
3. Schwäche der Atemmuskulatur ausgelöst durch:
   a. eine neuromuskuläre Erkrankung oder Dysfunktion (Muskeldystrophie, Erkrankung der Vorderhornzellen, Morbus Parkinson) oder
   b. eine Dämpfung oder Verletzung des Zentralnervensystems (Überdosis an Drogen, hoher Querschnitt).
4. Unvollständige Exkursion des Zwerchfells aufgrund von Adipositas oder Aszitis.

Intrapulmonale Restriktionen

1. Erkrankungen des Lungenparenchyms und der Pleura:
   a. Tumor,
   b. interstitielle Lungenfibrose:
      - Silicose,
      - Asbestose,
      - Pneumonie,
      - Morbus Boeck (Lymphogranulomatosa benigna),
      - Tuberkulose,
   c. Atelektase,
   d. Pleuraerguß.
2. Erkrankungen kardiovaskulären Ursprungs:
   a. Lungenödem,
   b. Lungenembolie.
3. Fehlerhafte oder pathologische Lungenentwicklung (hyaline Membrankrankheit der Lunge).
4. Physiologischer Alterungsprozeß.

Veränderungen, die durch eine restriktive Lungenerkrankung hervorgerufen werden

1. Verminderung der Compliance der Lunge durch:
   a. die chronische Entzündung und Fibrose (Verdickung der Alveolen, Bronchiolen oder der Pleura) und
   b. verringerte Beweglichkeit der Brustwand.
2. Unphysiologische Lungenvolumina und -kapazitäten (Abb. 20.**5**).
3. Größere Atemarbeit.
4. Verminderung der arteriellen Blutgase (Hypoxämie).
5. Lungenstauung.

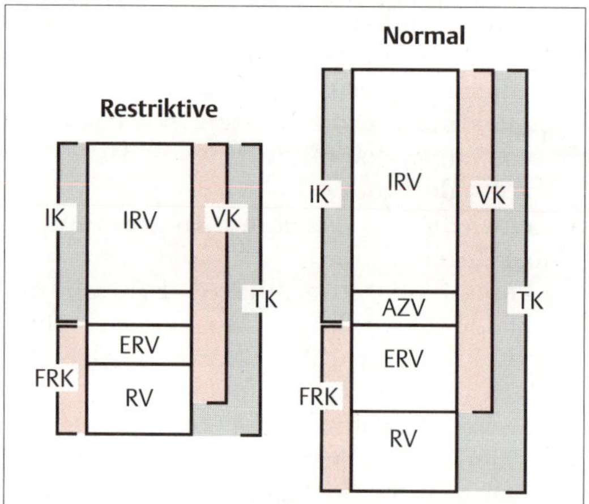

Abb. 20.**5** Die physiologischen Lungenvolumina und -kapazitäten werden den pathologischen, die bei Patienten mit restriktiven Lungenerkrankungen zu beobachten sind, gegenübergestellt.

Einschränkungen und Beschwerden bei Patienten mit restriktiven Erkrankungen

1. Kurzatmigkeit (Dyspnoe) und erhöhte Atemfrequenz (Tachypnoe).
2. Schwierigkeiten, tief einzuatmen.
3. Verstärkter Einsatz der Atemhilfsmuskulatur.
4. Ineffektiver, manchmal produktiver Husten.
5. Einschränkung der Brustkorbbeweglichkeit (primär oder sekundär).
6. Haltungsveränderungen.
7. Ermüdung der Atemmuskulatur.
8. Generalisierte Schwäche und Erschöpfung.
9. Gewichtsabnahme.

Spezifische restriktive Lungenerkrankungen

Zustand nach einem thoraxchirurgischen Eingriff

Bei Patienten, deren Lungen- oder Herzerkrankung einen operativen Eingriff erfordert, besteht ein hohes Risiko, nach dem Eingriff Komplikationen der Lunge zu entwickeln, z. B. Atelektasen oder eine Pneumonie. für eine Vielzahl von Lungen- und Herzoperationen ist eine **Thorakotomie**, ein Schnitt in die Brustwand, notwendig. Zusätzlich zu den Komplikationen an der Lunge ist der Patient nach einer Thorakotomie gefährdet, eine Fehlhaltung auszubilden. Seit vielen Jahren ist es anerkannt, daß eine effektive Lungenhygiene in den ersten Tagen nach dem Eingriff ein wichtiger Zusatz zur Operation ist. Eine sinnvolle prä- und postoperative Atemtherapie kann das Auftreten von postoperativen Komplikationen deutlich verringern und die physiologischen Verhältnisse beim Patienten wiederherstellen.

Beachte: Auch bei Patienten mit einer Oberbauchoperation ist das Risiko für Komplikationen der Lunge erhöht. Häufig sind bei ihnen die Schmerzen stärker als nach einem Eingriff am Thorax. Es kommt dadurch zu einer Hyperventilation (die Vitalkapazität ist in den ersten 24–48 Stunden im Anschluß an die Operation um 55 % vermindert) und einem unproduktiven Husten, der das Risiko einer Atelektasenbildung oder einer Pneumonie erhöht. Auch für diese Patienten ist eine postoperative Atemtherapie vorteilhaft.

Lungenoperationen

1. Gründe für einen Eingriff sind:
   a. Maligne oder benigne Tumoren,
   b. Lungenabszeß,
   c. Tuberkulose,
   d. Veränderungen der Pleura.
2. Operationsarten:
   a. Lobektomie
   Hierbei handelt es sich um die Entfernung eines oder mehrerer Lungenlappen meist aufgrund eines Karzinoms.
   b. Pneumonektomie
   Bei der Pneumonektomie wird eine ganze Lunge entfernt (die rechte bzw. die linke Lunge).
   c. Segmententfernung
   Ein Segment eines Lungenlappens wird meist wegen eines gutartigen Tumors oder aufgrund einer Bronchiektase oder Tuberkulose entfernt.
   d. Pleuraresektion
   Bei der Pleuraresektion wird ein Schnitt in die Pleura gelegt.

Herzoperationen (Operationen am offenen Herzen)

1. Gründe für einen Eingriff sind:
   a. Koronare Herzkrankheit (KHK),
   b. Herzklappeninsuffizienz und -stenose,
   c. Aneurysma,
   d. Angeborene Herzfehler:
      - Atrialer oder ventrikulärer Septumdefekt (ASD oder VSD),
      - Offener Ductus arteriosus (PDA),
   e. Arrhythmien, die den Einsatz eines Herzschrittmachers erfordern.
2. Operationsarten:
   a. Eingriffe am offenen Herzen werden seit den 50er Jahren durchgeführt und erfordern eine extrakorporale Perfusion (eine vollständige Umgehung des kleinen Kreislaufs mit Hilfe der Herz-Lungen-Maschine). Zu den Eingriffen am offenen Herzen gehören:
      - ein aortokoronarer Bypass, der 50 % aller Eingriffe am offenen Herzen ausmacht,
      - Ersatz der Mitral-, Aorten- oder Trikuspidalklappe des Herzens,
      - Reparatur eines Septumdefekts oder eines offenen Ductus arteriosus,
      - ein Kommissurenschnitt (Spaltung der Kommissuren der Herzklappe im Anschluß an eine Herzklappenstenose),
      - Entfernung eines Aneurysmas am Herzen: Das Aneurysma wird für diesen Zweck aufgeschnitten, die freien Enden aneinandergelegt und wieder adaptiert,
      - Einsatz eines Schrittmachers,
   b. Herztransplantationen.

Risikofaktoren für eine restriktive Lungenfunktionsstörung nach einem thoraxchirurgischen Eingriff

Nach einer Thorakotomie kommt es zu starken Schmerzen an der Brustwand, die dazu führen, daß der Patient sie weniger bewegt, die Lungen sich nicht mehr vollständig entfalten und das Husten ineffektiv wird. Nach der Operation wird häufig mehr Sekret produziert. Aus diesen Gründen sammelt sich leichter Sekret in der Lunge, und es besteht die Gefahr einer Pneumonie oder Atelektase. Faktoren, die dieses Risiko noch erhöhen, sind:

1. Vollnarkose
   a. Verminderung der physiologischen Aktivität der Zilien des Bronchialbaumes,
   b. Unterdrückung des Atemzentrums, wodurch eine flache Atmung entsteht (Verminderung des Atemzugvolumens und der Vitalkapazität) und

c. Unterdrückung des Hustreflexes.
2. Intubation (Einführen eines endotrachealen Tubus oder einer Nasensonde)
   a. Sie löst einen Muskelspasmus und eine Bewegungslosigkeit des Thorax aus,
   b. reizt die Schleimhaut des Bronchialbaumes, wodurch die Schleimproduktion angeregt wird und
   c. vermindert die physiologische Zilienaktivität im Bronchialbaum, wodurch die Ansammlung von Sekret noch gefördert wird.
3. Schmerzen an der Inzision
   a. Sie führen zu muskulärer Schutzspannung und einer verminderten Brustwandcompliance, was wiederum eine flache Atmung begünstigt, die Lungenentfaltung vermindert und die Sekretmobilisation behindert sowie
   b. zu einer Einschränkung des tiefen und produjtiven Hustens. Der Patient hat in der Regel einen flachen, schwachen Husten, der das Sekret nicht effektiv mobilisiert und transportiert.
4. Schmerzmedikation
   Obwohl die postoperative Schmerzmedikation in der Regel die Schmerzen am Schnitt vermindert, kann sie auch:
   a. zu einer Unterdrückung des Atemzentrums und
   b. zu einer Verminderung der physiologischen Aktivität der Zilien beitragen.
5. Durch die allgemeine Inaktivität und die Bettruhe wird die Sekretsammlung begünstigt, insbesondere in den basal und dorsal gelegenen Segmenten der unteren Lungenlappen.
6. Die allgemeine Schwäche und Erschöpfung vermindern die Effektivität des Hustens.
7. Andere Risikofaktoren, die nicht direkt im Zusammenhang mit der Operation stehen, sind:
   a. Alter des Patienten (> 50),
   b. Rauchen,
   c. COPD oder eine restriktive Lungenerkrankung aufgrund einer neuromuskulären Schwäche,
   d. Adipositas,
   e. geringe geistige Aktivität und Desorientiertheit.

Zusammenfassung der Einschränkungen und Beschwerden

1. Unvollständige Lungenentfaltung oder Unfähigkeit, aufgrund von Schmerzen an der Inzision tief durchzuatmen.
2. Verminderte Effektivität des Hustens aufgrund der Schmerzen an der Inzision und Reizung der Trachea durch die Intubation.
3. Mögliche Sekretansammlung entweder prä- oder postoperativ.
4. Herabgesetzte Beweglichkeit des Thorax und der oberen Extremität.
5. Fehlhaltung durch Schmerzen an der Inzision oder Drainagen.
6. Erhöhtes Risiko für eine tiefe Beinvenenthrombose und eine Lungenembolie aufgrund der extrakorporalen Perfusion (bei der Operation am offenen Herzen) oder der postoperativen Bettruhe und Inaktivität.
7. Allgemeine Schwäche, Erschöpfung und Desorientiertheit.

Präoperative Befundaufnahme und Behandlung

1. Eine genaue Untersuchung des Patienten, der sich einem thoraxchirurgischen Eingriff unterziehen muß, ist ein notwendiger Bestandteil einer umfassenden Behandlung. Zu diesem Befund sollten folgende Punkte gehören:
   a. Atemmuster, -frequenz und Herzfrequenz.
   b. Effektivität und Produktivität des Hustens.
   c. Ansammlung von Sekret und Notwendigkeit einer Drainagetherapie.
   d. Bewegungsausmaße, insbesondere der Schultergelenke.
   e. Haltung und Einstellung des Rumpfes.
2. Präoperative Behandlung und Patienteninstruktion:
   Präoperativ kann der Patient physisch und psychisch auf den Eingriff vorbereitet werden, und es können Übungen angeleitet werden, die in den ersten postoperativen Tagen wichtig sind. Zu den Instruktionen und der Behandlung gehört:
   a. Eine allgemeine Beschreibung, was postoperativ auf den Patienten zukom-

men wird, z. B. die Lokalisation des Schnittes, Schmerzen an der Schnittstelle sowie der Ort und die Funktion der Drainagen, des endotrachealen Tubus, des Venen- und Blasenkatheters sowie der EKG-Elektroden und des Monitors.

b. Instruktion von Atemübungen sowie der Tiefatmung unter Einsatz:
   - der Zwerchfellatmung,
   - der lateralen und dorsalen Atembewegungsrichtungen,
   - des Giebel-Rohrs und des inspiratorischen Widerstandstrainings,
   - der effektiven Husttechnik und der Schienung des Schnittes,
   - der Sekretmobilisation und der vollständigen oder abgewandelten Drainagelagerungen,
   - von Übungen der unteren Extremität, um die Durchblutung zu fördern und zur Thrombose- und Emboliephylaxe sowie
   - der korrekten Lagerung im Bett.

Thoraxchirurgie: postoperative Überlegungen

Patienten, die sich einem thoraxchirurgischen Eingriff unterzogen haben, bleiben im Anschluß daran etwa eine Woche im Krankenhaus. Zusätzlich zu der primären Erkrankung an Lungen oder Herz kann der Patient auch an damit zusammenhängenden Herz-Kreislauf-Beschwerden leiden, wie einer dekompensierten Herzinsuffizienz, chronischen Bronchitis oder einem Emphysem. Viele Patienten, die schon lange am Herzen erkrankt sind, haben präoperative pulmonale Veränderungen, z. B. Hypoxämie, Belastungsdyspnoe, Orthopnoe oder eine Lungenstauung. Bei diesen Patienten wird die Rehabilitation deutlich länger dauern und komplizierter sein.

Wenn an der Lunge operiert wird, ist der Zugang in der Regel ein großer posterolateraler, lateraler oder anterolateraler Schnitt. Der übliche posterolaterale Zugang (Abb. 20.**6**) ist ein Schnitt in dem Interkostalraum, der über dem betroffenen Lungensegment liegt. Durch den Schnitt werden der M. trapezius, die Mm. rhomboidei dorsal und der M. serratus anterior, M. latissimus dorsi und die Mm. intercostales interni und externi lateral durchtrennt.

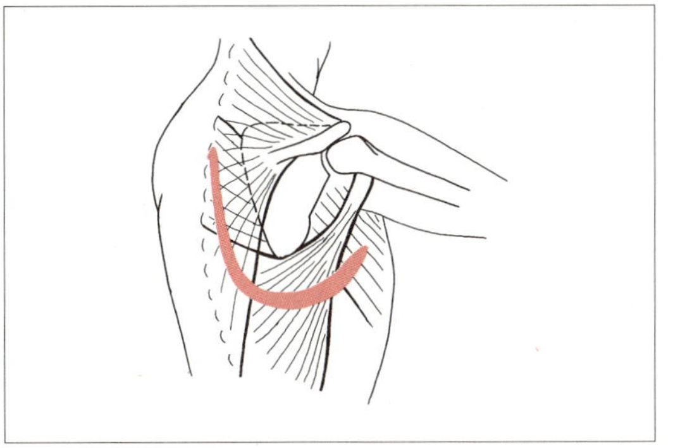

Abb. 20.**6** Beim posterolateralen Zugang, der üblicherweise bei der Thoraxchirurgie eingesetzt wird, werden die Mm. trapezius, latissimus dorsi, serratus anterior sowie die Mm. intercostales internus und externus durchtrennt.

Im Anschluß an die Operation ist der Schnitt sehr schmerzhaft und das Risiko einer pulmonalen Komplikation ist erheblich. Viele Patienten beschweren sich verständlicherweise über Schulterschmerzen auf der operierten Seite. Es kann durch die Störung der großen Arm- und Rumpfmuskulatur zu Beweglichkeitseinschränkungen und Fehlhaltung kommen.

Der übliche Schnittverlauf bei der Herzchirurgie ist die Sternotomie. Hierbei handelt es sich um einen langen Schnitt in der ventralen Rumpfwand, der von der Fossa jugularis bis zum Proc. xyphoideus reicht. Das Sternum wird durchtrennt und der Brustkorb auseinandergezogen, so daß der Brustraum eingesehen werden kann. Wenn die Operation abgeschlossen ist, wird der Brustkorb mit einer Drahtcerklage wieder verschlossen. Postoperativ ist die Sternotomie weniger schmerzhaft als die posterolaterale Thorakotomie, die Tiefatmung und der produktive Husten sind dennoch eingeschränkt. Nach einer Sternotomie entwickeln die Patienten häufig eine Haltung mit protrahiertem Schultergürtel und dadurch eine bilaterale Verkürzung des M. pectoralis major.

Allgemeine Ziele und Behandlung: Thoraxchirurgie

Ziele	Behandlung
Feststellen des Zustands des Patienten vor jeder Behandlung.	Die Hautfarbe, Atemfrequenz, Herzfrequenz, Atemgeräusche, der Sputum, die Drainageflüssigkeit und die Orientierung des Patienten werden festgestellt.
Entspannungsförderung und Linderung postoperativer Schmerzen.	Lagerung des Patienten (Kopfende ca. 30° angehoben und Hüft- und Kniegelenke leicht flektiert). Diese Haltung vermindert den Zug an der Inzision. Die Behandlung wird mit der Anwendung von Schmerzmitteln koordiniert.
Erhaltung der angemessenen Ventilation und Verbesserung der Lungenentfaltung zur Pneumonie- und Atelektasenprophylaxe.	Sobald der Patient das Bewußtsein wiedererlangt hat, werden Übungen zur Tiefatmung, Zwerchfellatmung und segmentalen Atmung angeleitet. Zusätzlich wird mit dem Gibel-Rohr oder inspiratorischen Widerstandsgeräten gearbeitet, um die inspiratorische Kapazität zu verbessern. Es wird einmal tief eingeatmet, die Luft 3–5 Sekunden angehalten und dann entspannt ausgeatmet. Die Tiefatmung (6–10 aufeinanderfolgende tiefe Atemzüge in der Stunde) wird solange fortgesetzt, bis der Patient aufstehen und herumlaufen kann.
Sekretmobilisation.	Es wird mit dem tiefen produktiven Husten begonnen, sobald der Patient wach ist und kooperieren kann. ***Vorsicht:*** Der Schnitt muß mit der Hand oder mit einem Kissen geschient werden, um die Schmerzen so gering wie möglich zu halten (Abb. 19.**19** und 19.**20**). Die Frühmobilisation wird unterstützt: Bewegungen im Bett, Aufsetzen, Aufstehen und Gehen. Wenn nötig, wird eine Drainagetherapie mit veränderten Drainagelagerungen eingeleitet. Sie kann notwendig werden, wenn sich einige Tage nach der Operation Sekret angesammelt hat. Wenn der Patient jedoch tief durchatmen und effektiv husten kann, die Röntgenuntersuchung keinen Befund zeigt und die Atemgeräusche normal sind, ist eine Drainagetherapie nicht notwendig. ***Vorsicht:*** Die Drainagelagerungen müssen so abgewandelt werden, daß nur minimale Belastung auf die Inzision trifft. Eine Lagerung mit herabhängendem Kopf sollte vermieden werden, solange die Wunddrainagen noch liegen. Der Patient sollte sehr vorsichtig und nur en bloc gedreht werden. Die Drainagen dürfen nicht gezogen oder geknickt werden, und in der Nähe des Schnittes sollten keine Klopfungen durchgeführt werden.
Thrombose- und Embolieprophylaxe.	Aktive Übungen mit der unteren Extremität, besonders mit der Sprunggelenkspumpe, werden direkt im Anschluß an die Operation angeleitet. Diese Übungen werden solange fortgesetzt, bis der Patient aufstehen und herumgehen kann.
Erhaltung der Beweglichkeit des Schultergürtels und der Schultergelenke.	Am 1. postoperativen Tag wird mit Entspannungsübungen für die Schulterregion begonnen. Dazu gehören, Schulter hochziehen und Schulter kreisen. Es werden aktiv-assistive schmerzfreie Schulterbewegungen angeleitet.

Allgemeine Ziele und Behandlung: Thoraxchirurgie (Fortsetzung)

Ziele	Behandlung
	Beachte: Dem Patienten wird versichert, daß leichte Schulterbewegungen den Schnitt nicht gefährden. In den folgenden Tagen wird auf aktive Schulterbewegungen übergegangen, die solange gesteigert werden, bis die endgradige Schultergelenksbeweglichkeit wieder erreicht ist. ***Vorsicht:*** Bei Patienten mit einer lateralen Thorakotomie muß die Schultergelenksbeweglichkeit einige Tage auf 90° Flexion beschränkt bleiben, bis die Drainageschläuche entfernt sind, um deren Verlagerung zu vermeiden.
Prävention von Haltungsschäden.	Der Patient wird auf die symmetrische Lagerung und Ausrichtung des Rumpfes im Bett hingewiesen. ***Beachte:*** Der Patient wird dazu tendieren, sich auf die Seite der Inzision zu neigen. Sobald die Drainagen entfernt sind und der Patient aufsitzen darf, wird er angeleitet, symmetrisch und aufgerichtet zu sitzen.
Wiederherstellung der Trainingstoleranz.	Es wird mit einem sich steigernden Gehtraining begonnen, sobald die Drainageschläuche entfernt sind und der Patient herumlaufen darf.

Bei einer Operation am offenen Herzen wird eine extrakorporale Perfusion benötigt. Obwohl die Herz-Lungen-Maschine die Herzchirurgie in den 50er Jahren revolutionierte, bedeutet die extrakorporale Perfusion immer noch ein erhöhtes Risiko für den Patienten, Komplikationen an Herz oder Lunge zu erleiden. Es kommt z. B. zu einer Hypoxämie der Lunge während die Herz-Lungen-Maschine angeschlossen ist, und das Auftreten von Mikroembolien in der Lunge ist bei der extrakorporalen Perfusion deutlich erhöht.

Während der Herzchirurgie ist der Patient intubiert. Der Tubus wird postoperativ zunächst nicht entfernt, so daß der Patient noch weitere 24 Stunden beatmet werden kann. Der Patient wird postoperativ ununterbrochen mit einem EKG beobachtet.

Im Anschluß an eine Thorako- oder Sternotomie werden ein oder zwei Drainagen eingelegt, um einen Pneumo- oder Hämothorax zu vermeiden. Solange die Drainagen liegen, dürfen die Schläuche nicht geknickt oder abgeklemmt werden, und es darf auch nicht an ihnen gezogen werden.

In den ersten postoperativen Tagen ermüden die Patienten schnell, so daß die Behandlungen kurz, aber häufig stattfinden sollten, in der Regel QID. Die Dauer und Intensität der Behandlung sollte zunächst sehr gering sein und dann langsam gesteigert werden.

Die Kurve des Patienten sollten in regelmäßigen Abständen eingesehen werden, um Veränderungen der Vitalzeichen, der Körpertemperatur und der Laborergebnisse von einem auf den anderen Tag zu notieren. Während der Behandlung sollten die Vitalzeichen, Herzfrequenz und -rhythmus und die Atemfrequenz beobachtet und der Blutdruck vor, während und nach der Behandlung bemessen werden.

Pneumonie

Eine Pneumonie ist die Entzündung des Lungenparenchyms, die durch eine Exsudation und Verfestigung gekennzeichnet ist und durch eine virale oder bakterielle Infektion der unteren Atemwege ausgelöst wird. Die Atemtherapie, wenn sie richtig angewendet und gemeinsam mit einer antibiotischen Behandlung und anderen Anwendungen am Respirationstrakt durchgeführt wird, ist ein wichtiger Bestandteil der Behandlung der Pneumonie. Patienten, die an eine obstruktiven Lungenerkrankung leiden, sich kürzlich einer Operation unterziehen mußten, im Koma liegen oder künstliche Atemwege haben, sind besonders gefährdet, eine Pneumonie zu entwickeln. Wann immer es möglich ist, sollte die Atemtherapie zur Vorbeugung einer Pneumonie bei diesen Patienten eingesetzt werden.

Einteilung der Pneumonien

1. Einteilung aufgrund der anatomischen Lokalisation:
   a. Bronchopneumonie
   Hierbei handelt es sich um die Entzündung des Bronchialbaumes.
   - Sie tritt häufig postoperativ auf, besonders bei Patienten, die an einer chronischen Bronchitis erkrankt waren.
   - Sie ist durch produktiven Husten und eine große Menge eitrigen Sputums gekennzeichnet. In der Regel treten bei der tiefen Einatmung oder beim Husten keine Schmerzen auf, und es gibt keine Verfestigung und keinen Pleuraerguß.
   - Es ist eine frühzeitige und intensive Atemtherapie angezeigt.

   b. Akute Lobärpneumonie
   Dies ist eine Entzündung eines gesamten oder auch mehrerer Lungenlappen, die häufig durch eine Pneumokokkeninfektion ausgelöst wird.
   - Heutzutage ist diese Art der Pneumonie aufgrund der potenten Medikamente selten geworden.
   - Sie ist durch Fieber und die Lungenverfestigung gekennzeichnet. Es treten Dyspnoe, im Anfangsstadium ein unproduktiver Husten sowie akuter lokalisierter Schmerz beim Husten und bei der Tiefatmung im Brustkorb auf. Im Verlauf der Erkrankung, wenn das Fieber abklingt und die Verfestigung nachläßt, wird der Husten produktiv und der Sputum ist rostrot gefärbt.
   - Im frühen akuten Stadium sollte die Therapie aus einer tiefen entspannten Atmung bestehen, die auf die betroffenen Gebiete gerichtet ist, um das Sekret zu mobilisieren. Der Patient kann mit IPPB-Therapie (intermittierende Überdruck-Beatmungsinhalation) bei den Atemübungen unterstützt werden. Klopfungen sollten wegen der Schmerzen nicht durchgeführt werden.
   - In den späteren Stadien, wenn der Husten produktiv wird und der Schmerz nachläßt, kann die Drainagetherapie mit Drainagelagerungen und Klopfungen fortgeführt werden.

   c. Segmentale Pneumonie
   Die Entzündung ist bei der segmentalen Pneumonie nur auf ein oder zwei kleine Segmente begrenzt.
2. Einteilung aufgrund der Erreger
   a. Virale Pneumonie
   - Es kommt zu Fieber, Dyspnoe und einem chronischen unproduktiven Husten.
   - Die Atemtherapie beinhaltet Übungen zur Tiefatmung.
   - Es wird keine Sekretmobilisation mit Drainagelagerungen durchgeführt, da es kein Sekret gibt.

   b. Bakterielle Pneumonie
   Oft trägt diese Art der Pneumonie den Namen des Erregers (Pneumo-, Strepto- oder Staphylokokkenpneumonie).
   - Es treten Fieber, Dyspnoe, Tachypnoe und ein produktiver Husten mit rostrotem Sputum auf.
   - Die Atemtherapie wird sofort begonnen und intensiv durchgeführt. Der Schwerpunkt liegt auf der Tiefatmung, der Sekretmobilisation mit Drainagelagerungen und Klopfungen und häufigen Umlagerungen.

Vorsichtsmaßnahmen

1. Drainagelagerungen sollten nur bei den Patienten angewendet werden, die eine erhöhte Schleimproduktion, Ansammlung von Sekret und einen produktiven Husten haben.

Allgemeine Ziele und Behandlung: Pneumonie

Ziele	Behandlung
Kontrolle der Infektion.	Einsatz der entsprechenden Medikamente, in der Regel Antibiotika.
Erhaltung und Verbesserung der Ventilation.	Übungen zur Tiefatmung in den betroffenen Gebieten Sauerstofftherapie und zeitweiser Einsatz der maschinellen Beatmung. Häufige Umlagerungen des Patienten in und außerhalb des Bettes.
Sekretmobilisation, wenn die Verfestigung und die Schmerzen nachlassen und der Husten produktiv wird.	Drainagelagerungen mit Klopfungen und Vibrationen in den betroffenen Gebieten. Effektives Husten: Der Husten muß tief und kontrolliert ausgeführt werden. Assistive Husttechniken, wenn nötig. Atemluftbefeuchtung

2. Von Klopfungen und Vibrationen sollte abgesehen werden, wenn die Patienten ausgeprägte Pleuraschmerzen beim Husten oder bei der Tiefatmung empfinden.

Atelektase

Eine Atelektase ist eine restriktive Funktionsstörung der Lunge, bei der ganze Lungenlappen oder einzelne Segmente eines Lungenlappens aufgrund eines erhöhten Drucks auf die Lunge kollabiert sind. Dieser erhöhte Druck kann durch einen Pneumothorax, einen Hämothorax oder vermehrte Pleuraflüssigkeit verursacht werden. Eine Obstruktion der Atemwege durch unphysiologisches Sekret oder einen Tumor kann den Kollaps der distal gelegenen Lungensegmente verursachen.

Klinik und Zusammenfassung der Einschränkungen und Beschwerden

1. Fehlen von Atemgeräuschen über dem betroffenen Lungenabschnitt.
2. Tachypnoe, Zyanose.
3. Verminderte Brustkorbbewegung über dem kollabierten Gebiet.
4. Atelektasen entstehen häufig bei Patienten, in deren Lunge sich Sekret angesammelt hat, die aber nur über einen schwachen Hustenreiz verfügen. Dies kann besonders im Anschluß an eine Intubation infolge eines thoraxchirurgischen Eingriffs auftreten.

Allgemeine Ziele und Behandlung: Atelektasen

Ziele	Behandlung
Wiederbelüftung der kollabierten Gebiete.	Drainagelagerungen mit Klopfungen und Vibrationen zur Entfernung des Sekrets.
Verbesserung der inspiratorischen Kapazität.	Segmentale Atmung über den kollabierten Lungenabschnitten. Schienung zur Verminderung von Schmerzen. Einsatz des Giebel-Rohrs mit einer tiefen Einatmung gefolgt von 3–5 Sekunden Luft anhalten.

Zusammenfassung

In diesem Kapitel wurden allgemeine Informationen über obstruktive und restriktive Lungenerkrankungen gegeben. Die Ursachen und Einschränkungen, die mit obstruktiven Erkrankungen, z. B. der chronischen Bronchitis, dem Emphysem, dem Asthma, der zystischen Fibrose oder der Bronchiektase in Zusammenhang stehen, wurden aufgezählt. Ebenso wurden die Ursachen und Einschränkungen einzelner restriktiver Lungenerkrankungen und Funktionsstörungen beschrieben. Der Schwerpunkt lag dabei auf den körperlichen und respiratorischen Einschränkungen der Patienten, die sich einem thoraxchirurgischen Eingriff unterziehen mußten.

Es wurde auch ein Überblick über die Ziele, Richtlinien und Vorsichtsmaßnahmen der physiotherapeutischen Behandlung gegeben. Für detaillierte Informationen zu Techniken der Atemtherapie, z. B. Atemübungen, Drainagelagerungen und Übungen für die Thoraxmobilisierung, wird der Leser auf Kapitel 19 verwiesen.

21 Kritische Analyse der Übungsprogramme

Bei der Ausarbeitung eines ausgewogenen Übungsprogramms sollten zwei Dinge bedacht werden: welche Ziele und welche Arten von Übungen machen eine gutes Übungsprogramm aus? Können mit den vorgeschlagenen Übungen die Ziele sicher und effektiv erreicht werden? Um diese Fragen zu beantworten, müssen der Zustand des Patienten, sein Alter, vorhergehende Verletzungen, Deformitäten oder Dysfunktionen und alle möglichen Risiken, die durch seine Erkrankung entstehen, berücksichtigt werden.

Informationen über Übungsprogramme können überall gefunden werden: in Zeitschriften, Sport- und Gesundheitsmagazinen und Journalen, im Fernsehen, auf Videokassetten und in Büchern. Diese Übungsroutinen werden von den unterschiedlichsten Menschen entworfen. Das reicht vom Mediziner bis hin zur wohlgeformten Filmdiva, manchmal mit und manchmal ohne Beratung durch eine in schonenden Übungstechniken ausgebildete Kraft. Menschen geben anderen gutgemeinte Ratschläge, wie sie ihre Muskeln dehnen, tonisieren, kräftigen und auf dieses oder jenes vorbereiten können, wie sie abnehmen oder ihre Muskeln aufbauen können. Die meisten Menschen haben schon einmal an einem solchen Übungsprogramm teilgenommen, sei es im Sportverein, in einem Fitneßcenter oder im YMCA. Heutzutage, wo Aerobics und Krafttraining so populär sind, probieren viele Menschen mit guter Absicht das eine oder andere Übungsprogramm aus, ohne die richtige Vorbereitung oder Aufsicht, nur um festzustellen, daß sie davon Rücken-, Knie- oder Gelenkschmerzen, Muskelüberlastung oder einfachen Muskelkater durch zu starkes oder falsches Training entwickeln. Dann geben sie frustriert auf und fühlen sich als Versager, oder sie machen weiter und verletzen sich. Dies geschieht, weil viele der ausgewählten Übungen biomechanisch gesehen nicht ungefährlich sind, wenn man mit ihrer Hilfe die Kraft, Ausdauer oder die Beweglichkeit verbessern möchte. Manchmal sind es auch die falschen Übungen für das gewünschte Ziel.

Dieses Kapitel soll dem Leser helfen, häufig angewendete Übungsprogramme kritisch zu beurteilen und zwar in bezug darauf, wie sie eingesetzt werden können, um ein spezifisches Problem zu erkennen, und wie sie verändert werden können, um ein bestimmtes Ziel zu erreichen. Hier soll nicht ein perfektes Übungsprotokoll entworfen werden, so etwas gibt es nicht! Es soll dem Leser geholfen werden, zu erkennen, daß man ein Ziel nur so sicher wie möglich erreichen kann, wenn man die Übungen an die individuellen Fähigkeiten der Person, die die Übungen durchführen soll, anpaßt und mit anderen Übungen kombiniert und abwechselt.

Ziele

In diesem Kapitel lernt man:

1. spezielle Tests daraufhin zu untersuchen, ob mit ihnen die gewünschten Faktoren ungefährlich und richtig beurteilt werden können,
2. spezielle Übungen daraufhin zu untersuchen, ob mit ihnen auf einem sicheren und schonenden Weg die gewünschten Ziele erreicht werden können,
3. Denkfehler in üblichen Übungsprogrammen und bei häufig angewendeten Übungen zu erkennen.

Entwerfen eines Übungsprogrammes: Warum muß geübt werden?

Es gibt viele Gründe, warum Übungen durchgeführt werden sollen. Ein allgemeiner Grund ist es, das körperliche Wohlbefinden zu verbessern oder zu erhalten. Andere Gründe können sein: Vorbereitung auf einen kommenden sportlichen Wettkampf,

Beseitigung von Angst, Kräftigung, Abnehmen oder einfach Pflege sozialer Kontakte. Die Ursachen oder Ziele für ein Übungsprogramm müssen festgestellt werden. Zu den üblichen Zielen gehören:
- verbessern der Kraft (s. Kapitel 3),
- verbessern der Ausdauer (s. Kapitel 4),
- verbessern der Beweglichkeit (s. Kapitel 5),
- Verbesserung der Geschicklichkeit einer bestimmten Aktivität. Das umfaßt die Koordination, die Beweglichkeit (Agilität), das Gleichgewicht, das Timing und die Geschwindigkeit der Durchführung.

Festlegung einer Meßlatte, an der die Verbesserungen gemessen werden können

Ein realistischer Test der Fähigkeiten eines Patienten kann eine Motivationshilfe sein, wenn Fortschritte festgestellt werden. Physiotherapeuten setzen routinemäßig Muskelfunktionstests und andere objektive Testverfahren, z. B. Spannungsmessungen und isokinetische Drehmomentmessungen, ein, um die Muskelkraft zu ermitteln. Das Bewegungsausmaß und die Flexibilität werden mit einem Goniometer gemessen. Diese Testverfahren wurden standardisiert, werden allgemein als Indikatoren der Veränderung anerkannt und sollen an dieser Stelle nicht diskutiert werden. Es werden jedoch auch andere Tests häufig in Gruppen angewendet, die nicht so objektiv sind und zu falschen Schlüssen führen können. Testverfahren, die zur Bewertung der körperlichen Fitneß und der allgemeinen Kondition verwendet werden, müssen durch folgende Fragen genau geprüft werden.
- Ist der Test dazu geeignet, die gewünschte Muskelfunktion zu beurteilen?
- Wird sich das Ergebnis des Tests bei einer Verbesserung der Muskelfunktion auch verändern?
- Ist das Testverfahren biomechanisch ungefährlich?

Beurteilung der Kraft

Eine häufig angewandte Methode zur Messung der Kraft ist es, den Probanden eine anstrengende Tätigkeit solange ausführen zu lassen, bis er ermüdet. Es wird von einer Verbesserung der Kraft gesprochen, wenn sich die Anzahl der ausgeführten Wiederholungen vergrößert. Dies ist eine befriedigende Möglichkeit, die Kraft zu messen, wenn man sich bewußt macht, daß auch die Ausdauer anhand der Anzahl der durchgeführten Wiederholungen beurteilt wird. Zusätzlich sollte der Test die Möglichkeit haben, auf unterschiedlichen Schwierigkeitsniveaus durchgeführt zu werden, so daß jeder Proband in der Lage ist, zumindest eine Wiederholung sicher und korrekt bis zum Ende durchzuführen. Dann kann der Fortschritt zunächst an der Zunahme der Wiederholungen gemessen werden und später durch das Wechseln auf ein höheres Schwierigkeitsniveau mit weniger Wiederholungen.

1. Bei den weitverbreiteten Übungsprogrammen wird die Kraft in der Regel getestet, indem der Proband eine Aktivität durchführen muß, bei der das Körpergewicht als Widerstand dient.
   a. Klappmesser und Streckhebungsübungen werden eingesetzt, um die Kraft der Bauchmuskulatur zu beurteilen.
   b. Liegestütze und Klimmzüge werden benutzt, um die Kraft der Armmuskulatur zu bewerten.
   c. Abheben der Beine und des Brustkorbs aus der Bauchlage wird eingesetzt, um die Kraft der Rückenmuskulatur zu beurteilen.
   d. Anhand von Sprüngen wird die Beinkraft gemessen.
   e. Ballwerfen soll Auskunft über die Armkraft geben.
2. Werden die oben aufgeführten Aktivitäten nicht korrekt ausgeführt, können sie biomechanisch gefährlich werden oder nicht die gewünschte Muskulatur testen. Wenn sie in dieser Form dann als Übung eingesetzt werden, wird die betreffende Muskulatur nicht gekräftigt oder das Stützgewebe wird überlastet

und geschädigt. Ist der Proband nicht in der Lage, die Aktivität durchzuführen, kann im Anfangsstadium des Übungsprogramms die Kraftzunahme nicht beurteilt werden; es müßte eine einfachere Form der Aktivität als Test verwendet werden. Es können genauso auch viele andere Aktivitäten zur Beurteilung eingesetzt werden. An dieser Stelle sollen aber nur die obengenannten analysiert werden, um zu zeigen, was man bedenken muß, wenn man eine Aktivität zum Test heranziehen will.

a. Analyse der Übung „Klappmesser" als Bauchmuskeltest
   - Um die Bauchmuskulatur als Rumpfflexoren zu isolieren, muß der Proband bei der Übungsausführung den Rücken rund machen (kein Hohlkreuz) und darf nur den Brustkorb vom Boden abheben. Wenn der Rumpf weiter angehoben wird, übernehmen die Hüftflexoren die Hauptarbeit. Wird dem Probanden erlaubt, den Rücken hohl zu machen, kann er auch ohne die Bauchmuskulatur einzusetzen mit Hilfe des M. iliopsoas und der Hüftgelenksflexoren das Klappmesser ausführen. Das Festhalten der Füße bei dieser Übung unterstützt die Aktivität der Hüftgelenksflexoren und des M. iliopsoas, so daß bei der Beurteilung der Bauchmuskelkraft darauf verzichtet werden sollte.
   - Die Hüft- und Kniegelenke werden angebeugt, um die Vordehnung aus dem M. iliopsoas und dem M. sartorius zu beseitigen. Dadurch kann das Becken nach dorsal bewegt werden, flexorisch in der Lendenwirbelsäule, während sich die Bauchmuskeln kontrahieren. Dadurch wird die Aktivität der Hüftgelenksflexoren jedoch nicht verhindert oder vermindert, wie allgemein angenommen.
   - Die Stellung der Arme und der Hände verändert den Widerstand und damit die Schwierigkeit der Übung. Am einfachsten ist die Übung, wenn die Arme seitlich entlang des Rumpfes gehalten werden. Bei der nächsten Stufe werden die Arme vor der Brust verschränkt. Am schwierigsten ist es, wenn die Arme hinter dem Kopf gehalten werden. Wenn der Proband die Übung in ihrer einfachsten Form nicht durchführen kann, wird notiert, wie weit er den Rumpf abheben kann (nur den Kopf, den Kopf und die Schultern oder Kopf, Schultern und einen Teil des Brustkorbs).
   - Bei der Durchführung darf kein Schwung eingesetzt werden, indem die Arme nach vorne geworfen werden oder der Rumpf ruckartig bewegt wird.

b. Analyse der bilateralen Streckhebung der Beine als Bauchmuskeltest
   - Um die Kraft der Bauchmuskeln mit dieser Übung zu testen, muß der Rücken flach am Boden liegen, es darf kein Hohlkreuz enstehen. Wird der Rücken hohl, so ist das ein Zeichen dafür, daß die Bauchmuskulatur nicht kräftig genug ist, um das Becken und die Lendenwirbelsäule gegen den Zug des M. iliopsoas zu stabilisieren. Das Anheben und Absenken der Beine kann vor allem mit dem M. iliopsoas bewerkstelligt werden. Patienten, die eine hypermobile oder instabile Lendenwirbelsäule besitzen, können auch dann über Rückenschmerzen klagen, wenn das Becken gut stabilisiert wird, da durch den Zug des M. iliopsoas Scherkräfte an den Wirbeln entstehen. Für diese Patienten ist es ein gefährlicher Test bzw. eine gefährliche Übung. Werden die Hände unter das Becken gelegt, um es zu stabilisieren, wird zwar die Bauchmuskelaktivität unterstützt, allerdings verringert es die Validität des Testverfahrens.
   - Der maximale Widerstand wird von den Beinen ausgeübt, wenn sie horizontal (direkt über dem Boden schwebend) eingestellt sind.

- Um mit Hilfe dieser Aktivität die Kraft der Bauchmuskulatur zu beurteilen, sollte mit der einfachsten Stellung begonnen werden. Der Patient liegt auf dem Rücken, die Hüftgelenke sind 90° flektiert und die Kniegelenke extendiert. Nun werden die Beine langsam soweit abgesenkt, bis der Rücken hohl zu werden beginnt. Jetzt wird der Winkel zwischen den Beinen und dem Boden gemessen. Dies ist der maximale Widerstand, dem die Bauchmuskeln begegnen können.
- Eine Alternative, um die Kraft der Bauchmuskulatur zu testen, ist es, das Becken wiederholt nach dorsal aufzurichten, während die Extremitäten vertikal (90° flektiert) gehalten werden (Abb. 15.**26**) Die untere Bauchmuskulatur wird bei dieser Übung dazu eingesetzt, das Beingewicht durch das Bewegungsausmaß des Beckens zu heben und nicht, um gegen den langen Hebelarm des Beingewichts bei der Streckhebungsübung zu stabilisieren. Der Test wird anhand der Anzahl der Wiederholungen, die vollständig ausgeführt wurden, bewertet.

c. Analyse von Liegestützen als Krafttest für die obere Extremität

- Um einen Liegestütz effektiv durchzuführen, benötigt der Proband nicht nur gute Armkraft, sondern auch ausreichend Kraft in der Rumpf- und Beinmuskulatur, damit er eine gut stabilisierte Struktur anheben und absenken kann. Wenn der Rumpf und die Beine in einer Linie gehalten werden können, werden der M. pectoralis major und der M. triceps brachii die Hauptbeweger bei dieser Aktivität. Man kann die Übung abwandeln, indem die Kniegelenke gebeugt werden und nicht ganz soviel Gewicht angehoben werden muß.
- Das größte Problem bei dieser Übung ist, daß die meisten Menschen nicht ausreichend Kraft besitzen, um den Rumpf und die untere Extremität zu stabilisieren oder um den gesamten Körper auch nur ein einziges Mal hochzudrücken. Aus diesem Grund ist es schwierig oder sogar unmöglich, die Kraft schwächerer Menschen zu beurteilen, und die Übung wird damit zu einem Test, der nur bei kräftigen Personen eingesetzt werden kann. Eine einfachere Version ist es, die Stützübung gegen die Wand oder gegen eine Stange auf Schulterhöhe ausführen zu lassen. Um das Testniveau zu erhöhen, können die Füße weiter von der Wand entfernt oder die Stange kann niedriger angebracht werden, bis die entsprechende Person fast horizontal liegt und am Boden getestet werden kann.
- Die Übungsschwierigkeit hängt auch von der Stellung der Hände zu den Schultern ab. Die Durchführung der Übung ist schwieriger, wenn die Hände sich direkt unter den Schultergelenken befinden als wenn sie weiter außen aufgesetzt werden. Um vergleichbare Ergebnisse zu erhalten, muß immer die gleiche Stellung gewählt werden.

d. Analyse der Klimmzüge als Krafttest für die obere Extremität

- Bei dieser Aktivität müssen die Schultergelenksextensoren, die Ellenbogengelenksflexoren und die Fingerflexoren das Körpergewicht anheben. Wird die Übung mit Unterarmsupination ausgeführt, werden die Ellenbogengelenke hauptsächlich vom M. biceps brachii flektiert. Wenn der Unterarm proniert wird, verliert der M. biceps brachii seinen funktionellen Vorteil, und der M. brachialis leistet die Hauptarbeit.
- Beide Stellungen sind für den untrainierten Menschen nicht einfach. Für die Personen, die nicht einen einzigen Klimmzug vollständig bewältigen können, muß ein einfacherer Test definiert werden. Eine Ver-

änderung der Übung setzt eine höhenverstellbare Stange voraus. Die einfachste Ausgangsstellung wäre, wenn die Stange sich in Schulterhöhe der Person befinden würde. Der Proband lehnt sich nun nach hinten, wobei die Füße am Boden stehen bleiben, dann zieht er seinen Körper an die Stange heran bis seine Brust die Stange berührt und bewegt den Körper dann wieder in die Ausgangsstellung zurück. Die Schwierigkeit wird erhöht, wenn die Stange weiter oben befestigt wird und der Patient den gestreckten Körper unter die Stange hängt, die Füße berühren weiterhin den Boden. Zum Schluß kann aus der klassischen Ausgangsstellung getestet werden, bei der das gesamte Körpergewicht mit der Armkraft angehoben werden muß.

e. Analyse des Abhebens des Brustkorbs aus der Bauchlage als Krafttest der Wirbelsäulenextensoren
   - Der Patient liegt in Bauchlage, die Hände sind hinter dem Kopf verschränkt. Er kann den Brustkorb leichter von der Unterlage abheben, wenn jemand die Beine fixiert. Ohne Fixation würden sich Beine und Brustkorb von der Unterlage abheben.
   - Wenn die Beine fixiert werden, sind die meisten Menschen imstande, ihren Brustkorb abzuheben. Ist der Proband zu schwach für die Übung, können die Arme seitlich am Rumpf statt hinter dem Kopf verschränkt gehalten werden. Bei dieser Übung ist Kraft in den gesamten Extensoren der Wirbelsäule sowie in den Skapulaadduktoren notwendig, um den kranialen Anteil der Wirbelsäule und den Schultergürtel in ihrer Position zu halten, während die Lendenwirbelsäule extendiert wird. Eine Schwäche einer dieser Komponenten macht den Test extrem schwierig.

f. Analyse des Abhebens der Beine aus der Bauchlage als Krafttest der Wirbelsäulenextensoren
   - Um diesen Test durchzuführen, muß jemand den Thorax des Probanden am Boden fixieren.
   - Um die Übung durchzuführen, benötigt man Kraft in den Extensoren der Hüftgelenke. Die Übung kann schwieriger werden, wenn die Wirbelsäulenextensoren schwach sind, da die Beine einen langen Hebel darstellen. Für schwächere Menschen kann der Hebel verkürzt werden, indem die Kniegelenke flektiert werden.

g. Analyse von Sprungaktivitäten zur Beurteilung der Beinmuskelkraft
   - Zum Springen, muß man Kraft in den Plantarflexoren der Sprunggelenke besitzen (M. triceps surae).
   - Wenn dem Probanden erlaubt wird, Anlauf zu nehmen, so muß dieser immer gleich sein. Der Anlauf erhöht den Schwung des Körpers.
   - Ein Test sollte alle Antischwerkraftmuskeln der unteren Extremität miteinbeziehen, wie etwa bei Stepups. Bei diesem Test benötigt man den M. quadriceps für die Kniegelenksextension sowie den M. glutaeus maximus und die ischiokrurale Muskelgruppe für die Hüftgelenksextension. Um Ausweichbewegungen beim Abheben des Sprungbeins zu vermeiden, sollten Zehen und Ferse den Boden annähernd gleichzeitig verlassen. Beim Heruntersteigen sollte der vordere Fuß zuerst mit der Ferse und später mit den Zehen den Boden berühren. Eine übermäßige Rumpfbewegung muß ebenfalls unterbunden werden, damit die Übung nicht durch den Schwung erleichtert wird.

h. Analyse des Ballwerfens zur Beurteilung der Armkraft
   - Bei dieser Aktivität wird vom Durchführenden nicht nur Kraft im Arm gefordert, sondern auch Koordination der Rumpf- und Beinbe-

wegungen sowie ein korrektes Timing beim Loslassen und Durchziehen und Geschicklichkeit. Eine muskuläre Dysblance der Schulter- und Rumpfmuskulatur kann die Ausführung beeinträchtigen. Aus diesem Grund ist das Messen, wie weit ein Ball geworfen werden kann, kein realistischer Spiegel der Armkraft.

- Soll diese Aktivität zur Messung der Kraft eingesetzt werden, muß der Proband zunächst ein Training für die richtige Koordination bei der Durchführung erhalten.

Test der Beweglichkeit

Die entsprechende Bewegung sollte nicht federnd durchgeführt werden, und die Endstellung sollte einige Sekunden gehalten werden. In der Regel wird nach dem Erwärmen des Gewebes eine größere Beweglichkeit erreicht. Um vergleichbare Ergebnisse zu erlangen und die Sicherheit zu gewährleisten, sollte vor den Beweglichkeitstests ein leichtes Aufwärmtraining von ca. 15 Minuten stattfinden.

1. Ein weitverbreiteter Test für die Beweglichkeit ist das Vorneigen aus dem Sitz oder aus dem Stand, mit dem Versuch, die Zehen mit den Fingern zu berühren. Das Ziel ist die Länge der Rückenmuskeln und der ischiokruralen Muskelgruppe zu messen (Finger-Boden-Abstand). Da diese Aktivität weitverbreitet als Test und als Übung für die Beweglichkeit eingesetzt wird, sollen ihre Nachteile an dieser Stelle aufgeführt und Alternativen zur genaueren Messung der Beweglichkeit aufgezeigt werden.
   a. Das Vorneigen des Rumpfes und Berühren der Zehen kann durchgeführt werden, wenn die Lendenwirbelsäule, die ischiokrurale Muskulatur oder der obere Rücken hypermobil sind, sogar bei Verkürzungen in anderen Regionen. Ebenso kann das unterschiedliche Verhältnis der Arm-, Rumpf- und Beinlänge einigen Personen die Übung erleichtern und anderen erschweren. Eine Möglichkeit, Verkürzungen zu entdecken, ist die Kontur des Rückens und die Stellung des Beckens zu beobachten. In Übungsgruppen wird dies in der Regel nicht gemacht und kann auch nur verläßlich von jemandem durchgeführt werden, der ein geschultes Auge hat. Das übliche Kriterium für die Beweglichkeit ist, wie weit die Finger vom Boden entfernt sind und nicht, welche Region des Rückens am beweglichsten oder am unbeweglichsten ist. Es besteht die Gefahr, daß dieser Test auch als Übung eingesetzt wird und dabei die hypermobilen Regionen noch beweglicher werden, um die geringe Flexibiltät anderer Gebiete zu kompensieren, anstatt die verkürzten Strukturen zu dehnen. Wird die Übung im Langsitz durchgeführt, besteht zudem die Gefahr, daß durch Flexion der Brustwirbelsäule kompensiert wird.
   b. Es wird im allgemeinen angenommen, daß Jugendliche durch eine verweichlichte Lebensführung ihre Beweglichkeit verlieren und nicht mehr ihre Zehen berühren können. In einem klassischen Artikel ist dies von Kendall diskutiert worden, der behauptet:
   „Es gibt eine Phase zwischen dem 10. und 14. Lebensjahr, in der die Kinder unter Umständen nicht in der Lage sind, ihre Zehen zu berühren, wenn die Kniegelenke gestreckt gehalten werden. Die Unfähigkeit, diese Aktivität durchzuführen, rührt von einer Diskrepanz zwischen der Bein- und Rumpflänge in dieser Wachstumsperiode her. Die Kinder in dieser Phase dazu anzuhalten, diese Leistung zu bringen, kann ein Hypermobilität des Rückens auslösen und so den Kindern schaden."
   Die langen Knochen wachsen während der Pubertät sehr schnell und die Beweglichkeit der Muskulatur hinkt hinterher. Die Muskeln in einer Phase zu dehnen, in der sie ohnehin aufgrund des schnellen Längenwachstums der Knochen einem Dehnreiz ausgesetzt

sind, kann zu einer Schwächung der überdehnten Muskulatur führen. Es ist auch möglich, daß die Länge der Sehne zunimmt und das Muskelgewebe sich nicht anpaßt, was auch zu schwacher Muskulatur führt.

c. Realistischer Test der Dehnbarkeit der ischiokruralen Muskulatur
Das Becken sollte fixiert und die Beine einzeln getestet werden. Der Proband sollte auf dem Rücken liegen, ein Bein bleibt ausgestreckt auf der Unterlage liegen, dann wird das andere Bein mit gestrecktem Kniegelenk vom Boden abgehoben, bis an der Rückseite der Oberschenkels ein Dehngefühl entsteht. Diese Übung wird auch einseitige Streckhebung genannt. Das Sprunggelenk darf plantarflektiert werden, um den Zug des M. gastrocnemius dorsal in der Kniekehle zu vermindern.

d. Beweglichkeitstest für die Lendenwirbelsäule
   - Das Hüft- und das Kniegelenk werden gebeugt, und der Proband sitzt auf seinen Fersen (Fersensitz), wobei die Beine unter dem Rumpf liegen und die Arme über den Kopf genommen und auf dem Boden abgelegt werden (Abb. 21.**1 a**). Neben der Flexibilität des Rückens wird auch die Dehnbarkeit des M. quadriceps femoris, des M. glutaeus maximus und der Schultergelenksextensoren überprüft.
   - Wenn eine Person diesen Test aufgrund von Kniebeschwerden nicht durchführen kann, kann alternativ das Becken fixiert werden, indem im Sitzen die Beine übereinandergeschlagen werden. Die Brustwirbelsäule wird fixiert, indem die Arme hinter dem Kopf verschränkt und die Ellenbogen nach außen geführt werden. Dann beugt sich die Person nach vorne, wobei nur die Lendenwirbelsäule flektiert und die Brustwirbelsäule extendiert gehalten wird.

2. Andere Beweglichkeitstests können ebenfalls durchgeführt werden, insbesondere für Regionen, die aufgrund von Fehlhaltungen und muskulären Dysbalancen zu Verkürzungen neigen, z. B.:
   a. Dehnbarkeit der Skapulaprotraktoren
   Die Person kann in Rückenlage liegen und die Arme hinter dem Kopf verschränken. Aus dieser Position werden die Ellenbogen auf die Unterlage abgesenkt.
   b. Dehnbarkeit der kurzen Nackenmuskulatur

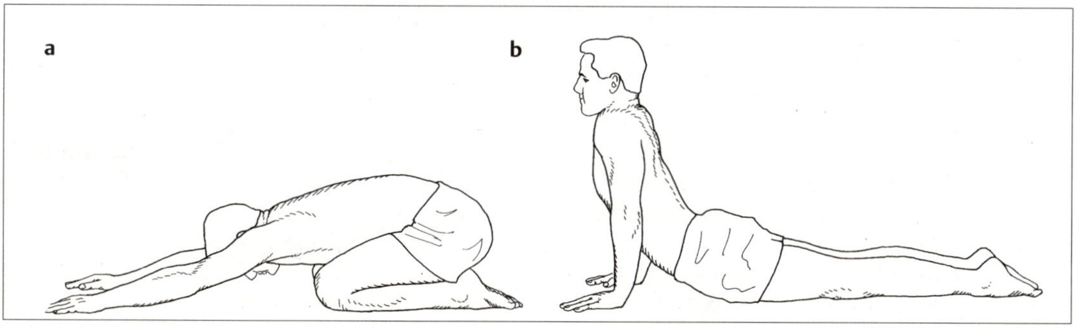

Abb. 21.**1 a** und **b**
a Teststellung für die Dehnbarkeit der Mm. glutaeus maximus, quadriceps femoris und der Schulterextensoren sowie für die Lendenwirbelsäulenbeweglichkeit.
b Teststellung zur Beurteilung der Dehnbarkeit der Rumpf- und Hüftgelenksflexoren.
Der Proband wird gebeten, sich von Position **a** in Position **b** zu bewegen und wieder in die Ausgangsstellung **a** zurück. Hierbei können die Koordination des Bewegungsablaufes und die Beweglichkeit gleichzeitig beurteilt werden.

Kann der Probanden bei flacher Rükkenlage die Halswirbelsäule annähernd auf die Unterlage bringen?

c. Dehnbarkeit der Rumpf- und Hüftgelenksflexoren
Die Person liegt auf dem Bauch und versucht, den Oberkörper von der Unterlage hoch zu drücken und dabei das Becken am Boden zu lassen. Die Hände sollten direkt unter die Schultern gelegt werden und nicht zu weit zur Seite heraus (Abb. 21.**1 b**).

d. Dehnbarkeit der Plantarflexoren des Sprunggelenks
Es wird beurteilt, wie weit eine Person die Sprunggelenke dorsalflektieren kann, bei gestreckten Kniegelenken.

Ausdauertests

Test der lokalen Muskelausdauer

Es werden viele Wiederholungen einer Übung ohne Widerstand durchgeführt, bis die Muskeln ermüden. Die Anzahl der Wiederholungen ist das Maß für die Ausdauer.

Test der Herz-Kreislauf-Ausdauer

Die einfachste Methode ist in diesem Fall, den Patienten eine gewisse Zeit eine kontrollierte, wiederholte Aktivität des gesamten Bewegungsapparates ausführen zu lassen und die Herzfrequenz zu überprüfen. Nimmt die Ausdauer für diese Aktivität zu, nimmt die Ruheherzfrequenz ab. Da es bestimmte körperliche Risiken zu bedenken gibt, sei der Leser an dieser Stelle auf Kapitel 4 verwiesen, in dem die vollständigen Verfahren und die dazugehörigen Vorsichtsmaßnahmen beschrieben sind.

In einigen Testverfahren wird die Schnelligkeit zur Messung der Ausdauer herangezogen

Die Schnelligkeit hat eine Wirkung auf die Ausdauer, aber Wendigkeit, Geschicklichkeit und Koordination sind auch notwendig, um eine Aktivität schnell auszuführen. Aus diesem Grund ist die Schnelligkeit kein geeigneter Indikator für die Ausdauer.

Test der Geschicklichkeit

Die Geschicklichkeit umfaßt die Koordination, die Wendigkeit, das Gleichgewicht, das Timing und die Schnelligkeit. Häufig wird die Schnelligkeit als Maß für die Geschicklichkeit eingesetzt, wobei angenommen wird, daß man umso geschickter ist, je schneller man eine bestimmte Aktivität durchführen kann. Dies ist jedoch keine allgemeingültige Aussage, da sie für einige Aktivitäten zutrifft, aber für andere nicht. Vor dem Test sollte die Person genau instruiert werden und Zeit zum Üben bekommen, um feststellen zu können, was bei dieser Geschicklichkeitsübung gefordert wird.

Realistische Ziele festlegen

Die Ergebnisse der Tests werden betrachtet, um daraus die Ziele abzulesen. Mit anderen Worten, es wird festgelegt, welche Muskeln gekräftigt und welche Regionen gedehnt werden sollen; ist es notwendig, die Ausdauer zu verbessern, müssen funktionelle Aktivitäten und die Geschicklichkeit geschult oder verbessert werden? Die Ziele geben dann ein realistisches Bild davon, welche Übungen in das Übungsprogramm aufgenommen werden müssen. Um geeignete Übungen für das Übungsprogramm zu finden, werden folgende Kriterien herangezogen:

- Kann mit der folgenden Übung das Ziel erreicht werden?
- Wenn die Übung das Ziel nicht erreichen kann, was ist der beste und ungefährlichste Weg, es zu erreichen?
- Gibt es individuelle Besonderheiten oder Probleme des Patienten, die eine Anpassung der Übungen und besondere Vorsichtsmaßnahmen verlangen?

Kräftigungsübungen

Viele der Aktivitäten, die benutzt werden, um die Kraft zu testen, können auch für die Verbesserung der Kraft eingesetzt werden, entweder durch die Vermehrung der Wiederholungen oder durch die Erhöhung des Widerstandes. Wenn keine Gewichte zur Erhöhung des Widerstandes verfügbar sind, wie es oft bei Übungsgruppen der Fall ist, kann man den Widerstand auch dadurch erhöhen, daß man den Hebelarm verlängert, z. B. kann man die Arme weiter von der Bewegungsachse entfernen, wie es bei den Klappmessern beschrieben wurde (s. o.). Oder die Einstellung des Körpers zur Schwerkraft wird verändert, wie es bei den Klimmzügen beschrieben wurde (s. o.).

Häufige Fehler in Kräftigungsprogrammen

1. **Die geforderte Aktivität ist zu anstrengend**
   Bei den meisten Übungen werden einige Muskeln als Stabilisatoren eines Körperteils benötigt und andere, um die gewünschte Bewegung auszuführen. Eine oder beide Muskelgruppen können mit dieser Übung gekräftigt werden (die Stabilisatoren durch isometrische Haltearbeit, die Beweger durch isotonische Aktivität). Wenn eine oder alle betroffenen Muskelgruppen zu schwach sind, um die Aktivität auszuführen, kann eine Überlastung auftreten. Das Training muß auf einem Widerstandsniveau begonnen werden, auf dem alle Muskelgruppen korrekt eingesetzt werden und arbeiten können, z. B.:
   a. Bilaterale Streckhebung
      Bei dieser Aktivität müssen die Bauchmuskeln kräftig genug sein, um das Becken gegen den Zug des M. iliopsoas zu stabilisieren. Die ausgestreckten Beine sind ein langer Hebelarm, so daß die Hüftgelenksbeuger sich sehr kraftvoll anspannen müssen, um diesen langen Hebel zu bewegen. Wenn die Bauchmuskeln schwach sind, können sie diesem kräftigen Zug der Hüftgelenksbeuger nicht begegnen. Dadurch wird das Becken nach ventral gezogen, und die Lendenwirbelsäule wird extendiert, was die Strukturen der Lendenwirbelsäule stark beansprucht. Wenn der Proband beim bilateralen Absenktest (s. o.) den Rücken nicht flach auf der Unterlage halten kann, sollte die Aktivität nur in dem Bewegungsausmaß als Übung verwendet werden, in dem der Patient die Beckenstellung noch kontrollieren kann, oder sie darf gar nicht eingesetzt werden. Man könnte auch zur Vereinfachung den Hebelarm verkürzen, indem die Knie- und Hüftgelenke weiter in Richtung Brust gebeugt werden und von dort die Übung begonnen wird. Je kräftiger der Patient wird, um so weniger werden die Knie- und Hüftgelenke gebeugt.
   b. Scherenübung
      Bei dieser Übung befindet sich der Übende in der Rückenlage, die Beine hält er flach über der Unterlage. Dann werden die Beine ab- und adduziert, wie die Klingen einer Schere. Die Mechanik dieser Übung entspricht der der Streckhebung insofern, als daß starke Bauchmuskeln benötigt werden, um das Becken gegen den Zug der Hüftgelenksflexoren zu stabilisieren, die sich auch in diesem Fall sehr stark anspannen müssen, um dem langen Hebelarm der gestreckten Beine zu begegnen. Es gibt keinen Widerstand gegen die Ab- und Adduktoren, da sich die Beine parallel zum Boden bewegen. Um das Becken zu stabilisieren, werden die Patienten häufig angeleitet, die Hände unter das Becken zu legen. Dadurch wird jedoch der Anspruch, die Bauchmuskeln zu kräftigen, nicht erfüllt, da sie nun nicht mehr arbeiten müssen. Wenn die Person nicht über ausreichend Kraft in der Bauchmuskulatur verfügt, wird mit 90° Hüftflexion begonnen und die Scherenübung in dieser Stellung des geringsten Widerstandes durchgeführt. Die Übung wird gesteigert, indem man die Beine immer weiter absenkt, jedoch nie über den Punkt hinaus, an dem der Rücken hohl zu werden beginnt.
   c. Abheben des Brustkorbs
      Bei dieser Aktivität müssen die Bauchmuskeln den Brustkorb an das Becken heranziehen, um die Lendenwirbel-

säule zu flektieren. Beim vollständigen Aufsetzen arbeiten die Bauchmuskel nur im ersten Drittel der Bewegung. Übt man also das gesamte Bewegungsausmaß, so hat man keine zusätzliche Wirkung für die Bauchmuskulatur, sondern kann im Gegenteil sogar den intradiskalen Druck auf ein schädliches Ausmaß erhöhen, insbesondere wenn die Hüft- und Kniegelenke während der Übung gebeugt sind. Wenn die Bauchmuskeln nicht kräftig genug sind, wird der Patient die Lendenwirbelsäule extendieren, um sie zu fixieren, und dann den Rumpf mit dem Becken gemeinsam im Hüftgelenk nach ventral zu beugen (umgekehrte Muskelfunktion der Hüftflexoren – Tausch des Punktum fixum und des Punktum mobile). Kann die Übung mit den Händen hinter dem Kopf nicht ausgeführt werden, wird auf einem niedrigeren Niveau, etwa mit den Armen seitlich am Rumpf, begonnen. Kann die Übung dann immer noch nicht bewältigt werden, wird der Patient angeleitet, nur den Kopf abzuheben (dabei spannen sich die Bauchmuskeln an). Dann werden Kopf und Schultern abgehoben, dann Kopf, Schultern und Brustkorb. Für eine weitere Steigerung werden die Hände zunächst vor der Brust überkreuzt und später hinter dem Kopf verschränkt. Die Übung soll nicht mit Hilfe von Schwung ausgeführt werden, indem z. B. die Arme einen Ruck geben, dadurch könnten auch Nackenbeschwerden ausgelöst werden. Die Übung sollte auch eine diagonale Rumpfbewegung miteinbeziehen, um die schrägen Bauchmuskeln zu trainieren. In Kapitel 15, S. 488, befinden sich weitere Vorschläge und Vorsichtsmaßnahmen für die Kräftigung der Bauchmuskulatur.

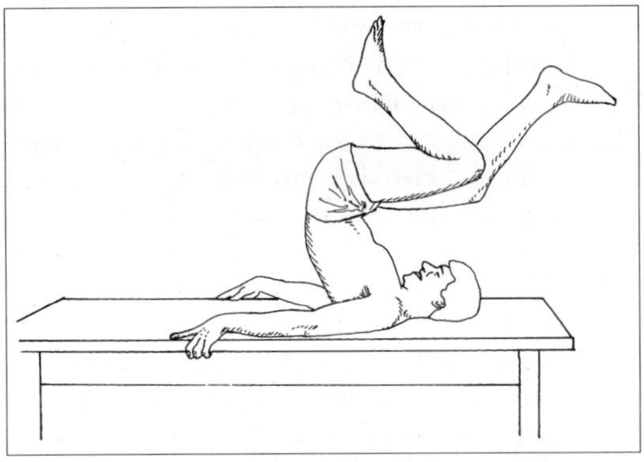

Abb. 21.**2** Dies ist eine sehr schlechte Übung. Eine Fehlhaltung mit ventral translatiertem Kopf und flektierter Brustwirbelsäule wird betont und der Thorax komprimiert.

2. Die Übungen unterstützen Fehlhaltungen

a. Flexionsübungen

Einige Übungsprogramme bestehen fast ausschließlich aus Flexionsübungen (Klappmesser, Hüftgelenksflexion, Armbewegungen und Skapulaprotraktion), und es fehlt eine vergleichbare Anzahl an Extensionsübungen für Rumpf, Hüft- und Schultergelenke und die Skapularetraktion. Um ein ausgewogenes Übungsprogramm zu erstellen, sollte man jeder Flexionsübung eine Extensionsübung in der gleichen Körperregion gegenüberstellen, z. B. sollte für jedes Klappmesser eine lumbale Extensionsübung gemacht werden; für jeden Liegestütz eine Schultergelenksabduktions- und Skapularetraktionsübung; für jede Hüftgelenksflexionseine Hüftgelenksextensionsübung (Übungen werden in Kapitel 8–13 und 15 vorgeschlagen).

b. Umgekehrtes Fahrradfahren

Diese beliebte Übung beginnt in der Rückenlage, dann rollt man auf den Schultergürtel, so daß die Beine in die Luft zeigen. Das Körpergewicht liegt dabei auf der Hals- und dem kranialen Anteil der Brustwirbelsäule (Abb. 21.**2**). Wenn diese Position erreicht ist, wird mit den Beinen eine ähnliche Bewegung gemacht wie beim Radfahren (reziprokes Beugen und Strecken der Beingelenke). Die Nachteile dieser Übung beginnen bei der Ausgangsstellung, in der eine ventral translatierte Kopfstellung unterstützt wird. Das Körpergewicht übt eine starke Dehnung in Richtung Flexion in der oberen Brustwirbelsäule aus, eine Region, die häufig durch eine Fehlhaltung schon in übermäßiger Flexion gehalten wird. Außerdem werden bei der gebeugten Haltung mit dem Kopf nach unten die Lunge und das Herz komprimiert, was deren Effektivität beeinträchtigt. Es ist sehr fraglich, ob die positiven Wirkungen der Übung die negativen auf die Haltung, Durchblutung und Atmung überwiegen. Die Übung kann folgendermaßen angepaßt werden, um die unterschiedlichen Ziele zu erreichen:

- Soll das Gleichgewicht geschult werden, ist der Einsatz eines Schwebebalkens und das Üben in der aufrechten Körperhaltung ungefährlicher.
- Soll die Kraft der Rumpfmuskulatur verbessert werden, gibt es eine ganze Reihe von Übungen, die besser geeignet und ungefährlicher für den Patienten sind, z. B. vorsichtig dosierte Klappmesser, Streckhebungsübungen und die Extension aus der Bauchlage. Eine Variante der „Fahrradübung" ist eine weitere Alternative. Der Patient legt sich dafür auf den Rücken und stabilisiert das Becken in einer aufgerichteten Stellung und beugt und streckt die Beine im Wechsel (Abb. 21.**3**). Das Ausmaß der Hüftgelenksflexion, das man zuläßt, richtet sich nach der Kraft der Bauchmuskulatur und ihrer Fähigkeit, das Becken zu stabilisieren und die Lendenwirbelsäule flach auf der Unterlage zu halten.
- Wenn das Ziel der Übung ist, die Kreislaufbelastung in den Beinen zu vermindern, ist es ungefährlicher, wenn der Patient in Rückenlage die Beine hochlegt. Zusätzlich können verschiedene Bein- und Fußbewegungen in dieser Stellung ausgeführt werden.

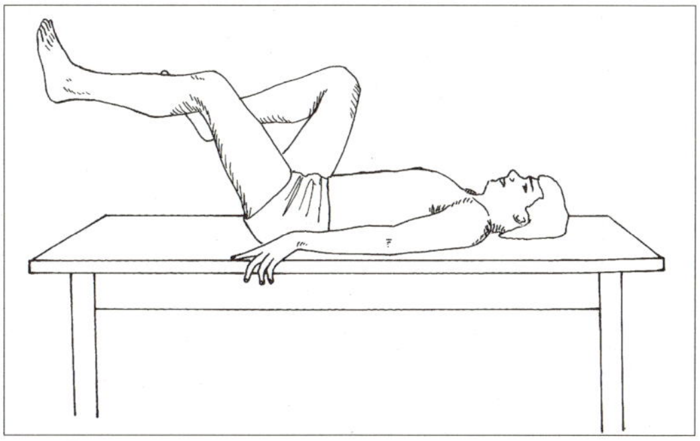

Abb. 21.**3** Die Variante der Radfahrübung kann zur Kräftigung der Bauchmuskulatur eingesetzt werden, solange während der Übung der Kontakt der Lendenwirbelsäule mit der Unterlage gehalten werden kann.

- Soll die Koordination der unteren Extremität geschult werden, kann man das abgewandelte Radfahren (s. o.) anwenden.

3. **Es wird kein Unterschied zwischen den Beschwerden durch Ermüdung einerseits und Überbeanspruchung andererseits gemacht.**
   a. Durch diesen Fehler können Verletzungen des überlasteten Körperabschnitts auftreten. Das Klischee, „ohne Schmerzen kein Erfolg" (no pain no gain) wird oft mißverstanden und verletzliche Strukturen werden mißbraucht. Um die Kraft zu verbessern, müssen die Muskeln bis zur Ermüdung trainiert werden, wenn sie ermüdet sind, beginnt der Patient Hilfsmuskeln einzusetzen, wodurch ein schlecht stabilisierter Körperteil Schaden nehmen und ein Überlastungssyndrom entstehen kann. Wenn eine Überbeanspruchung auftritt, dann ist die Übung insgesamt zu schwierig oder die daran beteiligten Muskeln sind ermüdet und können die geforderte Aktivität nicht mehr korrekt ausführen.
   b. Ein anderes Klischee ist, (going for the burn) daß es mit der Muskelermüdung zu einem brennenden Schmerz kommen müßte. Einige Menschen entwerfen Übungsprogramme so, daß man mit weniger Wiederholungen schon

das „Brennen" erreicht, um sich gefordert zu fühlen. Ein Beispiel ist eine Bauchmuskelübung, bei der das Klappmesser nicht nur von einer Seite her zusammenklappt, sondern auch das Becken dem Brustkorb entgegen bewegt wird. Dadurch wird von beiden Ansätzen her die Bauchmuskulatur gleichzeitig verkürzt, der Muskel erreicht früher die aktive Insuffizienz und ermüdet schneller. Diese Übung findet meist nicht im funktionellen Bewegungsausmaß statt, d. h. der Muskel wird nicht dort belastet, wo er sich am stärksten kontrahieren kann (mittlere Dehnstellung). Ebenso problematisch ist eine Übung für die ischiokrurale Muskulatur, bei der gleichzeitig die Hüftgelenke extendiert und die Kniegelenke flektiert werden. Auf diese Art kann man auch einen Krampf in der ischiokruralen Muskulatur auslösen.

4. **Die ursprüngliche Übung wird verändert oder übertrieben.**
Dies geschieht manchmal, wenn versucht wird, das Niveau der Übung zu steigern. Häufig wird dadurch das Stützgewebe beansprucht, z. B.:

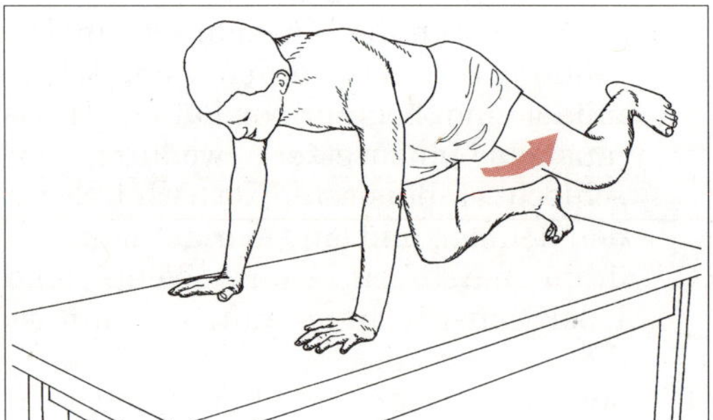

Abb. 21.**4** Die „Feuerhydrant-Übung" kann dem Patienten möglicherweise schaden, wenn er sein Becken nicht in der Mittelstellung stabilisieren kann und die weitere Extension und Außenrotation des Beines nach Erreichen der endgradigen Hüftgelenksbeweglichkeit begrenzt. Das Bein sollte nicht soweit wie möglich nach oben geschleudert werden, da sonst das Hüft- und das Iliosakralgelenk sowie die Lendenwirbelsäule geschädigt werden könnten.

a. „Feuerhydrant-Übung"
Wenn diese Übung korrekt ausgeführt wird, dann kräftigt sie den M. glutaeus maximus. Aus dem Vierfüßlerstand wird das im Kniegelenk gebeugte Bein im Hüftgelenk extendiert und nach außen rotiert. Das Becken soll in der Ausgangsstellung stabilisiert und die Bewegung mit der endgradigen Extension beendet werden (Abb. 21.**4**). Oft versuchen die Übenden aber, das Bein so weit wie möglich nach oben zu bringen, wobei die stabilisierenden Bänder des Hüftgelenks gestrafft werden und die Belastung auf das Iliosakralgelenk und auf die Lendenwirbelsäule übertragen wird. Wird die Übung zusätzlich mit Schwung ausgeführt, so ist die Beanspruchung der Strukturen noch stärker. Wenn die Übung übertrieben wird oder der Patient Beschwerden der Lendenwirbelsäule hat, sollte die Übung nicht durchgeführt werden.

b. Abduktion aus der Seitlage
Für eine effektive Kräftigung des M. glutaeus medius liegt der Patient auf der Seite, das untenliegende Bein wird vor dem Rumpf angebeugt, um die Position stabiler zu machen. Das obenliegende Bein sollte in Verlängerung des Rumpfes gestreckt und in Rotationsnullstellung gehalten werden. Dann wird die Abduktion gegen die Schwerkraft ausgeführt. Das Ausmaß der Abduktion beträgt in der Regel 30–45°. Oft wird die Übung übertrieben, indem das Becken in Richtung Rückenlage gerollt wird und das Bein bei der Abduktion flektiert und außenrotiert. Jetzt kann der M. tensor fasciae latae die Bewegung unterstützen. Zu hohe Spannung in diesem Muskel kann jedoch über seinen Ansatz am Traktus iliotibialis zu Schmerzen lateral im Kniegelenksbereich führen. Eine Verkürzung des M. tensor fasciae latae kann zu fehlerhaften Bewegungsabläufen beim Gehen führen. Aus diesem Grund sollte der Schwerpunkt auf der Kräftigung des M. glutaeus medius liegen.

5. Einige Übungen sind biomechanisch gefährlich, da bei ihrer Durchführung übermäßige Kräfte auf verletzliche Strukturen ausgeübt werden. Es muß an dieser Stelle betont werden, daß viele der in diesem Buch beschriebenen Übungen bei falscher Durchführung gefährlich werden und zu Beschwerden führen können. Zu den Übungen, die biomechanisch gefährlich sind, gehören:

a. Bridging mit dem vollen Körpergewicht auf dem Kopf und den Füßen.
Die Bridging-Stellung wird erreicht, indem der Patient sein Gesäß aus der Rückenlage mit angestellten Beinen abhebt. Werden nur der Kopf und die Füße fest in den Boden gedrückt, so daß der ganze Körper dazwischen abhebt, ruht das gesamte Körpergewicht auf diesen beiden Punkten. Dadurch wird die Halswirbelsäule extrem beansprucht und es kann zu schädlichen Kompressionskräften auf die Bandscheiben kommen. Die Übung kann so modifiziert werden, daß sie ungefährlich ist, wenn die Brustwirbelsäule und die Füße in die Unterlage drücken (Abb. 11.**11**) und die gefährdeten Strukturen der Halswirbelsäule nicht belastet werden. Der positive Effekt der Kräftigung der hüftumgebenden Muskulatur bleibt jedoch bestehen. Eine Steigerung der Übung ist durch den Einsatz eines Gymnastikballes (Pezziball) möglich (Abb. 15.**19 c**).

b. Entengang und tiefe Kniebeugen
Geht man in die tiefe Hocke und verlagert dann das Gewicht von einer auf die andere Seite, wie es häufig mit Kindern bei der Imitation von Tieren gemacht wird, werden die Strukturen des Kniegelenks übermäßig beansprucht. Die Bänder werden beansprucht, die Menisken werden maximal gegen den Femur komprimiert, was den Knorpel schädlichen Kräften aussetzt. Sehr gut trainierte Athleten oder Tänzer können nach intensiver Aufbauphase auch in dieser Position trainieren, wenn es für die geforderte Leistung notwendig ist, bei Freizeitsportlern und untrainierten Personen ist der Stütz- und Halteapparat nicht auf solche Belastungen vorbereitet. Die Übung kann verändert werden, indem man nur teilweise in die Hocke geht. Aus dem Stand wird nur ein Teil des Bewegungsausmaßes der Beingelenke ausgenutzt. So werden auch der M. quadriceps femoris und die Hüftgelenksextensoren in einem funktionellen Bewegungsausmaß und in einem funktionellen Bewegungsmuster trainiert.

c. Zusammenfassend kann man sagen, daß jede Übung biomechanisch gefährlich werden kann, wenn sie von einer Person ausgeführt wird, die nicht ausreichend auf die Aktivität vorbereitet oder durch eine Krankheit oder Dysfunktion des Bewegungsapparates beeinträchtigt ist. (In den entsprechenden Kapiteln dieses Buches werden detaillierte Erklärungen und Vorsichtsmaßnahmen erwähnt.)

Empfehlungen für ein sicheres Kräftigungsprogramm

1. Zuerst wird festgelegt, welche Muskelgruppe gekräftigt werden muß, und es werden Übungen ausgewählt, mit deren Hilfe man bei korrekter Ausführung dieses Ziel erreichen kann.
2. Die Übungen werden auf einem für den Übenden sicheren Niveau begonnen. Wenn eine Beanspruchung notwendig wird, um die Übung vollständig durchzuführen, so ist sie wahrscheinlich zu schwierig und sollte vereinfacht oder mit weniger Widerstand ausgeübt werden.
3. Wenn eine Ermüdung eintritt, darf nicht bis zur Überbeanspruchung weitertrainiert werden.
4. Antagonistische Muskelgruppen sollten gleichmäßig trainiert und alle Körperregionen in ein Übungsprogramm einbezogen werden.
5. Die Übung sollte biomechanisch korrekt ausgeführt werden, so daß die zu kräftigenden Muskeln die Hauptbeweger oder -stabilisatoren sind.

6. Liegt eine schlechte Haltung oder verminderte Beweglichkeit vor, so sollten die Antagonisten der Verkürzung gekräftigt werden.
7. Die Muskulatur, die gekräftigt wird, sollte vorher etwa 15 Minuten mit leichten, wiederholten Übungen erwärmt werden. Wenn die Antagonisten verkürzt sind, können diese nach der Aufwärmung gedehnt werden, so daß das volle Bewegungsausmaß bei der Kräftigung zur Verfügung steht. Am Ende des Kräftigungsprogramms sollten alle Muskelgruppen nochmals gedehnt werden.
8. Die Schnelligkeit der Bewegungsdurchführung kann variieren und ist abhängig vom Ziel der Übung. (s. Kapitel 3, S. 57, „Spezifik der Übungen")

Übungen zur Verbesserung der Beweglichkeit

Übliche Fehler bei Übungsprogrammen zur Verbesserung der Beweglichkeit

1. Der falsche Schwerpunkt
   Dehnübungen können auf die Regionen wirken, die schon sehr beweglich sind, und die Regionen übergehen, die aufgrund einer Fehlhaltung verkürzt sind. Ganzkörperdehnungen, wie das Berühren der Zehen im Stand, können einen beweglichen Körperabschnitt überdehnen und keine Wirkung auf verkürzte Gebiete haben und aus diesem Grund nicht zu einem zufriedenstellenden Ergebnis kommen (s. o. im Abschnitt über das Berühren der Zehen im Stand).
2. Muskuläre Dysbalancen
   In Gebieten, in denen eine Dysbalance der Kraft vorliegt, gibt es auch häufig ein Ungleichgewicht der Dehnbarkeit. Genau wie in Kräftigungsprogrammen meist die Flexoren überbetont werden, werden in Dehnprogrammen meist die Extensoren überdehnt.
3. Federndes Dehnen
   Federndes Dehnen kann gefährlich sein. Es kann zu Faserrissen im Gewebe und zu einer Erhöhung des Muskeltonus bei den zu dehnenden Muskeln führen.
4. Schmerzen durch die Übungen
   Der Satz „Dehnen muß wehtun" (no pain no gain) wird oft fälschlicherweise als Richtlinie für die Dosierung der Dehnung benutzt. Ein wirkungsvolles Dehnprogramm sollte keine Schmerzen oder übermäßige Belastung im Gewebe verursachen. Bei einer effektiven Dehnung sollte es zu einem leichten Ziehen im verkürzten Gewebe kommen. Ein langanhaltender Dehnreiz niedriger Intensität ist wirkungsvoller, und das Ergebnis bleibt länger erhalten als eine schnelle Dehnung hoher Intensität. Weitere Informationen finden sich in Kapitel 5.
5. Fehlerhafte Biomechanik (Pathomechanik)
   Einige beliebte Dehnübungen berücksichtigen nicht die Biomechanik der betroffenen Körperregion. Jedesmal, wenn unphysiologische Belastungen auf das Stützgewebe oder die Gelenkstrukturen wirken, sollte die Übung abgewandelt werden, z. B.:
   a. Das intermediäre Gelenk wird „eingerastet", insbesondere beim Vorneigen und bei Liegestützen
   Bei jeder Übung, die eine Vorneigung beinhaltet, neigen die Übenden dazu, die Kniegelenke einzurasten. Dadurch werden die dorsalen Kapselanteile und das vordere Kreuzband überbeansprucht, was nach längerer Zeit eventuell zu einem Genu recurvatum führen kann. Das Kniegelenk sollte bei derartigen Übungen leicht gebeugt werden. Ähnlich verhält es sich bei den Liegestützen, bei ihnen werden die Ellenbogengelenke eingerastet.
   b. Dehnung im Hürdensitz
   Wenn im Hürdensitz die ischiokrurale Muskulatur und der M. rectus femoris gedehnt werden sollen, werden die medialen Kapselanteile und das mediale Kollateralband des hintenliegenden Kniegelenks überbeansprucht. Diese Stellung kann für die Dehnung des M. rectus femoris eingesetzt werden, wenn sie – wie in Kapitel 11 beschrieben und auf Abb. 11.2 dargestellt – ausgeführt wird. Für die Dehnung

der ischiokruralen Muskulatur sollten jedoch andere Ausgangsstellungen gewählt werden, z. B. die einseitige Streckhebung. In der Rückenlage wird ein Bein ausgestreckt und das andere gestreckt angehoben bis ein Dehnzug spürbar wird. In dieser Stellung kann das Knie mit den Händen unterstützt werden. Eine wirkungsvolle Dehnung kann auch mit leicht flektiertem Kniegelenk erreicht werden.

c. Dehnung des M. triceps surae
Eine leichte und offensichtlich wirkungsvolle Art der Dehnung für die Plantarflexoren ist die Dehnung im Stand, wobei das zu dehnende Bein weiter nach hinten gestellt wird als das andere. Dann wird das Gewicht auf das vordere Bein verlagert, wobei die Ferse des hinteren Beines am Boden bleiben soll. Wenn das Kniegelenk gestreckt gehalten wird, entsteht eine Dehnung des M. gastrocnemius, wird das Kniegelenk gebeugt, so wird der M. soleus gedehnt. Das größte Problem bei dieser Dehnung entsteht, wenn die Fußwölbung nicht optimal unterstützt wird, weil die Übung mit schlechtem Schuhwerk oder barfuß ausgeführt wird, und wenn der Fuß leicht nach außen gedreht wird. Die Dehnkräfte werden dann auf die Bandstrukturen des Fußes übertragen, die die Fußwölbung erhalten, was zu einer Hypermobilität in diesem Gebiet führen kann. Wenn diese Übung ausgeübt wird, sollte der Patient die Schuhe anbehalten und vor der Dehnung den Fuß leicht nach innen drehen. Dadurch werden die Fußknochen gegeneinander blokkiert und die Fußwölbung ist stabilisiert (s. Kapitel 13, S. 421, für weitere Informationen).

Empfehlungen für ein sicheres Dehnprogramm

1. Ist eine Person in einem Segment oder in einem Körperabschnitt hypermobil, so sollten die verkürzten Strukturen selektiv gedehnt und keine Ganzkörperdehnung durchgeführt werden. Die ischiokrurale Muskulatur sowie die Muskeln der Lenden- und der Brustwirbelsäule sollten isoliert gedehnt werden, wie im Abschnitt über die Tests in diesem Kapitel beschrieben wurde. Weitere Empfehlungen für Autodehnungen finden sich in den Kapiteln 8–13 und in Kapitel 15.
2. Antagonistische Muskelgruppen sollten ähnlich dehnbar sein. Wenn aufgrund einer schlechten Haltung die Beweglichkeit eingeschränkt ist, sollte die Dehnung der verkürzten Muskulatur im Vordergrund stehen. In der Regel handelt es sich um die Hüftgelenksflexoren, die Rumpfflexoren, die Schultergelenksflexoren und die Skapulaprotraktoren.
3. Es ist besser, eine gehaltene Dehnung statt einer federnden anzuwenden. Jede Dehnstellung sollte 10 Sekunden oder länger gehalten werden.
4. Dehnungen sollten zu Beginn und im Anschluß an ein Kräftigungs- oder Konditionsprogramm durchgeführt werden.
5. Weder Gelenke noch Bänder dürfen am Ende des Bewegungsausmaßes überbeansprucht werden.
6. Vor der Dehnung sollte das betroffene Gewebe mit leichten rhythmischen Übungen erwärmt werden.

Übungen zur Verbesserung der Ausdauer

Empfehlungen für ein ungefährliches Ausdauertraining

1. Um die lokale Muskelausdauer zu verbessern, wird eine Übung mit minimalem Widerstand häufig wiederholt, bis die Muskulatur ermüdet. Wenn Zeichen einer Ermüdung auftreten, sollte nicht weitertrainiert werden, um eine Verletzung oder Überbeanspruchung des Gewebes zu vermeiden.
2. Eine verbesserte Ausdauer ist ein Nebenprodukt bei der Kräftigung, wenn mit vielen Wiederholungen gearbeitet wird.
3. Die Sicherheit des Bewegungsapparates darf nicht aufs Spiel gesetzt werden, um die Herz-Kreislauf-Kondition zu verbessern. Es müssen immer fundierte

biomechanische Prinzipien angewendet werden.

Empfehlungen für ein sicheres Herz-Kreislauf-Ausdauertraining

In Kapitel 4 werden die Prinzipien und Verfahren aerober Ausdauertrainingsprogramme beschrieben und die Vorsichtsmaßnahmen bei bestimmten Diagnosen erklärt.

1. Die Zielherzfrequenz und die maximale Herzfrequenz werden festgelegt.
2. Es wird 5–10 Minuten ein vorsichtiges Aufwärmtraining angeleitet; dazu gehören Dehnungen und wiederholte Bewegungen bei langsamer Geschwindigkeit, die Anstrengung wird langsam gesteigert.
3. Der Übungsrhythmus wird langsam gesteigert, so daß die Zielherzfrequenz 20–30 Minuten beibehalten werden kann, z. B. können schnelles Gehen, Laufen, Fahrradfahren, Schwimmen, Langlaufen und Aerobics für das Ausdauertraining eingesetzt werden.
4. 5–10 Minuten sollten dem Organismus gegeben werden sich bei leichten wiederholten Übungen, die den ganzen Körper miteinbeziehen, und Dehnungsübungen abzukühlen (cool down).
5. Das aerobe Training sollte 3–5mal in der Woche stattfinden.
6. Um Verletzungen vorzubeugen, sollte die entsprechende Ausrüstung, z. B. adäquates Schuhwerk, verwendet werden. Das Laufen, Joggen oder Aerobics sollten nicht auf hartem Untergrund, wie Asphalt oder Zement, ausgeübt werden.
7. Um Überlastungssyndrome an Strukturen des Bewegungsapparates zu vermeiden, sollten die Muskeln vor dem Training angemessen aufgewärmt und gedehnt werden. Die Steigerung der Übung sollte nur innerhalb der Toleranz des Patienten erfolgen. Eine Überlastung tritt in der Regel dann auf, wenn die Übungsdauer oder der Einsatz erhöht wird, ohne daß der Übende eine entsprechende Pause zur Erholung zwischen den Übungsabschnitten hatte. Die Wiederholungsanzahl oder die Übungsdauer sollte pro Woche nicht um mehr als 10 % gesteigert werden. Wenn während der Übungen Schmerzen auftreten, sollte die Warnung ernstgenommen und die Übungsbelastung reduziert werden.
8. Das Übungsprogramm sollte speziell auf jeden Teilnehmer zugeschnitten sein. Nicht alle Menschen haben das gleiche Fitneßniveau und können die gleichen Übungen ausführen. Jede einzelne Übung kann schädlich sein, wenn sie von jemandem versucht wird, der nicht in der Lage ist, sie korrekt auszuführen. Es wird auf einem für den Einzelnen ungefährlichen Niveau begonnen und dann langsam gesteigert, wenn das erwünschte Ergebnis erzielt wurde.

Übungen zur Verbesserung der Geschicklichkeit

1. Für die Geschicklichkeit sind Koordination, Beweglichkeit, Gleichgewicht, Timing und Schnelligkeit notwendig.
2. Die Aktivität, bei der die Geschicklichkeit trainiert werden soll, muß definiert, analysiert und in ihre einzelnen Komponenten zerlegt werden. Die Aktivität kann Kraft, Beweglichkeit und Ausdauer als Grundlage benötigen, wenn sie korrekt ausgeführt werden soll. Übungen, die die Bewegung, die Geschwindigkeit und die Ausgangsstellung kopieren, werden dann angeschlossen. Zuletzt muß die Geschicklichkeit selbst mit Timing und Ausführung trainiert werden.

Häufiges Erheben eines Wiederbefundes zeigt, ob Veränderungen aufgetreten sind

Es müssen die gleichen Testverfahren angewendet werden, um einheitliche und vergleichbare Ergebnisse zu erhalten. Sind keine Veränderungen zu beobachten, werden die Übungen nicht korrekt ausgeführt, oder es handelt sich um die falschen Übungen. Wenn Erfolge beobachtet werden können, ist die Freude über die verbesserte Funktion unermeßlich.

Zusammenfassung

Populäre Übungsprogramme können der Auslöser für Beschwerden am Bewegungsapparat sein, nicht, weil es nicht richtig wäre, zu trainieren, sondern weil die Übungen häufig inkorrekt durchgeführt werden oder ein falsches Ziel mit ihnen verfolgt wird. In diesem Kapitel wurde eine Methode dargestellt, mit deren Hilfe man sichere Testmethoden und Übungsprogramme analysieren und auswählen kann. Es wurden mehrere weitverbreitete Tests und Übungen beschrieben, die in der Regel falsch verstanden oder fehlerhaft angewendet werden.

Empfohlene Literatur:

Baumgartner, R., P. E. Ochsner: Checkliste Orthopädie. Thieme, Stuttgart 1992

Brokmeier, A.-A.: Manuelle Therapie. Enke, Stuttgart 1995

Bronner, O.: Der Ellbogen und seine funktionelle Behandlung nach Verletzungen. Pflaum, München 1989

Bronner, O.: Die untere Extremität und ihre funktionelle Behandlung nach Verletzungen und Erkrankungen. Pflaum, München 1992

Bronner, O., E. Gregor: Die Schulter und ihre funktionelle Behandlung nach Verletzungen und bei rheumatischen Erkrankungen, 2. Aufl. Pflaum, München 1992

Burstein, A. H., T. M. Wright: Biomechanik in Orthopädie und Traumatologie. Thieme, Stuttgart, 1997

Butler, D. S.: Mobilisation des Nervensystems. Springer, Berlin 1995

Debrunner, A. M. : Orthopädie/Orthopädische Chirurgie. Huber, Bern 1995

Donhauser-Gruber, U., H. Mathies, A. Gruber u.a. : Rheumatologie. Lehrbuch für Krankengymnastik und Ergotherapie, 2. Aufl. Pflaum, München 1995

Droste, H., W. Miehle, U. Droste: Krankengymnastik im Wasser bei rheumatischen Erkrankungen. Pflaum, München 1985

Ehrenberg, H., A. von Ungern-Sternberg: Krankengymnastik bei peripheren Gefäßerkrankungen. Pflaum, München 1987

Einsingbach, T., T. Wessinghage: Funktionelle Ausgleichsgymnastik. Pflaum, München 1993

Faller, A., M. Schünke: Der Körper des Menschen, 12. Aufl. Thieme, Stuttgart 1995

Frisch, H.: Programmierte Untersuchung des Bewegungsapparates, 6. Aufl. Springer, Berlin 1995

Funke, E. M.: Krankengymnastik bei Koxarthrose. Fischer, Stuttgart 1994

Gillert, O., W. Rulffs, K. Boegelein: Elektrotherapie, 3. Aufl. Pflaum, München 1995

Gollner, E., K. Kreuzriegler, F. Kreuzriegler: Rehabilitatives Ausdauertraining in Orthopädie und Traumatologie. Pflaum, München 1991

Gustavsen, R., R. Streeck: Trainingstherapie im Rahmen der Manuellen Medizin, 3. Aufl. Thieme, Stuttgart 1997

Haarer-Becker, R., D. Schoer: Checkliste Physiotherapie in Orthopädie und Traumatologie. Thieme, Stuttgart 1996

Hedin-Andén, S.: PNF-Grundverfahren und funktionelles Training. Fischer, Stuttgart 1994

Hüter-Becker, A., H. Schewe, W. Heipertz (Hrsg.): Physiotherapie. Lehrbuchreihe in 14 Bänden, Bd. 1-14, Thieme, Stuttgart 1996/97

Kapandji, I. A.: Funktionelle Anatomie der Gelenke, Bd. 1-3, Enke, Stuttgart 1992

Klein-Vogelbach, S.: Funktionelle Bewegungslehre, 4. Aufl. Springer, Berlin 1993

Lehmkühler, W.: Komplexe Manuelle Orthopädie. Thieme, Stuttgart 1997

List, M.: Physiotherapeutische Behandlungen in der Traumatologie, 3. Aufl. Springer, Berlin 1996

Maitland, G. D.: Manipulation der Wirbelsäule, 2. Aufl. Springer, Berlin 1994

Maitland, G. D.: Manipulation der peripheren Gelenke, 2. Aufl. Springer, Berlin 1996

Schmidt, K. L.: Checkliste Rheumatologie. Thieme, Stuttgart 1994

Senn, E.: Elektrotherapie. Thieme, Stuttgart 1990

Spring, H., J. Dvorák, V. Dvorák, W. Schneider, T. Tritschler, B. Villiger: Theorie und Praxis der Trainingstherapie. Thieme, Stuttgart 1997 (in Druck)

Trentz, O., U. Heim, J. Baltensweiler: Checkliste Traumatologie, 4. Aufl. Thieme, Stuttgart 1995

Trnavsky, G.: Kryotherapie, 2. Aufl. Pflaum, München 1986

Weber, M., S. Hirsch: Krankengymnastik bei idiopathischer Skoliose. Fischer, Stuttgart 1986

Wenk, W.: Der Schlingentisch in Praxis und Unterricht, 2. Aufl. Pflaum, München 1994

Wieben, K., B. Falkenberg: Muskelfunktion, 2. Aufl. Thieme, Stuttgart 1997

Winkel, D., A. Vleeming, S. Fisher, O. G. Meijer, C. Vroege: Nichtoperative Orthopädie und Manualtherapie. Teil 1-4, Fischer, Stuttgart, 1995

Wolff, H.-D.: Neurophysiologische Aspekte des Bewegungssystems, 3. Aufl. Springer, Berlin 1996

Sachverzeichnis

Halbfette Seitenzahlen = Hauptfundstelle, kursive Seitenzahlen = Abbbildung

A

B

C

D

E

F

I

N

O

P

T

Z